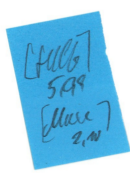

Neuroorthopädie 3

Brustwirbelsäulen-erkrankungen Engpaßsyndrome Chemonukleolyse Evozierte Potentiale

Herausgegeben von

D. Hohmann · B. Kügelgen · K. Liebig

Unter Mitarbeit von

R. Fahlbusch · A. Hillemacher · B. Neundörfer

Mit 271 Abbildungen

Springer-Verlag
Berlin Heidelberg New York Tokyo

Professor Dr. med. D. HOHMANN, Orthopädische Universitätsklinik, Waldkrankenhaus, Rathsberger Straße 57, D-8520 Erlangen

Dr. med. B. KÜGELGEN, Nervenkrankenhaus, Neurologische Abteilung, Cottenbacher Straße 23, D-8580 Bayreuth

Privatdozent Dr. med. K. LIEBIG, Orthopädische Universitätsklinik, Waldkrankenhaus, Rathsberger Straße 57, D-8520 Erlangen

Professor Dr. med. R. FAHLBUSCH, Neurochirurgische Klinik mit Poliklinik der Universität, Schwabachanlage 6, D-8520 Erlangen

Dr. med. A. HILLEMACHER, Nervenkrankenhaus, Neurologische Abteilung, Cottenbacher Straße 23, D-8580 Bayreuth

Professor Dr. med. B. NEUNDÖRFER, Neurologische Universitätsklinik, Schwabachanlage 6, D-8520 Erlangen

ISBN 3-540-15561-9 Springer-Verlag Berlin Heidelberg New York Tokyo
ISBN 0-387-15561-9 Springer-Verlag New York Heidelberg Berlin Tokyo

CIP-Kurztitelaufnahme der Deutschen Bibliothek
Brustwirbelsäulenerkrankungen, Engpaßsyndrome,
Chemonukleolyse, evozierte Potentiale / hrsg. von D. Hohmann ... unter Mitarb. von R. Fahlbusch ... –
Berlin ; Heidelberg ; New York ; Tokyo : Springer, 1985.
(Neuroorthopädie ; 3)
ISBN 3-540-15561-9 (Berlin ...)
ISBN 0-387-15561-9 (New York ...)
NE: Hohmann, Dietrich [Hrsg.]; GT

Satz, Druck- und Bindearbeiten: Konrad Triltsch, Graphischer Betrieb, 8700 Würzburg
2122/3130/543210

Vorwort

Die Herausgeber legen hier die Ergebnisse der 3. Arbeitstagung „Fortschritte auf dem Gebiet der Neuroorthopädie" vor, die vom 25.–27. 10. 1984 in Erlangen stattfand.

„Neuroorthopädie" hat sich in den bisher drei Arbeitstagungen als eine brauchbare Basis einer lebhaften und fruchtbaren interdisziplinären Diskussion erwiesen. Es erscheint außerordentlich wichtig, daß das große Gebiet der Erkrankungen und Fehlfunktionen des Bewegungsapparates mit Beteiligung des Nervensystems nicht nur von operativen Klinikern der Orthopädie, Neurochirurgie oder Unfallchirurgie behandelt wird, sondern daß, wie H. Verbiest es in seinem überragenden Einführungsreferat ausdrückt, vor allem die vielfältigen neurophysiologischen Aspekte einer „Kybernetik des Haltungs- und Bewegungsapparates" schließlich in Diagnostik und Bewertung von Funktionsstörungen einbezogen werden.

Unter diesem Gesichtspunkt ist die Abhandlung von Anatomie und Schmerzprojektion im Bereich der Brustwirbelsäule besonders ergiebig, da hier vielfältige Schmerzsyndrome und vegetative Irritationen im Brustbereich mit der Frage nach vertebragenen Organerkrankungen auch das Interesse der Inneren Medizin wachrufen. Die Diagnostik thorakaler Syndrome wird von Neurologen, Neurochirurgen, Orthopäden und Manualmedizinern mit unterschiedlichem Schwerpunkt und z. T. kontrovers diskutiert. Auch die Behandlung der nicht selten fehlgedeuteten thorakalen Bandscheibenvorfälle ist in diesen Rahmen eingebunden.

Zum Teil neuartige Therapiekonzepte werden bei der Darstellung von Tumoren und Verletzungen der Brustwirbelsäule vorgetragen. Als wichtiger Abschluß dieses Kapitels werden physikalische Behandlungen vor ihrem neurophysiologischen Hintergrund diskutiert.

In der Praxis spielen periphere Engpaß-Syndrome, die trotz ihrer Häufigkeit nicht so selten in ihrer Natur verkannt werden, eine nicht unbedeutende Rolle. Hier wird in der Diskussion die enge Kooperation zwischen Neurologen und Operateur deutlich.

Aktuelle Aspekte des gemeinsamen Arbeitsfeldes stellen die neuesten Ergebnisse somatosensorisch evozierter Potentiale dar, wobei für den operativen Kliniker die Überwachung der Rückenmarksfunktion während eines Wirbelsäuleneingriffes eine vielversprechende Entwicklung darstellt.

Von Aktualität ist auch die erweiterte Erfahrung mit der Chemonukleolyse in der Behandlung des lumbalen Bandscheibenvorfalls. Hier läßt sich durch die vielschichtige Diskussion des Themas ein guter Überblick über Vorteile und Risiken dieses Therapiekonzepts gewinnen.

Die Herausgeber und Veranstalter der Tagung schulden den zahlreichen Referenten nicht nur für ihre hochqualifizierten und engagierten Vorträge Dank, sondern auch für die große Mühe, aus einem Vortrag ein druckreifes Manuskript zu erstellen.

Dank gebührt nicht zuletzt auch dem Springer-Verlag für seine hervorragende Arbeit.

D. Hohmann, Erlangen
B. Kügelgen, Bayreuth
K. Liebig, Erlangen

Inhaltsverzeichnis

Brustwirbelsäule

1. Grundlagen, Anatomie, Physiologie und Funktionsdiagnostik

2. Schmerzsyndrome und intraspinale Prozesse

3. Therapie

Engpaß-Syndrome

1. Übersichten zur Diagnose und Therapie

2. Spezielle Fragen und Syndrome

Chemonukleolyse

Evozierte Potentiale

Mitarbeiterverzeichnis

AECKERLE, J., Dr.; Orthopädische Universitätsklinik, D-6650 Homburg/Saar

AHYAI, A., Dr.; Neurochirurgische Universitätsklinik, Robert-Koch-Straße 40, D-3400 Göttingen

ANTONIADIS, G., Dr.; Neurochirurgische Abteilung des Bezirkskrankenhauses, Reisensburger Straße 2, D-8870 Günzburg

ARLEN, A., Dr.; Centre de Cure, F-68140 Munster

ASSMUS, H., Dr.; Neurochirurgische Universitätsklinik, Im Neuenheimer Feld 110, D-6900 Heidelberg

BAUM, R., Dr.; Rehabilitationskrankenhaus Karlsbad-Langensteinbach, D-7516 Karlsbad

BAYKUSCHEV, S., Dr.; Medizinische Hochschule, BG-Varna

BEYKIRCH, K.; Neurologische Universitätsklinik, Hufelandstraße 55, D-4300 Essen

BIEN, S., Dr.; Department für Neuroradiologie der Universität, Hugstetter Straße 55, D-7800 Freiburg

BISCOPING, J., Dr.; Orthopädische Universitätsklinik, Freiligrathstraße 2, D-6300 Gießen

BREITNER, S., Dr.; Orthopädische Universitätsklinik, Marchioninistraße 15, D-8000 München 70

BROCK, M., Prof. Dr.; Neurochirurgische Universitätsklinik Steglitz, Hindenburgdamm 30, D-1000 Berlin 45

BRUNS, H., Priv.-Doz. Dr.; Orthopädische Universitätsklinik, Joseph-Stelzmann-Straße 9, D-5000 Köln 41

BUDDENBERG, D., Dr.; Neurologische Universitätsklinik, Langenbeckstraße 1, D-6500 Mainz

BURGER, L., Dr.; Universitäts-Nervenklinik, Neurologie, D-6650 Homburg/Saar

BUSHE, K.-A., Prof. Dr.; Neurochirurgische Universitätsklinik, Josef-Schneider-Straße 11, D-8700 Würzburg

CONZEN, M., Dr.; Neurochirurgische Abteilung des Krankenhauses Sarepta-Gilead, Burgsteig, D-4800 Bielefeld 13

DAUN, H., Prof. Dr.; Psychiatrische Universitätsklinik, Schwabachanlage 6 (Kopfklinikum), D-8520 Erlangen

DEI-ANANG, K., Dr.; Neurochirurgische Universitätsklinik, Langenbeckstraße 1, D-6500 Mainz

DICK, W., Priv.-Doz. Dr.; Kinderorthopädische Abteilung, Kinderspital, Römergasse 8, CH-4058 Basel

DÖHRING, S., Dr.; Orthopädische Universitätsklinik, Moorenstraße 5, D-4000 Düsseldorf 1

DÜRING, CH., Dr.; Augenklinik der Kliniken der Freien Hansestadt Bremen, St.-Jürgen-Straße, D-2800 Bremen

EDER, M., Univ.-Doz. Dr.; Schänaugasse 4, A-8010 Graz

EGGERT, H. R., Dr.; Neurochirurgische Universitätsklinik, Hugstetter Straße 55, D-7800 Freiburg

GALLE, G.-H., Dr.; Stadtmühlweg 4, D-8480 Weiden

GEHR, B., Dr.; Centre de Cure, F-68140 Munster

GEORG, S., Dr.; Universitäts-Kinderklinik B, Moorenstraße 5, D-4000 Düsseldorf 1

GERHARD, H.; Neurologische Universitätsklinik, Hufelandstraße 55, D-4300 Essen

GILSBACH, J. M., Dr.; Neurochirurgische Universitätsklinik, Hugstetter Straße 55, D-7800 Freiburg

GODEFROY, H., Dr.; Centre de Cure, F-68140 Munster

GÖRDES, W., Prof. Dr.; Orthopädische Abteilung im Krankenhaus der Barmherzigen Brüder, Romanstraße 93, D-8000 München 19

GROBE, TH., Priv.-Doz. Dr.; Weidenkellerstraße 8, D-8500 Nürnberg

HACKENBROCH, M. H., Prof. Dr.; Orthopädische Universitätsklinik, Joseph-Stelzmann-Straße 9, D-5000 Köln 41

HARMS, J., Prof. Dr.; Rehabilitationsklinik Karlsbad-Langensteinbach, D-7516 Karlsbad

HARTMANN, A., Dr.; Universitäts-Kinderklinik B, Moorenstraße 5, D-4000 Düsseldorf 1

HECKL, R. W., Dr.; Rehabilitationsklinik Karlsbad-Langensteinbach, D-7516 Karlsbad

HEGER, R., Dr.; Orthopädische Klinik II, Rehabilitationskrankenhaus, Kurt-Lindemann-Weg 10, D-7145 Markgröningen

HEIMKES, B., Dr.; Orthopädische Universitätsklinik, Pettenkoferstraße 8 a, D-8000 München 2

HEISEL, J., Dr.; Orthopädische Universitätsklinik, D-6650 Homburg/Saar

HELLER, H.-J., Dr.; Orthopädische Abteilung im Krankenhaus der Barmherzigen Brüder, Romanstraße 93, D-8000 München 19

HILLEMACHER, A., Dr.; Nervenkrankenhaus, Neurologische Abteilung, Cottenbacher Straße 23, D-8580 Bayreuth

HOHMANN, D., Prof. Dr.; Orthopädische Universitätsklinik, Waldkrankenhaus, Rathsberger Straße 57, D-8520 Erlangen

HOPF, H. CH., Prof. Dr.; Neurologische Universitätsklinik, Langenbeckstraße 1, D-6500 Mainz

IMMENKAMP, M., Prof. Dr.; Orthopädische Klinik I, Rehabilitationskrankenhaus, Kurt-Lindemann-Weg 10, D-7145 Markgröningen

JÄNIG, W., Prof. Dr.; Physiologisches Institut der Universität, Olshausenstraße 40–60, D-2300 Kiel

JANSEN, H.; Neurologische Universitätsklinik, Hufelandstraße 55, D-4300 Essen

JÖRG, J., Prof. Dr.; Neurologische Universitätsklinik, Hufelandstraße 55, D-4300 Essen

KAISER, D., Dr.; Neurochirurgische Universitätsklinik, Hugstetter Straße 55, D-7800 Freiburg

KAISSER, P., Dr.; Orthopädische Abteilung im Krankenhaus der Barmherzigen Brüder, Romanstraße 93, D-8000 München 19

KLEIN, H. J., Dr.; Neurochirurgische Abteilung des Bezirkskrankenhauses, Reisensburger Straße 2, D-8870 Günzburg

KNORRE, D., Dr.; Institut für Anästhesiologie der Universitätskliniken, Langenbeckstraße 1, D-6500 Mainz

KRÄMER, G., Dr.; Neurologische Universitätsklinik, Langenbeckstraße 1, D-6500 Mainz

KÜGELGEN, B., Dr.; Neurologische Abteilung des Nervenkrankenhauses, Cottenbacher Straße 23, D-8580 Bayreuth

KUNERT, W., Prof. Dr.; Städtische Paracelsus-Klinik, Lipper Weg, D-4370 Marl-Hüls

LANG, J., Prof. Dr.; Anatomisches Institut der Universität, Koellikerstraße 6, D-8700 Würzburg

LATURNUS, H., Dr.; Orthopädische Universitätsklinik, Joseph-Stelzmann-Straße 9, D-5000 Köln 41

LEBLHUBER, F., Dr.; Wagner-Jauregg-Krankenhaus, Wagner-Jauregg-Weg 15, A-4020 Linz

LENZ, G., Priv.-Doz. Dr.; Orthopädische Universitätsklinik, Moorenstraße 5, D-4000 Düsseldorf 1

LIEBIG, K., Priv.-Doz. Dr.; Orthopädische Universitätsklinik, Waldkrankenhaus, Rathsberger Straße 57, D-8520 Erlangen

LOWITZSCH, K., Prof. Dr.; Neurologische Klinik, Städtische Kliniken, D-6700 Ludwigshafen

LÜTH, G., Dr.; Neurologische Universitätsklinik, Langenbeckstraße 1, D-6500 Mainz

MARTINI, A. K., Dr.; Orthopädische Universitätsklinik, Sektion Handchirurgie, Schlierbacher Landstraße 200 a, D-6900 Heidelberg

MATZEN, K. A., Prof. Dr.; Orthopädische Universitätsklinik, Marchioninistraße 15, D-8000 München 70

MAYER, H.-M., Dr.; Neurochirurgische Universitätsklinik Steglitz, Hindenburgdamm 30, D-1000 Berlin 45

MAYR, B., Dr.; Radiologische Klinik Innenstadt der Universität, Ziemssenstraße 1, D-8000 München 2

MEZNIK, F., Dr.; Orthopädisches Spital Wien, Neurologische Universitätsklinik, Speisingerstraße 109, A-1134 Wien

MIELKE, U., Dr.; Universitäts-Nervenklinik, Neurologie, D-6650 Homburg/Saar

MÜLLER, U., Dr.; Orthopädische Universitätsklinik, Freiligrathstraße 2, D-6300 Gießen

NEUNDÖRFER, B., Prof. Dr.; Neurologische Universitätsklinik, Kopfklinikum, Schwabachanlage 6, D-8520 Erlangen

NIKLAS, F., Physiotherapeut; Maximilianstraße 65, D-8580 Bayreuth

NIX, W. A., Priv.-Doz. Dr.; Neurologische Universitätsklinik, Langenbeckstraße 1, D-6500 Mainz
PERNER, K., Dr.; Orthopädische Universitätsklinik, Robert-Koch-Straße 40, D-3400 Göttingen
PFINGST, F., Dr.; Paracelsus-Klinik, Neurochirurgie, Am Natruper Holz 69, D-4500 Osnabrück
PFISTER, A., Dr.; Orthopädische Universitätsklinik, Pettenkoferstraße 8 a, D-8000 München 2
POSEL, P., Dr.; Anatomisches Institut der Universität, Pettenkoferstraße 11, D-8000 München 2
RAMMLER, V., Dr.; Paracelsus-Klinik, Neurologie, Am Natruper Holz 69, D-4500 Osnabrück
REICHEL, H.-S., Krankengymnastin; Belgradstraße 5 a, D-8000 München 40
REIF, J., Dr.; Neurochirurgische Universitätsklinik, D-6650 Homburg/Saar
REISECKER, F., Dr.; Wagner-Jauregg-Krankenhaus, Wagner-Jauregg-Weg 15, A-4020 Linz
REITHER, R., Dr.; Orthopädische Abteilung im Krankenhaus der Barmherzigen Brüder, Romanstraße 93, D-8000 München 19
RESCH, T., Dr.; Orthopädische Abteilung im Krankenhaus der Barmherzigen Brüder, Romanstraße 93, D-8000 München 19
ROGGENDORF, W., Dr.; Neuropathologische Universitätsklinik Steglitz, Hindenburgdamm 30, D-1000 Berlin 45
SALIS-SOGLIO, G. VON, Priv.-Doz. Dr.; Orthopädische Universitätsklinik, Ratzeburger Allee 160, D-2400 Lübeck
SCHIFFTER, R., Prof. Dr.; Neurologische Abteilung des Krankenhauses Am Urban, Dieffenbachstraße 1, D-1000 Berlin 61
SCHIMRIGK, K., Prof. Dr.; Universitäts-Nervenklinik, Neurologie, D-6650 Homburg/Saar
SCHIRMER, M., Prof. Dr.; Neurochirurgische Universitätsklinik, Moorenstraße 5, D-4000 Düsseldorf 1
SCHMELZER, U., Dr.; Orthopädische Universitätsklinik, Ratzeburger Alle 160, D-2400 Lübeck
SCHMITT, O., Priv.-Doz. Dr.; Orthopädische Universitätsklinik, D-6650 Homburg/Saar
SCHRAMM, J., Prof. Dr.; Neurochirurgische Universitätsklinik, Kopfklinikum, Schwabachanlage 6, D-8520 Erlangen
SCHULITZ, K. P., Prof. Dr.; Orthopädische Universitätsklinik, Moorenstraße 5, D-4000 Düsseldorf 1
SCHWARZ, B., Dr.; Orthopädische Universitätsklinik, D-6650 Homburg/Saar
SCHWETLICK, G., Dr.; Orthopädische Universitätsklinik, Freiligrathstraße 2, D-6300 Gießen
SOLZ, H., Dr.; Orthopädische Universitätsklinik, Sektion Handchirurgie, Schlierbacher Landstraße 200 a, D-6900 Heidelberg

STÖHR, M., Prof. Dr.; Neurologische Klinik und Klinische Neurophysiologie, Zentralklinikum, Stenglinstraße 1, D-8900 Augsburg
STÖPPLER, L., Dr.; Paracelsus-Klinik, Neurologie, Am Natruper Holz 69, D-4500 Osnabrück
STOTZ, S., Dr.; Orthopädische Universitätsklinik, Pettenkoferstraße 8 a, D-8000 München 2
TACKMANN, W., Prof. Dr.; Universitäts-Nervenklinik, Neurologie, Sigmund-Freud-Straße 25, D-5300 Bonn
TILSCHER, H., Prim. Priv.-Doz. Dr.; Abteilung für kons. Orthopädie und Rehabilitation, Orthopädisches Spital Wien, Speisinger Straße 109, A-1134 Wien
TONN, J. C., Dr.; Neurochirurgische Universitätsklinik, Klinikstraße 29, D-6300 Gießen
TORKLUS, D. VON, Prof. Dr.; Orthopädische Universitätsklinik, Martinistraße 52, D-2000 Hamburg 20
VALENCAK, E., Prof. Dr.; Neurochirurgische Abteilung des Wagner-Jauregg-Krankenhauses, Wagner-Jauregg-Weg 15, A-4020 Linz
VERBIEST, H., Prof. Dr.; Wilhelmina Park 32, NL-3581 Utrecht
VOTH, D., Dr.; Neurochirurgische Universitätsklinik, Langenbeckstraße 1, D-6500 Mainz
WAHN, V., Dr.; Universitäts-Kinderklinik B, Moorenstraße 5, D-4000 Düsseldorf 1
WALKER, N., Priv.-Doz. Dr.; Orthopädische Klinik II, Rehabilitationskrankenhaus, Kurt-Lindemann-Weg 10, D-7145 Markgröningen
WEBER, U., Priv.-Doz. Dr.; Orthopädische Universitätsklinik, Freiligrathstraße 2, D-6300 Gießen
WEH, L., Dr.; Orthopädische Universitätsklinik, Martinistraße 52, D-2000 Hamburg 20
WEIDNER, A., Priv.-Doz. Dr.; Paracelsus-Klinik, Neurochirurgie, Am Natruper Holz 69, D-4500 Osnabrück
WEITBRECHT, W.-U., Priv.-Doz. Dr.; Neurologische Universitätsklinik, Kopfklinikum, Schwabachanlage 6, D-8520 Erlangen
WILHELM, A., Prof. Dr.; Städtische Krankenanstalten, Chirurgische Abteilung, D-8750 Aschaffenburg
WITZMANN, A., Dr.; Wagner-Jauregg-Krankenhaus, Wagner-Jauregg-Weg 15, A-4020 Linz
WULLE, CHR., Dr.; Kliniken Dr. Erler, Handchirurgie und Plastische Chirurgie, Kontumazgarten 4–18, D-8500 Nürnberg
ZENNER, P., Dr. Dipl. Chem.; Landeskrankenhaus Merzig, D-6640 Merzig
ZIERSKI, P., Dr.; Neurochirurgische Universitätsklinik, Klinikstraße 29, D-6300 Gießen

Zwischen Vorstufen und Perspektiven der „Neuroorthopädie“

H. Verbiest

Man kann die Entwicklung einer Wissenschaft aus verschiedenen historischen Blickwinkeln betrachten. Es ist unmöglich, in so kurzer Zeit eine Geschichte aller Errungenschaften zu präsentieren und weil es der Wunsch war, daß ich eine Übersicht der Vergangenheit als Ausgangspunkt für die Betrachtung von möglichen zukünftigen Entwicklungen benutzen sollte, schien mir eine formale Analyse von „Trends“ ein geeigneter Weg. Dem folgend werde ich geschichtliche Ereignisse nicht systematisch, sondern nur beispielhaft zur Kennzeichnung bestimmter Trends anführen.

Obwohl Schmerzsyndrome in der heutigen Zeit besonders im Vordergrund stehen, habe ich dieses Thema außer Betracht gelassen, weil es aus Zeitmangel nicht möglich ist, den wissenschaftlichen Errungenschaften auf diesem Gebiete Gerechtigkeit widerfahren zu lassen. Man kann sich eben die Frage vorlegen, ob Schmerzphänomene als untergeordnete Teile des Systems einer Neuroorthopädie beachtet werden sollten oder aber als Teil eines anderen Systems. Ich habe darüber noch keine eigene Meinung entwickelt. Das hängt auch mit der Tatsache zusammen, daß eine universell anerkannte genaue Definition der Neuroorthopädie noch nicht entwickelt wurde.

Obwohl die heutige Medizin und Heilkunde erst im 19. Jahrhundert ihren Anfang nahm, zeigt die frühe Geschichte bis zum 19. Jahrhundert, daß schon einige Vorläufer auf dem Gebiete der Orthopädie und der Wissenschaft von der Funktion des Nervensystems bemerkenswerte Beiträge geliefert haben.

Aus prähistorischer Zeit gibt es Befunde, die auf chirurgische Tätigkeit hinweisen, z. B. bei Schädeltrepanationen. Die älteste, bekannte chirurgische Schrift ist „The Edwin Smith Papyrus“ aus dem 17. Jahrhundert vor Christus [12]. Wahrscheinlich handelt es sich aber um eine Kopie der Schriften Imhotep's (etwa zwischen 2500 und 3000 vor Christus). Imhotep war Architekt der Pyramide von Sakkara, Hoherpriester in Heliopolis, Minister des Pharao Djoser, Weiser und Arzt. Der Edwin Smith Papyrus enthält 5 Fälle von Halswirbelverletzungen. Die Diagnose lautete immer am Ende: Eine Krankheit, die ich behandeln werde, eine Krankheit, die ich bekämpfen werde, eine Krankheit, die ich nicht behandeln werde. In zwei Fällen von Halswirbelverletzungen gab es Lähmungserscheinungen. Bei einer war das Bewußtsein anscheinend gut und das Urteil lautet: „Eine Krankheit, die ich bekämpfen werde“. Der andere war bewußtlos und eine Behandlung wurde nicht für möglich erachtet. Man hat auch bei einer Mumie Spondylitis tuberculosa mit Senkungsabszessen gefunden. Alte ägyptische Skulpturen zeigen Beispiele von disproportioniertem Zwergwuchs, doppelseitige Hüftluxation und Gestalten mit Gibbus [63].

Das Corpus Hippocraticum gibt eine ziemlich gute Beschreibung der Wirbelsäule, aber ohne Erwähnung der Zwischenwirbellöcher [21, 65]. Die Funktion der Nerven war noch unbekannt und über die Funktion des Rückenmarkes ist ebenfalls nichts zu finden. Gleichwohl aber wird das Vorkommen des Gibbus der Brust- oder Lendenwirbelsäule erwähnt.

Der erste experimentelle Physiologe des Nervensystems war Galenus von Pergamon (2. Jahrhundert nach Christus). Er hatte während seines Studiums in Alexandria die Funktion der Nerven, entwickelt durch Herophilos und Erisistratos, kennengelernt. Seine anatomischen Dissektionen und seine Beobachtungen der Folgen nach Durchschneidungen von Nerven oder von verschiedenen Rückenmarksebenen in sagittaler und transversaler Richtung waren ein erster Schritt in der Entwicklung einer Lokalisationslehre des Rückenmarkes. Aufgrund der errungenen Kenntnisse stellte er bei einem bekannten römischen Sophisten, der Sensibilitätsstörungen im rechten Klein- und Ringfinger und der Hälfte des Mittelfingers hatte, die Diagnose einer Verletzung der Halswirbelsäule in der Gegend C_7/Th_1, verursacht durch einen Sturz aus seinem Wagen. Zuvor war der Kranke durch Schüler der Methodisten behandelt worden, die vergebens versucht hatten, die Finger lokal zu behandeln. Galen nennt diesen Fall ein Beispiel seiner Auffassung, daß man immer einen Unterschied zwischen Lokalisation von Symptomen und dem Ort ihrer Verursachung erkennen muß [32].

Durch sein Wissen der Funktion der Spinalnerven war er der Erste, der die Zwischenwirbellöcher beschrieben hat, die nach seiner Auffassung durch die Bogenwurzeln des oberen und unteren Wirbels gebildet werden.

Merkwürdig an seiner Auffassung über die Gesalt der Zwischenwirbellöcher ist, daß er die hinteren Wirbelgelenke nicht als hintere Begrenzung dieser Zwischenwirbellöcher kannte, sondern diesen Strukturen eine Schutzfunktion gegen die Verletzung der Spinalnerven gegen äußere Gewalt zuschrieb (Galenus war Teleologe), neben ihrem Anteil an der Mobilität der Wirbelsäule.

Vesalius war ein Anhänger der Auffassungen von Galen, doch er korrigierte dessen auf Menschen übertragene anatomische Strukturen, die in Wirklichkeit auf der Untersuchung von Tieren beruhten. Vesalius wurde zum ersten Beschreiber einer genaueren menschlichen Anatomie [70]. Aus der Vogelschau muß ich mich auf die Erwähnung dieser geschichtlichen Fakten beschränken.

Merkwürdig ist, daß trotz der Asymmetrie in der Verteilung der inneren Körperorgane bis in das 18. Jahrhundert das Zentralnervensystem, Schädel und Wirbelsäule als völlig symmetrisch betrachtet wurden. Wandelaar, der Zeichner des Anatomen Albinus (1697–1770), machte z. B. eine Zeichnung von einer Hälfte der Wirbelsäule, die er als Kopie für die Abbildung der anderen Hälfte benutzte [56]. Im 20. Jahrhundert hat man, besonders aus biomechanischer Sicht, mehr Interesse für die Asymmetrien der Wirbelsäule, besonders der Wirbelgelenke, entwickelt. Mein Mitarbeiter, J. van Schaik, und ich [61] fanden bei Messungen von Computer-Tomogrammen von 100 Patienten eine völlige Symmetrie der Wirbelgelenke nur in 6% und eine Asymmetrie ihrer Orientierung von mehr als 11 Grad in 21% der Fälle.

Von Haller (1708–1778) war der Erste, der entgegen der allgemeinen Auffassung einer völligen Symmetrie der radikulären Arterien für die Ernährung des Rükkenmarkes zeigte, daß dies nicht der Fall war [38, 49]. Ich habe jetzt drei Beispiele genannt, die eine Eigenschaft der Gestaltwahrnehmung zeigen, daß nämlich die Gestaltperzeption zur Vernachlässigung einer Analyse der Unterteilung oder Differenzierung der Gestalt führen kann.

Nur eine genaue wissenschaftliche Untersuchung oder das Herausfinden besonderer Funktionen kann eine solche Analyse fördern. Aufgrund seiner Kenntnis der Funktion der Spinalnerven beschrieb Galenus im 2. Jahrhundert das Zwischenwirbelloch. Durch seine analytische Einstellung entdeckte Haller die Asymmetrie der arteriellen Versorgung des Rückenmarkes. Die späteren Untersuchungen von Adamkiewicz [1], die Arbeiten von Zülch [72], Lazorthes [46], und die Entwicklung der spinalen Angiographie durch Djindjian, Hurth, Julian und Houdart [25] wurden durch neurologische Untersuchungen über die vaskuläre Pathologie des Rückenmarkes stimuliert.

Seit dem 19. Jahrhundert hat man ebenfalls entdeckt, daß auch nahezu symmetrische Formationen des Zentralnervensystems, wie die Groß- oder Kleinhirnhemisphären, ungleiche Funktionen haben können.

Wichtige Schritte in der Entwicklung der exakten Physiologie der Körperbewegung war Galvanis Entdeckung der tierischen Elektrizität, die Muskelkontraktionen hervorrufen kann (1786) [34]. Die Entdeckung der verschiedenen Funktionen der Vorder- und Hinterwurzeln des Rückenmarkes gab zu Streitgesprächen und Prioritätsansprüchen zwischen Charles Bell (1774–1842) [5, 6] und Francois Magendie (1783–1855) [51] Anlaß [22]. G. B. Duchenne (de Boulogne) [26, 27] veröffentlichte zwischen 1856 und 1866 seine Untersuchungen über die Aktivität der Muskeln des menschlichen Körpers mittels elektrischer Reizung. Er beschrieb die Störung biomechanischer Verhältnisse durch die Lähmung einzelner Muskeln und entwickelte Prothesen, die durch eingebaute Federn gelähmte Muskelfunktionen ersetzten.

Brown Séquard (1817–1894) wiederholte ungefähr 1600 Jahre später Galens experimentelle Rückenmarksdurchschneidungen bei Tieren [15]. Weil er nur Schmerzreaktion wahrnehmen konnte, war er der Auffassung, daß die Hinterstränge des Rückenmarks an der Leitung der sensiblen Empfindung nicht beteiligt waren. Schiff (1823–1896) hat dagegen schon auf die ästhesodische und kinästhesodische Leitungsfunktion der Hinterstränge des Rückenmarkes hingewiesen [62].

Die Entdeckung der Pyramindenbahn ist eine lange Geschichte. F. Pourfour du Petit [55] hat die ersten exakten Experimente über den Verlauf der Pyramidenbahnen beschrieben (1710), Gall und Spürzheim [33] entdeckten den Ursprung dieser Bahnen von den Zentralwindungen (1810). In der zweiten Hälfte des 19. Jahrhunderts wurde die Lage der Pyramidenbahn aufgrund von mikroskopischen Befunden bei degenerativen neurologischen Krankheitsfällen im Rückenmark beschrieben. Betz [8, 9] entdeckte 1874 die nach ihm benannten Riesenzellen im präzentralen Cortex. Besonders Charcot [16] hat die Funktion der Pyramidenbahn für die Willkürbewegungen gezeigt (1883). Es ist hier nicht möglich, eine Übersicht über die Entwicklung unserer Kenntnisse von den Funktionen des Hirns oder der Sinnesorgane zu geben. Diese Entwicklung begann aber im 19. Jahrhundert. Die ersten Beiträge kamen von Franz Josef Gall (1757–1828), der leider später mit seiner Lehre der Phrenologie die Grenzen des Exakten überschritten hat. Ich erwähne nur die Namen der wichtigsten Untersucher der Großhirnfunktionen: J. G. F. Baillarger (1809–1890), Paul Broca (1824–1880), Theodor Meynert (1833–1892), Th. Fritsch (1837–1927), E. Hitzig (1838–1927), H. Munk (1839–1912), F. Goltz (1834–1902), P. Flechsig (1847–1929), K. Brodmann (1868–1918), T. von Monakow (1853–1930), S. Ramon y Cajal (1852–1934), J. Hughlings Jackson (1835–1911) und Ch. Sherrington (1858–1952).

Im 19. Jahrhundert waren Tierversuche über die Funktion des Kleinhirns nur durch Exstirpationsversuche möglich. Die hohe Mortalität dieser Operationen, die auch oft nicht mit der nötigen Vorsicht ausgeführt wurden, lieferten wenig Beiträge zur Kenntnis der Funktion. Die erste gründliche Arbeit stammte von L. Luciani (1840–1919) [48], der drei Funktionen beschrieb: Förderung des Muskeltonus, Koordination der Bewegungen und Regulation des Gleichgewichtes des Körpers. M. J. P. Flourens war der Erste, der den Einfluß des Vestibulärapparates auf das Gleichgewicht des Körpers entdeckte [30], aber der erste wesentliche Beitrag kam von R. Barany [3, 4]. Er entwickelte auch die Idee, daß der Vermis cerebelli die Koordination der Rumpfmuskeln regelt und die Hemisphären die Koordination der Extremitäten, während der Flocculus die Augenbewegungen beeinflußt.

Die Entwicklung der Naturwissenschaften, soweit wie oben angegen, waren bis zum Wechsel des 19. zum 20. Jahrhundert nur von wenig Wert für die Entwicklungsperiode der Orthopädie. Auch für die sich gleichzeitig entwickelnde Chirurgie des Nervensystems hatte die neurologische Lokalisationsdiagnostik nur geringen Wert. Die Entwicklung der Radiologie und der Elektroneurophysiologie hat in späteren Jahren, besonders nach dem zweiten Weltkrieg, einen raschen Fortschritt der Neurochirurgie möglich gemacht.

Die Kinematik des Gehens und Bewegens wurde schon durch Borelli (1608–1679) studiert, aber was seine mathematisch-mechanischen Untersuchungen anbetrifft, so waren sie auf aprioristische Auffassungen begründet. Borelli [11] war unter Descartes Einfluß der Auffassung, daß die Bewegungen automatisch ausgeführt werden. Er hat seine Untersuchungen in „De motu animalium" beschrieben. Marey [53, 54] war der erste empirisch eingestellte Untersucher auf dem Gebiet der Kinematik. Er entwickelte Instrumente, die Bewegungen chrono-fotografisch festlegten. Seine Analyse der Bewegungen der Beine während des Gehens sind sehr bekannt (1893). Sein Schüler Charles Ducroquet führte zu diesen Zwecken die Kinematographie ein. Seine Untersuchungen wurden von seinem Sohn Robert weitergeführt und eine Zusammenfassung erschien im Buch „La Marche et les Boiteries" [28]. Fick veröffentlichte sein „Handbuch der Anatomie und Mechanik der Gelenke" [29]. Es war noch der einfache Anfang der Biomechanik. Ein wichtiger Befund waren seine Untersuchungen über die mechanische Stabilität der Wirbelsäule, die an Leichenwirbelsäulen gewonnen wurden. Er fand, daß nach passiv verursachten Deformationen dieser Wirbelsäulen diese, wenn sie wieder losgelassen wurden, ihre ursprüngliche „eigene Form" wieder annahmen.

Zurzeit der Entstehung der Orthopädie waren das Hauptarbeitsgebiet angeborene Deformitäten der Extremitäten, Schiefhals, Verkrümmungen der Wirbelsäule durch Spondylitis tuberculosa, Rachitis und die seit dem 16. Jahrhundert beschriebene Kinderlähmung. Deformitäten wurden mit Traktionsmethoden, Korsetten, Schienen und im 19. Jahrhundert auch mit Stützapparaten behandelt. Die chirurgische Behandlung endete öfters tödlich durch Wundinfektionen.

Seit Hippokrates war die Chirurgie des Nervensystems auf die Trepanation bei Frakturen, Kopfschmerzen und Epilepsie beschränkt. Im Altertum wurden auch psychische Störungen durch Trepanation behandelt. Diese, meist nutzlosen Eingriffe, wurden im 18. und 19. Jahrhundert im zunehmendem Maße kritisiert und deswegen auch seltener ausgeführt. Cline [20] war 1814 der erste, der eine Laminektomie, damals Trepanation des Wirbelkanals genannt, ausgeführt hat. Viele andere

Chirurgen folgten seinem Beispiel, aber nur ein Patient, operiert durch Gordon (1866), überlebte den Eingriff mit gutem Erfolg [35].

Die Entwicklung der chirurgischen Orthopädie hat schon mit der, nach Delpech und von Strohmeyer (1838) eingeführten subkutanen Tenotomie für die Behandlung von Schiefhals und Klumpfuß begonnen [23, 24, 67]. Infektionen waren bei diesen Eingriffen ziemlich selten. Die Entwicklung der Inhalationsanästhesie (1844–1849) und der Antisepsis [47] und Asepsis [7] ermöglichten den eigentlichen Start der chirurgischen Orthopädie und der Neurochirurgie. Macewen [50] und Horsley [36] berichteten über gute Erfolge der Laminektomie bei Eingriffen im Wirbelkanal. Chipault führte den Namen „Neurologie Chirurgicale" als Titel seiner Jahrbücher (1896–99) ein [17]. Er änderte diesen Titel in „Chirurgie Nerveuse" für seine Bücher, die den Fortschritt dieser Chirurgie in allen zivilisierten Ländern betraf [18].

Die Gründung der ersten neurochirurgischen Gesellschaft „The Society of neurological surgeons" in Boston (1920), deren Mitglieder zu dieser Zeit noch nicht alle Vollneurochirurgen waren, war der erste Schritt zur Entwicklung der Neurochirurgie als gesonderte Spezialität. Es ist hier nicht der Ort, die weitere Entwicklung der Neurochirurgie in Zusammenarbeit mit der Neurologie, Radiologie, Physiologie, Pathologie usw. zu beschreiben, weil dieser Beitrag besonders ihre Grenzgebiete mit der Orthopädie betrifft. Die Orthopädie hat ihren Namen schon 1741 von Nicolaus Andry [2] bekommen, aber mit der Beschränkung, daß sie nur die Methoden zur Verhütung von Deformitäten in der frühen Kindheit betraf. Das Ziel waren gerade (Orthos) Kinder (Paidon).

Früher als bei den Neurochirurgen gab es in der zweiten Hälfte des 19. Jahrhunderts schon Vollorthopäden in Frankreich, England und Italien. Im deutschen Sprachgebiet war es Adolf Lorenz (1854–1946), seit 1889 Leiter der Orthopädischen Universitätsklinik in Wien und Albert Hoffa (1859–1907), die mit anderen 1901 die Deutsche Gesellschaft für Orthopädische Chirurgie gründeten. Hoffa veröffentlichte 1905 eine Literaturübersicht seines Fachgebietes mit mehr als 12 000 Publikationen [41]. Hoffas Definition „der Aufgaben der Orthopädie" war noch auf diese Vergangenheit gegründet, namentlich das Bestreben, Deformitäten des menschlichen Körpers zu verhüten, zu erkennen und zu behandeln [40].

Chipault, schon erwähnt als Förderer der Neurochirurgie, veröffentlichte schon 1904 sein Buch „Manuel d'Orthopédie Vertébrale" [19], worin er auf die Notwendigkeit hinwies, neben der Anatomie der Wirbelsäule auch die Physiologie zu untersuchen. Die Physiologie der Wirbelsäule, die Chipault in seinem Buch beschreibt, beschränkt sich auf Haltungen der Wirbelsäule unter dem Einfluß von Lähmungen und Schmerz oder als Anpassung an ungleiche Beinlänge. Unter dem Einfluß der oben beschriebenen, sich entwickelnden Kinematik und Biomechanik hat Hermann Gocht (1869–1938) die Definition von Hoffa (1925) so geändert, indem er Bewegungsstörungen als Gegenstand der Behandlung hinzufügt [42]. Die Aufgabe der Orthopädie lautet nun „Verhütung, Erkennung und Behandlung von Deformitäten und Bewegungsstörungen des menschlichen Körpers". Das Interesse an der Form entwickelte sich auf diese Weise zum Interesse an Form und Funktion. Patrick Haglund [37] brachte das in dem Wort „funktionelle Orthopädie" zum Ausdruck. H. Hofer [39] definierte 1955 die Orthopädie als die Behandlung des F-G-S-H Bereiches, nämlich „der Fortbewegung-Greifbewegung und des Sich-Haltens, die an die Extremitäten und an die Wirbelsäule funktionell und morphologisch gebunden ist." Von der Biologie ausgehend entwickelt sich die Orthopädie nach Hofers Auffassung einerseits in die Richtung der Physik, andererseits in die Richtung der Psychologie. Das letztgenannte zeigt, daß die Neuroregulation leider nicht in diese Definition aufgenommen wurde. Hofers etwas kartesianische Auffassung findet sich noch stärker ausgesprochen in M. Rizzis Buch „Die menschliche Haltung und die Wirbelsäule" [60], wo der Autor schreibt, „daß das Werden der menschlichen Haltung der Synthese von Umwelteinflüssen, Bewußtsein und biomechanischen Gegebenheiten aufgefaßt werden muß". Er hat seine Auffassung mit einer Modelltabelle illustriert, in der eine Zweiteilung zwischen Soma und Psyche wiedergegeben wird mit wechselseitiger Beeinflussung. Der Begriff Soma ist zu unbestimmt. Weiter zeigt das schematische Modell nur einen Einfluß der Umwelt (exogene Faktoren) auf das Soma und vernachläßigt die Reaktion des Soma auf diese exogenen Einflüsse. Der Einfluß der Psyche bleibt unbestimmt. Ist es der Geist der Maschine? Der Begriff „Biologie", der in Hofers Definition eine zentrale Stelle in der Orthopädie einnimmt, ist ebenfalls, weil viel zu umfassend, unbestimmt. Wir kehren bei der weiteren Besprechung unseres Themas auf diese Stellungnahme zurück.

Mittlerweile waren 1924 das Buch „Körperstellungen" von R. Magnus [52] und die Bücher seines Schülers G. Rademaker „Das Stehen" (1931) [58] und „Réactions Labyrinthiques et Equilibre" (1935) [59] erschienen. Diese Bücher beschreiben eine große Zahl neuer Reflexe und deren Bahnen und Regulationszentren, nämlich: Tonische Hals- und Labyrinthreflexe, Stellreflexe, Stütztonus, Stemmbein und Hinkebeinreaktionen. Einflüsse von Stellungen verschiedener Körperteile auf Stellung und Tonus anderer Körperteile und optische Einflüsse auf verschiedene dieser Reflexe wurden genau analysiert. Diese Untersuchungen bildeten das erste neurophysiologische Komplement der Biomechanik und Kinematik insbesondere. Die Neurophysiologie des Gehens war nach Rademakers Auffassung für die Untersuchung ihrer Neuroregulation schwer zugänglich und ist auch in unserer Zeit auf diesem Gebiet noch nicht sehr weit fortgeschritten. Die Einflüsse von Großhirn, Kleinhirn und Hirnstamm wurden auf obengenannte Reflexe und Reaktionen besonders durch Rademaker untersucht. Obgleich die Tierexperimente von Magnus und Rademaker vor allem im Hinblick auf die gleichen Strukturen beim Menschen nicht mehr ohne weiteres anwendbar sind (es findet doch phylogenetisch eine Projektion der zerebralen Funktionen in telenzephaler Richtung statt), sind die Reflextypen auch beim Menschen vorhanden. Wichtig ist z. B. die Stemmbeinreaktion beim Menschen, wenn man versucht, einen stehenden Menschen durch Druck von außen in seiner Mittelstellung zu stören. Er entwickelt dann Gegendruck durch Anspannen von Bein- und Rückenmuskulatur. Diese Reaktion ist bei frontalen oder zerebellaren Läsionen gestört, aber auch bei Wirbelsäulenleiden, wie z. B. bei starken Verkrümmungen und Schmerzzuständen. Obwohl wir die letztgenannte Störung persönlich wahrgenommen haben, hatten wir seinerzeit nicht die Möglichkeit, die gestörten Reaktionen polygraphisch zu registrieren. Eine derartige Untersuchung wäre wünschenswert. Störungen des Gleichgewichtes des stehenden Menschen durch Stöße verursacht Rückkopplungsreaktionen (Réflexes de Poussées). Abhängig von der Kraft der Stöße, z. B. gegen Sternum, Schultern oder Rücken und auch von innerregulatorischen Mechanismen des Menschen sind diese Rückkopplungsreaktionen monophasisch, poliphasisch, gedämpft oder ungedämpft. Diese Reaktionen können bei Affektion der Frontallappen des Kleinhirns oder des Labyrinthes gestört sein. Wir haben diese Reaktionen bei degenerativen Erkrankungen der Halswirbelsäule untersucht, besonders in Fällen, die eine abnorme Beweglichkeit der zervikalen Bewegungssegmente auf Röntgenbildern bei Beugung und Streckung der Halswirbelsäule zeigten [69].

Wir registrierten bei diesen sitzenden Menschen die Rückkopplungsbewegungen des Kopes nach einem Stoß gegen den Rücken. Vor der Operation zeigten die Kranken wenige und sehr gedämpfte, fast monophasische Rückkopplungsbewegungen des Kopfes mit Zeitintervall von 5–6 Sekunden. Wir fanden bei der Untersuchung dieser Reaktionen keinen Unterschied, ob sie mit offenen oder geschlossenen Augen der Patienten durchgeführt wurden. Nach operativen Wirbelverblockungen und Verschwinden der Schmerzen waren die Rückkopplungsreaktionen des Kopfes stark verändert, aber auch unterschiedlich, wenn sie mit offenen oder geschlossenen Augen provoziert wurden. Mit offenen Augen hatten die Rückkopplungsbewegungen eine viel größere Amplitude als vor der Operation, aber die Rückkopplungsbewegungen waren disharmonisch, wahrscheinlich verursacht durch die Interferenz von optischen Fixierungsmechanismen. Mit geschlossenen Augen zeigten die operierten Patienten harmonisch polyphasisch gedämpfte Bewegungen des Kopfes während der Rückkopplung nach Stoß. Wir werden später sehen, wie in der heutigen Zeit die Untersuchung von Magnus und Rademaker und die ihnen zugrunde liegenden Gedanken wieder weiter entwickelt werden können.

Auf dem Gebiete der Biomechanik war die Einführung des Begriffes Bewegungssegment der Wirbelsäule durch Junghanns [45, 64] ein wichtiger Fortschritt. Beim normalen Menschen sind diese Bewegungssegmente die Elemente der mechanischen Stabilität der Wirbelsäule. Ihr Bewegungsablauf vollzieht sich um während der Rotationsbewegung sich ändernde Achsen. Diese erlauben 6 Bewegungsmöglichkeiten zwischen 2 Wirbeln: 3 Rotationsbewegungen um die 3 Achsen und 3 eingeschränkte Gleitbewegungen (Translation) entlang der 3 Achsen. Durch ihren Bau bestimmen die Bewegungssegmente Art und mögliches Ausmaß der Bewegungen. Mit Ausnahme von den selteren Knochenerkrankungen und Tumoren der Wirbelsäule, wird das mechanische Gleichgewicht am häufigsten durch degenerative Erkrankungen im Bereich des Bewegungssegmentes gestört. Die Pathologie dieses Bewegungssegmentes ist Objekt der Biomechanik und der Kybernetik des inneren Milieus, was wir später besprechen werden. Es ist eigentlich bedauerlich, daß Junghanns auch die Muskeln zum Bewegungssegment rechnet, denn bei seinen weiteren Besprechungen über die Bewegungssegmente kommt der Anteil dieser Muskeln nicht zur Sprache. Die wichtigste Funktion der Muskeln der Wirbelsäule betrifft mehrere Bewegungssegmente und die Muskeln sind Objekt der Studien über Neuroregulation und Biomechanik. Bewegungssegmente ohne Muskeln schützen das mechanische Gleichgewicht der Wirbelsäule, aber die Neuroregulation der Muskelbewegungen besorgt das dynamische Gleichgewicht der Wirbelsäule während Haltung und Bewegung. Außerdem ist die Neuroregulation von Haltung und Bewegung der Wirbelsäule nicht auf Wirbelsäulenmuskeln beschränkt, sondern betrifft auch die Muskeln der Bauchwand, der Beine und des Kopfes, wie es schon Magnus und Rademaker gezeigt haben. Die Definition des Bewegungssegmentes durch Junghanns habe ich etwas eingehender besprochen, weil neben dem großen Wert des Begriffes das Einschließen der Wirbelmuskeln doch eine Kluft zwischen orthopädischem und neurophysiologischen Denken enthüllt. Deshalb war es ein wichtiger und glücklicher Entschluß, diese Kluft mittels der Erlanger Tagungen auf dem Gebiete der Neuroorthopädie zu überbrücken. Die Aufgabe der Neuroorthopädie wurde in dem Buch „Neuroorthopädie I“ (1983) umschrieben als eine Zusammenarbeit zwischen Neurologen, Neurochirurgen und Orthopäden zur Verbesserung von Kenntnissen, Erkennung und Behandlung von Erkrankungen des Bewegungsapparates mit Beteiligung des Nervensystems [43]. In „Neuroorthopädie 2“ wurde die Definition bezüglich der Zahl der mitarbeitenden Spezialisten erweitert [44]. Es kamen hinzu Unfallchirurgen, Psychiater, HNO-Ärzte, Radiologen, Neurophysiologen, manuelle Medizin. Es ist deutlich, daß diese Definition auf konkrete Weise den Apparat als eine untrennbare Einheit zum Arbeitsgebiet einer Gruppe von Spezialisten rechnet. Nur kann man die Frage stellen, ob der Name Neuroorthopädie eine richtige Bezeichnung der wissenschaftlichen Tätigkeit ist. Sprachanalytisch ist „neuro“ ein Adjektiv der Orthopädie und die Bedeutung des Wortes Orthopädie, wie durch Andry (siehe oben) formuliert ist, eigentlich nicht mehr zutreffend für das Arbeitsgebiet der heutigen Orthopädie. Deshalb kann der Ausdruck Neuro-Orthopädie die nicht Eingeweihten in Verwirrung bringen.

Während meiner weiteren Ausarbeitung der Aufgabe, die mir gestellt wurde, werde ich die Aufgabe bezeichnen als das Studium der kybernetischen Systeme, die Haltung, das Gehen und andere Bewegungen der Körperteile kontrollieren. Das hier erwähnte kybernetische System kann man gliedern in zwei fundamentale Untergruppen, nämlich:

1. Kybernetik der inneren Welt, „Milieu interieur“ nach Claude Bernard. Es bestimmt die Trennung der inneren von der äußeren Welt.
2. Die Kybernetik des motorischen Verhaltens des Menschen in der Umwelt.

Die beiden kybernetischen Systeme enthalten viele Untersysteme, die nur teilweise bekannt sind. Eine Besprechung der bisher bekannten Untersysteme ist in gedrängter Form nicht möglich. Das kybernetische System zeigt Änderungen während Wachstum, Reife und Altersvorgängen. Es ist deutlich, daß das kybernetische System vom motorischen Verhalten des Menschen in der Umwelt sehr abhängig ist von dem kybernetischen System der inneren Welt, soweit Energiereserven und der Zustand der Organe des Nervensystems, Muskeln, Gelenke und Knochen betrifft. Pathologische Prozesse beeinflussen meistens beide kybernetischen Systeme und diese Tatsache soll bei der Auswahl der Spezialisten, die an der Untersuchung beteiligt werden, nicht vernachlässigt werden. Die Zusammenstellung der Arbeitsgruppen wird ebenfalls durch die Art der pathologischen Prozesse als Objekt des Studiums bestimmt. Die Wechselwirkung zwischen beiden kybernetischen Systemen erschwert die Analyse der Anteile von Anatomie, Physiologie, Biochemie und Biomechanik getrennt in jedem der beiden Systeme. Die Biomechanik hat eine besonders schwierige Aufgabe, wie Steindler in seinem Buch „Kinesiology of the human body“ [66] betont hat, weil die Form der biologischen Körper oft kompliziert und die Zusammensetzung der Knochen und Gewebe meist nicht homogen ist. Wenn die Biomechaniker Leichenuntersuchungen durchführen oder für ihre Untersuchungen künstliche Analogmodelle entwickeln, so ist natürlich mit diesen Objekten eine Verminderung der Wirklichkeitsnähe verbunden. Es ist wichtig festzustellen, ob diese Reduktion zulässig ist oder inwiefern diese Reduktion in Bezug auf das Objekt berechtigt ist. Nur bei sehr großer Gewalteinwirkung während kurzer Zeit wird der Mensch ein solches Geschehen als physisches Objekt erleiden, wie z. B. bei Verkehrsunfällen. Bei Frakturen der Wirbelsäule durch Unfälle wird aus der Art dieser Verletzungen durch viele Kliniker der mechanische Einfluß des Unfallmechanismus durch Deduktion gedanklich rekonstruiert. Die Kliniker klassifizieren aus diesen Gründen die Frakturen als Flexions-, Kompressions-, Hyper-Extensionsfrakturen usw. Studien an „dummies" in Fahrzeugen, an denen eine Unfallsituation simuliert wird, zeigen, daß sie in kurzer Zeit viele unterschiedliche traumatische Einflüsse erleiden. Computertomographische Untersuchungen von Wirbelfrakturen zeigen oft ein viel komplizierteres Bild traumatischer Veränderungen als normale Röntgenaufnahmen. Es wäre besser, die Wirbelfrakturen zu klassifizieren aufgrund von Formveränderungen, welche die Funktion des Rückenmarks und der Rückenmarkswurzeln bedrohen oder die Stabilität der Wirbelsäule gefährden. Das leitet zu einer Frakturklassifikation, die Richtlinien für die Behandlung ergeben kann. Chronische pathomechanische Mechanismen als Folge von Wirbelsäulenleiden, die die Stabilität der Wirbelsäule herabsetzen, sind oft schwerer zu analysieren, weil diese Folgen nicht nur durch rein physische, sondern auch durch biologische Prozesse bestimmt werden. Die biologischen Reaktionen sind Folge der Regelmechanismen der kybernetischen Systeme der inneren Welt. A. Breig hat zur Biomechanik des Nervensystems viel beigetragen und hat u. a. die Einflüsse von Formänderungen der Wirbelsäulenkrümmungen darauf bezogen [13, 14]. Bisher hat die Chirurgie der Wirbelsäule ohne große Kenntnisse der Biomechanik den sichersten Weg in der Behandlung von abnormen Krümmungen oder Stabilitätsstörungen mittels Methoden der Krümmungskorrektur oder der Spondylodesen gewählt. Wenn nötig, werden auch deformierte Wirbelkörper rekonstruiert oder durch biologisches oder Kunststoffmaterial ersetzt. Auch dabei bestehen Wechselwirkungen zwischen den folgenden mechanischen Maßnahmen und biologischen Reaktionen. Das sind auch Gründe von gegenteiligen Ansichten, z. B. bezüglich der Benutzung von autologem Knochenmaterial oder körperfremden Substanzen. Die Biomechanik kann auch für die Entwicklung von Maßnahmen zum Schutz der Wirbelsäule von großem Wert sein, z. B. in der Arbeitsmedizin, weil nicht nur besondere Lasteinflüsse, sondern auch die Quantität, das Ausmaß und die Richtung von Bewegungen eine pathogene Wirkung auf die Wirbelsäule ausüben können. Die heutige Ergonomie ist noch im vorwissenschaftlichen Stadium, was dem Objekt der Begutachtung nicht immer zugute kommt. Die Biomechanik der Wirbelsäule muß in Zukunft nicht nur durch Laboruntersuchungen, sondern auch durch die Einverleibung in klinischen Verbänden und die dazu nötige finanzielle Unterstützung gefördert werden. Wenn die Biomechanik früher auf aprioristisches induktives Denken begründet war, hat die Entwicklung der Elektronik es ermöglicht, empirische Methoden zu benutzen, z. B. durch kontinuierliche Registrierung von Krafteinwirkungen, Bewegungen, Ermüdungserscheinungen des Muskels usw.. Die Haltungs- und Bewegungsphysiologie, entwickelt durch Magnus und Rademaker, ist in unserer Zeit wieder aufgelebt [31].

Es gibt eine Neurologie der Wirbelsäule, wie wir z. B. schon von der Entwicklung von Kypho-Skoliosen bei Poliomyelitis oder bei intramedullär langsam wachsenden Tumoren wissen. Wir konnten Breigs Beobachtungen bestätigen, daß starke Kyphosen der Halswirbelsäule einen Zug in der Längsachse des Rückenmarkes ausüben und zu Degeneration von thorakalen Motoneuronen mit der Folge von Skoliosen der Brustwirbelsäule führen können. Yamamoto und Mitarbeiter [71] zeigten, daß Kinder mit idiopathischen Skoliosen abnormale Augenbewegung bei vestibulärer oder visueller (optokinetischer) Stimulation zeigten. Biemond und de Jong [10] beschrieben schon den Positionsnystagmus bei Nackenschmerzen. Sie waren der Meinung, daß propriorezeptive Reflexe mittels der hinteren Äste der zervikalen Nerven die mögliche Ursache dieses Nystagmus seien. Ushio und Mitarbeiter veröffentlichten Mitteilungen über Nystagmus und Drehschwindel, ausgehend von lumbalen und zervikalen Propriorezeptoren bei Traumatisierten. Durch Prokaininjektionen in den traumatisierten Muskel verschwanden Nystagmus und Drehschwindel [68].

Es gibt heute schon Laboratorien für Posturographie, z. B. in Paris: Hospital Sainte Anne und APAS. Unsere Wissenschaft soll sich aber nicht nur auf die Wirbelsäule beschränken, es gibt auch Probleme der funktionellen „Rekonstruktion" von peripheren Lähmungen. Die Transposition von Muskeln soll dabei Probleme der reziproken Innervation berücksichtigen. Nervenanastomosen sind ein weiteres Problem. Erkrankungen der Halswirbelsäule, besonders schmerzhafte, können Störungen der kybernetischen Systeme des inneren Milieus verursachen wie z. B. im Schultergelenk, das Schulterhandsyndrom und Osteodystrophie des Handskeletts.

Es wird daran gearbeitet, Paraplegiker vom Rollstuhl zu befreien, entweder durch in die infraläsionellen Muskeln implantierte Elektroden, die durch ein programmiertes Computer-System phasisch stimuliert werden, oder durch Steuerung von Gehmaschinen. In Montpellier hat man das „Meister-Sklave-System" entwikkelt. Der Meister ist eine normale Person und der Paraplegiker ist der „Sklave". Meister und Sklave tragen beide drei aus sehr weichem Stoff hergestellte Orthesen, die separat den unteren Thorax und Bauch, Oberschenkel und Unterschenkel umhüllen. Die aktiven Bewegungen des Meisters produzieren Signale in seinen Orthesen, die durch einen Computer zu einem Gehprogramm für den Sklaven verarbeitet werden. Hydrauliche Motoren in den Orthesen des Sklaven erzeugen in Hüft- und Kniegelenk seiner Beine gleichphasige Bewegungen mit denen des Meisters. Man braucht für diese Methode aber intelligente und motivierte Paraplegiker, denn sie müssen lernen, ihre Kopf- und Rumpfhaltungen an die durch die Orthesen induzierten Beinbewegungen anzupassen [57].

Die Entwicklung der Elektronik hat ebenfalls dazu beigetragen, die Erfolge von neuromuskulären Rehabilitationsmaßnahmen durch Messungen von Drehmomenten bei Extremitätenbewegungen mit und ohne Belastungen und von anderen Parametern der Muskelfunktion beurteilen zu helfen.

Wenn man das ganze Interessengebiet im Sinne der Organisation der Erlanger Tagungen übersieht, ist ihre Bezeichnung mit „Kybernetik der normalen und pathologisch gestörten menschlichen Haltungen und Bewegungen" zutreffend, aber zu kompliziert für den täglichen Sprachgebrauch bezeichnet. Es wird nicht einfach sein, eine geläufige adäquate Terminologie zu finden, die die Totalität des Interessengebietes zum Ausdruck kommen läßt und doch ist das sehr wichtig gegenüber dem Bestreben, sich in Subdisziplinen zu isolieren. Es gibt heute schon drei wichtige Gesellschaften, deren Interessengebiete nur einen Teil der Wirbelsäule betreffen. Es sind dies die „Cervical Spine Research Society", die „International Society for the study of the lumbar Spine" und die „Scoliosis Society". Ich bin Mitglied der ersten zwei genannten Gesellschaften. Als Vorsitzender der „Society for the Study of the lumbar Spine" habe ich zur Zeit erfolglos versucht, ein Zusammenkommen mit der

„Cervical Spine Research Society“ zu veranstalten. Die Europäer sollten versuchen, eine Aufspaltung zu vermeiden.

Ich hoffe, mit meinen Darlegungen Argumente vorgebracht zu haben, daß sogar eine Gesellschaft, die die ganze Wirbelsäule als Objekt ihres Interesses wählt, nur eine Effektorstruktur beachtet und Ursache und Ziel der Wirkung, in deren Kreislauf die Wirbelsäule nur eine Teilstruktur bildet, außer Betracht läßt.

Literatur

1. Adamkiewicz A (1881, 1882) Die Blutgefäße des Menschlichen Rückenmarks. Sitz. Ber. Acad. Wiss. Wien, Math. Nat. Kl. 84:469 und 85:101
2. Andry N (1741) L-Orthopédie ou l'art de prévenir et de corriger dans les enfants les difformités du corps. Paris
3. Barany R (1906) Untersuchungen über den vom Vestibular-Apparat des Ohres Reflektorisch ausgelösten rhythmischen Nystagmus und seine Begleiterscheinungen. Coblenz, Berlin
4. Barany R (1907) Physiologie und Pathologie (Funktionsprüfung) des Bogengangapparatus beim Menschen. Deuticke, Leipzig
5. Bell Ch (1811) Idea of a new anatomy of the brain submitted for the observation of his friends. Strahan and Preston, London
6. Bell Ch (1821) On the nerves, giving an account of some experiments on their structures and function, which lead to a new arrangement of the system. Phil Trans 111:398
7. Bergmann E von (1882) Über aseptische Wundbehandlung. Deutsche Med Wochenschr 8:559
8. Betz VA (1874) Anatomischer Nachweis zweiter Gehirncentra. Zentralbl Med Wiss 12:578, 595
9. Betz VA (1881) Über die feinere Strukture der Großhirnrinde des Menschen. Zentrabl Med Wiss 19:193, 209, 231
10. Biemond A, De Jong JMBV (1969) Cervical nystagmus. Brain 92:437
11. Borelli JA (1680–1681) De Motu Animalium. Bernado, Rom
12. Breasted JH (1930) The Edwin Smith Surgical Papyrus published in fascimile and hieroglyphic translation with translation and commentary in two volumes. The Chicago Univ. Press, Chicago
13. Breig A (1960) Biomechanics of the central nervous system. Almgvist, Stockholm
14. Breig A (1978) Adverse mechanical tension in the central nervous system. Almgvist, Stockholm, John Wiley and Son, New York, London, Sydney, Toronto
15. Brown-Séquard CE (1863) Recherches sur la transmission des impressions de tact, de chatouillement, de douleur, de température, et de contraction (sens musculaire) dans la moelle épinière. J Physiol (Paris) 6:124, 232, 581
16. Charcot JM, Pitres JA (1895) Les centres moteurs corticaux chez l'homme. Rueff, Paris.
17. Chipault A (1896, 1897, 1898, 1899) Travaux de neurologie chirurgicale. Vigot, Paris
18. Chipault A (1902, 1903, 3 vol) L'état actuel de la chirurgie nerveuse. Rueff, Paris
19. Chipault A (1904) Manuel d'Orthopédie vertébrale. Maloine, Paris
20. Cline HJ (1815) An account of a case of fracture and dislocation of the spine. NEngl J Med Surg IV:1
21. Corpus Hippocraticum. Übers. von Littré E (1844) Oeuvres complètes d'Hippocrate. IV Des Articulations, 45: Description du rachis: 191. Baillière, Paris
22. Cranefield PF (1974) The way in and the way out. François Magendie, Charles Bell and the roots of the spinal nerves. Futura Publ. Cie., Mount Risco, New York
23. Delpech J (1816) Précis élémentaire des maladies réputées chirurgicales. Paris
24. Delpech J (1828) De l'Orthomorphie par rapport à l'èspece humaine. Paris
25. Djindjian R, Hurth M, Houdart R (1970) L'angiographie de la moelle épinière. Masson, Paris

26. Duchenne (de Boulogne) GB (1855) De l'électrisation localisée. Baillière, Paris. Erweiterte Ed.: 1861
27. Duchenne (de Boulogne) GB (1867) Physiologie des mouvements démontrée à l'aide de l'expérimentation électrique et de l'observation clinique. Baillière, Paris
28. Ducroquet RJ, Ducroquet P (1965) La marche et les boiteries. Masson, Paris
29. Fick R (1911) Handbuch der Anatomie und Mechanik der Gelenke. Teil III, 35–36. Gustav Fischer, Jena
30. Flourens MJP (1830) Recherches expérimentales sur les canaux semicirculaires de l'oreille. Mém Acad Roy Sci (Paris) 9:45
31. Fukuda T (1984) Statokinetic Reflexes in Equilibrium and movement. Ch. 8: The stepping test, p 110–123. Univ. Tokyo Press
32. Galen. On anatomical procedures. Transl. Singer Ch (1956) Book III, 344–345, p 61–62 Oxford Univ. Press, London, New York, Toronto
33. Gall FJ, Spurzheim JC (1819) Anatomie et physiologie du système nerveux en général et du cerveau en particulier. Schoell, Paris
34. Galvani A (1791) De viribus electricitates in motu musculari. Commentarius. Acad delle Scienze, Bologna
35. Gordon (1866) Case in which the operation of trephining the spine was performed. Med Trans 21
36. Gowers WR, Horsley VAH (1888) A case of tumour of the spinal cord. Removal. Recovery. Med Chir Trans 71:377
37. Haglund P (1923) Prinzipien der Orthopädie. Versuch zu einem Lehrbuch der funktionellen Orthopädie. Gustav Fischer, Jena
38. Haller A von (1743–1756) Icones Anatomicae. Vandenhoeck, Göttingen
39. Hofer H (1955) Die Grund- und Basiswissenschaften in der Orthopädie. Beilageheft ZgO 85
40. Hoffa A (1905) Lehrbuch der Orthopädischen Chirurgie. Enke, Stuttgart
41. Hoffa, A, Blenck A (1905) Die Orthopädische Literatur. Enke, Stuttgart
42. Hoffa A, Gocht H (1925) Lehrbuch der orthopädischen Chirurgie. 7 Aufl. Enke, Stuttgart
43. Hohmann D, Kügelgen B, Liebig K, Schirmer M (1983) Vorwort Neuro-Orthopädie I. Springer, Berlin Heidelberg New York
44. Hohmann D, Kügelgen B, Liebig K, Schirmer M (1984) Vorwort Neuro-Orthopädie II. Springer, Berlin Heidelberg New York
45. Junghanns H (1952) Die „funktionelle" Röntgenuntersuchung der Halswirbelsäule. Fortschr Roentgenstr 76:591
46. Lazorthes G, Gouazé A, Djindjian R (1973) Vascularisation et circulation de la moelle épinière. Masson, Paris
47. Lister J (1865) On the antiseptic principle in the practice of surgery. Lancet II, 95:95, 335, 668
48. Luciani L (1893) Das Kleinhirn (übers. Fraenkel, MO). Besold, Leipzig
49. Luyendyk W (1982) The arteries of the spinal cord. The history of a paradigmal shift. Acta Neurochir (Wien) 61:24
50. Macewen W (1886) Case presentation before the Glasgow Pathological and Clinical Society. Glasgow med J 25:210
51. Magendie F (1822) Expériences sur les fonctions des racines des nerfs rachidiens. J Physiol Exp 2:276, 366
52. Magnus R (1924) Körperstellung. Springer, Berlin
53. Marey EJ (1873) La machine animale. Baillière, Paris
54. Marey EJ (1894) Le mouvement. Masson, Paris
55. Pourfour du Petit F (1790) Trois lettres d'un Médecin des Hopitaux du Roy. Albert, Namur
56. Punt H (1983) Bernard Siegfried Albinus "On Human Nature". Anatomical and physiological ideas in eighteenth century. Thesis Leiden Univ., B. M. Israel, Amsterdam
57. Rabischong P, Directeur de l'Unité 103 Inserm, wo die Apperatur O.M.A.M.I. (orthèse modulaire active des membres inférieurs) ou "machine á marcher" entwickelt wurde. Jetzt verwendet in Centre clinique de réhabilitation Propara, 263, rue du Caducée, 34100 Montpellier
58. Rademaker GGJ (1931) Das Stehen. Springer, Berlin

59. Rademaker GGJ (1935) Réactions Labyrinthiques et Équilibre. Masson, Paris
60. Rizzi MA (1979) Die menschliche Haltung und die Wirbelsäule. Die Wirbelsäule in Forschung und Praxis, Bd. 85. Hippocrates, Stuttgart
61. Schaik JPJ van, Verbiest H, Schaik FDJ van (1984) The orientation and shape of the lower lumbar facet joints: a computed tomographic study of their variation in 100 patients with low backpain and a discussion of their possible clinical implications. In: Donovan-Post MJ (Computed Tomography of the Spine. (ed) Ch 30:495. Williams and Wilkins, Baltimore, London
62. Schiff M (1858–1859) Lehrbuch der Physiologie des Menschen, Muskel und Nervenphysiologie. Schauenburg, Lahr
63. Schlegel KF (1983) Der Körperbehinderte in Mythologie und Kunst. Thieme, Stuttgart, New York
64. Schmorl G, Junghanns H (1968) Die gesunde und die kranke Wirbelsäule in Röntgenbild und Klinik. 5. Aufl. Thieme, Stuttgart
65. Souques A (1936) Étapes de la neurologie dans l'antiquité Grecque. Masson, Paris
66. Steindler A (1973) Kinesiology of the human body. Thomas, Springfield (Ill)
67. Strohmeyer GFH (1838) Beiträge zur operativen Orthopädik oder Erfahrungen über die subcutane Durchschneidung verkürzter Muskeln und deren Sehnen. Hannover. Siehe auch: Mag. f. d. ges. Heilk. Berlin 1833, 39:195
68. Ushio N, Hinoki M, Baron JB (1981) Étude comparative neurootologique des vertiges et déséquilibres du corps d'origine cervicales et lombaires dans les traumatismes Cervicaux. Agressologie 22:23
69. Verbiest H (1970) La chirurgie antérieure et latérale du rachis cervical. Neurochirurgie [Suppl 2] 16:13
70. Vesalius A (1543) De humani corporis Fabrica. Oporinus, Basel. 2eEd. 1555
71. Yamamoto H, Tani T, Sadahiro T, MacEwen G (1983) A postural equilibrium study for the prediction of early idiopathic scoliosis. Agressologie 24:127
72. Zülch KJ (1954) Mangeldurchblutung an den Grenzzonen zweier Gefäßgebiete als Ursache bisher ungeklärter Rückenmarksschädigungen. Dtsch Z Nervenheilk 172:81

Anatomie der BWS und des benachbarten Nervensystems

J. LANG

1. Rückenmark, innerer Aufbau

Früher wurde bereits kurz der innere Aufbau des Lenden- und Sakralmarks erwähnt (Lang 1984 in Neuroorthopädie 2). Gegensätzlich zum Hals- und Lendenmark ist die Grausubstanz am Rückenmarkquerschnitt im thorakalen Bereich verhältnismäßig schmächtig gegenüber dem umgebenden weißen Fasersystem. Dies beruht 1. auf der verhältnismäßig geringen Muskulatur und Haut des Rumpfes, die von den thorakalen Segmenten versorgt wird, 2. auf der relativ geringen Axonzahl für deren Innervation und 3. auf der großen Menge von aszendierenden und deszendierenden Leitungsbahnen der unteren Extremität.

Medulla spinalis im Brustbereich, Kerngebiete (Abb. 1). Insgesamt sollen im menschlichen Rückenmark ca. 13 000 000 Nervenzellen vorliegen (Stefan 1962). Im Brustmark nehmen die Kerngebiete eine relativ kleine Querschnittsfläche des Rükkenmarks ein. Aus den Vordersäulen werden lediglich die autochthone Rückenmuskulatur und die darüber liegenden Hautgebiete sowie die ventrolaterale Muskulatur versorgt. Das Hintersäulengebiet verarbeitet die eintreffenden Impulse aus der Haut des Rumpfabschnittes. Eine Ausnahme bildet das somatische T_1-Segment, das sich an der Versorgung der oberen Extremitäten beteiligt. Lediglich die autonomen Kerngebiete des Sympathikus treten im Gebiet zwischen Vorder- und Hintersäule deutlicher als an anderen Abschnitten hervor.

Im Bereich der Vordersäule sind im Brustmark nur die Nuclei dorsomedialis et ventromedialis nachweisbar, da die lateralen Kerngruppen des Vorderhorns für die Innervation der Extremitäten fehlen. Im Gebiet der Columna lateralis sind die Nuclei intermediolateralis und intermediomedialis, gegensätzlich zu Hals-, Lenden- und Sakralmark als Sympathikuszentren gut entwickelt. Im Basisgebiet der Hintersäule ist seitlich die viszerale Grausubstanz und medial der Nucleus thoracicus besonderes Kennzeichen des Brustmarks. Dieser reicht bis zum 8. Halssegment nach aufwärts und etwa bis zum dritten Lendensegment nach abwärts. Diese früher als Clarkescher Kern bezeichnete Kernsäule enthält insbesondere in unteren Abschnitten sehr große Nervenzellen, weiter aufwärts liegt eine bezüglich ihrer Größe weit gestreute Zellpopulation vor. Die sogenannte viszerale Grausubstanz lateral von ihm enthält kleine oder mittelgroße Nervenzellen und erstreckt sich etwa vom 1. thorakalen bis zum 3. Lumbalsegment (Keswani u. Hollinshead 1956).

In der Hintersäule ist vom oberen Halsmark bis ins Sakralsegment der Nucleus proprius zu erkennen, der vom Schichtengebiet der Substantia gelatinosa und ihrer Umgebung abgedeckt ist.

Eine neue Einteilung der Rückenmarkkern- (und Faser-)verbindungen geht auf Studien von Rexed (1952 und später) zurück. Er untergliederte die Grausubstanz

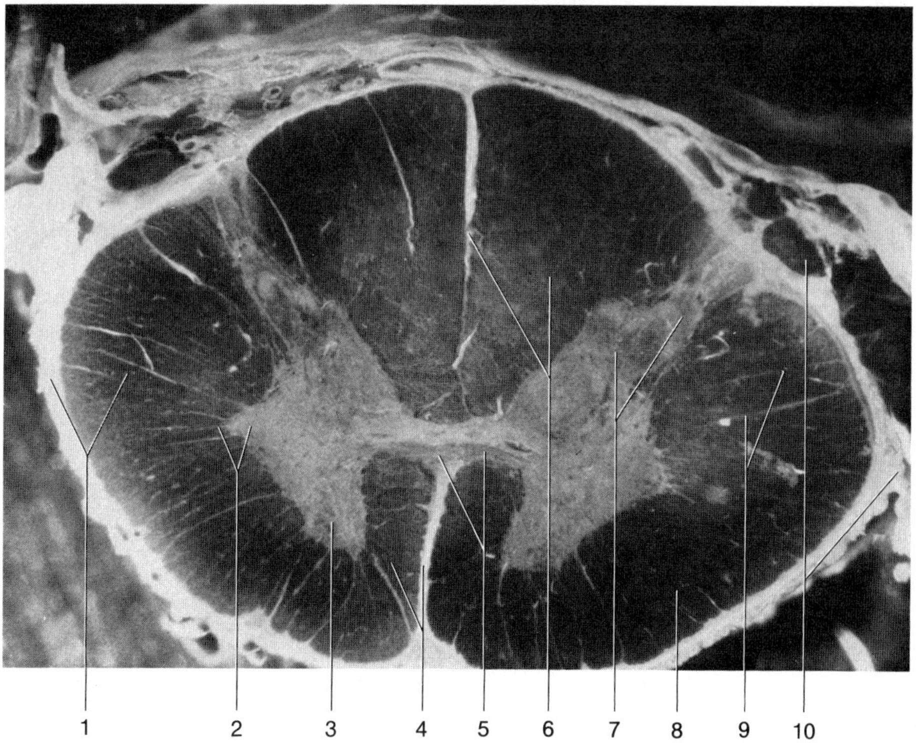

Abb. 1. Rückenmark, Querschnitt bei T_6, osmiert. *1* Pia mater und Funiculus lat. *2* Columna lat. und Formatio reticularis. *3* Columna ventralis. *4* Funiculus ventr. und Septum medianum ventrale. *5* Commissura alba (ventralis). *6* Septum medianum dorsale und Funiculus dorsalis. *7* Columna dorsalis und Substantia gelatinosa. *8* Funiculus anterolateralis. *9* Funiculus posterolateralis. *10* Dorsale Wurzeleintrittszone und Ligamentum denticulatum

von dorsal nach ventral in einzelne Schichten zunächst nach histologischen Schnitten mit Nissl-Färbung am Rückenmark der Katze.

Die Lamina I stellt die dorsale Grenze des Hinterhorns zur weißen Substanz dar, in der kleine, mittelgroße und größere Nervenzellen sowie zahlreiche Fasern vorkommen. Diese Zone wird auch als Lamina marginalis oder Waldeyersche Schicht bezeichnet.

Die Lamina II besteht aus kleinen Nervenzellen, sie wird insbesondere in medialen Abschnitten von zahlreichen Faserbündeln, die in den Funiculus dorsalis einschwenken, durchzogen. Seitliche Abschnitte enthalten dicht gelagert die kleinen Zellen.

Die Lamina III enthält größere Nervenzellen.

Die Lamina IV ist in den meisten Rückenmarkabschnitten dicker entwickelt, wird von zahlreichen Fasern durchzogen und enthält unterschiedlich große Zellen.

Die Schichten I–IV gehören dem sogenannten Kopfgebiet des Hinterhorns an. Lamina II und Lamina III werden von manchen Autoren der Substantia gelatinosa, der Nucleus proprius der Lamina III und IV zugeordnet.

Die Lamina V stellt eine verhältnismäßig dicke Schicht dar, die dem Halsgebiet der Hintersäule entspricht und in eine mediale und zwei laterale Drittelzonen untergliedert werden kann. Auch sie ist von zahlreichen Nervenfasern durchzogen und wird deshalb in seitlichen Abschnitten als Formatio reticularis bezeichnet (derzeit werden größere Rückenmarkgebiete der Formatio reticularis zugeordnet).

Die Lamina VI enthält speziell bei jungen Versuchstieren in medialen Abschnitten zahlreichere Nervenzellen als in lateralen (gegensätzlich zur Lamina V). Dieser Abschnitt gehört der Basis der Hintersäule an.

Die Laminae VII–IX sind insbesondere in den Intumescentiae des Rückenmarks komplizierter, im Brustmark in einfacher Aufeinanderfolge von hinten nach vorne angeordnet.

Die Lamina VII entspricht dem intermediären Grau und umfaßt den Nucleus thoracicus (Clarkesche Säule) sowie die Nuclei intermediomedialis und intermediolateralis.

Die Lamina VIII stellt die Basis der Vordersäule des Brustmarks dar, während sie im Lendenabschnitt weiter vorne medial plaziert ist. Ihre Zellen sind unterschiedlich groß.

Die Lamina IX enthält ebenfalls unterschiedlich große Zellen, die den Alpha-Motoneuronen angehören und zahlreichere kleinere Zellen, die unter anderem die Gamma-Efferenzen entlassen. Einige können den sogenannten Renshaw-Zellen angehören, die bremsende Wirkungen entfalten.

Die Lamina X umgibt den Zentralkanal und besteht aus der dorsalen und ventralen grauen Kommissur und der Substantia gelatinosa centralis.

2. Renshaw-Zellen

Die Renshaw-Zelle ist eine multipolare Zelle, welche in der Regel ventral der korrespondierenden Alpha-Motoneurone liegt und diese inhibitorisch beeinflußt. Die Axone der Motoneurone besitzen rekurrente Kollateralen, welche synaptisch mit einer oder mehreren Renshaw-Zellen verknüpft sind. Das Axon der Renshaw-Zellen erreicht entweder ein Motoneuron an der rekurrenten Kollaterale oder ein benachbartes Motoneuron.

3. Rückenmark, Fasersysteme

a) Segmentale Reflexaktivitäten (Abb. 2)

Segmentale Einflüsse auf die Vorderhornzellen erfolgen durch propriozeptive Fasern, die direkt die Alpha-Motoneurone erreichen und die Basis für Streck- oder myostatische Reflexe darstellen. Ia-Fasern stammen aus annulospiralen Nerven und bilden monosynaptische Kontakte mit Alpha-Motoneuronen der antagonistischen Muskeln. Die Ib-Fasergruppe wird von Golgi-Sehnenrezeptoren aktiviert und endet an einem Interneuron.

Guèrin und Bioulac (1979) betonen, daß der monosynaptische Streckreflex den einfachsten Reflexbogen darstellt und den Muskeltonus aufrechterhält. Die poly-

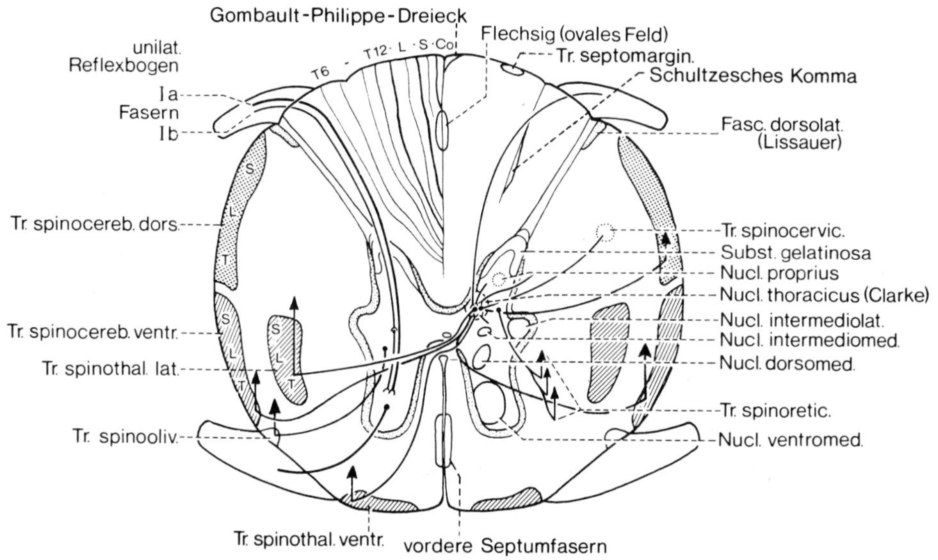

Abb. 2. Rückenmarkquerschnitt bei T_6, Verlauf von Fasern und aszendierenden Bahnen – schematisiert

synaptischen kutanen Reflexafferenzen erreichen ein ganzes Netz von Interneuronen und dienen Abwehr- und Schutzreflexen. Beide Reflexarten setzen eine intakte Medulla spinalis der entsprechenden Ebene voraus. Die programmierte spinale Aktivität ist auch für zeitlich und räumlich fein abgestimmte Motorik (Locomotion, Miktion, Defäkation und Sexualreflexe) verantwortlich. Supraspinale Impulse steuern diese beiden Basissysteme, modifizieren sie und initiieren spinale Reflexe. Der viszeromotorische Einfluß des Rückenmarks wirkt auf die Zirkulationsorgane, Respiration, Verdauungstrakt, Miktion, Genitalfunktionen, Temperaturregulation und Pupillenkontrolle.

b) Zentrales Rückenmarkgrau – Basis für programmierte spinale Aktivität

Guèrin und Bioulac (1979) bezeichnen das Gebiet der Laminae V, VI, VII und VIII (Rexed 1952) als central core. In diesem Gebiet kommen kleine segmentale Interneurone mit zahlreichen Dendriten und Axonen vor, deren komplexes Netz auch mit dem gegenseitigen Rückenmarkgebiet verschaltet ist. Sie sind auch mit dem System der intersegmentalen Neurone des Rückenmarkeigenapparates verknüpft.

Sensible Fasern aus den Hinterwurzeln (propriozeptive und interzeptive) erreichen segmental die Lamina VI, die Mehrzahl der exterozeptiven die Basis der Lamina V. Diese Impulse bringen wahrscheinlich keine präzisen Informationen von der Peripherie, initiieren jedoch automatische motorische Reizantworten, insbesondere die Beugerreflexe: nach Rückenmarkdurchtrennung (und Überwinden des spinalen Schockes) kommt es zu bilateralen Flexoren-Spasmen; Beugung der Hüfte, Dorsalflexion der großen Zehe u.a. Diese Reflexe sind die Folge nicht spezifischer und minimaler Stimuli extero- und interozeptiven Ursprungs. Sie lassen sich auch beim Neugeborenen nachweisen.

c) Suprasegmentale Afferenzen

Aus dem Cortex cerebri und dem Hirnstamm zieht der Tractus corticospinalis kaudalwärts und endet hauptsächlich an den Interneuronen des central core. Eine hintere Fasergruppe stammt vom sensiblen Kortex und verläuft zur Basis des Hinterhorns (Lamina V und VI) und modifiziert die aus der Peripherie eintreffenden sensiblen Signale. Eine vordere Fasergruppe stammt von den motorischen Gebieten der Hirnrinde und endet an den Schichten V und VII (Scheibel u. Scheibel 1969).

Diese Bahnen können eine Reihe von interneuronalen Regelkreisen aktivieren und die Motoneurone beeinflussen. Sie bereiten bestimmte Bewegungen vor, eventuell auch durch Einflüsse auf die sensiblen Afferenzen. Suprasegmentale Afferenzen aus dem Hirnstamm verlaufen in einer dorsolateralen Fasergruppe, dem Tractus rubrotegmento-spinalis und beeinflussen tonische und kinetische Reflexaktivitäten, die jeweils Beugung von Gelenken auslösen. Eine andere zentro-mediale Fasergruppe stammt vom Tectum mesencephali und von Vestibulariskerngebieten (Deitersscher Kern) und erreicht die Laminae VII und VIII. Sie beeinflußt auch die Motoneurone der Streckmuskeln.

Außer den vorgenannten Bahnen kommen nichtspezifische, pontinen und bulbären retikulären Ursprungs vor. Eine der Bahnen wird als noradrenerger Strang aus der Formatio reticularis der Bulbusgegend aufgefaßt, ein anderer serotoninerger stammt von den Nuclei raphaes des Pons und der Formatio reticularis medullae oblongatae. Diese Fasern ziehen verstreut im vorderen Seitenstranggebiet abwärts und erreichen den Außenrand des zentralen Rückenmarkgrau im Seitenhorn oder im vorderen Teil und durchziehen das interneuronale Netzwerk. Diese retikulo-spinalen Bahnen bilden Verbindungen zwischen dem nichtspezifischen interneuronalen Netz und haben wohl eine große funktionelle Bedeutung.

d) Efferenzen

Segmentale Synapsen liegen an Alpha- und Gammamotoneuronen vor, die gemeinsame motorische Endstrecke für willkürliche Bewegungen darstellen. Die Synapsen an viszeromotorischen Neuronen der Lamina VII im Gebiet der Nuclei intermediolateralis und intermediomedialis steuern die Impulse des Sympathikus.

Suprasegmentale Efferenzen ziehen zu den Nuclei reticularis et vestibulares, zur unteren Olive und zu Kernen des Tectum mesencephali aufwärts und stellen einen Schenkel von Regelkreisen dar. Auch das Zerebellum ist in die Kontrolle der programmierten Bewegungen eingeschaltet. Wird der z. B. sensible Input durch dorsale Rhizotomien bei dezerebrierten Katzen unterbrochen, dann kann das Tier wie ein normales gehen (rhythmische Aktivitäten für Lokomotion).

e) Synaptische Organisation

Bei auf dem Land lebenden Wirbel- und Säugetieren vergrößert sich der Hinterhornanteil, der mit den Laminae I–IV übereinstimmt. Ein spezialisiertes Synapsengebiet dient der protopathischen und nozizeptiven Information. Die afferenten Fasern lassen sich am Eintritt ins Rückenmark in zwei Gruppen unterscheiden: einige wenig oder nicht myelinisierte Fasern vom Hautgebiet ziehen über mehrere Segmente im Lissauerschen Bündel und erreichen den Außenrand des Kopfgebietes des Hinterhorns und verzweigen sich an den Laminae I und II. Die andere Fasergruppe (I a und I b) ist myelinisiert und entläßt rekurrente Kollateralen für den inneren Teil des Hinterhorns zur Lamina IV und erreicht dann die Lamina II.

Szentagothai (1967) verglich die synaptische Organisation mit einer Art glomerulärem Komplex, dessen Axis eine Pyramidenzelle in der Lamina IV darstellt. Deren axonale Enden ziehen rückläufig in Richtung Rückenmarkoberfläche und bilden Synapsen mit sensiblen Fasern der Ebene der Lamina II aus. Ihr Dendritenbaum erhält Kollateralen von deszendierenden kortikospinalen und retikulospinalen Bahnen in den Laminae IV und V. Die Interneurone der Laminae I, II und III sind klein und annähernd radiär angeordnet. Sie sind synaptisch mit Dendriten und Axonen sowie Pyramidenzellen in der Ebene der Lamina II verknüpft. Diese glomeruläre Anordnung bewirkt eine segmentale und suprasegmentale Konvergenz der Zuströme zur efferenten Einheit und möglicherweise auch zur Schmerzübertragung. Die Efferenzen sind der aszendierende spinoretikuläre und spinothalamische Weg, sowie Interneurone, die eine polysynaptische Kette von Hinter- zum Vorderhorn sowie zur Gegenseite darstellen und damit ein Teil des nozizeptiven polysynaptischen Reflexbogens sind.

Über die postnatale Verdickung der weißen Faserstränge des Rückenmarks gibt Abb. 10 Auskunft. Innerhalb der weißen Substanz des Rückenmarks verlaufen Fasern „gleicher Herkunft und gleichen Zieles zu Bündeln = Tractus zusammengeschlossen" (Clara 1959).

Die Grenzen der Faserstränge allerdings sind niemals scharf, sondern mit anderen Fasersystemen in der Regel vermischt. Durch Studium der Markreifung (Flechsig 1876), durch Untersuchung sekundärer Degenerationen (seit Türck 1851) sowie pathologischer Präparate und neuerdings durch Untersuchung mit modernen Transportmethoden bei Versuchstieren wurde der Verlauf der wichtigsten Bahnensysteme des Rückenmarks studiert. Diese werden untergliedert in „kurze" und „lange" Bahnen. Die kurzen Bahnen entwickeln sich zuerst und gehören den sogenannten Grundbündeln des Rückenmarks an, siehe Abb. 2, die langen verbinden Rükkenmark mit verschiedenen Abschnitten des Gehirns. Beide Bahnensysteme lassen sich in auf- und absteigende Faserzüge untergliedern. Das Gesetz der Exzentrizität der langen Bahnen besagt, daß die aus den kaudalen Segmenten stammenden Faserbündel durch die in den höheren Segmenten eintretenden Fasern von der grauen Substanz abgedrängt werden (Clara 1959). Dadurch kommt eine somatotopische Gliederung der weißen Rückenmarksubstanz zustande. Über die Dicke der einzelnen Rückenmarkfasern in verschiedenen Systemen liegen recht unterschiedliche Angaben vor.

4. Rückenmark, Grundbündel

Die Rückenmark-Grundbündel sind Faserstränge, die mehrere oder viele Rückenmarksegmente miteinander verknüpfen. Alle Forscher sind sich darüber einig, daß im Rückenmark die Grundbündel ihre Myelinisierung und Leitfähigkeit vor den anderen Fasersystemen erhalten. Flechsig (1876) untersuchte erstmalig systematisch die Myelinisierung der Gehirn- und Rückenmarkbahnen.

5. Motorische Bahnen

a) Pyramidenbahn, Anatomie (Abb. 3).

Zur Pyramidenbahn = Tractus corticospinalis werden alle Fasern gerechnet, die durch die Pyramiden des Rückenmarks, unmittelbar oberhalb der Decussatio pyramidum hindurchziehen, gerechnet. Lassek (1942) vermaß z. B. den Durchmesser der Pyramiden und stellte bei Neugeborenen eine Pyramide von 1,89, beim 1 Monate alten Kind eine von 2,75, bei einem 8 Monate alten von 2,98, bei 11 Monate alten etwa 5,5, bei 22jährigen 11,71 und beim 80jährigen 7,25 mm^2 Fläche fest. Zwischen 8. und 11. Lebensmonat verdoppelt sich deshalb der Pyramidenquerschnitt in einer ersten Myelinisierungsphase, eine weitere Verdoppelung kommt zwischen 2. und 22. Lebensjahr vor. Bei dem 80jährigen nahm die Pyramidenfläche nur 62% gegenüber der Pyramide eines 22jährigen ein. Lassek betont, daß während der ersten 8 Lebens-

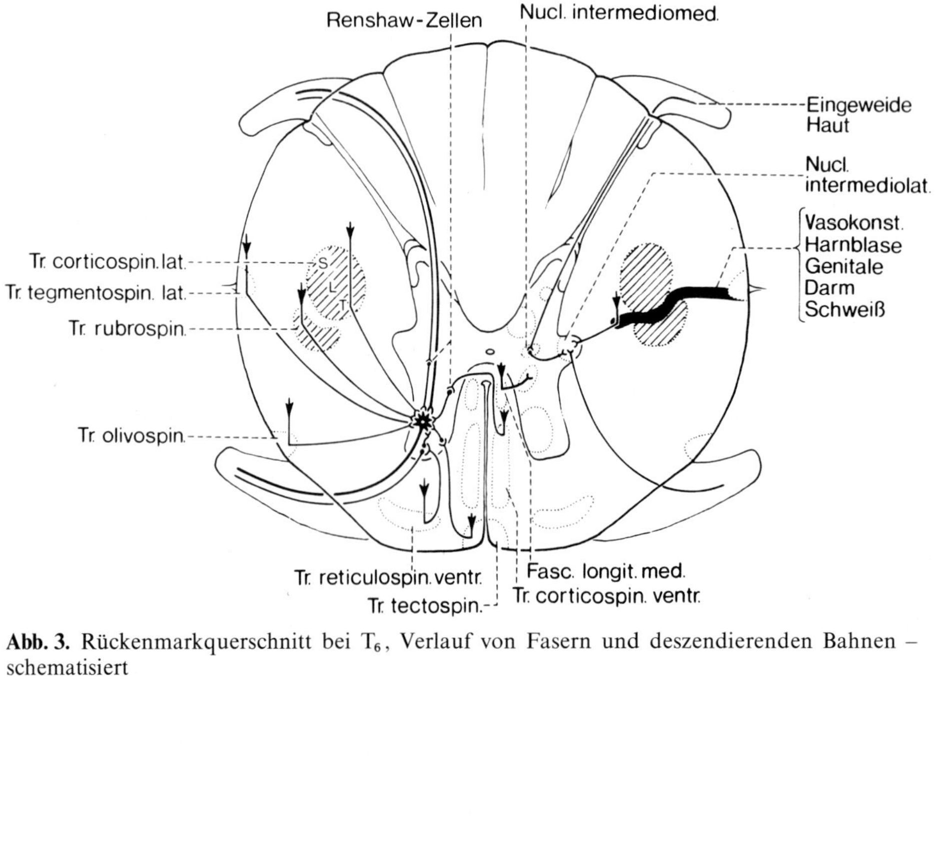

Abb. 3. Rückenmarkquerschnitt bei T_6, Verlauf von Fasern und deszendierenden Bahnen – schematisiert

monate die Fasern gleichförmig dünn und dicht gepackt sind, beim 11 Monate alten Kind ein rasches Wachstum verschiedener Axone nachzuweisen ist. Beim Erwachsenen liegen wenige dicke, zahlreiche mittelstarke und noch mehr dünne Axone innerhalb der Pyramiden vor. Alle Fasern sind jedoch beim Neugeborenen in den Pyramiden nachweisbar. Lediglich beim 80jährigen waren offenbar Faseruntergänge erfolgt.

Nach Verhaart und Kramer (1952) und anderen liegen innerhalb beider Pyramiden zwischen 700 000 und 1 282 000 Fasern vor. Während nach Weil und Lassek (1929) 66–73% der Fasern myelinisiert sind, errechnete De Myer (1959) die Zahl der markscheidenhaltigen Fasern mit 94%. Nach Weil und Lassek (1929) verlaufen in 1 mm^2 weißer Rückenmarksubstanz 60 000–70 000 Fasern, von denen die meisten nicht über 2 μm dick sind.

Nach Graf von Keyserlingk und Schramm (1984) (vier menschliche Gehirne) liegen in der Pyramide myelinisierte Axone zwischen 0,3 μm und über 10 μm Dicke vor. Maxima der Axondicke fanden sich bei 0,5 μm und bei 0,8 μm, weniger häufig bei 0,3 μm. Von 3,3–4,0 μm aufwärts konnte kein eindeutiges Maximum mehr nachgewiesen werden. Insgesamt stimmen die Ergebnisse am besten mit den Befunden von Lassek (1942) überein. Interessant ist der Befund der Autoren, daß die Lamellenanzahl in den Markscheiden pro 1 μm Myelinscheide 62 (59–64) ausmacht. Auf einen Quadratmillimeter kommen ihren Befunden zufolge 66 000 Fasern. Fasern mit Gesamtdurchmessern von unter 4 μm fanden sich in 87,9%, solche zwischen 4 und 10 μm in 10,77% und dickere als 10 μm in 1,4%. Am häufigsten kommen Axondurchmesser von 0,5 μm kombiniert mit einer Markscheidendicke von 0,3 μm vor.

Nach Lassek (1954) liegen in den Pyramiden nur 3–4% Fasern aus den Betzschen Pyramidenzellen vor. Insgesamt stammen 23 bis 37% der Fasern in den Pyramiden aus dem Gyrus precentralis, aber von kleineren als Betzschen Riesenpyramidenzellen. Nach Levin und Bradford (1938) entspringen bei Affen z. B. 20% der Fasern aus dem Lobus parietalis. Kennard (1935) fand bei diesem Versuchstier auch Fasern aus der Area 6 vor dem Gyrus precentralis. Bucy war der Meinung, daß das Babinskische Zeichen erscheint, wenn die Funktion jener Fasern der Pyramidenbahn gestört ist, die aus dem Beingebiet des Gyrus precentralis zum Vorderhorn des Fußgebietes des Rückenmarks verlaufen. Abgesehen davon zeigte Sarah Tower (1949), daß durch die Pyramiden ziehende Fasern tonische Effekte an der Muskulatur und vasomotorische Mechanismen erzeugen. Ob diese Fasern aus dem Gyrus precentralis oder anderen Kortexteilen stammen, war seinerzeit unklar. Bucy und Fulton (1933) wiesen bereits nach, daß nach Abtragen der Gyri precentrales beim Affen das Tier weiterhin fähig ist zu sitzen, stehen, gehen, klettern und zu fressen. Seine Bewegungen seien zwar etwas langsamer als die des normalen Tieres, aber ausreichend. Die meisten Defizite fanden sich in distalen Abschnitten der Extremitäten. Deshalb wurde gefolgert, daß auch bei Fehlen der aus dem Gyrus precentralis stammenden Fasern Bewegungen aller vier Extremitäten möglich sind. Bei Abtragen der Area 6 waren die Tiere jedoch gelähmt, konnten nicht sitzen, stehen, gehen oder klettern. Auch Tower durchschnitt beide Pyramiden beim Affen. Nach einem Monat konnten die Tiere wieder sitzen, stehen, gehen und laufen.

Decussatio pyramidum. Yakovlev und Rakic (1966) untersuchten insgesamt 100 Medullae oblongatae und 130 Rückenmarke und stellten fest, daß in 87% die Fasern aus der linken Pyramide zahlreicher und proximaler als jene aus der rechten auf die Gegenseite überkreuzen. Eine partielle oder Semidekussation (mit allen vier Pyramidensträngen distal) fand sich in 66,9%, eine vollständige Dekussation einer Pyramide (der ventrale = ungekreuzte Strang fehlt) wurde in 13,9% nachgewiesen und zwar 6mal häufiger an der linken als an der rechten Pyramide.

Eine komplette Nichtdekussation einer Pyramide war niemals nachweisbar. Eine komplette Dekussation einer Pyramide bei vollständigem Fehlen der Dekussation der anderen, wurde einmal (0,8%) beobachtet. Als komplette Inter-Dekussation beider Pyramiden (beide Tractus corticospinales ventrales ungekreuzt fehlen) wurde in 16,2% beobachtet. Ein komplettes Fehlen der Inter-Dekussation an beiden Bündeln fand sich in 2,3%.

Das Lehrbuchverhalten (der gekreuzte Pyramidenseitenstrang ist größer als der ungekreuzte Pyramidenvorderstrang) lag nur in 39% vor. Beide Tractus corticospinales ventrales fehlten in 16,2%, Fehlen beider Tractus corticospinales laterales (gekreuzt) wurde in 2,3% beobachtet. In 61% waren die Pyramidenstränge nicht symmetrisch ausgebildet.

Der Tractus corticospinalis ventralis rechts fehlte in 3%, Fehlen des Tractus corticospinalis ventralis links wurde in 10,9% und in 17,7% bei asymmetrischen Pyramidenbahnen beobachtet. In 69,4% dieser Fälle war der rechte Tractus corticospinalis ventralis dicker als der linke und zwar in allen Rückenmarkebenen (Abb. 4).

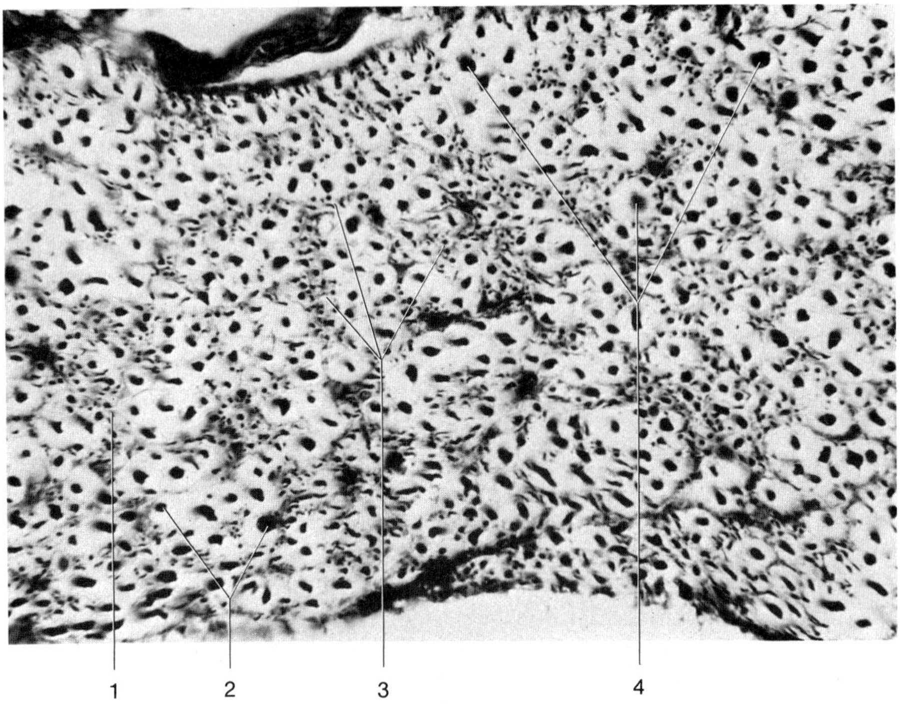

Abb. 4. Querschnitt durch das Gebiet des Tractus corticospinalis lateralis. *1* Dünne Axone. *2* Dicke Axone. *3* Hufeisenförmiges Bündel dünner Axone. *4* Dickste Axone (von Betzschen Pyramidenzellen)

Tractus corticospinalis ventrolateralis. Mizuno und Mitarbeiter (1968) untersuchten untere Abschnitte der Medulla oblongata und die oberen drei Zervikalsegmente an Präparaten von 210 erwachsenen Japanern histologisch. Der sogenannte Tractus ventrolateralis – corticospinalis – Barnes 1901, verläuft im Funiculus ventrolateralis des menschlichen Rückenmarks und verläßt den Tractus corticospinalis als kompaktes Bündel entweder im unteren Abschnitt des Pons oder im Bereich der Medulla oblongata. Anschließend zieht er ipsilateral an der Oberfläche des Rückenmarks im Gebiet der sogenannten Hellwegschen Triangel des oberen Halsmarks. Die Autoren konnten dieses Bündel in 20,5±2,8% bilateral und in 12,9±2,3% unilateral nachweisen.

Tractus corticospinalis, Synapsen. Nach Hanaway und Smith (1979) endet der Tractus corticospinalis hauptsächlich in der lateralen basalen Region der grauen Substanz des Rückenmarks (Rexeds Laminae IV–VII). Die Neurone dieses Gebietes sind mittelgroß und besitzen zahlreiche Spinae an ihren Dendriten. Ihre Synapsenzonen ähneln asymmetrischen sphäroiden Vesikeln sowie symmetrischen flachen Vesikeln. Selten liegen anders ausgebildete Synapsen vor.

b) Sogenannte extrapyramidale Bahnen

Tractus rubrospinalis und Tractus centralis tegmenti. Nathan und Smith (1982) fanden beim Menschen Fasern aus dem magnozellulären Teil des Nucleus ruber, die einen verhältnismäßig dünnen Tractus rubrospinalis bilden. Nur wenige Fasern verlaufen weiter als bis zu den oberen Halssegmenten nach abwärts. Rubroolivăre Fasern entstammen dem parvozellulären Abschnitt des Nucleus ruber und verlaufen im Tractus centralis tegmenti. Dieser Faserstrang enthält auch Neurone, die nicht dem Nucleus ruber entstammen und nicht an der Olive enden.

Fasciculus intermediolateralis (Loewenthal). Giok (1958) untersuchte den Verlauf des Fasciculus intermediolateralis von Loewenthal beim Menschen. In der klassischen Anatomie wird der Funiculus ventrolateralis in drei konzentrische Schichten zergliedert:

1. Seitliche Grenzschicht (lateral limiting layer).
2. Vorderer gemischter Seitenstrang (intermediate mixed zone).
3. Lateraler Seitenstrangrest (remaining system of the lateral Funiculus).

Innerhalb der vorderen gemischten Zone verläuft nach verschiedenen Autoren auch ein deszendierendes System, das teilweise vom Tractus spinocerebellaris überlappt ist: Fasciculus intermediolateralis von Loewenthal. Nach Giok (1958) war Marchi (1886) der Meinung, daß es sich um einen Tractus cerebellospinalis handle (Untersuchungen an Affen und Katzen). Auch Biedl (1895) und Friedländer (1898) schlossen sich wie andere Forscher dieser Meinung an. Giok (1958) untersuchte Obduktionspräparate von sechs menschlichen Fällen nach ventro-lateraler Chordotomie und drei nach operativen Läsionen oder Erweichungsherden. Nach seinen Befunden lassen sich nach ventrolateraler Schädigung zwischen T_3 und T_5 degenerierende deszendierende Fasern bis zur Intumescentia lumbalis im Seitenstrang erkennen.

Die Fasern besitzen Durchmesser zwischen 1 und 8 μm und sind im ganzen ventrolateralen Funiculus verteilt, vorzüglich jedoch in der intermediären gemischten Zone, welche etwa drei Fünftel des Stranges ausmacht. Zwei bis drei Segmente abwärts der Schädigung vermindern sich die dünnen Faserkomponenten stark. Drei bis vier Segmente abwärts davon die Gesamtzahl. Faserdegenerationen fanden sich auch an der ventrolateralen Kante des Vorderhorns. Schädigungen des Funiculus lateralis in aufwärts gelegenen Ebenen deuten an, daß eine kleine Zahl der degenerierenden Fasern sicherlich supraspinalen Ursprung besitzt.

Tractus reticulospinalis. Die meisten Fasern entspringen zwischen C_3 und T_3, hauptsächlich in der Intumescentia cervicalis. Fasern von 3 bis 4 cm Länge (zwei Segmente) können auch von zervikalen oder thorakalen Ebenen abgehen. Einige Autoren, darunter Obersteiner (1901) (Untersuchungen beim Menschen), nahmen an, daß innerhalb des Gebietes der Tractus rubrospinalis (aberrierendes Seitenstrangbündel) verläuft. Eine frühere Studie von Giok dagegen zeigte, daß der Tractus rubrospinalis beim Menschen rudimentär ist und bei C_1 im dorsolateralen Gebiet des Funiculus ventrolateralis verläuft. Insgesamt stellt nach Untersuchungen von Giok der Fasciculus intermediolateralis von Loewenthal beim Menschen ein diffuses deszendierendes Fasersystem innerhalb der intermediären gemischten Zone des Funiculus ventrolateralis dar, das hauptsächlich im Bereich der Intumescentia cervicalis entsteht, sich über alle thorakalen Ebenen erstreckt und dessen längste Fasern die Intumescentia lumbalis erreichen. Zahlreiche kurze Fasern bilden intersegmentale Verbindungen. Vorwiegend handelt es sich um ein deszendierendes spinospinales Fasersystem.

Tractus vestibulospinalis. Akaike (1983) untersuchte erneut den Tractus vestibulospinalis bei der Katze. Die Fasern entstammen den Nuclei vestibulares lateralis et caudalis und bilden einen Tractus vestibulospinalis medialis et lateralis. Das laterale vestibulospinale Bündel entstammt dem Nucleus vestibularis lateralis (Deiters). Es erreicht vor allem Halssegmente und löst Einstellmechanismen der Kopf- und Halsgelenke aus.

c) Vestibulospinale Reflexe

Kato und Mitarbeiter (1977) wiesen ebenso wie Pfaltz und Kato (1974) auf die Beeinflussung von vestibulospinalen Reizantworten durch wiederholte optokinetische und vestibuläre Reizungen hin. Günther (1924) betont, daß Ewald von einem Tonuslabyrinth sprach und eine tonische Beeinflussung der Körpermuskulatur durch das Labyrinth sowie eine Regulierung des statischen Gleichgewichts postulierte.

Jedes Labyrinth soll vorzugsweise die Wirbelsäule und Kopfbewegungsmuskeln der Gegenseite beeinflussen. Jedes Labyrinth ist außerdem mit den Streckern und Abduktoren der Extremitäten der ipsilateralen und den Beugern und Adduktoren der Gegenseite verknüpft. Erhält ein Labyrinth das Übergewicht, so entstehen die Haltungsanomalien und Tonusdifferenzen bei Tierexperimenten, beim Menschen insbesondere Symptome an den Augenmuskeln. Auch Kornhuber (1969) hebt drei Funktionen des vestibulären Systems besonders hervor:

1. Regelung der Körperstellung.
2. Blickregelung.
3. Bewußte Raumorientierung.

Die Funktion der Halsreflexe besteht darin, daß durch Subtraktion von Labyrinth und Halsmeldungen die Extremitäten reflexlos zu halten sind und der Kopf allein bewegt wird. Ihr vestibulärer Partner sind die Kippreflexe als wichtige Bestandteile der Stützmotorik.

6. Fasern aus den Radices dorsales und deren Schaltungen

Die haut- und eingeweideafferenten Fasern treten im Hinterhorn in synaptischen Kontakt mit sekundären Neuronen. Die dickeren myelinisierten Fasern vom II-Typ, welche den Tastsinn leiten sollen, zweigen sich nach Ansicht jüngerer Forscher nach Eintritt ins Rückenmark in zwei Äste auf. Einer verläuft im Hinterstrang nach aufwärts zu den Nuclei cuneatus et gracilis, der andere erreicht Hinterhorn-Neurone.

Betont sei, daß subtile Untersuchungen von Levi (1906) Gabelungen der eintretenden Fasern nur sehr selten feststellen konnte! Seinen Befunden zufolge zieht ein Teil der Fasern aufwärts, der andere abwärts.

Nach Shealy und Mitarb. (1966), werden sensible Impulse über A-beta, A-gamma, A-delta und sogenannte C-Fasern, welche sich in somatischen peripheren Nerven nachweisen lassen, übertragen. Diese Fasern unterscheiden sich durch ihre Dicke und Impulsleitgeschwindigkeit voneinander. Wahrscheinlich dienen diese Fasergruppen der Übertragung von Impulsen unterschiedlicher physiologischer Stimuli (Berührung, Hitze, Kälte, Vibration, u. a.). Verschiedene Autoren haben darauf hingewiesen, daß nach Stimulation der Beta-Fasern keine Schmerzempfindung auftritt, jedoch nach Stimulation von Gamma-Delta-Fasern rasch. Nach Stimulation von C-Fasern erfolgt bei einem Einfach-Stimulus keine Schmerzempfindung, jedoch bei wiederholten Stimuli. Nach ihren Versuchen sind Shealy und Mitarbeiter der Meinung, daß es nicht möglich ist, nachzuweisen, daß die Gamma-delta-C-Fasern die Schmerzempfindungen weiterleiten. Sie bestätigen außerdem die alten Befunde, daß bilaterale Projektionsbahnen für den Schmerz bestehen müssen. Nach Mendell und Wall (1964) sind die Impulse der C-Fasern präsynaptisch in der Region der Substantia gelatinosa durch Faserstimulation beeinflußbar.

7. Schmerzleitung und Synapsen

a) Pfortenhypothese der Schmerzleitung

Die von Melzack und Wall (1965) entwickelte Gate control-Theorie besagt, daß die dünnen (C) afferenten Fasern des Tractus spinothalamicus das „Tor offen“ halten und die dickeren A-Fasern das Tor zur Weiterleitung schließen. Hierfür seien die kleinen Zellen der Substantia gelatinosa verantwortlich, die hemmende Synapsen an Zellen des Nucleus proprius besitzen. Neuerdings wird diese Theorie von verschiedenen Forschern abgelehnt.

b) Absteigende Fasern der Schmerzleitung

Eine Modulation der Schmerzleitung soll auch durch den Tractus tegmentospinalis erfolgen können. Aus dem periaquäduktalen Grau steigen Fasern ins Gebiet des Hinterhorns ab und setzen an enkephalinergen Interneuronen Enkephalin oder Endorphin mit opiatähnlicher Wirkung frei. Die Synapsen dieser Schaltzellen befinden sich am Nucleus proprius und sollen die Weiterleitung der Schmerzempfindungen hemmen. Möglicherweise liegen auch Substanz P enthaltende Synapsen im Hinterhorn vor. Die Substanz P gilt als Transmitter oder Modulator der Schmerzleitung. Auch serotoninerge Fasern aus den Nuclei raphae enden wahrscheinlich an den enkephalinergen Interneuronen und aktivieren diese zur Bremsung eintretender Schmerzimpulse.

8. Rückenmark, aszendierende Bahnen

a) Tractus spinothalamicus lateralis (s. Abb. 2).

Im Vorderseitenstrang verläuft der Tractus spinothalamicus lateralis, dessen Axone den Nuclei posteromarginalis et proprius entstammen. Diese Fasern kreuzen in der Commissura alba ventralis gleichhöhig oder einige Segmente oberhalb zur Gegenseite.

Innerhalb der Bahn sollen nozizeptive und nicht nozizeptive (Druck- und Berührungsempfindungen sowie viszerale und somatische, schnell leitende Bahnen) vorliegen. Nach Barone (1960) verlaufen in diesem Strang 2000 Fasern, von denen nach Häggqvist (1936) z.B. bei T_3 ca. 62% bis 2 µm dick sind und nur 2,3% Durchmesser von mehr als 6 µm besitzen. Glees und Bailey (1951) dagegen fanden 35% der Fasern mit Durchmessern von 4–6 µm. Eine ähnliche Faserpopulation ergab sich auch an unserem Material. Der sogenannte schnelle Schmerz wird deshalb wahrscheinlich im Vorderseitenstrang geleitet. Die Vorderseitenstrangbahn wird als phylogenetisch alte (paleothalamische und protopathische) Bahn bezeichnet. Die Endigungen der Vorderseitenstrangbahn liegen in der Formatio reticularis, in medialen Thalamuskerngebieten und im ventrolateralen Thalamus. Neurone mit nozizeptivem Input sollen vorwiegend im Tractus spinoreticularis und im Tractus paleospinothalamicus verlaufen, während im neospinothalamischen Trakt vorwiegend mechanosensitive und thermosensitive Fasern ziehen. Die Bahn endet im Nucleus ventralis posterolateralis des Thalamus und benachbarten Kerngebieten sowie in intralaminären Kernen.

b) Tractus spinocervicalis

Ein Tractus spinocervicalis verläuft ipsilateral im dorsolateralen Seitenstrang. Nach Durchschneidung wurde Verlust der diskriminatorischen taktilen Leistungen bzw. deren Herabsetzung nachgewiesen. Auch nozizeptive und nicht-nozizeptive Afferenzen verlaufen im Tractus spinocervicalis, der auch bei Primaten existiert. Innerhalb dieser sogenannten propriospinalen Bahnen verlaufen somatoviszerale sowie nozizeptive Fasern, die mehrere Rückenmarksegmente miteinander verknüpfen. Möglicherweise besteht auch eine polysynaptische Leitung beim Menschen.

c) Tractus spinothalamicus ventralis und Funiculus ventralis (anterior), Bahnen

Kerr (1975) untersuchte die im Funiculus ventralis aufsteigenden Bahnen (und den Tractus spinothalamicus ventralis). Seinen Befunden zufolge sind die Fasern des Tractus spinothalamicus ventralis im Funiculus ventralis nicht streng lokalisiert. Der oberflächlichste Teil des Funiculus ventralis enthält fast keine Fasern des Tractus spinothalamicus. Die größte Anzahl seiner Fasern liegen in tiefen und in intermediären Schichten. Andere aszendierende Fasern gehören den Tractus spino-olivaris et spinoreticularis an, sowie Verbindungen mit dem Nucleus Westphal-Edinger, dem Nucleus ruber und dem Colliculus cranialis des Mittelhirns. Diese Fasern verlaufen vorzüglich ipsilateral bis ins rostrale Mesenzephalon, wo sie in Höhe des Nucleus von Darkschewitsch auf die Gegenseite überkreuzen. In den magnozellulären Teil des Corpus geniculatum mediale ziehen vorzüglich ipsilaterale Fasern ein. Auch der Nucleus ventralis posterior lateralis thalami erhält hauptsächlich ipsilaterale Fasern, während die paralaminären Kerne mehr kontralateralen als ipsilateralen Zustrom besitzen.

Die Fasern zur dorsalen akzessorischen Olive sind über das ganze Gebiet des Funiculus ventralis, die zur medialen Nebenolive in einer intermediären Zone plaziert.

Die Fasern des Tractus spinoreticularis finden sich im ganzen Gebiet des Funiculus ventralis.

d) Tractus spinothalamicus lateralis, Chordotomie

Nach Grote und Roosen (1976) liegt eine somatotopische Gliederung des Tractus spinothalamicus in der Weise vor, daß unmittelbar ventral des Ligamentum denticulatum bei C_1 und C_2 die gekreuzt aufsteigenden Schmerzbahnen für die unteren Extremitäten und ventral von diesen die aus höheren Körperregionen verlaufen (perkutane Chordotomie). Piscol (1976) publizierte sein Arbeitsschema von 1974 erneut und berichtete über seine Ergebnisse bei der offenen spinalen Schmerzoperation (anterolaterale Chordotomie), sowie über die kommissurale Myelotomie, die einen größeren Eingriff bedeutet. Bei dieser Methode werden die kreuzenden Temperatur- und Schmerzfasern durchtrennt. In 6 von 23 Fällen jedoch kam es zu vorübergehenden Paresen, einmal zu Blasenstörung.

e) **Kommissurotomie** (Abb. 5)

Cook und Kawakami (1977) führten bei 24 Patienten mit unbeeinflußbaren Schmerzen Kommissurotomien durch. Sie betonen, daß der Eingriff oberhalb der entsprechenden Segmente durchgeführt werden muß und benutzten einen von ihnen konstruierten Spatel von 5,5 mm Länge, welche den Abstand zwischen dem

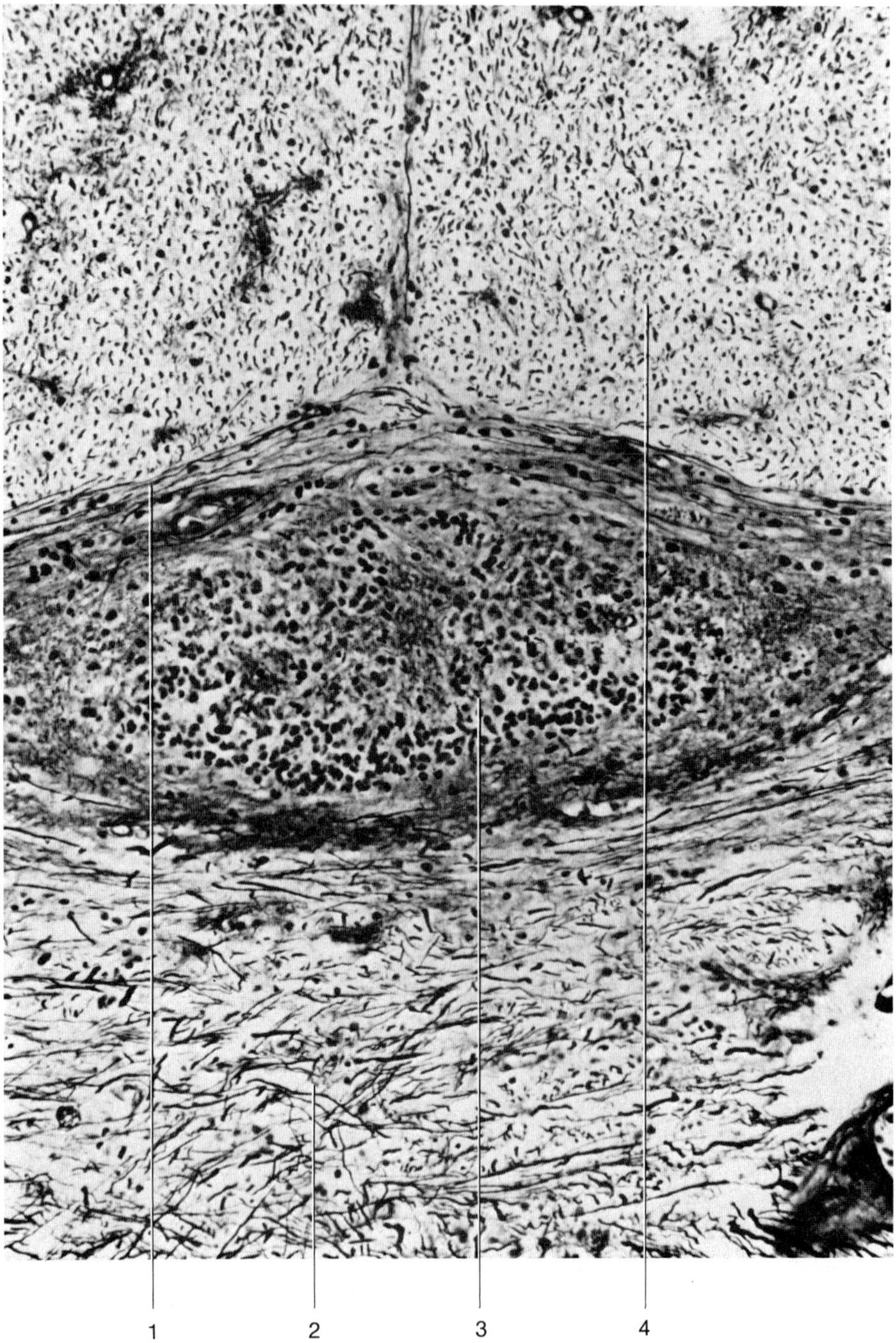

Abb. 5. Commissurae dorsalis et ventralis bei L_3, Versilberungstechnik. *1* Comm. dorsalis. *2* Comm. alba ventralis. *3* Gliazellhaufen am verödeten Zentralkanal. *4* Funiculus gracilis

dorsalsten Teil der Fissura mediana ventralis und dem Sulcus medianus dorsalis ausmacht. Im thorakolumbalen Bereich beträgt dieser Abstand zwischen 5,0 und 5,5 mm. Jedes Abweichen von der Mittellinie und Schädigungen der größeren Gefäße an der dorsalen Rückenmarkoberfläche soll vermieden werden.

Unmittelbar nach der Operation trat bei 12 Patienten eine deutliche Hyperalgesie und Dysästhesie, hauptsächlich in den unteren Extremitäten auf, die am zweiten Tag geringer wurden und in 10–14 Tagen nicht mehr nachweisbar waren. Bei 13 Patienten waren die propriozeptive Sensibilität beider Beine deutlich gestört, besonders in distalen Abschnitten, lediglich bei zwei Patienten wurden vorübergehend Defäkationsstörungen festgestellt. Tiefe Sehnenreflexe und motorische Störungen traten nicht auf. Bei 17 Patienten verschwanden unmittelbar nach der Operation die vorher unbeeinflußbaren Schmerzen. Auch u. a. King (1977) berichtete über Kommissurotomien (200 Patienten), von denen 60–70% schmerzfrei wurden. Spinkterstörungen, Monoparesen und Paraparesen traten selten auf.

f) Fasciculi gracilis et cuneatus (Abb. 6).

Bei 6 Wochen alten Keimlingen (13,5 mm) besitzt das Rückenmark noch eine embryonale Form mit dem relativ weiten Zentralkanal und einer dorsalen Platte, die

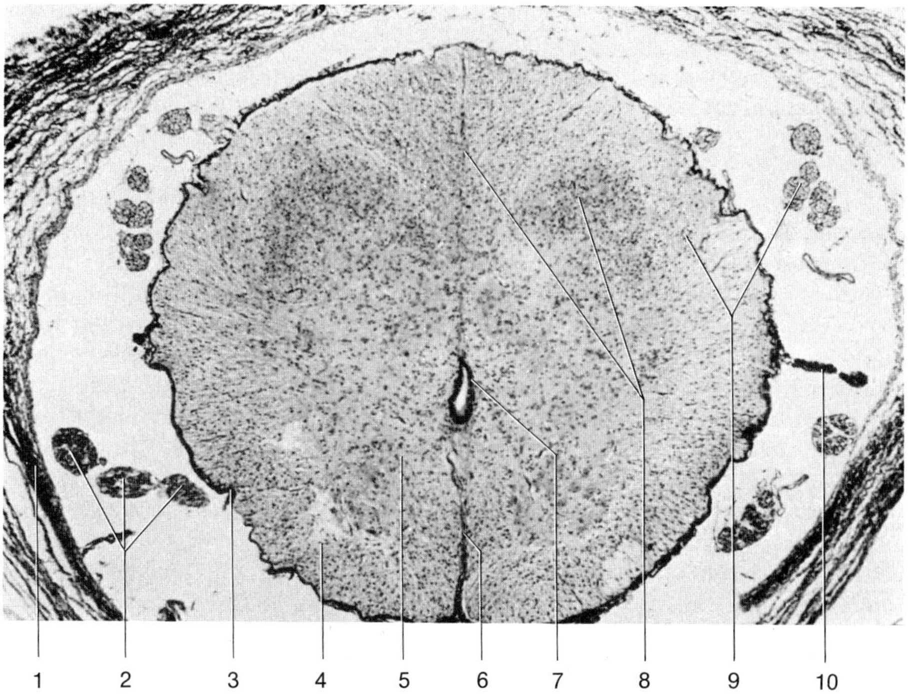

Abb. 6. Brustmark eines 21 cm langen Feten (Ladewig). *1* Dura mater. *2* Fila radic. ventr. *3* Pia mater. *4* Funiculus ventralis. *5* Columna ventralis. *6* Fissura med. ventralis. *7* Canalis centralis. *8* Septum med. dors. and Substantia gelatinosa. *9* Funiculus dorsolateralis und Fila radic. dors. *10* Ligamentum denticulatum

nur aus Ependym besteht. Jederseits liegen primitive Funiculi dorsales vor. Bei 23 mm langen Keimlingen (8 Wochen) verlagern sich die Laminae alares nach innen. Der Zentralkanal wird jederseits eingeengt. Für eine kurze Zeit erreicht die graue Substanz, bedeckt von einer dünnen Marginallage die mediane dorsale Oberfläche. Bei 8 Wochen alten Keimlingen (25 mm) entstehen zu beiden Seiten der Mittellinie die Funiculi dorsales als runde Bündel. Bei 31 mm langen Keimlingen reichen die vorher außen angrenzenden Fasern auch nach innen an die graue Substanz. Die Entwicklung erfolgt relativ früh, entsprechend der frühen Entwicklung der Muskelspindeln z. B. im M. bizeps brachii (11 Wochen), der Lamellenkörperchen der Hand (12–13 Wochen) und der Merkelschen Körperchen Ende des 4. Monats. Die ersten Fasern aus dem Hautbereich lassen sich im Alter von 7 Wochen (16–25 mm) nachweisen. Die propriozeptiven Fasern von größeren Muskelzellen erscheinen erst drei Wochen später. Der Funiculus dorsalis des Menschen entwikkelt sich zwischen 2. und Ende des 4. Fetalmonats. Der Fasciculus cuneatus läßt sich als distinktes Faserbündel nahe der Mittellinie in der 9. Keimlingswoche nachweisen und verbreitert sich lateralwärts sowie nach medial zum Fasciculus gracilis. Die vorher bestehende marginale Schicht wird dabei lateralwärts verlagert und läßt möglicherweise den dorsolateralen Tractus in unmittelbarer Nachbarschaft des Hinterhorns entstehen.

Die Hinterstränge bestehen aus Dendriten der Spinalganglienzellen. Jene aus Segmenten von T_6 und abwärts werden zum medial plazierten Fasciculus gracilis, die von T_5 und aufwärts stammenden als Fasciculus cuneatus bezeichnet. Untere Segmente sind jeweils medial der oberen gelagert. Die Faszikel leiten propriozeptive Impulse (Vibration, Druck) und somatosensible (Hautrezeptoren). Sie verlaufen ipsilateral zu ihren Hauptkerngebieten, den Nuclei gracilis et cuneatus. Nach Umschaltung erreichen ihre Impulse im Lemniscus medialis ventrale Thalamuskerngebiete, welche Fasern zum Gyrus postcentralis u. a. entlassen.

Nach Szentagothai (1942) (zitiert nach Blinkov und Glezer 1968) enthält der Fasciculus gracilis 5% Fasern mit einer Dicke von 1 μm, 9% mit einer von 3 μm, 42% mit Dicken von 5 μm und 12% mit Durchmessern von 7 μm. Durchmesser von 9 μm konnte er in 2% (einschließlich der Markscheiden bestimmt) feststellen.

Allgemein wurde angenommen, daß die Beta-Fasern die einzige Fasergruppe in den Hintersträngen sind. Dafür sprechen auch neurophysiologische Untersuchungen, die nachweisen, daß eine verhältnismäßig geringe Leitungsgeschwindigkeit in den Hintersträngen – wegen des geringeren Faserdurchmessers – vorliegt. In peripheren Nerven z. B., soll bei der Katze die Leitungsgeschwindigkeit zwischen 45 und 85 m/sec., im Hinterstrang zwischen T_{10} und C_2 1–45 m/sec. betragen. Der Faserdurchmesser in der Peripherie ist bei der Katze sechsmal größer als im ZNS.

Betont sei, daß nach Szentagothai (1942) im Fasciculus cuneatus Faserdurchmesser von 1 μm in 11%, solche von 3 μm in 42,5%, Fasern mit Durchmessern von 5 μm in 20%, mit Dicken von 7 μm in 17%, von 9 μm in 7%, von 11 μm in 2% und von 13 μm in 0,5% festgestellt wurden. Szentagothai-Schimert betont erneut, daß die langen Fasern im Mittel größere Durchmesser besitzen als die kürzeren.

g) Tractus spinocerebellares (s. Abb. 2).

Tractus spinocerebellaris dorsalis. Die hintere Rückenmarkkleinhirnbahn verläuft an der Oberfläche des Funiculus dorsolateralis und grenzt medial an den Tractus corticospinalis lateralis, dorsal an Seitenabschnitte des Funiculus dorsalis. Die Bahn entsteht in Höhe von L_2 und verdickt sich, während sie nach aufwärts verläuft und über den Pedunculus cerebellaris caudalis in das Kleinhirn eindringt. Ihre Fasern entstammen dem ipsilateralen Nucleus thoracicus des Hintersäulengebietes, der auch Impulse aus langen aszendierenden Fasern des Hinterstranges erhält, möglicherweise auch aus dem spinospinalen System der Hintersäule selbst.

Tractus spinocerebellaris ventralis. Am Seitenrandgebiet des Funiculus anterolateralis ist ein schmales Gebiet vom Tractus spinocerebellaris ventralis besetzt. Nach Smith (1957) verlaufen die Fasern auch in dessen medialem Abschnitt. Die Fasern sollen aus großen Hinterhornzellen herstammen und zwar hauptsächlich von der kontralateralen Seite. Neuere Untersuchungen (Ha und Liu 1968) weisen darauf hin, daß die Perikarya der Zellen in dorsolateralen Abschnitten der Vordersäule plaziert sind. Der Faserstrang entsteht ebenfalls in oberen Lumbalsegmenten, steigt bis in Mittelhirnhöhe nach aufwärts und erreicht rückläufig über den Pedunculus cerebellaris cranialis das Kleinhirn. Smith machte darauf aufmerksam, daß zahlreiche Fasern durch den unteren, wenige auch durch den mittleren Kleinhirnstiel verlaufen. Betont sei, daß in den Tractus spinocerebellares die Fasern aus tieferen Segmenten oberflächlich, jene aus höheren tiefer gelagert sind. Sie leiten somatosensible und Spannungsrezeptoren aus der Haut und den Muskeln. Da nach Ferraro und Barrera (1935) der Nucleus thoracicus von unten nach oben schmächtiger wird, darf angenommen werden, daß die propriozeptiven Impulse aus den oberen Extremitäten über das Hinterstrangsystem nach aufwärts geleitet werden und vom Nucleus cuneatus accessorius als Tractus cuneocerebellaris dem Kleinhirn zugeführt werden. Die propriozeptiven Fasern in den Tractus spinocerebellares sind seit langem bekannt. Jüngere physiologische Untersuchungen weisen darauf hin, daß im Tractus spinocerebellaris dorsalis auch Berührungs- und Druckempfindungen geleitet werden.

Nach Häggqvist (1936) (Axon-Silberimprägnation) verlaufen im Tractus spinocerebellaris ventralis (Gowers) zahlreiche dickere, im Tractus spinocerebellaris dorsalis (Flechsig) mehr dünnere Axone.

h) Hellwegsche Dreikantenbahn

Nach Obersteiner (1900) beschrieb Hellweg erstmalig an der Grenze von Vorder- zu Seitenstrang im Halsmark eine dreikantige Bahn, die sich mit Karmin dunkler als die Umgebung anfärbt. Die dünnen Fasern dieser Bahn gelangen an die Olive und ziehen dann in der Haubenregion weiter zerebralwärts. Auch Bechterew erkannte die Bahn (bei Neugeborenen) und zeigte, daß ihre Fasern verhältnismäßig spät Markscheiden erhalten. Nach Obersteiner ist die Bahn außerordentlich variabel ausgebildet. Gelegentlich gelingt ihr Nachweis nicht. Seinen Befunden zufolge ist sie vom 5. oder 4. Halssegment an nach aufwärts in der Peripherie des Vorder-Seitenstranges nachweisbar und zwar neben den lateralsten der Fila radicularia ventralia. Zunächst linsenförmig wird die Bahn kranialwärts dreieckig mit Spitze in Richtung Seitenstrang. Selten ist sie abgerundet oder abgestumpft. Oft findet sich an der Oberfläche eine Kerbe. Die Bahn ist bis in den Bereich der unteren Olivenkerne nachweisbar. Neueren Befunden zufolge enthält sie auf- und absteigende Fasern.

i) Pupillomotorische Bahnen (s. Abb. 3).

Kerr und Brown (1964) untersuchten die pupillomotorischen Bahnen am Rückenmark von Affen nach elektrischer Stimulation. Ihren Befunden zufolge verläuft die pupillomotorische Bahn verhältnismäßig oberflächlich im Seitenstrang von unmittelbar dorsal des Ansatzes des Ligamentum denticulatum bis nach vorne, unmittelbar seitlich der Area radicularis ventralis des Rückenmarks, bis zum zweiten Thorakalsegment nach abwärts und vorwiegend ipsilateral. Es ist wahrscheinlich, daß in Höhe des Centrum ciliospinale auch Fasern auf die Gegenseite überkreuzen. Möglicherweise liegt dies Verhalten nur bei Affen vor. Nach gleichartigen Untersuchungen bei Katzen scheint das Centrum ciliospinale in der Columna intermediolateralis vorzuliegen, wobei ein Kerngebiet für die Pupillendilatation sich von der unteren Hälfte von C_8 bis T_1 erstreckt. Möglicherweise besetzt das pupillomotorische Zentrum auch T_2. Gleichzeitig mit der Pupillendilatation ließen sich bei Stimulation der intermediolateralen Zellsäule vasopressorische Effekte nachweisen. Ob spezifische Neurone für die Pupillenmotorik und andere für die Vasopression bestehen, ist ungewiß. Wahrscheinlich jedoch liegen zweierlei Kerngebiete vor, da sich Pupillenveränderungen auch ohne vasopressorische Effekte bei Stimulation der efferenten Fasern in ventromedialen Gebieten des Vorderhorns auslösen lassen. Auch einer Stimulation der sympathischen Ganglien kann Pupillenreaktion ohne Vasokonstriktion folgen. Die absteigenden vasokonstriktorischen-pupillomotorischen Fasern ziehen nach den Untersuchungsergebnissen dicht nebeneinander und erreichen die intermediolaterale Zellsäule des Rückenmarks. Es wird angenommen, daß die Fasern nach Verlassen dieses Kerngebietes und Verlauf in Richtung Radix ventralis, unabhängig voneinander – vasomotorisch und pupillomotorisch – stimuliert werden können.

Die aszendierenden, pupillomotorischen Fasern verlaufen ebenfalls in oberflächlicher Schicht des Funiculus lateralis. Bei der Katze ziehen sie vom Gebiet dicht am Eintritt der dorsalen Wurzel, bis unmittelbar ventral des Ansatzes des Ligamentum denticulatum. Beim Affen verlaufen die Fasern etwas weiter vorne. Andere Forscher nehmen an, daß sie über den ganzen lateralen und ventralen Quadranten des Rückenmarks verteilt sind. Die Autoren konnten in mehr als 1 mm Tiefe keine Stimulation dieser Fasern auslösen und weisen darauf hin, daß neuerdings bei Rückenmarkkompression oder -trauma Pupillendilatation beschrieben wurde.

9. Sympathikus

a) Nervenzellen des Sympathikus

Seit langem wird angenommen, daß vom Thorakalmark bis zu den oberen zwei Lendenmarksegmenten die Nuclei intermediomedialis und intermediolateralis 1,5–4 μm dicke Fasern entlassen, die über Rami communicantes albi (sowie gemischte Rami) die Spinalnerven erreichen. Betont sei, daß Nervenzellen gleicher Art auch in anderen Rückenmarkabschnitten vorkommen. Über die Hinterwurzeln treten wahrscheinlich auch vasodilatorische Fasern aus dem Rückenmark aus und erreichen den Truncus sympathicus. Die sympathikoefferenten Fasern enden entweder in gleichhöhigen Ganglia trunci sympathici oder in benachbarten und insbesondere von oberen Thorakalbereichen weiter aufwärts (z. B. Ganglion cervicale superius).

Simeone (1977) betonte, daß Ausnahmen in der makroskopischen Anatomie bezüglich des sympathischen Nervensystems die Regel darstellen. Nach Pick (1970) kann die untere Grenze bei L_1 oder auch bei L_3 liegen. Die efferenten Fasern sind myelinisiert und erreichen über Rami communicantes albi die Ganglia paravertebralia oder prevertebralia als präganglionäre Fasergruppen. Die Fasern zu den unteren Extremitäten gehen zwischen 10. thorakalen (möglicherweise noch höheren) und 2. bis 3. Lumbalsegment ab.

b) Rr. communicantes

Die präganglionären Fasern zu den paravertebralen Ganglien können Synapsen mit dem postganglionären Neuron sofort ausbilden, 5 oder 6 Segmente nach oben oder nach unten zu weiter entfernten Ganglien verlaufen oder direkt zu einem prävertebralen oder viszeralen Ganglion ziehen.

Eine präganglionäre Faser kann sich mit mehr als einem postganglionären Neuron, möglicherweise mit bis zu 20 oder mehr verbinden. Die von den Spinalganglien abgehenden Rami communicantes grisei erreichen die Spinalnerven in der Regel proximal des Ramus communicans albus. Ihre Fasern ziehen sowohl in die Rami ventrales als auch in die Rami dorsales ein, erreichen Blutgefäße, Schweißdrüsen, die Mm. arrectores pilorum u. a. Die medialen Äste der Ganglien sind für die Versorgung der Eingeweide sowie der Blutgefäße der Leibeshöhlen bestimmt. Bekanntlich wirken die meisten Sympathikusfasern vasokonstriktorisch und sekretomotorisch für Schweißdrüsen sowie motorisch für die Mm. arrectores pilorum des von den korrespondierenden Spinalnerven versorgten Gebietes (Williams u. Warwick 1973). Als höhere Sympathikuszentren gelten die Formatio reticularis des Hirnstamms, verschiedene Thalamo- und hypothalamische Kerngebiete, der präfrontale Cortex cerebri und Teile des limbischen Systems.

c) Grenzstrang, mediale Äste

Vom thorakalen Bereich aus versorgen die medialen Äste der oberen 5 Ganglia thoracica die Aorta thoracica und ihre Äste, Zweige des 3., 4. und 5. Brustganglions ziehen in den Plexus pulmonalis posterior ein, andere ebenfalls dem 2., 3., 4. und 5. Ganglion entstammende in den dorsalen Teil des Plexus cardiacus. Aus den Plexus pulmonalis et cardiacus erreichen Zweige auch den Ösophagus und die Trachea.

Mediale Äste der unteren thorakalen und oberen lumbalen Ganglien erreichen die Aorta und bilden die Nn. splanchnicus major et minor. Der N. splanchnicus major besteht hauptsächlich aus myelinisierten präganglionären sowie viszeralen und afferenten Fasern. Er bildet sich meist aus den Ganglia thoracica V–IX (X), zieht auf den Corpora vertebrae schräg nach abwärts und versorgt mit feinen Zweigen die Aorta descendens. Anschließend durchzieht er in unterschiedlicher Weise den lumbalen Schenkel des Zwerchfells und verzweigt sich hauptsächlich im Ganglion celiacum, teilweise im Ganglion aorticorenale und in der Nebenniere. Das Ganglion splanchnici liegt in der Regel in den Nervenverlauf am 11. oder 12. Brustwirbel eingeschaltet.

Der N. splanchnicus minor entsteht in der Regel aus medialen Zweigen der Ganglia thoracica IX und X (XI), sowie aus Fasern des Truncus zwischen den Ganglien. Er durchzieht in unterschiedlicher Weise das Diaphragma und erreicht das Ganglion aorticorenale.

Der untere Splanchnikusnerv wird häufig als Nervus renalis bezeichnet und entsteht aus dem untersten thorakalen Sympathikus-Ganglion. Er erreicht den Bauchabschnitt mit dem Truncus sympathicus und zieht in den Plexus renalis ein.

d) Sympathikus, Kopf- und Armgebiet

Schliack (1976) betont, daß in den Rami communicantes C_8 bis T_2 weder sudorosekretorische Fasern noch vasomotorische oder piloarrectorische Fasern ziehen. Die Segmente T_3 und T_4 entlassen sympathische Fasern zur Haut des Gesichtes und des Halses, jene von T_5 bis T_7 Fasern zur oberen Extremität sowie zur oberen Thoraxregion. Fasern aus T_3 bis T_7 ziehen im Truncus sympathicus aufwärts durch das Ganglion cervicothoracicum hindurch zu Nervi spinales des Halsbereichs oder steigen im zervikalen Halsgrenzstrang weiter aufwärts. Wird eine Sympathektomie unterhalb von T_4 durchgeführt, bleiben Pupillenfunktion und Schweißsekretion des Gesichtes erhalten, jene von Axilla, Arm und Hand fallen aus. Der Hornersche Symptomenkomplex tritt häufig im Rahmen eines Pancoast-Syndroms rasch, bei Plexus- oder Wurzelläsionen, seltener auch isoliert auf (Schliack u. Fuhrmann 1980). Da die sudoromotorischen Fasern in den periarteriellen Plexus verlaufen (für das Gesicht im wesentlichen in dem der A. facialis), leiden Patienten mit Unterbindung der A. facialis häufig an einer mehr oder weniger deutlichen Hypohidrose, hauptsächlich im Wangen- und Unterkieferbereich sowie in der oberen Halspartie (Schliack et al. 1972). Die Fasern zu den Kopfdrüsen sollen im periarteriellen Geflecht der A. carotis interna verlaufen und sich distal des Ganglion trigeminale den drei Trigeminusästen anschließen. Mit deren Zweigen erreichen sie die Drüsen. Ein geringer Teil der Fasern zieht mit Zweigen der A. carotis externa auch zu Schweißdrüsen des

Gesichtes. Schliack (1974) betont, daß bei einer Querschnittsläsion oberhalb T_3 die gesamte thermoregulatorische Schweißsekretion ausfällt. Durch einen Wärmestau kommt es zu zentralem Fieber. Läsionen im mittleren T-Bereich beeinträchtigen die Thermoregulation nicht. Es kann sogar zu unangenehmen Schweißausbrüchen kommen. Betont sei, daß die vasomotorischen Fasern zuerst von Brown-Sèquard (1860), von Schiff (1862) und von Claude Bernard (1862) festgestellt wurden.

e) Halsganglien

Für verschiedene Ausschaltungsmethoden besitzen die Ganglien des Sympathikus ärztliche Bedeutung. Nach Becker und Grunt (1957) kommt z. B. das Ganglion cervicale inferius fast stets vor, ist im Mittel 17 mm lang und liegt hinter und medial der Anfangsstrecke der A. vertebralis in Höhe des 8. Halsnervs. Es zeigt stets eine deutliche Einschnürung gegenüber dem ersten Thorakalganglion. Ein Ganglion cervicothoracicum (stellatum) ist ihren Befunden nach in 37,7%, anderen Autoren zufolge in 80% entwickelt. Seine Länge beträgt im Mittel 28 mm. Es liegt zwischen C_8 und T_1. Nach Perlow und Vehe (1935), die Präparationen an 24 Leichen durchführten, befindet es sich auf dem Processus transversus T_1 und dem Kopf der ersten Rippe zwischen Pleura und Knochenbändern. Nach oben bestehen Verbindungen mit dem unteren oder mittleren Halsganglion, nach unten mit dem zweiten Brustganglion. Ihren Angaben zufolge schwankt die Länge zwischen 10 und 30 mm, die Breite zwischen 3 und 10 mm. An 22 ihrer Präparate lag das Ganglion medial der A. vertebralis, an 16 medial und vor der A. vertebralis, je zweimal vor und hinter der Arterie, in fünf Fällen medial hinter der Arterie. Nach Mahorner (1944) führte Leriche (1915) erstmals eine periarterielle Sympathektomie an der A. brachialis bei einem Mann mit Geschoßverletzung in der Axilla und nachfolgendem vasomotorischem Phänomen der oberen Extremität durch. Die vorher bestehenden brennenden Schmerzen waren sofort beseitigt.

Hingewiesen sei auch auf die Schlingenbildungen des Truncus sympathicus um verschiedene Halsarterien. Nach Becker und Grunt (1957) geht die Ansa subclavia in ca. 71% vom Ganglion vertebrale, in 23,3% vom Ganglion cervicale medium aus. Selten stammt der obere Faden aus dem oberen Pol des Ganglion cervicale inferius oder des Ganglion cervicothoracicum. Gelegentlich kommt sie direkt aus dem Truncus sympathicus.

f) Lendenganglien

Am unregelmäßigsten ist das Sympathikusgebiet im lumbalen Bereich ausgebildet. Nach Perlow und Vehe (1935), die 48 Sympathikusketten untersuchten, bestehen im lumbalen Bereich ein bis sechs kleine Ganglien, am häufigsten jederseits drei. Das konstanteste ist das zweite Lumbalganglion am Unterrand des zweiten Lendenwirbels oder im Zwischenraum zwischen L_2 und L_3. Das Ganglion L_1 liegt im Körperbereich des 1. Lendenwirbels oder am Diskus zwischen L_1 und L_2 und kann nur nach Verlagerung des Arcus lumbocostalis medialis nach seitlich und oben und medialem Abheben des Crus laterale des Diaphragma dargestellt werden. Es ist mit präganglionären Fasern des 12. thorakalen und 1. lumbalen Nerven verknüpft.

Das Ganglion sympathicum lumbale$_2$ erhält in der Regel Fasern aus L_1 und L_2, das Ganglion lumbale$_3$ – wenn entwickelt – verbindet sich über Rami communicantes mit L_2 oder L_3 oder weiteren lumbalen Nerven.

Das Ganglion sympathicum L_4 steht selten mit L_3 und L_4 in Verbindung, in der Regel nur mit L_4 allein. Dieses Ganglion ist selten als Einzelstruktur nachweisbar, sondern in der Regel mit dem nächstoberen oder nächstunteren verknüpft. Das Ganglion L_5 dagegen besteht in der Regel als unabhängige Struktur und besitzt nur Rami communicantes mit L_5.

Simeone (1970) betont, daß Cowley und Yeager (1949) nach Studium von 40 Präparaten hofften, zwei oder drei Grundmuster aufzufinden. Es zeigte sich jedoch, daß jedes Präparat sich so vom Rest unterschied, daß jeder einzelne Fall beschrieben werden mußte. Wenn entwickelt, ist das zweite sympathische Lumbalganglion zwischen 2. und 3. Lendenwirbel seitlich plaziert.

Nach Busch (1951), der 100 Leichen untersuchte, lagen 45mal rechts und links verschieden zahlreiche Ganglien vor, z. B. 21mal rechts 3, links 4, 24mal andere Kombinationen, rechts 3, links 4 u. a. Nur in zwei Fällen konnte er eine gleichmäßige segmentale Verteilung der Ganglien feststellen. Kürzere oder längere Verdoppelungen des Grenzstranges fanden sich an 26 Leichen (22mal links, 24mal rechts), und zwar am häufigsten vom oberen Rand des 3. Lendenwirbels nach abwärts. Die Länge der Verdoppelungen übersteigt in 99,2% drei Wirbelkörperhöhen nicht. In der Regel werden dabei ein bis zwei Ganglien überbrückt. Die Fasern ziehen jeweils medial des Hauptstranges, und zwar bis zu 1 cm von diesem entfernt. Auch Cowley et al. (1949), die auf Darstellungen von Walter (1783), Swan (1825), Hirschfeld (1866) sowie Hovelacque (1927) hinwiesen, betonen die Variabilität der lumbalen Grenzstrangganglien und zeigen an ihren Abbildungen 4, 5 und 6 eindeutige Rechts-links-Anastomosen. Das konstanteste Lumbalganglion liegt in der Gegend des Körpers von L_2 oder in der oberen Hälfte von L_3. Die Rechts-links-Anastomosen können möglicherweise Befunde nach lumbalen oder thorakolumbalen Sympathektomien erklären. Neuerdings wies Malobabić (1980), der 100 Leichen untersuchte, erneut auf diese Anastomosen hin, die er in 9 Fällen nachweisen konnte. Er unterschied direkte Anastomosen, die zwischen den beiden Grenzsträngen auf der Vorderfläche der Wirbelsäule als Rami transversi hinter der Aorta beide Seiten verbinden und stellte diese in Höhe von L_4 fünfmal, in Höhe des Discus L_4/L_5 und in Höhe von L_5 einmal fest. Er konnte auch akzessorische Ganglien in den Anastomosen nachweisen. Sogenannte indirekte Anastomosen über Wurzeln (rechts L_2-Ganglion) und Kollateralen zum linken L_4-Ganglion des N. hypogastricus konnte er ebenfalls nachweisen. Weiterhin wies er erneut auf indirekte Verbindungen zwischen den lumbalen Grenzsträngen und Plexus aorticus bzw. Plexus celiacus hin.

g) Intermediäre Ganglien

Als intermediäre Ganglia sympathica werden jene Ganglien angesprochen, die abseits der Hauptgangliengruppe der Sympathikuskette liegen, und zwar innerhalb der Rami communicantes, zervikaler, oberer thorakaler und unterer lumbaler Zonen. Sie erscheinen als Anschwellung der Rami communicantes oder der Radices ventrales der zugehörigen Nervi spinales. So fand z. B. Skoog (1947) innerhalb der

Rami communicantes im Halsbereich und 1. Brustsegment jederseits zwischen 10 und 19 derartiger Ganglien in den oberflächlichen und auch in tiefen Rami communicantes (auch in der Ansa subclavia, im Stamm des N. vagus und seinen Ästen) kommen derartige Ganglien vor. Meist liegen sie unmittelbar unter dem Epineurium und bedingen kleine Anschwellungen der Nerven, ausnahmsweise finden sie sich auch innerhalb der Nervenstämme. Nach Skoog kann ein sympathischer Faserverlauf deshalb vollkommen innerhalb des spinalen Nervensystems vorkommen. Auch Alexander (1949) betont, daß im oberen Thorakalbereich häufig Ganglia aberrantia (= intermediäre Ganglien) an der Radix ventralis von T_1 und T_2 vorkommen und ventrale Wurzelfasern in das Ganglion einziehen. Seiner Meinung nach handelt es sich um sympathische Ganglien, deren Fasern nicht den Truncus sympathicus erreichen, sondern direkt in den Plexus brachialis verlaufen. Im lumbalen Bereich konnte er sympathische (aberrierende Ganglien) lediglich an den Radices ventrales L_1 und L_2 feststellen und zwar in der Nachbarschaft des Abgangs des Ramus communicans albus. Die Anzahl der Ganglienzellen innerhalb der Ganglia aberrantia schwankt zwischen 160 und über 2000.

h) Unterer Sympathikus, Auffindung

Betont sei, daß im thorakalen Bereich die Ganglienkette in der Nachbarschaft von Rippenkopf- und -halsgebiet liegt. Im unteren Thorakalbereich weicht die Kette nach ventral aus, im Lendenabschnitt liegt sie am ventrolateralen Umfang der Wirbelkörper und der Disci intervertebrales. Sie verläuft häufig durch die straffe bindegewebige Anheftung des M. psoas hindurch. Ihre Rami communicantes ziehen mit lumbalen Arterienzweigen durch Muskelfasern und Bindegewebestränge zu den Spinalnerven. Die Vv. lumbales, welche zur V. cava ziehen, verlaufen in der Regel über den Truncus sympathicus hinweg, verbinden sich mit dem Plexus paravertebralis auf unterschiedliche Weise. Eine verhältnismäßig große Vene zur V. cava liegt häufig in Höhe von L_1 vor. Blutungen aus Vv. lumbales können profus sein. Die Identifizierung der Sympathikuskette glückt durch Palpation des lateralen Umfangs der Wirbelkörper. Die straffe Konsistenz des Stranges erinnert an jene des Ductus deferens. Dargestellt wird der Sympathikus durch laterales Abheben des medialen Randes des M. psoas nach lateral und der Vena cava rechts und der Aorta links medialwärts und ventralwärts. Das Abheben des M. psoas glückt leichter bei Beugung im Hüftgelenk. Die Lymphgefäße und Lymphknoten liegen in der Lumbalregion zahlreich in der paravertebralen Zone vor und können speziell an der linken Seite nicht stets geschont werden.

Sympathalgien. Nach Leriche et al. (seit 1925) sowie O. Foerster (1935) können vom periarteriellen sympathischen Geflecht eindeutige Störungen ausgehen. Diese Sympathalgien betreffen auch Veränderungen der Vasomotorik, der Homöostase und die Trophik. Gross (1967) betont, daß ihre Gebiete jeweils Quadranten darstellen, die vom arteriellen System her bestimmt sind. Ihrer Meinung nach hat die Topographie der Gefäßzone für die Analyse derartiger Störungen die gleiche Bedeutung wie das Segment für die Erkennung von Erkrankungen des Rückenmarks und seiner somatischen Wurzeln. Die vasalen Zonen sind jedoch deutlich von den somatisch-segmentalen abgrenzbar.

10. Brustmark, Gefäßversorgung

Schon früher (Lang u. Baldauf 1983) wurde darauf hingewiesen, daß der Hauptzustrom zum Brustmark oberer Bereiche aus der A. intercostalis suprema, der von T_3 bis L_4 aus den Aa. intercostales bzw. lumbales erfolgt. Die Aa. radiculares gehen von den Rr. spinales der betreffenden Arterien ab, die auch einen Ramulus posterior canalis spinalis und einen Ramulus anterior für die Cavitas epiduralis und die benachbarten Knochen- und Bandstrukturen sowie die Duraaußenseite entlassen. Jene Arterien, die mit oder in der Nachbarschaft der Duratascheneingänge diese durchziehen, bezeichnen wir als Arteriae radiculares. An der Rückenmarkoberfläche besteht gegenüber früheren Autoren keine Diskussion bezüglich der A. spinalis anterior im Bereich des Eingangs der Fissura mediana ventralis. Die Arterienstämme seitlich der Area radicularis ventralis bezeichnen wir als A. spinalis anterolateralis, jene im Gebiet des Lig. denticulatum als A. spinalis lateralis und die seitlich der Linea radicularis dorsalis als A. spinalis posterolateralis. Arterien im Hinterstranggebiet bezeichnen wir als A. spinalis posterior.

a) Aa. radiculares (thoracales) ventrales (Schema 1 + 2)

An den von uns untersuchten Rückenmarken (100 Hälften, verwertbar zwischen 24 und 47 pro Seite) fanden sich bei T_1 rechts in 22,2% Aa. radiculares ventrales mit

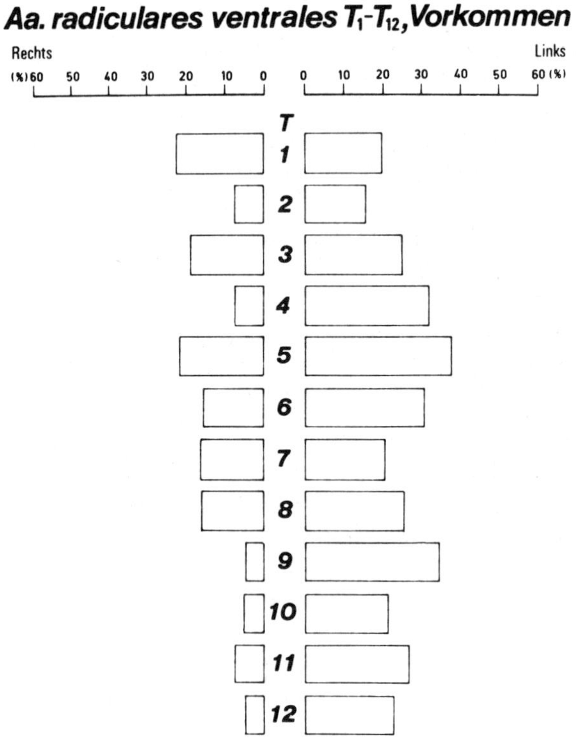

Schema 1

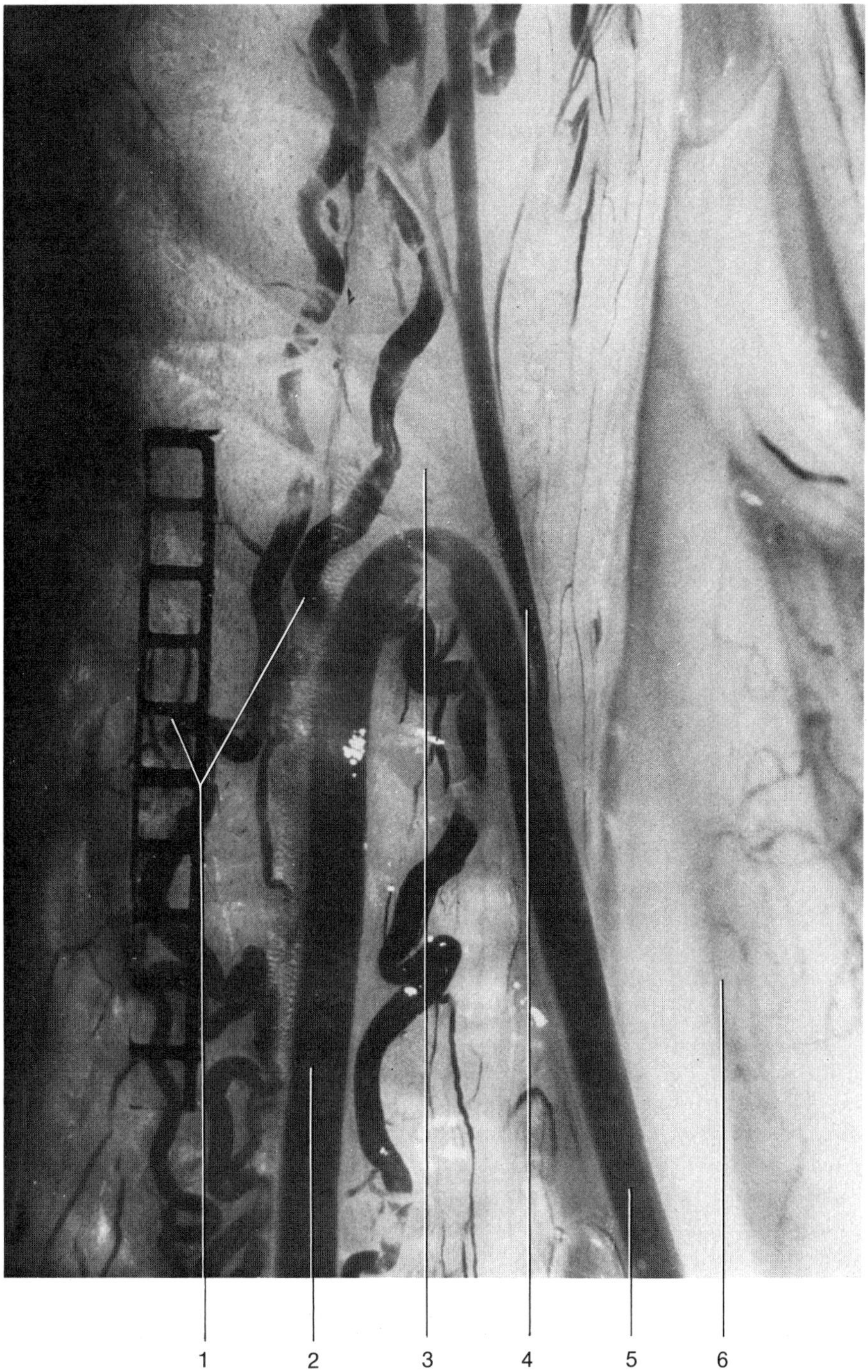

Abb. 7. A. radicularis magna ventralis T_{11}. *1* Vv. spinales ant. und Millimeterpapier. *2* Ramus descendens der A. radicul. magna. *3* Funiculus ant. sin. *4* Ramus ascendens der A. radicul. magna. *5* A. radicularis magna T_{11}. *6* Dura mater, seitverlagert

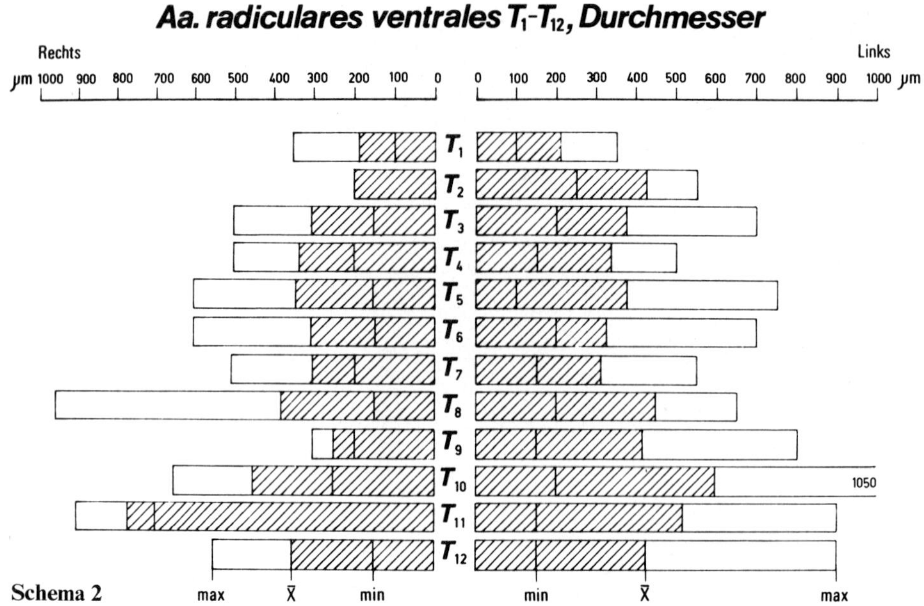

Schema 2

Durchmessern von 187,5 (100–350) µm. An der linken Seite wurden in 19,23% bei T_1 Aa. radiculares ventrales mit Durchmessern von 210 (100–350) µm festgestellt. Bei T_2 lagen in 16,7% Aa. radiculares ventrales sinistrae mit Durchmessern von 425 (250–550) µm vor, rechts fanden sich derartige Gefäße in 7,4% mit Durchmessern von 200 µm. Bei T_3 wurden links in ca. 24%, rechts in ca. 19% Aa. radiculares ventrales mit Durchmessern von 340 (150–700) µm festgestellt. Über das weitere Vorkommen von Aa. radiculares ventrales im Brustbereich orientiert Schema 1. Die minimalen, mittleren und maximalen Durchmesser der Aa. radiculares ventrales sind an Schema 2 abzulesen. Eigenartigerweise fand sich an unserem (relativ geringen, aber gründlich untersuchten) Material deutliches Linksüberwiegen des Vorkommens der Aa. radiculares ventrales im Brustbereich, während sich für den Gefäßdurchmesser keine auffälligen Seitenunterschiede ergaben. Betont sei, daß auch Jellinger (1966) an der linken Seite mehr Aa. radiculares feststellte, als an der rechten. Angaben über die Durchmesser dieser Rückenmarkarterien – wie wir sie durchführten – ließen sich in der Literatur nicht auffinden. Eine besondere Bedeutung besitzt die A. radicularis magna, ein besonders dickes und wichtiges Rückenmarkgefäß, das nach Jellinger (1966) am häufigsten zwischen T_9 und T_{10} (sowie zwischen L_1 und L_3) den Durasack durchzieht. Diese Arterie konnten wir bei T_8 und T_{11} rechts sowie zwischen T_9 und T_{12} links nachweisen. Wir definieren Aa. radiculares magnae ventrales als Arterien mit einer Dicke von 800 µm oder mehr (Abb. 7).

b) Aa. radiculares dorsales

Das prozentuale Vorkommen der Aa. radiculares dorsales des Brustmarks zeigt Schema 3, ihre minimalen, mittleren und maximalen Durchmesser Schema 4. Defi-

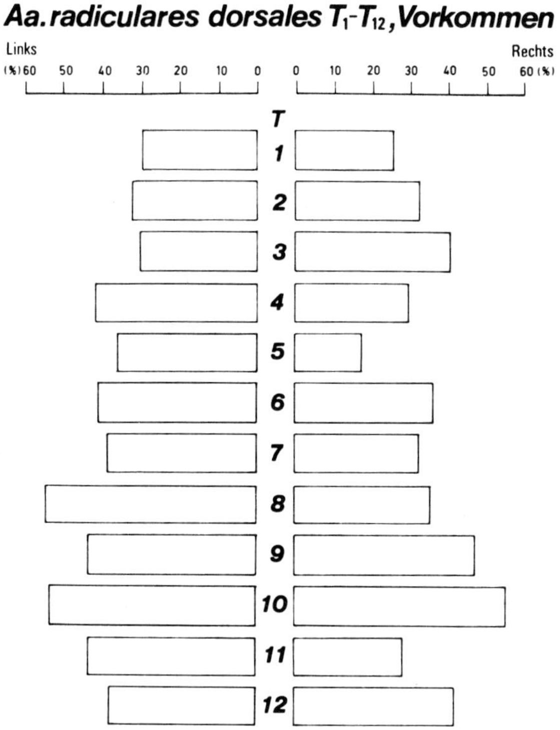

Schema 3

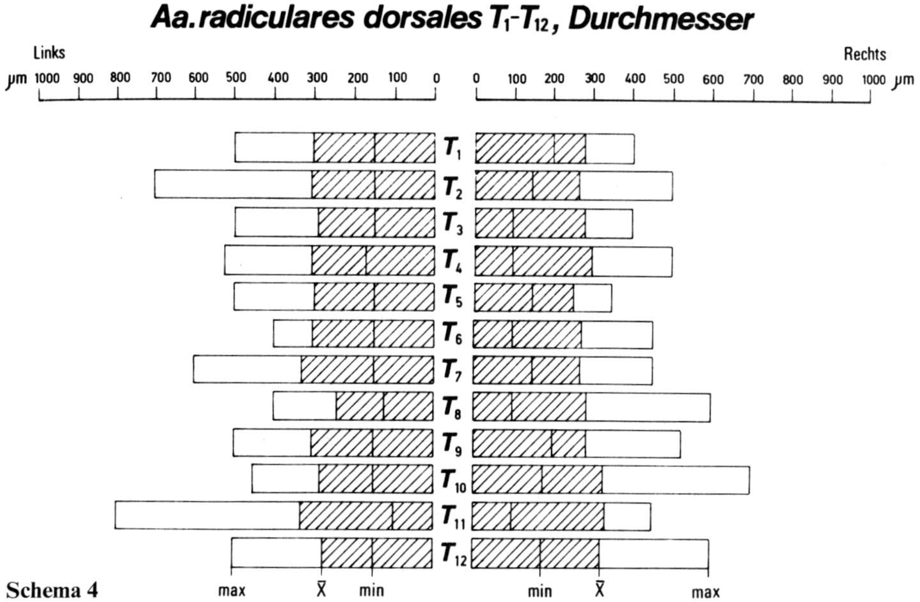

Schema 4

niert man Aa. radiculares magnae dorsales als Gefäße von mindestens 700 µm Weite, dann liegen derartige Rückenmarkarterien an unserem Material bei T_2, T_{10} und T_{11} vor. Insgesamt fanden sich zahlreichere Aa. radiculares dorsales als Aa. radiculares ventrales, Befunde, die auch mit denen früherer Forscher übereinstimmen, insbesondere mit jenen von Piscol (1972). Betont sei, daß an unserem Material (im Gegensatz zu Befunden früherer Forscher) relativ häufig Durchtritte der Aa. radiculares bis zu 3 mm abseits der Wurzeltascheneingänge nachgewiesen werden konnten. Aa. radiculares magnae können praktisch zwischen T_2 (Corbin 1961) und L_5 ans Rückenmark herantreten.

c) **Gefäße an der Rückenmarkoberfläche** (Abb. 8).

Zweifelsohne ist das wichtigste Rückenmarkgefäß die A. spinalis anterior, die außer vorderen Stranggebieten die Hauptmasse des Rückenmarkgrau durchblutet. Die Arterie verläuft in der Regel an oder dicht neben der Fissura mediana ventralis und ist häufig in die Pia mater eingewoben. Außerordentlich selten läßt sich die Arterie

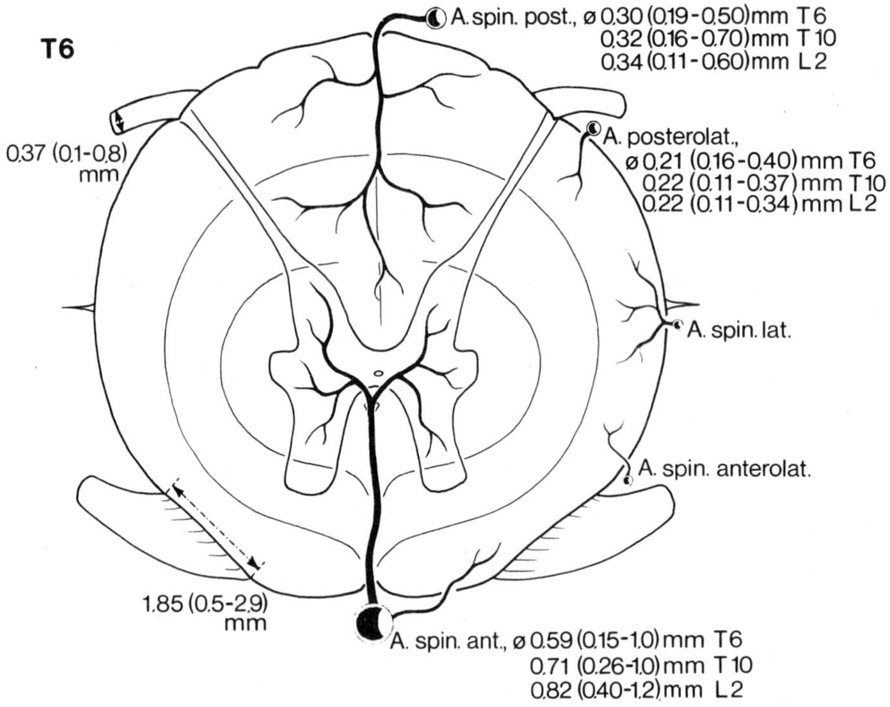

Abb. 8. Gefäßversorgung des Rückenmarks bei T_6 – schematisiert. Angegeben sind die etwaigen Grenzgebiete der oberflächlichen Arterienzweige, das arterielle Mischgebiet und das den tiefen Zweigen der A. spinalis anterior zugehörige Versorgungsgebiet. Die an unserem Untersuchungsgut ermittelten Weiten verschiedener Rückenmarkgefäße sind eingetragen. Außerdem ist der Durchmesser eines Filum radiculare dorsale sowie die Breite der Area radicularis ventralis abzulesen

an der ganzen vorderen Rückenmarkmedianen als einheitlich durchgehendes Gefäß erkennen. Meist biegt die A. spinalis anterior dort rechtwinkelig zur Seite, wo sich eine A. radicularis anterior in sie ergießt. Gelegentlich ziehen verhältnismäßig weitlumige Gefäße von dorsal her um das Rückenmark herum und behalten nach Einmündung in eine dünne A. spinalis anterior ihren Durchmesser bei. Anstelle der A. spinalis anterior führt dann ein nur 100–300 μm weites Gefäß einige Segmente nach abwärts, um dann einen größeren Durchmesser (nach weiterem Zustrom) anzunehmen. Häufig gehen kleinere Gefäße von der A. spinalis anterior ab, folgen ihr seitlich auf eine sich über 3–4 Segmente erstreckende Zone und treten dann wieder in sie ein. Bei Einzug einer A. radicularis magna ventralis zweigt sich diese in der Regel im Bereich der Fissura mediana ventralis in einen dünneren aufsteigenden und einen dicken absteigenden Schenkel auf. Im Bereich des Conus medullaris verlaufen dann kreuzförmig (Crux vasculosa) Zweige der A. spinalis anterior nach dorsal und an der hinteren Rückenmarkseite nach aufwärts. Eine Arterie begleitet meist das Filum terminale. So ist es nicht überraschend, daß der Durchmesser der A. spinalis anterior bezüglich der Mittelwerte von oben nach unten zunimmt, siehe Abbildung 8.

Von der A. spinalis anterior dringen die von uns so genannten Rami fissurales in die Fissura mediana ventralis ein und verlaufen am Grund der Fissur einzeln oder sich verzweigend, vor allem in Richtung Vordersäulen. Turnbull (1971) wies im thorakalen Bereich 2–5 derartiger Rr. fissurales der A. spinalis anterior auf 1 cm Rükkenmark nach. Auch an unserem Material ergaben sich ähnliche Befunde. Innerhalb des Rückenmarks kommen den Befunden früherer Forscher und eigenen Beobachtungen zufolge keine interarteriellen Anastomosen vor.

Die A. spinalis anterolateralis, seitlich der Area radicularis ventralis, ist in der Regel dünn und im Längsverlauf unvollständig ausgebildet. Auch sie entläßt Zweige durch die Pia mater ins Rückenmark hinein, stellt im wesentlichen aber eine Anastomosenkette zur A. spinalis posterolateralis und zur A. spinalis posterior dar. Die mittleren Durchmesser der A. posterolateralis fanden sich an unserem Material in den thorakalen Zonen annähernd gleich stark, obgleich die Minimal- und Maximalwerte, insbesondere bei T_2 rechts deutlich größer als in übrigen Abschnitten waren. Auch von diesem Gefäß dringen Zweige schräg von hinten lateral ins Rückenmark ein.

Die A. spinalis posterior (siehe Abb. 8) ist bezüglich ihrer Mittelwerte im Thorakalbereich am englumigsten, weiter ist sie in oberen zervikalen und in lumbalen Abschnitten. Letzteres erstaunt deshalb nicht, da in diesem Bereich der Blutstrom durch die Crux vasculosa eher nach aufwärts orientiert ist. Der obere Zustrom zur A. spinalis anterior erfolgt, wie allgemein bekannt, durch die Aa. spinales anteriores aus den Aa. vertebrales. Der Blutfluß ist kraniokaudal.

Innerhalb des Rückenmarks sind die Grausubstanzanteile durch ein engmaschigeres räumliches Kapillarnetz und die Faserstrecken durch ein relativ weitmaschiges längsorientiertes Kapillarnetz durchblutet. Über die regelhaften Versorgungsgebiete im Brustmark orientiert Abb. 8.

Beeinträchtigungen der A. spinalis anterior durch deren Kompression von vorne her (mediane Diskushernien, Spondylosen, u.a.) sind wohl imstande, den Blutdurchstrom durch das Gefäß zu reduzieren, bzw. abzudrosseln. Es kommt zu Ausfallerscheinungen der Kerngebiete und der benachbarten Rückenmarkbahnen. Klinische Befunde weisen darauf hin, daß möglicherweise über eine lange Zeit hinweg bei Befallensein nur eines oder weniger Segmente der Erhaltungsstoffwechsel der nervösen Strukturen gewährleistet ist, da nach operativer Entfernung derartiger Raumbeengungen sich eine überraschende Funktionswiederkehr ergeben kann.

d) Rückenmark, Venen

Der Hauptabstrom der Venen des Brustmarks erfolgt über Venen der Rückenmarkoberfläche, Venae radiculares zu Venae intervertebrales, die mit dem Plexus venosus vertebralis internus verknüpft sind. Anschließend ziehen die Venen in Venae intercostales und dann in die Vv. azygos, hemiazygos, hemiazygos accessoria ein. Der Abstrom erfolgt deshalb hauptsächlich in die Vena cava superior.

An der Rückenmarkoberfläche haben wir (Lang u. Baldauf 1983) die Venen gleichartig wie die benachbarten Arterien bezeichnet. Der Zustrom zur Vena spinalis anterior erfolgt hauptsächlich durch venöse Rami fissurales. In der Regel ist ein derartiges Gefäß im Bereich der Fissura mediana ventralis zu erkennen. Häufig kommt es zu Gabelungen und Wiedervereinigungen während seines Verlaufs. Betont sei, daß die meisten Venae radiculares ventrales die Venae anterolaterales unterkreuzen. Deutlich erwies sich eine Zunahme des mittleren Durchmessers (und auch der oberen Grenzwerte) der V. spinalis anterior von C_6 nach abwärts, siehe Abb. 9. Von C_6 an nach abwärts ist an unserem Untersuchungsgut in der Regel eine

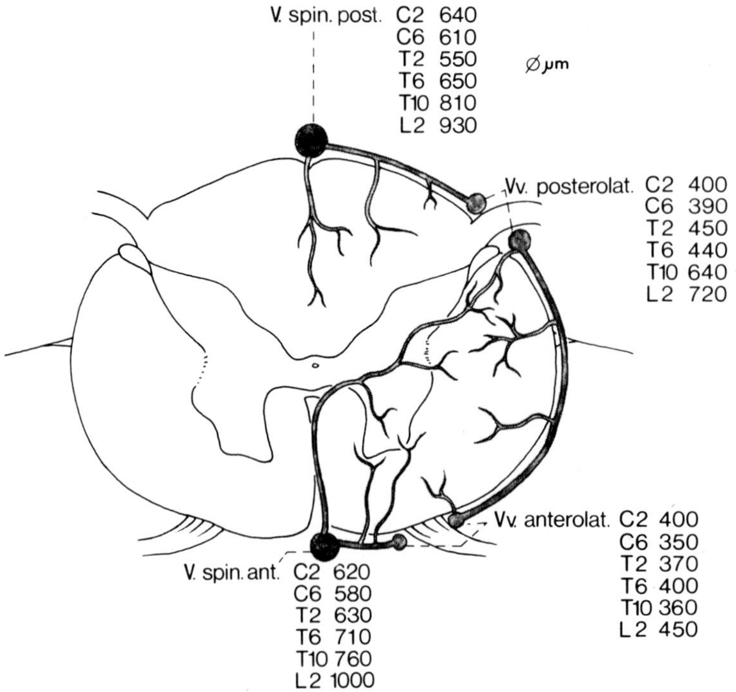

Abb. 9. Rückenmark, venöse Abstrombahnen und deren Durchmesser

Vena anterolateralis mit zahlreichen Queranastomosen entwickelt. Vor allem ihre Zuströme, aber auch die Venen selbst können zwischen den Fila radicularia ventralia hindurchziehen. Oft verlaufen die Gefäße im mittleren Brustmarkabschnitt auch medial der Fila radicularia ventralia. Im unteren Thorakalbereich liegen sie in der Regel lateral der Fila radicularia ventralia. Über die mittleren Durchmesser der Venae anterolaterales gibt Abb. 9 Auskunft.

Eine deutliche Volumenzunahme nach kaudal zu ergab sich an unserem Material nicht. Deutlich ist diese jedoch an den Venae posterolaterales nachzuweisen, siehe Abb. 9. Die Vena spinalis posterior dagegen vermindert zunächst ihre mittleren Durchmesser von C_2 an bis zu T_2, um nach abwärts eine deutliche Lumenerweiterung zu erfahren.

11. Venae radiculares

Über das prozentuale Vorkommen der Venae radiculares ventrales orientiert Schema 5. Der Hauptzustrom zu den vorderen Rückenmarkvenen erfolgt über die Vena spinalis anterior. Zahlreiche Anastomosen sind zu den Venae antero- et posterolaterales ausgebildet. Der mittlere Durchmesser bleibt, wie Schema 6 ausweist, im thorakalen Bereich annähernd gleich. Definiert man Venae radiculares magnae als Venen mit einer Lumenweite von 700 µm oder mehr, dann fanden sich an unserem

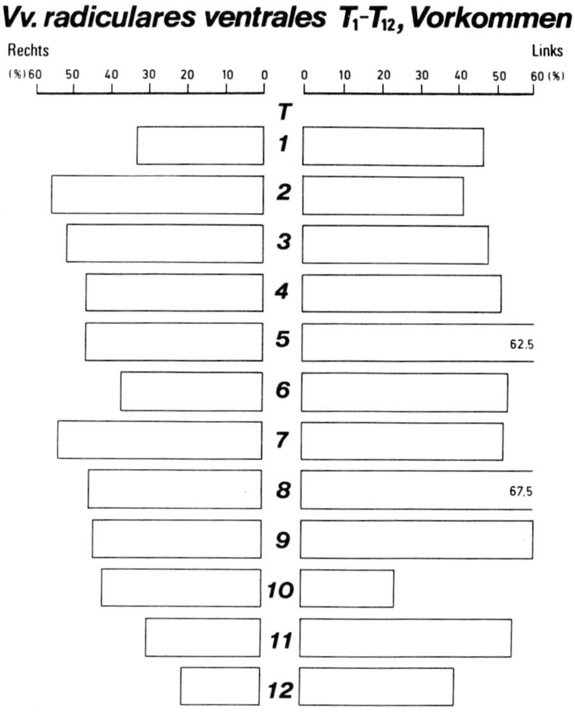

Schema 5

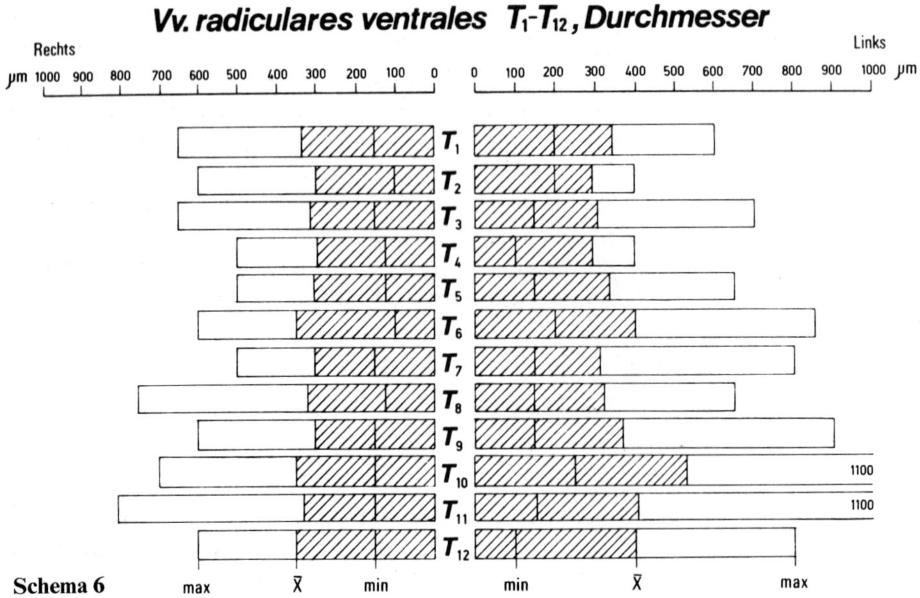

Schema 6

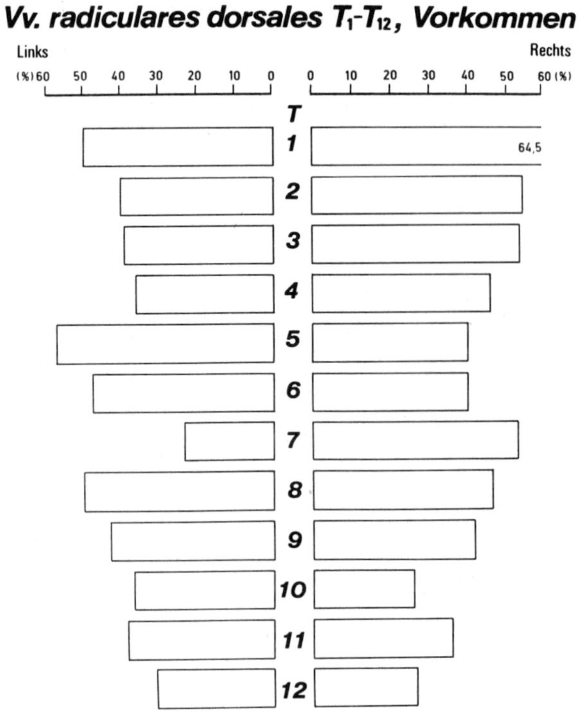

Schema 7

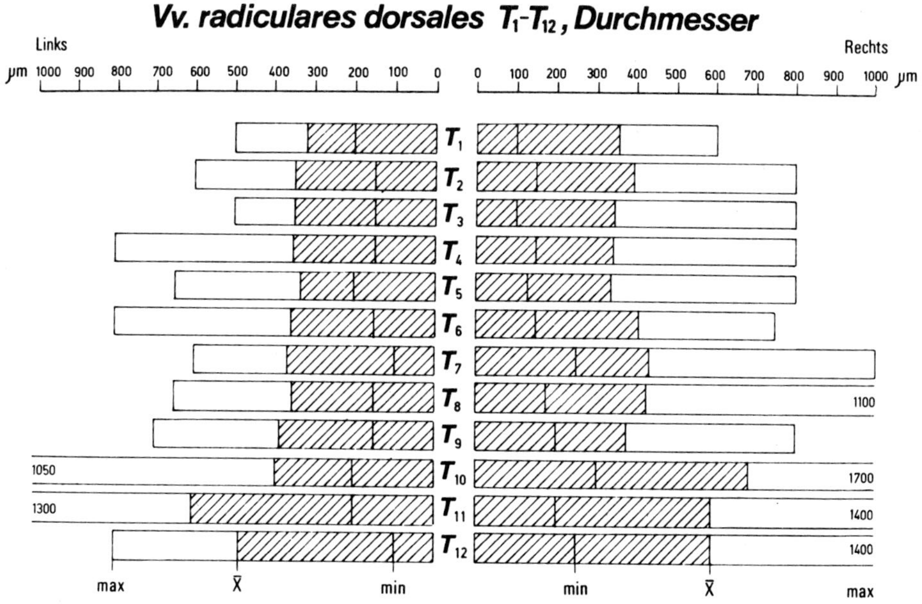

Schema 8

Material derartige Venae radiculares magnae ventrales rechts bei T_8, T_{10} und T_{11} und links bei T_6, T_7, T_9 bis T_{12}. Die größten Durchmesser von 1100 µm lagen bei T_{10} und T_{11} jeweils an der linken Seite vor. Diese Befunde stimmen nicht mit jenen von Jellinger (1966) überein, der Spitzenwerte bei L_2 und L_3 auffinden konnte, die von uns auch überprüft wurden.

Über das prozentuale Vorkommen der Venae radiculares dorsales im Brustbereich orientiert Schema 7. Aus ihm geht hervor, daß im unteren Brustbereich diese Venen seltener aufgefunden wurden.

Bezüglich der Weite der Venae radiculares dorsales siehe Schema 8, aus dem hervorgeht, daß Venae radiculares dorsales magnae, definiert man diese als Gefäße mit Durchmessern über 700 µm, links bei T_4, T_6 und T_9 bis T_{12}, rechts jedoch von T_2 an abwärts aufgefunden wurden. Besonders weite Venen dieser Art fanden sich in unteren Thorakalbereichen. Dieser Befund deckt sich annähernd mit Angaben von Jellinger, der allerdings die Spitzenwerte auch etwas unterhalb der von uns ermittelten Zonen angibt. Betont sei, daß wir auch bezüglich des Auszugs der Venae radiculares häufig die Duradurchtrittspforten einige Millimeter abseits der jeweiligen Wurzeltascheneingänge nachwiesen.

Letzte Wiese. Schneider prägte den Begriff letzte Wiese (eines Bewässerungssystems) für die Hirnarterien. Diese Überlegung hat auch in die Rückenmarkversorgung Eingang gefunden. Jellinger (1966) bezeichnete im Anschluß an frühere Forscher das Gebiet zwischen C_8 und T_1 als hämodynamische Grenzzone, Piscol (1976) das zwischen T_1 und T_2. An unserem Material läßt sich bezüglich der Aa. radiculares in diesem Bereich keine eindeutige Verminderung der Anzahl oder des Durchmessers der Rückenmarkarterien erkennen. Insofern stimmen wir mit Angaben

Noeskes (1958) überein, der betonte, daß die arteriellen Zuflüsse vom Hals- bis zum Lendenmark in jeder beliebigen Segmenthöhe an das Rückenmark herantreten. Auch die meisten Befunde Kadyis (1886) sprechen für diese Ansicht.

Vasocorona. Adamkiewicz (1882) prägte den Begriff Vasocorona und verstand darunter die Anastomosen zwischen vorderen, seitlichen und hinteren Rückenmarkarterien. Clemens (1970) wendet sich gegen Benninghoff (1950), der allerdings auch unter Vasocorona kein echtes Ringgefäß verstand, sondern Querverbindungen zwischen einzelnen Rückenmarkarterien, die nicht unbedingt in einem Rückenmarksegment vorliegen müssen.

12. Fila radicularia und Rückenmarkwurzeln

1982 untersuchten wir (Lang und Bartram) an 98 Rückenmarkhälften die Ein- und Austrittszonen der Fila radicularia. Im Anschluß an frühere Autoren (Ziehen 1899) verwenden wir für die Eintrittszone der Hinterwurzelfäden den Terminus Linea radicularis dorsalis. Die Austrittszone der Fila radicularia ventralia wird seit langem als Area radicularis ventralis bezeichnet. Betont sei, daß seit langem die Gültigkeit des Bell-Magendieschen Gesetzes, daß durch die Vorderwurzeln nur efferente Fasern austreten und durch die hinteren nur afferente eintreten, diskutiert wird (Scharf 1958). Diesem und zahlreichen neueren Forschern zufolge treten durch die Hinterwurzeln auch efferente Fasern aus, die vorzüglich dem vegetativen System angehören. Auch in die Vorderwurzeln ziehen wahrscheinlich sensible Fasern ein.

a) Areae radiculares ventrales, ventrale Wurzelfäden

Über die Länge der Areae radiculares ventrales im Brustbereich des Rückenmarks orientiert Tabelle 1. In den oberen zwei Brustsegmenten sind demnach die Areae radiculares ventrales im Mittel 11–12 (7–15) mm lang. Nach abwärts verlängern sich die Areae radiculares ventrales bis zu T_8, um sich nach unten zu erneut zu verkürzen, z.B. bei T_{12} im Mittel auf 15,4 (9,5–22) mm. Da die Rückenmarksegmente im Thorakalbereich länger als die Wurzelaustrittszonen sind, müssen sogenannte interradikuläre Lücken bestehen. Schon Lüderitz (1881) beobachtete im unteren Thorakalbereich ventrale Rückenmarkzonen, an denen auf einer Strecke von im Mittel 4 (maximal bis 8) mm keine Wurzelfäden austreten. Donaldson u. Davis (1903) z.B. bestimmten an drei Rückenmarken die ventralen Segmenthöhen bei T_4 z.B. mit 19,3–20,2 mm. An unserem Material ergaben sich für dieses Segment Längen der Austrittszonen von 16,4 mm an der rechten und 16,3 mm an der linken Seite. Bei T_6 fanden diese Forscher Längen von 22,2–25,6 mm. An unserem Material beträgt die mittlere Länge in dieser Zone rechts 19,4, links 19,1 mm. Bei T_8 schwanken die Segmentlängen ventral zwischen 23,8 und 28,3 mm, jene der Areae radiculares betragen im Mittel rechts 20,2 mm, links 19,6 mm. Bei T_{12} z.B. fanden Donaldson und Davis Segmenthöhen zwischen 13,9 und 21,9 mm, die Area radicularis ventralis ist an diesem Segment und unserem Material rechts im Mittel 15,2 mm, links 15,6 mm lang.

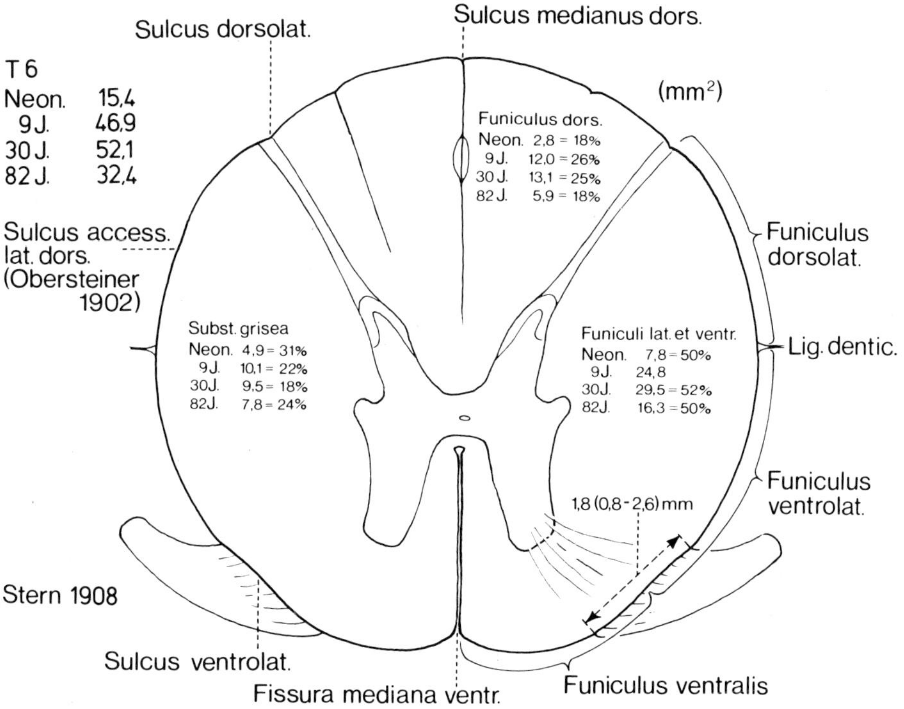

Abb. 10. Postnatale Vergrößerung der Funiculi in mm² bei T_6 sowie der prozentuale Anteil der Funiculi während der Alterung nach Stern (1908)

Über die Breite der Area radicularis ventralis und die postnatalen Flächenwerte der Funiculi orientiert Abb. 10.

Jüngere Forscher haben offensichtlich die Austrittszone der Fila radicularia ventralia nicht mehr untersucht. Ziehen (1899) gibt einen Wert von 2 mm an, betont, daß sich die Ventralwurzeln aus einem halbmondförmigen Raum entwickeln, dessen Konvexität der ventralen Mittellinie zugekehrt ist. Dieses Verhalten können wir bestätigen. Außerdem rücken die Areae radiculares ventrales im Bereich der Intumescentiae des Rückenmarks näher an die Mediane heran als an übrigen Rückenmarkabschnitten. In den Radices ventrales T_2 bis T_{12} treten nach Befunden von Agduhr (1934), der silberimprägnierte Präparate untersuchte, ca. 80 000 Fasern aus. Die Anzahl der markscheidenarmen Fasern ist in Brust- (und Sakralsegmenten) größer als im Hals- und Lendenmark. Diese sind innerhalb der Wurzelfäden in besonderen Arealen angeordnet, siehe Abb. 11. Betont seien die außerordentlich großen Rechts-Links-Unterschiede bezüglich der Faserzahl sowie die außerordentliche Streuung der Grenzwerte. Bei T_4 z. B. sollen zwischen 7000 und 10 000 Fasern (verschiedene Autoren) austreten, bei T_9 zwischen 5600 und 10 500. Gardner (1940) bestimmte die markscheidenhaltigen Fasern in der Vorderwurzel bei verschiedenen Altersgruppen. Bei Neugeborenen konnte er im Mittel 1777 auffinden, im Alter von 10–19 Jahren 5968, ein Wert, der im hohen Alter etwas geringer wird. Dieser Befund ist verständlich, da die Markscheidenentwicklung beim Neugeborenen nicht abgeschlossen ist und während der Alterung wahrscheinlich Fasern abgebaut werden.

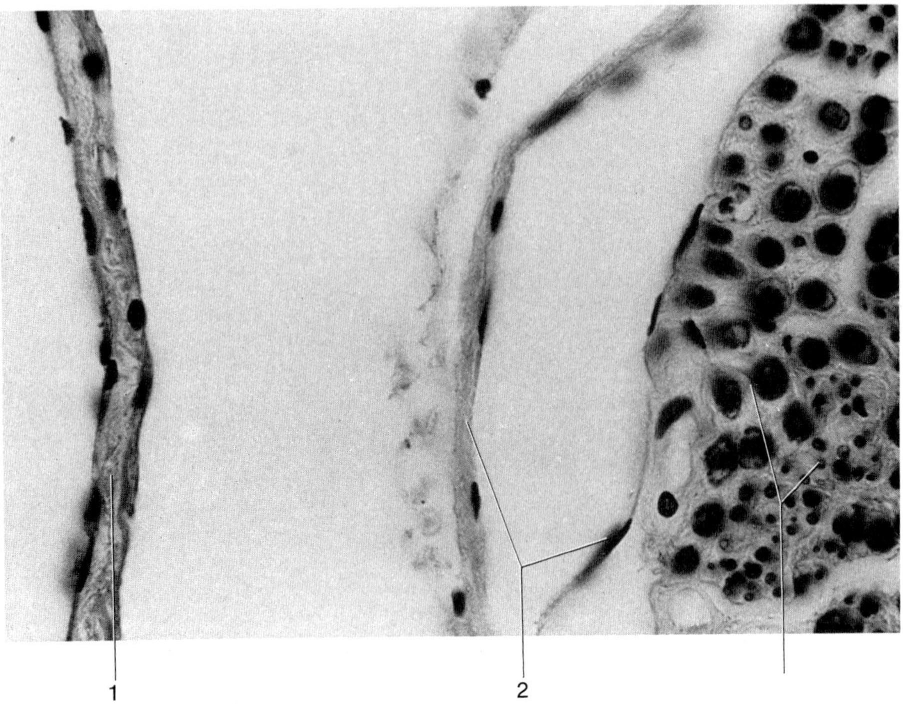

Abb. 11. Unterschiedlich dick myelinisierte Axone und Arachnoidea an Radix ventralis, Luxol-Fast-Blue, bei T_9. *1* Arachnoidea, Außenschicht des Cavum subarachnoideale. *2* Arachnoidea am Wurzelfaserbündel. *3* Dick und dünn myelinisierte Fasern der Radix ventralis

Tabelle 1. Areae radiculares ventrales, Länge in mm

	Rechts							Links					
	$\bar{x}$	min	max	s	%	n		$\bar{x}$	min	max	s	%	n
Th 1	11,0	7,0	15,0	2,1	76	29	Th 1	10,9	9,0	15,0	1,6	75	16
2	11,9	8,5	15,5	1,8	65	26	2	12,4	8,5	15,0	1,9	65	17
3	13,1	9,5	17,5	2,0	61	28	3	14,2	10,0	19,0	2,5	62	21
4	16,4	12,0	22,0	2,7	72	32	4	16,3	11,0	21,5	3,0	56	27
5	18,8	12,0	27,0	3,6	71	35	5	18,2	11,0	27,0	3,8	53	36
6	19,4	14,0	27,0	4,1	53	34	6	19,1	12,5	25,5	3,5	71	38
7	19,1	13,0	26,0	3,0	71	38	7	19,8	8,5	27,0	3,8	76	37
8	20,2	16,0	27,0	3,0	66	38	8	19,6	10,0	25,0	3,2	74	39
9	17,1	10,0	25,0	3,2	73	40	9	18,5	10,0	29,0	3,4	71	41
10	18,2	12,5	25,0	3,3	66	35	10	17,8	11,0	27,0	2,5	80	41
11	15,8	10,5	21,5	2,7	69	35	11	16,3	11,0	22,0	2,9	63	40
12	15,2	10,0	21,0	3,0	72	29	12	15,6	9,5	22,0	2,6	66	41

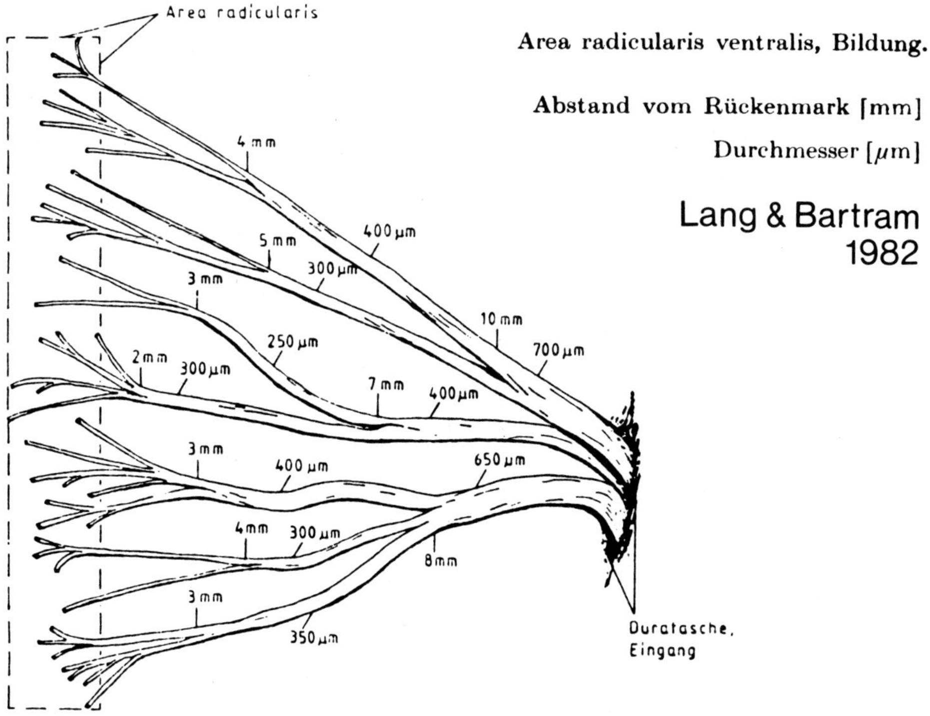

Abb. 12. Beispiel des Austritts und der Zusammenbündelung der Fasern einer Radix ventralis

Tabelle 2. Ventrale Nervenbündel der Radices ventrales pro Segment, Anzahl

	Rechts							Links					
	$\bar{x}$	min	max	s	%	n		$\bar{x}$	min	max	s	%	n
Th 1	1,5	1	3	0,6	97	29	Th 1	1,3	1	3	0,6	72	18
2	1,1	1	2	0,4	85	27	2	1,1	1	2	0,3	90	20
3	1,2	1	2	0,4	77	30	3	1,1	1	2	0,4	85	26
4	1,3	1	4	0,6	78	37	4	1,1	1	2	0,3	90	30
5	1,2	1	3	0,5	79	38	5	1,1	1	2	0,4	85	40
6	1,2	1	4	0,6	59	35	6	1,2	1	2	0,4	83	41
7	1,2	1	2	0,4	80	40	7	1,2	1	2	0,4	79	43
8	1,3	1	3	0,5	75	40	8	1,2	1	2	0,4	84	43
9	1,1	1	2	0,3	88	40	9	1,1	1	3	0,4	88	43
10	1,1	1	2	0,3	89	37	10	1,1	1	2	0,3	90	42
11	1,1	1	2	0,3	92	36	11	1,1	1	2	0,3	90	41
12	1,2	1	2	0,4	84	32	12	1,1	1	2	0,4	85	41

An unserem Material wurden die Austrittszonen der ventralen Wurzelregionen genauer untersucht. Im 3. Halssegment fand sich z. B. eine Area radicularis ventralis, durch welche 38 Ursprungsfäden mit einem Durchmesser von 100–150 μm austraten und sich nach 2–5 mm zu sieben stärkeren Nervensträngen (Teilbündel) mit 250–400 μm Durchmesser vereinigten. Diese bildeten 7–10 mm vom Rückenmark entfernt drei Nervenbündel mit 400–700 μm Durchmesser, die in die Durapfortenregion einzogen, siehe Abb. 12. Über die Anzahl der ventralen Ursprungsfäden orientiert Tabelle 3, über jene der ventralen Nervenbündel Tabelle 2.

b) Ventrale intersegmentale Anastomosen

Auf intersegmentale Anastomosen der Hinterwurzeln im Halsbereich haben schon die alten Anatomen hingewiesen. An unserem Material ergaben sich jedoch auch im Brustbereich für unterschiedliche Segmente in 2–10% intersegmentale ventrale Anastomosen, zwischen 100 und 250 μm dick. Ebenso wie Hilbert (1878) konnten wir auch Verbindungen zwischen vorderer und hinterer Wurzel feststellen.

c) Linea radicularis dorsalis und Hinterwurzeln

Über die Längen der Lineae radiculares dorsales der Brustsegmente gibt Tabelle 3 Auskunft. Da die Rückenmarksegmente, dorsal am Brustmark bestimmt, ebenfalls länger als die Lineae radiculares sind, müssen auch an der Rückenmarkrückseite Lücken zwischen übereinanderliegenden Eintrittszonen der Fila radicularia bestehen. Donaldson und Davis (1903) z. B. bestimmten an vier Rückenmarken die hintere Segmentlänge bei T_4 mit 16,7–24,6 mm. An unserem Material ergaben sich rechts Mittelwerte von 15,9, links von 15,8 mm. Bei T_8 beträgt die Länge des Segmentes 19,8 bis 29,9 mm, jene der Linea radicularis rechts 18,2, links 17,9 mm im Mittel. Bei T_{11} ergaben sich Längenwerte für das Segment von 19,1–28,0 mm, für

Tabelle 3. Ventrale Ursprungsfäden pro Segment, Anzahl

	Rechts							Links					
	$\bar{x}$	min	max	s	%	n		$\bar{x}$	min	max	s	%	n
Th 1	33	13	54	12,3	59	29	Th 1	31	13	44	8,7	53	17
2	25	11	41	8,9	63	27	2	25	9	38	8,0	65	17
3	28	11	50	10,9	64	28	3	27	11	46	9,0	75	20
4	28	12	48	8,4	64	33	4	26	8	47	8,3	67	27
5	26	8	44	8,2	73	37	5	27	11	40	5,9	74	35
6	27	16	46	8,0	62	34	6	27	12	45	7,6	71	38
7	26	12	46	7,9	74	38	7	28	12	47	7,6	73	37
8	29	15	51	8,1	68	38	8	29	11	46	8,1	67	39
9	30	10	44	8,5	68	40	9	29	5	55	9,0	80	40
10	30	10	47	8,8	74	35	10	27	5	38	7,6	73	41
11	29	7	44	8,0	71	35	11	28	10	39	7,5	65	40
12	33	17	51	7,7	75	28	12	29	7	45	7,7	71	41

die Lineae radiculares Mittelwerte von 15,1 mm an der rechten und 11,9 mm an der linken Seite. Schon Ziehen (1899) betonte, daß die Intervalle zwischen den Lineae radiculares dorsales größer als an den vorderen seien, worauf auch schon Huber (1744) und v. Asch (1750) hingewiesen haben. Im mittleren und unteren Thorakalbereich betragen diese Lücken im Mittel 5 mm, gelegentlich bis zu 10,5 mm (Lüderitz 1881). Betont sei, daß auch in diese Intervalle intermediäre Wurzelfäden einziehen können, nachdem sie sich von der nächsthöheren oder nächsttieferen Radix dorsalis, oder den übernächsten abgegliedert haben.

Auch in den Radices dorsales kommen unterschiedlich dicke Faserpopulationen vor. Schon Lissauer (1885) wies darauf hin, daß die feineren Fasern größtenteils an der lateralen Peripherie des Wurzelquerschnitts verlaufen, zumindest nahe der Linea radicularis dorsalis. Allgemein wird angenommen, daß diese dünnen C-Fasern die Schmerzempfindung leiten. Ranson u. Billingsly (1916) wiesen jedoch nach Durchschneidung lateraler Hinterwurzelanteile darauf hin, daß in den seitlichen Hinterwurzelfaserzonen nicht nur Schmerz, sondern auch protopathische Temperaturempfindung geleitet werde. Bei Katzen und Affen sollen die marklosen Fasern im Bereich der Hinterwurzeleintrittszone am unteren und seitlichen Rand der Wurzelbündel verlaufen (Snyder 1977). Lavdowsky (1891), Koelliker (1893), Edinger (1893) betonten schon, daß von den Hinterwurzelfasern auch ein gliales (Oligodendrozyten) Segment der Fila radicularia dorsalia vorliege. Die Übergangszone läge im Mittel 1 mm vom Rückenmark entfernt. Schaffer (1894) konnte bis zu 3 mm lange sog. zentrale Segmente an den Hinterwurzeln nachweisen.

Diesen Befund können wir nach zahlreichen histologischen Untersuchungen bislang nicht bestätigen. Hingewiesen sei auch auf Befunde jüngerer Forscher (z. B. Handwerker u. Zimmermann 1976), die bei Versuchstieren die Befunde von Ranson u. Billingsly (1916) insofern bestätigten, daß die langsamen Schmerz- (C-)Fasern auch von Hitze-Rezeptoren und Gefäßnerven ausgehen. Ihre Spinalganglienzellen sind kleiner als jene der dickeren Fasern.

Über die Anzahl der Fila radicularia dorsalia pro Segment gibt Tabelle 4 Auskunft. Abgesehen von einer geringen Häufung bei T_1 und T_{12} liegen im Mittel etwa

Tabelle 4. Anzahl der Fila rad. dors. pro Segment

	Links							Rechts					
	M	min	max	*s*	%	*N*		*M*	min	max	*s*	%	*N*
Th 1	6,7	5	13	1,9	90	20	Th 1	6,5	4	9	1,7	64	28
2	5,0	3	8	1,3	79	19	2	5,9	4	10	1,5	75	28
3	5,4	3	8	1,4	74	23	3	5,4	3	9	1,3	57	28
4	6,0	2	19	3,0	93	28	4	5,5	4	9	1,5	81	31
5	5,3	2	8	1,5	67	36	5	5,2	3	8	1,1	58	40
6	5,4	3	9	1,5	68	41	6	5,5	3	9	1,4	66	35
7	5,4	3	9	1,5	69	39	7	5,5	3	8	1,2	59	37
8	5,9	2	9	1,6	59	39	8	5,6	3	9	1,3	66	41
9	5,5	3	9	1,3	63	41	9	5,7	4	8	1,1	55	40
10	5,5	3	11	1,5	86	42	10	5,7	3	10	1,3	74	38
11	5,7	3	9	1,5	60	42	11	5,8	3	10	1,6	74	38
12	6,6	3	11	1,7	81	42	12	6,0	4	12	1,5	88	33

Tabelle 5. Fila radicularia dorsalia: Durchmesser [μm]

	Links							Rechts					
	M	min	max	*s*	%	*N*		*M*	min	max	*s*	%	*N*
Th 1	494	150	1000	178	69	20	Th 1	520	150	1800	230	80	28
2	422	100	750	132	77	19	2	359	125	800	114	75	28
3	373	175	700	113	63	23	3	341	125	800	110	74	28
4	355	125	700	114	73	28	4	349	150	650	102	79	31
5	380	150	1200	126	72	36	5	358	125	750	118	76	40
6	381	100	800	120	70	41	6	353	100	750	122	69	35
7	383	150	750	125	66	39	7	372	100	800	120	69	37
8	369	100	750	112	63	39	8	405	100	800	130	66	41
9	394	200	650	117	70	41	9	386	200	750	116	71	40
10	394	150	700	122	69	42	10	396	125	700	114	72	38
11	405	125	725	130	66	42	11	411	150	700	120	69	38
12	378	100	800	139	77	42	12	407	100	1100	155	69	33

5 dorsale Wurzelfäden an der Linea radicularis dorsalis vor. Etwa 1 mm vom Sulcus dorsolateralis entfernt (dieser ist die Eintrittszone der Fila radicularia dorsalia) wurden bei 20facher Vergrößerung an unserem Material die Durchmesser der meist ovalen Fila in ihrem größten und kleinsten Bereich bestimmt und Mittelwerte errechnet. Tabelle 5 gibt Auskunft darüber, daß diese im Mittel sehr viel größer als jene der Vorderwurzeln an gleicher Zone sind.

d) Intersegmentale Anastomosen

Wie schon oben betont, sind die intersegmentalen Anastomosen den Anatomen seit langer Zeit bekannt (z. B. Hilbert 1878). Besonders zahlreich kommen diese im obe-

Tabelle 6. Intersegmentale Anastomosen, dorsal

	Links						Rechts				
	N	*N*+	Vorkommen [%]	Fasern	*M*		*N*	*N*+	Vorkommen [%]	Fasern	*M*
Th 1–2	20	4	20	1	213	Th 1–2	28	6	21	1	201
2–3	19	2	10	1 bis 2	200	2–3	28	4	14	1	238
3–4	23	1	4	1	400	3–4	28	5	18	1	205
4–5	28	2	7	1	188	4–5	31	4	13	1	200
5–6	36	6	17	1	208	5–6	40	5	12	1	220
6–7	41	5	12	1	205	6–7	35	6	17	1	167
7–8	39	3	8	1	225	7–8	37	4	11	1	175
8–9	39	4	10	1 bis 2	195	8–9	41	6	15	1	217
9–10	41	2	5	1	138	9–10	40	9	22	1	169
10–11	42	6	14	1	192	10–11	38	1	3	1	300
11–12	42	4	9	1	206	11–12	38	1	3	1	350
12–L 1	42	3	7	1	192	12–L 1	33	4	12	1	200

ren Zervikalbereich vor. An unserem Material konnten wir sie jedoch auch im Brustteil des Rückenmarks für die einzelnen Segmente verschieden, jedoch pro Segment bis zu 22% auffinden, siehe Tabelle 6. Diese können aufsteigen oder absteigen, sich gabeln und auch Ansae bilden. Über die Dicke dieser Anastomosenbündel berichteten wir (Lang u. Bartram 1982) offenbar erstmalig. Interessant ist der Befund von Pfitzner (1883), der einmal einen akzessorischen Spinalnerv von 1,5 mm Dicke beschrieb, der zwischen T_{11} und T_{12} dorsal austrat, intrazisternal ein Spinalganglion besaß, aus dem zwei Fäden hervorgingen. Der eine schloß sich dem 11., der andere dem 12. Thorakalnerv an. Eine entsprechende Vorderwurzel fehlte.

13. Wirbelsäule

a) Wirbelkörper, pränatales Wachstum

Dziallas u. Lippert (1960) sowie Lippert u. Lippert (1960) und Lippert (1962) befaßten sich eingehend mit dem pränatalen Wachstum der Wirbelkörper bzw. deren Anlagen. Schon bei Feten von 10 cm SSL wurden ähnliche Wirbelkörperformen (queroval) im Hals- und Lendenbereich – Kartenherzform im Brustbereich – wie beim Erwachsenen beobachtet. Betont sei, daß bis zur Mitte des 4. Fetalmonats nur geringe Breiten- und Höhenunterschiede der Wirbelkörper nachweisbar sind, während sich von diesem Zeitpunkt an die Körperbreiten in der Halswirbelsäule relativ verschmälern und sich, abgesehen von T_1, eine fortlaufende relative Breitenzunahme bis zum 5. Lendenwirbel ergibt.

b) Wirbelkörper, postnatales Wachstum

Tulsi (1971) z.B. betont, daß sich der transversale Durchmesser des Wirbelkörpers zwischen 2. bis 4. Jahr – und Erwachsenenalter – um 37 (9–30)% erhöht, der sagittale in diesem Zeitraum um 33 (13–43)%. Die Höhe der Brustwirbelkörper nimmt zwischen diesen Altersstufen im Brustbereich um 44 (36–47)% zu, jene der Pediculi um 41 (38–42)%. Während im Brustbereich der sagittale Durchmesser des Foramen vertebrale zwischen 2–4jährigen und Erwachsenenalter nur um 5% zunimmt, beobachtete er eine Zunahme des transversalen Durchmessers um 12 (7–20)%. Bezüglich der Volumenzunahme der Wirbelkörper stellte er in der Brustwirbelsäule eine stetige Zunahme zwischen 2–4jährigen und Erwachsenen in kraniokaudale Richtung fest und zwar um 76%, während das Volumen im lumbalen Bereich um 84% zunimmt.

Nach Weber und Weber (1894, Neuauflage) beträgt die mittlere Höhe (gebildet aus Messungen vorne, in der Mitte und hinten) des 1. Brustwirbelkörpers 16,80 mm, des 7. 19,50 mm und des 12. 23,0 mm. Plaue (1972) bestimmte außerdem an 10 Brust- und Lendenwirbelsäulen die jeweils kleinsten Flächen an horizontalen Querschnitten der Wirbelkörper sowie deren Breite und Sagittaldurchmesser. Er betont, daß beim erwachsenen Mann das Wirbelkörpervolumen in allen drei Raumrichtungen, bei der Frau dagegen vorwiegend in der Breite zunimmt. Der Breiten-Sagittalquotient beträgt seinen Befunden zufolge bei T_1 1,6, bei T_3 1,2, bei T_5 bis T_9 1,0, um nach unten bis zum 5. Lendenwirbel wieder auf ca. 1,4 anzusteigen.

Der transversale Durchmesser der Foramina vertebralia läßt an Figur 1 von Tulsi im oberen Brustbereich kaum eine Zunahme erkennen, während sich im mittleren und unteren z. B. eine stärkere Breitenzunahme bis zum Erwachsenenalter ergibt. Insgesamt vergrößert sich der Querdurchmesser seinen Befunden zufolge während dieses Zeitraums um 12%.

c) Brustwirbelsäule, postnatale Verlängerung

Haworth und Keillor (1962) bestimmten die Höhe der Brustwirbelsäule bei 23 Tage alten (Neugeborene bis 45 Tage) mit 10 cm, bei 10 Monate alten (2–12 Monate) mit im Mittel 13 cm, bei Zweijährigen (13–35 Monate) mit 16 cm, bei 4½jährigen (3–7jährigen) mit 19 cm, bei 10 Jahre alten (8–14 Jahre alten) Kindern mit 25 cm

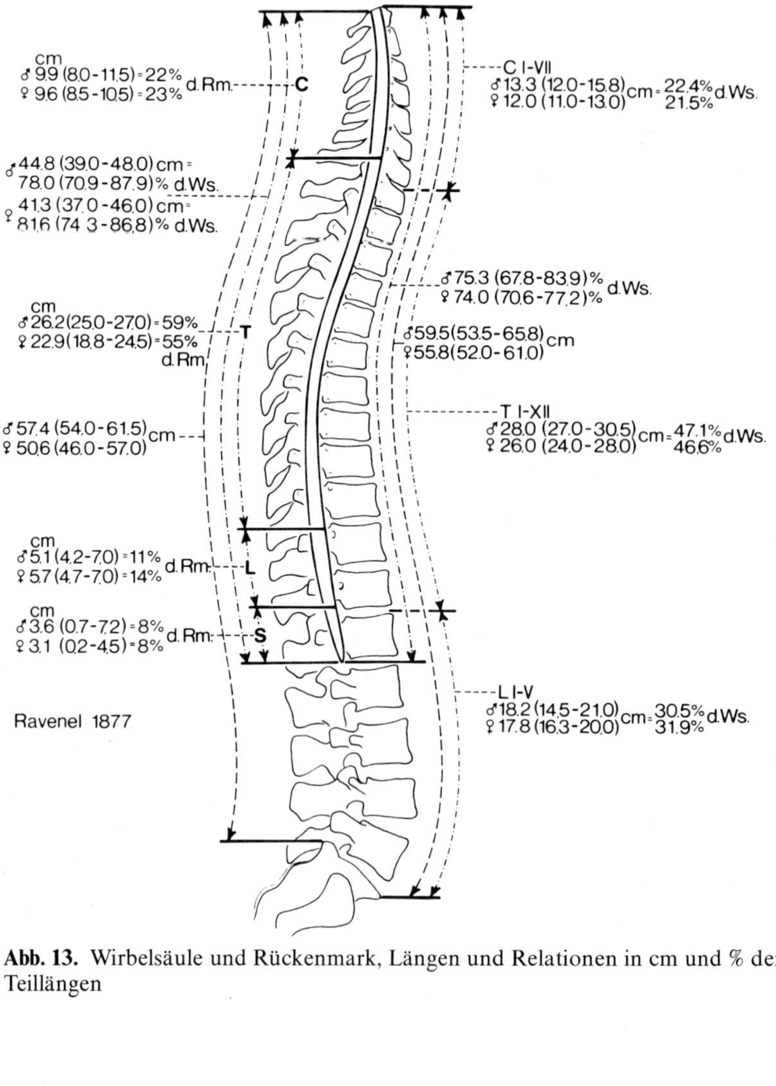

Abb. 13. Wirbelsäule und Rückenmark, Längen und Relationen in cm und % der Gesamt- und Teillängen

Tabelle 7. Präsakrale Länge der Wirbelsäule (Ventralseite) in mm (Grenzwerte). Aeby nach Hasselwander (1938)

	Hals	Brust	Lenden	gesamt
Neugeb.	45,1 (40–52)	83,9 (75–107)	47,5 (41–57)	176,4 (158–216)
3 Monate ♂	50	100	58	208
½ Jahr	53 (52,5–53,5)	105 (103–107)	60,5 (60–61)	218,5 (216,6–220,5)
2 Jahre ♂	79,5	153,5	98	331
2 Jahre ♂	70	140	90,0	300
4 Jahre ♀	79,9	162	103,3	345,2
5 Jahre ♂	80	180	135,0	395
9 Jahre ♀	85	195	150,0	430
11 Jahre ♂	91	218,7	153,5	463,2
16 Jahre ♀	103,7 (100–107,5)	225,6 (221,8–229,5)	151,7 (151–152,5)	481,1 (474,3–480)
Erwachs. ♂	129,9 (120–144)	273,4 (260–277)	184,1 (176–199)	597 (563–618)
Erwachs. ♀	122,9 (112–131)	265,8 (249,5–298,5)	190,3 (178,5–206)	529,0 (549–635)

und bei Erwachsenen mit 31,5–34 cm. Diese Befunde wurden an Röntgenaufnahmen erhoben.

Bei Neugeborenen ergab sich am Material von Ravenel an der vorderen Brustwirbelsäule vermessen ein Wert von 9,6 (9,5–10,0) cm, bei Zweijährigen einer von 14,0 cm, bei Fünfjährigen von 18 cm und bei Neunjährigen von 19,5 cm. Die entsprechenden Maße an der Rückseite der Brustwirbelsäule vermessen, betragen bei Neugeborenen 9,6 cm, bei Zweijährigen 15 cm. Aeby (1879) führte einige Jahre später noch eingehendere Messungen der Wirbelsäulenabschnitte (wahrscheinlich ebenfalls wie Ravenel) durch Anlegen von Meßbändern entlang der Krümmungen an der Vorderseite zusammen, siehe Tabelle 7. Ravenel (1877) bestimmte die ventrale Höhe der Brustwirbelsäule bei Erwachsenen für Männer im Mittel mit 28, bei Frauen mit im Mittel 26 cm, und die dorsale für Männer mit 26,2, für Frauen mit 22,9 cm (Abb. 13).

d) Wirbelkanal, Durchmesser

Elsberg und Dyke (1934) vermaßen röntgenologisch 100 normale Wirbelsäulen und Wirbelsäulen von 86 Patienten mit intra- sowie extraduralen Tumoren. Auch sie kommen zum Ergebnis, daß der interpedunkuläre Abstand bei T_1 in 98% größer als bei T_2 ist, während er zwischen T_4 und T_5 beim oberen Wirbel nur in 6% größer als beim unteren ist. Zwischen T_5 und T_9 fanden sie keine Größendifferenz. Die interpedunkuläre Distanz ist jedoch bei T_{11} in 90% kleiner als jene bei T_{12}. Im zervikalen und oberen thorakalen Bereich vergrößert sich die interpedunkuläre Distanz bei extramedullären Tumoren um 18%, bei T_4 bis T_{12} um 12% und bei T_{10} bis L_5 um 60% der Fälle.

Hinck und Mitarbeiter (1966) z.B. bestimmten die interpedunkuläre Distanz T_1 beim 4,1-(3–5)jährigen mit 21,4 mm, bei Erwachsenen im Mittel mit 24 mm. Die entsprechenden Maße für T_2 betragen 18,2 und 20,5 mm, für T_5 15,8 und 17,6 mm.

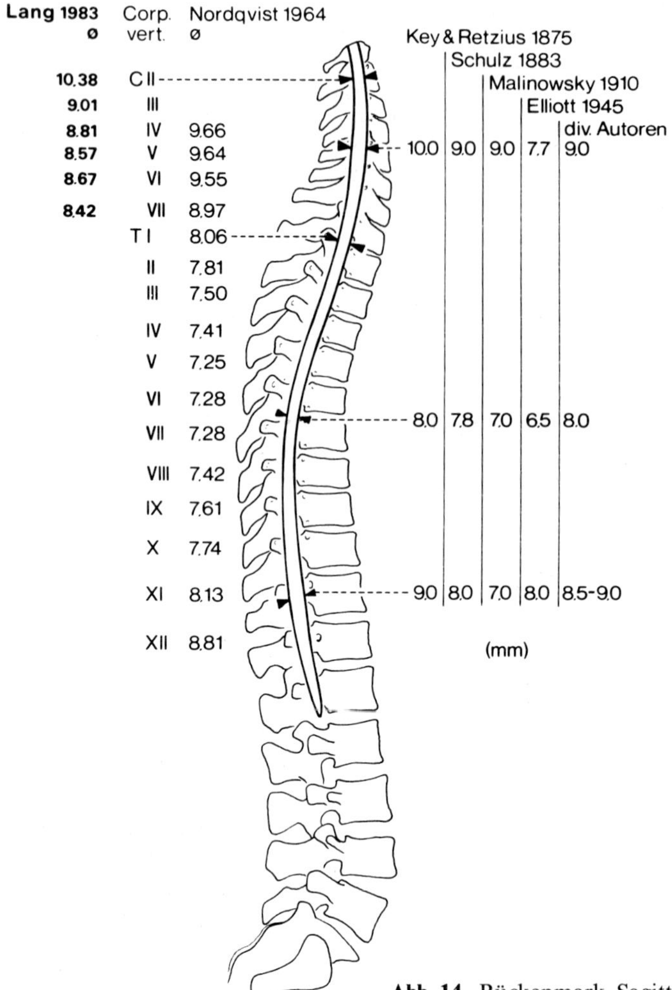

Abb. 14. Rückenmark. Sagittaldurchmesser

Bei T_9 z. B. ermittelten sie bei 4,1jährigen einen mittleren Durchmesser von 16,4 mm, bei Erwachsenen von 18,2 mm. Bei T_{12} ergaben ihre Messungen bei 4,1jährigen 19,9 mm, bei Erwachsenen 23,2 mm. Die Autoren gliederten außerdem ihr Material nach Geschlechtern auf, wobei sich in allen Altersgruppen für das männliche Geschlecht etwas größere Maße als für das weibliche ergaben. Hingewiesen sei auf die relativ große Variabilität der interpedunkulären Distanz bei allen Altersgruppen. Diese schwankt z. B. bei T_1 zwischen 17 und 26 mm im Alter zwischen 3 und 5 Jahren, und zwischen 20 und 28 mm bei Erwachsenen. Bei T_6 ergaben sich für 3–5jährige z. B. Werte von 12–20 mm, beim Erwachsenen zwischen 14 und 20 mm. Bei T_6 betragen die entsprechenden Extremalen 16 bis 24 mm bei Kindern, und 19–27 mm bei Erwachsenen für beide Geschlechter. Ravenel vermaß die Rückseite der Brustwirbelsäule bei Männern mit 28,9 (27,0–31,5) cm, bei Frauen mit 26,7 (23,5–29,5) cm (s. Abb. 13).

e) Wirbelkanal, sagittaler Durchmesser

Über den sagittalen Durchmesser des Spinalkanals liegen außerordentlich wenige anatomische und röntgenologische Studien vor. Es ist zu erwarten, daß mit Hilfe der Computertomographie subtilere Angaben erarbeitet werden. Nordqvist (1964) gab einige Messungen von Myelogrammen bekannt. Demnach beträgt der sagittale Durchmesser des Subarachnoidealraumes bei T_1 z. B. im Mittel bei Neugeborenen 6,75 mm, bei Einjährigen 7,75 mm und bei Sechs- bis Zehnjährigen 12,75 mm. Bei T_6 betragen die entsprechenden Werte 6,25 mm, 6,75 mm und 12,00 mm, bei T_{11} 7,25 mm, 9,25 mm und 12,50 mm, während er in Höhe von T_{12} bei Neugeborenen einen Sagittaldurchmesser von 8,75 mm, bei Einjährigen einen von 10,50 mm und bei Sechs- bis Zehnjährigen einen von 13,83 mm bestimmte. Bei Erwachsenen liegt z. B. der Sagittaldurchmesser bei T_1 im Mittel zwischen 13 und 14 mm in allen Altersgruppen, bei T_5 fand er einen Sagittaldurchmesser bei 18- bis 49jährigen von im Mittel etwa 12,2 mm und bei 70- bis 88jährigen einen von ca. 13,5 mm. Die sagittale Weiterung in Höhe des 11. bis 12. Brustwirbels lag bei allen Altersgruppen etwa bei 13,3 mm. Betont sei, daß der obere zervikale und der lumbale Sagittaldurchmesser besonders weit sind.

Zwischen Dura mater und der ihr innen anliegenden Arachnoidea als Begrenzung des Subarachnoidealraums einerseits und der Außenwand des Canalis spinalis sind in sehr unterschiedlicher Weise das epidurale Fettgewebe und die Plexus venosi vertebrales interni entwickelt. Ärztlich wichtig erscheint mir die Relation zwischen Sagittaldurchmesser des Cavum subarachnoideale und dem sich postnatal verdickenden Rückenmark (s. Abb. 14).

f) Variabilität der Wirbelanzahl

Die regelhafte Wirbelsäule mit 24 präsakralen Wirbeln kommt nach Martin-Saller (1959) in ca. 92% vor. Lippert und Dziallas (1961) fanden an fetalem Material in 89% 24 präsakrale Wirbel. Die häufigste Variation bezüglich der Anzahl sind 25 präsakrale Wirbel, welche nach verschiedenen Untersuchern zwischen 3,9 und 10,2% (nach Rosenberg 1920 sogar bei 11%) nachgewiesen wurde. Sieben Halswirbel fanden Dziallas und Lippert in 98,9%. In 93,4% bestanden 12 Brustwirbel, in 3,3% nur 11 und in 1,1% 13 Brustwirbel. Sogenannte Übergangswirbel wurden jeweils als halbe Wirbel der kranialen und kaudalen Region zugeordnet. Demnach kommen in der Brustwirbelsäule 11,5 Wirbel in 1,1% und 12,5 ebenfalls in 1,1% vor. Im Bereich der Lendenwirbelsäule waren in 93,4% 5 Lendenwirbel angelegt, in 4,4% 6 und in 2,2% 4.

g) Brustwirbelkörper, postnataler Umbau der Spongiosaarchitektur und Bruchfestigkeit

Dabelow und Mitarbeiter (1967) betonen, daß bei Feten und Neugeborenen die Zusammenhänge der Wirbelsäule in mehrere Segmente leichter dargestellt werden können, als bei Erwachsenen. Bezüglich der Bandapparate stellen sie fest, daß es sich im Grundprinzip um zwei gegensätzlich verlaufende Schraubenwindungen handle, die als Abzweigungen der Ligamenta longitudinalia entstehen. Sie fassen die Zwischenwirbelscheiben nicht als selbständige Disci, sondern als integrierte Apparate des durchlaufenden Bindegewebeapparates von Wirbel zu Wirbel auf. In der Nähe der Knorpelplatten der Wirbelkörper überkreuzen sich die Fasern der gegensätzlich verlaufenden Schraubensysteme. Innerhalb der fetalen Wirbelkörper stellten sie eine deutliche Radialanordnung der Spongiosabälkchen in allen Ebenen des Raumes fest, die nach der Geburt in ein System von vertikalen und horizontalen Bälkchen, welche sich rechtwinklig kreuzen, übergehen. An unserem Material handelt es sich nicht um Bälkchen, sondern um plattenähnliche Spongiosaarchitekturen, die wie Dabelow und Mitarbeiter sowie Carvalho (1970) betonen, jedenfalls in Wirbelkörpermitte in longitudinaler und transversaler Richtung verlaufen. In den äußeren Spongiosaschichten dagegen liegen tatsächlich schraubenförmige Verläufe auch der Spongiosastrukturen vor. Über die Elastizität und Festigkeit der menschlichen Wirbelsäule äußerte sich meiner Kenntnis nach zuerst Messerer (1880) sowie Lesshaft (1892). Messerer stellte z. B. fest, daß die Widerstandsfähigkeit von C_5 bis L_5 von oben nach unten zunimmt. Neuere Untersuchungen kommen zwar zu etwas anderen, aber im Prinzip gleichartigen Ergebnissen. Yamada (1970) z. B. betont insbesondere die regionalen Unterschiede der Widerstandskraft menschlicher Wirbelkörper, die zwischen 20. und 39. Lebensjahr am größten ist. Verständlicherweise findet er im lumbalen Bereich die größten Widerstandswerte, welche aufwärts davon deutlich geringer sind. Gozulov et al. (1966), die 530 Wirbel von Männern zwischen 19 und 40 Jahren untersuchten, stellten z. B. im oberen thorakalen Bereich eine Bruchfestigkeit nach Einwirkung von ca. 1000 lb, im unteren von ca. 2000 lb/0,4 inches/min. fest. Die Werte von Yamada (1970) sowie die von Messerer liegen etwas bzw. deutlich unter diesen, was mit verschiedenen Meßmethoden zusammenhängt.

h) Pediculi vertebrae, Winkel

Veleanu und Mitarbeiter (1972) stellten fest, daß der Winkel zwischen hinterer Fläche der Brustwirbelkörper und der Achse der Pediculi im Brustbereich anders als in der Halsregion ist. Im Halsbereich bestehen z. B. Winkel zwischen 131 und 156 °, im Brustabschnitt stehen die Pediculi fast in einer Sagittalen, der mittlere Winkel bei T_6 beträgt z. B. 105 °.

i) Symphyses intervertebrales und Bänder der Wirbelsäule

In den Nomina Anatomica (1977) werden die Zwischenwirbelscheiben unter die Symphysen eingeordnet, da der Discus intervertebralis nur ein Teil dieser Verbindung zwischen zwei Wirbelkörpern darstellt. Den Symphyses werden deshalb zugerechnet die Disci intervertebrales, der Annulus fibrosus, der Nucleus pulposus sowie die Ligamenta longitudinalia anterius et posterius. Nach Aeby macht die Gesamthöhe der Symphyses intervertebrales beim Neugeborenen im Brustteil ca. 26,1 mm, beim Erwachsenen 57,4 mm aus.

Disci intervertebrales bei Erwachsenen. Die Disci intervertebrales füllen als verformbare Einheiten die Räume zwischen den Wirbelkörpern aus. Sie können als Gelenke aufgefaßt werden, da Wirbelbewegungen gegeneinander nur durch das Zusammenwirken der Disci und der Articulationes zygapophysiales möglich erscheinen. Außerdem tragen sie zur Elastizität der Wirbelsäule bei und wirken als Stoßdämpfer. Bei jungen Menschen liegt im Nucleus pulposus ein Wassergehalt von ca. 85% vor, bei alten einer von 65% (Naylor 1976). Die Fibrillen sind in dieser Zone sehr unregelmäßig angeordnet und besitzen eine Dicke von 0,05–0,1 μm bei Feten und von 0,1–0,15 μm bei Erwachsenen (verschiedene Autoren).

Der **Annulus fibrosus** umgibt die Zone des Nucleus pulposus und besteht aus unregelmäßig orientierten Lamellen, die das Nucleusgebiet umfassen. Die Dicke der einzelnen Lamellen mit gleichartigen Faserverläufen schwankt in inneren Zonen um 200 μm, in äußeren um 400 μm. Die Fasern der einzelnen Lamellen überkreuzen sich in Winkeln von etwa 60 °.

Die Knorpelplatten stellen die anatomische Grenze des Discus intervertebralis dar. Sie sind in peripheren Zonen dicker als in zentralen und bestehen aus hyalinem Knorpel, in welchen die Fasern des Annulus fibrosus nach Art von Sharpeyschen Fasern einstrahlen. Möglicherweise bestehen entlang der Fasern Diffusionswege durch die Knorpelplatten zum Discus und zu den Lacunen der subchondralen Knochenzone (Eyring 1969 und Machenson et al. 1970).

Naylor (1976) wies darauf hin, daß isolierte Disci intervertebrales Flüssigkeit absorbieren können und relativ hohe intradiskale Drücke entstehen lassen. Möglicherweise kann es deshalb zur Ruptur des Annulus fibrosus kommen. Die Matrix der Disci intervertebrales besteht aus interstitieller Flüssigkeit, Protoglykanen, Glykoproteinen und nichtkollagenen Proteinen. Der Wassergehalt hängt vom Alter ab und beträgt bei Neugeborenen 88%, bei alten Menschen ca. 65%. Jener des Annulus vermindert sich von 78% bis zu 70% bei mittelalten Menschen. Weitere Einzelheiten siehe Naylor (1976).

Nach Virgin (1951) liegt die Zugfestigkeit des Annulus fibrosus zwischen 15 und 50 kg/cm², die der Wirbelkörper zwischen 8 und 10 kg/cm². Die Zugfestigkeit der Ligamenta longitudinalia soll ca. 200 kg/cm² ausmachen. Bei Druckeinwirkung von etwa 20 kg/cm² kommt es zur Ruptur der Disci.

Bänder. Das stärkere Ligamentum longitudinale anterius besteht aus zahlreichen, sich spitzwinkelig kreuzenden und miteinander verwobenen kollagenen und wenigen elastischen Fasern. In ihm finden sich kaum Blutgefäße. Seine oberflächlichen Fasern erstrecken sich höchstens über 4 bis 5 Wirbellängen. Die tieferen sind kürzer und verbinden benachbarte Wirbel miteinander. Vor allem in der Nachbarschaft der Randleisten strahlen Bandteile nach Art von Sharpeyschen Fasern in die äußere kompakte Zone der Wirbelkörper ein.

Das Ligamentum longitudinale posterius ist stärker mit den Bandscheiben als mit den Wirbelkörpern verknüpft. Prestar und Putz (1982) untersuchten die Bandschichten des Ligamentum longitudinale posterius erneut und stellten eine Breite der oberflächlichen Züge von 0,5 bis 1,0 cm fest. Im Bereich der Wirbelkörper ist dieser Bandabschnitt in der Regel von tiefer gelegenen Bandteilen leicht zu trennen. Der tiefe Abschnitt bildet in Wirbelkörpermitte nur ein schmales Band, divergiert dann jedoch in Höhe des Oberrandes einer jeweiligen Symphysis intervertebralis nach kaudal zur Randleiste des folgenden Wirbelkörpers sowie zum wirbelkörpernahen Bereich des Pediculus. Mediale Faserbündel sind fest mit dem Annulus fibrosus der Zwischenwirbelscheibe verwachsen und lassen sich über mehrere Segmente hinweg verfolgen. Von der Hinterfläche der Annuli ziehen außerdem segmentale Fasern in mediokaudale Richtung zur tiefen Schicht des Ligamentum longitudinale posterius. Im thorakolumbalen Übergangsbereich verlaufen die lateralen Fasern der tiefen Schicht jedoch nicht zu den kaudalen Randleisten oder Pediculi, sondern biegen in einen horizontalen Verlauf um und decken die untere Hälfte des Annulus fibrosus ab, ziehen bis in den Bereich des Foramen intervertebrale und strahlen erst an dessen Ausgang in den Annulus fibrosus ein.

Über Ursprünge und Ansätze des Ligamentum flavum sowie seinen Fasergehalt haben wir in vorangegangenen Symposien eingehend berichtet (Lang 1983, 1984). Betont sei, daß Kuhlendahl (1970) darauf hinwies, daß bei Dorsalflexion das Band in den Wirbelkanal vorgebuckelt werden kann und bei engem Spinalkanal das Rükkenmark zu schädigen in der Lage ist. An unserem Material fanden sich eigenartige Degenerationen sowohl im Ligamentum flavum als auch in den Disci intervertebrales.

14. Rückenmark, Maße

a) Rückenmark, postnatale Querschnittsveränderungen

Stern (1908) errechnete die Querschnittsflächen des Rückenmarks von Neugeborenen bis zu 82jährigen. Er stellte an allen der von ihm untersuchten Segmente zwischen Neugeborenenzeit und ca. 30. Lebensjahr eine Zunahme und anschließend eine Abnahme des Rückenmarkquerschnittes fest. Die Hinterstränge nehmen beim Neugeborenen z. B. 20% der Querschnittsfläche, beim 58jährigen 27% und beim 82jährigen wieder 20% des Querschnittes an der Intumescentia cervicalis ein. An Brustsegmenten besetzt der Hinterstrang bei Neugeborenen 18%, bei Neun- und Dreißigjährigen ca. 25% und bei 82jährigen wieder 18% des Querschnitts. Im Bereich von etwa L_3 nimmt der Hinterstrang bei Neugeborenen 21%, bei Neunjährigen 25%, bei 62jährigen 18,5% ein.

Die Vorderseitenstränge (wohl Seitenstränge) besetzen bei Neugeborenen im Bereich der Intumescentia cervicalis z. B. 46%, bei 29jährigen 53% und bei 82jährigen 49%, im Brustbereich nimmt der Seitenstrang bei Neugeborenen ca. 50%, bei 30jährigen 52% und bei 82jährigen 50% ein. Im Lendenbereich machen die entsprechenden Zahlen bei Neugeborenen 36%, bei einem 34jährigen 43% und beim 62jährigen 41% aus.

Die graue Substanz macht im Bereich der Intumescentia cervicalis bei Neugeborenen 32%, bei einem 29jährigen 19% und beim 82jährigen wieder 21% aus. Im Brustbereich liegen die Zahlen für Neugeborene bei 31%, bei 30jährigen bei 18% und bei 82jährigen bei 24%. Bei L_3 besetzt die graue Substanz bei Neugeborenen 42%, bei 34jährigen 33% und bei 62jährigen 40% (s. Abb. 10).

Nordqvist gab z. B. Messungen an Myelogrammen bekannt. Demnach beträgt der sagittale Durchmesser des Rückenmarks bei Neugeborenen in Höhe von T_1 im

Mittel 5,5, bei Einjährigen 6,25 und bei Sechs- bis Zehnjährigen 7,5 mm. Bei Erwachsenen von 18 bis 69 Jahren liegen die Mittelwerte des Sagittaldurchmessers des Rückenmarks bei T_1 und T_2 um 8 mm, bei T_6 um 7,5 mm und in Höhe des 12. Brustwirbels bei 9,8 mm (s. Abb. 14). Die entsprechenden Werte des Sagittaldurchmessers des Cavum subarachnoideale betragen bei 18- bis 49jährigen z. B. bei T_1 bis T_2 ca. 13,5 mm, bei T_6 etwas über 12 mm und bei T_{11} und T_{12} zwischen 13 und 14 mm. Betont sei, daß bei höheren Altersgruppen insbesondere im mittleren Thorakalbereich die Weite des Cavum subarachnoideale größer als bei 18- bis 49jährigen ist.

b) Rückenmark, Länge (s. Abb. 13).

Relativ wenige Angaben liegen uns über das postnatale Wachstum des Rückenmarks vor. Nach Ravenel (1877) beträgt die ganze Länge des Rückenmarks bei Neugeborenen 15,5 (15–16,5 cm), bei einem 3 Monate alten Kind 17, bei einem 2jährigen 24,5, beim 5jährigen 30,0 und bei einem 9jährigen 28,0 cm.

McCotter (1916) untersuchte die Rückenmarklänge an 234 Leichen zwischen Foramen magnum und unterstem Wurzelfaden von S_4. Er fand eine mittlere Länge bei Männern von 44,79 cm und bei Frauen eine von 41,8 cm, Befunde, die geringere Maße ausweisen als jene von Pfitzner (1884) und Moorhead (1895). Dies hängt meiner Meinung nach mit den unterschiedlichen Meßmethoden zusammen. Er betonte, daß sich sichere Relationen zwischen Wirbelsäulen- und Rückenmarklänge nicht ergeben, doch im allgemeinen kurze Wirbelsäulen mit kurzen Rückenmarken und lange Wirbelsäulen mit langen Rückenmarken ausgestattet sind. Nach Lassek und Rasmussen (1938) ist bei einer Körperlänge von 178 cm die Medulla spinalis 40,97 cm lang. Barson und Sands (1977) untersuchten erneut die Rückenmarklänge von 5 Männern und 5 Frauen und stellten eine mittlere Länge von 43,08 cm fest.

Der Halsteil des Rückenmarks mißt bei Männern nach Ravenel (1877) 9,9 (8,0–11,5) cm, nach Lassek u. Rasmussen (1938) 9,48 cm und nach Barson u. Sands (1977) $9{,}42 \pm 0{,}78$ cm.

Der Brustteil des Rückenmarks besitzt nach Ravenel (1877) bei Männern eine Länge von 26,2 (25–27) cm, bei Frauen eine von 22,9 (18,8–24,5) cm. Lassek u. Rasmussen z. B. ermittelten eine Länge von 23,14 cm, Barson u. Sands (1977) eine von $24{,}23 \pm 2{,}09$ cm.

Der Lendenabschnitt (von Ravenel als Bauchteil bezeichnet) ist seinen Befunden zufolge bei Männern 5,1 (4,2–7,0) cm lang, bei Frauen 5,7 (4,7–7,0) cm. Lassek und Rasmussen bestimmten eine Länge von 5,36 cm, Barson und Sands eine von $5{,}87 \pm 0{,}67$ cm.

Der Sakralteil ist nach Ravenel (1877) bei Männern 3,6 (0,7–7,2) cm lang, bei Frauen 3,1 (0,2–4,5) cm. Lassek u. Rasmussen (1938) gaben eine Länge von 2,09 cm, Barson u. Sands (1977) eine von $3{,}59 \pm 1{,}02$ cm an. An unserem Material ergab sich z. B. (an der Rückseite vermessen) eine Gesamtlänge des Lumbalmarks von 3,53 cm im Mittel und eine des Sakralmarks von 2,49 cm (Lang u. Geisel 1983).

Wir betonten, daß die vordere Länge in diesem Lordosenbereich größer als die hintere ist.

c) Rückenmark, Sagittaldurchmesser

1983 wurde an unserem Material der Sagittaldurchmesser des Halsmarkes bestimmt (siehe Neuroorthopädie 1). An der Abb. 14 sind anatomisch und myelographisch bestimmte Sagittaldurchmesser der verschiedenen Rückenmarkabschnitte zusammengefaßt.

15. Pia mater, Ligamentum denticulatum und Dura mater

1963 untersuchten wir (Lang u. Emminger) an 30 Präparaten den Faserverlauf der Pia mater spinalis. Abgesehen von der sogenannten Intima piae liegen in der äußeren Schicht (Epipia) vorwiegend kollagene Fasern vor. Wir konnten direkte Übergänge der kollagenen Fasern der Pia mater in das Ligamentum denticulatum und in die Dura mater feststellen. Diese bilden an der Vorder- und Rückseite des Rückenmarks teils oberflächlich, teils tief verlaufende Gitterstrukturen aus und sind außerdem mit einem dorsal stärker entwickelten Längsfasersystem verknüpft. Wir betonen, daß in der Epipia mater spinalis ventralis zwei oberflächliche Schrägfasersysteme ausgebildet sind, die von den kranialen Zacken des Ligamentum denticulatum nach kaudal und medial zum Rückenmark ziehen und die Medulla spinalis in Schrägtouren umfassen. Einen Teil der Fasern konnten wir ins Septum medianum ventrale hinein verfolgen. Vom mittleren Brustmark an schichten sich die Fasern der ventralen Pia um. Die oberflächlichen kollagenen Fasern ziehen in diesen Piabezirken von der Gegend der Fissura mediana ventralis eines Brustsegmentes nach lateral und kaudal zum Ligamentum denticulatum. Die gegensinnig verlaufenden Fasern ziehen in der tiefen Epipiaschicht. Ähnliche Faserverläufe konnten wir im Lenden-, Sakral- und Konusbereich feststellen.

Betont sei, daß auch die von allen Seiten, besonders aber im Septum medianum ventrale eindringenden Blutgefäße sowie zartere Septen besonders im Hinterstranggebiet eine Verankerung der Pia mater am Rückenmark bewirken.

Ein über das Ligamentum denticulatum auf die Pia einwirkender Zug wird demnach auf das nervöse Zentralorgan übertragen. Nach Breig (1960), der während der Dorsalflexion Meßmarken an der dorsalen Rückenmarkfläche anbrachte, entfernen sich diese bei Ventralflexion voneinander und zwar im Halsabschnitt um 1,8–2,8 cm, im Brustbereich zwischen 0,9 und 1,3 cm und im Lendenabschnitt zwischen 1,0 und 2,0 cm. Wir sind der Meinung, daß die dorsal stärker ausgebildeten kollagenen Längsfaserzüge in der Pia mater einer Überdehnung des Rückenmarks entgegenwirken. Von Lanz (1928) untersuchte die Verlagerungen des Durasackes bei verschiedenen Bewegungen. Auch er konnte bei der Ventralflexion die ausgiebigsten Bewegungen im oberen Brustbereich und zwar nach kranial feststellen. Auch die Dura mater (die dorsal bis zu 0,5 mm dick ist – ventral 0,1–0,2 mm stark) kann wegen ihrer starken Längsfaserschicht dorsal einwirkenden Zugkräften entgegenwirken. Eine Verlängerung des Rückenmarks bei Ventralflexion um 6,1 cm, wie Breig dies annimmt (nach Decker 1961 sogar um 6,4 cm), scheint mir allerdings unwahrscheinlich. Von Lanz (1928) studierte die transversale, ventrale und dorsale Zügelung des Rückenmarks und beschrieb insbesondere die

Verspannungseinrichtungen der Dura mater. An unserem Material fanden sich 19–23 Zacken des Ligamentum denticulatum, die im oberen Bereich nach kranial, im kaudalen nach seitlich und kaudal ziehen. Die letzte besonders stark ausgebildete Zacke schwenkt unterhalb der Wurzeltasche des 1. Lendennervs in die harte Rükkenmarkhaut ein.

16. Recessus lateralis und Foramen intervertebrale, Inhalt

Als Recessus lateralis wird der Eingangstrichter in die Canales intervertebrales bezeichnet. Diese sich nach lateral verengende Zone ist vorne oben begrenzt vom Grundplattenanteil und unteren Wirbelkörperanteil des nächstoberen Wirbels, oben von der Abgangsregion des nächstoberen Pediculus und dessen Incisura vertebralis inferior, welche auch den oberen hinteren Umfang stellt. Dann folgt die Region der Articulationes zygapophyseales und unten die in der Regel seichtere Incisura vertebralis superior des nächstunteren Wirbels. Wichtig ist die Zone um den vorderen Umfang, die begrenzt wird vom Deckplattenabschnitt des nächstunteren Wirbels und dem Annulus fibrosus zwischen den beiden benachbarten Wirbeln.

In diese Zone strahlen im unteren Abschnitt der Brustwirbelsäule Fasern der tiefen Schicht des Ligamentum longitudinale posterius ein. Die Engzonen der Canales intervertebrales liegen seitlich der Recessus laterales, dann folgt ein kurzer Ausgangstrichter der jeweiligen Canales intervertebrales. Durch diese Pfortenregion hindurch verlaufen medial die Wurzeltaschen, die sich im Bereich der Canales intervertebrales miteinander vereinigen. Dort liegt auch die Zone der Ganglia spinalia. Am äußeren Pfortenbereich haben sich in der Regel die Rami ventrales, Rami dorsales sowie die Rami communicantes bereits von den jeweiligen Spinalnerven abgegliedert. Weiterhin ziehen durch die Canales intervertebrales die Venae intervertebrales aus dem Wirbelkanal aus und die Rami spinales der segmentalen Arterien in den Wirbelkanal ein. Eingebettet sind diese Leitungswege in lockeres Fettgewebe, das aus dem Cavum epidurale in das umgebende Körperfett übergeht.

a) Wurzeltascheneingänge

1982 bestimmten wir (Lang u. Bartram) die unterschiedliche Ausformung der Wurzeltascheneingänge an aufgespreizten Abschnitten der Dura mater auch im Brustbereich. Es zeigte sich, daß bei T_1 z.B. rechts mittlere Abstände der Duratascheneingänge von 0,89 (0,2–2,0) mm bestehen, links von 0,71 (0,2–1,3) mm. Die dazwischen liegende Durazone wurde von verschiedenen Autoren als Durasporn bezeichnet. So sieht diese Region tatsächlich von der Innenseite her betrachtet aus. Betont sei jedoch, daß wir in den meisten Fällen unterschiedlich lange und unterschiedlich dicke Durahülsen für die Radix ventralis und Radix dorsalis feststellen konnten. Weiterhin sei darauf hingewiesen, daß wir z.B. bei T_1 und zwar in 100% rechts und in 73% links zweifache Duratascheneingänge feststellten. An der linken Seite fand sich jedoch in 20% nur eine, in 7% an diesem Segment 3 Durataschen. Betont sei, daß wir gelegentlich z.B. bei T_9 auch 4 Duratascheneingänge auffanden.

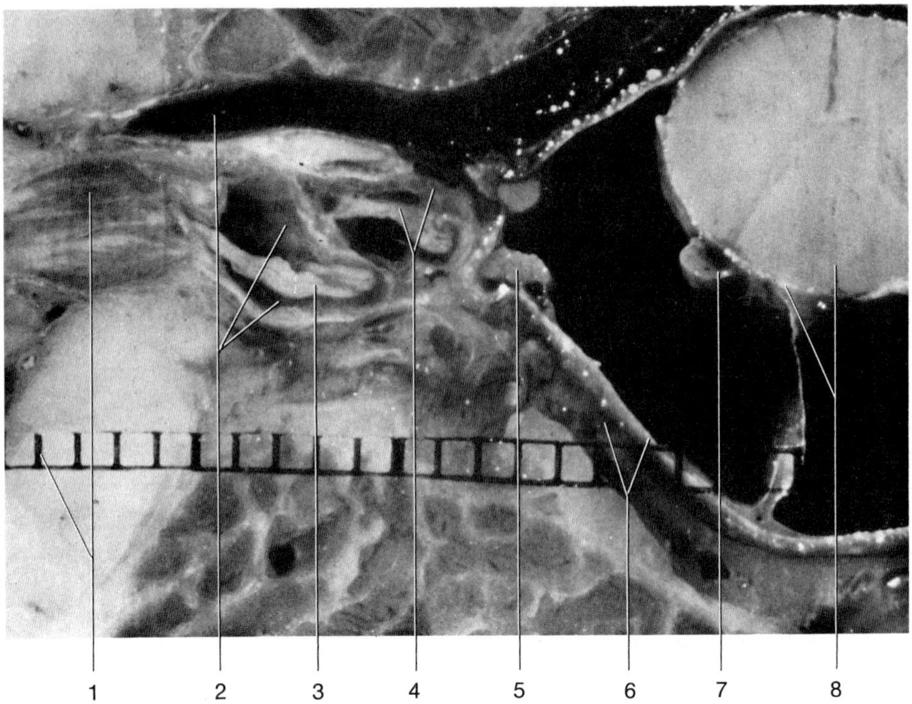

Abb. 15. Wurzeltaschenzyste bei T_8, Querschnitt von unten, 63 Jahre, männlich. *1* Ganglion spinale und Millimeterpapier. *2* V. intervertebralis und Wurzeltaschenzyste. *3* Filum radiculare dorsale. *4* Filum radiculare ventrale und A. spinalis. *5* Radix dors. T_9. *6* Spatium epidurale dorsale und Dura mater. *7* Radix dorsalis T_{10}. *8* Sulcus med. dors. und Pia mater

Von Lanz (1929) konnte makroskopisch zwischen T_2 und T_{11} jeweils getrennte Durascheneingänge nachweisen. Dies scheint verständlich, da auch an unserem Material im Brustbereich die größten Abstände zwischen den Durascheneingängen vorliegen. Lediglich bei C_1 und C_2 fanden wir gleich große oder größere Abstandsmaße. Es kommen jedoch auch im Halsbereich am häufigsten zwei Durascheneingänge vor (zwischen 50 und 100%, je nach Segment). Außerdem fanden sich gelegentlich nur einzelne Durascheneingänge (zwischen 0 und 25%), dreifache Durascheneingänge zwischen 0 und 39% je Segment und vierfache Eingänge im Halsbereich an einem Segment in 5,5%. Im oberen Lendenbereich konnten wir ebenfalls am häufigsten zwei Durascheneingänge nachweisen.

Die in die Durataschen eindringenden Radices ventrales et dorsales sind auf eine Strecke weit von Arachnoidea umhüllt. Dann verschmilzt diese an der Innenseite der Duratasche mit der an der Außenseite der Radices verlaufenden Arachnoidea miteinander und bildet einen sogenannten Angulus arachnoidealis. In dessen Bereich finden sich alle Kennzeichen der Arachnoidea (zellige Flecken, Corpora arenacea u.a. in einem arachnoidealen Balkenwerk). Gelegentlich konnten wir auch Granulationes arachnoideales an dieser Zone nachweisen, die möglicherweise der Rückresorption des Liquor cerebrospinalis dienen. Am häufigsten finden sich diese Anguli arachnoideales lichtmikroskopisch im distalen Zweidrittelbereich der jeweiligen Wurzelscheiden, und zwar an den Hinterwurzeln etwas weiter distal als an den Vorderwurzeln. Vorweg sei betont, daß sich Wurzeltaschenzysten am häufigsten an den Hinterwurzeln nachweisen ließen. Diese kommen am häufigsten im sakralen Bereich vor, gelegentlich jedoch auch im Brustabschnitt (siehe Abb. 15) (Lang, in Neuroorthopädie 2, 1984). Betont sei, daß im sakralen Bereich von Abbott et al. (1957) so große Wurzeltaschenzysten nachgewiesen wurden, daß sie den Canalis sacralis auftrieben und teilweise erodierten.

b) Aszendierende Wurzeltaschen

Reid (1958) wies darauf hin, daß weder in anatomischen Lehrbüchern, noch in neurologischen Werken der Aufwärtsverlauf der Wurzeltaschen dargestellt ist und bezeichnete dies Verhalten als Angulation. Eine entsprechende Angulation machen auch die die Wurzeltaschen begleitenden Arterien und Venen mit. Er betont, daß aszendierende Nervenwurzelscheiden nicht notwendigerweise neurologische Ausfälle zur Folge haben. An 29 männlichen und 21 weiblichen Leichen von Neugeborenen bis zum 80. Lebensjahr stellte er aszendierende Wurzeltaschen an 31 der 50 untersuchten Präparate fest, und zwar maximal 12 Nervenpaare an einem Präparat. Bei den 12 Fällen von unter 25jährigen konnte ein aszendierender Verlauf nicht nachgewiesen werden, jedoch an 31 der 38 älteren Untersuchungsobjekte. Reid diskutiert die Frage, ob eine degenerative Verkürzung der Wirbelsäule und passives Absinken der Dura mater und des Rückenmarks im Spinalkanal diese Angulation hervorrufen können. 1960 legte Reid seine Untersuchungen nach 80 Präparationen an Leichen von 5jährigen und älteren vor und fand im Thorakalbereich z. B. bei Kindern und Jugendlichen zwischen 5 und 15 Jahren in 30% transversal verlaufende oder aszendierende Wurzeltaschen, bei 36- bis 45jährigen lag dies Verhalten in 85% vor, in ähnlichen Prozentzahlen bei älteren Menschen. Der Abgang der Wurzeltasche aus dem gemeinsamen Durasack befand sich in einem Fall (bei T_5) 8 mm unterhalb des entsprechenden Foramen intervertebrale. Einen derartigen Aufwärtsverlauf stellte Reid am häufigsten zwischen C_8 und T_9 fest, weniger häufig ober- bzw. unterhalb davon. Betont sei, daß Frykholm (1951) häufiger als Reid bei C_6, C_7 und C_8 transversale oder Aufwärtsverläufe der Wurzeltaschen ermittelte. Ob diese aszendierenden Wurzeltaschen durch unterschiedliches Wachstum zwischen Wirbelsäule und Dura, durch eine Abwärtsverlagerung der Dura durch die unteren Haltebänder oder passiv durch ein Absinken der Dura innerhalb des Rückenmarkkanals oder Verkürzung des Spinalkanals bei älteren Menschen verursacht sind, wird diskutiert. In einer weiteren Arbeit untersuchte Reid (1960) die Verlagerung der Dura gegenüber der Wirbelsäule und dem Rückenmark (ohne die Untersuchungen von Lanz u. Breig zu kennen) und stellte erneut Aufwärtsverlagerungen der Dura mater bei Hals- und Kopfbeugen fest und Abwärtsverlagerungen bei Dorsalflexionen und zwar insbesondere im Halsabschnitt der Dura mater und des Rückenmarks. An den jeweiligen Nervenwurzeln im Halsbereich eingestochene Nadeln entfernten sich bei Maximalbeugung um etwa 1 mm voneinander, was eine Streckung dieses Gebietes um etwa 10% im Halsbereich ausmacht. Im oberen Brustbereich liegen die Werte bei der Beugung von Kopf und Hals nach vorne bei 4,4%, zwischen T_7 und T_{11} bei 2,8%. Bei Beugung der gesamten Wirbelsäule ergaben sich im oberen Brustbereich

Werte von 5,8%, im unteren von 3,2%. Die Wurzeltaschen von C_6 und C_7 fand er z. B. bei Überstreckung der Halswirbelsäule und der Kopfgelenke nahe an den jeweils unteren Umfängen der Foramina intervertebralia und bei Beugung mehr an deren oberen Rändern. Bei Lateralbewegungen oder Armabduktionen bzw. Zug am Arm nach abwärts verlagerten sich ebenfalls die Halswurzeln etwas. Von seinen Figuren 1 und 2 ist abzulesen, daß bei maximaler Streckung der Wirbelsäule Aufwärtsverläufe der Wurzeltaschen vorkommen, die bei maximaler Beugung in transversale bzw. in Abwärtsverläufe übergehen. 1966 stellte Kubik mehrere Verlaufstypen der Wurzeltaschen einander gegenüber und stellte insbesondere bei T_1 (aber auch im zervikalen Bereich) vom 8½ten Lebensjahr an Aufwärtsverläufe der Wurzeltaschen fest. 1969 beschrieb er gemeinsam mit Müntener außer den absteigenden Wurzeltaschen Transversalverläufe, Aufwärtsverläufe und sogenannte gemischte Typen. Auch diese Autoren betonen, daß eine Altersabhängigkeit des Verlaufs der Wurzeltaschen nachzuweisen ist.

Literatur

Abbott KH, Retter RH, Leimbach WH (1957) The role of perineural sacral cysts in the sciatic and sacrococcygeal syndromes. J Neurosurg 14:5–21

Adamkiewicz A (1882) Die Blutgefäße des menschlichen Rückenmarkes. II. Teil. Die Gefäße der Rückenmarkoberfläche. SB Heidelberg Akad Wiss 85:101–130

Aeby Ch (1871) Lehrbuch der Anatomie. Leipzig

Aeby Ch (1879) Die Altersverschiedenheiten der menschlichen Wirbelsäule. Arch Anat Physiol 77, zit. nach Dzialles und Lippert (1960)

Agduhr (1934) zit. nach Blinkov und Glezer (1968)

Akaike T (1983) Neuronal organization of the vestibulospinal system in the cat. Brain Res 259/2:217–227

Alexander WF (1949) Inconstant sympathetic ganglia located in relation to upper lumbar nerves in man. Anat Rec 103:418–419

Alexander WF (1949) Sympathetic connection pathways independent of sympathic trunks – their surgical implications. J Int Surg 12:111–119

Asch GTh von (1750) De primo pare nervorum medullae spinalis. Inaug. Diss. Göttingen

Barnes S (1901) Degenerations in hemiplegia: with special reference to a ventrolateral pyramidal tract, the accessory fillet and Picks bundle. Brain 24:463–501

Barone R (1960) La substance blanche et ses courants de fibres dans la moelle épinière des mammifères. Rev Med Vétérin 111:288–303

Barson AJ, Sands J (1977) Regional and segmental characteristics of the human adult spinal cord. J Anat 123:797–803

Becker RF, Grunt JA (1957) The cervical sympathetic ganglia. Anat Rec 127:1–14

Benninghoff A (1950) In: Benninghoff/Goerttler (Hrsg) Lehrbuch der Anatomie des Menschen. 3. Bd. 3. Aufl. Urban & Schwarzenberg, München-Berlin

Bernard C (1862) Recherches expérimentales sur les nerfs vasculaires et calorifiques du grand sympathique. J. Physiol. de l'homme et des animaux, T5, p 383–418

Biedl A (1958) Neurol. Zbl. 14:434 und 493 (1895) zit. nach Giok

Breig A (1960) Biomechanics of the central nervous system. Almqvist & Wiksell, Uppsala

Brown-Sèquard CE (1860) Lectures on the physiology and pathology of the central nervous system. Collins, Philadelphia

Bucy PC, Fulton JF (1933) Ipsilateral representation in the motor and premotor cortex of monkeys. Brain 56:318–342

Busch W (1951) Beitrag zur Anatomie und Topographie des lumbalen sympathischen Grenzstranges. Helv Chir Acta 17:2–143

Carvalho CA, Ferraz de (1970) Weitere Beobachtungen über die funktionelle Anatomie der Wirbelsäule bei menschlichen Feten. Rev Bras Biol 3 (3–4):59–63
Clara M (1959) Das Nervensystem des Menschen. 3. Aufl., Barth, Leipzig
Clemens HJ (1970) Die Vaskularisation der Wirbelsäule und des Rückenmarks. In: Trostdorf E, Stender HS (Hrsg) Wirbelsäule und Nervensystem. Thieme, Stuttgart
Cook AW, Kawakami Y (1977) Commissura myelotomy. J Neurosurg 47:1–6
Corbin JL (1961) Anatomie et pathologie artérielles de la moelle. Masson & Cie., Paris
Cowley RA, Yaeger GH (1949) Anatomic oberservations on the lumbar sympathetic nervous system. Surgery 25:880–890
Dabelow A, Carvalho CA, Ferraz de, Stofft H (1967) Der Umbau der inneren Struktur des Wirbelkörpers und seines Bandapparates vom Neugeborenen zum Erwachsenen (Ein Wechsel von der Wachstumsstruktur zur funktionellen Struktur). Verh Anat Ges 61:563–571
Decker K (1961) La Mobilité de la moelle Epinière dans le Canal Médullaire. Ann Radiol (Paris) 4:515–529
Decker K (1961) Atlantooccipitale Übergangsstörungen – Röntgendiagnostik und klinische Bedeutung. Wiederherstellungschir Traum 6:106–132
DeMyer W (1959) Number of axons and myelin sheaths in the adult human medullary pyramids. Study with silver impregnation and ion hematoxylin staining methods. Neurology [Minneapolis] 9:42–47
Donaldson HH, Davis DJ (1903) A description of charts showing the areas of the cross sections of the human spinal cord at the level of each spinal nerve. J Comp Neurol 13:19–40
Dziallas P, Lippert H (1960) Über umwegige Entwicklungsvorgänge an den Wirbelkörpern des Menschen. Gegenbaurs Morphol Jahrb 100:747–769
Ewald (1924) zitiert nach Günther
Eyring EJ (1969) The biochemistry and physiology of the intervertebral disks. Clin Orthop 67:16–28
Ferraro A, Barrera SE (1935) Posterior column fibers and their termination in Macacus rhesus. J Comp Neurol 62:507–530
Flechsig P (1876) Die Leitungsbahnen im Gehirn und Rückenmark des Menschen. Engelmann, Leipzig
Foerster O (1935) Über Störung der Thermoregulation bei Erkrankungen des Gehirns und Rückenmarks und bei Eingriffen am Zentralnervensystem. Jb Psychiat Neurol 52:1–14
Friedländer A (1958) Neurol Zbl 17:351 und 397 (1898), zitiert nach Giok
Frykholm R (1951) Lower cervical nerve roots and their investments. Acta Chir Scand 101:457–471
Frykholm R (1951) Cervical nerve root compression resulting from disc degeneration and root sleevs fibrosis. Acta Chir Scand [Suppl] 160:1–149
Gardner E (1940) Decrease in human neurones with age. Anat Rec 77:529–536
Giok S (1958) The fasciculus intermediolateralis of Loewenthal in Man. Brain 81:577–587
Glees P, Bailey P (1951) Schichtung und Fasergröße des Tractus spinothalamicus. Monatsschr Psychiat Neurol 122:129–141
Gozulov SA, Korzehn Y, Skrupnik VG, Sushkov YN (1966) Issledovaniye prochnosti pozvonkov cheloveka na szhatiye. Arkh Anat Gistol. Embriol 43–51
Gross D (1967) Therapie über das Nervensystem, Bd. 8, Schmerz und Schmerztherapie. Gross D (Hrsg) Hippokrates, Stuttgart
Grote W, Roosen CW (1976) Die percutane Chordotomie. Langenbecks Arch Chir 342:101–108
Günther C (1924) Tonische Drehreaktionen auf den Kopf, das Becken und den Rumpf beim Menschen. Hals-Nasen- und Ohrenheilk 7:275–283
Guèrin J, Bioulac B (1979) The Anatomical and Physiological Organization of Motor Activity in the Spinal Cord. Anatomia Clinica 1:267–289
Ha H, Liu C-N (1968) Cell origin of the ventral spinocerebellar tract. J Comp Neurol 133:185–205
Häggqvist G (1936) Analyse der Faserverteilung in einem Rückenmarkquerschnitt (Th_3). Z Mikrosk Anat Forsch 39:1–34
Hanaway J, Smith JM (1979) Synaptic fine structure and the termination of corticospinal fibers in the lateral basal region of the cat spinal cord. J Comp Neurol 183:471–486

Handwerker HO, Zimmermann M (1976) Schmerz und vegetatives Nervensystem. Physiologie. In: Klinische Pathologie des vegetativen Nervensystems. In: Sturm A, Birkmayer W (Hrsg) Klinische Pathologie des vegetativen Nervensystems. Fischer, Stuttgart

Hasselwander A (1938) Bewegungssystem. In: Peter K, Wetzel G, Heiderich F (Hrsg) Handbuch der Anatomie des Kindes, Bd. 2. Bergmann, München S 494–499

Hellweg, zitiert nach Obersteiner (1900)

Hilbert R (1878) Zur Kenntnis der Spinalnerven. Diss med Königsberg

Hinck VC, Clark WM, Hopkins CE (1966) Normal interpediculate distances in children and adults. Am J Roentgenstr 97:141–153

Hirschfeld L (1866) Traité et iconographie du système nerveux et des organes des sens de l'homme. Neurologie et Esthesiologie (atlas). Masson et Fils, Paris

Hovelacque A (1927) Anatomie des nerfs craniens et rachidiens et du systeme grand sympathique chez l'homme. Gaston Doin & Cie., Paris

Huber (1744) zitiert nach Henle (1871)

Jellinger K (1966) Experimentelle Untersuchungen zur Frage der arteriellen Versorgungsgebiete des Rückenmarks. Acta Neuropathol (Berl) 6:200–207

Kadyi H (1886) Über die Blutgefäße des menschlichen Rückenmarks. Anat Anz 1:304–314

Kato I, Miyoshi T, Pfaltz CR (1977) Studies on habituation of vestibulospinal reflexes. Effects of repetitive optokinetic and vestibular stimuli upon the stepping. ORL J Otorhinolaryngol Relat Spec 39:195–202

Kennard MA (1935) Corticospinal fibers arising in the premotor area of the monkey as demonstrated by the Marchi method. Arch Neurol Psychiat 33:698–711

Kerr FWL (1975) The ventral spinothalamic tract and other ascending systems of the ventral funiculus of the spinal cord. J Comp Neurol 159:335–356

Kerr FWL, Brown JA (1964) Pupillomotor Pathways in the Spinal Cord. Arch Neurol 10:262

Keswani NH, Hollinshead WH (1956) Localization of the phrenic nucleus in the spinal cord of man. Anat Rec 125:683–699

Keyserlingk D, Graf v, Schramm U (1984) Diameter of Axons and Thickness of Myelin Sheaths of the Pryamidal Tract Fibres in the Adult Human Medullary Pyramid. Anat Anz 157:97–111

King RB (1977) Anterior commissurotomy for intractable pain. J Neurosurg 47:7–11

Koelliker A von (1893/96) Handbuch der Gewebelehre des Menschen. W. Engelmann, Leipzig

Kornhuber HH (1969) Physiologie und Klinik des vestibulären Systems. Arch Klin Exp Ohr-Nas-Kehlk-Heilkde 194:111–148 (Kongreßbericht)

Kubik St (1966) Zur Topographie der spinalen Nervenwurzeln. Acta Anat (Basel) 63:324–345

Kuhlendahl H (1970) Analyse der Biomechanik von Halswirbelsäule und Rückenmark. In: Trostdorf E, Stender HSt (Hrsg) Wirbelsäule und Nervensystem. Thieme, Stuttgart, S 16–18

Lang J (1983) Funktionelle Anatomie der Halswirbelsäule und des benachbarten Nervensystems. In: Hohmann D, Kügelgen B, Liebig K, Schirmer M (Hrsg) Halswirbelsäulenerkrankungen mit Beteiligung des Nervensystems (Neuroorthopädie 1). Springer, Berlin Heidelberg New York Tokyo

Lang J (1984) Morphologie und funktionelle Anatomie der Lendenwirbelsäule und des benachbarten Nervensystems. In: Hohmann D, Kügelgen B, Liebig K, Schirmer M (Hrsg) Lendenwirbelsäulenerkrankungen mit Beteiligung des Nervensystems (Neuroorthopädie 2). Springer, Berlin Heidelberg New York Tokyo

Lang J, Baldauf R (1983) Beitrag zur Gefäßversorgung des Rückenmarks. Gegenbaurs Morphol Jahrb 129:57–95

Lang J, Bartram C-Th (1982) Über die Fila radicularia der Radices ventrales et dorsales des menschlichen Rückenmarks. Gegenbaurs Morphol Jahrb 128:417–462

Lang J, Emminger A (1963) Über die Textur des Ligamentum denticulatum und der Pia mater spinalis. Z Anat Entwickl-Gesch 123:505–522

Lang J, Geisel U (1983) Über den lumbosakralen Teil des Durasackes und die Topographie seines Inhalts. Morphol Med 3:27–45

Lanz T von (1928) Zur Struktur der Dura mater spinalis. Verh Anat Ges 37:78–87

Lanz T von (1929) Über die Rückenmarkshäute. I. Die konstruktive Form der harten Haut des menschlichen Rückenmarks und ihrer Bänder. Arch Entwickl-Mech Org 118:252–307

Lassek AM (1942) The human pyramidal tract. Arch Neurol Psychiat 47:422–427

Lassek AM (1942) The pyramidal tract. A study of retrograde degeneration in the monkey. Arch Neurol Psychiat 48:561–567
Lassek AM (1942) The human pyramidal tract. IV. A study of the mature, myelinated fibers of the pyramid. J Comp Neurol 76:217–225
Lassek AM (1954) The pyramidal tract: its status in medicine. C.C. Thomas, Springfield, Ill
Lassek AM, Rasmussen GL (1938) A quantitative study of the newborn and adult spinal cords of man. J Comp Neurol 69:371–379
Lavdowsky M (1891) Vom Aufbau des Rückenmarks. Arch Mikroskop Anat 38:264–301
Leriche (1915) zit. nach Mahorner (1944)
Lesshaft P (1892) Grundlagen der theoretischen Anatomie. 1. Teil, J. C. Hinrichs'sche Buchhandlung, Leipzig
Levi E (1906) Studien zur normalen und pathologischen Anatomie der hinteren Rückenmarkswurzeln. Arb. a. d. Neurol. Inst. an der Wiener Univ., Wien 13:62–77
Levin PM, Bradford FK (1938) The exact origin of the cortico-spinal tract in the monkey. J Comp Neurol 68:411–422
Lippert H (1962) Wachstum und Rückbildung menschlicher Skeletmuskeln. Z Anat Entwickl-Gesch 123:9–31
Lippert H, Dziallas P (1961) Über den Ascensus des Rückenmarks und die Variabilität der Wirbelzahl nach Untersuchungen an menschlichen Feten. Gegenbaurs Morphol Jahrb 102:79–92
Lippert H, Lippert E (1960) Über allometrisches Wachstum der Wirbelkörper des Menschen. Z Anat Entwickl Gesch 122:22–41
Lissauer H (1885) Beitrag zur pathologischen Anatomie der Tabes dorsalis und zum Faserverlauf im menschlichen Rückenmark. Neurol Cbl 4:245–246
Lüderitz C (1881) Über das Rückenmarksegment. Ein Beitrag zur Morphologie und Histologie des Rückenmarks. Arch Anat Physiol Anat Abt 423–495
McCotter RE (1916) Regarding the length and extent of the human medulla spinalis. Anat Rec 10:559–564
Mahorner H (1944) Control of pain in posttraumatic vascular disturbances. Surg Gynecol Obstet 78:657–658
Malobabič S (1980) Anastomosen zwischen den lumbalen Grenzsträngen. Verh Anat Ges 74:833–834
Martin R, Saller K (1959) Lehrbuch der Anthropologie, Bd. II. Fischer, Stuttgart
Marchi V (1958) Riv Sper Freniat 12, 50 (1886) zitiert nach Giok
Mendell LM, Wall PD (1964) Pre-synpatic hyperpolarisation: a role for fine afferent fibres. J Physiol (Lond) 172:274–294
Melzack R, Wall PD (1965) Pain mechanisms: A new theory. A gate control system modulates sensory input from the skin before it evokes pain perception and response. Science 150:971–979
Messerer O (1880) Über Elasticität und Festigkeit der menschlichen Knochen. Verlag der J. G. Cotta'schen Buchhandlung, Stuttgart
Mizuno N, Sauerland EK, Clemente CD (1968) Projections from the orbital gyrus in the cat. I. To brain stem structures. J Comp Neurol 133:463–475
Moorhead JH (1916) Anat Phys 29:48–52 (1895) zit. nach McCotter, RE
Nachemson A, Lewin T, Maroudas A, Freeman MAR (1970) In vitro diffusion of the dye through the end plates and the annulus fibrosus of the human lumbar intervertebral discs. Acta Orthop Scand 41:589–607
Nathan PW, Smith MC (1982) The rubrospinal and central tegmentals tracts in man. Brain J Neurol 105/2:223–269
Naylor A (1976) Intervertebral disc prolaps and degeneration. Spine 1/2:108–114
Noeske K (1958) Über die arterielle Versorgung des menschlichen Rückenmarks. Gegenbaurs Morphol Jahrb 99:455–497
Nomina Anatomica (1977) 4th ed.; approved by the 10th Int. Congr. of Anatomists, Tokyo 1975. Excerpta Medica, Amsterdam
Nordqvist L (1964) The sagittal diameter of the spinal cord and subarachnoid space in different age groups. Acta Radiol [Suppl] (Stockh) 227:1–96

Obersteiner H (1900) Bemerkungen zur Helweg'schen Dreikantenbahn. Arb. a. d. Neurol Inst. Wien, 7:286–300

Obersteiner H (1901) Anleitung beim Studium des Baues der nervösen Centralorgane im gesunden und kranken Zustande. 4. Aufl. Deuticke, Leipzig, Wien

Perlow S, Vehe KL (1935) Variations in the gross anatomy of the stellate and lumbar sympathetic ganglia. Am J Surg 30:454–458

Pfaltz CR, Kato I (1974) Vestibular habituation. Interaction of visual and vestibular stimuli. Arch Otolaryngol 100:444

Pfitzner W (1883) Ein Fall von accessorischen Spinalnerven. Gegenbaurs Morphol Jahrb 8:681–683

Pfitzner W (1884) Über Wachstumsbeziehungen zwischen Rückenmark und Wirbelkanal. Gegenbaurs Morphol Jahrb 9:99–116

Pick J (1970) The Autonomic Nervous System. (The Autonomic nerve supply of Thoracic viscera and blood vessels.) J. B. Lippincott Company, Philadelphia Toronto

Piscol K (1972) Die Blutversorgung des Rückenmarkes und ihre klinische Relevanz. In: Bauer HJ, Gänshirt H, Vogel P (Hrsg) Schriftenreihe Neurologie Band 8. Springer, Berlin Heidelberg New York

Piscol K (1976) Die offenen spinalen Schmerzoperationen (anterolaterale Chordotomie und kommisurale Myelotomie) in der modernen Schmerzbekämpfung. Langenbecks Arch Chir 342:91–99 (Kongreßbericht)

Plaue R (1972) Beziehungen zwischen Breite, Tiefe und Fläche von Brust- und Lendenwirbelkörpern. Fortschr Roentgenstr 116:469–472

Prestar FJ, Putz R (1982) Das Ligamentum longitudinale posterius – Morphologie und Funktion. Morphol Med 2:181–189

Ranson SW, Billingsly PR (1916) The conduction of painful afferent impulses in the spinal nerves. Studies in vasomotor reflex arcs. II. Am J Physiol 40:571–584

Ravenel M (1877) Die Maassverhältnisse der Wirbelsäule und des Rückenmarkes beim Menschen. Z Anat Entwicklungs-Gesch 2:334–356

Reid JD (1958) Ascending nerve roots and tightness of Dura mater. NZ J 57:16–26

Reid JD (1960) Ascending nerve roots. J Neurol Neurosurg Psychiatry 23:148–155

Reid JD (1960) Effects of flexion–extension movements of the head and spine upon the spinal cord and nerve roots. J Neurol Neurosurg Psychiatry 23:214–221

Rexed B (1952) The cytoarchitectonic organization of the spinal cord in the cat. J Comp Neurol 96:415–196

Rexed B (1954) A cytoarchitectonic atlas of the spinal cord in the cat. J Comp Neurol 100:297–379

Rosenberg E (1920) Die verschiedenen Formen der Wirbelsäule des Menschen und ihre Bedeutung. 1. Teil. G. Fischer, Jena

Schaffer J (1894) Die oberflächliche Gliahülle und das Stützgerät des weißen Rückenmarksmantels. Anat Anz 9:262–264

Scheibel ME, Scheibel AB (1969) Terminal pattern in cat spinal cord. III. Primary afferent collateral. Brain Res 13:417–443

Schiff M (1862) Sur les nerfs vaso-moteurs des extremités. CR Acad Sci (Paris) 55:400–403

Schiff M (1862) Des nerfs vaso-moteurs des membres anterieurs. CR Acad Sci (Paris) 55:425–427

Schliack H (1974) Störungen der Schweißsekretion. Image Roche 61:2–9

Schliack H (1976) Zur Frage der Einflußzonen des oberen thorakalen Grenzstranges. Aktuel Neurol 3:203–206

Schliack H, Fuhrmann H (1980) Reversible Läsion des lumbalen Grenzstrangs bei Flankentrauma. Aktuel Neurol 7:1–4

Schliack H, Schiffter R, Goebel HH, Schiffter-Retzlaw I (1972) Untersuchungen zur Frage der Schweißdrüseninnervation im Bereich des Gesichts. Acta Anat (Basel) 81:421–438

Shealy CN, Tyner CF, Taslitz N (1966) Physiological evidence of bilateral spinal projections of pain fibers in cats and monkeys. J Neurosurg 24:708–713

Simeone FA (1977) The lumbar sympathetic. Acta Chir Belg 76:17–26

Skoog (1947) zitiert nach Alexander (1949)

Smith MC (1957) The Anatomy of the spinocerebellar fibers in man. I. The course of the fibers in the spinal cord and brain stem. J Comp Neurol 108:285–352
Snyder R (1977) The organization of the dorsal root entry zone in cats and monkeys. J Comp Neurol 174:47–70
Stern R (1908) Ein Pickscher Bündel mit ungewöhnlichem Verlauf. Arb. a.d. Neurol. Inst. an der Wiener Universität 14:16–28
Stern R (1908) Beitrag zur Kenntnis der Form und Größe des Rückenmarkquerschnittes. Arb. a.d. Neurol. Inst. an der Wiener Universität 14:329–372
Szentàgothai-Schimert J (1942) Die Endigungsweise der absteigenden Rückenmarksbahnen. Z Anat Entwickl-Gesch 111:322–330
Szentagothai J (1967) The anatomy of integrative units in the nervous system. In: Recent development of neurobiology in Hungary. Akademiai Kiado, Budapest
Tower S (1949) The pyramidal tract. Chap. VI, pp. 149–172. In: The Precentral Motor Cortex. University of Illinois Press, Urbana, (Ill) 2nd ed
Türck L (1851) Über secundäre Erkrankung einzelner Rückenmarkstränge und ihrer Fortsetzungen zum Gehirne. Sitz.Ber. d. kaiserl. Akademie d. Wissensch. Math.-naturw. Cl. 6:288–312 (+Tafel VIII) Wien
Tulsi RS (1971) Growth of the human vertebral column. An osteological study. Acta Anat (Basel) 79:570–580
Turnbull IM (1971) Microvasculature of the human spinal cord. J Neurosurg 35:141–147
Veleanu C, Grün U, Diaconescu M, Cocota E (1972) Structural peculiarities of the thoracic spine. Their functional significance. Acta Anat (Basel) 82:97–107
Verhaart WJC, Kamer W (1952) The uncrossed pyramidal tract. Acta Psychiatr Neurol Scand 27:181–200
Virgin W (1951) Experimental investigation into the physical properties of the intervertebral disc. J Bone Joint Surg 33-B:607–611
Walter JG (1783) Tabulae nervosum thoracis et abdominis. Hirschwaldsche Buchhandlung, Berolini
Warwick R, Williams PL (1973) Gray's Anatomy. 35th ed. Longman Group, London
Weber W, Weber E (1894) In: Merkel F, Fischer O, Weber, Gebrüder, Wilhelm Webers Werke. (Hrsg) Springer, Berlin
Weil A, Lassek A (1929) The quantitative distribution of the pyramidal tract in man. Arch Neurol Psychiatry 22:495–510
Yakovlev PI, Rakic P (1966) Patterns of Decussation of Bulbar Pyramids and Distribution of Pyramidal Tracts on Two Sides of the Spinal Cord. Trans Am Neurol Assoc 91:366–367 New York
Yamada H (1970) Strength of biological materials. Williams and Wilkins, Baltimore
Ziehen Th (1899) Nervensystem. 1.–3. Abteilung. Centralnervensystem. I. Teil. Makroskopische und mikroskopische Anatomie des Rückenmarks. Makroskopische und mikroskopische Anatomie des Gehirns. G. Fischer, Jena

Funktionelle Anatomie der Rippenwirbelverbindungen

D. Hohmann

Mit dem Thema: „Funktionelle Anatomie der Rippenwirbelgelenke“ verbindet sich natürlich zunächst die Vorstellung ihrer Bedeutung für Thoraxbewegung und Atmung. Klinische Symptome von Funktionsstörungen dieser Gelenkverbindungen rücken diese Gelenke aber doch an den Rand der Brustwirbelsäulenerkrankungen mit Beteiligung des Nervensystems, wenn man z.B. an Schmerzen denkt, die im Verlauf der Intervertebralnerven entstehen.

Obwohl die Rippen nicht unmittelbares Bauelement der Wirbelsäule sind, so sind sie doch durch die Verbindung des Rippenköpfchens mit Wirbelkörper und Bandscheibe nicht vom funktionellen Begriff des Bewegungssegmentes zu trennen. Dies wird auch durch die Zugehörigkeit der Rippen und ihrer Bandverbindungen zu den ligamentären Stabilisierungsmechanismen der Wirbelsäule unterstrichen [14] (Abb. 1). Form und Funktion der Wirbelsäule beeinflussen andererseits Stellung und Beweglichkeit der Rippen in so hohem Maße, daß diese Zuordnung auch klinisch gerechtfertigt erscheint.

Die Rippen entwickeln sich aus den Processus costarii des primitiven Wirbelbogens. Der Querfortsatz wächst dorsal/lateral des vertebralen Endes der Rippenanla-

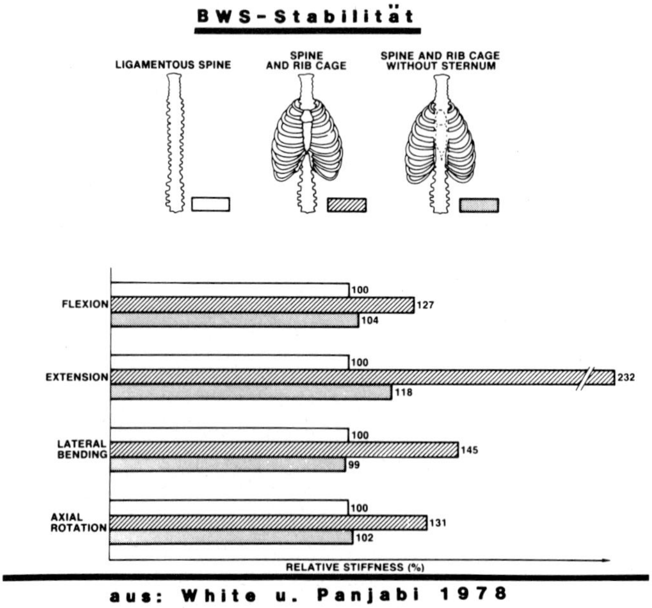

Abb. 1. Die Bedeutung des Brustkorbes für die Gesamtstatik der Wirbelsäule. (Aus A.A. White u. M.M. Panjabi: Clinical Biomechanics of the Spine. Lipincott, Philadelphia 1978)

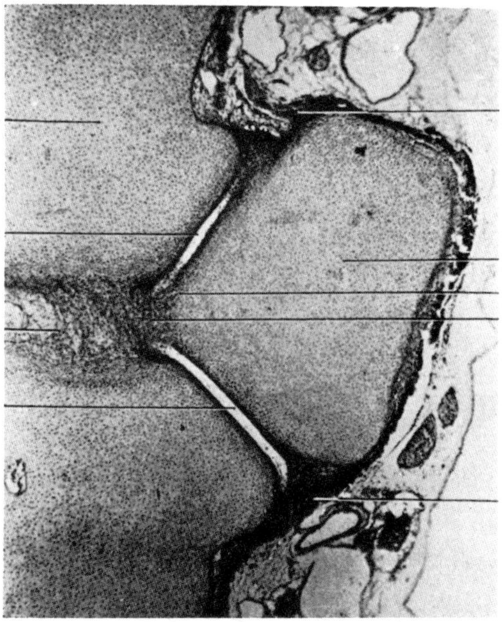

Abb. 2. Frontalschnitt durch ein foetales Rippenköpfchen-Wirbelgelenk. Man erkennt die Trennung in 2 Kammern durch das Lig. intraarticulare, das gleichzeitig eine Verbindung zum anulus fibrosus darstellt, sowie die Kapsel-Bandsicherung des Gelenkes. (Aus B. Bürgin 1949)

ge mit ihr durch mesenchymales Gewebe verbunden, das sich später zu Gelenkkapsel und Ligamenten differenziert. Die Rippen 1 bis 9, häufig 10, selten 11, sind durch 2 Gelenke, das Kostovertebral- und das Kostotransversalgelenk beweglich mit der Wirbelsäule verbunden. Das Köpfchen der ersten, sowie der 11. und 12. Rippe artikuliert in der Regel nur mit dem gleichnamigen Wirbelkörper, die Rippen 2 bis 10 mit doppelfazettierten Gelenken mit dem Wirbel gleicher Ordnungszahl und dem darüber liegenden. Die Rippenköpfchengelenke 2–10 werden durch das von der Crista capituli costae zur Mitte der Bandscheibe ziehende faserknorpelige Ligamentum interarticulare in 2 Kammern geteilt [2] (Abb. 2). Man findet eine erhebliche Variabilität der Form und Größe der Gelenkfacetten. Die Gelenkkapsel wird durch das Ligamentum capitis costae radiatum verstärkt, das in Höhe der Bandscheibe dünner ist und den Durchtritt von Gefäßen erlaubt [2, 4] (Abb. 3a + b). Form und Führung der Kostovertebralgelenke lassen nur geringfügige Dreh- und Wackelbewegungen zu. Die Gelenkflächen sind teilweise hyalin, teilweise faserknorpelig, je nachdem es die funktionelle Differenzierung erfordert [2, 4]. Die Kostotransversalgelenke zwischen Tuberkulum, bzw. Collum costae und Querfortsatz des 1. bis 10. Brustwirbels sind einfache einkammerige Diarthrosen. Die Gelenkflächen der kranialen Rippen sind konvex, die der Querfortsätze entsprechend konkav gewölbt, in den kaudalen Segmenten jedoch zunehmend flacher.

Die Kapsel mit kleinen Recessus wird durch einen unterschiedlich kräftigen Bandapparat verstärkt. Das wichtigste Führungsband ist das vom Rippenhöcker

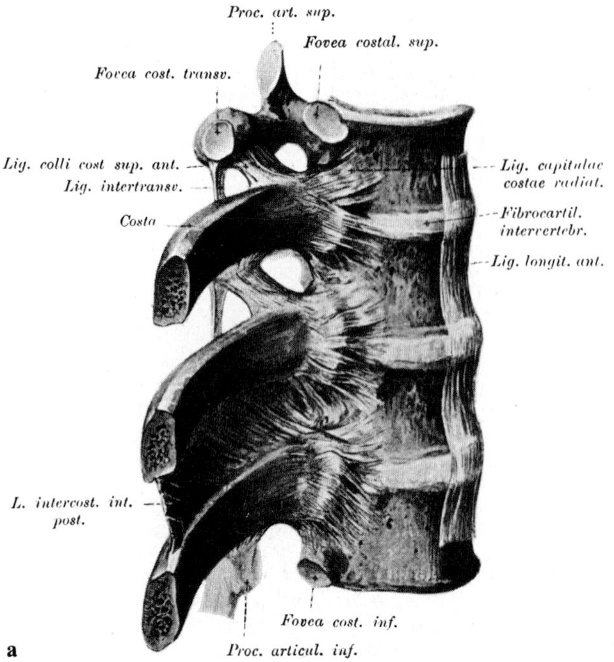

a

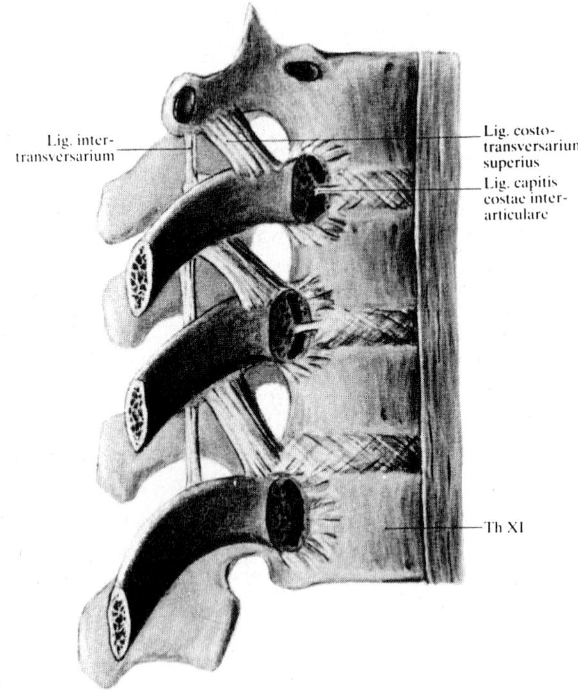

b

Abb. 3a, b. Rippenwirbelverbindungen und ihre ligamentäre Sicherung. **a** Aus R. Fick: Handbuch der Anatomie und Mechanik der Gelenke. Fischer, Jena 1904. **b** Rickenbacheer, J. A. M. Landolt, K. Theiler: Rücken in Lanz-Wachsmuth: Praktische Anatomie, Springer Berlin 1982

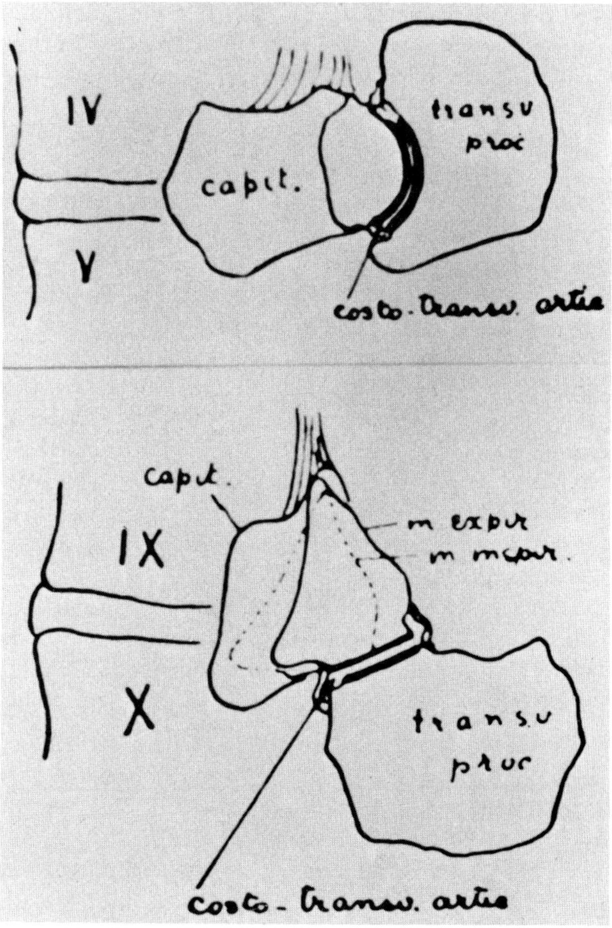

Abb. 4. Darstellung der (TH_{1-6}) sog. Konkavgelenke und der kaudalen Plangelenke (Th_{7-12}) (aus Keith, A: J. Anat. Physiol. 1903)

ausgehende Ligamentum tuberculi costae. Nach Fick [4] ist es an der ersten Rippe mäßig stark, am kräftigsten zwischen der 2. und 7. Rippe, um dann nach kaudal hin an Stärke abzunehmen. An den letzten Rippen kann es schließlich völlig fehlen.

Wichtige Stabilisierungsbänder sind das Ligamentum Colli costae und das Ligamentum costotransversarium superius mit seinem kräftigen ventralen und seinem schwächeren dorsalen Schenkel. Diese Bandverbindung ist so straff, daß nur geringe Bewegungsausschläge möglich erscheinen. Fick glaubte, daß Luxationen in diesen Gelenken deshalb unmöglich seien.

Keith und Thane [9, 13] haben auf 2 unterschiedliche Gelenktypen aufmerksam gemacht: Konkavgelenke an den kranialen 5–6-Rippen und Plangelenke an den kaudalen Segmenten (Abb. 4). Werenskiold [14] hat diese Gelenktypen weiter differenziert und gezeigt, daß das erste Kostotransversalgelenk stark zwischen konkaver, konvexer und planer Form variiert. Das 2.–5. Gelenk sind kongruent stärker gewölbt. Diese Gelenke zeigen neben straffer Bandführung verhältnismäßig kleine kraniale und kaudale Recessus. Vom BWK 6 nach kaudal finden wir zunehmend planere Gelenkflächen, lockereren Bandhalt und weitere Recessus, was auf eine größere Gelenkmobilität hinweist.

Die Gelenkflächen der Querfortsätze weisen ebenfalls eine variable Stellung zur Frontal- und Horizontalebene auf. Die Neigung zur Horizontalebene (Neigungswinkel) ist in Abhängigkeit zur Wirbelsäulenhaltung im Stehen zu sehen. Die Wirbelsäulenform hat einen großen Einfluß auf das Ausmaß dieses Neigungswinkels, der gradmäßig nur in Relation zum zugehörigen Wirbelkörper bestimmt werden kann. Diese Winkel scheinen für den Ablauf der Bewegungen in den Kostotransversalgelenken sowie für die hier auftretenden Druck- und Scherbelastungen bedeutungsvoll zu sein. Verstärkte Brustkyphose vergrößert den Neigungswinkel und schränkt die Rippenbeweglichkeit zunehmend ein. Damit wird der an und für sich schon geringe Bewegungsausschlag im Kostotransversalgelenk weiter reduziert, was sich im Laufe der Zeit in einer Kontraktur und später irreversiblen und morphologisch nachweisbaren Ruhe (Löt)-Steife des Gelenkes zeigt. Die Abweichung der Gelenkflächen von der Frontalebene nach dorsal entspricht im wesentlichen dem frontalen Kreuzungswinkel der Rippenhalsachsen, wie er von Felix [3, 5] definiert wurde.

Der frontale Kreuzungswinkel (Abb. 5) von 10° bei Th 1 bis etwa 45° bei Th 10 zunehmend, ist bekanntermaßen der Grund für die von kranial nach kaudal abnehmende ventrale und nach kaudal zunehmende laterale inspiratorische Thoraxerweiterung.

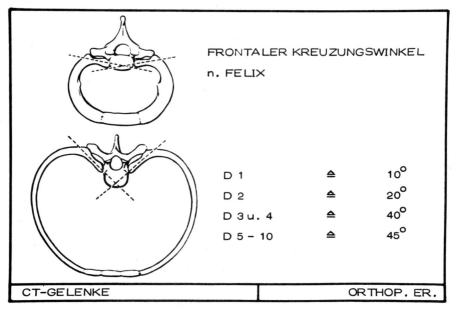

Abb. 5. Sogenannter frontaler Kreuzungswinkel der Rippenhalsachsen nach Felix. Beachte die für Funktion und Röntgentechnik bedeutsame Zunahme von kranial und kaudal (nach Hayek)

Der Bewegungsmodus in den Rippenwirbelgelenken ist wesentlich durch Gelenkform und Bandführung bestimmt. Gelenkkongruenz und Bandführung bestimmen aber auch die Gelenkstabilität hinsichtlich einer definierten Drehachse und einer form- und kraftschlüssigen Lastverteilung und können so mitbestimmend verantwortlich sein für manche Funktionsstörungen der thorakalen Atmung sowie der Verschleißvorgänge an den Gelenkkörpern.

Die Drehbewegung um eine einzige Rippenhalsachse, wie sie bereits von R. Fick beschrieben wird und wie sie durch aktuelle biomechanische Messungen von Jordanoğlou [8] bestätigt werden, gilt vor allem in den Konkav-Gelenken der Segmente 2–6, für die das Ligamentum intraarticulare des Kostovertebralgelenkes als Drehpunkt anzusehen ist.

Auch die Anordnung des Bandapparates der Kostotransversalgelenke, vor allem des kräftigen Ligamentum tuberculi costae, ist diesem Bewegungsmodus angepaßt.

Das Köpfchen der ersten Rippe dagegen artikuliert am 1. Brustwirbelkörper ohne intraartikuläre Bandstabilisierung und scheint hier nach Hayek und Bergsmann zusätzliche Verschiebungen zu erfahren [1, 6].

Die in den kaudalen Rippenwirbelverbindungen BWK 6–BWK 10 sich abflachenden und schließlich völlig planen Kostotransversalgelenksfacetten machen dagegen eine reine Rotationsbewegung um die Rippenhalsachse wenig wahrscheinlich. Wie dies auch schon von Keith, Hayek und Werenskiold beschrieben wird, sind hier kranio-dorsale Gleitbewegungen während der Inspiration zu beobachten, die bei den wesentlich lockerer geführten Gelenken auch von leichten Kipp- und Kantbewegungen begleitet sein können (mit hochauflösendem BV erkennbar). Für das Einzelgelenk bedeutet dies eine Bewegungskongruenz mit ungleichmäßiger Lastverteilung auf die Gelenkfläche. Dies schlägt sich in einem Anstieg der Arthroseinzidenz vom 2. bis zum 10. Kostotransversalgelenk von etwa 1% auf 27% nieder, wie dies bei Auswertung von 35 Wirbelsäulenpräparaten und über 2000 Röntgenaufnahmen gefunden wurde [7].

Nach dem von Kunert [10] dargestellten Kräfteplan der am Stehenden auftretenden Zug- und Druckbeanspruchungen nach Lammers, muß als zusätzlicher mechanischer Faktor der Arthrosehäufung in den kaudalen Kostotransversalgelenken die vermehrte Gelenkpressung durch Schubkräfte in den kaudalen Rippen angenommen werden. Diese Annahme ist durch Messungen von Renner [11] bestätigt worden. Die gleichzeitig in den kranialen Rippenwirbelverbindungen auftretende höhere Zugebeanspruchung drückt sich wohl in den hier gehäuft auftretenden Insertionsligamentopathien, besonders des Ligamentum tuberculi costae aus.

White und Panjabi haben die biomechanische Bedeutung des Thorax und insbesondere der Rippenwirbelbänder für das Deformationsverhalten der Brustwirbelsäule geprüft und einen deutlichen Einfluß des Bandapparates der Kostovertebralgelenke bei schrittweiser Durchtrennung ventraler und dorsaler Bandstrukturen nachgewiesen. Ob ihnen aber eine so erhebliche klinische Bedeutung im Rahmen stabilitätsmindernder Wirbelerkrankungen zukommt, sei dahingestellt [15].

Welche Rolle spielen nun die Rippenwirbelverbindungen im Rahmen unseres Tagungsthemas als möglicher Störfaktor für die benachbarte segmentale Nervenversorgung und den sympathischen Grenzstrang?

Das Foramen intervertebrale wird oben und unten durch die Pedunculi, hinten von der Gelenkfacette des Wirbelgelenkes und vorn vom Wirbelkörper und der

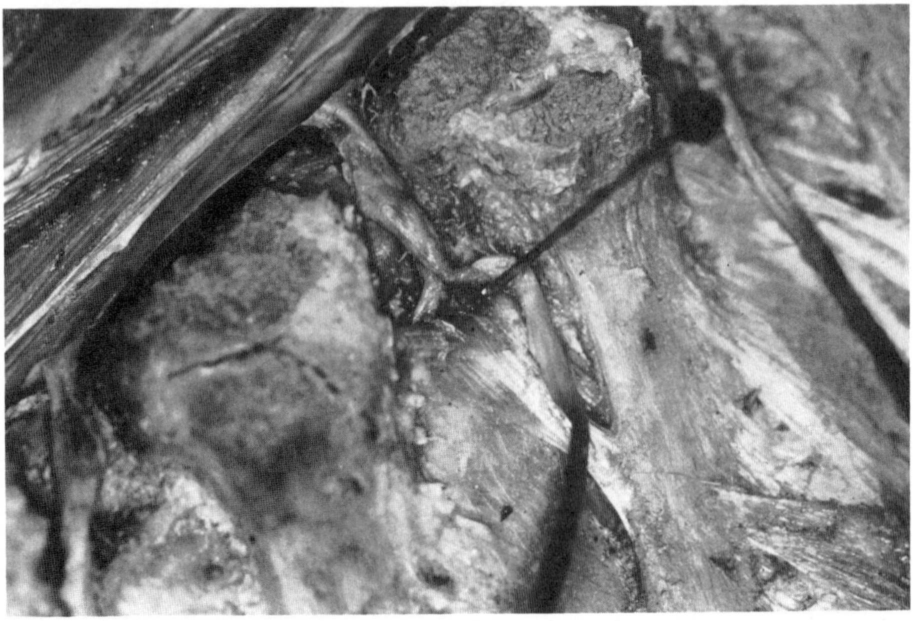

Abb. 6. Teilung des N. spinalis in den n. intercostalis und den ramus dorsalis. Beziehung des r. dorsalis zum kosto-transversalen Bandapparat

Bandscheibe begrenzt. Das Kostovertebralgelenk schließt sich erst lateral an das Foramen intervertebrale an, eine direkte Beeinträchtigung der Spinalnerven ist nur bei starker Verbreiterung oder Verlagerung des Rippenköpfchens denkbar (z.B. Entzündungen oder Tumoren). Vermehrte Verschieblichkeit im Rahmen degenerativer Schädigung kann kaum Anlaß für eine Wurzelirritation sein. Dagegen ist eine Irritation des Ramus dorsalis des Spinalnerven durch Funktionsstörungen der Rippenwirbelverbindungen denkbar. Der Spinalnerv teilt sich nach dem Verlassen des Foramen intervertebrale in den Nervus intercostalis und in den Ramus dorsalis (Abb. 6). Dieser letztere tritt durch das geteilte Ligamentum costotransversarium superius hindurch. Gröbere Lageänderung der Rippen, des Rippenhalses sollen in der Lage sein, über Richtungsänderung und Spannungsvermehrung des Ligamentum costotransversarium superius eine Irritation des Ramus dorsalis herbeizuführen. Berichte über so induzierte Lenden-Flankenbeschwerden stammen bezeichnenderweise aus der urologischen Fachliteratur, weil derartige Beschwerdebilder häufiger mit Schmerzen im Nierenlager verwechselt werden. Darüber hinaus werden nach Nierenoperationen mit Zugang durch das Bett der 12. Rippe stärkere Kaudalverziehungen der letzten Rippe nach Ablösung der Musculi intercostales durch das Überwiegen des Musculus quadrates lumborum beschrieben. Smith und Raney [12] glauben, daß sogar durch die Lateralverschiebung des Rippenköpfchens bei Verschmälerung der Bandscheibe eine Nervenirritation durch Anspannung des Ligamentum costotransversale ausgelöst werden könne (Abb. 7 + 8).

Die sehr enge räumliche Beziehung des sympathischen Grenzstranges zu den Kostovertebralgelenken hat immer wieder zu spekulativen Betrachtungen über

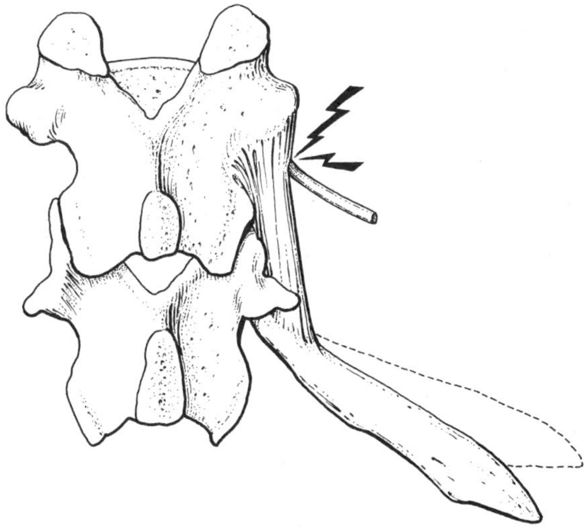

Abb. 7. Die Verziehung der 12. Rippe nach kaudal soll nach Smith und Raney eine Irritation des ramus dorsalis hervorrufen können. (Aus D. R. Smith u. F. L. Raney: J. Urol 1976)

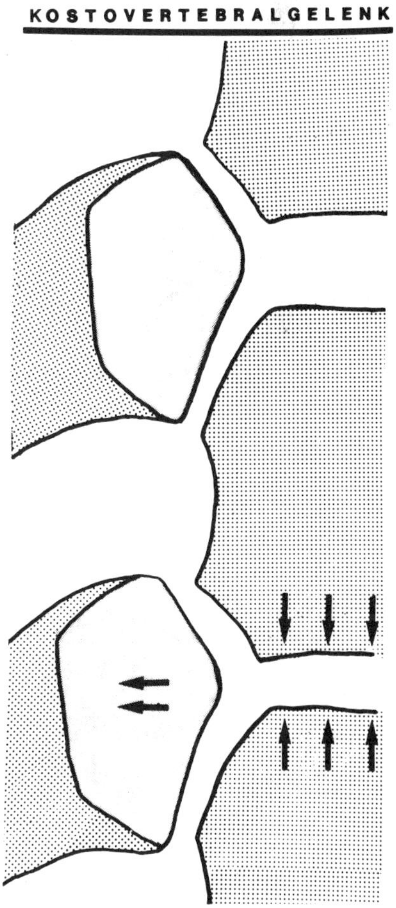

Abb. 8. Durch Lateralverschiebung des Rippenköpfchens bei Bandscheibenverschmälerung soll über die vermehrte Spannung des lig. costotransversale eine Nervenirritation verursacht werden können

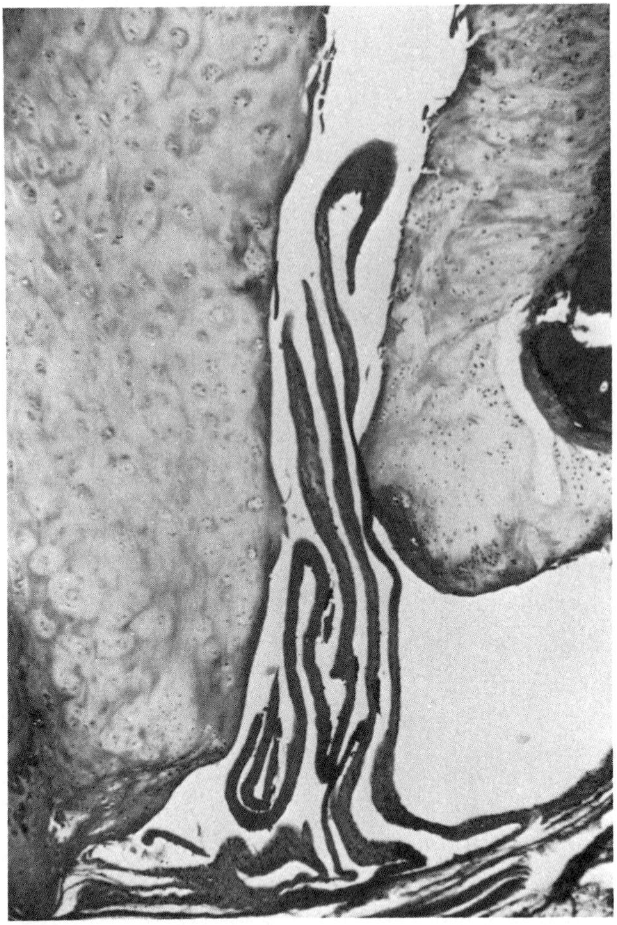

Abb. 9. Ausgedehnte Synovialzotten oder -Falten, wie sie sich häufig im Rippenwinkel- oder Rippenquerfortsatz-Gelenken finden

mögliche mechanische Irritationen Anlaß gegeben. Der Grenzstrang verläuft hängebrückenartig von Rippenköpfchen zu Rippenköpfchen und ist hier verhältnismäßig wenig verschieblich. Insofern mag der Vergleich mit der Lädierbarkeit der fixierten Nervenwurzel zutreffend sein. Ob allerdings das Ausmaß der Dislozierbarkeit der Rippenköpfchen mit Ausnahme von traumatischen Luxationen eine hinreichende Noxe darstellt, ist eher zweifelhaft. Dagegen ist die Reizung des Truncus sympathicus bzw. des Splanchnicus bei maximaler Lordosierung der Wirbelsäule z. B. im Rahmen der Wirbelbruchbehandlung im ventralen Durchhang mit maximaler Lordosierung in Form eines Cast-Syndroms ein bekanntes Ereignis.

Aus der Sicht der Praxis sind schmerzhafte Mobilitätshemmungen der Rippen häufige Funktionsstörungen, deren Ursache in den Rippengelenken gesucht wird. Der funktionelle Verbund der Rippen bewirkt, daß, wie Kunert es formuliert hat, „der gestörte Funktionsablauf nur einer Rippe oder eines Rippenpaares bereits eine Unordnung in die dynamische Gemeinschaftsleistung aller zu bringen vermag“.

Der Pathomechanismus der Entstehung von Blockierungen ist noch weitgehend ungeklärt. Bei den Deutungsversuchen einer Gelenksblockierung haben mit Blick auf analoge Mechanismen der Meniskuseinklemmungen im Kniegelenk, meniskoide Strukturen in Wirbelgelenken Beachtung gefunden. Im Kostovertebral- und Kostotransversalgelenk finden sich vielfach zarte Synovialfalten, die meniskusartig in das Gelenklumen und zwischen die Gelenkränder hineinragen (Abb. 9). Es ist ungeklärt, ob diese zarten Gebilde für eine mechanische Blockierung eines Kostotransversalgelenkes oder auch Kostovertebralgelenkes wirklich kausale Bedeutung erlangen. Aufgrund ihrer Struktur erscheint ein Analogieschluß im Hinblick auf die biomechanische Bedeutung des Kniegelenkmeniskus eher spekulativ.

Von weiterführenden neurophysiologischen Untersuchungen der Steuerungsmechanismen der Atembewegung durch Mechanorezeptoren der Rippenwirbelgelenke sind sicher noch wichtige Einblicke in die Entstehungsweise funktioneller Störungen zu erwarten.

Literatur

1. Bergsmann O, Eder M (1977) Die segmentalreflektorische Störbarkeit der Thoraxmotilität. Manuelle Med 5:114
2. Bürgin B (1949) Beitrag zur Kenntnis der Anatomie der Wirbelrippenverbindungen. Diss. Zürich
3. Felix W (1925) Anatomie der Atmungsorgane. In: Handbuch der normalen und pathologischen Physiologie. Springer, Berlin
4. Fick R (1904) Handbuch der Anatomie und Mechanik der Gelenke. G. Fischer, Jena
5. Hayek H v (1953) Die menschliche Lunge. Springer, Berlin
6. Hayek H v (1950) Die Beweglichkeit der 1. Rippe. Z Anat 114:680
7. Hohmann D (1968) Die degenerativen Veränderungen der Costotransversalgelenke. Beilageheft Z Orthop 105. Enke, Stuttgart
8. Jordanoğlou J (1969) Rib. movement in healt, kyphoskoliosis and ancylosing spondylitis. Thorax 24:407
9. Keith A (1903) Contributions to the human mechanism of respiration. J Anat Physiol 51–62
10. Kunert W (1975) Wirbelsäule und Innere Medizin. Enke, Stuttgart
11. Renner KH (1958) Die Anpassung der kleinen Wirbelgelenke an Statik und Dynamik. Verh. DGOT 1957. Z Orthop 90:103
12. Smith DR, Raney FL (1976) Radiculitis distress as a mimic of renal pain. J Urol 116:169–176
13. Thane GD, zit Werenskiold
14. Werenskiold B (1938) Über Bau und Funktion der Rippenhöckergelenke. Skrift. Norsk Vidensk Akad, Oslo
15. White AA, Panjabi MM (1978) Clinical Biomechanics of the Spine. Lippincott, Philadelphia

Physiologie von Schmerz und Schmerzprojektion im Bereich der Brustwirbelsäule*

W. Jänig

Die Schmerzen, die vom Rücken ausgehen können, haben ihre Ursachen 1. in dem komplexen anatomischen Aufbau von knöcherner Wirbelsäule, Gelenkverbindungen, Bandapparaten und Rückenmuskulatur und den daraus resultierenden komplizierten natürlichen Bewegungen, 2. in der komplexen Anordnung der afferenten Innervation verschiedener Strukturen und 3. in der Interaktion verschiedener neurophysiologischer Prozesse bei der Entstehung der Schmerzen. Alle drei Komplexe (der makroanatomische, der periphere neuronale und der zentrale neuronale Komplex) müssen bei der Betrachtung der Schmerzen und ihrer Entstehung im Rückenbereich zusammen gesehen werden. Jede Komponente für sich genommen mag einsehbar sein (auch wenn unsere Kenntnisse über die zentralnervösen Prozesse sehr lückenhaft sind). Das Zusammenwirken der verschiedenen Komponenten im Physiologischen und im Pathophysiologischen ist jedoch nicht so leicht zu verstehen. Aber gerade dieses „Konzert" in seinen komplizierten zeitlich-räumlichen Abläufen muß man in den Griff bekommen, um „richtig" therapieren zu können.

Folgende Punkte werden abgehandelt: 1. Die makroskopische Innervation von Wirbelsäule und Rückenmuskulatur, 2. die Verhaltensweisen primär afferenter Neurone von Skelettmuskulatur, Bändern, Gelenken und Knochen, 3. die zentrale Verarbeitung nozizeptiver Information aus tiefen Geweben und 4. der übertragene Schmerz und übertragene reflektorische autonome und skeleto-motorische Phänomene.

1. Topographie der Innervation

Die lumbale und wahrscheinlich auch thorakale Wirbelsäule kann grob in ein dorsales und ein ventrales Compartiment eingeteilt werden (Bogduk 1983). Die Grenze zwischen beiden Compartimenten ist die koronale Ebene durch die Foramina intervertebralia und mehr lateral die Processi transversi und die Ligamenta intertransversaria (s. dicke unterbrochene Linie in Abb. 1).

Das ventrale Compartiment enthält u. a. die ventrale Dura mater, die Wirbelkörper, die Zwischenwirbelscheiben und die Ligamenta longitudinalia posterius et anterius (LLP und LLA in Abb. 1). Dieses ventrale Compartiment wird einerseits innerviert durch die Nn. sinuvertebrales (Rr. meningei) (Abb. 1), welche ihren Ursprung vom R. ventralis des Spinalnerven distal vom Hinterwurzelganglion haben und durch die Foramina intervertebralia wieder zurück in den Wirbelkanal ziehen und hier den ventralen Teil der Dura mater (die dorsale Dura mater ist nicht inner-

* Unterstützt durch die Deutsche Forschungsgemeinschaft

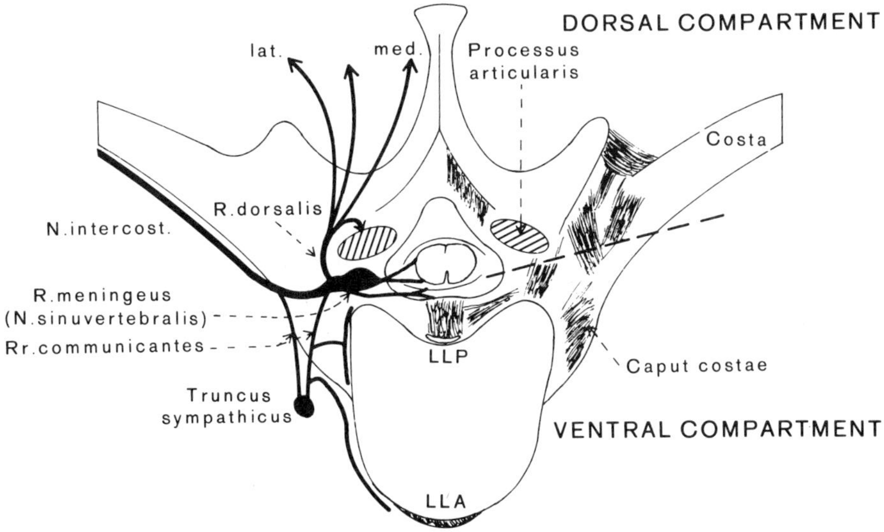

Abb. 1. Schema zur Innervation der thorakolumbalen Wirbelsäule. LLP, LLA Ligamentum longitudinale posterius, anterius. Weitere Einzelheiten siehe Text. Nach Stilwell (1956) und Bogduk (1983)

viert), das Ligamentum longitudinale posterius, den dorsalen Teil der Zwischenwirbelscheibe und Blutgefäße innervieren. Andererseits werden laterale und ventrale Strukturen im ventralen Compartiment (Annuli fibrosi, Corpora vertebrae, Ligamentum longitudinale anterius, andere Ligamente etc.) durch Nervenäste innerviert, die vom Grenzstrang und seinen Rami (grisei) abgehen (Abb. 1) und die auch vom R. ventralis des Spinalnerven abgehen (Einzelheiten s. Stilwell 1956; Bogduk 1983).

Das dorsale Compartiment enthält die Wirbelbögen, die Wirbelgelenke und ihre Kapseln, die verschiedensten Ligamente und die autochthone Rückenmuskulatur. Dieses Compartiment wird durch den Ramus dorsalis des Spinalnerven innerviert. Der mediale und der intermediäre Ast des Ramus dorsalis versorgen Skelettmuskulatur, interspinale Ligamente, Gelenkkapseln und Faszien, der laterale Ast versorgt außerdem die Rückenhaut (Einzelheiten s. Stilwell 1956; Rickenbacher et al. 1982; Bogduk 1983). Die Innervation der Wirbelsäule und ihrer autochthonen Skelettmuskulatur durch R. dorsalis, R. meningeus und über den Grenzstrang zeigt segmentalen Charakter. Nerven eines Segmentes mögen dabei auch angrenzende Strukturen benachbarter Segmente versorgen.

2. Reaktionen dünner Afferenzen von tiefen somatischen Strukturen

Obwohl es keine neurophysiologischen Untersuchungen der Afferenzen gibt, die die Strukturen des dorsalen und ventralen Compartiments der Wirbelsäule innervieren und die am Schmerzgeschehen der Wirbelsäule wesentlich beteiligt sind, kann man zumindest Vermutungen an Hand von neurophysiologischen Untersuchungen dünner Afferenzen von Skelettmuskel, Sehne und Gelenk beim Tier über die Charakteristika dieser Afferenzen anstellen. Diese Extrapolation ist im ersten Ansatz sicherlich zulässig, weil sich Skelettmuskel, Sehne und Gelenke der Katzenhinterextremität von den entsprechenden Strukturen im Wirbelsäulenbereich qualitativ wohl nicht unterscheiden. Außerdem muß bedacht werden, daß es außergewöhnlich schwierig, wenn nicht gar unmöglich ist, die Afferenzen, die in den Ramus meningeus und den R. dorsalis des Spinalnerven hineinprojizieren, neurophysiologisch in vivo zu untersuchen. Hier sollen die Untersuchungen an dünnen Afferenzen von den oben genannten tiefen somatischen Strukturen als Modelle dienen.

Es ist anzunehmen, daß der Ramus dorsalis sowohl dicke myelinisierte Axone (Gruppe I und II), als auch dünne myelinisierte Axone und unmyelinisierte Axone enthält. Die dicken myelinisierten Axone sind afferent oder efferent und versorgen Skelettmuskeln (Motoaxone, Afferenzen von Muskelspindeln und Sehnenorganen), Haut (Mechanoafferenzen) und sonstige Strukturen (nicht-nozizeptive Mechanoafferenzen, z. B. von Gelenken, Ligamenten, Bändern etc). Die dünnen myelinisierten Axone sind entweder efferent (γ-Motoaxone) oder afferent und versorgen Skelettmuskeln (γ-Motoaxone; Afferenzen), Haut (nozizeptive und nicht-nozizeptive Afferenzen) oder sonstige Strukturen (Afferenzen). Die unmyelinisierten Axone sind entweder sympathisch postganglionär, stammen aus dem Grenzstrang und haben vermutlich überwiegend Vasokonstriktorfunktion; oder aber sie sind afferent. Im Ramus meningeus und in den Nervenästen vom Grenzstrang (s. Abb. 1) findet man wahrscheinlich nur dünne myelinisierte Afferenzen und unmyelinisierte afferente und sympathische postganglionäre Axone.

Im folgenden wird nur von den dünnen myelinisierten und unmyelinisierten afferenten Axonen die Rede sein. Diese Afferenzen sind die Kandidaten, die schädigende (noxische) Reize im Wirbelsäulenbereich kodieren.

a) Verhalten der Afferenzen unter physiologischen Bedingungen

Skelettmuskel und Sehne. Dünne myelinisierte und unmyelinisierte Afferenzen von Skelettmuskel und Sehne sind erregbar auf mechanische (noxische und nicht-noxische) Druckreize (Abb. 2 A, B), auf Dehnung, auf dynamische Kontraktionen und z. T. auf thermische nicht-noxische Reizung. Dabei kann man vier Erregungsmuster (vier Typen) unterscheiden: 1. Afferenzen, die im wesentlichen nur durch noxische mechanische Druckreize erregt werden; 2. Afferenzen, die durch nicht-noxische und noxische mechanische Druckreize erregt werden; 3. Afferenzen, die im wesentlichen durch nicht-noxischen und noxischen mechanischen Druck, durch Dehnung und durch Kontraktion erregt werden und 4. Afferenzen, die graduiert durch nicht-noxische thermische Reizung und durch noxischen Druck erregt werden. Diese vier Erregungsmuster auf annähernd natürlich (biologisch) vorkommende Reizungen deuten darauf hin, daß es funktionell vier verschiedene Typen von Rezeptoren mit dünnen Afferenzen vom Skelettmuskel geben mag: nozizeptive, niederschwellige mechanosensitive, kontraktionssensitive und thermosensitive Afferenzen (Mense u. Meyer 1985; Mense 1985). Es wird angenommen, daß diese Afferenzen entsprechend ihrem Reiz-Antwort-Verhalten verschiedenen Funktionen dienen: Nozizeption und

Schmerz, Ergorezeption und Anpassung von Kreislauf und Atmung (bei Arbeit), Propriozeption, Thermoregulation (s. Mense 1985; Mitchell u. Schmidt 1984).

Ob die funktionelle Interpretation der Daten, die an dünnen Afferenzen von Skelettmuskel und Sehne experimentell gewonnen wurden, tatsächlich nur die obige Einteilung in vier Typen zuläßt, ist offen. Es ist auch vorstellbar, daß es sich bei diesen Afferenzen nur um die Variationen eines Typs handelt, und daß die Antwortmuster dieser Afferenzen von der jeweiligen geometrischen Anordnung ihrer rezeptiven Endigungen im Muskel- und Sehnengewebe abhängen. Es ist auch – cum grano salis – vorstellbar, daß der Organismus für die weiter oben aufgeführten Globalfunktionen nicht notwendigerweise diese differenzierte funktionelle Struktur primär afferenter Neurone mit dünnen Afferenzen von der Skelettmuskulatur und Sehne benötigt, sondern daß die Information in diesen primär afferenten Neuronen relativ einheitlich ist und je nach funktionellem Kontext zentral im Rahmen der Regulation der Anpassung des Organismus verschiedenartig benutzt wird. Mit anderen Worten: Obwohl es sinnvoll erschiene, im Rahmen des Müller-von Freyschen Spezifitätskonzeptes funktionell verschiedene Afferenzen zu haben, ist dieser Gedanke doch nicht zwingend und wird experimentell auch nicht zwingend belegt.

Dünne Afferenzen von Gelenkkapseln. Die Kapsel des Kniegelenkes der Katze wird durch viele dünne (überwiegend unmyelinisierte) mechanosensible Afferenzen innerviert (Langford et al. 1984). Die funktionelle neurophysiologische Charakterisierung dieser Afferenzen mit natürlich vorkommenden passiven noxischen und nicht-noxischen Bewegungen (Flexion, Extension, Rotationen) führte zur folgenden Klassifikation in vier Typen (Schaible u. Schmidt 1983a, b; Langford et al. 1984): 1. Afferenzen, die nur durch noxische Bewegungen aktiviert werden; 2. Afferenzen, die maximal durch noxische Bewegungen aktiviert werden und schwach durch nicht-noxische Reize; 3. Afferenzen, die maximal durch nicht-noxische Reize aktiviert werden; und 4. Afferenzen, die nicht durch passive noxische und nicht-noxische Bewegungen aktiviert werden (Abb. 3A, B).

Zukünftige Untersuchungen werden zeigen müssen, ob diese Klassen von Afferenzen funktionelle Entitäten sind, oder ob es sich – wie bei den Muskelafferenzen vermutet – um Variationen einer homogenen Klasse von Afferenzen handelt, deren Antwortcharakteristika im wesentlichen von ihrer Lage in der Gelenkkapsel abhängen (oberflächlich, tief; nahe oder ferne der Patella, in der Synovia etc). Funktionell sind diese Afferenzen sicherlich in Nozizeption, Schmerz und tiefen Druckempfindungen eingebunden. Ihre Erregung mag als Warnsignal („nocifensor system" nach Lewis 1942) für den Organismus dienen, wenn die Gelenkbewegungen ihren normalen physiologischen Arbeitsbereich überschreiten (Schaible u. Schmidt 1983b; Langford et al. 1984).

Afferenzen im Grenzstrang. Die Innervation der ventralen und lateralen Anteile der Wirbelsäule im ventralen Compartiment (Abb. 1) durch Nervenäste vom Grenzstrang (Stilwell 1956; Bogduk 1983) mag implizieren, daß Afferenzen von diesen Strukturen durch den Grenzstrang und die weißen Rami ziehen. Tatsächlich wurden bei Katzen in den Rami albi lumbales dünne myelinisierte und unmyelinisierte mechanosensitive Afferenzen gefunden, deren rezeptive Felder auf Wirbelkörpern, auf Zwischenwirbelscheiben, im Ligamentum longitudinali anterius und in den Li-

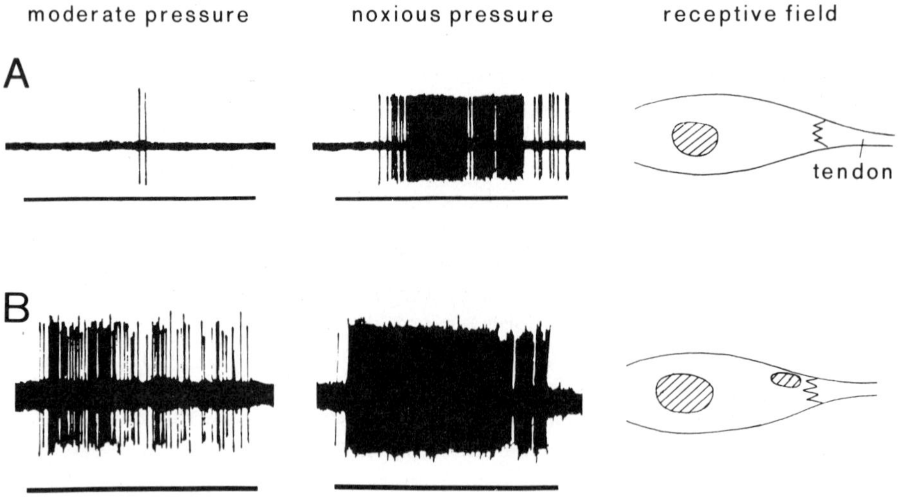

Abb. 2. A, B. Antworten von zwei dünnen Afferenzen aus dem M. gastrocnemius lateralis der Katze auf nicht-schmerzhaftes und schmerzhaftes Quetschen des Muskelbauches mit einer breiten flachen Pinzette. Leitungsgeschwindigkeiten 11.7 (**A**) und 13.7 (**B**) m/s. Berberich und Mense, unveröffentlicht

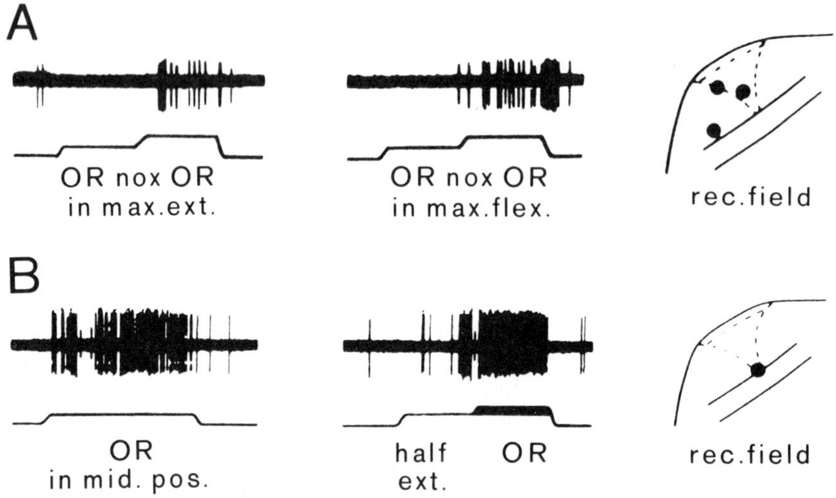

Abb. 3 A, B. Antworten von dünnen (unmyelinisierten) Afferenzen von der Kapsel des Kniegelenks der Katze im N. articularis medialis auf Auswärtsrotation (*OR*) in maximaler Extension oder Flexion (**A**) oder in Mittelposition (*mid pos.*) und halber Extension (**B**). Die Auswärtsrotation war nicht-noxisch (*OR*) oder noxisch (*nox OR*). Beachte, daß die Afferenz in **A** nur auf noxische Rotation reagierte und die Afferenz in **B** auch auf nicht-noxische Rotationen. Die Afferenz in **A** konnte durch Druck mit einem dünnen Glasstab von drei engumschriebenen Bereichen der Gelenkkapsel und in **B** von einem engumschriebenen Bereich erregt werden. Modifiziert nach Schaible und Schmidt (1983 b)

gamenta transversaria liegen. Die rezeptiven Felder dieser mechanosensitiven Afferenzen waren wie beim Gelenk der Katzenhinterextremität engumschrieben (Abb. 3) und praktisch immer mit Gefäßen assoziiert. Diese die Wirbelsäulenstrukturen innervierenden Afferenzen verhielten sich in ihrem Reiz-Antwort-Verhalten ähnlich wie andere spinale mechanosensible Afferenzen aus dem Retroperitonealraum, die ihre rezeptiven Felder auf Aorta und großen Gefäßen, im Perineurium von Nerven, im Peritoneum und Fett oder auf Lymphknoten hatten (Bahns, Ernsberger, Jänig und Nelke, unveröffentlicht). Es ist wahrscheinlich, daß die retroperitonealen Afferenzen aus dem ventralen Compartiment der Wirbelsäule, die durch den Grenzstrang laufen, schädigende (noxische) Ereignisse codieren und somit wie beim Gelenk eine Art Warnsystem für den Organismus sind.

b) Veränderungen des Entladungsverhaltens primär afferenter Neurone durch pathologische Prozesse

Es ist anzunehmen, daß funktionelle und strukturelle pathologische Prozesse im Bereich der Wirbelsäule zu Veränderungen des Entladungsverhaltens dünner myelinisierter und unmyelinisierter Afferenzen von den Strukturen der Wirbelsäule führen können.

Die funktionellen Störungen werden wahrscheinlich durch neuronal bedingte Fehlkontraktionen einzelner Muskeln oder Muskelgruppen erzeugt, die die physiologische Wechselwirkung zwischen aktiver Bewegung, passiver Bewegung und Statik stören. Diese funktionellen Störungen führen wahrscheinlich zur chronischen Reizung dünner myelinisierter und unmyelinisierter Afferenzen von der Skelettmuskulatur, von den Sehnen und Sehnenansätzen und von den Gelenkkapseln. Es ist nicht ausgeschlossen, daß diese chronischen Reizungen auch Überempfindlichkeit (Sensibilisierung) der Rezeptoren erzeugen können. Sensibilisierte (nozizeptive) Afferenzen werden durch Reize, auf die sie normalerweise gar nicht oder nur schwach reagieren, stark erregt. Außerdem haben diese sensibilisierten Afferenzen häufig schon eine Ruheaktivität ohne Reizungen. Unter physiologischen Bedingungen sind die Afferenzen entweder stumm oder sie haben eine sehr niedrige Ruheaktivität (Lit. s. Jänig 1984). Es ist anzunehmen, daß die verschiedenen passiven physikalischen (mechanischen, thermischen und elektrischen) Therapien, die aktiven Bewegungstherapien, die Behandlung mit Lokalanästhetika und andere nichtoperative, nichtpharmakologische Maßnahmen in der Behandlung schmerzhafter Funktionsstörungen des Bewegungssystems (Lit. s. Wörz u. Gross 1978; Kocher et al. 1980; Travell u. Simons 1981; Berger et al. 1984; Zimmermann u. Handwerker 1984) darauf abzielen, den spinalen afferenten Einstrom in den dünnen Nervenfasern von den betroffenen tiefen somatischen Geweben zum thalamokortikalen System (Schmerz), zu den Motoneuronen (Fehlregulationen der Skelettmuskulatur) und zu den sympathischen präganglionären Neuronen (autonome Dysregulationen) temporär zu unterbrechen (s. unten).

Funktionelle Störungen mit veränderter afferenter Aktivität in dünnen Afferenzen von tiefen somatischen Strukturen der Wirbelsäule müssen natürlich unterschieden werden von Störungen, die durch pathologische strukturelle Veränderungen im Wirbelsäulenbereich (z. B. allgemeine degenerative Veränderungen, Bandscheibenläsionen, Tumoren) erzeugt werden. Diese strukturellen anatomischen Veränderungen mögen Läsionen der afferenten Axone und ihrer Rezeptoren und damit degenerative, regenerative und andere pathophysiologische neuronale Prozesse auslösen.

Die afferenten Axone im Spinalnerven und seinen Ästen können direkt gereizt werden mit den bekannten klinischen Symptomen, und zerstörte Nerven können chronisch Neurome etc. bilden. Die veränderten afferenten Neurone können Ausgangspunkte für unphysiologische Impulsmuster zum Rückenmark sein und ebenso die gesamte Phänomenologie von Schmerz, skeletomotorischen und vegetativen (sympathischen) Störungen auslösen. Tiermodelle zur Erforschung von Afferenzen unter solchen pathophysiologischen Bedingungen sind in letzter Zeit entwickelt worden (Blumberg u. Jänig 1981, 1982a, b, 1984; Jänig 1982, 1984a, b; Jänig u. Kollmann 1984; Lit. s. hier).

3. Zentrale Informationsverarbeitung nozizeptiver Information aus tiefen subkutanen Körperstrukturen

Nozizeptive Information von tiefen somatischen Strukturen und vom Viszeralbereich wird bei Primaten im wesentlichen über den ventrolateralen spinalen Trakt zum thalamokortikalen System übertragen (Abb. 4). Diese nozizeptive Information

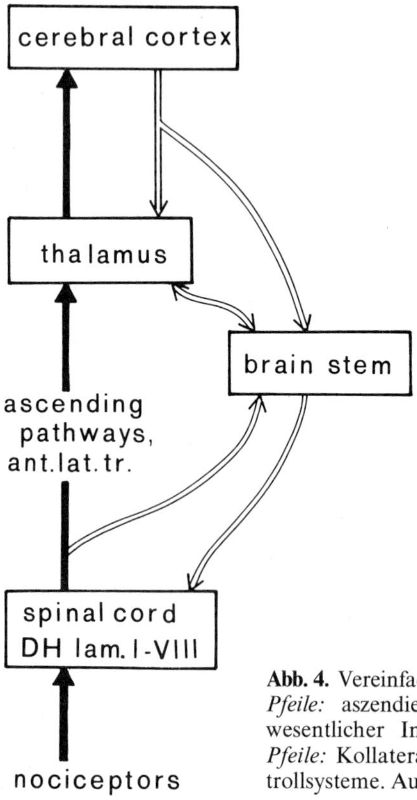

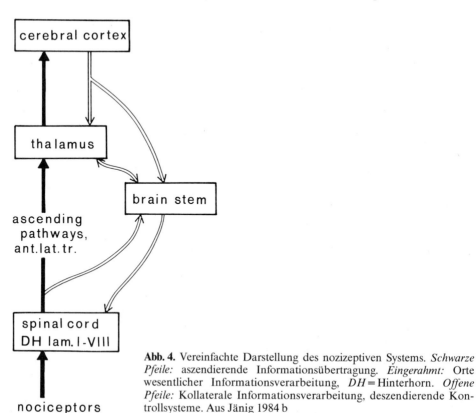

Abb. 4. Vereinfachte Darstellung des nozizeptiven Systems. *Schwarze Pfeile:* aszendierende Informationsübertragung. *Eingerahmt:* Orte wesentlicher Informationsverarbeitung, *DH* = Hinterhorn. *Offene Pfeile:* Kollaterale Informationsverarbeitung, deszendierende Kontrollsysteme. Aus Jänig 1984 b

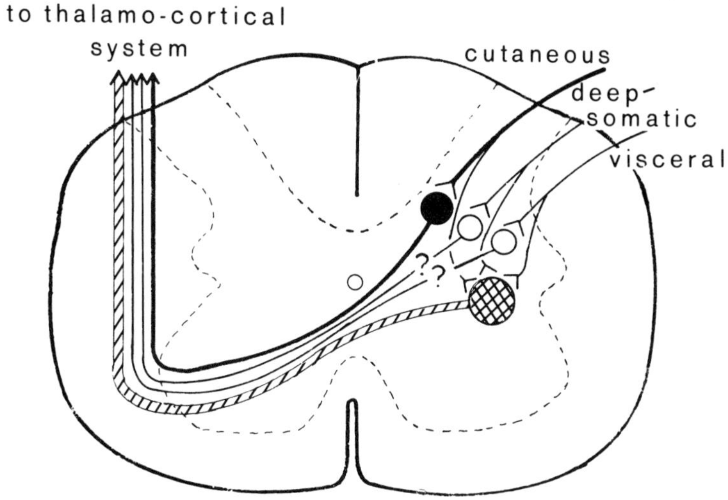

Abb. 5. Schematische Darstellung spinothalamischer Neurone, die nozizeptive Information codieren, und ihrer afferenten Eingänge von Haut, tiefen somatischen Geweben und Eingeweiden. Die synaptischen Verbindungen zwischen primär afferenten Neuronen und Rückenmarksneuronen sind nicht notwendigerweise monosynaptisch; außerdem konvergieren auf viele dieser Rückenmarksneurone nozizeptive und nicht-nozizeptive Informationen. Für die Haut (*dick ausgezogen*) wird die nozizeptive Information wahrscheinlich relativ selektiv zum thalamo-kortikalen System übertragen; es ist unbekannt, ob das auch für die tiefen somatischen Gewebe und die Eingeweide gilt (*Fragezeichen*). Weiteres s. Text

spielt natürlich auch eine bedeutende Rolle in der Erzeugung übertragener sensorischer und reflektorischer, skeletomotorischer und sympathischer Phänomene (s. unten). Die Information aus der Peripherie unterliegt zentral einer vielfachen Umkodierung, an der Konvergenz von nozizeptiven und nicht-nozizeptiven Informationen von Haut, tiefen somatischen Geweben (Skelettmuskel, Sehnen, Bändern, Gelenkkapseln, Periost etc.) und Viscera und hemmende Prozesse in verschiedenen Dimensionen (zeitlich, räumlich, intermodal) teilnehmen.

Die neuronalen Prozesse sind im einzelnen trotz intensiver experimenteller Forschung nur lückenhaft bekannt und sollen deshalb nur exemplarisch beschrieben werden, um die im folgenden Abschnitt dargestellten klinischen Phänomene und Messungen am Menschen verständlicher zu machen. Die Darstellung beschränkt sich auf das Rückenmark. Nicht behandelt wird die Kontrolle der nozizeptiven Information durch spinale deszendierende Systeme vom Hirnstamm (Abb. 4; s. Willis 1982), die Bedeutung von peptidergen (endogenen opioiden) Systemen (Yaksh 1981) und die Bedeutung von neuronalen Hemmsystemen in der Informationsverarbeitung (s. Willis u. Coggeshall 1979; Bessou et al. 1982; Zimmermann u. Handwerker 1984).

Neurophysiologische Experimente an Ratten, Katzen und Affen haben gezeigt und plausibel gemacht, daß nozizeptive Information in dünnen myelinisierten und unmyelinisierten Afferenzen von der Haut relativ selektiv im Rückenmark durch Neurone, die wahrscheinlich häufig in der oberflächlichen Schicht des Hinterhorns (Lamina I, s. Abb. 6) zu finden sind, codiert wird und von hier über den Vorderseitenstrang zum thalamo-kortikalen System gelangt (Abb. 5, dick ausgezogen). Die

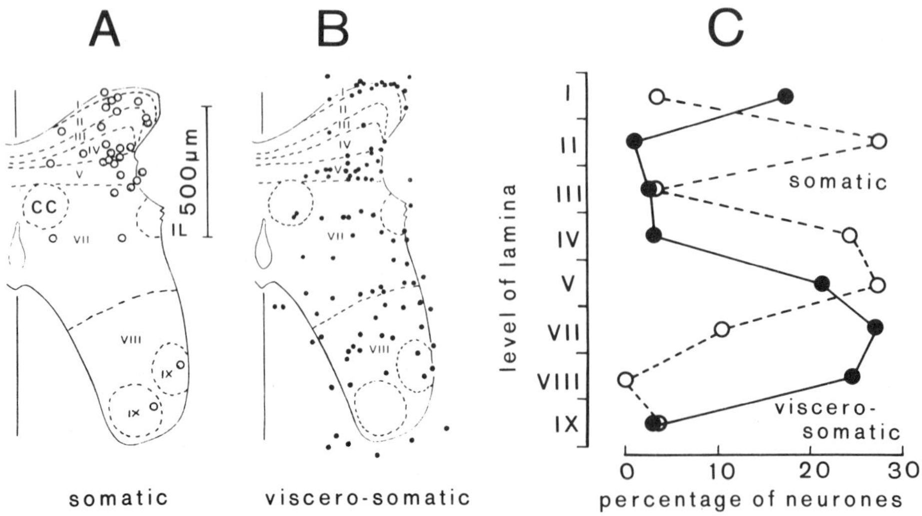

Abb. 6. Lage von Neuronen im Rückenmarksgrau, die ausschließlich erregt werden durch Reizung der Haut (*somatic*, ○), und die konvergente afferente Eingänge von Haut und Eingeweiden bekommen (*viscero-somatic*, ●), im unteren thorakalen Rückenmark (Th 8, Th 9) der Katze. Die Unterteilung der grauen Substanz in die Schichten I–IX ist an Hand von zytoarchitektonischen Kriterien nach Rexed (J comp Neurol 96, 415–496, 1952) vorgenommen worden. (Schicht VI fehlt in diesem Bereich des Thorakalmarkes; Schicht X liegt um den Zentralkanal; Schicht IX enthält die Motoneurone; Schicht I ist die Lamina marginalis; Schicht II ist die Substantia gelatinosa Rolandi; IL Nucleus intermediolateralis, in dem präganglionäre Somata liegen; CC Clarksche Säule). Beachte das fast vollständige Fehlen von „viszero-somatischen" Neuronen in den Schichten II, III und IV. Modifiziert nach Cervero 1983 b

hohe Dichte spezifischer nozizeptiver Rezeptoren in der Haut und das hohe Diskriminationsvermögen noxischer Ereignisse auf der Hautoberfläche läßt eine solche spezifische zentrale neuronale Kodierung erwarten. Das gleiche kann nicht für tiefe somatische Strukturen und viszerale Organe behauptet werden. „Wahre" viszerale Schmerzen (Organschmerz, s. u.) und Schmerzen aus tiefen somatischen Geweben (z. B. Sehnen, Periost) können von den entsprechenden übertragenen Schmerzen (s. u.) diskriminiert werden. Diese Beobachtung deutet darauf hin, daß es „private" zentrale nozizeptive Bahnen auch von diesen Geweben zum thalamokortikalen System geben könnte. Experimentell sind solche Neurone im Rückenmark bisher jedoch nicht nachgewiesen worden (Bahnen mit Fragezeichen in Abb. 5). Generell kann festgestellt werden, daß die nozizeptive und nicht-nozizeptive spinale afferente Innervationsdichte dieser beiden Körperbereiche erheblich niedriger ist als die der Haut (McLachlan u. Jänig 1983; Baron et al. 1985 a–c). Dementsprechend ist die Hautoberfläche somatotopisch im spino-thalamo-kortikalen System sehr genau abgebildet, während der tiefe somatische und viszerale Bereich nur sehr ungenau abgebildet ist. Weiterhin muß gefragt werden, ob es überhaupt „spezifische" zentrale nozizeptive Neurone für den tiefen somatischen Bereich und den viszeralen Bereich geben muß. Theoretisch ist vorstellbar, daß das thalamo-kortikale System die Information über schädigende Ereignisse im tiefen somatischen und viszeralen Bereich aus der Aktivität der spinothalamischen Neurone extrahiert, auf die die Information aus allen drei Körperbereichen konvergiert. Für den Rumpfbereich kann immerhin gezeigt werden, daß man experimentell zwischen tiefem somatischem Schmerz und viszeralem Schmerz nicht unterscheiden kann (Kellgren 1939).

Die meisten spinalen Neurone, die in den Vorderseitenstrang zum thalamo-kortikalen System und zum Hirnstamm projizieren, und viele spinale Interneurone, die nicht nach supraspinal projizieren, bekommen konvergente afferente Eingänge von der Haut, den Viszera und vermutlich den tiefen somatischen Strukturen oder von Haut und Viszera oder von Haut und tiefen somatischen Strukturen (Abb. 5, schraffiert). Diese spinalen Neurone sind wahrscheinlich beteiligt an der Erzeugung der übertragenen Schmerzen von den Viszera und von der Skelettmuskulatur, den Sehnen, den Faszien etc. und an den übertragenen reflektorischen skeleto-motorischen und autonomen Prozessen. Das Verhalten von Neuronen dieser Art, die in den Vorderseitenstrang projizieren, könnte erklären, warum bei krankhaften viszeralen abdominalen Prozessen, bei Myokardischämie, bei Brustwandprozessen und thorakalen Wirbelsäulenprozessen die gleichen Brustschmerzen auftreten können. Die spinalen Neurone, die konvergente afferente Eingänge erhalten, haben im Rückenmark eine ganz andere Verteilung als die Neurone, die nur von der Haut erregt werden (Abb. 6, „somatic" versus „viscero-somatic"). Sie kommen besonders in den Schichten vor, in denen die Interneurone für die skeleto-motorischen und autonomen Reflexe vermutet werden (Laminae V, VII und VIII in Abb. 6) und außerdem in Lamina I und praktisch gar nicht in Lamina II (Substantia gelatinosa), III und IV (s. Foreman et al. 1979; Cervero 1983b; Blair et al. 1984).

Diesen elektrophysiologischen Messungen entsprechen neuere morphologische Befunde: Afferenzen aus dem Viszeralbereich (Morgan et al. 1981; Cervero u. Con-

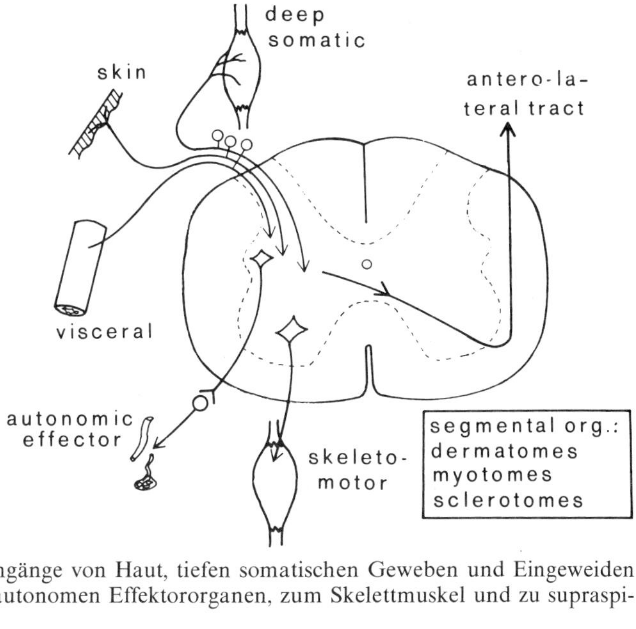

Abb. 7. Spinale afferente Eingänge von Haut, tiefen somatischen Geweben und Eingeweiden und efferente Ausgänge zu autonomen Effektororganen, zum Skelettmuskel und zu supraspinalen Hirnstrukturen

nell 1983) und aus dem tiefen somatischen Bereich (Craig u. Mense 1983) enden in der Lamina I und V und weiter ventral, aber nicht in den Laminae II–IV.

Die spinalen Neurone mit konvergenten afferenten Eingängen, die in den Vorderseitenstrang projizieren (Abb. 6), sind die idealen Kandidaten zur Stützung der Konvergenz-Projektions-Theorie für die Übertragung viszeraler und tiefer somatischer Schmerzen in die Haut (Ruch 1979; Cervero 1983a).

Eine wichtige Voraussetzung für die räumlich weitgehend invariante Form übertragener Schmerzen und übertragener reflektorischer, skeletomotorischer und autonomer Reaktionen ist die segmentale Organisation der afferenten Einströme und der efferenten Ausströme aus dem Rückenmark (Abb. 7, Hansen 1963). Diese räumliche Ordnung schlägt sich in den Begriffen Dermatom, Myotom und Sklerotom nieder (Ruch 1979). Natürlich sind die Referenzzonen meistens größer als diese segmentalen Zonen.

4. Übertragener Schmerz, übertragene autonome und skeletomotorische Phänomene

Schädigende Prozesse im tiefen somatischen und im viszeralen Bereich können zu Schmerzen, übertragenen Schmerzen und übertragenen reflektorischen (vegetativen und skeleto-motorischen) Reaktionen führen. Die Organisation dieser sensorischen und reflektorischen neuronalen Prozesse hängt ab 1. von der segmentalen Organisation spinaler afferenter Eingänge aus Haut, tiefen somatischen Strukturen und Viszera, 2. von der segmentalen Organisation der Motoneurone und sympathischen präganglionären Neurone und 3. von der Verarbeitung nozizeptiver afferenter Information im Rückenmark (Abb. 7). Über den letzten Punkt wissen wir bisher am wenigsten. Das Rückenmark spielt eine bedeutende Rolle in der Verarbeitung nozizeptiver Information zum thalamo-kortikalen System (s. Zimmermann u. Handwerker 1984), in der neuronalen Regulation der Skelettmuskulatur (Baldissera et al. 1981) und in der neuronalen Regulation vegetativer Systeme (Jänig 1984c, 1985).

Übertragene Schmerzen. Schmerzen, die von der Körperoberfläche (Haut) ausgelöst werden, sind sehr gut lokalisierbar (Abb. 8). Das hat seine Ursache in der genauen Abbildung des Integumentes im neuronalen Raum (primär afferente Neurone, Rükkenmark, thalamo-kortikales System). Es gibt keinen übertragenen Hautschmerz.

Schmerzen, die von tiefen somatischen Strukturen (Skelettmuskulatur, Sehnen, Faszien, Periost) ausgelöst werden können, sind räumlich weniger gut oder nur sehr ungenau lokalisierbar im Vergleich zum Hautschmerz. Dabei gibt es Unterschiede zwischen oberflächlich liegenden Geweben und tief liegenden Geweben: Schmerzen von oberflächlich liegenden Geweben (z. B. Faszien und Sehnen) sind in der Regel räumlich erheblich besser lokalisierbar (s. Kreuze in Abb. 9B), als Schmerzen von tiefer liegenden Geweben (Abb. 8) (Kellgren 1938, 1939; Lewis 1942). Die Schmerzen von tiefen somatischen Geweben werden in die Haut, aber auch in tiefe somatische Gewebe übertragen. Diese übertragenen Schmerzen äußern sich in einer spontanen Hyperalgesie und in einer Druckhyperalgesie. Die räumliche Ausdehnung der übertragenen Schmerzen ist durch die segmentale spinale Organisation

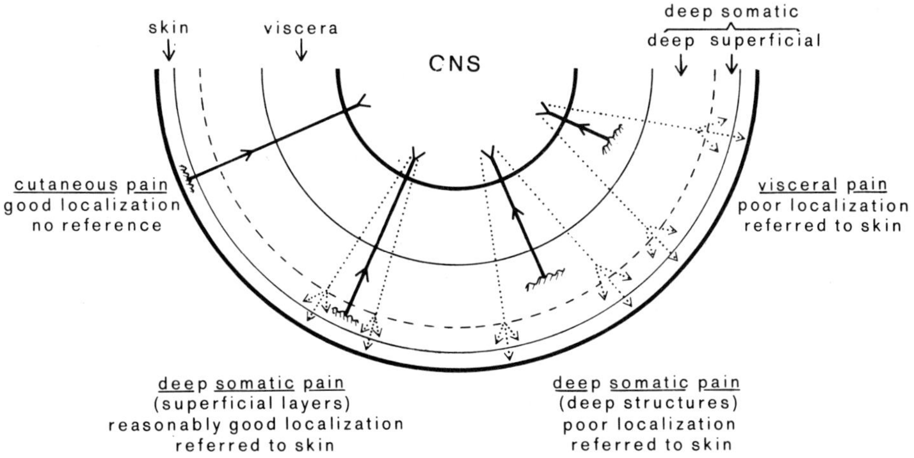

Abb. 8. Lokalisation und Übertragung (*gepunktet*) von Schmerzen, ausgelöst von der Haut, von den tiefen somatischen Geweben und von den Eingeweiden. Schematische Darstellung, modifiziert nach Ruch (1979)

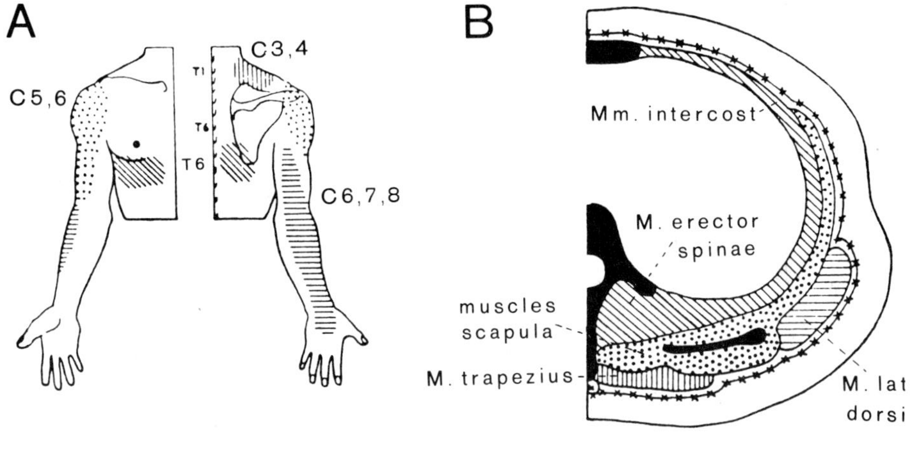

Abb. 9 A, B. Zonen übertragener Schmerzen **A** ausgelöst durch schmerzhafte Reizung von Afferenzen aus den in **B** angezeigten Rumpfmuskeln. Die Afferenzen wurden durch intramuskuläre Injektionen von 0.1 bis 0.3 ml 6%iger (hypertoner) NaCl-Lösung gereizt. Der Transversalschnitt in B durch den Rumpf wurde in Höhe des 6. Interkostalraumes vorgenommen. Die gereizten Muskeln werden von folgenden Spinalnerven innerviert: M. erector spinae und Interkostalmuskulatur T_6 (*schräg schraffiert*). M. trapezius, N. accessorius und C3, 4 (*vertikal schraffiert*); M. latissimus dorsi C6, 7, 8 (*horizontal schraffiert*); Muskulatur, die am Schulterblatt ansetzt C5, 6 (*gepunktet*). *Kreuze* in **B** oberflächliche Strukturen (Faszien). Klein T_1 und T_6 in **A** bezeichnen Wirbel. Modifiziert nach Kellgren (1939)

der Innervation von Haut und tiefen Geweben bestimmt (s. Abb. 5), sie ist besonders deutlich ausgeprägt im Rumpfbereich, aber auch an den Extremitäten nachweisbar (Abb. 9). Kutane Übertragungszonen (Headsche Zonen) und Zonen der tiefen somatischen Gewebe, aus denen der nozizeptive afferente Einstrom kommt (Myotome, Sklerotome) sind also aneinandergekoppelt durch diese segmental spinale Organisation der Afferenzen und die Art der konvergenten Informationsverarbeitung im Rückenmark und weiter zentral (Abb. 5) (Kellgren 1938, 1939; Lewis u. Kellgren 1939; Lewis 1942).

Bei der Übertragung in die Haut werden häufig nicht die ganzen Dermatome erfaßt, sondern nur Teile. So findet man z. B. vom M. erector spinae je eine Zone auf dem Rücken (die mit der cutanen segmentalen Innervation über den Ramus dorsal nervi spinalis gekoppelt ist) und auf der Ventralseite des Rumpfes (die mit der segmentalen kutanen Innervation über den Ramus ventralis nervi spinalis gekoppelt ist) (s. schrägschraffierte Areale in Abb. 9, T_6).

Weiterhin werden Muskelschmerzen auch in andere Muskeln des gleichen Myotoms übertragen (Travell u. Bigelow 1946; Torebjörk et al. 1984). Ob man hier von Übertragung sprechen kann, sei dahingestellt. Man könnte hier auch einfacher von einer „falschen Lokalisation" des direkten Schmerzes sprechen, weil es vorstellbar ist, daß die dünnen Afferenzen von den verschiedenen Muskeln eines Myotoms auf die gleichen spinothalamischen Neurone im Rückenmark konvergieren und deshalb der Kortex zwischen den beiden Muskeln nicht unterscheiden kann (s. Abb. 5) (Kellgren 1939).

Viszerale Schmerzen werden phänomenologisch folgendermaßen unterteilt: der eigentliche (wahre) viszerale Schmerz („true visceral pain" nach Lewis 1942, Organschmerz), der übertragene viszerale Schmerz, der parietale Schmerz und der übertragene parietale Schmerz (s. Lewis 1942; Jänig 1982; Cervero 1983 b). Wahre viszerale und parietale Schmerzen sind räumlich nur sehr grob lokalisierbar; dieser ungenauen Lokalisierbarkeit korrespondiert die geringe Dichte der spinalen afferenten Innervation der Eingeweide und die relativ weite segmentale Verteilung viszeraler Afferenzen von individuellen Organen (s. Ruch 1979; Jänig 1982; Baron et al. 1985 a, b). Viszerale Schmerzen werden in die wohlbekannten Headschen Zonen der Haut, die sich durch spontane Hyperalgesie und Druckhyperalgesie auszeichnen, übertragen (Head 1893; Lewis 1942). Übertragener viszeraler Schmerz wird auch in tiefen somatischen Geweben beobachtet; die Muskulatur in entsprechenden Myotomen kann z. B. empfindlich auf mechanische Reizungen (Druck, Kontraktion) sein (Lewis 1942). Übertragene viszerale Schmerzen (z. B. vom Herzen oder vom Gastrointestinaltrakt) können nicht unterschieden werden von übertragenen tiefen somatischen Schmerzen, die durch Reizung tiefer somatischer Afferenzen (z. B. vom Muskel oder von Ligamenten) entsprechender Segmente durch Injektion hypertoner NaCl-Lösung erzeugt worden sind (Lewis u. Kellgren 1939). Diesem experimentellen Befund entspricht die klinische Erfahrung, daß Schmerzen viszeralen Ursprungs durchaus mit Schmerzen aus tiefen somatischen Strukturen des Rumpfes verwechselt werden können. Wenn auch neurophysiologisch explicit nicht bewiesen, so ist doch anzunehmen, daß Rückenmarksneurone, die in den Vorderseitenstrang projizieren und konvergenten afferenten synaptischen Eingang von Haut, Viszera und tiefen somatischen Geweben erhalten (Abb. 5), das neuronale Korrelat für diese Verhalten sind (Blair et al. 1981, 1984; Ammons et al. 1984).

Übertragene reflektorische autonome und skeletomotorische Phänomene. Die übertragenen Schmerzen sind korreliert mit spinalen reflektorischen autonomen und skeletomotorischen Prozessen. Aktivierung von Sudomotorneuronen (Hyperhidrosis), von Pilomotorneuronen (Piloerektion, „Gänsehaut") und Aktivierung oder Hemmung von Vasokonstriktorneuronen (Vasokonstriktion oder Vasodilatation) können in den entsprechenden Hautzonen beobachtet werden. Daneben kann besonders in den dorsalen Hautzonen auf dem Rumpf eine Veränderung der Konsistenz der Haut festgestellt werden. Sie macht sich in Einziehungen und geringer Verschieblichkeit der Haut und einer flachen Verdickung, Zunahme der Konsistenz und Abnahme der Elastizität des subkutanen Gewebes bemerkbar (s. Travell u. Simons 1983). Sie können begleitet sein von einer Veränderung des Dermographismus (Hansen 1969; Hansen u. Schlick 1962). Wie diese Veränderungen in der Haut erzeugt werden, ist unklar. Wegen der segmentalen Anordnung ist es jedoch sicherlich nicht falsch anzunehmen, daß die postganglionäre Vasokonstriktorinnervation hier eine Rolle spielt. Man könnte sich vorstellen, daß die betroffenen Gewebe durch Konstriktion der nutritiven Gefäße chronisch mit Blut unterversorgt werden und daß dieser Prozeß von einer Erhöhung der Permeabilität der Kapillaren begleitet wird.

Häufig werden in den entsprechenden Myotomen Vermehrung der Spannung einzelner Muskeln oder in Abschnitten einzelner Muskeln beobachtet. Diese Veränderungen werden ebenfalls reflektorisch erzeugt und spielen in der manuellen und physiotherapeutischen Medizin eine außerordentliche Rolle.

Inwieweit primär die Aktivierung von γ- oder α-Motoneuronen in diesem reflektorischen Geschehen eine Rolle spielt, ist unklar. Experimentelle neurophysiologische Untersuchungen an Katzen haben gezeigt, daß die meisten α-Motoneurone zur Skelettmuskulatur der Hinterextremität bei algogener Reizung dünner myelinisierter und unmyelinisierter Muskelafferenzen klassische Flexor-Reflex-Antworten zeigen: α-Motoneurone zu ipsilateralen Flexoren und zu kontralateralen Extensoren werden erregt, α-Motoneurone zu ipsilateralen Extensoren und kontralateralen Flexoren werden gehemmt (Kniffki et al. 1981; Schmidt et al. 1981). Die meisten γ-Motoneurone der Extensor- und Flexormuskeln werden auf algogene Muskelreizung erregt. Diese Erregung der γ-Motoneurone könnte bei chronischer Irritation dünner Afferenzen in tiefen somatischen Geweben und u. U. in den Viszera über die γ-Schleife (sekundäre Erregung von Ia- und II-Afferenzen von Muskelspindeln!) zur Erhöhung des Muskeltonus führen. Experimentell konnte dieser hypothetische Mechanismus bisher nicht erzeugt werden (weiteres s. Schmidt 1981; Kniffki et al. 1981).

Die Veränderungen, die man an der Skelettmuskulatur beobachten und palpieren kann, werden in der klinischen Literatur durch eine (verwirrende) Anzahl von Begriffen beschrieben und sind von Travell und Simons (1983) ausführlich und kritisch abgehandelt worden. Man glaubt, daß die Verspannung von einzelnen Skelettmuskeln oder Gruppen von Skelettmuskeln oder Teilen eines Skelettmuskels die Ursache für eine ganze Kette von segmentalen sensorischen reflektorischen autonomen und skeletomotorischen Phänomenen sein kann. Im Zentrum dieser Betrachtungsweise und der daraus folgenden physikalischen Therapie stehen die sogenannten „Trigger-Punkte" der Skelettmuskeln, von denen das Geschehen ausgeht. Abb. 10 faßt dieses Geschehen in schematischer Form synoptisch zusammen: Chro-

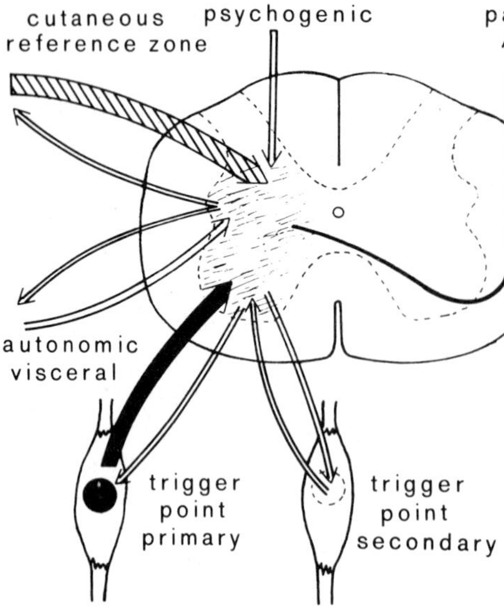

Abb. 10. Schematische hypothetische Darstellung zur Entstehung von Muskelverspannungen und begleitenden sensorischen übertragenen und autonomen, sowie skeleto-motorischen Phänomenen. Primäre Auslöser mögen im Skelettmuskel liegen („primary trigger point"), aber auch im Eingeweidebereich. Die positive Rückkopplung mag zu Verspannungen anderer Muskeln führen, zu übertragenen Schmerzen in der Haut und zu reflektorischen autonomen Prozessen in der Haut und den Eingeweiden. Das ganze Geschehen mag beeinflußt werden von zentral (psychogen). Die physiotherapeutische Behandlung zur Durchbrechung der positiven Rückkopplung setzt an der Haut und am Skelettmuskel an. Zum neuronalen Mechanismus der Entstehung der Muskelverspannung s. Schmidt (1981) und Kniffki et al. (1981). Modifiziert nach Travell (1976) und Travell und Simons (1983)

nische Muskelverspannungen bilden primäre „Trigger-Punkte". Die chronische Kontraktion der Skelettmuskelfasern führt zur Erregung von dünnen myelinisierten und unmyelinisierten Afferenzen von der Muskulatur und den Sehnen. Diese spinalen segmentalen afferenten Einströme aktivieren Motoneurone zur verspannten Muskulatur und auch zu anderen Muskeln im gleichen Myotom oder in benachbarten Myotomen (positive Rückkopplung). Das letztere kann sekundäre „Triggerpunkte" etablieren. Der spinale afferente Einstrom löst außerdem Schmerz aus und vegetativ-reflektorische Veränderungen in der Haut und möglicherweise auch in den Viszera. Das ganze Geschehen kann ausgelöst und aufrecht erhalten werden von zentral (psychogen) durch Aktivierung von α- und γ-Motoneuronen und auch peripher durch Aktivierung viszeraler Afferenzen bei funktionellen oder organischen Erkrankungen im Eingeweidebereich. Um dieses komplexe reflektorische Geschehen zu durchbrechen, setzt die Therapie an der Haut (physikalische Therapien), am Skelettmuskel (mechanisch) und zentral (Verhaltenstherapie, Psychotherapie) an (Travell 1976; Travell u. Simons 1983).

Zusammenfassung

1. Die Entstehung von Schmerzen der Brustwirbelsäule ist eine Funktion a) des anatomischen Aufbaus und der Biomechanik des Bewegungssegmentes, b) der afferenten und efferenten Innervation dieses Segmentes, c) der Erregung unmyelinisierter und dünner myelinisierter Afferenzen von den tiefen somatischen Geweben (Skelettmuskulatur, Sehnen, Gelenkkapseln, Faszien, Zwischenwirbelscheiben, Bändern), d) der zentralen Verarbeitung der nozizeptiven Information in diesen Afferenzen und e) der Dysregulation von Skelettmuskeln. Obwohl es keinerlei experimentelle neurophysiologische Untersuchungen über die peripheren und zentralen Mechanismen von Nozizeption und Schmerz in diesem Bereich gibt, kann man sich doch auf Grund von Tierversuchen an anderen tiefen somatischen Strukturen und von klinischen Beobachtungen modellhaft einige Vorstellungen machen.

2. Das dorsale Compartiment des Bewegungssegmentes wird durch den Ramus dorsalis des Spinalnerven innerviert, das ventrale Compartiment durch den Ramus meningeus und durch Äste des Truncus sympathicus und der Rami grisei.

3. Unmyelinisierte und dünne myelinisierte Afferenzen von den tiefen somatischen Strukturen der Wirbelsäule codieren wahrscheinlich noxische Reize. Das Entladungsverhalten dieser Afferenzen kann durch funktionelle pathophysiologische und durch pathologische strukturelle Prozesse im Bewegungssegment verändert werden.

4. Die Erregung dieser dünnen Afferenzen konvergiert wahrscheinlich mit der Erregung kutaner Afferenzen und viszeraler Afferenzen auf Neurone im Rückenmark, die einerseits über den Vorderseitenstrang zum thalamo-kortikalen System projizieren und an der Erzeugung tiefer somatischer Schmerzen beteiligt sind und die andererseits nicht in den Vorderseitenstrang projizieren und an der Vermittlung spinaler sympathischer und skeleto-motorischer Reflexe beteiligt sind.

5. Die Innervationsdichte der Haut durch primär afferente Neurone ist höher als die afferente Innervationsdichte der tiefen somatischen Gewebe und der Eingeweide. Darüber hinaus ist die somatotopische Repräsentation der Hautoberfläche im spino-thalamo-kortikalen neuronalen System höher als die zentrale neuronale Repräsentation der tiefen somatischen und viszeralen Gewebe. Diese beiden Faktoren und die Konvergenz nozizeptiver Information von Haut, tiefen somatischen Geweben und Eingeweiden auf die gleichen spino-thalamischen Neurone, führen nach der Konvergenz-Projektions-Theorie von Ruch (1979) zur Übertragung von Schmerzen im Körperinneren auf die Körperoberfläche.

6. Das Rückenmark spielt in der Integration nozizeptiver Information aus allen drei Körperbereichen und in der Organisation skeleto-motorischer und sympathisch vegetativer Reaktionen eine bedeutende Rolle. Unter pathophysiologischen Bedingungen können skeleto-motorische und vegetative Fehlregulationen auftreten, die wie eine positive Rückkopplung das Schmerzgeschehen verstärken. Physiotherapeutische Maßnahmen verschiedenster Art und andere Maßnahmen greifen wahrscheinlich durch Manipulation des primär afferenten Einstromes von der Haut und von den tiefen somatischen Geweben in diese spinalen Fehlregulationen ein.

Literatur

Ammons WS, Blair RW, Foreman RD (1984) Greater splanchnic excitation of primate T1-T5 spinothalamic neurons. J Neurophysiol 51:592–603

Baldissera F, Hultborn H, Illert M (1981) Integration in spinal neuronal systems. In: Brookhart JM, Mountcastle VB, Brooks VB, Geiger SR (eds) Motor Control. Handbook of Physiology, Section 1: The Nervous Section, vol II, Part I. American Physiological Society, Bethesda, p 509–595

Baron R, Jänig W, McLachlan EM (1985a) The afferent and sympathetic components of the lumbar spinal outflow to the colon and pelvic organs in the cat: I. The hypogastric nerve. J Comp Neurol 236 (im Druck)

Baron R, Jänig W, McLachlan EM (1985b) The afferent and sympathetic components of the lumbar spinal outflow to the colon and pelvic organs in the cat: II. The lumbar splanchnic nerves. J Comp Neurol 236 (im Druck)

Baron R, Jänig W, McLachlan EM (1985c) The afferent and sympathetic components of the lumbar spinal outflow to the colon and pelvic organs in the cat: III. The colonic nerves, incorporating an analysis of all components of the lumbar prevertebral outflow. J Comp Neurol 236 (im Druck)

Berger M, Gerstenbrand F, Lewit K (Herausgeber) (1984) Schmerz und Bewegungssystem. Schmerzstudien 6. Fischer, Stuttgart New York

Besson J-M, Guilbaud G, Abdelmoumene M, Chaouch A (1982) Physiologie de la nociception. J Physiol (Paris) 78:7–107

Blair RW, Ammons WS, Foreman RD (1984) Responses of thoracic spinothalamic and spinoreticular cells to coronary artery occlusion. J Neurophysiol 51:636–648

Blair RW, Weber RN, Foreman RD (1981) Characteristics of primate spinothalamic tract neurons receiving viscerosomatic convergent inputs in T3-T5 segments. J Neurophysiol 46:797–811

Blumberg H, Jänig W (1981) Neurophysiological analysis of efferent sympathetic and afferent fibers in skin nerves with experimentally produced neuromata. In: Siegfried J, Zimmermann M (eds) Phantom and stump pain. Springer, Berlin Heidelberg New York, p 15–31

Blumberg H, Jänig W (1982a) Changes in unmyelinated fibers including sympathetic postganglionic fibers of a skin nerve after peripheral neuroma formation. J Auton Nerv Syst 6:173–183

Blumberg H, Jänig W (1982b) Activation of fibers via experimentally produced stump neuromas of skin nerves: ephaptic transmission or retrograde sprouting? Exp Neurol 76:468–482

Blumberg H, Jänig W (1984) Discharge pattern of afferent fibers from a neuroma. Pain 20: 335–353

Bogduk N (1983) The innervation of the lumbar spine. Spine 8:286–293

Cervero F (1983a) Mechanisms of visceral pain. In: Lipton S, Miles J (Hrsg) Persistent pain, vol 4. Academic Press, London, p 1–19

Cervero F (1983b) Somatic and visceral inputs to the thoracic spinal cord of the cat: effects of noxious stimulation of the biliary system. J Physiol 337:51–67

Cervero F, Connell LA (1985) Distribution of somatic and visceral primary afferent fibres within the thoracic spinal cord of the cat. J Comp Neurol 230:88–98

Craig AD, Mense S (1983) The distribution of afferent fibers from the gastrocnemius-soleus muscle in the dorsal horn of the cat, as revealed by the transport of horseradish peroxidase. Neurosci Lett 41:233–238

Foreman RD, Schmidt RF, Willis WD (1979) Effects of mechanical and chemical stimulation of fine muscle afferents upon primate spinothalamic tract cells. J Physiol 286:215–231

Hansen K (1963) Visceraler Schmerz (segmentale Projektionen). In: Monnier M (Hrsg) Physiologie und Pathophysiologie des vegetativen Nervensystems. Band II: Pathophysiologie. Hippokrates, Stuttgart, p 760–770

Hansen K, Schliack H (1962) Die segmentale Innervation, ihre Bedeutung für Klinik und Praxis. Thieme, Stuttgart

Head H (1893) On disturbances of sensation with especial reference to the pain of visceral disease. Brain 16:1–130

Jänig W (1982) Viszeraler Schmerz – Sympathisches Nervensystem und Schmerz. Diagnostik 15: 1123–1134

Jänig W (1984a) Neurophysiological mechanisms of cancer pain. In: Zimmerman M, Drings P, Wagner G (eds) Pain in the cancer patient. Recent Results in Cancer Research, vol 85. Springer, Berlin Heidelberg New York Tokyo, p 45–58

Jänig W (1984b) Zur neurophysiologischen Deutung der Schmerztherapie durch Lokalanästhesie im peripheren Nervensystem. In: Gross D, Schmitt E, Thomalske G (Hrsg) Schmerzkonferenz. Fischer, Stuttgart New York, p (1.3) 1–12

Jänig W (1984c) Prinzipien der Organisation des sympathischen Nervensystems. In: Fischer PA (Hrsg), Vegetativstörungen beim Parkinson-Syndrom (4. Frankfurter Parkinson-Symposion). Editiones ⟨Roche⟩, Basel, p 7–30

Jänig W (1985) Organization of the lumbar sympathetic outflow to skeletal muscle and skin of the cat hindlimb and tail. Rev Physiol Biochem Pharmacol 102: 119–213

Jänig W, Kollmann W (1984) The involvement of the sympathetic nervous system in pain. Possible neuronal mechanisms. Arzneimittelforsch/Drug Res 34 (II): 1066–1073

Kellgren JH (1938) Observations on referred pain arising from muscle. Clin Sci 3: 175–190

Kellgren JH (1939) On the distribution of pain arising from deep somatic structures of segmental pain areas. Clin Sci 4: 35–46

Kniffki K-D, Schomburg ED, Steffens H (1981) Synaptic effects from chemically activated fine muscle afferents upon γ-motoneurones in decerebrate and spinal cats. Brain Res 206: 361–370

Kocher R, Gross D, Kaeser HE (Hrsg) (1980) Nacken-Schulter-Arm-Syndrom, Schmerzstudien 3. Fischer, Stuttgart New York

Langford LA, Schaible H-G, Schmidt RF (1984) Structure and function of fine joint afferents: observations and speculations. In: Hamann W, Iggo A (eds) Sensory Receptor Mechanisms: Mechanoreceptors, Thermoreceptors and Nociceptors. World Scientific Publ Co, Singapore, p 241–252

Lewis T (1942) Pain. The Macmillan Press Ltd, London Basingstoke

Lewis T, Kellgren JH (1939) Observations relating to referred pain, viscero-motor reflexes and other associated phenomena. Clin Sci 4: 47–71

McLachlan FM, Jänig W (1983) The cell bodies of origin of sympathetic and sensory axons in some skin and muscle nerves of the cat hindlimb. J Comp Neurol 214: 115–130

Mense S (1985) Slowly conducting afferent fibres from deep tissues: neurobiological properties and central nervous actions. In: Progress in Sensory Physiology, vol 6. Springer, Berlin Heidelberg New York Tokyo (im Druck)

Mense S, Meyer H (1985) Different types of slowly conducting afferent units in skeletal muscle and tendon. J Physiol 363: 403–417

Mitchell JH, Schmidt RF (1984) Cardiovascular reflex control by afferent fibers from skeletal muscle receptors. In: Handbook of Physiology. The Cardiovascular System III. American Physiological Society, Chapter 17, p 623–658

Morgan C, Nadelhaft J, de Groat WC (1981) The distribution of visceral primary afferents, from the pelvic nerve to Lissauer's tract and the spinal gray matter and its relationship to the sacral parasympathetic nucleus. J Comp Neurol 201: 415–440

Rickenbacher J, Landolt AM, Theiler K (1982) Rücken. In: Lanz T v, Wachsmuth W (Hrsg) Praktische Anatomie. Band II/7. Springer, Berlin Heidelberg New York

Ruch TC (1979) Pathophysiology of pain. In: Ruch TC, Patton HD (eds) Physiology and Biophysics: The Brain and Neural Function. Saunders, Philadelphia, p 272–324

Schaible H-G, Schmidt RF (1983a) Activation of groups III and IV sensory units in medial articular nerve by local mechanical stimulation of knee joint. J Neurophysiol 49: 35–44

Schaible H-G, Schmidt RF (1983b) Response of fine medial articular nerve afferents to passive movements of knee joint. J Neurophysiol 49: 1118–1126

Schmidt RF (1981) Schmerzauslösende Substanzen. Z Phys Med 10: 73–89

Schmidt RF, Kniffki K-D, Schomburg ED (1981) Der Einfluß kleinkalibriger Muskelafferenzen auf den Muskeltonus. In: Bauer H, Koella WP, Struppler (Hrsg) Therapie der Spastik. Verlag für angewandte Wissenschaft, München, p 71–84

Stilwell DL (1956) The nerve supply of the vertebral column and its associated structures in the monkey. Anat Rec 125: 139–169

Torebjörk HE, Ochoa JL, Schady W (1984) Referred pain from intraneural stimulation of muscle fascicles in the median nerve. Pain 18:145–156

Travell J (1976) Myofascial trigger points: clinical view. In: Bonica JJ, Albe-Fessard D (eds) Advances in pain research and therapy, vol 1. Raven Press, New York, p 919–926

Travell J, Bigelow NH (1946) Referred somatic pain does not follow a simple "segmental" pattern. Fed Proc 5:106

Travell JG, Simons DG (1983) Myofascial pain and dysfunction. The trigger point manual. Williams and Wilkins, Baltimore London

Willis WD (1982) Control of nociceptive transmission in the spinal cord. In: Progress in Sensory Physiology, vol 3. Springer, Berlin Heidelberg New York

Willis WD, Coggeshall RE (1978) Sensory mechanisms of the spinal cord. Plenum Press, New York

Wörz R, Gross D (Herausgeber) (1978) Kreuzschmerz. Schmerzstudien 1. Fischer, Stuttgart New York

Yaksh TL (1981) Spinal opiate analgesia: characteristics and principles of action. Pain 11:293–346

Zimmermann M, Handwerker HO (Herausgeber) (1984) Schmerz. Konzepte und ärztliches Handeln. Springer, Berlin Heidelberg New York

Funktionsdiagnostik der Brustwirbelsäule

M. EDER

Eine isolierte Betrachtung der Diagnostik funktioneller Störungen im Bereich der Brustwirbelsäule (BWS) erscheint nur durch das gegebene Thema gerechtfertigt und wäre ansonst zu bemängeln, denn speziell im Thorakalbereich und hier vor allem in den Übergangsregionen zur Hals- und Lendenwirbelsäule, dominieren die von diesen Abschnitten ausgehenden Pathomechanismen die Störungen. Unter der Voraussetzung, daß das gesamte Achsenorgan in den Untersuchungsgang einbezogen gehört, gelten für die BWS-Region folgende Diagnostikschritte.

So wie jede klinische Untersuchung beginnt auch die Funktionsuntersuchung der Wirbelsäule mit der Anamnese, die hier ihr Hauptaugenmerk auf Ort, Art, Dauer und Ursache des Schmerzgeschehens richten wird.

Die körperliche Untersuchung erfolgt dann am bis zur Unterhose entkleideten Patienten und beginnt mit der Inspektion, die Konstitution, Ernährungszustand, Brustkorbform (Rippenauftreibungen – Tietze Syndrom, Hühner- oder Trichterbrust, etc.), Krümmungsradien der Wirbelsäule (Kyphosierungsgrad, Skoliosierungen) und eine eventuell verbundene Rippenbuckelbildung, die Situation der Schlüsselbeine und nicht zuletzt die Atembewegung in Ablauf und Symmetrieverhalten begutachtet.

Die weitere Untersuchung erfolgt am sitzenden Patienten, wobei es günstig sein kann, eine Reitsitzposition zu wählen, um das Becken zu fixieren. Entsprechend den funktionsdiagnostischen Grundsätzen wird stets zuerst die regionäre und anschließend die segmentale Beweglichkeit getestet, wobei jeweils

Anteflexion
Retroflexion
Lateralflexion und
Rotation

geprüft werden.

Bei der Testung der aktiven Beweglichkeit empfiehlt es sich, für Rotations- und Seitneigungsprüfung den Patienten anzuweisen, die Arme vor der Brust zu kreuzen oder die Hände im Nacken zu verschränken. Letztere Position ist dann vor allem für die segmentale Funktionstestung unerläßlich. Der seitenvergleichenden aktiven Beweglichkeitsprüfung wird eine zusätzliche passive Ausführung angeschlossen und diese dann durch eine eventuelle Widerstandstestung ergänzt. Gibt der Patient z. B. bei der aktiven Linksrotation des Rumpfes Schmerzen an, so besteht die Möglichkeit, daß diese entweder durch eine Funktionsstörung im Bereich der rechten Wirbelbogengelenke, oder aber durch eine Irritation der rechtsseitigen transversospinalen Muskelzüge entstehen. Bringt man nun den Rumpf des Patienten in die maximal mögliche Linksrotation und läßt ihn gegen Widerstand isometrisch einen Rechtsrotationsansatz ausführen, dann kommt es im Falle einer muskulären Genese

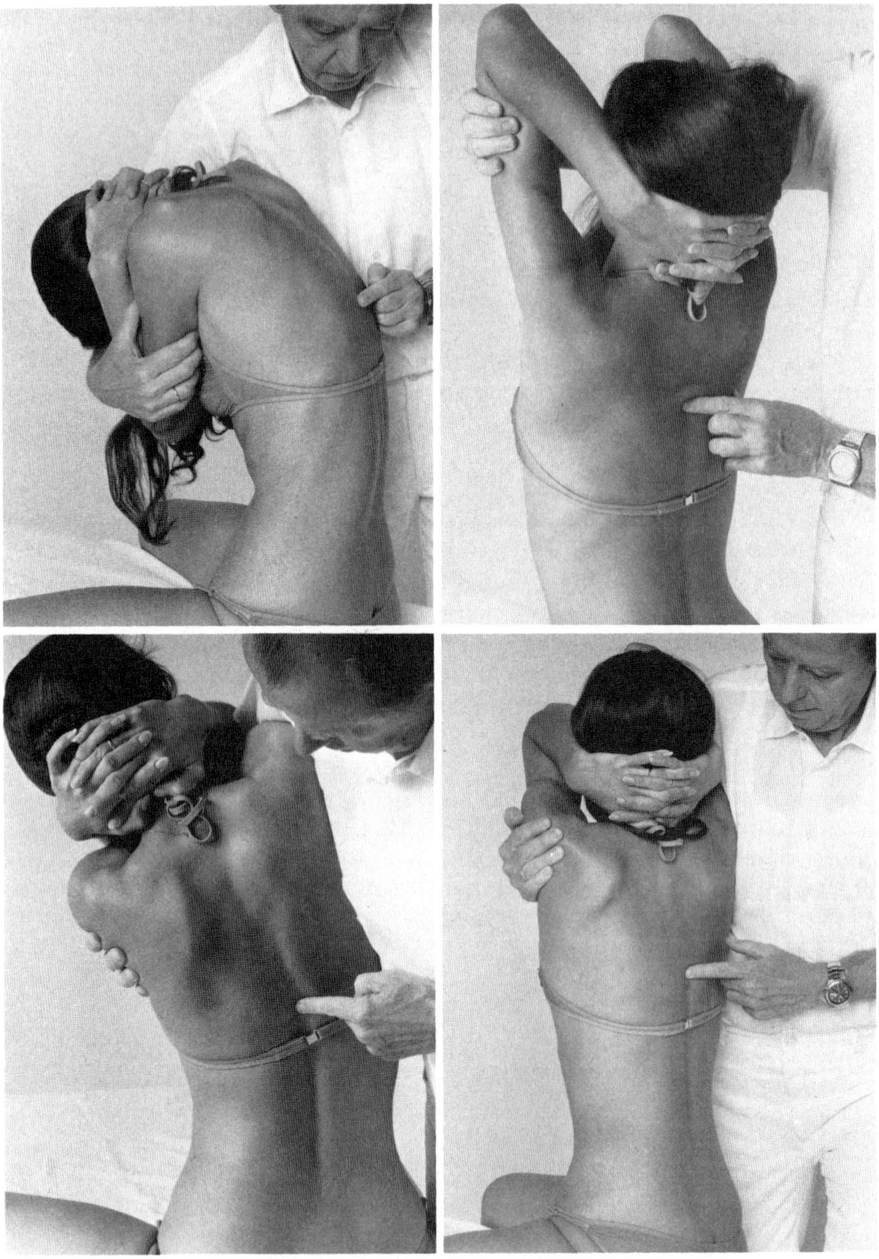

Abb. 1 a–d. Segmentale Bewegungsprüfung der BWS. Der Untersucher umgreift den Thorax von ventral und führt ihn nacheinander in Ventral-, Dorsal-, Lateralflexion und Rotation. Der Palpationsfinger liegt bei Ventral- und Dorsalflexion genau interspinös, bei Lateralflexion etwas zur Konkavseite gerückt und bei der Rotation an der rotationsabgewandten Seite

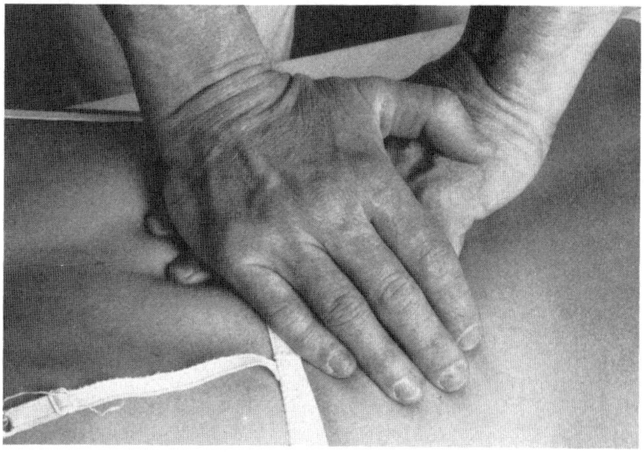

Abb. 2. Federungs- oder Springingtest. Die gespreizten Zeige- und Mittelfinger werden neben dem Dornfortsatz über die Wirbelbogengelenke aufgesetzt. Mit der Ulnarkante der anderen Hand wird bei gestreckt gehaltenem Arm ein federnder Impuls auf die palpierenden Fingerkuppen ausgeübt. Geprüft werden Federungselastizität und Druckdolenz

zur Schmerzverstärkung, womit eine Vorentscheidung zwischen arthrogenen und muskulär bedingten Beschwerden gegeben sein kann.

Die Stellung des Patienten mit im Nacken verschränkten Armen benützend, prüft man als nächstes die segmentale Beweglichkeit, wobei das entsprechende Vorgehen am besten aus den Abbildungen zu entnehmen ist.

Wichtig erscheint es darauf hinzuweisen, daß das Wesentliche der segmentalen Funktionsprüfung darin zu suchen ist, daß der Funktionszustand des geprüften Abschnittes nicht nur durch das Bewegungsausmaß, sondern auch über das sogenannte Gelenkspiel (Joint-play nach Mennell) beurteilbar ist. Im Klartext heißt das, daß außer dem willkürlichen Bewegungsraum eines Gelenkes auch der unwillkürliche, also nur passiv erreichbare, bei Normalfunktion frei erhalten sein muß. Die Überprüfung des Joint-play geschieht also durch passive, dem Gelenk an sich nicht mögliche Bewegungen traktorischer oder translatorischer (parallelverschiebender) Art.

Während die in den Abbildungen zur segmentalen Funktionsdiagnostik der BWS gezeigten Bewegungsteste die Prüfung des willkürlichen Bewegungsraumes zum Ziel haben, benützt der im Anschluß vorgestellte Federungstest in Bauchlage translatorische Effekte.

Als ebenfalls wesentliches Kriterium zur Beurteilung der freien Gelenkfunktion dient das endlagige Verhalten beim passiven Bewegen. Während im Normalfall stets ein deutlich fühlbares „Nachfedern" erkennbar ist, zeigen Gelenke mit Blockierungstendenz am Bewegungsende einen „harten Anschlag".

Einer ergänzenden Bewegungsprüfung bedürfen dann noch die Rippengelenke, die im Blockierungsfall gleichfalls Schmerzsyndrome aufbauen können. Nach Ausführung des im Bild vorgestellten Federungs- oder Springingtests, der Auskunft sowohl über die segmentale Gelenksituation als auch über den muskulären Spannungszustand und ligamentäre Irritationen gibt, werden, kopfwärts des Patienten stehend, beide Hände so auf den Thorax gelegt, daß die Finger in den Interkostal-

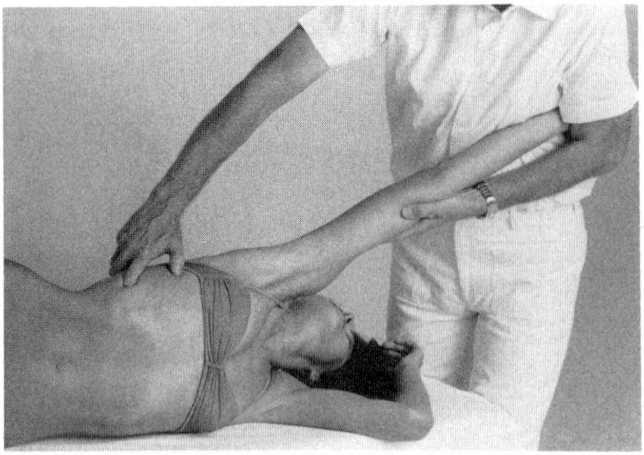

Abb. 3. Testung der Rippenbeweglichkeit in Seitenlage (siehe Text)

räumen zu liegen kommen. Auf diese Weise lassen sich nicht nur das Symmetrieverhalten der Atmung beurteilen, sondern ebenfalls, über impulsartiges Federn der Rippen, Aufschlüsse über eventuelle Rippenblockierungen erhalten.

In Seitenlage des Patienten erfolgt dann die weitere Testung der kaudalwärts des 4. Interkostalraumes liegenden Rippen. Wiederum palpieren die zwischen den Rippen flach aufgelegten Finger atemsynchron die Rippenbewegung, wobei die inspiratorische Spreizung durch Zug am elevierten Arm verdeutlicht werden kann.

In Rückenlage ist es in analoger Vorgangsweise möglich, in der Medioklavikularlinie die Bewegung der oberen Rippen zu beurteilen.

Am sitzenden Patienten werden zum Abschluß der Rippenfunktionsdiagnostik die eine Sonderstellung einnehmende 1. Rippe sowie die Rippengelenke 2–4 getestet. Zur Prüfung der 1. Rippe dreht der Patient den Kopf um 45 Grad zur Untersuchungsseite, wobei Kopf und Nacken vom Untersucher mit Hand und Unterarm fi-

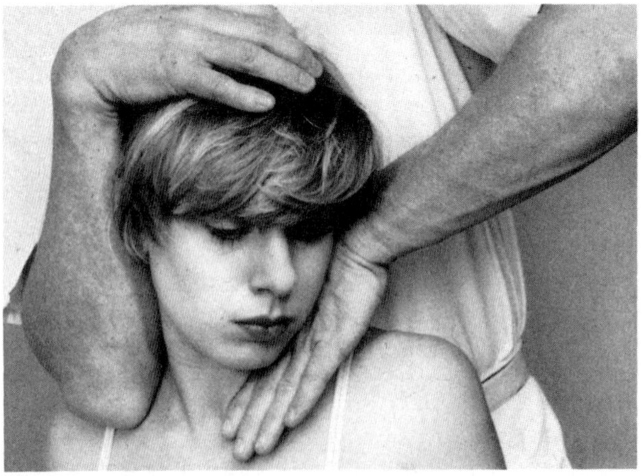

Abb. 4. Funktionsdiagnostik der 1. Rippe (siehe Text)

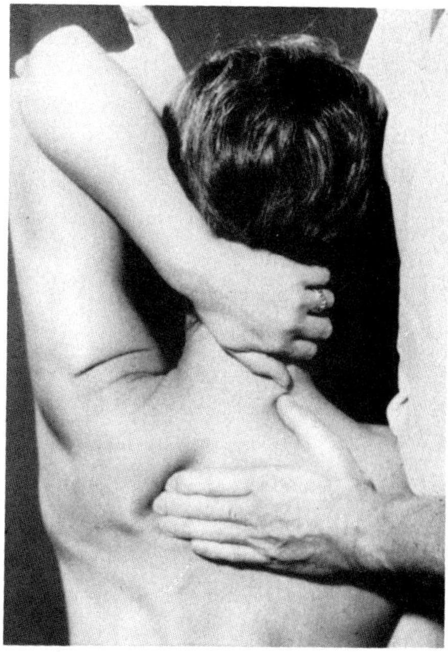

Abb. 5. Testung der Rippenwirbelgelenke 2–4 (siehe Text)

xiert werden. Die andere Hand übt mit der Kante des Zeigefingers einen von lateral oben nach medial unten (in Richtung gegenüberliegender Hüfte) gerichteten Federungsimpuls auf die 1. Rippe aus. Fehlendes Federn weist auf eine Blockierung hin.

Die Rippengelenke 2–4 prüft man so, daß über den Ellbogen der im Nacken liegenden Patientenhand ein dorsalwärts gerichteter federnder Druck ausgeübt wird, der auf die paramedian über den Rippengelenken plazierten Tastfinger übertragen und beurteilt wird.

Einen wesentlichen Abschnitt des Untersuchungsprogramms stellt natürlich auch die Palpation dar, die sowohl in sitzender Position des Patienten, oder auch in Bauch- und Rückenlage ausführbar ist.

Folgende Strukturen und häufige Maximalpunkte sollten dabei Berücksichtigung finden.

Am Rücken:

Segmentale Bindegewebsverquellungen
(Kiblersche Hautfalte)
Tonus der oberflächlichen und tiefen Muskulatur
Die Insertionen des M. iliocostalis pars cervicalis (ISVD)
Die Druckdolenz der Wirbel- und Rippenwirbelgelenke
Die Druckempfindlichkeit des Proc. spinosus
Die interspinösen Strukturen (ligamentäre Schmerzen!)

An der Thoraxvorderseite:

Insertionen und Tonussituation des M. pectoralis und M. serratus lat.
Die Sternoklavikulargelenke

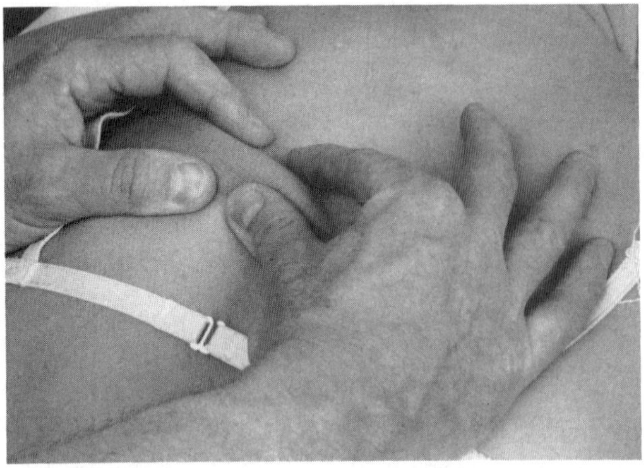

Abb. 6. Segmentale Bindegewebsverquellungen liefern ebenfalls Hinweise auf die Lokalisation der Funktionsstörung. Dazu wird eine Hautfalte zwischen Zeigefinger und Daumen genommen und von kaudal kranialwärts gerollt. In gestörten Abschnitten ist das Rollen erschwert, bzw. wird das Gewebe derber und die Hautfalte schlecht abhebbar, evtl. auch schmerzhaft

Die sternokostalen Synchondrosen
Der Proc. xyphoideus (schmerzhaft bei Blockierung von D_7)

Empfehlenswert ist es, die Palpation als 1. Untersuchungsgang einzusetzen, weil daraus gewonnene Befunde, vor allem im Rahmen der weiteren Segmentdiagnostik mitbestimmend sein können, bzw. undeutliche Befunde evtl. erst interpretierbar machen.

Abschließend soll noch erwähnt werden, daß nur eine Wirbelsäulendiagnostik, die sich an den aufgezeigten Untersuchungsgängen orientiert, in die Lage versetzt, das speziell für den Bewegungsapparat unerläßliche diagnostische Grundprinzip der struktur- und aktualitätsbedachten Aufschlüsselung der Symptomatik zu wahren.

Literatur

Eder M, Tilscher H (1982) Schmerzsyndrome der Wirbelsäule, 2. Aufl., Hippokrates, Stuttgart
Frisch H (1983) Programmierte Untersuchung des Bewegungsapparates. Springer, Berlin Heidelberg New York Tokyo
Tilscher H, Eder M (1983) Die Rehabilitation von Wirbelsäulengestörten. Springer, Berlin Heidelberg New York Tokyo

Irritationen vegetativer Strukturen bei Brustwirbelsäulenerkrankungen

R. SCHIFFTER

Es soll über die Frage referiert werden, ob und mit welchen Symptomen vegetative Irritationssymptome durch Brustwirbelsäulenerkrankungen auftreten können. Um Mißverständnissen vorzubeugen, müssen zunächst einmal die Begriffe definiert werden: Mit vegetativen Strukturen können nur sympathische oder parasympathische Nervenfasern, Nervenzellen und Ganglien oder zentral-nervöse vegetative Bahnen gemeint sein. Irritationen sind Erregungen durch Reizung der nervösen Elemente ohne Zerstörung ihrer Struktur, die zu bestimmten Reizsymptomen, nicht jedoch zu Defektsymptomen führen. Gleichwohl müssen aus klinisch-praktischen Gründen auch die zugehörigen Defektsymptome hier miterwähnt werden.

Was gibt es nun an vegetativen Strukturen im Bereich der Brustwirbelsäule, also den Wirbelsäulenabschnitt zwischen HWK_8 und LWK_1? Zunächst ist festzuhalten, daß in diesem Bereich ausschließlich sympathische Fasern das Rückenmark über die Vorderwurzeln verlassen. Die sympathischen Ursprungszellen in der Seitensäule des Rückenmarks befinden sich nur in dem Rückenmarksabschnitt zwischen C_8 und L_2, darunter und darüber gibt es keine sympathischen Ursprungszellen im Rückenmark und somit verlassen in den darunter- und darübergelegenen Abschnitten auch keine sympathischen Fasern das Rückenmark. Die oberhalb und unterhalb dieses Abschnitts gelegenen Körperteile werden von diesen Zellen und Fasern mitversorgt, die Verteilung erfolgt über den Grenzstrang (ab- und aufsteigende Fasern). Das Prinzip wird in Abb. 1 und 2 verdeutlicht. Es können insofern also periphere vegetative Irritationen im BWS-Bereich nur sympathische betreffen, entsprechende parasympathische Irritationen können gar nicht vorkommen. BWS-Erkrankungen können allenfalls parasympathische Rückenmarksbahnen irritieren. Parasympathische Caudawurzelfasern können von BWS-Erkrankungen selbst nicht unmittelbar lädiert werden, da das Rückenmark bei $LWK_{1/2}$ endet.

Wir müssen uns nach diesen anatomischen Tatsachen also fast ausschließlich mit sympathischen Irritationen im Rahmen des gestellten Themas beschäftigen. Welche Organe und Gewebe können nun von BWS-Erkrankungen sympathisch irritiert werden und welche Symptome sind zu erwarten? Grundsätzlich sind praktisch fast alle Gewebe sympathisch innerviert, am Auge die Iris, an der Haut die Gefäße, die Schweißdrüsen und die Piloarektoren, an den inneren Organen wiederum die Gefäße, das Herz, der Bronchialbaum, der ganze Magen/Darm-Kanal einschließlich seiner glatten Muskeln und Drüsen, das Urogenitalsystem mit Nieren und Harnwegen, Genitalorganen usw. Sympathische Irritation, also Reizung bedeutet dann: Reizmydriasis, Vasokonstriktion, verstärkte Schweißsekretion, Gänsehautbildung (Piloarektion), Tachykardie, Blutdrucksteigerung, Tachypnoe, Hemmung der gesamten Magen-Darm-Motilität und der Drüsensekretion, Reduzierung der Diurese, Hemmung der Blasenentleerung durch Kontraktion des Sphinkter internus und der Darmentleerung durch Kontraktion des Sphinkter internus des Rektums. Eventuell

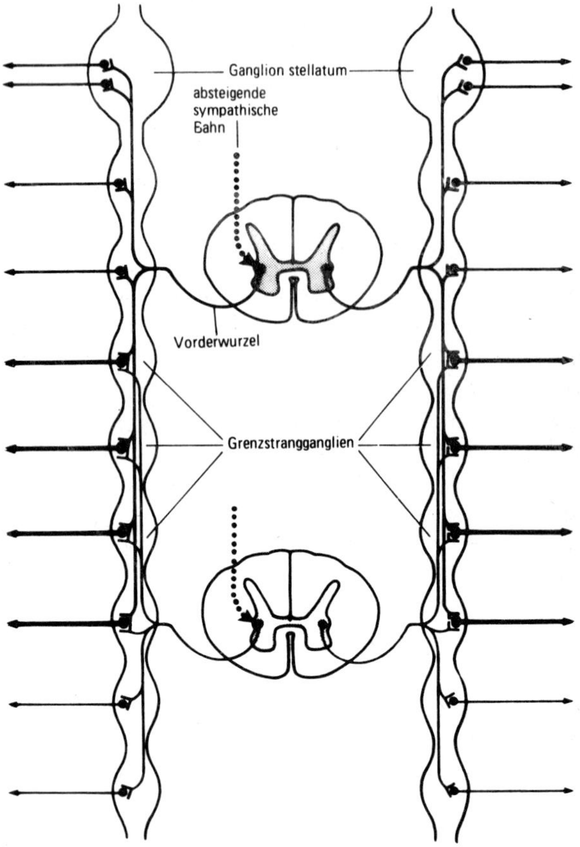

Abb. 1. Die „Verteilerfunktion" des Grenzstranges für die sympathischen Efferenzen

noch Stimulation der Ejakulation, die ebenfalls eine sympathische Funktion ist (die Erektion ist ein parasympathisches Phänomen).

Gibt es nun diese sympathischen Reizsymptome tatsächlich bei Brustwirbelsäulenerkrankungen? Wir beginnen bei C_8/Th_1: Über die Vorderwurzeln von C_8 bis Th_2 verlassen ausschließlich pupillomotorische sympathische Fasern das Rückenmark. Ihre Reizung durch jedwede Erkrankung der oberen Brustwirbelsäulenregion führt also ausschließlich zur *Reizmydriasis* des gleichseitigen Auges, ihre Zerstörung zum radikulären Horner-Syndrom (Abb. 3). Schmerzen im zerviko-thorakalen Wirbelsäulenbereich mit Anisokorie, d.h. Reizmydriasis oder Horner-Syndrom, sind also ein lokalisatorisch wichtiges Syndrom, das es zu beachten gilt. Eine Reizmydriasis kann aber auch von weiter kaudal gelegenen Abschnitten, ja sogar von den Organen selbst ausgelöst werden (z.B. Herzinfarkt, Gallenkolik). Unterhalb von Th_2 bis L_2 wird die präzise Diagnostik schwieriger. Wir beginnen mit den Symptomen an der *Haut:* Die sympathischen Fasern zur Haut verlaufen über die Vorderwurzeln, werden in den segment-entsprechenden Grenzstrangganglien umgeschaltet und ziehen dann mit den sensiblen peripheren Nerven exakt in das sensible Territorium dieser Nerven (siehe Abb. 4). Bei Unterbrechung der peripheren Nerven ent-

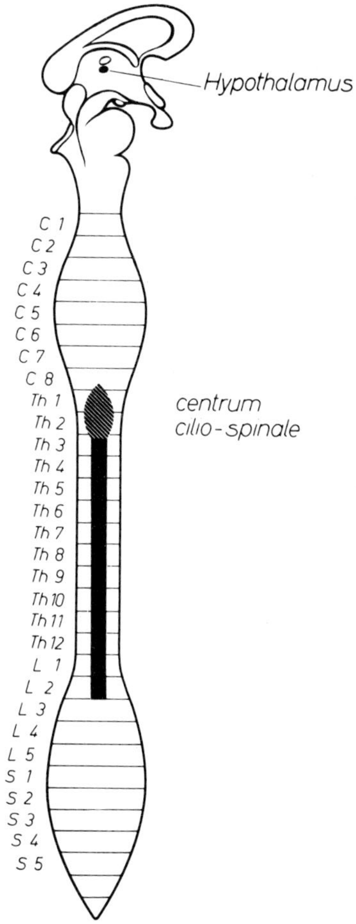

Abb. 2. Die sympathische Kernsäule im Rückenmark

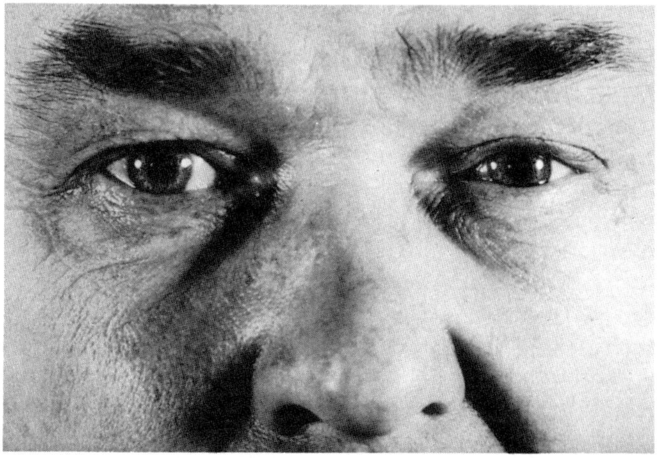

Abb. 3. „Radikuläres“ Hornersyndrom links durch tumoröse Zerstörung der Th_1- und Th_2-Wurzeln

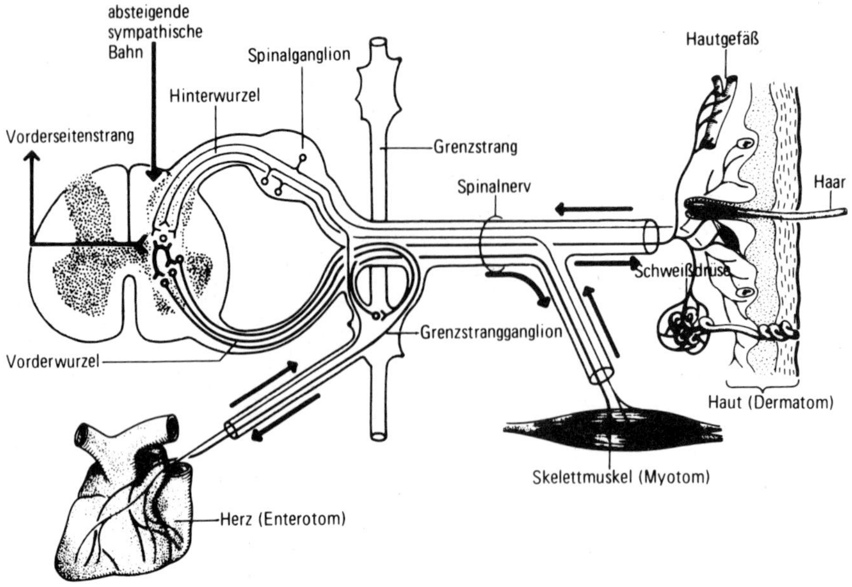

Abb. 4. Schema der segmentalen Innervation mit den sympathischen Efferenzen zur Haut. (Aus: H. Schliack, Spinale Wurzelsyndrome, In: Innere Medizin in Praxis und Klinik, Bd. 2, Thieme, Stuttgart 1973)

steht präzise begrenzt und ausschließlich im sensiblen Territorium dieses Nerven eine Anhidrose, eine Vasoparalyse und eine Lähmung der Piloarektoren (keine Gänsehautbildung). Reizung des peripheren Nerven macht das Gegenteil, also in gleicher Weise lokal begrenzten Schweißausbruch, Vasokonstriktion und Gänsehautbildung (siehe Abb. 7). Nun werden ja periphere Nerven von Brustwirbelsäulenerkrankungen nicht lädiert, sondern allenfalls thorakale Nervenwurzeln. Hier ist die Situation anders wegen der Verteilerfunktion des Grenzstrangs (s. Abb. 1): Reizung einer einzelnen Nervenwurzel verursacht über etwa 6 Dermatome ausgebreiteten Schweißausbruch mit Vasokonstriktion und Piloarektion. Zerstörung einer Wurzel bewirkt praktisch keinen Defekt, wegen der vielfältigen Überlappung der sympathischen segmentalen Fasern. Die Irritation einer thorakalen Wurzel durch eine BWS-Erkrankung kann also an der Haut als multisegmentale Schweißausbrüche, in gleichem Abschnitt auftretende Hautblässe oder Gänsehautbildung dieser Seite in Erscheinung treten. Die Symptome sind stets flüchtig und müssen vom Arzt erfragt werden. Ähnliches gilt von Irritationen des Grenzstrangs selbst, denn in ihm verlaufen ja die aus den Vorderwurzeln kommenden sympathischen Fasern. Hier entsteht jedoch eine „quadrantenweise" Ausbreitung der Hautsymptome.

Sympathische Defektsymptome dieser Art, z. B. Anhidrosen des oberen oder unteren Körperquadranten mit Vasoparalyse und Piloarektorenlähmung können nur von Zerstörungen des Grenzstrangs selbst herrühren, also von paravertebralen Prozessen, z. B. Tumoren, und nicht von eigentlichen primären BWS-Erkrankungen. Freilich kann ein Wirbelkörpertumor neben den Schmerzen zunächst segmentale sympathische Reizsymptome auslösen und dann durch Wachstum auch den para-

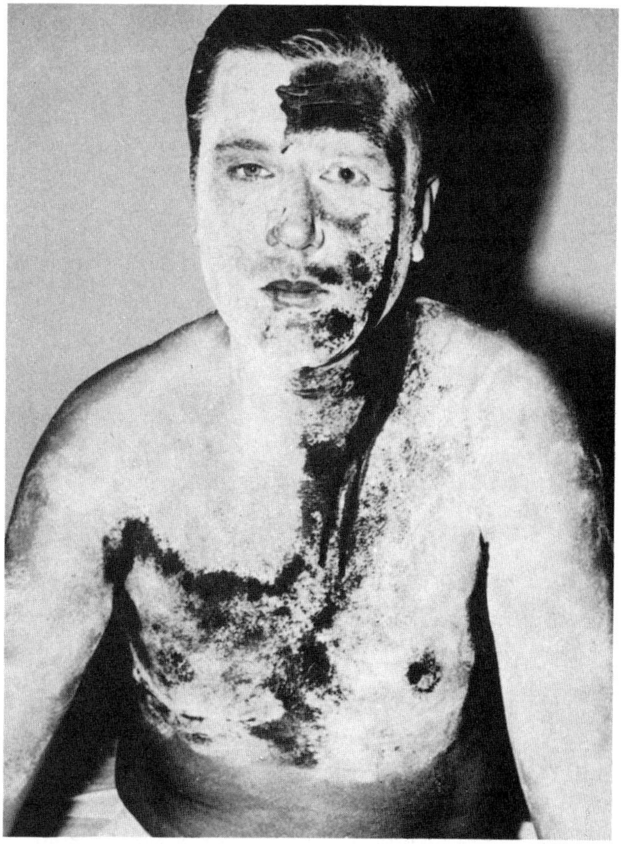

Abb. 5. Anhidrose im rechten oberen Quadranten und Horner-Syndrom rechts durch Grenzstrangkompression (Ganglion stellatum) durch ein Neurinom der Th_3-Wurzel rechts (Minor-Schweißtest)

vertebralen Grenzstrang erreichen und zerstören (s. Abb. 5 und 6). Am Kopf sind noch Besonderheiten zu beachten: Irritationen der Wurzel Th_3 machen Schweißausbrüche mit Vasokonstriktion und Piloarektion an der gleichseitigen Gesichts-Kopfseite. Reizung der Vorderwurzel Th_5 bewirkt das gleiche ausschließlich am Arm und Oberkörper, jedoch nicht am Kopf. Stimulierung der Wurzeln Th_{12} bis L_2 verursacht das gleiche am Bein. Die dazwischenliegenden Wurzeln bewirken die geschilderten Symptome in den entsprechenden Rumpfabschnitten.

Viel schwieriger ist die Frage zu beantworten, was bei Reizung thorakaler Wurzeln durch Brustwirbelsäulenerkrankungen an den *inneren Organen* an Irritationssyndromen möglich bzw. nachweisbar ist. Wegen der besonderen Schwierigkeiten, die komplexen vegetativen Abläufe zuverlässig zu registrieren und wegen der Flüchtigkeit und zuweilen auch Unschärfe vegetativer Reizsymptome und der allenthalben zu beklagenden Vernachlässigung des Vegetativums in der neurologischen Forschung, gibt es leider kaum gründliche und wissenschaftlich verläßliche Untersuchungen zu diesen Problemen. Hinsichtlich der anatomisch-physiologischen

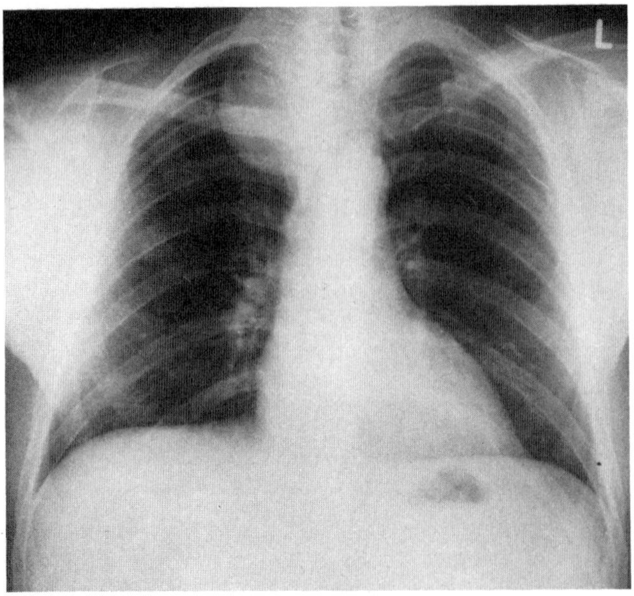

Abb. 6. Röntgenbild zu Abb. 5 mit Tumorschatten (Neurinom) im rechten oberen Thoraxbereich

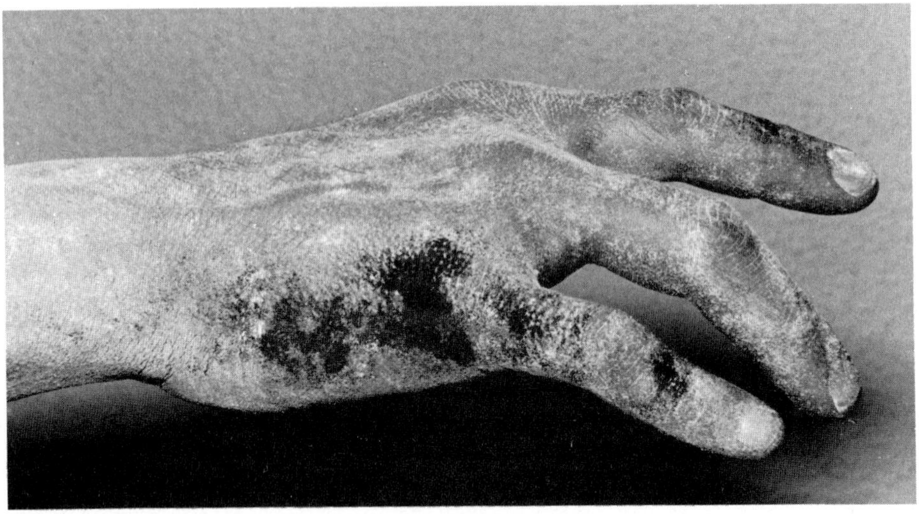

Abb. 7. Spontane Hyperhidrose durch Reizung des N. ulnaris (Minor-Test)

Basis ist auch hier zunächst wieder zu sagen, daß nur sympathische Reizsymptome durch Irritation der Vorderwurzeln denkbar sind. Die sympathischen Fasern zu den inneren Organen durchlaufen im übrigen sehr wahrscheinlich alle ohne Umschaltung den Grenzstrang und werden erst in den prävertebralen Ganglien, also weit entfernt von der Brustwirbelsäule umgeschaltet. Hier ist also keine Verteilerfunktion des Grenzstrangs wie bei der Haut wirksam. Die segmentale sympathische Innervation der inneren Organe ist recht gut bekannt. Sie erfolgt z. B. für das Herz über die Vorderwurzeln Th_1 bis Th_8 links, für die arteriellen Gefäße (Blutdruckregulierung, Gewebsversorgung) je nach Körperabschnitt, also für Oberkörper und Arme im oberen Thorakalbereich, für Unterkörper und Beine im unteren Thorakalbereich. Bronchien und Lungen werden von Th_3 bis Th_{10} sympathisch innerviert, der Magen von Th_5 bis Th_9 links, der Darmkanal von Th_8 bis L_1, die Gallenblase von Th_6 bis Th_{10} rechts, das Pankreas von Th_7 bis Th_9 links, Niere und Harnwege von Th_9 bis L_2, und die Genitale von Th_{10} bis L_1.

Es ist also denkbar, daß Brustwirbelsäulenerkrankungen in Th_1 bis Th_8 links zu Tachykardien, EKG-Veränderungen oder pektanginösen Beschwerden führen. Bei Irritationen der Wurzeln Th_5 bis Th_9 links könnten Peristaltikminderungen oder Atonien des Magens auftreten, bei solchen von Th_8 bis L_1 sind Darmatonien bzw. Symptome eines paralytischen Ileus möglich, Reizungen der Wurzeln Th_9 bis L_2 könnten die Diurese blockieren und eine flüchtige Harnverhaltung, aber auch Stuhlverstopfung verursachen (Kontraktion der inneren Sphinkter), Irritationen im Bereich von $Th_{12}/L_1/L_2$ könnten Ejakulationen ohne Erektion auslösen.

Bei allen diesen sicher stets flüchtigen vegetativen Symptomen müßten aber gleichzeitig auch sensible Phänomene im Bereich der segmententsprechenden Hautzonen, also Schmerzen oder Parästhesien zu registrieren sein, da wohl meist auch die Hinterwurzel wegen der räumlichen Nähe mitirritiert wird. Außerdem werden motorische Phänomene wie segmententsprechende Muskelkontraktionen, etwa in der Rumpfmuskulatur zu beobachten sein. Schließlich sollte dann auch stets sorgfältig neurologisch untersucht werden, mit der Frage, ob in den segmententsprechenden Hautzonen Sensibilitätsstörungen wie leichte Hypästhesie oder Dysästhesie nachweisbar sind und ob sich neurologisch motorische Reiz- oder Ausfallserscheinungen fassen lassen.

Irritationen der sympathischen oder parasympathischen Bahnen im *Rückenmark* durch BWS-Erkrankungen sind besser bekannt. Sie sind Vorstufen beginnender Kompressionssyndrome des Rückenmarks durch Tumoren oder Initialsymptome anderer lokaler Rückenmarkserkrankungen. Sie äußern sich in ähnlicher Weise wie die oben geschilderten radikulären Symptome, also es könnten Stuhlverstopfung, Harnverhaltung, Darmatonien, Priapismus und ähnliche Phänomene auftreten. Hier wird aber die sorgfältige neurologische Untersuchung in der Regel auch schon erste neurologische Defektsymptome aufdecken, wie etwa Reflexstörungen, Sensibilitätsstörungen, Koordinationsstörungen usw. Die Diagnose und Differentialdiagnose der Rückenmarkserkrankungen soll hier nicht weiter verfolgt werden.

Im klinischen Alltag ist alles in allem aber nach wie vor größte Zurückhaltung geboten bei der Zuordnung von Organirritationen zu BWS-Erkrankungen. Vor allem darf man keinesfalls degenerative Wirbelsäulenveränderungen im Rö.-Bild ohne sehr subtile Prüfung der neurologischen Symptome als Ursache anschuldigen. Es muß der Nachweis erbracht sein durch orthopädische, neurologische und Rö.-Untersuchungen, daß eine bestimmte lokalisierbare Brustwirbelsäulenerkrankung geeignet ist, die sympathischen Fasern bestimmter Vorderwurzeln zu reizen und das irritierte Organ muß neuroanatomisch-segmental den gereizten Vorderwurzeln zuzuordnen sein. Ein pektanginöser Anfall oder bestimmte EKG-Veränderungen dürfen also allenfalls mit größter Vorsicht dann auf eine Erkrankung der Wirbelsäule bezogen werden, wenn sich eine solche im Gebiet von Th_1 bis Th_8 nachweisen läßt,

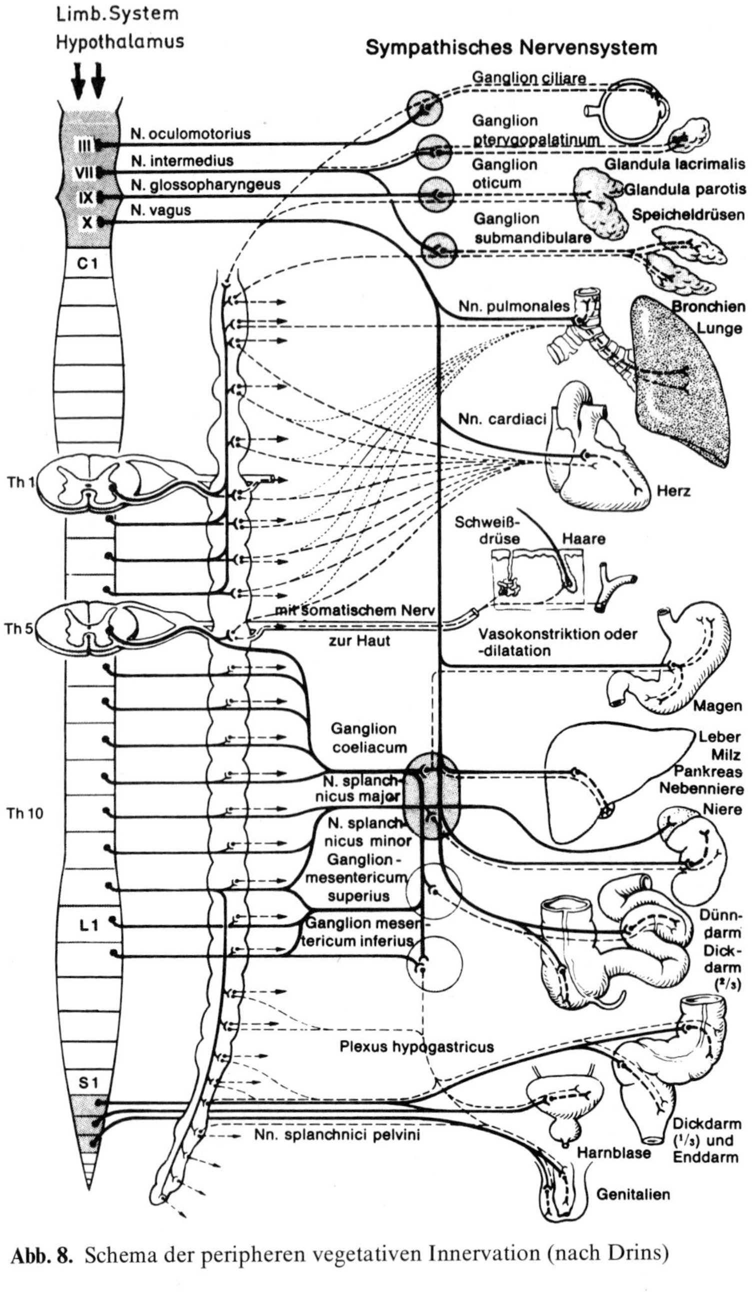

Abb. 8. Schema der peripheren vegetativen Innervation (nach Drins)

und wenn ihre Natur geeignet erscheint Irritationen der Wurzeln hervorzurufen. Bei den Peristaltikminderungen oder Atonien des Magens muß der Bereich von Th_5 bis Th_9 links erkrankt sein und bei Atonien der Gallenblase etwa der Bereich Th_6 bis Th_{10} rechts. Hier muß man sich auch sehr genau mit der Neuroanatomie und den Segmentbeziehungen auskennen.

Die Forschung in diesem Bereich liegt wie schon erwähnt durchaus noch im argen und sollte dringend aktiviert werden.

Von den Brustwirbelsäulenerkrankungen, die geeignet wären derartige sympathische Reizsymptome auszulösen sind vor allem zu nennen: Tumoren, Traumen, lokale oder ausgedehnte entzündliche Prozesse (Tuberkulose und anderes). Degenerative Wirbelsäulenerkrankungen dürften in jedem Falle viel unsicherer als Ursache solcher Organirritationen in Frage kommen. Bandscheibenvorfälle spielen im BWS-Bereich ohnehin keine wesentliche Rolle.

Insgesamt kann man sagen, daß es diagnostisch durchaus hilfreich sein kann, die vegetativen Irritationssymptome vor allem an der Haut und dem Auge bei Brustwirbelsäulenerkrankungen zu beachten, d.h. präzise zu erfragen und zu registrieren, und daß bei der Zuordnung sympathischer Irritationssymptome im Bereich der inneren Organe zu Brustwirbelsäulenerkrankungen vorläufig noch eine kritische Zurückhaltung geboten ist, solange nicht wirklich präzise und zuverlässige Forschungsergebnisse vorliegen. Zusammenfassendes Innervationsschema siehe Abb. 8.

Vertebragene Organstörungen

W. KUNERT

Schmerzen spastischen Gepräges sind reaktive Antworten auf irgendwie geartete nervale Reize. Dieser nervale Reiz kann sich an inneren Organen mit glatter Muskulatur oder an der Gefäßwand auswirken. Im Rahmen einer funktionellen Pathologie der glatten Muskulatur innerer Organe, z.B. von Gallenblase und Gallengängen, Nierenbecken und Ureter sowie Gefäßen, glauben wir, daß auf eine Erregung des Sympathikus eine Kontraktion und Lumenverengung folgt.

Aber als Antwort auf einen sympathischen Nervenreiz läßt sich – streng physiologisch – mit Sicherheit nur eine Reaktion in der *Muskelfunktion* voraussagen. Berücksichtigt man nämlich die Untersuchung von Görttler und seiner Schule über die Beziehungen von Gefäßstruktur bzw. Muskelstruktur und Funktion, so kann durch aktive Muskelkontraktion u.U. sogar eine *Erweiterung* des Gefäßlumens und bei schraubenförmig angeordneten Muskelfasern erst eine Erweiterung, dann eine Verengung stattfinden.

Über die Eng- oder Weiterstellung der arteriellen Strombahn mit dem Effekt der Durchblutungsminderung oder -verbesserung wissen wir generell nichts Konkretes, zumindest nur von einzelnen Strombahnabschnitten z.B. den Bronchial-Arterien oder Zwerchfell (Lang), die in mühsamen anatomischen Einzelanalysen auf ihren Wandaufbau bisher geprüft worden sind.

Der Kliniker wird mit seinen Deutungen zurückhaltend sein müssen, wenn es um die Frage des Reizursprunges irgendeines Schmerzgeschehens oder eines Spasmus geht. Wir geben uns allzu leicht zufrieden, wenn wir die Diagnose „Spasmus" stellen und ihn – unbewiesen – in ein inneres Organ selbst projizieren, ohne zu fragen, ob nicht vielleicht der Spasmus z.B. an den Gallenwegen, an den Koronargefäßen usw. auch entfernt – im Bereich des Rückenmarks oder der peripheren Nervenleitungsbahnen – seinen Ursprung nimmt. Diese Überlegungen führen uns mitten hinein in das Problem des Kausal-Verhältnisses „vegetativer (sympathischer) Organstörungen durch die Wirbelsäule".

Unser Blickpunkt richtet sich hierbei auf einen topographisch beispiellosen Ort, das Intervertebralloch bzw. den *Intervertebralkanal,* wo sich spinales und viszerales Nervensystem nicht nur formal verflechten, sondern auch funktionell. Durch diese enge Verflechtung der nervösen Strukturen, die soweit geht, daß im Spinalnerv und seinem Ganglion sympathische (viszerale) Faserelemente verlaufen, erhält das spinale Nervensystem eine „sympathische Berührung".

In den segmentalen Bauplan des spinalen Nervensystems wird auch das vegetative Nervensystem einbezogen, soweit es seinen Sympathikusanteil betrifft. Dieser zeigt gerade im Brustteil eine klare Metamerie, während seine Ganglien im Halsabschnitt auf 3 zusammenschmelzen.

Wegen seines bilateral-symmetrischen Aufbaus, der in den paarigen spinalen Nervenwurzeln und in den paarigen Ganglienzellknoten zu beiden Seiten der WS zum Ausdruck kommt, ist auch der Organismus bilateral – symmetrisch aufgebaut und funktioniert unter bestimmten Umständen nach diesem Prinzip. Die anatomischen und neurophysiologischen Zusammenhänge werden aber kompliziert, weil sich hier der segmentale Funktionskreis mit dem Funktionskreis des unsegmentierten Rückenmarks überschneidet, in dessen Organisationsplan die langen Nervenleitungsbahnen vorherrschen, obwohl auch die Möglichkeit kurzer Verbindungsbrükken (über sogenannte Strangzellen und Schaltneurone) vorgesehen ist.

Für die Belange der *Wirbelsäulenpathologie* ist bemerkenswert, daß die Doppelkette von 22 bis 24 segmentalen Ganglien im Brustteil unter der Pleura costalis, ventral von den Interkostalgefäßen, dem oberen Teil des Rippenköpfchens aufliegen und damit in den Wirkungsbereich der Rippen-Wirbelgelenke gelangen (zumindest in der oberen BWS).

Auch das oberste Thorakalganglion, das mit dem untersten Zervikalganglion zum Ggl. stellatum verschmilzt, liegt dem Köpfchen der 1. Rippe auf und kann, obwohl es im lockeren Bindegewebe geschützt eingebettet liegt, durch pathologische Gelenkprozesse der 1. Rippe, durch eine Gefügelockerung oder rheumatische Prozesse der zervikothorakalen *Bewegungssegmente* in Mitleidenschaft gezogen werden. Für die Wirbelsäulenpathologie gewinnt auch der N. splanchnicus major (der vom 5. Brustganglion bis zum 9. als Ast des Grenzstranges entspringt und diesen oft noch an Stärke übertrifft) sowie der vom 11. und 12. Ganglion entspringende, sehr viel dünnere N. splanchnicus minor Bedeutung.

Klinisches Beispiel

Eine 46jährige Frau rutscht bei der Hausarbeit aus, macht eine Drehbewegung mit dem Oberkörper, verspürt heftigen Schmerz unter dem li. Schulterblatt, Schweißausbruch, Atembeklemmung. Tagelang Gefühl der Atemsperre.

Der zugezogene Arzt denkt an einen Spontan-Pneumothorax, an eine Pleuritis und will einen Herzinfarkt ausgeschlossen wissen. Rö.Thorax: o.B. EKG (Ruhe u. Brustwand) o.B. Rö.-BWS: leicht verstärkte Brustkyphose, Schmorlsche Knötchen, Bandscheibenverschmälerung, BWK 3–5, wahrscheinlich alter M. Scheuermann.

Endgültige Diagnose: Nach Palpation der BWS und Muskulatur im Bereich der Kostotransversalgelenke, von denen in der Tat die intensiven neuralgischen Thoraxwandschmerzen ausgegangen waren. Außerdem lokale Druckschmerzen am 3. und 4. Brustwirbeldornfortsatz sowie 3 Qf. links davon in der Muskulatur, welche zum li. Schulterblatt zieht.

Gezielte manuelle und infiltrative Behandlung bringt Beschwerdefreiheit.

Was lehrt dieser Fall?

Innere Organstörungen, hier unter dem Leitsymptom der schmerzhaften Atemsperre mit vegetativen Begleiterscheinungen können durch isolierte Fehlhaltungen bzw. Fehlstellungen im Bereich der erwähnten Rippenwirbelgelenke ausgelöst werden.

Jene Fehlhaltungen entstehen entweder durch Traumen, plötzlichen Muskelzug, Unterkühlungen, Hustenstöße oder Niesen. Oft genügt ein verhältnismäßig geringer

Kraftaufwand als auslösendes Moment, etwa eine Drehbewegung im Auto oder Umdrehen im Bett, vorausgesetzt, daß der Halte- und Bandapparat der Rippenwirbelgelenke gelockert ist, z. B. durch Abflachung einzelner Bandscheiben der oberen BWS infolge Degeneration.

Diese Fehlhaltungen sieht man am häufigsten zwischen dem 30. und 60. Lebensjahr. Später führen die gleichen Ursachen eher zu Muskelrissen oder Einbrüchen am oft *osteoporotischen* Knochen, weil der Stütz- und Bewegungsapparat infolge Elastizitäts- und Dehnbarkeitsverlust der Gelenkbänder und Muskeln zunehmend „steif" wird, verbunden mit einer langsamen fortschreitenden Thoraxstarre.

Das Lig. capituli costae zieht zu 2 Artikulationswirbeln und einer Zwischenwirbelscheibe. Die eigentliche Insertion der Rippe an der Bandscheibe wird aber nur vom Lig. capituli costae interarticulare bewerkstelligt, das wieder teilweise sogar in die Lamellen der faserknorpeligen Bandscheibe einstrahlt!

Diese Ligamente sind röntgenologisch natürlich nicht darstellbar, gelegentlich aber Bandscheibenverschmälerungen, die bei entsprechender klinischer Symptomatologie auf einen gelockerten Halt der Rippe am Diskus schließen lassen.

Eine Lockerung am *Kostovertebral-Gelenk* wirkt sich aber auch auf das *Kostotransversal-Gelenk* aus, denn beide Gelenke funktionieren synergistisch.

In dem vielgliedrigen Verband der Brustwirbel und Rippen führt der gestörte Bewegungsablauf einer einzigen schmerzhaft fixierten Rippe zur Behinderung geordneter Abläufe nerval-reflektorisch gesteuerter Impulse.

Nicht nur die Wirbelgelenke, sondern auch die Rippenwirbelgelenke sind hochgradig sympathisch innerviert. Emminger sprach bekanntlich von einem „Plexus solaris" daselbst. Außerdem bestehen Verbindungen über präganglionäre Nervenfasern zu den sympathischen Grenzstrangganglien, die unmittelbar vor den Kostovertebralgelenken gelegen sind, wie thorakoskopische Untersuchungen – zusammen mit Wittmoser – erwiesen haben.

So werden nicht nur die lokale Schmerzsymptomatik, sondern auch *vertebro-viszerale Fernstörungen,* d. h. Funktionsstörungen innerer Organe des Herzens, der Atmungsorgane, der Verdauungsorgane usw. verständlich. In den letzten 20 Jahren rückten nicht nur klinische Beobachtungen in unserem deutschen Sprachgebiet, sondern auch in der Tschechoslowakei, in Amerika und Rußland in den Vordergrund. Auch in der Praxis oder poliklinischen Sprechstunde häufen sich Diagnosen wie „vertebragene Angina pectoris", „Migraine cervicale", oder „spondylogene Gallendyskinesien".

Gelenkaffektionen bis Th_3 herab verursachen das *Schulter-Hand-Syndrom,* die Pseudostenokardie etc. Ein einseitiger Nacken-Schulter-Schmerz mit Zwangshaltung des Kopfes nach Art eines „Torticollis" kann auf einer reflektorischen durch fehlgestellte kostovertebrale Gelenke bedingten Verspannung von Muskelketten der langen Rückenstrecker beruhen, deren Insertionen bis in die mittlere Halswirbelsäule übergreifen.

Da der *M. ileocostalis cerv.* von den oberen Rippen 7. bis 3. entspringt und zu den zervikalen Querfortsätzen 6 bis 3 zieht, führen physiko-mechanische Maßnahmen am Nacken nicht zum Erfolg, sondern erst die Behandlung des oberen Rükkens.

Degenerative oder statische Veränderungen an der Wirbelsäule bzw. an den Kostovertebral-Gelenken im Bereich von Th_4 bis Th_6 links können eine *Magenerkran-*

kung, im Bereich von Th_5 bis Th_7 eine *Gallenblasenaffektion* rechts vortäuschen. Es werden aber nicht nur bei vermehrter Drehung der Rippe um ihre Rippenhalsachse bei Fehlhaltungen die Bänder übermäßig angespannt. Diese Verspannungen setzen sich vielmehr im Bereich der Foramina costotransversaria int. fort, durch die die Rami dorsales der spinalen Nervenwurzeln sowie die Interkostalarterien und -venen hindurchziehen.

Zweifellos spielt hierbei *die Muksulatur* im Schmerzgeschehen eine große Rolle, da sie hochgradig sympathisch innerviert ist, und der Sympathikus nach Leriche als „Grande nerve de la douleur" gilt.

Auch *unwägbare Zirkulationsstörungen* im Bereich des Rückenmarkes oder der Wirbelsäule vermögen das spinale und viszerale Nervensystem zu schädigen. Nach Bodechtel kann es durch Stauungen im venösen Plexus der WS z. B. bei *dekompensierten Herzleiden* zu radikulären Störungen kommen. Kuhlendahl wies ja frühzeitig auf die Rolle der vertebralen Venenplexus im Rahmen der zervikalen Myelopathie hin. Denn mit jedem Atemzug, mit jedem Pulsschlag werden die Volumenschwankungen im venösen Raum dem Rückenmark mitgeteilt und im Spinalkanal, wie natürlich auch im Intervertebralkanal, entstehen, besonders unter pathologischen Verhältnissen d. h., z. B. bei knöchern bedingtem Raummangel, *hämodynamische Engpässe.*

In meiner Monographie habe ich darauf hingewiesen, daß auch der *Durasack* samt dem Rückenmark im Bereich der BWS schon physiologischerweise der ventralen Wand des Wirbelkanals anliegt und atmungssynchron auf- und abgleitet, so daß sich thorakale Bandscheibenvorfälle oder Venenstauung doppelt hinderlich auswirken müssen. Störimpulse können nicht nur von degenerativen Veränderungen der genannten Gelenke ausgehen, sondern auch von rheumatischen Prozessen oder einer fehlerhaften Statik oder Zwangshaltungen.

Die thorakalen Spinalnervenwurzeln werden nach eigenen Bewegungsstudien an Leichen Erwachsener weder durch Wirbelexostosen noch durch Spondylarthrose eingeengt, wir müssen vielmehr andere pathogenetische Mechanismen im Bereich der BWS in Betracht ziehen.

So unterscheiden wir:

a) Vorgänge, die auf Nerven- und Gefäße im Inneren des „Bewegungssegmentes" einwirken (Th_1 bis Th_4 = Reflektorisches Geschehen im Bewegungssegment)
b) Vorgänge, die eine Reizung der vor der Wirbelsäule gelegenen sympathischen Strukturen bewirken (Th_{5-6} = direkte Einflüsse auf viszerale Nervenfasern).

Hierzu gehören nach meiner immer noch geltenden Überzeugung:

1. pathologische Verspannung des Durasackes und der Nervenwurzelscheiden, z. B. bei insuffizienter, bzw. dekompensierter Skoliose oder florider Kyphoskoliose
2. Wirbelgelenkblockierungen.
3. Evtl. thorakale Bandscheibenvorfälle,
4. „Wirbelverstellungen" im Sinne der Gutzeitschen Wirbelgefügelockerung.
5. Die beschriebenen Veränderungen der Rippenwirbelgelenke
6. Auch(?) vordere Randwülste bei schwerer Spondylosis thorakalis.

Für das reflektorische Geschehen in einem gestörten und gelockerten „Bewegungssegment" der Hals- und Brustwirbelsäule bildet der Anschluß des vegetativen Nervensystems an die segmentalen, paarigen Spinalnerven den Mittler für die Übertragung pathischer vertebro-viszeraler Impulse.

Aus dem Metamer-segmentalen Bauprinzip des Körpers leiten wir also einen erweiterten Funktionskreis ab: *Wirbelsegment – Rückenmark – Spinalwurzel – Grenzstrang* des Sympathikus – innere Organe.

Die inneren Organe besitzen eine feste segmentale Zuordnung zu bestimmten Hautarealen, zeigen aber *selbst keine* primäre segmentale Gliederung, die anatomisch erkennbar wäre. Ihre Zugehörigkeit zu dieser metameren Ordnung wird erst durch ihre Beziehung zum spinalen Nervensystem evident. Schmerzreize von den Eingeweiden können in das segmentzugehörige Haut- oder Muskelgebiet projiziert werden und hier zu Hyperalgesie bzw. zu schmerzhafter Verkrampfung führen. Umgekehrt vermögen Schmerz- und Wärmereize an der Haut und in der Muskulatur auf die Eingeweide einzuwirken. Auch Reizungen der Nervenwurzeln, z.B. bei deformierenden oder rheumatischen Wirbelprozessen, also unser Thema, werden in das Dermatom, Myotom und Enterotom projiziert.

Die *Headschen Zonen* sind eine klinische Realität. Schmerzreize durch osteochondrotische Einengung einer Spinalnervenwurzel, z.B. im 6. oder 7. Intervertebralkanal der HWS, können segmental übertragen so stark überwiegen, daß fälschlicherweise ein Organ, etwa das Herz, gewissermaßen zur Headschen Zone des peripheren vertebragenen Schmerzes mit der spezifischen Organantwort: Herzschmerz wird.

In der internistischen und orthopädischen Praxis sind folgende *Grundsätze* zu beachten: Hyperalgetische Zonen finden sich eher bei akuten und subakuten als bei chronischen Affektionen. *Sie sind nicht in jedem Falle ausgeprägt!* Daher reflektiert auch nicht jedes gestörte Bewegungssegment der Wirbelsäule in ein inneres Organ. Das hängt einmal von individuellen anatomischen Gegebenheiten ab, zum anderen wird das *horizontale Funktionsgefüge* (der sog. Eigen- oder Elementarapparat) auf der Ebene des Rückenmarkes in der aufsteigenden Wirbeltierreihe immer mehr zugunsten des *vertikalen* Ordnungsgefüges der langen Nervenleitungsbahnen (des sog. „Integrations-Apparates") im Gehirn und Rückenmark eingeengt.

Zahlreiche afferente Erregungsimpulse werden eben vielfach nicht horizontal im entsprechenden „Segmentkreis" verarbeitet, sondern gelangen übersegmental, z.B. im sog. Hintersäulenkomplex des Rückenmarkes über den kontralateralen Tractus spinothalamicus zu Thalamus und Kortex.

Ein weiteres klinisches Beispiel

Der 56jährige Automechaniker A.W. klagt seit 1968 über rezidivierendes „Arm-Rheuma" links.

Die schmerzhaften Sensationen ziehen über die Schulter bis zum Zeigefinger, sie alternieren mit Nackenschmerzen, werden wechselweise stärker, wenn er bei Reparaturen am Fahrgestell liegend arbeitet.

Einige Zeit später plötzlich Herzbeschwerden in Form eines Reifengefühle um den Thorax. Bis dahin „völlig herzgesund". Er konnte 3 Treppenstufen auf einmal nehmen. Der großen Familie wegen lebt er nun in ständiger Sorge, herzkrank zu sein, ging heimlich zum Heilpraktiker.

Wenn sich Oppressionsgefühl einstellt, versucht er z.B. nachts die verschiedensten Lagen einzunehmen. Dabei gelang es einige Male, den ca. halbständigen Retrosternal- und Armschmerz zu kupieren. Vom Hausarzt verordnete Nitro-Kapseln und Digitalis halfen nicht, dagegen Analgetika und Einreibungen mit Rheumasalben.

Bei stationärer Beobachtung Herz.-Rö.: röntgenologisch und klinisch altersentsprechend, geringe Aortensklerose.

EKG: Beginnende Erregungsrückbildungsstörungen über der li. Vorderwand, nach Belastung keine Zunahme der Veränderungen. Rö.- Bild: WS: dorsolaterale Randzacken bei C_6 und C_7 mit starker Einengung der Foramina intervertebralia. Teilskoliose der oberen BWS.

Neurologisch: Hyperalgesie C_7; Druckschmerzhaftigkeit der Dornfortsätze C_7 bis Th_1 bis Th_3, Muskelhartspann. Bei axialem Druck auf die Dornfortsätze verspürt er einmal den leichten Herzschmerz wie spontan während der Arbeit. Physikalische Therapie mit Unterwassermassagen der Schulter-Nacken-Verspannungen, Jonomodulator-Anwendung und Glisson-Therapie führt zum Erfolg. Der Patient ist beschwerdefrei und arbeitsfähig.

Vor unserer Behandlung wurden verschiedene Diagnosen gestellt, wie so oft: „Schulter-Arm-Neuritis". „Nervenrheuma", „drohender Infarkt", „Schulter-Arm-Syndrom", „Hypochondrie".

Die Verstärkung der Beschwerden durch Drehen von Hals- und BWS (erzwungene Arbeitshaltung im Liegen!), die Nervenwurzelirritation $C_{6/7}$ infolge knöcherner Foramenstenose, objektiviert durch eine segmentär zugeordnete C_7-Hyperalgesie (Schweißsekretion wurde nicht geprüft), die Beseitigung der Herzschmerzen durch physikalische Maßnahmen u.a. im Glissonzug, nicht-ansprechen auf Nitrolingual, legen einen Zusammenhang Herz–Wirbelsäule nahe.

Schwierig bleibt immer die pathogenetische Einengung der Herzschmerzen. Interkardial könnten sie ja ausgehen von den Kranzgefäßen, vom Myokard oder Endokard, wobei als Schmerzrezeptoren afferente sympathische und parasympathische Fasern in Betracht kommen.

Der intrakardiale Schmerz entsteht entweder durch Ischämie, metabolisch, auch durch einen Spasmus der Kranzgefäße (jüngst wieder sehr betont in die Diskussion gekommen), ausgehend entweder vom erkrankten Herzen, von der spinalen oder vegetativen Peripherie, zum Zerebrum oder – als „Referred pain", d.h., als „übertragener" Schmerz von der Muskulatur bzw. der Haut.

Schmerzhafte Afferenzen laufen vom Herzen über langsam leitende sog. C-Fasern (marklos, postganglionär) zu den Herzganglien, dann hauptsächlich zum Ganglion stellatum sowie zu den thorakalen Grenzstrangganglien 1 bis 4, von hier durch die Rami communicantes albi zu den hinteren Rückenmarkswurzeln und nach Umschaltung im „Hintersäulenkomplex" des Rückenmarks (als Reflexzentrum und Verteilerstelle) durch die Haupt- und Nebenbahnen der Schmerzempfindung vornehmlich via Vorderseitenstrangbahn der Gegenseite zur Kortex.

Die Leitung von Schmerzimpulsen über die Ganglien des Halsgrenzstranges wird immer noch unterschiedlich beurteilt. Tritt beispielsweise zu viszeralen Schmerzimpulsen ein Schmerzreiz aus der spinalen Peripherie gleicher segmentaler Zugehörigkeit, z.B. eine vertebralbedingte Wurzelreizung ($C_{6/7}$, außerdem Teilskoliose der oberen Brustwirbelsäule, etc.) dann können die Schmerzen in den entsprechenden Brust- und Armsegmenten stärker empfunden werden. Umgekehrt kann ein peripherer Reiz, z.B. der Spinalwurzelschmerz oder ein schmerzhaft blockiertes Wirbelgelenk Herzschmerzen modulieren und intensivieren.

Seit der letzten Auflage meiner Monographie haben sich im amerikanischen (Friedberg u.a.) und auch russischen Schrifttum (Uzbekowa u.a.), die positiven

Äußerungen über die Zusammenhänge Wirbelsäule–Herz vermehrt. Wir verfügen über zahlreiche klinische Beobachtungen, wo die Zusammenhangsfrage gesichert erscheint.

Wenn ich nach so vielen Jahren der Erfahrung mein Resümee ziehe, so erscheint es mir nach wie vor notwendig, die so häufige diagnostische Überbewertung von Wirbelsäulenstörungen, speziell die pathogenetischen Verknüpfungen Innerer Organstörungen mit der Wirbelsäule auf das richtige Maß zu beschränken und erst nach einer exakten internistischen Differential-Diagnose *zuletzt* an die Wirbelsäule zu denken. Ich finde nach wie vor keinen Anhaltspunkt dafür, daß die Wirbelsäule echte Organerkrankungen auslöst, sie kann aber durchaus Organstörungen vortäuschen, akzentuieren oder wesentlich mitgestalten, was wir *therapeutisch* nutzen können.

Zur Ätio-Pathogenese der thorakalen Schmerzsyndrome

A. ARLEN

Die metamere Gliederung des menschlichen Körpers und das Funktionsprinzip der einzelnen Metamere spielt beim thorakalen Schmerzsyndrom, wie bei jedem Schmerzsyndrom der Wirbelsäule, eine bedeutsame Rolle. Untersucht man Patienten mit Schmerzsyndromen der Brustwirbelsäule (BWS) nach dem Metamerie-Prinzip, so läßt sich nachweisen, daß jedem Thorakalschmerz, wo er auch lokalisiert sein mag, ein Dysfunktionszustand in dem oder den betreffenden thorakalen Metameren entspricht. Dies gilt sowohl für läsionell als auch für funktionell bedingte Thorakalsyndrome. Im Folgenden soll am Beispiel des Th_4-Syndroms die Rolle der metameren Dysfunktion in der Entstehung des Thorakalschmerzes dargestellt werden.

Zum subjektiven Beschwerdebild des Th_4-Syndroms gehört in erster Linie die Dorsalgie, meist interskapulär lokalisiert, sowie der Interkostalschmerz, der oft subaxillär empfunden wird und bisweilen auch in die Parasternalgegend ausstrahlt. Bei Frauen kann das Th_4-Syndrom in Form einer Mastodynie der oberen Quadranten der Brust, ein- oder beidseitig, auftreten. Oft bestehen auch schwer definierbare, dumpfe und offensichtlich tief gelegene Schmerzsensationen, die mit Angst- und Beklemmungsgefühlen verbunden sind. Eine typische Klage von Patienten mit Th_4-Syndrom ist, nicht durchatmen zu können, sowie Verschlimmerung der Symptome bei Streß und psychischer Belastung. Viele Patienten geben auch an, daß ihre Beschwerden stellungs- und bewegungsabhängig seien.

Die klinische Untersuchung zeigt bei jedem Th_4-Syndrom eine *somatische Veränderung* in drei Komponenten des Metamers Th_4: im Dermatom, im Myotom und im Vertebrotom, d.h. am Wirbel Th_4 (Abb. 1).

1. Das *Dermatom Th_4* ist verquollen und derb, zug- und druckempfindlich, haftet an der Faszie und bildet beim Abheben von der Unterlage eine abnorm dicke Hautfalte. Diese Veränderungen können einseitig, d.h. segmental rechts oder links, oder im ganzen Metamer vorhanden, und entweder nur zonenweise oder kontinuierlich im ganzen Dermatom nachweisbar sein (Abb. 2).

2. Im *Myotom* palpiert man in der paravertebralen Muskelmasse des M. Longissimus ein spindelförmiges, kontrakturiertes Bündel, dessen maximale Anschwellung ungefähr auf der Höhe von Th_4 liegt. Die zum selben Myotom gehörenden Muskeln des Interkostalraumes Th_4/Th_5 sind ebenfalls kontrakturiert und verhärtet, verschmälern den Interkostalraum und verhindern das Eindringen des palpierenden Fingers zwischen die Rippen. Auch die Palpation der verspannten Interkostalmuskulatur ist in der Regel sehr schmerzhaft.

Der Hypertonus der paravertebralen und interkostalen Muskulatur läßt auf eine Tonuserhöhung des gesamten Myotoms Th_4 schließen, also auch der kleinen perivertebralen Muskeln, die hauptsächlich für die Blockierungen der Intervertebralgelenke verantwortlich, jedoch der Palpation unzugänglich sind.

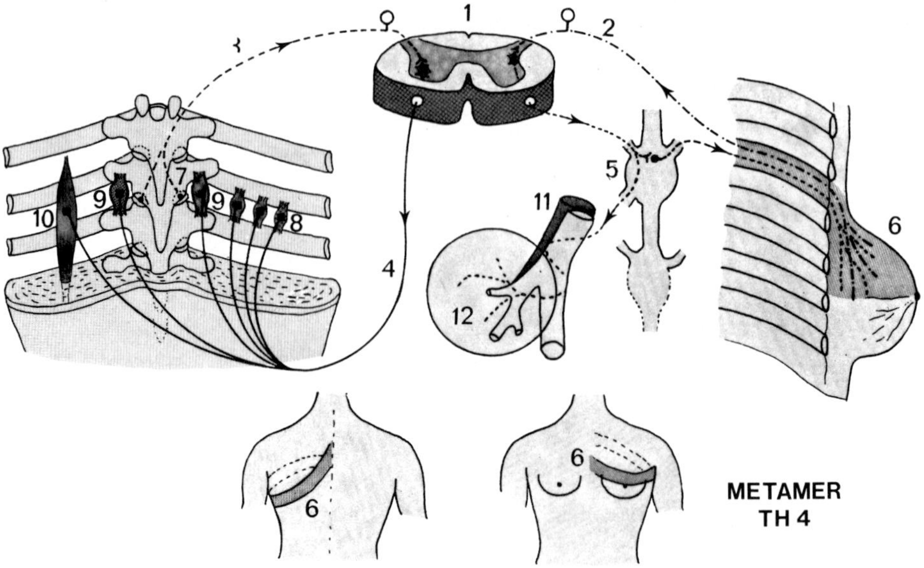

Abb. 1. Vereinfachtes Schema des Metamers Th_4; *1.* Rückenmarkssegment, *2.* Haut-Afferenz, *3.* Gelenk-Afferenz, *4.* motorische Efferenz, *5.* Grenzstrangganglion u. vegetative Efferenz, *6.* Dermatom, *7.* Wirbel Th_4 mit Intervertebralgelenken, *8.* Interkostalmuskeln (Myotom), *9.* perivertebrale Muskeln (Myotom), *10.* paravert. Muskelbündel (Myotom), *11.* Angiotom, *12.* Viszerotom

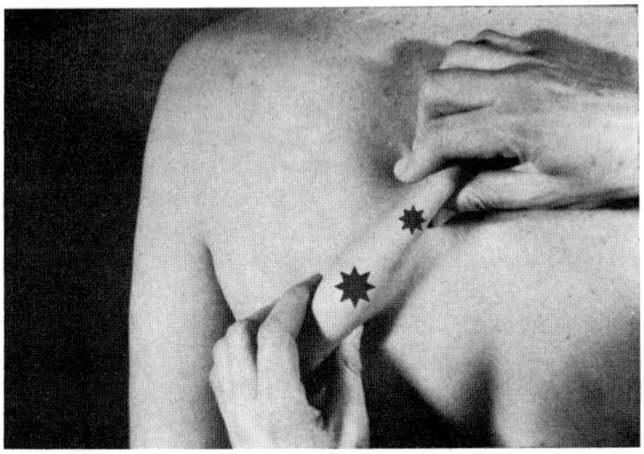

Abb. 2. Palpation eines pathologischen Dermatoms

3. Im *Vertebrotom* ist der Dornfortsatz des 4. Thorakalwirbels druckempfindlich und bietet nicht denselben harten Widerstand wie die benachbarten Dornfortsätze, sondern gibt dem Palpationsdruck mit einem leichten Federn nach.

Diese Palpationsbefunde beim Th_4-Syndrom – Hypertonus im Myotom, Haften an der Faszie und Konsistenzvermehrung im Dermatom, Druckdolenz des Dornfortsatzes – sind die Anzeichen dafür, daß im Metamer Th_4 eine *funktionelle Störung* vorliegt, die sich in einer objektivierbaren pathologischen Zustandsänderung der metameren Komponenten ausdrückt. Diese metamere Funktionsstörung ist ausnahmslos bei allen Schmerzsyndromen der BWS wie auch der übrigen Wirbelsäule nachzuweisen, jeweils auf dem der Symptomatik entsprechenden Höhenniveau.

Auffallend oft zeigt die Röntgenuntersuchung beim Th_4-Syndrom eine statische Störung der Wirbelsäule mit Abflachung der thorakalen Kyphose. Es scheint sich hier um einen für Th_4-Syndrome typischen Befund zu handeln; wir konnten in einer früheren Untersuchung nachweisen, daß die Abflachung der Brustkyphose bei Th_4- und Th_5-Syndromen mit Mastodynie gehäuft vorkommt (Arlen 1980).

Angesichts dieser Befunde stellt sich die Frage: Was ist die Ursache der metameren Dysfunktion, und in welcher Beziehung steht sie zum Thorakalschmerz?

Zunächst ist zum Verständnis eines möglichen metameren Pathomechanismus im Thorakalschmerz darauf hinzuweisen, daß die verschiedenen Einzelkomponenten eines Metamers miteinander in einem funktionellen Zusammenspiel stehen. Dieses Zusammenspiel wird über die spinale Reflektorik, d.h. also über die verschiedenen metameren Regelkreise autoregulatorisch gesteuert. Damit bildet jedes Metamer eine Funktionseinheit für sich und ist bis zu einem gewissen Grade autonom.

Bei störungsfreier Metamerfunktion tritt diese metamere Autonomie kaum in Erscheinung. Die metamere Reflektorik kann jedoch gestört sein und das Metamer in einen Zustand funktioneller Pathologie versetzen, der es von den Nachbarmetameren unterscheidbar macht. Diese funktionelle Pathologie kann im Prinzip von *jeder* der metameren Komponenten ausgehen. Besonders häufig ist es aber der *arthro-muskuläre Regelkreis* (Abb. 3a), der den Anstoß zu einer Entgleisung der metameren Funktionsabläufe gibt, und zwar deshalb, weil er sich leicht zu einem Circulus vitiosus (Abb. 3b) aufschaukeln kann. Diese arthro-muskuläre Regulationsstörung und ihre Auswirkungen auf das Metamer könnte man sich schematisiert folgendermaßen vorstellen:

Der Spannungszustand in den Kapseln und Ligamenten der Wirbel- und Rippenwirbelgelenke bestimmt das Afferenzmuster der Gelenke; dieses „Pattern“ beeinflußt auf spinaler Ebene die tonischen Motoneurone und damit die Aktivität der

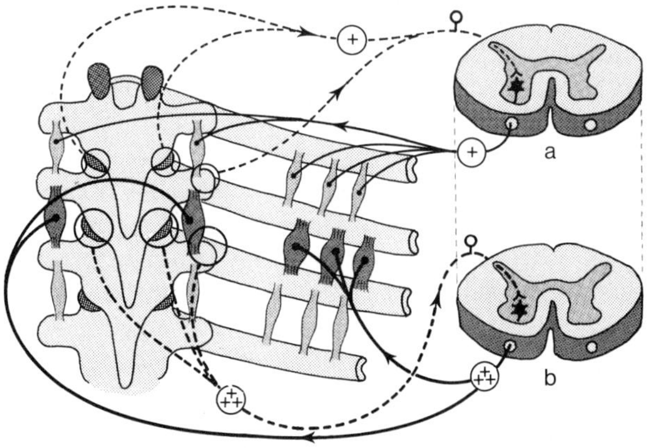

Abb. 3a, b. Schema der arthro-muskulären Reflexverbindungen; **a** Regelkreis; **b** Circulus vitiosus

Posturalmuskulatur, d.h. also auch der peri-vertebralen, tonisch innervierten Muskelfasern, die ihrerseits wieder auf den Spannungszustand der Gelenkkapseln einwirken.

Wenn sich nun die Spannung einer Gelenkkapsel erhöht, z.B. bei Fehlbewegung, Überlastung, Extremstellung, Trauma oder auch bei langdauernder Immobilität, so verstärkt sich der Afferenzstrom aus den Gelenken. Dadurch steigt der Tonus der zugehörigen Muskeln und erhöht nun seinerseits die Kapselspannung. So kommt ein arthro-muskulärer, positiver Feed-back in Gang, dessen Ergebnis die teilweise oder vollständige Blockierung des Gelenks ist. Das blockierte Gelenk ist Ausgangspunkt nozizeptiver Afferenzen und wirkt im Metamer als nozizeptiver Reiz, der die gesamte metamere Autoregulation aus dem Gleichgewicht bringt. Als Folge davon greift die Störung auch auf die andern Komponenten des Metamers über, und es kommt auf reflektorischem Wege zur andauernden metameren Dysfunktion mit den Anzeichen, die man klinisch feststellen kann: Muskelkontraktur, Dermatomveränderung und Druckschmerzhaftigkeit des Dornfortsatzes. (Möglicherweise ist auch die beim Th_4-Syndrom beobachtete Abflachung der thorakalen Kyphose Ausdruck einer arthro-muskulären Fehlfunktion mit abnormer Muskelspannung, welche die Beweglichkeit der Gelenke hemmt und eine Steilstellung der BWS erzwingt.)

Diese erste Stufe der metameren Regulationsstörung könnte man als „stummes“ Thorakalsyndrom bezeichnen, denn sie ruft noch keinen Schmerz hervor, obwohl bereits in diesem Stadium die reflektorischen Veränderungen in der Muskulatur, in der Haut und am Wirbel palpierbar sind. Ohne Zweifel stehen mit dieser noch unterschwelligen Spannungszunahme der paravertebralen und interkostalen Muskulatur auch die unbestimmten, oft als psychogen gewerteten Symptome wie Beklemmung, Bedrückungs- und Angstgefühle usw. in Zusammenhang.

Wenn nun auf dieser ersten Stufe der metameren Dysregulation eine weitere Tonuserhöhung hinzukommt, so tritt das „stumme“ Thorakalsyndrom in seine zweite, klinisch manifeste Stufe über, d.h. das Gesamtvolumen der nozizeptiven Afferenzen erreicht eine kritische Schwelle, deren Überschreiten den Schmerz auslöst. Dieser Schmerz wird nicht im Wirbel- oder Rippenwirbelgelenk selbst empfunden, sondern erscheint in andern Komponenten desselben Metamers, nämlich als oberflächlicher Schmerz im Dermatom und als Tiefenschmerz im Myotom. Es braucht manchmal sehr wenig, um die metamere Dysfunktion von der ersten in die zweite Stufe übergehen zu lassen: eine forcierte Bewegung oder auch eine Aufregung können genügen, um den Muskeltonus soweit zu heben, daß im Gelenk die kritische Schwelle des nozizeptiven Afferenzvolumens erreicht wird, bei deren Überschreitung es zum Schmerz kommt. Umgekehrt kann bisweilen auch eine geringe Tonussenkung genügen, um den Schmerz, zumindest zeitweilig, abklingen zu lassen.

Es scheint somit, daß das tonische Muskelsystem eine Schlüsselrolle in der Entstehung von metamerer Dysfunktion und Thorakalschmerz spielt.

Für dieses *pathogenetische Konzept* ergeben sich aus der manualmedizinischen Untersuchung und Behandlung des Th_4-Syndroms die folgenden Argumente:

1. Bei Längsschnittkontrollen der Patienten über einen längeren Zeitraum hinweg kann man feststellen, daß die Intensität der Schmerzempfindung und die Stärke der Muskelkontraktur einander proportional sind und *parallel verlaufen.* Steigt

der Muskeltonus im betroffenen Myotom, so verschlimmert sich auch der Schmerz, und umgekehrt, sinkt der Muskeltonus, so bessert sich der Schmerz.

2. Die gleiche Parallelität gilt für die Dermatomveränderungen; sind sie sehr ausgeprägt, ist der Schmerz vorhanden, bilden sie sich zurück, so läßt auch der Schmerz nach. Dabei ist es oft so, daß während eines freien Intervalls, d.h. also beim „stummen" Thorakalsyndrom der Dysfunktionsstufe eins, der Schmerz zwar nicht spontan empfunden wird, aber durch die Palpation des Dermatoms auslösbar ist.

3. Ein weiteres, wichtiges Argument besteht darin, daß metamere Dysfunktion und Schmerz unter der Wirkung von Reflextherapien *reversibel* sind, und zwar sofort, d.h. innerhalb weniger Minuten, vorausgesetzt, daß diese Therapien den Muskeltonus zu senken vermögen. Es muß sich also bei der metameren Dysfunktion um reflektorische Phänomene handeln, in denen der Muskeltonus ausschlaggebend ist, und die entsprechend durch reflektorische Therapien beeinflußbar sind. Am deutlichsten kommt dies in der manualtherapeutischen Behandlung des Th_4-Syndroms über die Kopfgelenke zum Ausdruck; dies soll kurz begründet werden.

Die manipulative Therapie der Kopfgelenke, und im besonderen die Atlastherapie ermöglicht es, Muskelkontrakturen distaler Metamere auszuschalten, *ohne daß man im betroffenen Metamer direkt eingreift*. Man macht sich dabei die Tatsache zunutze, daß die Gelenkafferenzen der oberen HWS und der Kopfgelenke in die Steuerung der posturalen Muskulatur eingreifen. Diesen Effekt der Kopfgelenkmanipulation auf die Stamm- und Extremitätenmuskulatur haben bereits Gutmann und Vélé (1970) festgestellt. Wyke (1979) konnte im Tierversuch elektromyographisch nachweisen, daß sich bei Änderung des Afferenzmusters zervikaler Gelenke die Aktivität peripherer Muskeln ändert.

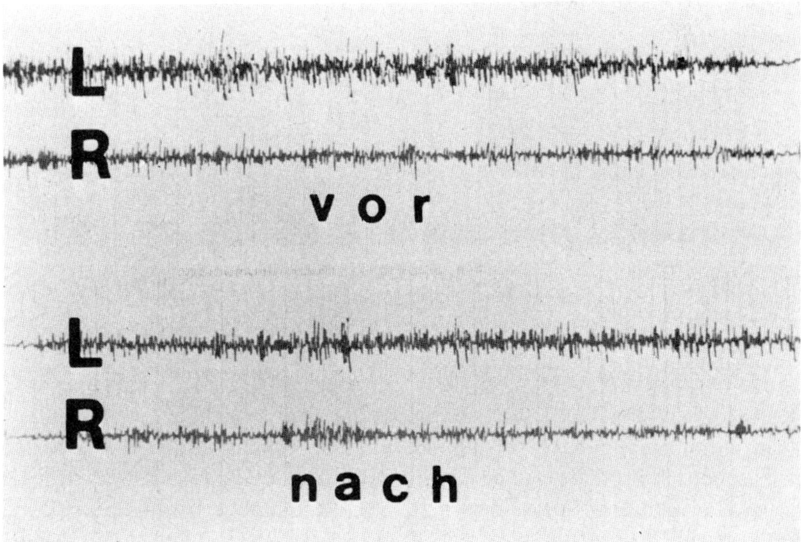

Abb. 4. Elektromyographie einer paravertebralen Muskelkontraktur (Myotom Th_4) bei thorakalem Schmerzsyndrom, vor und nach Atlastherapie

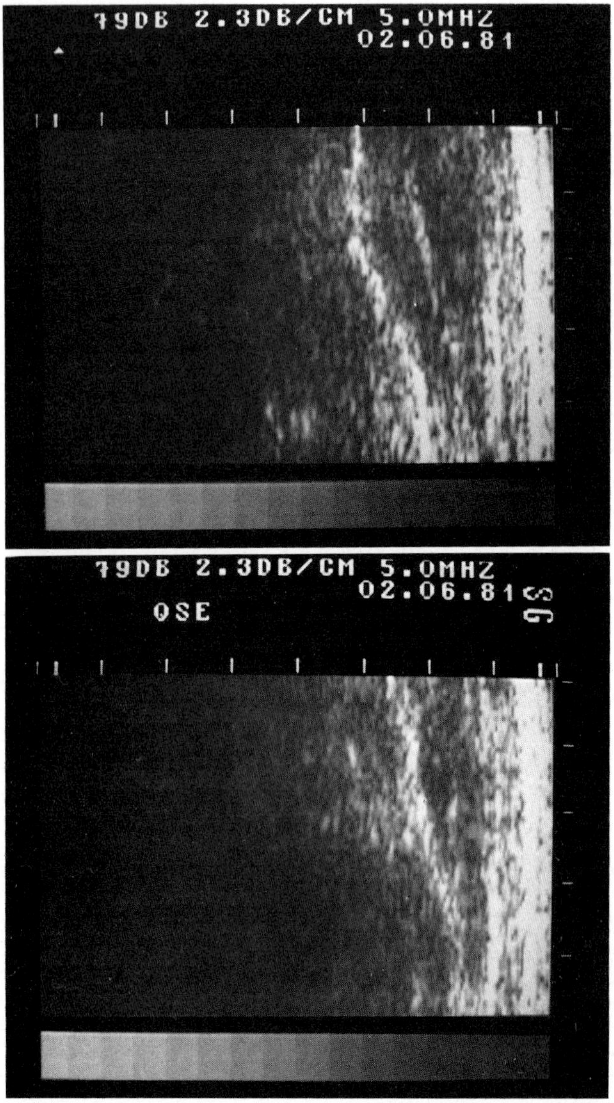

a

b

Abb. 5a, b. Echographie einer paravertebralen Muskelkontraktur (Myotom Th_4) bei Thorakalsyndrom; **a** vor Atlastherapie; **b** nach Atlastherapie

Auf die Technik der Atlastherapie und ihre Wirkungsmechanismen kann hier nicht näher eingegangen werden. Es handelt sich dabei nicht wie bei den meisten klassischen Techniken um einen einmaligen Manipulationsstoß, sondern um eine Folge von mehreren gezielten Einzel-Impulsen. Jeder Impuls bewirkt eine gewisse Senkung des Muskeltonus, so daß man im Verlauf der Behandlung den stufenweisen Rückgang der Muskelkontraktur im Metamer Th_4 palpatorisch verfolgen und die Tonusschwelle bestimmen kann, bei welcher der Schmerz verschwindet. Der

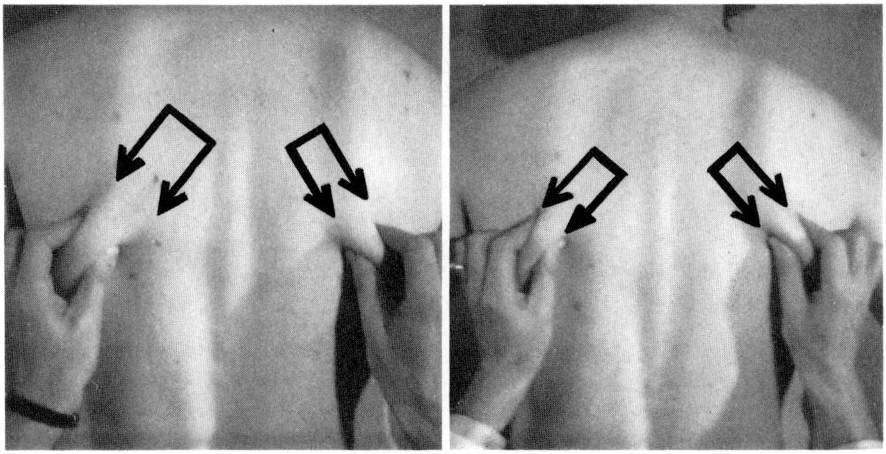
a b

Abb. 6a, b. Pathologisches Dermatom Th_4 links bei Thorakalsyndrom; **a** vor Atlastherapie; **b** nach Atlastherapie

Stand des Muskeltonus im Metamer ist daher auch das Wirkungskriterium für jeden manipulativen Impuls.

Das Nachlassen paravertebraler Muskelkontrakturen nach Atlastherapie läßt sich nicht nur palpatorisch, sondern auch elektromyographisch nachweisen: Abb. 4 zeigt die beiderseitige Ableitung der paravertebralen Muskelaktivität im Bereich des Myotoms Th_4 vor und unmittelbar nach Atlastherapie bei einer Patientin mit Th_4-Syndrom. Links besteht eine Kontraktur, und die Muskelaktivität ist vermehrt. Nach der Atlastherapie tritt links eine deutliche Verminderung der Muskelaktivität ein. Gleichzeitig hat sich bei dieser Patientin der Schmerzzustand unmittelbar nach der Behandlung gebessert.

In Abb. 5a und b ist die echographische Aufzeichnung einer paravertebralen Muskelkontraktur im Bereich des Metamers Th_4 bei einem Thorakalsyndrom vor und sofort nach Atlastherapie wiedergegeben. Die Kontraktur hat nach der Therapie deutlich abgenommen. Auch in diesem Falle ging die Senkung des Muskeltonus mit der Besserung der klinischen Symptome einher.

Die Normalisierung der metameren Funktion nach Atlastherapie läßt sich nicht nur im Myotom, sondern auch im Dermatom nachweisen, sowohl palpatorisch als auch durch Echographie.

Bei der Palpation kann man feststellen, daß wenige Minuten nach der Therapie die Konsistenz im Dermatom abgenommen hat und die Hautfalte wieder weich und von normaler Dicke ist. Abb. 6a und b zeigt den Vergleich eines Dermatoms der linken Thoraxseite in pathologischem und normalisiertem Zustand, bei einer Patientin mit Thorakalschmerz links. Der Schmerz besserte sich mit der Normalisierung des Dermatoms.

Abb. 7a und b zeigt die Echographie einer dorsalen Dermatomzone von Th_4 bei einer Patientin mit Dorsalgie und Mastodynie, vor und unmittelbar nach Atlastherapie. Es wird deutlich, daß nach der Therapie die Dichte geringer ist, die Konsistenz des Dermatoms sich also normalisiert hat.

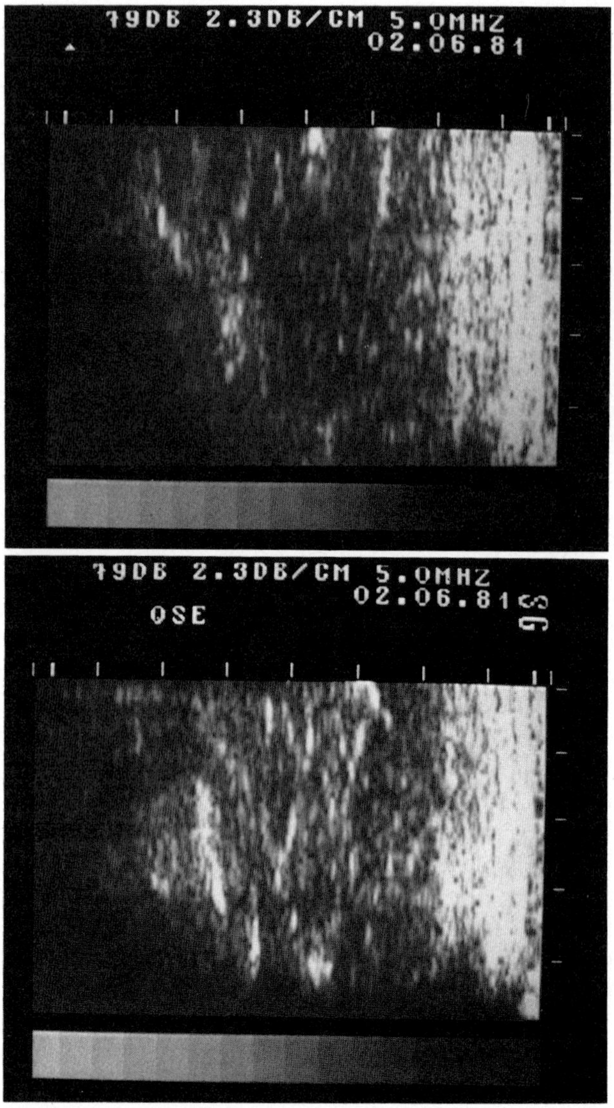

a

b

Abb. 7 a, b. Echographie einer dorsalen Hautzone im Dermatom Th_4 bei thorakalem Schmerzsyndrom; **a** vor Atlastherapie; **b** nach Atlastherapie; Rückgang der Densität

Zusammenfassend kann man aus diesen Ergebnissen Folgendes zur Ätiopathogenese thorakaler Schmerzsyndrome ableiten:

1. Es besteht bei jedem Thorakalschmerz ein Dysfunktionszustand im betreffenden Metamer, dessen Anzeichen man im Dermatom, im Myotom und am Wirbel palpatorisch nachweisen kann.
2. Der Schweregrad dieser metameren Funktionsstörung und des Thorakalschmerzes sind einander proportional.

3. In der metameren Dysfunktion spielt die Tonuserhöhung im Myotom eine zentrale Rolle; es scheint, daß die Entgleisung des arthro-muskulären Regelkreises in einen Circulus vitiosus, mit Muskelhypertonus und Anstieg des nozizeptiven Gelenk-Afferenzvolumens über eine bestimmte Schwelle, ein entscheidender Faktor in der Auslösung des Schmerzes ist.
4. Die metamere Dysfunktion ist *reversibel;* gelingt es, durch eine Reflex- oder andere Therapie, den Muskeltonus im betroffenen Metamer nachhaltig zu senken und so den arthro-muskulären Circulus vitiosus zu unterbrechen, so verschwindet der Schmerz.

Literatur

Arlen A (1980) Mastodynie; pathologie métamérique et statique rachidienne. Senologia 5/3:230–236

Gutmann G, Vélé F (1970) Die Gelenke der oberen Halswirbelsäule und ihre Einwirkung auf motorische Stereotypien. In: Wolff HD (Hrsg) Man. Med. und ihre wissenschaftlichen Grundlagen. Fischer, Heidelberg

Wyke B (1979) Neurology of the Cervical Spinal Joints. Physiotherapy 65/3:72–76

Differentialdiagnose der Interkostalneuralgie

B. Neundörfer

Wenn über die sogenannte Interkostalneuralgie referiert wird, dann müssen einleitend drei Grundtatsachen erörtert werden, von denen ausgehend erst die zu besprechenden Schmerzsyndrome verständlich werden: der Begriff der Neuralgie, die anatomischen Verhältnisse der thorakalen Spinalnerven sowie die Untersuchungsmethoden zur Feststellung einer Funktionsstörung dieser Nerven.

Der Begriff „Neuralgie“ ist in seiner Definition in der medizinischen Terminologie unscharf umrissen, ja umstritten und wird auch z.T. mißverständlich angewandt. Vom eigentlichen Wortsinn ausgehend, bedeutet „Neuralgie“ nichts anderes als „Nervenschmerz“, so daß man darunter alle Schmerzen einordnen könnte, die durch Irritation eines Nerven entstehen. Folglich müßte man dann diesen Begriff auf alle Erkrankungen peripherer Nerven anwenden, die mit Schmerzen einhergehen, ob sie mechanischer, toxischer, metabolischer oder entzündlicher Natur sind. Nach Janzen [9] und Puff [14] müßten sogar Irritationen sensibler Wurzeln und zentraler Schmerzbahnen bis hin zum Thalamus eingeschlossen werden, sofern der Schmerz nur so umschrieben lokalisiert ist, daß genau auf den Läsionsort rückgeschlossen werden kann. Bodechtel [3] grenzt dagegen den Begriff „Neuralgie“ auf solche Schmerzen ein, die ein bestimmtes nervöses Versorgungsareal betreffen, möglichst attackenförmig einsetzen und deren Ursache ungeklärt bleibt. Auf diese Weise allerdings wird der Begriff möglicherweise bald aus dem medizinischen Sprachgebrauch verschwinden, weil die Erfahrungen der letzten zwei Jahrzehnte gezeigt haben, daß sich inzwischen für viele idiopathische oder genuine Neuralgien klar definierte Ursachen, meist mechanischer Natur, eruieren ließen. Ohne daß nun die Diskussion über diesen Begriff weiter ausgedehnt werden soll, ist nur davor zu warnen, sich insbesondere bei Schmerzsyndromen im Thoraxbereich mit der Diagnose „Interkostalneuralgie“ zufrieden zu geben, vielmehr ist zu empfehlen, stets sorgfältig nach den ursächlichen Faktoren zu fahnden.

I. Anatomie der Rumpfnerven

Die ventralen Äste der vom Brustmark ausgehenden Spinalnerven verlaufen als Nn. intercostales I–XI bzw. N. subcostalis in der Brust- und Bauchwand. Sie sind in ihrem gesamten Verlauf am Unterrand der entsprechenden Rippe lokalisiert, befinden sich vom Rippenköpfchen bis zum Rippenwinkel zwischen den Mm. intercostales externi und der Fascia endothoracica bzw. dem Rippenfell [11], von da bis zur mittleren Axillarlinie zwischen den Mm. intercostales interni und externi und schließlich bis zum Rippenknorpel zwischen den Mm. intercostales interni et intimi. Ab den Rippenknorpeln liegen sie dann zwischen den Mm. intercostales interni und der Fascia endothoracica. Sie versorgen die Wirbelrippengelenke, die Pleura, das Peritoneum, die Interkostal- und Bauchmuskulatur sowie die Haut der Vorder- und Seitenwand von Brust und Bauch. Als Besonderheit ist u.a. zu erwähnen, daß vom 1. Interkostalnerven Anastomosen zum Plexus brachialis und zum Ganglion stellatum, vom 2. Interkostalnerven zum N. cutaneus brachii medialis abgehen. Der letztere nennt sich N. intercostobrachialis und versorgt die laterale obere Thoraxwand, mediale Anteile der Achselhöhle und die ulnare Kante des Oberarmes. Hervorzuheben ist noch, daß die Dermatome der Interkostalnerven nicht mit den entsprechenden Interkostalräumen übereinstimmen, sondern nach kaudal verlagert sind.

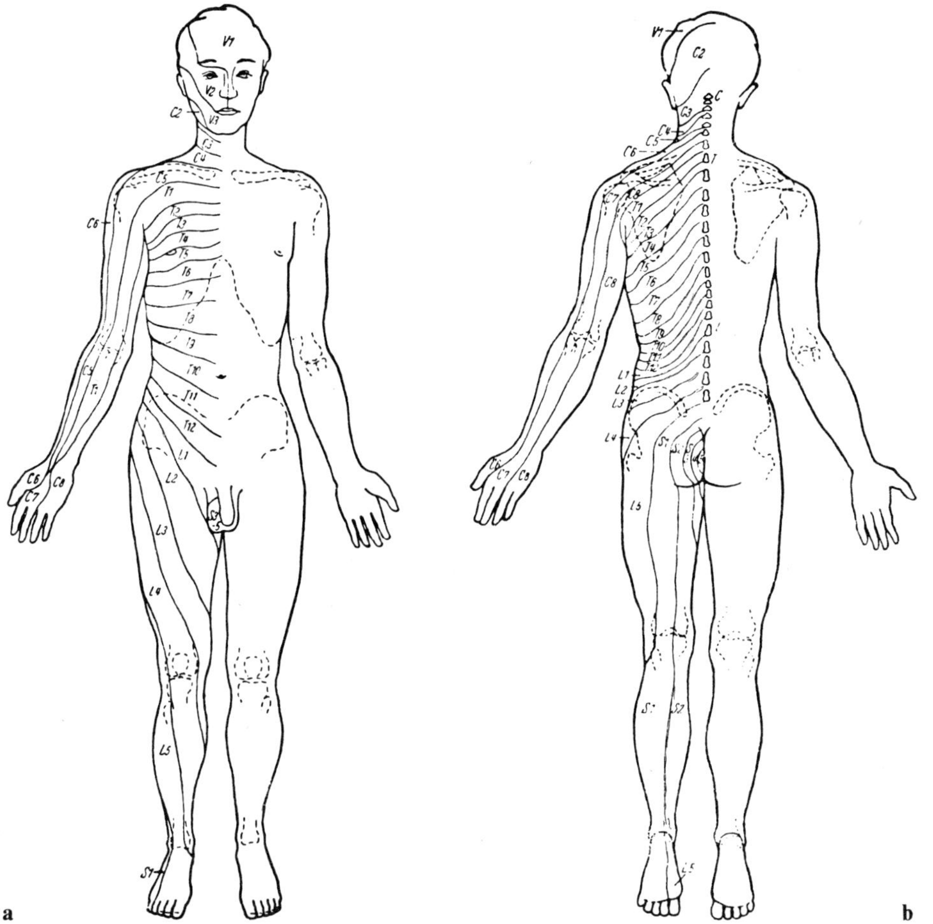

a b

Abb. 1 a. Segmentversorgung des Thorax. **b** Segmentversorgung des Rückens

II. Untersuchungsmethoden bei Rumpfnervenstörungen
(Abb. 1a und 1b)

Nach Mumenthaler und Schliack [11] gelten für die Untersuchung der Rumpfnerven folgende Regeln:

1. Die Versorgungsareale der Rumpfnerven decken sich bezüglich der Dermatome mit denen der entsprechenden Wurzeln. Wenn das Areal des dorsalen Astes ausgespart bleibt, muß die Läsion distal vom Abgang dieses Astes lokalisiert sein.
2. Reizerscheinungen (Parästhesien und Schmerzen) können das Versorgungsareal an der Haut überschreiten. Dabei ist zu beachten, daß diese sowohl Folge einer direkten Schädigung eines Rumpfnerven als auch Projektion von Irritationen innerer Organe in das entsprechende Dermatom sein können (Headsche Zonen).
3. Paresen bei monoradikulären oder mononervalen Irritationen fallen kaum auf, da außer den Interkostalmuskeln die andere Rumpfmuskulatur polyradikulär bzw. polynerval versorgt wird. Allerdings sind sie durch das EMG objektivierbar.
4. Die Auslösung der Muskeleigenreflexe im Bereich der Rumpfmuskulatur hat wenig Sinn, weil sie z.T. nicht sicher auslösbar und meist kaum differenzierbar sind. Dagegen kann eine gewisse lokalisatorische Zuordnung über Seitendifferenzen bei den Bauchhautreflexen erfolgen, was aber für die Differentialdiagnose der sogenannten Interkostalneuralgie ohne Belang ist.
5. Dagegen können Störungen der die Rumpfnerven begleitenden autonomen Fasern für die Lokalisation eines Krankheitsprozesses von Bedeutung sein, also Störungen der Piloarrektoren und der Schweißbildung. Fallen sie aus, dann muß die Läsion nach dem Eintritt des Ramus communicans griseus in den peripheren Nerven außerhalb des Foramen intervertebrale sein.

III. Erkrankungen der Interkostalnerven (Tabelle 1)

1. Druckläsionen

Beim Auftreten von Schmerzzuständen im Bereich der oberen Rumpfnerven sind als erstes mechanische Druckläsionen ins differentialdiagnostische Kalkül mit einzubeziehen. Es kann sich dabei handeln um überschießende Kallusbildungen nach Rippenfrakturen, um Tumoren im Paravertebralraum und im Mediastinum, um Lymphknotenschwellungen z.B. beim M. Hodgkin, um von den Rippen ausgehende Tumoren wie z.B. Osteome, Sarkome oder Metastasen und auch um Arterienerwei-

Tabelle 1. Ursachen der sogenannten Interkostalneuralgie

1. Druckläsionen
2. Infiltration durch maligne Tumoren
3. Entzündliche Prozesse
4. Zosterneuralgie
5. Diabetische Radikulopathie

terungen, die zu Rippenusuren führen können, wie dies z. B. im Rahmen einer Aortenisthmusstenose der Fall sein kann. Natürlich sind auch Irritationen der entsprechenden Nervenwurzeln zu erwägen, wie sie durch Prozesse entstehen, die von den Wirbelkörpern ausgehen oder extra- bzw. intradural gelegen sind. Bandscheibenvorfälle im thorakalen Bereich sind ja extrem selten. Die Differentialdiagnose der Wurzelirritationen auf dem Boden dieser raumfordernden Prozesse dürfte in der Regel keine große Schwierigkeiten bereiten, weil sich bald mehr oder weniger ausgeprägt durch Beeinträchtigung des Rückenmarkes ein Querschnittssyndrom entwickeln wird. Im Zweifelsfall muß eine Liquordiagnostik und eventuell Myelographie durchgeführt werden.

2. Infiltration durch maligne Tumoren

Auf die Interkostalnerven können auch infiltrierend wachsende Malignome übergreifen und zu entsprechenden Schmerzen, sensiblen und motorischen Ausfällen führen. In Frage kommen vor allem kleinzellige, in der Lungenperipherie wachsende Bronchialkarzinome, Mammakarzinome und Pleuraendotheliome bzw. -metastasen. Darüber hinaus sind maligne Prozesse des lymphoretikulären Systemes wie auch bei Irritation der unteren Thorakalnerven auch Lymphknotenmetastasen aus dem Retroperitonealraum anzuführen.

3. Entzündliche Infiltrationen

Die Rumpfnerven können aber auch durch entzündlich-infiltrative Prozesse aus der Nachbarschaft in Mitleidenschaft gezogen werden. So können die Interkostalnerven durch putride oder tuberkulöse Pleuritiden irritiert und nach deren Abheilung durch Verschwartungen und Narbenbildungen eingeklemmt und abgeschnürt werden. Umschriebene Schmerzen im Ausbreitungsgebiet eines oder mehrerer Rumpfnerven können auch Erstsymptome eines Senkungsabszesses einer Spondylitis tuberculosa der Hals- oder Brustwirbelsäule sein.

4. Zosterneuralgie (Abb. 2)

Unter dem Beschwerdebild einer sog. Interkostalneuralgie beginnt nicht selten der Herpes zoster des oberen Rumpfes. Die Diagnose wird klar, wenn die typischen Hauteffloreszenzen sichtbar werden. Meist klingen die Schmerzen mit der Rückbildung der Hauterscheinungen ab. Bei einem kleineren Teil der Patienten aber, insbesondere bei alten Patienten, bleibt ein z. T. unerträglicher Schmerz im betroffenen Dermatom bestehen, die sogenannte Zosterneuralgie. Meist läßt sich auch im entsprechenden Segment eine Hypaesthesie und Hypalgesie bis Anaesthesie und Analgesie nachweisen, die sich streng an das Ausbreitungsgebiet des dazugehörigen Spinalnerven hält. Differentialdiagnostische Schwierigkeiten entstehen nur, wenn die Zostereruptionen nur schwach ausgeprägt und von dem Patienten gar nicht bemerkt worden waren. Bei genauer Inspektion der Haut lassen sich dann aber meist doch kleine Narben oder Pigmentveränderungen erkennen.

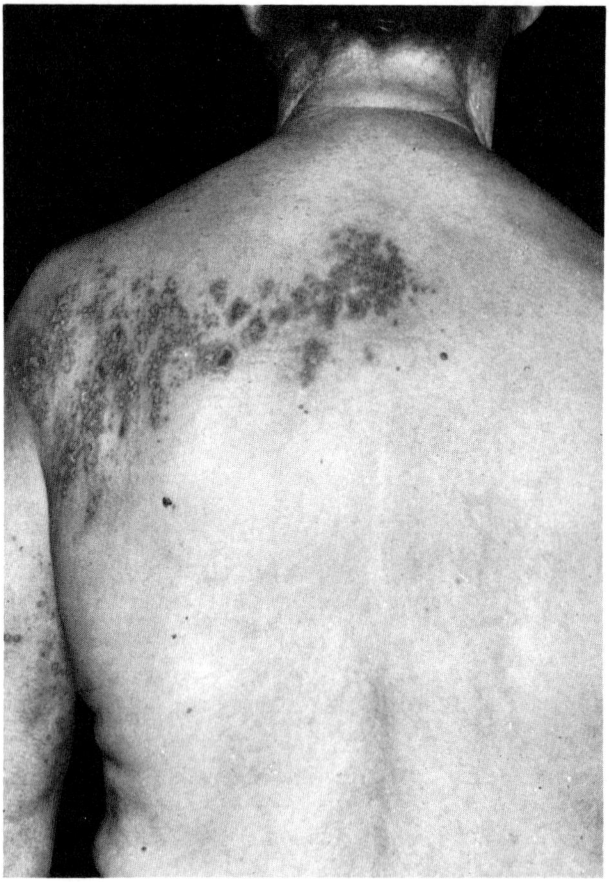

Abb. 2. Herpes zoster im Bereich Th_1–Th_2

Problematisch kann die Behandlung dieser Schmerzzustände sein. Bei uns hat sich am besten die von Barolin und Mitarb. [1] empfohlene Therapie mit Adamantinen bewährt. Dabei sollte vor allem möglichst frühzeitig mit der Therapie begonnen werden. Man beginnt mit Infusionen von mindestens 200 mg Adamantinsulfat (PK-Merz) für ca. 12 Tage und gibt u. U. noch täglich zusätzlich 400 mg per os. Anschließend muß man langsam ausschleichen. Bleibt diese Therapie ohne Erfolg, können Behandlungsversuche mit Carbamazepin (Tegretal, Timonil) eventuell in Kombination mit Baclofen (Lioresal), oder mit einer Kombination von Neuro- und Thymoleptika vorgenommen werden [12].

5. Diabetische Radikulopathie (Abb. 3)

Selten können die Rumpfnerven auch Hauptmanifestationsort einer diabetischen Polyneuropathie sein [2, 13, 15, 16]. Eine kurze Fallschilderung, die schon andernorts publiziert wurde [13], sei beispielhaft hier angeführt (Abb. 3).

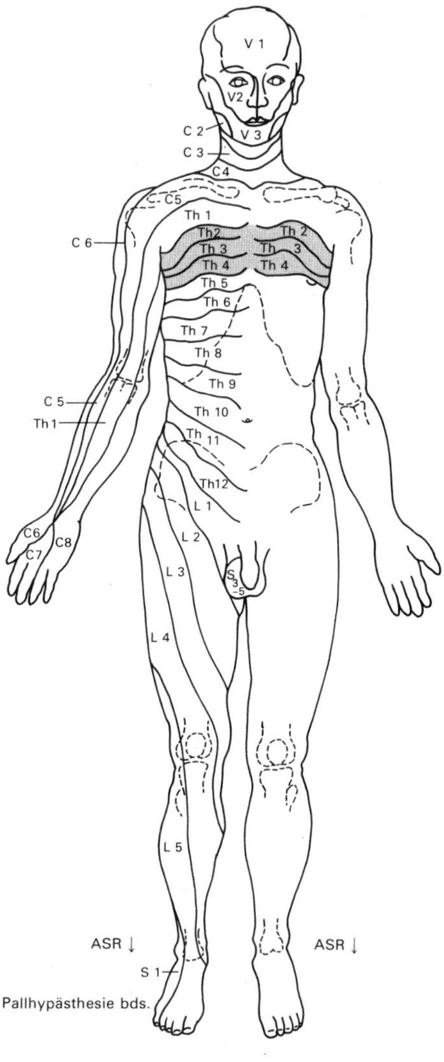

Abb. 3. Neurologischer Befund bei diabetischer Radikulopathie

Ein 60jähriger Patient, der seit 8 Jahren unter einem Diabetes mellitus litt und mit 3 Tabletten Euglucon 5 eingestellt war, erkrankte unter heftigen Rückenschmerzen mit gürtelförmiger Ausstrahlung zur Brust. Die Intensität wechselte, war am stärksten in der Nacht ausgeprägt. Bei der neurologischen Untersuchung fand sich in den Dermatomen Th_2–Th_4 am Rücken und an der Brust eine Hyperpathie und Hypästhesie. Paresen waren nicht nachweisbar. Die Muskeleigenreflexe waren seitengleich mittellebhaft auslösbar, lediglich die Achillessehnenreflexe deutlich gemindert. Das Vibrationsempfinden an den Füßen war herabgesetzt. Sonst bestanden keine weiteren Sensibilitätsstörungen. Rö.-Aufnahmen der BWS waren weitgehend unauffällig. Das EMG aus verschiedenen Muskeln der unteren Extremitäten zeigte ein neurogenes Muster, die motorische NLG des N. tibialis re. war mit 37,4 m/sec und die des N. suralis li. mit 37,5 m/sec gemindert.

Es handelte sich also um eine Schwerpunktneuropathie mit Bevorzugung der Interkostalnerven bei Diabetes mellitus. Unter Umstellung auf Insulin und Gabe von hochdosierter Thioctsäure (2×150 mg) wurde der Patient weitgehend beschwerdefrei.

Die typische Symptomatik der diabetischen Radikulopathie setzt in der Regel mit heftigen brennenden gürtelförmig angeordneten Schmerzen ein, die von der Wirbelsäule zur Brust oder zum Bauch ausstrahlen. Wie bei unserem Patienten findet man in den betroffenen Segmenten neben einer Hypästhesie häufig eine Berührungsüberempfindlichkeit. Manchmal lassen sich auch segmental umschriebene Paresen der betroffenen Muskeln, vor allem der Bauchmuskeln, nachweisen. Fast immer lassen sich auch andere Symptome einer diabetischen Polyneuropathie wie Reflex- und Sensibilitätsstörungen an den unteren Extremitäten feststellen. Eine Korrelation zur Schwere und Dauer des Diabetes mellitus besteht nicht. Auffällig ist allerdings, daß bei einem Teil der in der Literatur mitgeteilten Fälle der Diabetes mellitus nicht gut eingestellt war und sich die Umstellung auf Insulin als günstig erwies.

IV. Pseudoradikuläre Syndrome (Tabelle 2)

Tabelle 2. Pseudoradikuläre Syndrome in der Differentialdiagnose der sogenannten Interkostalneuralgie

1. Headsche Zonen bei Viszeralerkrankungen
2. Tietze-Syndrom
3. Mondorsche Krankheit
4. Frei flottierende Rippen

1. Headsche Zonen bei Viszeralerkrankungen (Tabelle 3)

Bei Erkrankungen innerer Organe können Schmerzen auf bestimmte Hautareale am Rumpf projiziert werden, die man nach ihrem Erstbeschreiber Headsche Zonen nennt [6, 7]. Ursprünglich waren auch die inneren Organsysteme segmental angeordnet innerviert. Durch die Verschiebung in der Embryonalentwicklung stimmt ihre Lage jedoch nicht mehr mit dem dazugehörenden Dermatom überein. Schmerzimpulse aus den erkrankten Organen laufen jedoch mit den Impulsen aus den dazugehörenden Dermatomen in den Hinterhörnern zusammen. Dadurch entstehen Fehlprojektionen der Organschmerzen auf Brust, Bauch und Rücken. Dabei lassen sich feste lokalisatorische Beziehungen zwischen bestimmten Hautarealen und bestimmten inneren Organen nachweisen, so daß aus der Lokalisation des Hautschmerzes auf das erkrankte Organ rückgeschlossen werden kann, wie dies in der Tabelle 3 aufgelistet ist. Im Bereich des betroffenen Hautbezirkes findet sich eine gewisse Überempfindlichkeit auf Berührung, leichten Druck, Wärmereize und Nadelstiche. Durchtrennt man die vegetativen Fasern der entsprechenden Organe, verschwindet der Schmerz. Das gleiche kann man auch durch Umspritzung dieser Hautbezirke mit einem Lokalanästhetikum erzielen. Natürlich wird damit keine Therapie der Organerkrankung erzielt.

Tabelle 3. Die wichtigsten Segment- und Seitenbeziehungen der inneren Organe [1]

Herz, Perikard	C 8–Th 8
Lunge, Pleura	Th 3–Th 10
Magen	Th 5–Th 9
Duodenum	Th 6–Th 10
Pankreas	Th 7–Th 9
Leber, Gallenblase	Th 6–Th 10
Milz	Th 7–Th 10
Zökum, Appendix	Th 9–Th 10
Nieren	Th 9–L 2

Re.: Leber, Gallenblase, Duodenum, Ileum, Zökum, Colon ascendens

Li.: Herz, Magen, Pankreas, Milz, Jejunum, Colon descendens und Sigmoideum.

2. Tietze-Syndrom

Beim Tietze-Syndrom [5, 17] kommt es zu einer schmerzhaften Schwellung im Bereich der knorpeligen Ansätze der ersten beiden Rippen, seltener der Rippen 3 und 4 am Sternum, ohne daß von der Lunge ausgehende Prozesse nachweisbar sind. Röntgenologisch sind keine pathologischen Veränderungen erkennbar. Die Ätiologie ist unbekannt. Die schmerzhaften Schwellungen können ein- oder doppelseitig auftreten und betreffen nur die knorpeligen Anteile. Da es sich ja nicht um eine primäre periphere Nervenerkrankung handelt, ist die Sensibilität normal. Die betroffenen Stellen sind lediglich druckschmerzhaft. Meist bilden sich die Beschwerden nach Wochen oder Monaten spontan zurück. Im akuten Stadium können lokale Novocain- oder Kortisoninjektionen hilfreich und schmerzlindernd wirken.

3. Mondorsche Krankheit

Bei der Mondorschen Erkrankung [4] klagen die Patienten über Schmerzen, die an der Vorderseite der Brust in Längsrichtung verlaufen. Ursache sind entzündlich veränderte und thrombosierte Thoraxvenen, die als vertikal über der Thoraxwand verlaufende, subkutan gelegene und mit der Haut fest verbackene Stränge tastbar sind. Sie können 20–30 cm lang sein. In der Regel tritt eine Spontanremission innerhalb von 2–3 Monaten ein. Therapeutisch wird eine Lokalbehandlung mit heparinhaltigen Salben und Gels empfohlen.

4. Frei flottierende Rippen

Freies Flottieren der Rippen 9 und/oder 10 [8, 10] kann zu heftigen Schmerzen mit Ausstrahlung zum Rippenbogen führen. Charakteristisch ist, daß das knorpelige Ende der entsprechenden Rippe zwischen dem parasternalen Ansatz und der vorderen Axillarlinie gegenüber der benachbarten oberen Rippe frei beweglich getastet werden kann. Meist kann man dann durch Druck auf diese Stelle auch den Schmerz auslösen. Darüber hinaus sind Bücken und Heben von Lasten schmerzprovozierend. Manchmal besteht auch ein Dauerschmerz. Bei der Sensibilitätsprüfung findet man z.T. im Dermatom Th_9 bzw. Th_{10} eine Dysästhesie oder sogar Hypästhesie, so daß eine direkte Läsion der dazugehörenden Interkostalnerven angenommen werden muß. Der Schmerz kann durch Lokalanästhesie unterdrückt werden. Hilft eine solche Behandlung auf die Dauer nicht, muß eine Resektion des freien knorpeligen Endes der Rippen erwogen werden [8].

Literatur

1. Barolin GS, Saurugg D, Zechner G (1978) Verbesserung der Zoster-Therapie unter Adamantin. Münch Med Wochenschr 120:757
2. Bischoff A (1963) Die diabetische Neuropathie. Thieme, Stuttgart
3. Bodechtel G (1974) Differentialdiagnose neurologischer Krankheitsbilder. Thieme, Stuttgart
4. Braun-Falco O (1953) Über strangförmige, oberflächliche Phlebitiden (gleichzeitig ein Beitrag zur Kenntnis der Mondorschen Krankheit). Dermatol Wochenschr 127:506
5. Celio A, Nigst H (1955) Das Tietze-Syndrom. Erfolge der Behandlung mit Hydrocortison. Schweiz Med Wochenschr 85:1150
6. Hansen K, Schliack H (1962) Segmentale Innervation. Ihre Bedeutung für Klinik und Praxis. Thieme, Stuttgart
7. Head H (1898) Die Sensibilitätsstörungen der Haut bei Visceralerkrankungen. Hirschwald, Berlin
8. Holmes JF (1941) A study of the slipping-rib-cartilage syndrome. N Engl J Med 224:928
9. Janzen R (1973) Klärung einiger Begriffe. In: Janzen R (Hrsg) Schmerzanalyse als Wegweiser zur Diagnose. Thieme, Stuttgart
10. Kaeser HE (1976) Rückenschmerzen nicht-radikulären Ursprungs. In: Lechner H, Kugler J, Fontanari D (Hrsg) Chronische Schmerzzustände in Neurologie und Psychiatrie. Hippokrates, Stuttgart
11. Mumenthaler M, Schliack H (1982) Läsionen peripherer Nerven. Diagnostik und Therapie. Thieme, Stuttgart New York
12. Neundörfer B (1978) Polyneuritiden und Polyneuropathien. In: Flügel KA (Hrsg) Neurologische und psychiatrische Therapie. Perimed, Erlangen
13. Neundörfer B (1981) Diabetische Radikulopathie. Internist Prax 21:309
14. Puff K-H (1971) Schmerzen an Rumpf und Extremitäten. In: Gross D, Langen D (Hrsg) Schmerz und Schmerztherapie. Hippokrates, Stuttgart
15. Schulz A (1966) Diabetische Radiculopathie der unteren Thorakalsegmente mit Bauchdeckenparesen. Verh Dtsch Ges Inn Med 72:1171
16. Seitz D (1956) Zur Klinik und Pathogenese der Polyneuritis diabetica. Dtsch Z Nervenheilk 175:15
17. Tietze A (1921) Über eine eigenartige Häufung von Fällen mit Dystrophie der Rippenknorpel. Berl Klin Wochenschr 58:829

Interskapulo-vertebrale Schmerzen

M. EDER und H. TILSCHER

Ätiopathogenese

Interskapuläre Schmerzen, einschließlich solcher mit gleichzeitiger halbseitenorientierter Ausstrahlungstendenz zum Nacken sowie in den gleichseitigen Arm, werden von verschiedenen Untersuchern angegeben und different interpretiert. Mumenthaler und Schliack, die dieses Krankheitsbild als skapulokostales Syndrom bezeichnet haben, ein Terminus unter dem es auch am bekanntesten sein dürfte, legten sich ätiologisch nicht fest und beschrieben nur die im Vordergrund stehende Schmerzhaftigkeit subskapulärer Muskeln, mit deutlich palpablen Schmerzzentren und empfahlen die therapeutische Lokalanästhesie dieser Maximalpunkte als beste Behandlungsart. Cyriax, der in der Beschreibung der Symptomatologie weitgehend übereinstimmt, stellte aber bereits fest, daß diese Triggerzonen nur das Resultat und nicht die Ursache der Gesamtstörung seien und vermutete als primären Reizgeber zervikale Bandscheibenschäden, Durairritation und entsprechende muskuläre Begleitreaktionen. Lewit wiederum hielt Funktionsstörungen der Kostotransversalgelenke für die Auslöser des Syndroms, und die französische Schule unter Maigne vertrat die Ansicht des Symptomaufbaues über Läsionen im Bereiche der unteren Halswirbelsäule und räumte dabei den Rr. dorsales der Spinalnerven eine besondere Bedeutung ein. Zwecks weiterer Abklärung waren also zusätzliche Überlegungen und Untersuchungen erforderlich, deren Ergebnisse im folgenden dargestellt werden sollen.

Um zunächst die bei exakter Schmerzpalpation immer an gleichen Stellen zu ortenden Maximalpunkte hinsichtlich ihres strukturellen Hintergrundes abzuklären, wurden entsprechende anatomische Präparationen angeregt, die bestätigen, daß es sich dabei stets um Rippenbereiche handelte, die dem Angulus costae entsprachen und Insertionsstellen des M. iliocostalis pars cervikalis waren. Aus der nachfolgenden Tabelle 1 geht desweiteren hervor, daß die Segmente D_3, D_4 und D_5 bei klinischen Untersuchungen am häufigsten als betroffen zu finden waren.

Tabelle 1. Häufigkeit interskapulovertebraler Druckdolenzen bei quadranten-orientierten Nacken-, Schulter-, Armschmerzen (n = 100, nach Tilscher).

	Links	Rechts	Insgesamt
D_4	38	35	73
D_3	35	35	70
D_5	36	34	70
D_6	13	13	26
D_7	8	8	16

Tabelle 2. Relation der interskapulovertebralen Druckdolenzen (ISVD) zu radikulären Läsionen (n = 35, nach Tilscher)

	Radikuläre Läsionen der Wurzeln:							Summe
	C_3	C_4	C_5	C_6	C_7	C_8	D_1	
Mit ISVD	2	0	4	5	10	5	2	28
Ohne	–	–	–	–	3	2	2	7

Nachdem aus den Voruntersuchungen muskuläre bzw. tendomuskuläre Strukturen als Schmerzträger angenommen werden konnten, sollten weitere klinische Beobachtungen dazu in Relation gesetzt werden, und dabei fand sich auch die Erklärung dafür, warum für dieses Syndrom von verschiedenen Seiten differente pathogenetische Momente in den Vordergrund gestellt worden waren. Als vorweggenommenes Resumee ist dazu zu sagen, daß tatsächlich kein ursächlicher Generalfaktor angeschuldet werden kann, sondern vielmehr einige ätiologische Hauptfaktoren, die von Fall zu Fall differieren, die Symptomatik des skapulokostalen Syndroms nachziehen. Besonders häufig findet man dabei radikuläre Läsionen des unteren Zervikalabschnittes mit einer Dominanz der Wurzel C_7. Bei einem Kollektiv von 100 Patienten, die ein entsprechendes Beschwerdebild aufwiesen, wurde 35mal eine radikuläre Läsion mit folgender Verteilung der interskapulovertebralen (ISV) Maximalpunkte diagnostiziert (s. Tabelle 2).

Eine weitere Untersuchung von Bergsmann und Eder zeitigte darüber hinaus als Ergebnis, daß chronische Organopathien der Thorakalregion (pulmonale Prozesse) ebenfalls gehäuft ISV-Punkte entstehen ließen, die fast ausschließlich prozeßseitig auftraten (Tabelle 3).

Erwähnenswert ist ferner noch die Beobachtung des gehäuften Auftretens der ISVD bei langanhaltenden und schmerzhaften Verspannungen des M. trapezius. Da Trapeziusverspannungen häufig Ausdruck psychosomatischer Projektionen sind, ja dieser Muskel geradezu als psychischer Kennmuskel anzusehen ist, kann der Faktor „Psyche" beim Syndromaufbau ebenfalls zum Tragen kommen. Interessanterweise war bei einfachen segmentalen Funktionsstörungen in Form von Blockierungen kleiner Wirbelgelenke oder Rippenwirbelgelenke keine signifikante Häufung der ISVD feststellbar. Genausowenig bestanden Zusammenhänge mit degenerativen Veränderungen (Osteochondrose, Spondylarthrose). All dies weist darauf hin, daß nur eine beträchtliche und anhaltende nozizeptive Grundsituation den Syndrom-

Tabelle 3. Organopathie (Lungen-TB) und ISVD nach Bergsmann

ISVD bei D_3 (n = 22)	
Auf der Prozeßseite	12 (54,5%)
Gegenseitig	2
Beidseitig	3
	17 (77,3%)

aufbau bewirkt. Dafür spricht auch die topische Ausrichtung der Symptomatik, die eine ausgesprochene Quadrantenorientierung im Sinne der vegetativen Reizbeantwortung ausweist, eine Entwicklung, die gleichfalls nur bei gravierenden segmentalen Störungen aufzutreten pflegt.

Ruft man sich die Wege der Reizverarbeitung in Erinnerung, dann wird dies klarer. Das segmental einströmende nozizeptive Reizgeschehen wird im Hinterhornkomplex des Rückenmarks verarbeitet und stets auf 3 Wegen weitergeleitet. Die über den Tractus spinothalamicus seitengekreuzt bis zum Kortex aufsteigenden Afferenzen, die die Nozizeption in den Projektionsschmerz wandeln, bedürfen auf das Thema bezogen keiner näheren Erläuterung.

Wohl aber sind jene Afferenzen, die zur sympathischen Kernsäule des Seitenhorns führen, aber auch die direkt den motorischen Vorderhornkomplex stimulierenden, diesbezüglich von Bedeutung, da sie Pathomechanismen initiieren, die den Symptomaufbau gestalten. Segmentale Nozireaktionen beinhalten stets eine zuerst segmentbeschränkte muskuläre Tonuserhöhung und als 1. Stufe der vegetativen Reizbeantwortung eine Sympathikusaktivierung mit trophischen Auswirkungen auf das Bindegewebe. In weiter Folge, d.h. bei anhaltendem Reizgeschehen, entgleisen sowohl die muskuläre Tonussituation als auch die vegetativen Begleitreaktionen in einem gegenseitigen Aufschaukelungsprozeß. Segmentüberschreitende Querverbindungen und die Strukturierung des Vegetativums bewirken die vertikale Krankheitsentwicklung, die gleichzeitig von der 2. Stufe der Sympathikusaktivierung, in Form einer Absenkung der Schmerzschwelle, gefördert wird. Der Hartspann der Muskulatur, in Verbindung mit den vaskulären und kolloidalen Störungen, die über die sympathische Aktivierung aufgebaut wurden, führt über muskuläre O_2-Verarmung und Störung des Muskelmetabolismus schließlich zur Entstehung jener Schmerzregionen, die sich über die ISV-Zonen entwickeln. Die schon erwähnte Absenkung der Schmerzwelle läuft mit diesen Mechanismen parallel, entspricht in ihrer Ausbreitung der Quadrantenorientierung des Vegetativums und bewirkt letztlich, daß die über die tendomyotischen Zentren hinauslaufende und sich verbreitende Übertonisierung der Muskeln als schmerzhaftes pseudoradikuläres Nacken-Schulter-Armsyndrom empfunden wird.

Klinik

Das Erkennen der Ausbildung von ISV-Zonen bei den eingangs erwähnten Grunderkrankungen ist schon deshalb wesentlich, weil diese Regionen bei längerem Bestehen die Tendenz zur Autonomisierung aufweisen und auch nach therapeutischer Beherrschung des Primärleidens den Schmerzzustand weiter unterhalten können.

Zur entsprechenden Untersuchung des Patienten, die am besten in Sitzposition des Patienten erfolgt, wäre anzumerken, daß diese mit vor der Brust gekreuzten Armen und auf den kontralateralen Schultern gehaltenen Händen ausgeführt wird, da sich so die Rippen besser entfalten, die Skapulae nach außen gleiten und die Schmerzpunkte leichter gefunden werden können. Man findet dann die ISVD ca. 7–8 cm paramedian, direkt auf den Rippen und zwar am häufigsten in Höhe von D_3 bis D_6. Stärkerer Palpationsdruck löst dann vielfach nicht nur den lokalen Schmerz, sondern auch die quadrantenorientierte Mißempfindung im Schulter-Nacken-Armbereich aus. Durch zarte Oberflächenpalpation im Sinne des diagnostischen Striches der Bindegewebsmassage lassen sich darüber hinaus bindegewebige Verquellungen feststellen, die hinsichtlich ihrer segmentalen Lokalisation den Primärstörungen entsprechen.

Therapie

Im Vordergrund steht immer die Therapie des Grundleidens. Die von den tendomyotischen Zonen ausgehende Irritation spricht am besten auf topische Infiltrationen mit einem Lokalanästhetikum an. Die Injektionstechnik ist einfach. Nach Palpation der Triggerzone in der bereits vorgestellten Untersuchungsposition des Patienten, geht man mit dünner kurzer Kanüle bis zum Knochenkontakt ein und infiltriert den ISVD mit 1–2 ccm der Injektionslösung. Es empfiehlt sich, den darüber und darunter liegenden Interkostalraum mit gespreiztem 2. und 3. Finger der Palpationshand abzudecken, um irrtümliche Pleuraverletzungen, bzw. das Setzen eines Pneumothorax sicher verhindern zu können.

Als zusätzliche manualmedizinische und krankengymnastische Behandlungen können Techniken der postisometrischen Relaxation zur Anwendung kommen.

Zusammenfassung

Bei beträchtlichen und anhaltenden nozizeptiven Belastungen, wie sie bei zervikalen diskogenen Wurzelläsionen, aber auch als Folge von Organopathien, ja sogar im Zuge psychosomatischer Projektionen erfolgen, entstehen vielfach quadrantenorientierte Schmerzbilder pseudoradikulären Charakters im Schulter-Nacken-Armbereich. Das Leitsymptom, die Ausbildung tendomyotischer Veränderungen der Insertionen des M. iliocostalis pars zervikalis findet sich am häufigsten in den Segmenten D_3 bis D_6. Die entsprechenden Triggerpunkte liegen ca. 7 cm paramedian auf dem Angulus costae. Ihre zusätzliche Behandlung ist wichtig, da sie bei längerem Bestehen zur Autonomisierung neigen und chronische Schmerzzustände unterhalten können.

Literatur

Bergsmann O, Eder M (1982) Funktionelle Pathologie und Klinik der Brustwirbelsäule, Bd. 2 der Funktionellen Pathologie und Klinik der Wirbelsäule. In: v. Gutmann G (Hrsg) Fischer, Stuttgart New York
Cyriax J (1969) Textbook of Orthopaedic Medicine. Tindall-Cassell, London
Eder M, Tilscher H (1982) Schmerzsyndrome der Wirbelsäule. 2. Aufl. Hippokrates, Stuttgart
Lewit K (1973) Manuelle Therapie. JA Barth, Leipzig
Maigne R (1961) Die manuelle Wirbelsäulentherapie. Hippokrates, Stuttgart
Mumenthaler M, Schliack H (1973) Läsionen peripherer Nerven, 2. Aufl. Thieme, Stuttgart
Tilscher H, Bogner G (1979) Das obere Quadrantensyndrom. Orthop Prax 3:196–200

Das Gleitrippensyndrom

L. Weh und D. v. Torklus

Einleitung

Der Umgang mit Schmerzsyndromen der vorderen Thoraxwand ist erfahrungsgemäß schwierig. Der funktionelle Stellenwert der sternokostalen und interkostalen Gelenkverbindungen sowie ihrer Störungsgefährdung sind im Einzelfall schwer zu beurteilen. Als Ursache für die Schwierigkeit kann die anatomische Verzahnung von Muskulatur, Rippen und Sternum gelten. Zug- und Druckkräfte unterschiedlicher Verlaufsrichtungen wechseln sich innerhalb der vorderen Thoraxwand bei Körperbewegungen ab.

Das Gleitrippensyndrom stellt ein Krankheitsbild mit mechanischer Ursache dar. Trotz der Bedeutung dieses Syndroms sind einschlägige Mitteilungen im deutschen Sprachraum selten. Wir haben 1982 über dieses Krankheitsbild berichtet und wollen hier in Ergänzung unsere zwischenzeitlichen Erfahrungen und daraus resultierende Gesichtspunkte darstellen.

Definition und Synonyma

Das Gleitrippensyndrom ist eine Erkrankung am Rippenbogen. Betroffen sind die interkostalen Synchondrosen der 8., 9. und 10. Rippe. Die Schmerzen werden durch eine Irritation der Interkostalnerven bei Instabilität der Synchondrosen oder durch eine nach kranial-dorsal reichende Rippenendigung ausgelöst (Abb. 1).

Der Londoner Orthopäde Cyriax (1919) erwähnte dieses Krankheitsbild erstmalig. Unterschiedliche Synonyma wurden mittlerweile dafür verwendet: The Rip-Tip-Syndrom (McBeath 1975), Slipping-Rib-Syndrom (Ballon u. Spector 1938; Blackman 1963; Davies-Colley 1922), Slipping-Rib-Cartilage-Syndrom (Holmes 1941), Clicking Rib (Mynors 1973) oder auch Cyriax-Syndrom nach dem Erstbeschreiber.

Anatomie

Die sieben kranialen Rippen sind als Costae verae mit dem Sternum direkt gelenkig verbunden. Von den kaudalen 5 Rippenpaaren (Costae spuriae) sind die Rippen 8, 9 und 10 (Costae arcuriae) in der Regel mit dem ventralen Ende unter Bildung des Arcus costalis knorpelig miteinander verbunden. Die Rippen 11 und 12 enden als Costae fluctuantes frei.

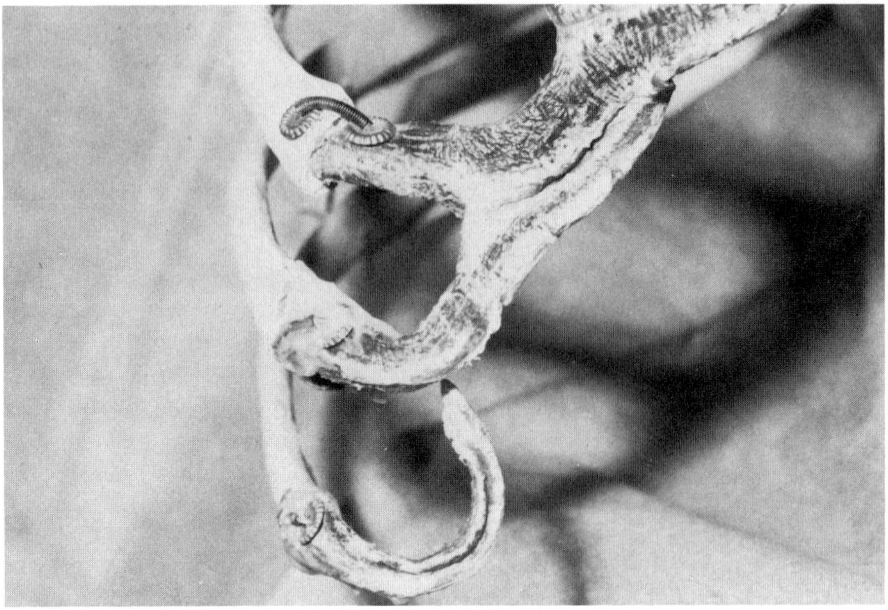

Abb. 1. Habituell lockere Synchondrose der 9. Rippe am Arcus costae

Beim asthenischen Habitus kann auch die zehnte Rippe als „Costa decima fluctuans“ frei endigen.

Die Verbindung der Rippen untereinander wird nach Holmes (1941) durch ein schlingenartiges fibröses Band erreicht, welches eine interchondrale Synovialmembran einschließe. Dadurch würde die nötige Beweglichkeit der Rippenbögen gewährleistet.

Ätiologie und Pathogenese

Die Art der interkostalen Synchondrose am Rippenbogen ist interindividuell unterschiedlich. Übergänge zwischen einer „Costa fluctuans“ und einer „Costa arcuaria“ sind entsprechend dem konkreten Habitus fließend.

Klinisch relevant können instabile Synchondrosen, entweder aufgrund der konstitutionell instabilen Gelenkverbindung durch ein einmaliges luxurierendes Trauma, oder eine progrediente sternosymphyseale Belastungshaltung werden.

Cyriax (1919) ordnete als erster die Schmerzsymptome der Dislokation der lokkeren vorderen Rippenendigungen mit resultierender Irritation der Nn. intercostales zu.

Auf eine weitere Entstehungsmöglichkeit des Gleitrippensyndroms ist hinzuweisen:

Holmes (1941) beschreibt eine kaudal-konvexe Krümmung der Rippenendigungen mit einem Auslaufen der Spitze bis vor den darüberliegenden Rippenbogen.

Dadurch käme die freie Rippenendigung in die Nähe des N. intercostalis. Diese Variante beobachteten wir bei unseren operativ versorgten Patienten ebenfalls in mehreren Fällen.

Die freie Rippenendigung verlief in einem Falle ca. 3 cm nach kranial und dorsal des Arcus costae. Es entstand der Eindruck einer Förderung des knorpeligen Längenwachstums durch die mangelnde Anheftung des Rippenendes am Bogen.

Der N. intercostalis liegt bei seinem anterioren Verlauf der dorsalen Rippenfläche an. Nach Durchbohren des M. intercostalis internus und der Thorakalfaszie endet er als R. cutaneus anterior. Dorsal ist er durch zwei Rr. communicantes mit dem sympathischen Grenzstrang verbunden.

Diese enge Verbindung zwischen Interkostalnerven und Sympathikusstrang ist nach Cyriax (1919) und Davies-Colley (1932) für die häufigen Schmerz-Irritationsbilder verantwortlich, die eine primär intrathorakale Erkrankung, z.B. eine Koronarinsuffizienz, oder ein intraabdominelles Leiden vortäuschen und die Diagnose verzögern.

Traumata als auslösende Ereignisse, z.B. bei Lenkradkontusionen, oder forcierte Thoraxtorsionen, z.B. bei Golfspielern, wurden beschrieben. Wir konnten derartige Ursachen bisher noch nicht eruieren.

Das von Brügger (1980) beschriebene sterno- symphyseale Belastungs-Syndrom erscheint uns dagegen von besonderer Bedeutung. Brügger versteht darunter eine Rumpfhaltung, bei welcher die ventrale Thorakal- und Abdominalwand einer vermehrten Belastung ausgesetzt ist. Ursächlich sind die Insuffizienz der dorsalen paravertebralen Muskulatur sowie thorakale Kyphosen. Diese sternosymphyseale Belastungshaltung war in unserem Patientenkollektiv besonders auffällig.

Wir neigen zu der Auffassung, daß dieser Fehlhaltung ätiologisch die entscheidende Rolle zukommt. Die genannte Rumpfbeugeposition fördert die kranial-dorsale Luxation der kaudal gelegenen Rippenendigungen am Arcus.

Neben dem aktuellen Zustand der Fehlhaltung ist ihre zeitliche Entwicklung zu berücksichtigen. Es ist davon auszugehen, daß die Subluxation, vor allem bei nachlassender dorsaler muskulärer Zügelung der BWS, also progredienter ventraler Kompression, relevant wird. Zusätzliche Momente stellen sicher auch Druckkräfte von kaudal, z.B. bei sich entwickelnder Adipositas dar. Der Unterrand des Rippenbogens wird durch dieses Widerlager angehoben.

Die lokale Schmerzempfindung wird durch disponierende Faktoren gefördert. Eine Sensibilisierung auf mechanische Reize durch Nervenwurzelschädigung ist wahrscheinlich. Analoge Vorgänge sind bei peripheren Engpaßsyndromen geläufig, z.B. bei Supinatorlogen- bzw. Karpaltunnelsyndromen, welche häufig in Kombination mit Nervenwurzelläsionen gefunden werden. Proximale Nervenschädigungen oder -irritationen sind offensichtlich in der Lage, periphere subklinische mechanische Reize sensibel überschwellig werden zu lassen.

Von disponierender Bedeutung sind weiterhin Nervenerkrankungen, wie z.B. die Polyneuropathie oder Interkostalneuralgie. Bei Vorliegen einer derartigen Grundkrankheit ist ebenfalls eine erhöhte Irritabilität der Interkostalnerven anzunehmen.

Diagnose

Die Diagnose ist aus Anamnese und klinischem Befund zu stellen. Die Röntgendarstellung des Rippenbogens ist keine diagnostische Hilfe. Viele Patienten haben bereits eine Reihe von diagnostischen und therapeutischen Maßnahmen, insbesondere zur Abklärung von Erkrankungen des Oberbauches hinter sich. Häufige Fehldiagnosen sind Pleuritis, Cholezystitis und Koronarinsuffizienz. Auch vorangegangene Laparoskopien und Laparotomien mit unverändertem postoperativem Befund werden genannt.

Die Patienten klagen über meist anfallsartige Beschwerden am Rippenbogen mit Ausstrahlung zum Oberbauch oder Epigastrium. Sie werden oft als atemabhängig beschrieben. Der Schmerz wird anamnestisch meist genau lokalisiert. Die Betroffenen wagen häufig kaum tief durchzuatmen, zu husten oder zu niesen. Gelegentlich wird über ein „Klick-Gefühl" am Rippenbogen berichtet. Die Beschwerden in unserer Patientengruppe waren stets unilateral. In ausgeprägten Fällen wird eine gebeugte Schonhaltung eingenommen. Diagnostisch richtungsweisend ist der Befund bei Palpation. Es läßt sich ein umschriebener Druckschmerz am unteren Rippenbogen mit deutlichem, meist schmerzhaftem Luxationsphänomen auslösen, das sich dem tastenden Finger manchmal als „Klick" darstellt. Ein aussagekräftiger diagnostischer Handgriff ist das sogenannte „Hooking-Manöver" (Heinz u. Zavala 1977). Die Finger beider Hände greifen dabei von oben her unter den Rippenbogen und versuchen durch Zug nach anterokranial einen Subluxationsschmerz auszulösen (Abb. 2). Wichtig ist die Unterscheidung zwischen klinisch relevantem und nicht re-

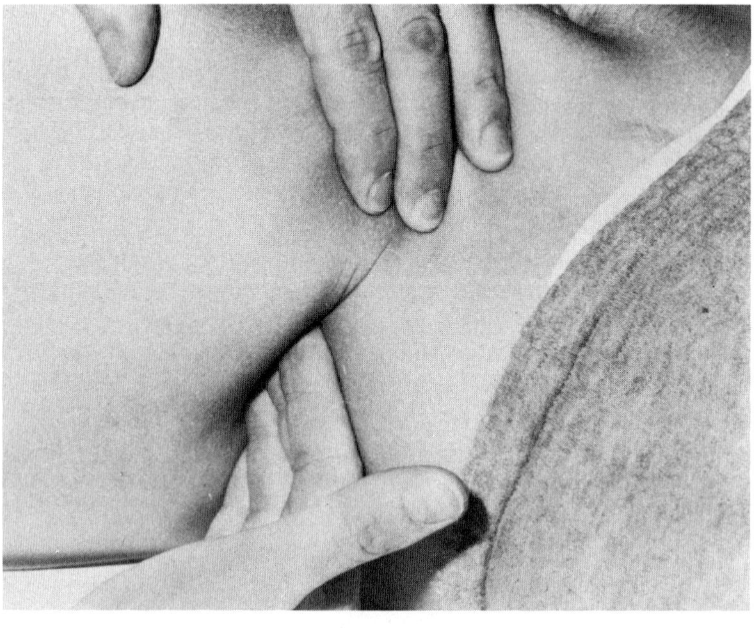

Abb. 2. „Hooking-Manöver": Die Finger greifen von oben her unter den Rippenbogen und versuchen durch Zug nach antero-kranial den charakteristischen Luxationsschmerz auszulösen

levantem Subluxationsphänomen. Wir haben zwischenzeitlich eine Reihe von Patienten gesehen, bei welchen nebenbefundlich eine Luxation der 10. Rippe möglich war. Bei einem Teil erzeugte diese Luxation einen scharfen stechenden Schmerz. Bei der anderen Gruppe geschah dies ohne jede Schmerzsymptomatik. Ein Krankheitswert ist infolgedessen nur dann anzunehmen, wenn die Luxation unwillkürlich erfolgt und sich die spontane Symptomatik in Art und Lokalisation dem Synchondrosenschmerz zuordnen läßt.

Differentialdiagnosen

Trotz der häufigen Verkennung des Krankheitsbildes und der Vermutung von Erkrankungen der Thorakal- und Abdominalorgane macht diese Abgrenzung aufgrund des charakteristischen Palpationsbefundes keine Schwierigkeiten. Im Gegensatz zum Gleitrippensyndrom wird das Tietze-Syndrom (Tietze 1921) an den ventralen Synchondrosen der Costae verae gefunden. Inwieweit ätiologisch Parallelen zwischen beiden Krankheitsbildern bestehen, kann aufgrund des unvollständigen Wissensstandes über die Ätiopathogenese des Tietze-Syndroms nicht beurteilt werden. Die differentialdiagnostische Abklärung ergibt sich aus der unterschiedlichen Lokalisation.

Schwieriger ist die Erkennung und Einschätzung einer interkostalen Schmerzfortleitung und das Vorhandensein starker disponierender Faktoren:

Ein fortgeleiteter oder projizierter Schmerz („referred pain") ist möglich beim Kostotransversalsyndrom, dorsaler Osteochondrose und dorsalem Diskusprolaps mit Einengung des Intervertebralkanals. Inwieweit hier ätiologische Beeinflussungen bestehen, bleibt der Analyse weiterer Beobachtungen vorbehalten. Die Beurteilung des Stellenwertes der mechanischen Irritation beim Vorliegen einer segmentalen oder multilokulären Polyneuropathie ist schwierig.

Verdacht auf ein starkes Dispositionsmoment sollte bei unscharfer Schmerzlokalisation oder bei Schmerzangabe über mehreren Synchondrosen aufkommen.

Therapie

Das Therapiekonzept beruht auf der Beseitigung der Irritation oder der irritationsauslösenden Faktoren. Eine konservative Therapie sollte in jedem Falle versucht werden. In Betracht kommen Infiltrationen mit Steroiden und Lokalanästhetika. Unterstützend können die bekannten antiphlogistischen Maßnahmen eingesetzt werden. Bei Patienten mit korrigierfähiger sternosymphysealer Belastungshaltung kommen eine krankengymnastische Behandlung mit dem Ziel der Aufrichtung der Thorakalkyphose als kausale Therapie in Betracht. Diese Patientengruppe ist eher klein.

Bei klarer Indikation (siehe unten!) ist das operative Vorgehen zweckmäßig. Es besteht in der Resektion des luxierenden oder verlängerten Rippenendes am Arcus costae.

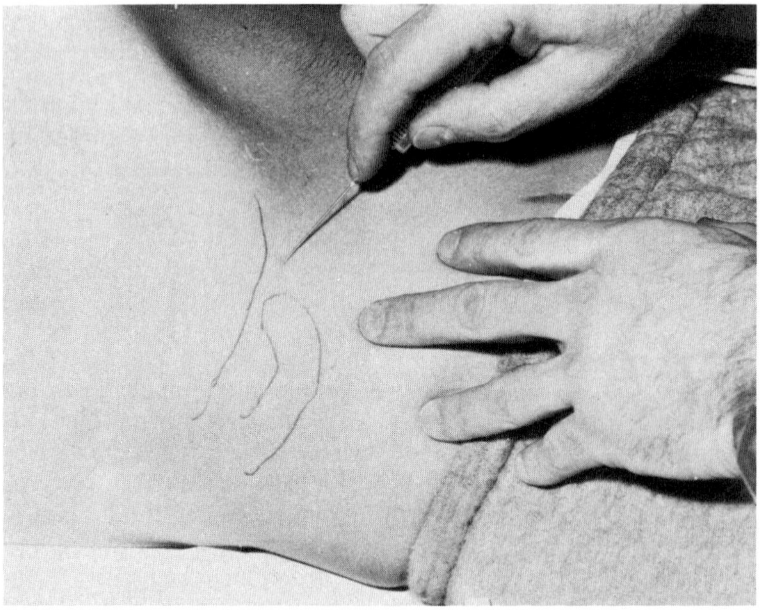

Abb. 3. Zur Infiltration – besonders aber präoperativ – ist das Einzeichnen der schmerzhaften Stelle sinnvoll

Operatives Vorgehen (in Anlehnung an die Technik von Holmes 1941):

Die schmerzhafte Stelle sollte unbedingt vor der Operation mit einem wasserfesten Stift markiert werden (Abb. 3). Über der luxierenden Synchondrose 5 bis 10 cm langer Schnitt entlang des Rippenbogenrandes. Darstellen des Rippenendes, Luxation mit dem Finger nach ventral, Längseinschnitt des Perichondriums über dem Knorpel und Abschieben der Muskulatur. Absetzen des Knorpelendes. Bei der Luxation besteht aufgrund der Sprödigkeit die Gefahr eines vorzeitigen Knorpelbruches. Vernähen des freien Rippenendes mit der durchtrennten Muskulatur. Naht der Schichten und Wiederherstellung der Kulisse des Rippenbogens durch entsprechende Fasziendeckung.

Erfahrungen zur Prognose und zur Operations-Indikation: Wir übersehen bisher etwa 20 operativ versorgte Verläufe. Die meisten Fälle waren unmittelbar postoperativ völlig beschwerdefrei. Wir glauben, daß sich das Kollektiv mit unbefriedigenden Verläufen – retrospektiv gesehen – deutlich von denjenigen mit günstigen Ergebnissen unterscheidet. Als prognostisch ungünstig stufen wir heute Fälle ein, bei welchen prädisponierende Faktoren mit erhöhter Nervenirritabilität zu fassen sind. Wir sind mit der Indikationsstellung zur operativen Therapie zurückhaltend bei Vorliegen folgender Symptome:

a) bei Dorsalgie und Verdacht auf Kostotransversalsyndrom
b) bei Schmerzen im Verlauf des N. intercostalis
c) bei diffuser Schmerzhaftigkeit über mehrere Interkostalverbindungen
d) und bei Nichtansprechen auf eine Probeinfiltration der Synchondrose.

Literatur

Ballon HC, Spector L (1938) Slipping Rib. Can Med Assoc J 39:355
Blackmann NS (1963) Slipping-Rib-Syndrome with Review of Related Anterior Chest Wall Syndromes. NY State J Med, p 1670
Brügger A (1980) Die Erkrankungen des Bewegungsapparates und seines Nervensystems. 2. Auflage. Fischer, Stuttgart, S 784
Cyriax EF (1919) On various conditions, that may simulate the referred pains of visceral disease, and a consideration of these from the point of view of cause and effect. Practitioner 102:314
Davies-Colley R (1922) Slipping Rib. Br Med J 1:432
Heinz GJ, Zavala DC (1977) Slipping Rib Syndrome. JAMA 237:794
Homes JF (1941) A Study of the Slipping-Rib-Cartilage-Syndrome. N Engl J Med 22:928
Tietze A (1921) Über eine eigenartige Häufung von Fällen mit Dystrophie der Rippenknorpel. Berl Klin Wochenschr 58:829
Weh L, v Torklus D (1982) Gleitrippen-Syndrom. Orthopädischer Aspekt. Münch Med Wochenschr 124:631

Die klinische Diagnose der metameren Dysfunktion bei thorakalen Schmerzsyndromen

A. ARLEN und B. GEHR*

Der Beitrag gibt eine Einführung in das praktische Vorgehen zur Feststellung von Dysfunktionszuständen thorakaler Metamere bei Schmerzsyndromen der Brustwirbelsäule (BWS).

Zunächst zeigen die Autoren anhand von Bildern aus der Praxis, wie sich die Patienten über ihre Beschwerden äußern. Dabei wird deutlich, wie vielgestaltig das thorakale Schmerzsyndrom ist und wieviele verschiedenartige Beschwerdebilder es

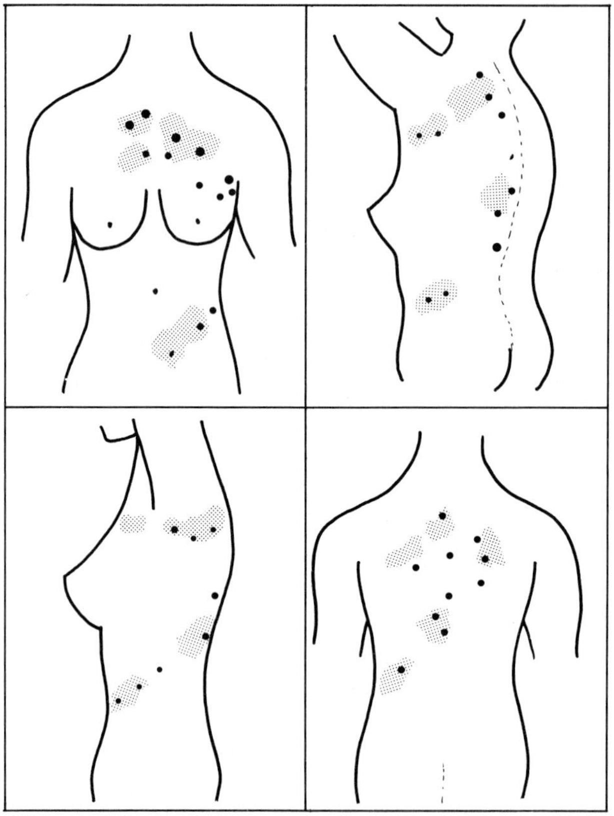

Abb. 1. Schmerzlokalisationen bei Patienten mit Thorakalsyndrom; *gepunktete* Zonen: oberflächlicher Schmerz; *gekörnelte* Zonen: Tiefenschmerz

* Die Autoren sind der „Association pour le developpement de la recherche medicale et de la prevention-santé" für ihre Unterstützung bei der Realisation des Films zu Dank verpflichtet.

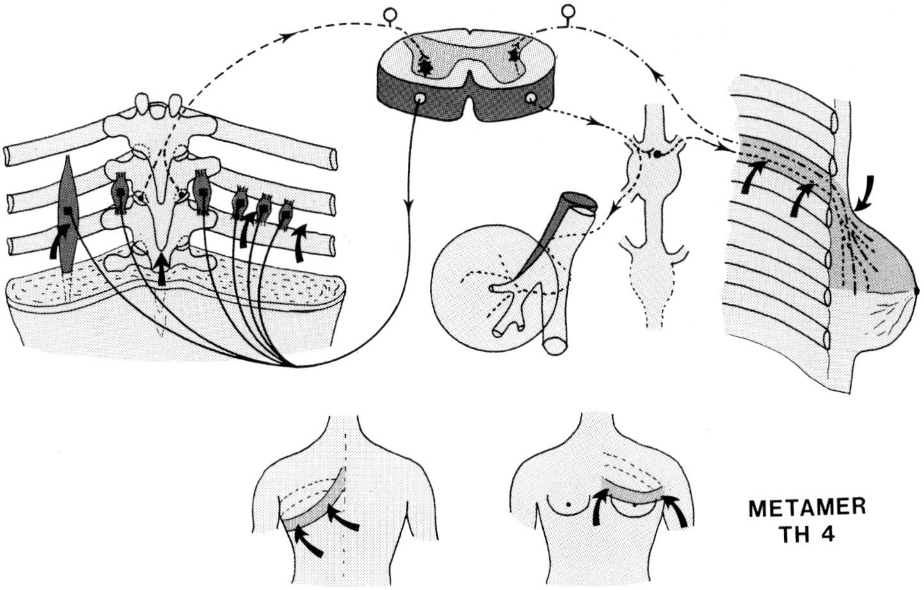

Abb. 2. Schematische Darstellung des Metamers Th_4; *Pfeile:* palpatorisch zugängliche Metamer-Anteile (Dermatom, Myotom, Dornfortsatz Th_4)

umfaßt. Auch tritt aus den Eigendarstellungen der Patienten hervor, daß neben eindeutig abgrenzbaren und klar definierten Schmerzen wie Dorsalgie, Interkostalschmerz, Interskapulärschmerz, Parasternalschmerz usw., oft auch ein unbestimmtes und schwer beschreibbares, mehr in der Tiefe lokalisiertes Schmerzgefühl vorhanden ist, das häufig mit Atemhemmung und einem Gefühl der Bedrückung und Angst einhergeht. Die Patienten klagen über Beschwerden wie: Druck auf der Brust, Atemnot, Nicht-durchatmen-können. Es erscheint unter diesen Fällen auch ein junges Mädchen mit Parasternalschmerz und Rückenschmerzen im oberen und unteren BWS-Bereich, ausstrahlend in den Unterbauch (Abb. 1). Eine weitere Patientin kommt wegen eines Interskapulärschmerzes, der beidseits bis in die oberen Quadranten der Brust ausstrahlt und sie eine bösartige Erkrankung befürchten läßt, und wegen eines tiefer sitzenden, bis in den Unterleib ziehenden Rückenschmerzes.

Anhand einer schematischen Darstellung des Metamers Th_4 werden sodann die theoretischen Grundlagen der klinischen Metamer-Diagnostik geboten, und die funktionelle Anatomie des Metamers wird kurz in Erinnerung gerufen:

Ein Metamer ist die Gesamtheit aller einem Spinalnervenpaar zugehörigen Strukturen; es sind dies (Abb. 2):

- das Rückenmarkssegment oder *Myelotom,* die Umschaltstelle afferenter Impulse auf efferente und zentripetale Bahnen, Ort der metameren Integration und Koordination
- das *Neurotom,* der rechts- und linksseitige Spinalnerv mit motorischem, sensiblem und vegetativem Anteil, sowie die zugehörigen Grenzstrangganglien
- das *Dermatom,* der den Spinalnerven des betreffenden Höhenniveaus unterstehende Hautanteil

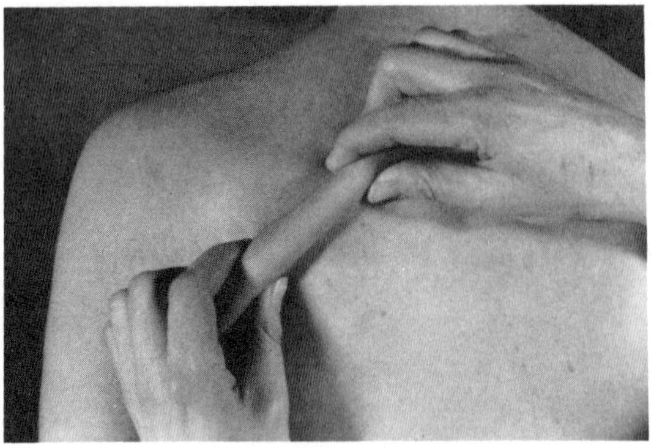

Abb. 3. Verdickte Hautfalte des pathologischen Dermatoms Th_4 bei thorakalem Schmerzsyndrom

- das *Myotom,* die vom selben Spinalnervenpaar abhängigen Anteile der Muskulatur; im Zusammenhang mit dem thorakalen Schmerzsyndrom interessieren vor allem der paravertebrale und interkostale Anteil des Myotoms sowie die kleinen perivertebralen Muskeln;
- das *Vertebrotom,* der Wirbel mit den Intervertebral-, Kostovertebral- und Kostotransversalgelenken.
- das *Angiotom,* der metamere Anteil am Gefäßsystem
- das *Viszerotom,* je nach Höhenniveau ein Organ oder Organteil.

Diese metameren Komponenten bilden zusammen eine Funktionsgemeinschaft, der innerhalb des Organismus eine gewisse Selbständigkeit zukommt. Jede Störung oder Veränderung in einer der Komponenten wirkt sich auf sämtliche andern aus und läßt sie ebenfalls in einen pathologischen Zustand übertreten, d.h. es kommt

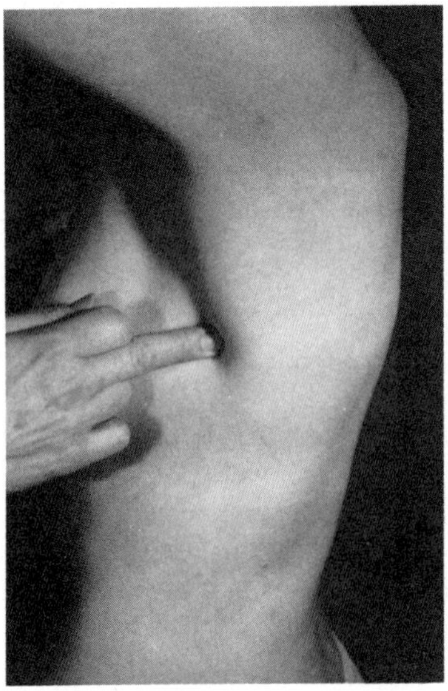

Abb. 4. Palpation der Interkostalmuskulatur

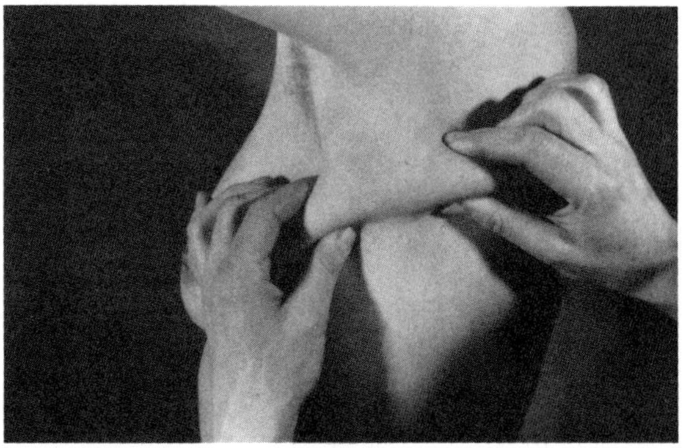

Abb. 5. „Palper-Rouler“ am Thorax zur Höhenlokalisation pathologisch veränderter Dermatome

zur *metameren Dysfunktion,* die palpatorisch in drei Komponenten des Metamers nachweisbar ist: im Dermatom, im Myotom und im Vertebrotom. Die Anzeichen der Dysfunktion im Metamer sind:

– Derb-verquollenes Dermatom, dessen Hautfalte dicker ist als beim normalen Dermatom und sich nur schwer, in Extremfällen gar nicht, von der Faszie abheben läßt; das pathologische Dermatom ist dadurch ohne weiteres gegen die Nachbardermatome abgrenzbar (Abb. 3). Die Palpation eines pathologisch veränderten Dermatoms löst oft heftigen Schmerz aus.

– Hypertone Muskulatur im Myotom, d.h. kontrakturierte, spindelförmige Bündel innerhalb der paravertebralen Muskelmasse, sowie verspannte Muskulatur des Interkostalraumes (Abb. 4), vor allem daran erkennbar, daß die Rippen näher als normal beieinander stehen.

– Druckdolenter Dornfortsatz, der zudem eine gewisse Mobilität aufweist und nicht so fest in der Wirbelsäule verankert ist wie die benachbarten Dornfortsätze.

Anschließend demonstrieren die Autoren an verschiedenen Patienten das Vorgehen zum klinischen Nachweis einer Dysfunktion in den thorakalen Metameren.

Beim ersten Fall handelt es sich um eine Patientin mit Th_3/Th_{11}-Symptomatik: Parasternalschmerz und Rückenschmerzen mit einem Maximal-Schmerzpunkt an der unteren BWS und abdominaler Ausstrahlung. Es wird an diesem Fall die praktische Anleitung zur klinischen Untersuchung nach dem Metamerie-Prinzip gegeben und die gesamte thorakale Metamer-Diagnostik durchgespielt. Zunächst wird die Beurteilung der Dermatome und das Aufsuchen pathologisch veränderter Dermatome gezeigt (Abb. 5); dieses geschieht durch fortlaufendes Abrollen einer Hautfalte über die Rück-, Flanken- und Vorderseite des ganzen Thorax („Palper-Rouler“), zuerst auf der einen, dann auf der andern Seite. Die normalen Dermatome sind weich, ihr Gewebe ist locker, und die Hautfalte läßt sich leicht von der Unterlage abziehen. Sobald man jedoch beim Abrollen auf die pathologischen Dermatome Th_3 und Th_{11} stößt, fühlt man, daß sie in ihrer Konsistenz verändert, verhärtet und verdickt sind und sich schwer von der Faszie lösen. Die Hautfalte ist sichtlich dicker als in den Nachbardermatomen und schmerzt beim Abziehen von der Unterlage. Diese Veränderung läßt sich im linken und rechten Segment der Metamere Th_3 und Th_{11} im gesamten Verlauf des Dermatoms feststellen. Durch Markierung der palpierten

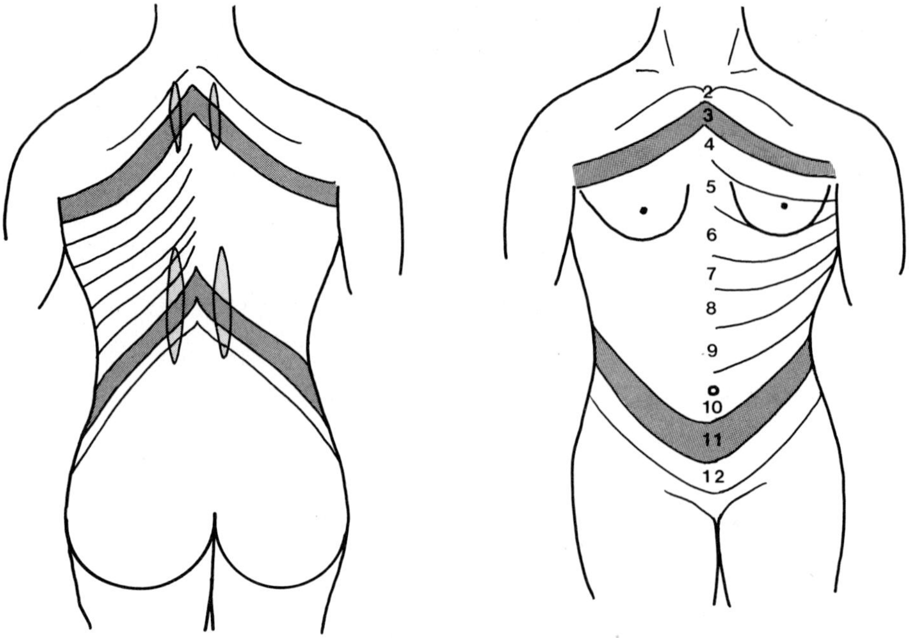

Abb. 6. Thorakalsyndrom Th_3/Th_{11}; Verlauf der pathologisch veränderten Dermatome, Sitz der paravertebralen Muskelkontrakturen

Konsistenzänderungen wird der Verlauf der Dermatome Th_3 und Th_{11} von hinten-oben schräg über die Flanke nach vorne-unten sichtbar gemacht (Abb. 6).

Danach folgt die Palpation der Muskulatur zur Auffindung von Tonuserhöhungen in den Myotomen Th_3 und Th_{11}. Während die Muskulatur der normalen Metamere weich, homogen und druckunempfindlich ist, kann man beidseits auf Höhe von Th_3 und Th_{11} innerhalb der Paravertebralmuskulatur eine Kontraktur als derbes Bündel palpieren (Abb. 6 u. 7).

Schließlich folgt die Testung der Dornfortsätze, und es erweist sich, daß sie bei den Wirbeln Th_3 und Th_{11} druckempfindlich sind und das leichte, elastische Nach-

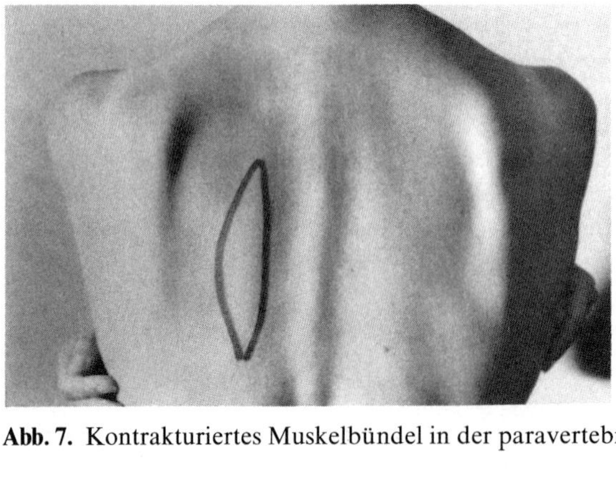

Abb. 7. Kontrakturiertes Muskelbündel in der paravertebralen Muskulatur

geben zeigen, das für die Dornfortsätze funktionsgestörter Metamere charakteristisch ist. Um dieses Federn festzustellen, ist ein beträchtlicher Palpationsdruck erforderlich.

Derselbe Untersuchungsgang zur Metamer-Diagnostik wird sodann, etwas abgekürzt, noch an drei weiteren Patienten demonstriert:

- Bei einer Patientin mit Th_4/Th_{12}-Syndrom (Mastodynie, tiefsitzende Dorsalgie und Unterbauchbeschwerden); die Muskelkontraktur im Metamer Th_{12} ist hier so stark, daß die Palpationsbewegung der untersuchenden Finger über der Kontraktur sichtlich ruckartig erfolgt;
- Bei einem jungen Sportler mit „stummem" Thorakalsyndrom; er kommt nicht wegen eigentlicher Schmerzen, sondern wegen Atembeschwerden und Beklemmungsgefühlen zur Sprechstunde, und es sind bei ihm Dysfunktionszeichen in den Metameren Th_3 und Th_4 nachzuweisen;
- Bei einer Patientin mit multi-metamerem Thorakalsyndrom, bei der mehrere, hochschmerzhafte und kaum abhebbare Dermatome einschließlich des Dermatoms Th_{12} festzustellen sind.

Der Film informiert über eine einfache und in der täglichen Praxis leicht anwendbare Methode, mit der man, innert weniger Minuten und lediglich durch Palpation, die Höhenlokalisation, Intensität und Modalität metamerer Dysfunktionen diagnostizieren kann.

Die thorakale Myelopathie

R. W. HECKL, R. BAUM und J. HARMS

Der Begriff *„Myelopathie"* ist ganz unspezifisch und besagt eigentlich nichts anderes, als daß mit dem Rückenmark irgendetwas nicht in Ordnung ist. Meist wird dem Begriff Myelopathie aber noch ein Adjektiv vorangestellt, welches in der Regel einen ätiologischen Hinweis gibt. So spricht man z. B. von der paraneoplastischen, vaskulären, oder metabolischen Myelopathie. Nur wenig allerdings wird der Begriff Myelopathie eingeengt, wenn man ihm eine topische Bezeichnung voranstellt, wie „zervikal" oder „thorakal" und entsprechend von der *„zervikalen"* oder *„thorakalen"* Myelopathie spricht.

Was heißt nun *„thorakale"* oder *„zervikale" Myelopathie?* Verstehen wir etwa darunter das gleiche wie die Angloamerikaner mit ihrem Begriff „spondylotic myelopathy"?

Sicherlich meinen wir mit unserem Begriff *zervikale* oder *thorakale* Myelopathie etwas ganz Ähnliches. Allerdings wird durch die Bezeichnung „spondylogene" Myelopathie der Begriff sehr eingeengt. Nach unserem Verständnis ist die spondylogene Myelopathie nur ein Unterbegriff der zervikalen oder thorakalen Myelopathie. Was wir nämlich unter zervikaler bzw. thorakaler Myelopathie verstehen, ist durchaus nicht immer durch Spondylose bedingt, ja die Spondylose kann vollständig fehlen wie z. B. bei einer Kyphosebildung, Instabilität, Exostosen und beim kongenital engen Spinalkanal. Es erscheint z. B. völlig widersinnig, eine zervikale oder thorakale Myelopathie, bedingt durch Verkalkung des hinteren Längsbandes, als „spondylogene" zervikale (thorakale) Myelopathie zu bezeichnen, wie dies schon gefordert wurde (Braakmann 1979).

Andererseits ist es so, daß es eine treffende Definition der zervikalen bzw. thorakalen Myelopathie nicht gibt, was dazu führt, daß verschiedene andere Rückenmarksstörungen unter diesen Begriffen subsumiert werden. Eine Verletzung des Hals- oder Thorakalmarkes z. B. hat nichts mit einer zervikalen oder thorakalen Myelopathie zu tun. Begriffe wie zervikale Tumormyelopathie oder traumatische thorakale Myelopathie verwässern nur den sowieso nicht ganz scharf definierten Begriff zervikale oder thorakale Myelopathie.

Für die thorakale bzw. zervikale Myelopathie gibt es nur einige bestimmte Ursachen, wie z. B. der enge Spinalkanal, eine Spondylose, kyphotische Knickbildung u. a. Man kann alle diese ursächlichen Störungen letztlich auf drei pathogenetische Grundmechanismen zurückführen (Tabelle 1), nämlich auf eine *Einengung des Spinalkanals,* eine *Instabilität der Wirbelsäule* oder auf eine *abnorme Bewegungsführung des Rückenmarkes.* Man könnte diese Reduktion durchaus noch weiterführen. Die Instabilität entspricht letztlich nichts anderem, als einer intermittierenden Einengung des Spinalkanals. Wenn zwei Wirbelkörper sich gegeneinander verschieben, dann ist der Spinalkanal an der Verschiebungsstelle enger.

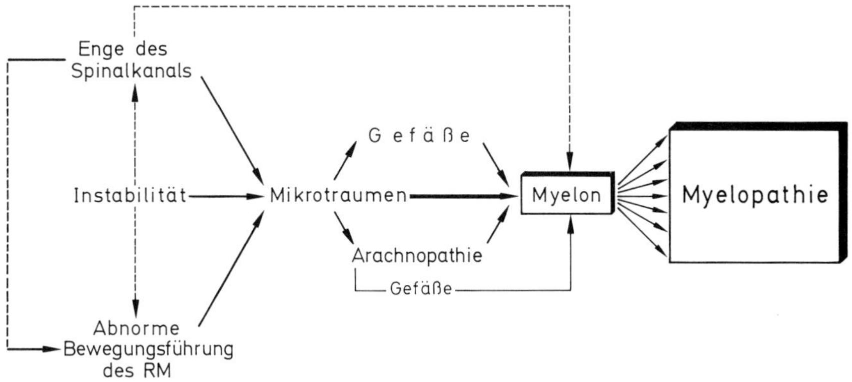

Abb. 1. Pathogenese der thorakalen und zervikalen Myelopathie ausgehend von den drei pathologischen Gegebenheiten: Enge des Spinalkanals, Instabilität und abnorme Bewegungsführung des Rückenmarks

Tabelle 1. Ursachen der thorakalen/zervikalen Myelopathie reduziert auf die Grundglieder der pathogenetischen Kette: Enger Spinalkanal, Instabilität und abnorme Bewegungsführung des Rückenmarkes

Kongenital enger Spinalkanal Spondylose Fibrose der Ligg. flava Verkalktes Längsband Verkalkte Ligg. flava Chondrodystrophie Hämangiomwirbel Exostosen Pachymeningeosis cerv. hypertrophicans Luxat./Subluxat. (fixiert)	Enger Spinalkanal
Luxat./Subluxat. (nicht fix.) Atlanto-axiale Dislok. Arthritis rheumatica	Instabilität
Spondylose Kyphotischer Knick	Abnorme Bewegung des Rückenmarkes

Kommt es zu einer kyphotischen Knickbildung der Wirbelsäule oder zu einer spondylotischen Randwulstbildung am Scheitel der physiologischen Krümmung, dann wird das Rückenmark um den Knick bzw. um den spondylotischen Randwulst wie um ein Hypomochlion geführt, was eine ständige Traumatisierung bewirkt.

Diese drei pathogenetischen Grundgegebenheiten (Einengung des Spinalkanals, Instabilität und abnorme Bewegungsführung des Rückenmarkes) sind die Anfangsglieder der pathogenetischen Kette, an deren Ende die zervikale oder thorakale Myelopathie steht (Abb. 1).

Die thorakale und zervikale Myelopathie haben zwar eine gleichartige Pathogenese, die einzelnen Ursachen und das klinische Erscheinungsbild sind aber deutlich verschieden. Die Unterschiede im klinischen Bild sind durch die Läsion an verschiedenen Rückenmarksabschnitten, einmal Zervikalmark, einmal Thorakal- oder

Lumbalmark, leicht erklärt. Ätiologisch sind die Unterschiede durch die unterschiedlichen biomechanischen Eigenschaften von HWS und BWS bedingt.

So hat die BWS längst nicht die Beweglichkeit wie die HWS. Deshalb sind Bandscheibenprotrusionen und dorsale Osteophyten an der BWS außerordentlich selten. Thorakale Myelopathien durch thorakale Osteophyten, vorwiegend an Gelenkfortsätzen, sind aber beschrieben (Marzluff 1979).

Obwohl der thorakale Spinalkanal schon physiologischerweise eher eng ist, kennen wir nicht das Bild des konstitutionell engen thorakalen Spinalkanals etwa analog dem bekannten engen Spinalkanal der Hals- oder Lendenwirbelsäule.

Thorakale Myelopathien sind deutlich seltener als zervikale Myelopathien. Wir fanden in einem gleichen Beobachtungszeitraum auf 108 Patienten mit gesicherter zervikaler Myelopathie nur 5 mit einer thorakalen Myelopathie. Nehmen wir von der zervikalen Myelopathie nur die rein zervikale Form, d. h., wir schließen die zervikalen Myelopathien bedingt durch kranio-zervikale Übergangsstörungen aus, dann sind dies etwa 6% (Tabelle 2).

Tabelle 2. Zervikale Myelopathie, Fallzahlen. Auf 108 Fälle mit zervikaler Myelopathie kamen 5 Fälle mit thorakaler Myelopathie

Diagnose sicher	108 Fälle	zervikal 80
		kraniozervikal 28
Diagnose unsicher	41 Fälle	

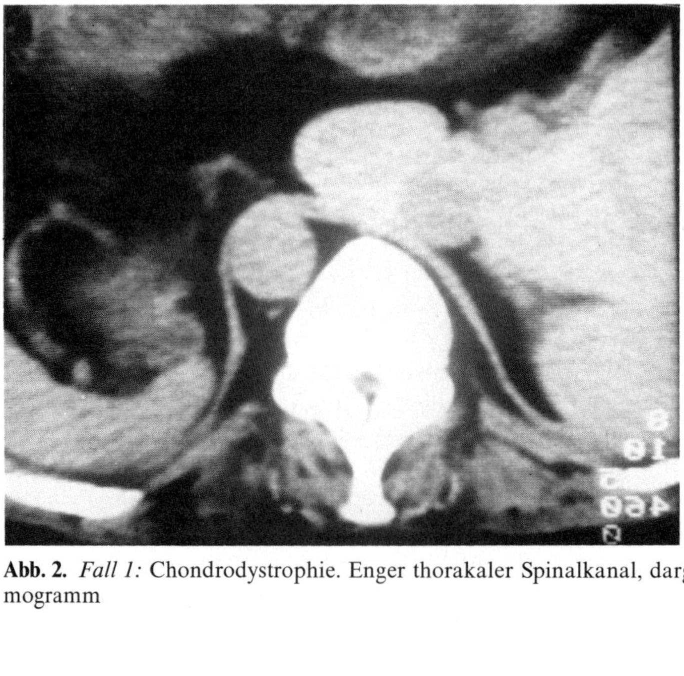

Abb. 2. *Fall 1:* Chondrodystrophie. Enger thorakaler Spinalkanal, dargestellt im Computertomogramm

Wenn es auch eigentlich den engen, d.h. konstitutionell engen thorakalen Spinalkanal nicht gibt, gibt es doch eine genetische Störung, die mit einem engen thorakalen Spinalkanal einhergehen kann, nämlich die Chondrodystrophie.

Fall 1 (Frau K. K.)

40jährige chondrodystrophe Zwergin. Seit 10 Jahren Kreuzschmerzen und zunehmende Gehstörung. Mehrfach lumbale Laminektomie und Spondylodese wegen engem Spinalkanal. Dennoch Zunahme der Paresen der Beine, welche trotz fehlender Reflexe als zentral gedeutet wurden. Als Ursache fand sich ein enger thorakaler Spinalkanal (Abb. 2). Auch der Zervikalkanal war eng. Die Hauptursache für die Lähmung sahen wir aber in der chronischen Kompression des Thorakalmarks, weshalb eine völlige Dekompression und Versteifung der BWS durchgeführt wurde.

Es gibt auch noch eine andere, vermutlich angeborene Störung, welche zu einem engen thorakalen Spinalkanal führen kann.

Fall 2 (Frau L. A.)

Vor 5 Jahren Beginn einer schleichend zunehmenden Paraparese der Beine verbunden mit Tiefensensibilitätsstörungen. Als Ursache fand sich ein Hämangiomwirbel BWK 4 und 5, wobei die Bogenwurzel mitbetroffen war. Bei der operativen Dekompression fand sich am Duralsack eine deutliche Fibrosierung mit Gefäßeinsprossung. Nach dorsaler Laminektomie und dorsaler Versteifung deutliche Rückbildung der Paresen (Abb. 3).

Daß ein Hämangiomwirbel zur Rückenmarkskompression führt, gehört zu den Seltenheiten. In der Literatur sind aber solche Fälle beschrieben (Brocher 1980).

In beiden Fällen war die Ursache der Myelopathie eine Enge des Spinalkanals. In beiden Fällen bestand die Ursache der Störungen offensichtlich schon von Geburt an, die klinischen Erscheinungen aber traten erst viele Jahrzehnte später auf. Gerade die späte Reaktion auf schon lange bestehende Schäden der Wirbelsäule gehört zu den Charakteristika der zervikalen oder thorakalen Myelopathie.

Eine weitere Ursache für die thorakale Markschädigung durch Wirbelsäulenveränderungen ist die *Kyphose*, vor allem die *schwere Kyphose mit Knickbildung*. Das Rückenmark wird dabei durch die Rückseite des Wirbelkörpers bzw. der entsprechenden Bandscheibe am Scheitelpunkt nach dorsal gedrückt. Der Druck kann aber auch von den Pediceln ausgehen, wenn wie so oft noch eine gewisse Torsion dazukommt.

Fall 3 (Herr M. M.)

37jähriger Mann. Seit frühester Kindheit eine schwere Kyphose, die mit größter Wahrscheinlichkeit auf eine Wirbelsäulentuberkulose zurückzuführen ist. Der Scheitelpunkt der Kyphose lag bei Th_{10}. Seit 5 Jahren Schmerzen am Scheitelpunkt der Kyphose. Angedeutete Schwäche der Beine. Gesteigerte Beineigenreflexe, leichte Tiefensensibilitätsstörungen der Beine. Eiweiß im Liquor: 82 mg%.

In diesem Fall handelte es sich nur um eine sehr leichte Form der thorakalen Myelopathie, die aber ganz offensichtlich durch die Kyphose bedingt war. Bei unserem nächsten Patient war das Bild schwerer.

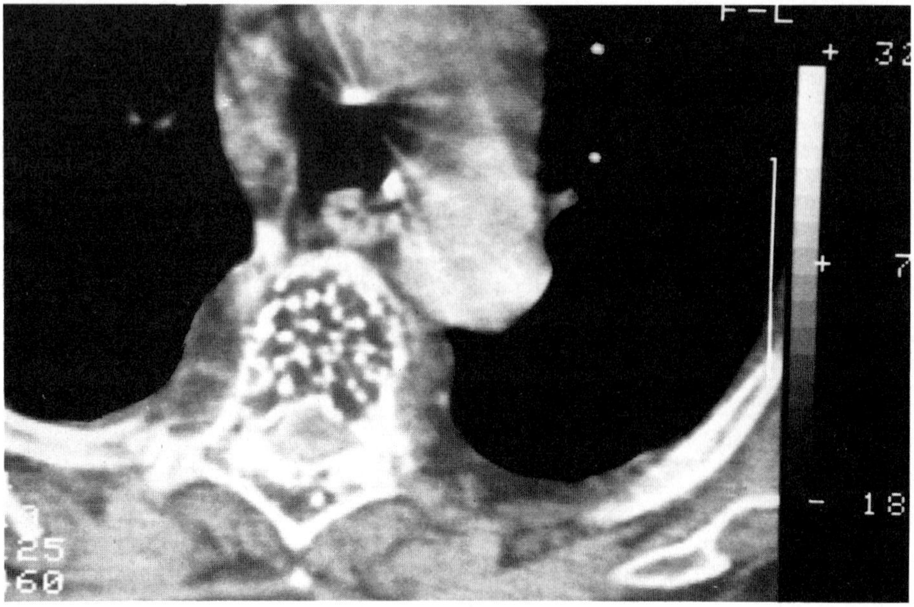

a

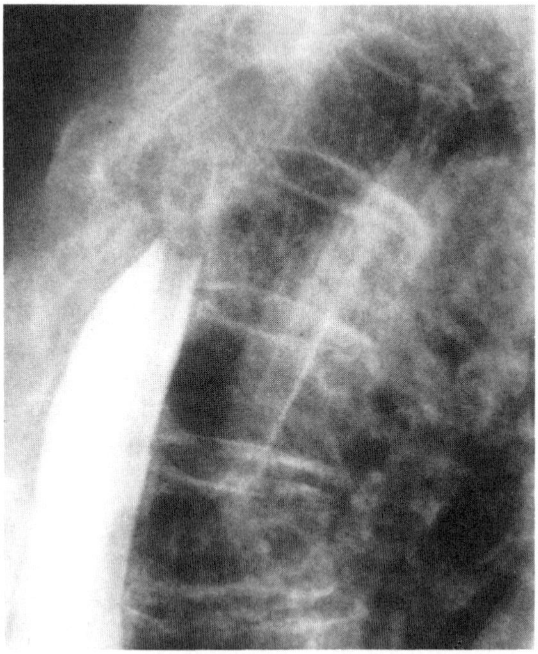

b

Abb. 3a, b *Fall 2:* Hämangiomwirbel mit thorakaler Myelopathie. **a** Darstellung des Hämangiomwirbels im Computertomogramm. **b** Darstellung im Myelogramm mit Stopp

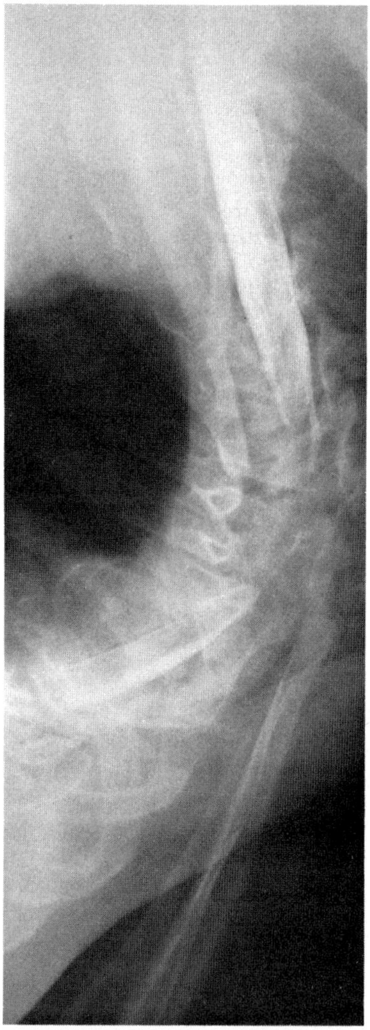

Abb. 4. *Fall 4:* Schwere Kyphose unklarer Ursache mit thorakaler Myelopathie. Kein Weiterfluß des Kontrastmittels bei der Myelographie

Fall 4 (Herr M. J.)

48jähriger Mann. Schwere Kyphose unklarer Ursache schon seit Kindheit bestehend. Vor etwa 3 Jahren zum ersten Mal Taubheitsgefühl in den Beinen und ein vermehrtes Kältegefühl. 1½ Jahre vor der jetzigen neurologischen Untersuchung erste Lähmungserscheinungen am rechten Bein, vor einem Jahr deutliche Lähmung auch im linken Bein. Beiderseits Schnürgefühl in den Beinen. Langsam zunehmende Blasenstörungen.

Neurologisch fand sich eine Hypästhesie und Hypalgesie unterhalb Th_8 und eine schwere Tiefensensibilitätsstörung. Die Reflexe waren nur leicht gesteigert, es fanden sich allenfalls diskrete Paresen an den Beinen.

Große diagnostische Schwierigkeiten bereitet die Zuordnung neurologischer Erscheinungen bei einer so ausgeprägten Kyphose nicht (Abb. 4). Schwieriger war die diagnostische Zuordnung bei folgendem Fall:

Fall 5 (Sch. K.-J.)

41jähriger Mann. Scheuermannsche Erkrankung. Leichte bis mittelgradige Kyphose mit Scheitelpunkt bei Th_8/Th_9.

Vor 20 Jahren erstmals Taubheitsgefühl von der Gürtellinie an abwärts, langsam etwas zunehmend. Vor 3 Jahren Beginn mit Lähmungserscheinungen an den Beinen, leichte Blasenstörungen, in den letzten 2 Jahren deutliche Progredienz.

Befund: Deutliche Kyphose Th_8/Th_9. Gesteigerte Beineigenreflexe. Babinskisches Zeichen bds. pos. Tonuserhöhung in beiden Beinen, Herabsetzung der Tiefensensibilität. *Tibialis-SEP:* Amplitudenreduktion. *Myelographie:* Enger Spinalkanal, deutliche Verminderung des Kontrastmittelflusses bei Th_{10}.

Operatives Vorgehen: Zuerst neurochirurgischer Eingriff, da ein Tumor nicht ganz ausgeschlossen war. Es ergab sich kein krankhafter Befund bis auf geringe Verwachsungen. Danach Aufrichtungsoperation. Dabei wurden noch Verwachsungen des hinteren Längsbandes mit dem Duralsack festgestellt. Katamnese: In den nächsten drei Jahren keine Verschlechterung, aber auch keine Verbesserung des Befundes.

Bei den hier geschilderten Fällen war die thorakale Myelopathie bedingt durch eine Einengung des Spinalkanals bzw. durch eine Kyphosebildung.

Nach diesen Ausführungen soll nun eine *Definition* der zervikalen und thorakalen Myelopathie gegeben werden.

Unter einer zervikalen oder thorakalen Myelopathie verstehen wir eine *langsam progrediente* Schädigung des Rückenmarkes, bedingt und in Gang gehalten durch *bestimmte Veränderungen der Wirbelsäule* und ihres Bindegewebes. Diese Wirbelsäulenveränderungen zeigen nur eine *geringe* oder *keine* Progredienz. Wenn eine Progredienz vorliegt, steht diese in keinem Verhältnis zur Progredienz der Rückenmarksschädigung (Heckl).

In Abb. 3 ist der mutmaßliche Pathomechanismus skizziert. Der Weg führt über drei pathogenetische Gegebenheiten, nämlich enger Spinalkanal, Instabilität und abnorme Bewegungsführung des Rückenmarkes über Mikrotraumen zu Gefäß- und Rückenmarksschädigung, wobei häufig noch eine Arachnopathie auftritt.

Daraus ergibt sich: Wenn z. B. Wirbelsäulenmetastasen bestehen, die zu Rükkenmarksschädigungen führen, handelt es sich nicht um eine zervikale oder thorakale Myelopathie, weil hier eine Progredienz der Wirbelsäulenveränderung vorliegt, die zudem noch in einem bestimmten Verhältnis zur Progredienz der Rückenmarksschädigung steht (je schneller das Wachstum der Metastasen, desto schneller die Zunahme der Rückenmarksstörung).

Weiter ergibt sich, daß man nicht, wie es so oft geschieht, von einer „akuten" oder „chronischen" thorakalen oder zervikalen Myelopathie sprechen kann. Die „akute" zervikale Myelopathie gibt es nach der vorgelegten Definition nicht. Der Begriff „chronische" zervikale Myelopathie ist ein Pleonasmus. Das Chronische ist in dem Begriff „zervikale Myelopathie" genau so enthalten wie das Weiße in dem Begriff „Schimmel".

Auch eine „traumatische" Myelopathie gibt es nicht. Daran ändert nichts, daß viele Autoren diesen Begriff benützen. Liegt eine Rückenmarksverletzung vor, dann handelt es sich eben um ein Trauma des Rückenmarks im Sinne einer Contusio spinalis, nicht aber um eine traumatische zervikale/thorakale Myelopathie. Diese Feststellung gilt auch für den Fall, daß das Trauma einen Patienten mit einem konstitutionell engen Spinalkanal betroffen hat. Auch hier liegt jetzt keine „traumatische" zervikale/thorakale Myelopathie vor, wie dies manchmal fälschlicherweise im amerikanischen Schrifttum behauptet wird (z. B. Epstein u. a. 1980).

Etwas komplizierter verhält es sich mit dem Begriff *posttraumatische* zervikale/thorakale Myelopathie. Der Begriff wird zwar oft falsch verwendet, aber die posttraumatische Myelopathie gibt es. Wir verstehen darunter eine mit Latenz nach einem Wirbelsäulentrauma auftretende Rückenmarksstörung oder Verschlimmerung einer Rückenmarksschädigung, bedingt durch die *Wirbelsäulenverletzung selbst.* Es gibt auch progrediente Verschlimmerungen, die nicht mit dem Wirbeltrauma im Zusammenhang stehen, sondern mit dem *Rückenmarkstrauma selbst.* Zur Verdeutlichung den Fall eines 18jährigen Jungen mit einer Querschnittslähmung.

Fall 6 (H. E.)

Zum Zeitpunkt der Untersuchung 21jähriger Mann. Mit 18 Jahren nach Verkehrsunfall inkomplettes Querschnittssyndrom in Höhe Th_4/Th_5. Sehr guter Rehabilitationserfolg. Zwei Jahre nach der Verletzung langsam zunehmende Verschlimmerung, so daß der bisher gehfähige Patient ganz rollstuhlabhängig wurde. *Röntgenuntersuchung BWS und Myelographie:* Keine Knickbildung. Keine knöcherne Einengung des Spinalkanals. Myelographisch weitgehender Stopp in Höhe von Th_4/Th_5 sowohl von lumbal als auch von zervikal.

Das progrediente spinale Krankheitsbild bei diesem jungen Mann war nicht bedingt durch knöcherne Veränderungen der Wirbelsäule, sondern durch eine Arachnitis spinalis. Man kann also, wenn man sich an die oben angegebene Definition hält, nicht von einer posttraumatischen Myelopathie sprechen. Es handelt sich hier um die *posttraumatische Syringomyelie,* über deren Genese man nichts genaues weiß. Vermutlich spielen arachnitische Verwachsungen innerhalb des Duralsackes eine große Rolle. Über vaskuläre Einflüsse kommt es dann zu einer zentromedullären Schädigung des Rückenmarkes. Von pathologisch-anatomischer Seite aus spricht man auch von der „progressiven zystischen Myelopathie“.

Eine posttraumatische zervikale/thorakale Myelopathie entsteht dann, wenn durch ein Trauma die Wirbelsäule so verändert wird, daß zumindest eine der Grundbedingungen für die Entstehung einer zervikalen/thorakalen Myelopathie geschaffen wird, vor allem eine Einengung des Spinalkanals oder eine Instabilität. Auch traumatische Kyphosen können zur Myelopathie führen.

Tabelle 3. Unterschied zwischen posttraumatischer Myelopathie und posttraumatischer Syringomyelie (anhand von 5 Fällen mit zervikaler und thorakaler Myelopathie)

	Posttraum. Myelopathie	Posttraum. Syringomyelie
Enger Spinalkanal	+ + +	+
Instabilität	+ + +	(+)
Arachnopathie	+	+ + +
Zentromedulläre Schädigung	(+)	+ + +
OP-Erfolg	+ +	(+)

Die Unterschiede zwischen posttraumatischer Syringomyelie und posttraumatischer Myelopathie sind in der Tabelle 3 festgehalten. Die arachnitischen Verwachsungen sind eher das Kennzeichen der posttraumatischen Syringomyelie. Operative Eingriffe zeigen bezüglich der Progredienz des Krankheitsbildes bei der posttraumatischen Syringomyelie keine besonderen Erfolge, während die Progredienz der posttraumatischen Myelopathie operativ unterbrochen werden kann.

Zusammenfassung

Die thorakale und zervikale Myelopathie wird definiert als eine langsam progrediente Schädigung des Rückenmarkes bedingt durch Veränderungen der Wirbelsäule, oder ihres Bindegewebes. Diese Veränderungen der Wirbelsäule zeigen keine oder nur geringe Progredienz. Die Progredienz der Wirbelsäulenveränderungen steht in keinem bestimmten Verhältnis zu der Progredienz der Rückenmarksstörung.

Die thorakale Myelopathie ist weitaus seltener als die zervikale Myelopathie (etwa 5%). Die Hauptursache ist die schwere Kyphose. Keine besondere Rolle spielt der kongenital enge Spinalkanal. Die Einengung des Spinalkanals bei der Chondrodystrophie oder bei Hämangiomwirbeln mit nachfolgender thorakaler Myelopathie wird beschrieben. Die posttraumatische Myelopathie als Folge einer traumatischen Wirbelsäulenveränderung wird von der posttraumatischen Syringomyelie als Folge einer Verletzung des Rückenmarkes und seiner Häute selbst abgetrennt.

Literatur

Braakmann R (1979) Cervical spondylotic myelopathy. Advances and technical standards in Neurosurgery, vol 6. Springer, Wien New York, p 137–169

Brocher JEW, Willert HG (1980) Differentialdiagnose der Wirbelsäulenerkrankungen. Thieme, Stuttgart

Epstein N, Epstein JA et al. (1980) Traumatic myelopathy in patients with cervical spinal stenosis without fracture or dislocation. Spine 5:489–496

Heckl RW, Die cervikale Myelopathie (noch nicht veröffentlicht)

Marzluff JM et al. (1979) Thoracic myelopathy caused by osteophytes of the articular processes spondylosis. J Neurosurg 50:779–783

Thorakale Bandscheibenvorfälle

M. Schirmer

Geschichte

Middleton und Teacher beschrieben 1911 als erste eine thorakale Bandscheibenruptur, die zur Querschnittlähmung und zum Tod des Patienten führte. Die wahrscheinlich erste Operation eines thorakalen Bandscheibenprolapses führte Adson 1922 in der Mayo-Klinik durch. Mixter und Barr, die 1934 in ihrer für die Bandscheibenoperationen grundlegenden Arbeit auch auf frühere Veröffentlichungen über „Chondrome" (Elsberg 1928), Ekchondrome u.ä. hinweisen, berichten bereits über vier thorakale Bandscheibenprolapse neben vier zervikalen und elf lumbalen. Seitdem sind im Weltschrifttum nahezu 100 Publikationen meist weniger Fälle von thorakalen Bandscheibenprolapsen erschienen, worunter mehrere Arbeiten von Love und Mitarbeitern aus der Mayo-Klinik mit über 70 Fällen die insgesamt größte Statistik einer Einzelklinik darstellen.

Vorkommen

Die Inzidenz thorakaler Bandscheibenvorfälle gegenüber lumbalen beträgt etwa 1:500 bis 1:1000. Bei vorsichtiger Schätzung ist bei etwa einem von 1 000 000 Einwohnern pro Jahr mit einer thorakalen Bandscheibenoperation zu rechnen.

Aus Abb. 1 ist deutlich zu ersehen, daß Bandscheibenvorfälle an den 6 oberen thorakalen Bandscheiben zu den absoluten Raritäten gehören. 29% der in der Weltliteratur beschriebenen thorakalen Bandscheibenprolapse betrafen die Bandscheibe BW 11/12, 18,9% die Bandscheibe BW 10/11 und 16% die Bandscheibe BW 9/10.

Pathogenese

Die Pathogenese thorakaler Bandscheibenprolapse entspricht prinzipiell derjenigen lumbaler und zervikaler. Das trifft sowohl für die weichen Nucleus-pulposus-Prolapse als auch für die raumfordernd im Wirbelkanal wirkenden spondylotischen und osteochondrotischen Randzacken zu. Die kraniokaudale Verteilung (Abb. 1) läßt den Faktor höherer Belastung bei der Entstehung eines Bandscheibenvorfalles klar erkennen. Die relative Seltenheit der thorakalen Prolapse beruht sicherlich auch auf der eingeschränkten Bewegungsmöglichkeit der Brustwirbelsäule durch den anhängenden Brustkorb. Die häufigeren, im Bereich der unteren, freien Rippen

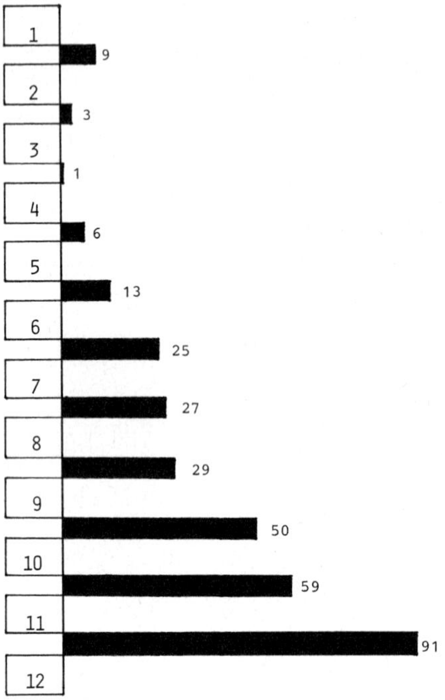

Abb. 1. Segmentale Verteilung von 313 thorakalen Bandscheibenvorfällen bei 310 Patienten entsprechend den Angaben der Weltliteratur (einschließlich dreier eigener Fälle)

entstehenden Vorfälle können darüber hinaus neben dem Faktor der stärkeren Belastung durch die hier schon größere Bewegungsmöglichkeit der Brustwirbelsäule erklärt werden. Eine traumatische Genese mancher thorakalen Bandscheibenprolapse wird von verschiedenen Autoren diskutiert, erscheint aber in der Mehrzahl der beschriebenen Fällen unwahrscheinlich.

Pathogenetisch nicht sicher zu erklären sind die häufigeren intradiskalen Verkalkungen an den thorakalen Bandscheiben ohne und mit Prolaps (Abb. 2). Insbesondere bei Kindern sind derartige Verkalkungen beschrieben worden, denen häufig kein Krankheitswert zukam. Der jüngste, an einem thorakalen Bandscheibenprolaps operierte Patient war 12 Jahre alt (Peck), ansonsten ist das mittlere Lebensalter bevorzugt.

Symptomatik

Beschwerdebeginn und Verlauf der Symptome bei thorakalen Bandscheibenvorfällen variieren außerordentlich. Bei den selteneren lateralen Prolapsen überwiegen radikuläre Erscheinungen, die erhebliche differentialdiagnostische Schwierigkeiten bereiten können, wie z. B. Herpes zoster, Interkostalneuralgie, Angina pectoris. Mediale thorakale Vorfälle komprimieren das Rückenmark und können so Querschnittlähmungen hervorrufen. Nachdem sowohl akute wie chronische Verläufe be-

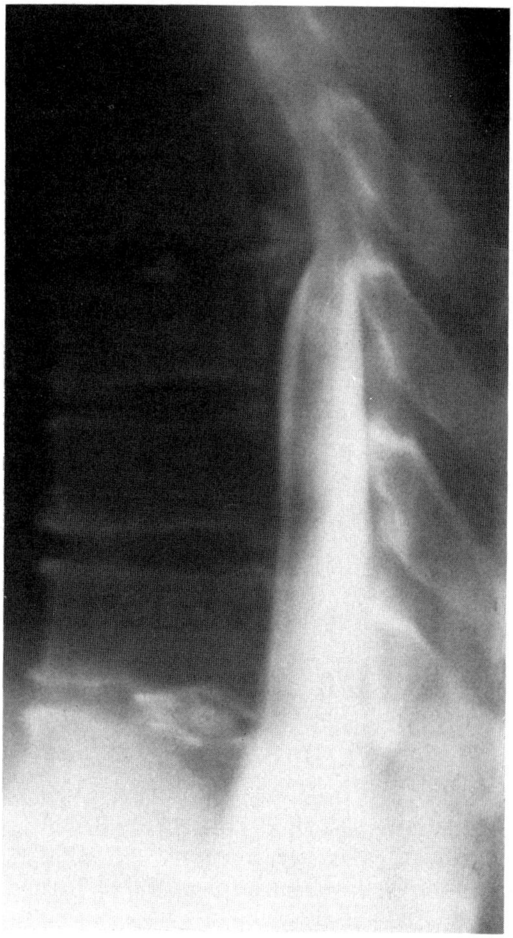

Abb. 2. Myelotomogramm bei intradiskalen Verkalkungen BW 7/8 und BW 10/11 sowie Prolaps BW 7/8

schrieben wurden, sind Fehldiagnosen von der spinalen Blutung bis zur Encephalomyelitis disseminata möglich, was durch die Seltenheit der thorakalen Bandscheibenvorfälle noch begünstigt wird.

Diagnostik

Je nach der Lagebeziehung zwischen Prolaps, Rückenmark und eventuell einer Nervenwurzel gestalten sich die neurologischen Ausfallserscheinungen. Verschiedentlich wurden klopfdolente Dornfortsätze beschrieben, segmentale Einschränkungen der Beweglichkeit sind an der oberen und mittleren Brustwirbelsäule schwer festzustellen.

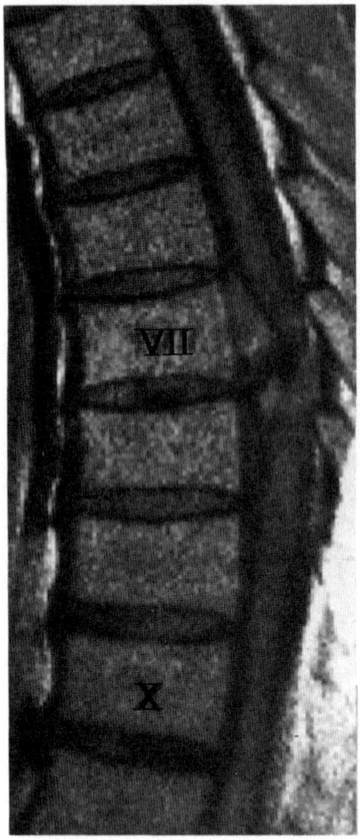

Abb. 3. Kernspin-Resonanz-Tomogramm des gleichen Patienten wie in Abb. 2 (Drs. Gahlen & Stork, Düsseldorf)

Liquoruntersuchungen helfen allenfalls differentialdiagnostisch etwas weiter oder bei Nachweis eines Sperrliquors. Röntgen-Nativaufnahmen können osteochondrotische und spondylotische Veränderungen erkennen lassen, die diagnostisch nicht weiterhelfen. Allenfalls der Nachweis intradiskaler Verkalkungen kann in Zusammenhang mit einem segmental zuordenbaren neurologischen Befund bedingt wegweisend sein.

Bei segmental nicht eindeutig zuordenbarem neurologischen Befund ist die Myelographie mit wasserlöslichen Kontrastmitteln diagnostische Methode der Wahl, um die Raumforderung – nicht jedoch sicher deren Natur – nachzuweisen. Mit der Computer-Tomographie ist in der Regel auch eine Aussage möglich, daß es sich bei der Raumforderung um einen Bandscheibenvorfall handeln könnte. Mit Hilfe der Kernspin-Resonanz-Tomographie ist sowohl eine exakte Höhenlokalisation als auch bis zu einem gewissen Grad durch die bessere Zuordenbarkeit der verschiedenen Strukturen die Diagnose eines Bandscheibenvorfalles möglich (Abb. 3).

Therapie

Therapeutische Methode der Wahl ist die operative Entfernung des Vorfalles und eventuell der zugehörigen Bandscheibe. Nachdem vor der Ära der Computer-Tomographie präoperativ nur die Diagnose einer Raumforderung gestellt werden konnte, wurden diese Patienten in der Regel laminektomiert. Instabilitätsprobleme von seiten der Wirbelsäule sind im thorakalen Bereich kaum zu erwarten; die Ergebnisse der über eine Laminektomie entfernten thorakalen Bandscheibenvorfälle sind aber wegen der erheblichen Druckschädigung des Rückenmarkes wenig gut. In neueren Arbeiten werden deshalb dorsolaterale und ventrale Zugänge zur Brustwirbelsäule mit entsprechend guten Operationsergebnissen favorisiert. Voraussetzung dafür ist die klare präoperative Diagnose eines Bandscheibenvorfalles, wie sie mit Hilfe der Computer- und Kernspin-Resonanz-Tomographie recht sicher möglich ist.

Literatur

Abbott KH, Leimbach WH, Retter RH (1957) Further observations on thoracic disk protrusions. Bull Los Angeles Neurol Soc 22:58–68
Abbott KH, Retter RH (1956) Protrusions of thoracic intervertebral disks. Neurology (NY) 6:1–10
Albrand OW, Corkill G (1979) Thoracic disc herniation. Spine 4:41–46
Amezúa L, Charchaflié R (1958) Hernias discales torácicas. Excerpta Med Sect VIII Abstract 4899
van Ameyden, van Duym FC, van Wiechen PJ (1983) Herniation of calcified nuclues pulposus in the thoracic spine. J Comput Assist Tomogr 7:1122–1123
Antoni N (1931) Fall av kronisk rotkompression med ovanlig orsak, hernia nuclei pulposi disci intervertebralis. Svenska läkart 28:436–442
Arseni C, Nash F (1960) Thoracic intervertebral disc protrusion, a clinical study. J Neurosurg 17:418–430
Arseni C, Nash F (1963) Protrusion of thoracic intervertebral disc. Acta Neurochir (Wien) 11:3–33
Azar-Kia B, Palacios E (1975) Herniated thoracic intervertebral disc. IMJ 148:230
Baasch E, Maier C, Plancherel P (1958) Zur Diagnose und Therapie des Verschlusses der Arteria spinalis anterior. Schweiz Arch Neurol Neurochir Psychiatr 82:182–188
Begg AC (1954) Nuclear herniations of the intervertebral disc. J Bone Joint Surg [Br] 36:180–193
Benjamin V (1983) Diagnosis and management of thoracic disc disease. Clin Neurosurg 30:577–605
Benjamin V, Ransohoff J (1975) Thoracic disc disease. Spine 1:500–507
Benson MKD, Byrnes DP (1975) The clinical syndromes and surgical treatment of thoracic intervertebral disc prolapse. J Bone Joint Surg [Br] 57:471–477
Borchi G (1960) Le ernie discali dorsali. Minerva Neurochir 4:123–128
Caron JP, Djindjian R, Julian H, Houdart R, Comoy J (1971) Les hernies discales dorsales. Ann Med Interne (Paris) 122:675–688
Carson J, Gumpert J, Jefferson A (1971) Diagnosis and treatment of thoracic intervertebral disc protrusions. J Neurol Neurosurg Psychiatry 4:68–77
Chagnon S, Bussel B, Leroy F, Bléry M (1984) Hernies discales calcifiées de l'étage dorsal. J Radiol 65:173–177
Chesterman PJ (1964) Spastic paraplegia caused by sequestrated thoracic intervertebral disc. Proc R Soc Med 57:87–88
Coles WC (1955) Ruptured seventh thoracic intervertebral disk. Med Radiogr Photogr 31:89–90
Crafoord C, Hiertonn T, Lindblom K, Olsson S (1958) Spinal cord compression caused by a protruded thoracic disc. Acta Orthop Scand 28:103–107
Dandy WE (1929) Loose cartilage from intervertebral disk simulating tumor of the spinal cord. Arch Surg 19:660–672

Dohn DF (1980) Thoracic spinal cord decompression: Alternative surgical approaches and basis of choice. Clin Neurosurg 27:611–623
Dreyfus P, Six B, Dorfmann H, de Seze S (1972) La hernie discale dorsale. Sem Hop Paris 48:3045–3052
Eder M (1974) Pathophysiologie und Klinik vertebragener Syndrome im Thorakalbereich. Man Med 12:25–28
Elsberg CA (1928) Extradural spinal tumors – primary, secondary, metastatic. Surg Gynecol Obstet 46:1–20
Elsberg CA (1931) The extradural ventral chondromas (ecchondroses); their favorite sites, the spinal cord and root symptoms they produce, and their surgical treatment. Bull Neurol Inst NY 1:350–388
Epstein JA (1954) The syndrome of herniation of the lower thoracic intervertebral discs with nerve root and spinal cord compression. J Neurosurg 11:525–538
Feiring EH (1967) Extruded thoracic intervertebral disk. Arch Surg 95:135–137
Fisher RG (1965) Protrusions of Thoracic Discs: The factor of herniation through the Dura mater. J Neurosurg 22:591–593
Garcin R, Guillaume J, Kipfer M (1949) Paraplégie par hernie discale avec ossification du ligament vertébral postérieur en D_5–D_6 révélée par la tomographie. Rev Neurol (Paris) 81:791–792
Gelch MM (1978) Herniated thoracic disc at T_1–T_2 level associated with Horner's syndrome. J Neurosurg 48:128–130
Guilbeau JC, Morvan G, Nahum H (1982) Les calcifications intra-rachidiennes. J Radiol 63:453–463
Grizzi LC, Galzio R, Zenobii M, Lucantoni D (1982) Ernia discale toracica: importanza dal fattore ischemico nella compressione del rigonfiamento dorso lombare del midollo. Riv Neurol 52:65–72
Haley JC, Perry JH (1950) Protrusions of intervertebral discs. Am J Surg 80:394–404
Hawk WA (1936) Spinal compression caused by ecchondrosis of the intervertebral fibrocartilage with a review of the recent literature. Brain 59:204–224
Hellmer H (1933) Ein Fall von Verlagerung von Bandscheibengewebe nach hinten. Acta Radiol [Diagn] (Stockh) 14:165–171
Horcajada J, Grunert V, Sunder-Plassmann M (1973) Las hernias discales dorsales. Rev Esp Oto-Neuro-Oftal 31:219–223
Horwitz NH, Whitcomb BB, Reilly FG (1955) Ruptured thoracic discs. Yale J Biol Med 28:322–330
Hulme A (1960) The surgical approach to thoracic intervertebral disc protrusions. J Neurol Neurosurg Psychiatry 23:133–137
Jefferson A (1975) The treatment of thoracic intervertebral disc protrusions. Clin Neurol Neurosurg 78:1–9
Jirout J, Kunc Z (1960) Traumatic herniation of the thoracic intervertebral disc. Acta Neurochir (Wien) 8:88–93
Kite WC, Whitfield RD, Campbell B (1957) The thoracic herniated intervertebral disc syndrome. J Neurosurg 14:61–67
Kostadinow G, Schirmer M (1974) Rezidivoperation bei thorakalem Bandscheibenvorfall. Neurochirurgia (Stuttg) 17:28–30
Kretschmer H, Gustorf R (1979) Zur Problematik der thorakalen Bandscheibenvorfälle. Neurochirurgia (Stuttg) 22:41–47
Kroll FW, Reiss E (1951) Der thorakale Bandscheibenprolaps. Dtsch Med Wochenschr 76:600–603
Kuhlendahl H (1951) Der thorakale Bandscheibenvorfall als extramedullärer Spinaltumor und in seinen Beziehungen zu inneren Organsyndromen. Ärztl Wochenschr 6:154–157
van Landingham JH (1954) Herniation of thoracic intervertebral discs with spinal cord compression in kyphosis dorsalis juvenilis. J Neurosurg 9:327–329
Lasorte AF, Brown N (1959) Ruptured anterior nucleus pulposus between T_1 and T_2 causing a discrete oesophageal defect and minimal dysphagia. Am J Surg 621–634
Liedberg N (1942) Über die klinische Bedeutung des hinteren Bandscheibenprolapses. Chirurg 14:193–196

Logue V (1952) Thoracic intervertebral disc prolapse with spinal cord compression. J Neurol Neurosurg Psychiatry 15:227–241
Love JG (1936) Protrusion of the intervertebral disk into the spinal canal. Proc Staff Meet Mayo Clin 11:529–535
Love JG, Camp JD (1937) Root pain resulting from intraspinal protrusion of intervertebral disks; diagnosis and surgical treatment. J Bone Joint Surg [Am] 19:776–804
Love JG, Kiefer EJ (1950) Root pain and paraplegia due to protrusions thoracic intervertebral disks. J Neurosurg 7:62–69
Love JG, Schorn VG (1965) Thoracic disc protrusions. JAMA 191:627–631
Love JG, Walsh MN (1938) Protruded intervertebral disks. JAMA 111:396–400
Love JG, Walsh MN (1940) Intraspinal protrusion of intervertebral disk. Arch Surg 40:454–484
Love JG, Walsh MN (1943) Protruded intervertebral disks. Surg Gynecol Obstet 77:497–509
MacCartee CC, Griffin PP, Byrd EB (1972) Ruptured calcified thoracic disc in a child. Report of a case. J Bone Joint Surg [Br] 54:1272–1274
Maiman DJ, Larson SJ, Luck E, El-Ghatit A (1984) Lateral extracavitary approach to the spine for thoracic disc herniation: Report of 23 cases. Neurosurgery 14:178–182
Meirowsky AM (1965) Thoracic disk. In: Meirowski AM (ed) Neurological Surgery of Trauma. Office of the Surgeon General, Dep of the Army. Washington DC, p 501–504
Menzel J, Kühner A (1976) Die differentialdiagnostische Bedeutung raumfordernder thorakaler Bandscheibenvorfälle. In: Schiefer W, Wieck HH (Hrsg) Spinale raumfordernde Prozesse. Perimed, Erlangen, p 69–71
Middleton GS, Teacher JH (1911) Injury of the spinal cord due to rupture of an intervertebral disc during muscular effort. Glasgow Med J 76:1–6
Mixter WJ, Ayer JB (1935) Herniation or rupture of the intervertebral disc into the spinal canal. Report of 34 cases. N Engl J Med 213:385–393
Mixter WJ, Barr JS (1934) Rupture of the intervertebral disc with involvement of the spinal canal. N Engl J Med 211:210–214
Müller R (1951) Protrusion of thoracic intervertebral disks with compression of the spinal cord. Acta Med Scand 139:99–104
O'Connell JEA (1955) Involvement of spinal cord by intervertebral disk protrusions. Br J Surg 43:225–247
Omojola MF, Cardoso ER, Fox AJ, Drake CG, Durward QJ (1982) Thoracic myelopathy secondary to ossified ligamentum flavum. Case report. J Neurosurg 56:448–450
Ongerboer de Visser BW, Moffie D, de Lange J, Lunding J (1978) Thoracale hernia nuclei pulposi. Ned Tijdschr Geneeskd 122:539–542
Otani K, Manzoku S, Shibasaki K, Nomachi S (1977) The surgical treatment of thoracic and thoracolumbar disc lesions using the anterior approach. Spine 2:266–275
Paillas JE, Grisoli F, Weill G, Michotey P (1977) Hernies discales dorsales, lombaires moyennes et lombaires hautes; à propos de 75 cas opérés. Sem Hop Paris 53:1337–1341
Paini GP, Baldi PG, di Giovanni T, Passoni M, Barra N (1978) Ernie discali dorsali. Osservazioni e considerazioni diagnostiche e terapeutiche. Ateneo Parmense 49:25–36
Patterson RH, Arbit E (1978) A surgical approach through the pedicle to protruded thoracic discs. J Neurosurg 48:768–772
Peck FC (1957) A calcified thoracic intervertebral disk with herniation and spinal cord compression in a child. J Neurosurg 14:105–109
Perot PL, Munro DD (1969) transthoracic removal of midline thoracic disc protrusions causing spinal cord compression. J Neurosurg 31:452–458
Ransohoff J, Spencer F, Siew F, Gage L (1969) Transthoracic removal of thoracic disc. J Neurosurg 31:459–461
Ravichandran G, Frankel HL (1981) Paraplegia due to intervertebral disc lesions: a review of 57 operated cases. Paraplegia 19:133–139
Reeves DL, Brown HA (1968) Thoracic intervertebral disc protrusion with spinal cord compression. J Neurosurg 28:24–28
Reif J, Gilsbach J, Ostheim-Dzerowycz W (1983) Differential diagnosis and therapy of herniated thoracic disc. Acta Neurochir (Wien) 67:255–265
Roberts GBS (1955) Prolapse of a dorsal intervertebral disc. Glasgow Med J 36:191–193

Scharfetter F, Twerdy K (1977) Der thorakale Diskusprolaps. Ther Umsch 34:412–416
Schirmer M (1985) Thorakale Bandscheibenvorfälle. In: Schirmer M (Hrsg) Querschnittlähmungen. Springer, Berlin Heidelberg New York Tokyo
Schönbauer L (1952) Einige bemerkenswerte Fälle von Bandscheibenvorfall. Langenbecks Arch Chir 271:297–301
Sekhar LN, Janetta PJ (1983) Thoracic disc herniation: Operative approaches and results. Neurosurg 12:303–305
Simeone FA (1971) The modern treatment of thoracic disc disease. Orthop Clin North Am 2:453–462
Singounas EG, Karvounis PC (1977) Thoracic disc protrusion. Acta Neurochir (Wien) 39:251–258
Škórpil F (1946) Schmorluv zadní uzel. Cas Lek Cesk 85:1631–1636
Stookey B (1928) Compression of the spinal cord due to ventral extradural cervical chondromas; diagnosis and surgical treatment. Arch Neurol Psychiat 20:275–291
Svien HJ, Karavitis AL (1954) Multiple protrusions of intervertebral disks in the upper thoracic region; report of a case. Proc Mayo Clin 29:375–378
de Tribolet N, Schnyder P, Livio JJ, Boumghar M (1982) L'abord transthoracique des hernies discales dorsales. Neurochirurgie 28:187–193
Tovi D, Strang RR (1960) Thoracic intervertebral disk protrusions. Acta Chir Scand [Suppl] 267:1–41
Walsh MN, Love JG (1939) Syndrome of protruded intervertebral disk. Proc Mayo Clin 14:230–234
Wenig C (1973) Thorakale Bandscheibenvorfälle. Dtsch Med Wochenschr 98:2483–2486
Werthemann A, Rintelen F (1934) Über „spastische Spinalparalyse“ bei Kompression des Rückenmarks durch ein im Verlauf von Spondylitis ankylopoetica verknöchertes hinteres Schmorlsches Knorpelknötchen. Z Gesamte Neurol 142:200–206
Williams R (1954) Complete protrusion of calcified nucleus pulposus in thoracic spine. J Bone Joint Surg [Br] 36:597–600
Young JH (1946) Cervical and thoracic intervertebral disk disease. Med J Aust 2:833–838
Zielke H (1943) Scheuermannsche Krankheit, Bandscheibenprolaps und Tuberculose. Chirurg 15:542–549

Thorakale Diskopathien mit Rückenmarkskompression

A. WEIDNER, E. PFINGST, V. RAMMLER und L. STÖPPLER

Thorakale Diskopathien mit Rückenmarkskompression sind selten. Der vorstehende Artikel von Schirmer (1985) gibt einen guten Überblick über die bisher publizierten Fälle. Wir berichten über 24 eigene Fälle aus dem gemeinsamen Krankengut unserer Neurologischen und Neurochirurgischen Abteilung.

Krankengut

In dem Zeitraum vom 01. 07. 77–30. 06. 84 wurde bei 24 Patienten (17 männlich, 7 weiblich) eine diskogene thorakale Rückenmarkskompression festgestellt. Die Diskopathien unterteilten wir in 4 verschiedene Gruppen (Tabelle 1). Neben 21 degenerativen Veränderungen fanden wir bei 3 Patienten eine entzündliche Ursache.

Bevorzugt sind die Altersklassen zwischen der 3. und 5. Lebensdekade. Wir behandelten nur je 4 Patienten, die jünger als 30 bzw. älter als 60 Jahre waren.

Die Spondylodiszitiden betrafen die obere Brustwirbelsäule, während degenerative Erkrankungen am häufigsten das Segment $BWK_{11/12}$ (8mal), gefolgt von den Segmenten $BWK_{7/8}$ und $BWK_{8/9}$ (je 6mal) betrafen. 5 Patienten erkrankten an Bandscheibenvorfällen in mehreren Segmenten.

Tabelle 1. Ursachen diskogener Rückenmarkskompression

1. Bandscheibenprotrusion		5
2. Bandscheibenprolaps		15
ohne Osteochondrose	10	
mit Osteochondrose	5	
3. Osteochondrose isoliert		1
4. Spondylodiszitis		3

Klinik

Von den 24 Patienten wurden uns 9 von praktischen Ärzten oder Internisten und je 7 von Neurologen bzw. Orthopäden und einer von einem Unfallchirurgen zugewiesen.

Nach Anamnesedauer unterschieden wir akute bzw. subakute von chronischen Verläufen. Bei den 8 akuten bis subakuten lagen zwischen Beschwerdebeginn und Diagnosestellung 2 Wochen bis 6 Monate (im Mittel 9 Wochen). Akut traten die 3

Spondylodiszitiden auf, ihre neurologische Ausfallssymptomatik entwickelte sich in wenigen Tagen, ebenso die einzige unfallbedingte diskogene Rückenmarkskompression. Bei 16 Patienten mit chronischem Verlauf lag die Zeitspanne bis zur Diagnosestellung zwischen 7 Monaten und 6 Jahren.

Alle Patienten litten unter Dorsalgien, nur bei 2 Patienten war durch einen radikulären Schmerz eine Höhenlokalisation möglich. Die übrigen klagten zusätzlich über Meralgien. Bei den akuten und einigen subakuten Verläufen verstärkten sich die Schmerzen durch Preßmechanismen und häufig durch Kopfbeugung, bei chronischen Verläufen trat eine Schmerzzunahme nur nach längerer körperlicher Belastung auf.

14 Patienten entwickelten ein thorakales Transversalsyndrom (3 komplett, 11 inkomplett). In dieser Gruppe klagten 5 Patienten neben den Schmerzen über aszendierende Parästhesien der Beine und distal beginnende ein- und beidseitige Beinschwäche. 4 Patienten hatten Miktionsstörungen. 10 Patienten zeigten diskrete, aber reproduzierbare neurologische Hinweise auf eine medulläre Schädigung wie Betonung der Muskeleigenreflexe an den unteren Extremitäten, Abschwächung oder Seitendifferenz der Bauchhautreflexe und weniger häufig pathologische Fremdreflexe.

Alle 24 Patienten gaben distal betonte Hypästhesien und/oder Dysästhesien vom peripheren Verteilungstyp an. Bei 6 Kranken war das thorakale Niveau richtungsgebend für die weitere Diagnostik.

Diagnostik

Wegen der bunten und vieldeutigen neurologischen Symptomatik kommt der neuroradiologischen Diagnostik eine zentrale Bedeutung zu. Neben der obligaten Nativdiagnostik ist die wäßrige Myelographie, insbesondere im Schichtbild unentbehrlich (Abb. 1 und 2).

Das Computertomogramm ohne intrathekale Kontrastmittelgabe ist zum Nachweis einer intraspinalen thorakalen Raumforderung nicht immer zuverlässig. Wir führen deshalb nach thorakalen Myelographien ein Computertomogramm durch, das den Diskusprolaps als Aussparung im kontrastierten Subarachnoidalraum zeigt (Abb. 3).

Aufschlußreich dürfte in der Zukunft die Kernspin-Tomographie bei derartigen Erkrankungen sein.

Differentialdiagnose

Zur Differentialdiagnose ist neben anderen Laborparametern vor allem eine umfassende Liquordiagnostik, die wir bei allen unseren Patienten durchführten, erforderlich: Bei 24 Patienten beobachteten wir in 7 Fällen eine leichte, uncharakteristisch pathologische Gesamteiweißerhöhung, bei den Spondylodiszitiden eine zusätzliche Pleozytose im Liquor.

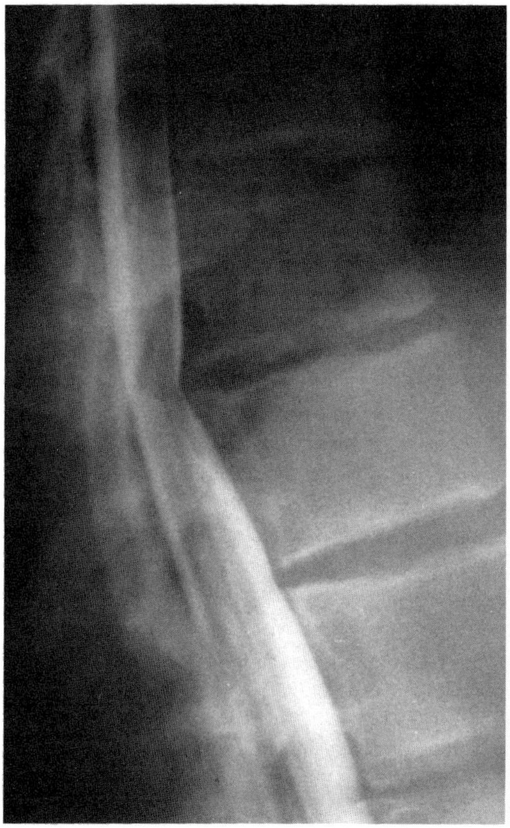

1

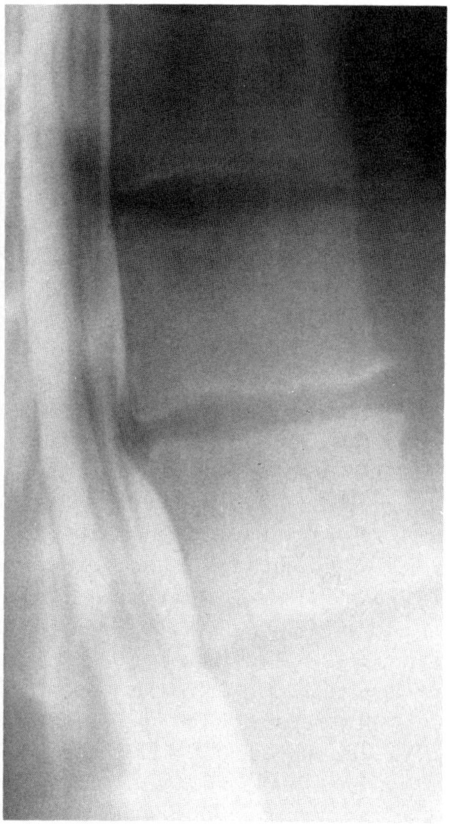

2

Abb. 1. Wäßriges Myelogramm (Übersichtsbild): Diskusprolaps $BW_{11/12}$ mit Osteochondrose

Abb. 2. Wäßriges Myelogramm (Schichtbild): Diskusprolaps $BW_{11/12}$ mit Osteochondrose. Ventrale Rückenmarkskompression

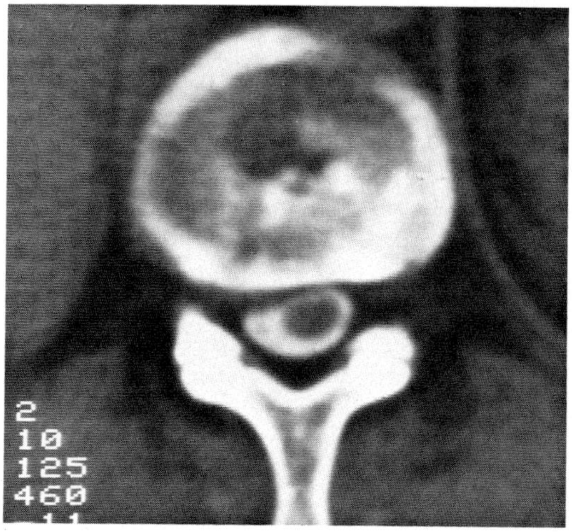

Abb. 3. Spinales Computertomogramm: Rechts lateraler Diskusprolaps $BW_{11/12}$ mit Rückenmarksverlagerung. Aussparung im kontrastierten Subarachnoidalraum

Zum Zeitpunkt der Diagnosestellung fanden wir bei keinem Patienten einen für eine Enzephalomyelitis disseminata charakteristischen Liquorbefund.

Therapie

Beim Nachweis einer mechanischen Rückenmarkskompression sahen wir eine Operationsindikation: von 24 Patienten haben wir 20 operiert, 2 lehnten ab und bei 2 entzündlichen Veränderungen sahen wir keine Operatinsindikation, da das Querschnittsbild durch die Begleitmyelitis bestimmt wurde.

Das Ziel des operativen Eingriffs ist die Dekompression des Rückenmarks und der Nervenwurzeln. Zweifel bestehen, welcher Zugangsweg gewählt werden soll.

Der thorakale Spinalkanal ist von dorsal durch eine Laminektomie bzw. Hemilaminektomie, von dorso-lateral durch eine extrapleurale Kostotransversektomie und von ventro-lateral durch eine Thorakotomie zu erreichen.

Der dorsale Zugang erscheint uns nur bei rein lateral gelegenen Vorfällen, insbesondere im thorako-lumbalen Übergangsbereich der risikoärmste. Bei medial gelegenen Bandscheibenvorfällen besteht ein erhebliches Querschnittsrisiko, da das Rückenmark intraoperativ verlagert werden muß.

Die medio-lateralen Vorfälle sind durch eine Kostotransversektomie mit geringerem Risiko darzustellen. Nachteil dieses Zugangswegs ist, daß eine zur Gegenseite reichende Raumforderung nicht sicher überblickt und ausgeräumt werden kann.

Daher bevorzugen wir bei rein medial gelegenen Raumforderungen bis zum 10. BWK den transpleuralen Zugang. Eine Rippenresektion oder Ligatur der Interkostalgefäße ist dabei nicht notwendig.

Die Entfernung der Bandscheibe erfolgte immer mit Hilfe des Operationsmikroskops, wobei ein Objektiv mit längerer Brennweite (400 mm) und entsprechend lange Instrumente ein ungehindertes Arbeiten in der Tiefe ermöglichten.

Ergebnisse

Von den 24 Patienten wurden 16 durch die Neurologische Abteilung nachuntersucht. 4 Patienten konnten nicht erreicht werden und 4 Patienten sind zwischenzeitlich an einer nicht mit der thorakalen Diskopathie in Zusammenhang stehenden Erkrankung verstorben.

Die Operationsergebnisse sind in Tabelle 2 zusammengestellt: Bei einem Patienten blieben der Schmerzbefund und die neurologischen Ausfälle unverändert. Bei 4 Patienten verstärkten sich nach der Operation die Dorsalgien, während der neurologische Befund unverändert blieb. Die Verschlechterung betraf auch 2 Patienten, bei denen zusätzlich noch eine Diskopathie in einer anderen als in der operierten Höhe vorlag. Alle Patienten, die sich verschlechterten, wurden von einem rein dorsalen Zugangsweg her operiert.

Gebessert hatten sich Schmerzsymptomatik und neurologischer Befund bei 15 Patienten, darunter waren 7 beschwerdefrei und ohne funktionelle Beeinträchtigung.

Tabelle 2. Klinische Ergebnisse nach thorakaler Diskektomie

Unverändert		1
Schlechter		4
Besser		15
Befriedigend	8	
Sehr gut	7	
		20

Bei einer 38jährigen Frau bestand zunächst ein Rückenmarkskompressionssyndrom, im Myelogramm fand sich ein thorakaler Diskusprolaps, der Liquor war zu diesem Zeitpunkt unauffällig. Postoperativ schnelle Remission des Transversalsyndroms und Schmerzfreiheit. 1½ Jahre später trat eine jetzt disseminierte neurologische Symptomatik auf, die zusammen mit dem auch jetzt immunologisch veränderten Liquor für eine Encephalomyelitis disseminata sprach. Auch retrospektiv ergibt sich für uns kein Anhalt, daß diese Erkrankung bereits Ursache des thorakalen Kompressionssyndroms präoperativ gewesen sein könnte.

Bei den 3 Patienten mit einer Spondylodiszitis bildete sich unter konservativer Therapie die Begleitmyelitis zurück. 2 von diesen 3 Patienten sind jetzt wieder in der Lage, selbständig zu gehen.

Schlußfolgerung

Bei einem unklaren neurologischen Befund mit Dorsalgien besteht die Indikation zur Kontrastmitteluntersuchung auch der BWS. Ein thorakaler Bandscheibenvorfall läßt sich klinisch nur vermuten, der Beweis wird durch die Myelographie und anschließend durch das in der suspekten Höhe angefertigte Computertomogramm erbracht.

Differentialdiagnostisch ist eine Encephalomyelitis disseminata in Erwägung zu ziehen, eingehende präoperative neurologische und neurophysiologische Untersuchungen sowie Liquordiagnostik sind notwendig.

Aufgrund der ungünstigen Ergebnisse bei dorsalen Operationszugängen empfiehlt sich bis zur Höhe des 10. Brustwirbels der transpleurale Zugang, im Thorako-Lumbalbereich und bei lateral gelegenen Raumforderungen der extrapleurale Zugang durch Kostotransversektomie.

Literatur

Es wird auf das ausführliche Literaturverzeichnis von Schirmer, M., Neuroorthopädie 3 (Seite 173–176) verwiesen.

Therapiekonzepte und Erfolgsaussichten in der Behandlung der BWS-Tumoren

M. Immenkamp

Spektrum extraduraler Wirbel-Tumoren

Die dem Rückenmark, den Spinalnerven und der Dura mater spinalis entstammenden intraduralen Wirbeltumoren sind in Klinik, Diagnostik und Therapie umfassend dargestellt worden; weitaus geringer sind hingegen die Erfahrungen bei extraduralen Wirbel-Tumoren, die sehr selten vorkommen. Nur 3 bis 5% aller Primärtumoren des Knochens sind in der Wirbelsäule anzutreffen. Im Krankengut der Orthopädischen Klinik Münster beobachteten wir 405 extradurale Wirbel-Tumoren mit folgendem Spektrum (Tabelle 1 und 2):

- benigne Tumoren und geschwulstartige Erkrankungen (24%)
- 100 maligne Tumoren (25%)
- 196 Wirbelmetastasen (48%)
- 10 Skelettmanifestationen bei Morbus Hodgkin und Leukämie (3%).

Zu den häufigsten benignen Tumoren zählen:
Hämangiom, Osteoblastom, Osteochondrom, Osteoid-Osteom und der sonst seltene Riesenzelltumor. Als tumorartige Knochenerkrankungen fanden wir: Aneurysmatische Knochenzyste, eosinophiles Granulom und fibröse Dysplasie.

Bei malignen Wirbeltumoren überwiegen Plasmozytome, hiervon manifestierten sich 20 Fälle zunächst in solitärer Form. Rundzellsarkome (aus der Gruppe der

Tabelle 1. Benigne Wirbeltumoren und tumorartige Knochenerkrankungen

	WS	C	D	L
Osteochondrom	10	4	1	5
Chondrom	2	1		1
Chondroblastom	–			–
Chondromyxoidfibrom	–			
Osteom	3			3
Osteoid-Osteom	6	2	1	3
Osteoblastom	13	3	3	7
Riesenzelltumor	6	1	3	2
Hämangiom	23		9	14
Benignes Histiozytom	1			1
Desmopl. Fibrom	1			1
Aneurysm. Knochenzyste	15	3	8	4
Eosinophiles Granulom	15	4	5	6
Fibröse Dysplasie	4	1		3
Gesamt	99	20	30	49
Prozent		20%	30%	50%

Tabelle 2. Maligne Wirbeltumoren

	WS	C	D	L
Myelom	64			
davon solitär	20	6	11	3
Ewing-Sarkom	7	3	1	3
Malignes Lymphom	9	1	4	4
Chondrosarkom	2	1	0	1
Osteosarkom	4	0	1	3
Fibrosarkom + MFH	4	0	2	2
Hämangioendotheliom	1	0	0	1
Chordom	9	1	1	7
Lymphogranulomatose	9	0	2	7
Leukämie	1	0	0	1
Gesamt	110	12	22	32
Prozent	(n = 66)	18%	33%	48%

Ewing-Sarkome und Retikulum-Sarkome) rangieren weit vor den Osteosarkomen, Chondrosarkomen und Fibrosarkomen. Auch Chordome und Wirbelbefall bei Lymphogranulomatose waren relativ häufig. Insgesamt treten primär maligne Knochentumoren der Wirbel gegenüber den besonders häufigen Knochenmetastasen in den Hintergrund. Unsere besondere Aufmerksamkeit muß diesen Wirbelmetastasen gelten, da nach Sektionsstatistiken der Wirbel in 80 bis 90% entweder ausschließlich oder in Kombination mit anderen Knochen befallen ist. Knochenmetastasen sind die häufigsten im Knochen vorkommenden Tumoren. Jeder knochenzerstörende Prozeß jenseits des 40. Lebensjahres ist verdächtig als eine Skelettmetastase.

Regionäre Aufschlüsselung der Wirbel-Tumoren

Die regionäre Aufschlüsselung der benignen und malignen Wirbeltumoren läßt erkennen, daß die Halswirbelsäule in 20%, die Brustwirbelsäule in 30% und die Lendenwirbelsäule in 50% der Fälle betroffen ist. Ein ähnliches Lokalisationsmuster zeigen auch Wirbelmetastasen (HWS – 14%; BWS – 34%; LWS – 51%). Die Metastasen der Wirbelsäule allerdings, die zu operativen Maßnahmen Anlaß gaben, waren unter 355 Fällen der Autoren Wright (1963), Smith (1965), Hall und Macky (1973) und Paillas (1973) zu 6% in der HWS, zu 81% in der BWS und zu 13% in der LWS lokalisiert.

Diese regionäre Häufung operativer Interventionen an der Brustwirbelsäule bezieht sich jedoch überwiegend auf ein neurochirurgisches Krankengut, in welchem vorrangig die Querschnittsymptomatik solcher Tumoren zu berücksichtigen ist. Das Krankengut einer Orthopädischen Klinik hingegen mit 405 extraduralen Wirbel-Tumoren umfaßt ein breiteres Spektrum der Geschwulstarten; in ihm finden sich auch gehäuft benigne Tumoren und geschwulstartige Erkrankungen. Demnach verschiebt sich auch die regionäre Verteilung operativer Interventionen an den einzelnen Wirbelsäulenabschnitten. Von den 175 Patienten, die aus diesem Kollektiv ope-

Tabelle 3. Operative Zugänge

	HWS	BWS	LWS	Gesamt
Ventral	14	10	19	43
Ventral/dorsal	11	16	16	43
Dorsal	14	29	46	89
Gesamt	39	55	81	175

rativ behandelt wurden, erhielten 39 Patienten eine operative Intervention an der HWS; 55 Patienten wurden an der BWS und 81 Patienten an der LWS operiert (Tabelle 3). Dieses entspricht einer prozentualen Verteilung von 22% (HWS), 32% (BWS) und 46% (LWS). Hierin enthalten sind auch 57 Fälle der insgesamt 196 Patienten mit Wirbelmetastasen, welche eine operative Stabilisierung erhielten.

Bedeutung der Wirbelmetastasen

Nahezu die Hälfte aller von uns beobachteten Wirbeltumoren waren Metastasen. Die Primärtumorverteilung entsprach dabei den allgemein üblichen Erfahrungen. Mamma-Karzinome und Bronchial-Karzinome machen allein 40% des Primärtumoranteiles aus. Es wurde anhand von 187 metastatischen Wirbeltumoren untersucht, in wie vielen Fällen zur Zeit der Manifestation einer Wirbelmetastase der Primärtumor bereits bekannt war. In 100 Fällen konnte bei bereits bekanntem Tumorleiden die hinzugetretene Wirbelmetastase diesem Primärtumor zugeordnet werden. In nahezu der Hälfte der Fälle jedoch (bei 87 Patienten) war zum Zeitpunkt der Feststellung des Wirbeltumors der Primärtumor noch unbekannt. Erst die Wirbelmetastase gab bei diesen Patienten den initialen Hinweis auf das Tumorleiden. Es wurde ferner untersucht, wie häufig es gelingt, durch die histologische Untersuchung der Wirbelmetastase die Herkunft des Primärtumors festzulegen. In 35 Fällen ergab die Histologie den entscheidenden Hinweis auf den Ursprung des Primärtumors. In weiteren 37 Fällen blieb trotz eines histologischen Befundes der Primärtumor unentdeckt oder war nicht eindeutig identifizierbar. Am häufigsten (in 8 Fällen) wurde bei nicht eindeutiger Primärtumorlokalisation histologisch ein Bronchial-Karzinom diskutiert, dessen Existenz jedoch nicht verifiziert werden konnte. Der Primärtumor wurde in 6 Fällen erst postmortal im Rahmen einer Sektion gefunden, die dann in 3 Fällen ein Bronchial-Karzinom offenbarte. In einem Fall vermochte auch die Sektion nicht die Herkunft der Metastasen aufzudecken. In weiteren 8 Fällen erfolgte auf Grund der Schwere der Erkrankung keine weitere Primärsuche (Tabelle 4).

Der Verlauf eines Malignoms läßt sich aus dem Tempo der Metastasierung ableiten. Ein frühes Einsetzen einer Skelettmetastasierung kann als Hinweis gelten, daß es sich nicht um eine solitäre Metastase handelt. Bei einer Spätmanifestation einer Skelettmetastase ist jedoch die Wahrscheinlichkeit größer, daß es sich um eine solitäre Absiedlung handelt. Hinsichtlich der zeitlichen Beziehung zwischen Dia-

Tabelle 4. Wirbelmetastasen (n = 187)

Primärtumor nicht bekannt = 87 Fälle (47%)	
35 Fälle:	Festlegung des Primärtumors durch histologische Untersuchung der WS-Metastase
37 Fälle:	Trotz histologischer Untersuchung kein Primärtumor-Nachweis (in 8 Fällen wurde ein Bronchial-Karzinom diskutiert, aber nicht identifiziert)
6 Fälle:	Durch Sektion – Primärtumor festgestellt
1 Fall:	Trotz Sektion kein Primärtumor festlegbar
8 Fälle:	Keine Primärtumor-Suche

gnose des Primärtumors und der Diagnose der Wirbelmetastasierung ergaben sich in unserem Krankengut entscheidende Unterschiede, wozu Metastasen der Mamma-Karzinome und der Bronchial-Karzinome exemplarisch dargestellt werden sollen. Nur in 4% der Fälle war beim Mamma-Karzinom der Primärtumor zur Zeit der Metastasenfeststellung noch unbekannt, während in 62% aller Bronchial-Karzinome erst nach erfolgter Metastasierung die Feststellung des Primärtumors erfolgte. Die Zeitspanne zwischen Feststellung eines Mamma-Karzinoms und der nachfolgenden Wirbelmetastase zeigte eine breite Streuung. Es liegen Beobachtungen vor von späten Metastasen nach 18 bis 25 Jahren bei radikal operierten Mamma-Karzinomen sowie bei radikal operierten Nieren-Karzinomen. Das Intervall zwischen Primärtumorfeststellung und Behandlung und dem Auftreten einer Wirbelmetastase betrug in unserem Krankengut bis zu 16 Jahren. Metastasen eines Bronchial-Karzinoms – entsprechend auch eines gastrointestinalen Karzinoms – zeigten eine sehr kurze Entstehungszeit. In der Regel ist die Wirbelsäule nicht mehr allein befallen. Die Skelettmetastase stellt dann lediglich einen Teilaspekt weiterer Organmetastasen dar.

Symptomatik der Brustwirbelsäulen-Tumoren

Die allgemeine klinische Symptomatik der Brustwirbelsäulen-Tumoren zeigt gegenüber den übrigen Wirbelsäulenabschnitten Besonderheiten. Generell lassen sich die klinischen Leitsymptome in 3 Kategorien unterteilen:

1. Das vertebrale Syndrom, gekennzeichnet durch eine segmentale Haltungsveränderung, segmentale Funktionsstörung und reaktive Weichteilveränderung.
2. Das spondylogene Syndrom mit klinischen Mischbildern der peripheren Irritation pseudoradikulärer Art auf nervaler, vasaler oder tendomyogener Basis und
3. das Kompressions-Syndrom, radikulärer, medullärer oder vaskulärer Art.

Während das vertebrale Syndrom oder auch das spondylogene Syndrom typische Durchlaufstadien benigner Wirbeltumoren oder tumorartiger Knochenerkrankungen darstellen, stehen bei malignen Geschwülsten unter Umständen auf wenige Wochen oder Tage zusammengedrängte Verlaufsbilder bis hin zur paraplegischen Schlußphase im Vordergrund.

Die Brustwirbelsäule bietet gegenüber den übrigen Wirbelsäulenabschnitten Besonderheiten.

Der Wirbelkanal an der Brustwirbelsäule ist relativ eng und verfügt nur über einen schmalen Epiduralraum zwischen Rückenmark und knöcherner Umgebung. Diese enge räumliche Beziehung sowie auch die kritische Blutversorgung dieser Region sind offensichtlich ausschlaggebend für die hier häufig zu beobachtenden Zeichen der medullären Kompression. Untersuchungen von Weidner an unserem Krankengut in Verbindung mit dem Krankengut der Neurochirurgischen Universitätsklinik in Hannover ergaben, daß Zeichen der medullären Kompression in 70% der Tumoren des Brustwirbelsäulenabschnittes angetroffen wurden. Hingegen waren radikuläre Störungen seltener als in der HWS oder LWS anzutreffen. Ein weiterer begünstigender Faktor für das gehäufte Auftreten einer medullären Kompression und einer Rückenmarksischämie ist in der dorsalkonvexen Ausbiegung der BWS zu sehen. Infolge der Kyphose sind die ventralen Abschnitte dieser Wirbel einer vermehrten Druckbelastung ausgesetzt. Wenn ein solcher Wirbelkörper durch ein zerstörendes Tumorwachstum zusammensinkt, werden Tumorgewebe und dorsale Wirbelkörperanteile in Richtung Wirbelkanal vorgepreßt. Dieser Mechanismus der direkten Druckschädigung des Rückenmarks durch solche Gewebsverlagerungen ist auch ein entscheidendes Argument für die noch zu besprechende günstigste Form der Dekompression.

Therapeutische Richtlinien

Die nachfolgenden therapeutischen Richtlinien bei Brustwirbelsäulentumoren basieren auf den Erfahrungen, die wir mit 55 Tumoren dieser Region machen konnten. Noch vor 10 Jahren wurde überwiegend die dorsale Dekompression, z.B. bei Wirbelmetastasen ausgeführt. Heute allerdings bevorzugen wir ganz entschieden den ventralen Zugang zum Wirbel. Ohne diesen Wandel im einzelnen zu berücksichtigen und auch ohne nach der Ausdehnung des jeweiligen Tumors zu differenzieren, ergaben sich unter den 55 BWS-Tumoren 29 dorsale Eingriffe, 10 ventrale Eingriffe und 16 kombinierte – zumeist zweiseitige – ventrale und dorsale Eingriffe.

Der ventrale Zugang zum Wirbel bietet entscheidende Vorteile. Sicherer als mit einer Wirbelstanzung läßt sich Gewebe für eine histologische Schnellschnittuntersuchung gewinnen. Die definitive Operation schließt sich ohne Verzögerung an. Man kann das Rückenmark und auch die spinalen Nerven von ventral mit sehr guter Übersicht dekomprimieren. In der Regel wird dabei auch aus der Richtung dekomprimiert, aus der der Tumor gewachsen ist. Eine Stabilisierung erfolgt an der biomechanisch günstigsten Stelle. Ob ein fester Eigenspan aus der Tibia oder aus dem Beckenkamm oder aber Knochenzement in Verbindung mit einem Drehstempel zur Stabilisierung gewählt wird, richtet sich nach dem biologischen Verhalten des einzelnen Tumors.

Ausdrücklich sei vor der Laminektomie bei kindlichen Wirbeltumoren gewarnt, die bereits zu einer Wirbelkörperdestruktion geführt haben. Nach einer Laminektomie ohne weitere Stabilisierung konnten wir schwerste Kyphosen, die nicht selten in einem kompletten Querschnittsbild endeten, beobachten. Als Beispiel möge der Krankheitsverlauf zweier Patienten dienen.

- 2jähriger Junge, eosinophiles Granulom D_5, Laminektomie D_5/D_6, postlaminektomie Kyphose mit Wirbelgleiten, rascher Eintritt eines kompletten Querschnittsyndroms, Exitus letalis mit 16 Jahren.
- 11jähriger Junge, aneurysmatische Knochenzyste D_{11} nach Laminektomie komplette Sinterung des Wirbels, die daraus resultierende Kyphose führte zu einer ausgeprägten Paraspastik.

Erstes Therapieprinzip

Tumoren, die einen Wirbelkörper destruieren, sollten von ventral reseziert werden. In den letzten Jahrzehnten wurden neue Zugangswege zu den ventralen Abschnitten der Wirbelsäule erarbeitet, so daß wir heute bei abschätzbarem Risiko jedes Segment der Wirbelsäule über den ventralen Zugang erreichen können. Die Region zwischen C_7 und D_3 kann durch verschiedene ventrale Zugänge erschlossen werden. Entscheidend für die Wahl des Zuganges ist die Ausdehnung des Tumors oder die wahrscheinliche Ausweitung des Operationsgebietes nach kranial oder kaudal, wenn man eine interkorporale Stabilisation vorsieht. Über den antero-lateralen Halszugang nach Southwick und Robinson kann man oft ohne Schwierigkeiten die Oberkante von D_3 erreichen. Der transaxilläre Zugang mit Resektion der 3. Rippe nach Nathalie ist geeignet, die obere Brustwirbelregion darzustellen. Ausgedehnte Tumordestruktionen im oberen BWS-Abschnitt lassen sich durch den transsternalen Zugang nach Fang angehen.

Die Segmente D_3 bis D_{11} werden durch den transthorakalen Zugang erreicht. Vorteilhaft ist bei diesem Zugang die breite Darstellbarkeit der Wirbelsäule. Nur durch den transthorakalen Zugang besteht im Bereich der Brustwirbelsäule die Möglichkeit einer radikalen Tumorresektion. Die Kostotransversektomie kann hierfür nicht als Alternative angesehen werden. Für Tumoren, die über die Interartikularportion hinaus nach dorsal reichen, ist es in Abhängigkeit von der biologischen Wertigkeit des Tumors ohne weiteres möglich, den Schnitt nach dorsal über die Mittellinie der Dornfortsätze herüber zu führen, damit wird auch der Wirbelbogen erreichbar. Dorsale Stabilisierungen können evtl. gleichzeitig vorgenommen werden.

Am thorako-lumbalen Übergang zwischen D_{11} und L_2 kann der extrapleurale retroperitoneale Zugang nach Mirbaha ohne Thoraxeröffnung ausgeführt werden.

Die Tumorresektion am Wirbelkörper macht eine nachfolgende Stabilisierung eines oder mehrerer Segmente erforderlich. Die ventrale Stabilisation kann mittels Beckenkammspan, mittels Methylmetacrylat in Verbindung mit einem Drehstempel oder durch eine Verbundosteosynthese erfolgen.

Beispiele der ventralen Wirbelstabilisierung an der BWS:

A. Wirbelkörperexzision und Spaninterposition. Interkorporale Fusion

- 14jähriger Junge, Osteoblastom des 9. Brustwirbelkörpers, transthorakale Wirbelfreilegung, Wirbelkörperexzision, interkorporale Fusion Th_8/Th_{10} mit Beckenkammspänen. 3 Monate nach der Operation ist eine ventrale Stabilisierung gegeben.

– Riesenzelltumor des 10. Brustwirbelkörpers, transthorakale Wirbelkörperexzision, interkorporale Fusion mit Beckenkammspan und Rippenspänen, 6 Monate post operationem besteht eine stabile Überbrückung. Nach 2½ jährigem Verlauf besteht kein Rezidiv.

Um eine frühe Belastungsstabilität zu sichern, können heute Abstützvorrichtungen, wie z.B. mit dem Slot-Instrumentarium an den darüber und darunter liegenden Wirbelkörpern angebracht werden.

B. Ventrale Tumorausräumung, Überbrückung mit Drehstempel und Knochenzement

– 72jährige Frau, Metastase D_7 und D_8 bei einem Mamma-Karzinom, welches 1966 operiert und bestrahlt wurde. 1977 erfolgte die Bestrahlung der Wirbelmetastasen. 1981 war eine ausgedehnte Tumordestruktion bei D_7 und D_8 eingetreten. Über einen transthorakalen Zugang wurden beide Wirbelkörper exzidiert, der Epiduralraum dekomprimiert, die Überbrückung erfolgte mit einem Drehstempel und Knochenzement.

Beim Plasmozytom, insbesondere in seiner solitären Form, verwenden wir in der Regel nur dann Knochenzement, wenn durch die Schnellschnittuntersuchung keine exakte Festlegung der Tumorart erfolgen konnte. Wird jedoch durch die Schnellschnittuntersuchung die Diagnose der zumeist nicht-sekretorischen solitären Plasmozytome gesichert, verwenden wir die interkorporale Fusion nach Wirbelkörperexzision mit Eigenspänen. Wegen der zu erwartenden langen Überlebenszeit solitärer Plasmozytome schließen wir in diesen Fällen eine dorsale Spondylodese in 2. Sitzung an.

Zweites Therapieprinzip

Nur in einer Notsituation, die uns zwingt innerhalb von wenigen Stunden Rückenmark und Spinalnerven zu dekomprimieren, kann die dorsale Entdachung des Spinalkanals als der erste Schritt gewählt werden. Aber auch dann, wenn ausgedehnte intraspinale Tumorzapfen durch Computertomographie oder Myelographie festgestellt werden. Der Stabilitätsverlust wird am günstigsten durch Distraktionsstäbe, die möglichst 3 Segmente oberhalb und unterhalb des komprimierten Wirbelkörpers eingesetzt werden sollten, abgefangen. Ob dann noch eine ventrale Tumorresektion notwendig wird, entscheidet sich nach dem biologischen Verhalten des Tumors.

– 10jähriger Junge, Ewing-Sarkom mit Ausbreitung im Spinalkanal. In 1. Sitzung erfolgte zunächst eine Laminektomie Th_{12}/L_3, es wurden 2 Harrington-Distraktionsstäbe eingebracht. Gleichzeitig erfolgte eine posterolaterale Spondylodese mit Eigenspänen. Nach einer intensiven Strahlentherapie und 1jähriger Zytostatika-Anwendung erfolgt die komplette Wirbelkörperexzision mit Eigenspanüberbrückung. Die zwischenzeitlich eingetretene anguläre Kyphose konnte nicht mehr korrigiert werden. Der Junge überlebt heute ohne Hinweis auf ein weiteres Tumorwachstum.

Drittes Therapieprinzip

Bei ventraler und gleichzeitig dorsaler Ausbreitung eines nicht palliativ zu behandelnden Tumors sind mehrfache Operationen erforderlich. Zu einem Zeitpunkt der Operation muß man jedoch „im Tumor" operieren. Damit läßt sich eine onkologische Radikalität für maligne Tumoren a priori nicht erreichen. Die Frage, ob ein Tumor zunächst von dorsal oder von ventral reseziert werden muß, richtet sich nach dem Ausmaß der Instabilität und dem Stadium der Rückenmarkskompression. Nur in einem fortgeschrittenen Stadium der Rückenmarkskompression und bei sehr großer Instabilität wäre zunächst eine dorsale Tumorexstirpation und Stabilisierung mit Harrington-Stäben zu empfehlen. Der Verlust der Stabilität an den dorsalen Wirbelabschnitten infolge des fortgeschrittenen Tumorwachstums ist hierbei mit zu berücksichtigen, da der dorsale Drehpunkt zerstört ist, um den eine Deformität korrigiert werden könnte. Eine zu stark einwirkende axiale Kraft könnte zu einer Distraktion der Wirbelsäule führen mit daraus resultierenden neurologischen Komplikationen.

Als Beispiel einer mehrzeitigen ventralen und dorsalen Operation möge der Verlauf eines 17jährigen Mannes mit einem Riesenzelltumor D_6/D_7 dienen.

– 17jähriger Mann, Riesenzelltumor D_6/D_7. 1 Jahr nach Beginn der Symptomatik trat ein Querschnittsyndrom in Höhe von D_7 ein, weshalb zunächst von dorsal entlastet wurde. Daraufhin Zuweisung des Patienten. Durch uns erfolgte zunächst eine transthorakale Exzision des Wirbelkörpers D_6 und D_7 mit Spanüberbrückung durch Wadenbein- und Beckenkammspäne. In 2. Sitzung wurde eine dorsale Spondylodese D_4/D_9 vorgenommen mit Stabilisierung durch 2 Harrington-Distraktionsstäbe.

Erfolgsaussichten in der Behandlung der Wirbel-Tumoren

Im Rahmen dieser kurzen Übersicht liegt die Betonung auf der Darstellung der operationstechnischen Möglichkeiten. Benigne Knochentumoren der Brustwirbelsäule sollten mit jedem Einsatz so radikal wie möglich entfernt werden. Durch die Erarbeitung neuerer Zugangswege zu den ventralen Abschnitten der Wirbelsäule haben sich die Chancen für eine komplette Tumorresektion verbessert.

Bei malignen Tumoren der Wirbelsäule sind dem Operateur in seinen Möglichkeiten zur radikalen Tumorentfernung enge Grenzen gesetzt. Primär- und sekundär-maligne Tumoren des Achsenskeletts erfordern bei dem derzeitigen Stand der Chemotherapie und der lokalen Strahlentherapie ein interdisziplinäres Vorgehen von Onkologen, Strahlentherapeuten und Orthopäden bzw. Chirurgen. Da onkologische Radikalität operativ zumeist an der Brustwirbelsäule nicht zu erzielen ist, wird in der Regel noch eine Strahlenbehandlung erforderlich. Die Nähe zum Rükkenmark bedeutet jedoch eine Limitierung hinsichtlich der tolerierbaren maximalen Strahlendosis. Das Ziel der operativen Behandlung der malignen Wirbeltumoren ist in den meisten Fällen in der Erhaltung bzw. Wiederherstellung der Stützfunktion der betroffenen Segmente und in der Wiederherstellung der Schutzfunktion für das

Myelon zu sehen. Die Wiederherstellung der Brustwirbelsäulenstabilität bedingt in der Regel einen Eingriff von ventral.

Um die Indikation zur Operation bei Wirbel-Metastasen eingrenzen zu können, sei das Schicksal von insgesamt 148 Patienten angeführt, die Weidner 1980 aus dem gemeinsamen Krankengut der Orthopädischen Universitätsklinik in Münster und der Neurochirurgischen Klinik Hannover zusammenstellte.

Die mittlere Überlebenszeit betrug 9 Monate. Nur 86 von 148 Patienten überlebten den Therapiebeginn länger als 6 Monate. Es konnte der Verlauf konservativ behandelter und operativ behandelter Wirbel-Metastasen verglichen werden. Dabei kam es in 27% bei den konservativ und in 44% bei den operativ behandelten Patienten zu einem Rückgang des Behinderungsgrades. Neurologische Ausfälle bildeten sich zurück bei 12% der konservativ und 37% der operativ behandelten Patienten. Zunehmende neurologische Störungen traten unter konservativer Therapie bei 65%, dagegen nur in 33% der operierten Fälle ein. Der Primärtumor bestimmt ganz wesentlich den klinischen Verlauf. Bronchial-Karzinome oder gastrointestinale Karzinome haben eine äußerst schlechte Prognose. Vom Therapiebeginn an waren nach 6 Monaten 79 bzw. 86% dieser Patienten bereits verstorben. Die Indikation zur Operation ist demnach bei diesen Karzinom-Metastasen mit allergrößter Zurückhaltung zu stellen. Mamma-Karzinome, Prostata-Karzinome und Schilddrüsen-Karzinome metastasieren spät in die Wirbelsäule und zeigen einen günstigeren klinischen Verlauf. Es sind somit gerade diese Wirbelmetastasen, die in ihrer solitären Form unbedingt operativ angegangen werden sollten.

Literatur

Weidner A, Immenkamp M (1984) Ergebnisse der operativen Therapie von malignen Wirbelsäulen-Tumoren. In: Schmitt (Hrsg) Die Wirbelsäule in Forschung und Praxis Band 103 (Tumoren der Wirbelsäule), Hippokrates

Operationsindikationen und -methoden bei Brustwirbelsäulenverletzungen mit neurologischen Ausfällen

W. Dick

Einleitung

In die Behandlung von Wirbelsäulenverletzungen mit neurologischem Schaden ist in letzter Zeit Bewegung gekommen. Die operative Therapie erfreut sich zunehmenden Interesses, doch befindet sie sich gegenwärtig noch im gleichen suchenden Stadium wie die Extremitätentraumatologie vor etwa 20 Jahren: Die Abgrenzung der Indikationen ist im Fluß, die angewandten Methoden sind kontrovers und verbesserungsbedürftig. Wie ist dieser zeitliche Rückstand zu erklären? Die Gründe sind mannigfaltig:

- Beim einzelnen Behandler sammeln sich nur wenige schwere Wirbelsäulenverletzungen an, weil die Mehrzahl aller Frakturen einfache Kompressionsfrakturen sind, die von vorne herein klar der konservativen Behandlung zufallen.
- Die Vielfalt der Verletzungsformen der Wirbelsäule ist wegen der großen Zahl der betroffenen Strukturen groß, und bis heute fehlt noch eine brauchbare Einteilung, die dank klarer Klassifikationen Dokumentationssammlungen gestatten und so genügend Zahlen für echte Vergleiche verschiedener Verfahren liefern könnte.
- Die „funktionelle Behandlung" – eines der allgemeinen Hauptanliegen der operativen Knochenbruchbehandlung – ist für einen Großteil der Wirbelfrakturen auch bei konservativer Behandlung möglich und seit Jahrzehnten angewandt.
- Ein anderes Hauptprinzip der operativen Frakturbehandlung, nämlich die Wiederherstellung von Gelenkkongruenzen, ist bei der Wirbelfraktur nicht möglich, ja es müssen bis heute meist zahlreiche gesunde Gelenke in die Fixation einbezogen werden; auf diesen Punkt wird unten noch eingegangen.
- „Übungsstabilität" bedeutet an der Wirbelsäule gleichzeitig „Belastungsstabilität", weil eine echte Entlastungsmöglichkeit in aufrechter Haltung ja nicht vorhanden ist. Bloße „Lagerungsstabilität" nach der Operation würde wenig Nutzen bringen.
- Die dramatische Senkung der Mortalität von Querschnittverletzten beruht auf der Beherrschung der Sekundärkomplikationen und ist weitgehend unabhängig von der Behandlungsart des Wirbelbruches selbst. Und schließlich:
- Eine wichtige Ursache für den mangelhaften Konsens zwischen konservativ und operativ Behandelnden liegt darin, daß die knöcherne und die neurologische Verletzung mit ihren Behandlungserfordernissen nicht genügend getrennt und die Ziele, die verfolgt werden, nicht klar genug definiert sind.

Nach heutigem Stand müssen wir davon ausgehen, daß eine direkte Schädigung des Myelons durch das Trauma selbst einer operativen Reparatur oder Überbrückung durch Transplantation nicht zugänglich ist. Jede Behandlung kann also nur darauf abzielen, alle Faktoren zu beseitigen, die eine Spontanerholung sekundärer Schäden behindern könnten, welche durch Fragmentdruck, Ödem, Hämatom, Durchblutungsstörung und Spinalschock entstanden sind. Dabei ist die beste Dekompression die anatomische Reposition. Wie diese hingegen erreicht wird, ist – gleiche Güte und gleichen Zeitpunkt vorausgesetzt – nicht ausschlaggebend. So ist die neurologische Erholung allein ein schlechtes Kriterium im Streit pro und contra operationem, obwohl an ihr stets die Diskussion entbrennt.

Die Indikationen zur operativen Behandlung

Es soll daher im folgenden ein Indikationsschema für die operative Behandlung von Brustwirbeltraumen aufgestellt werden, das die mechanischen Aufgaben des Organes „Wirbelsäule" ebenbürtig einbezieht (Dick 1984). Es besteht aus zwei Teilen: im ersten (a–d) wird die Indikation zur Operation durch die Neurologie gegeben, unabhängig von der Frakturform, im zweiten (e–h) hingegen durch die Bruchform und ihre mechanischen und statischen Auswirkungen, unabhängig davon, ob eine vollständige, teilweise oder gar keine Lähmung vorliegt. Dabei ist mit Operation immer die Reposition und stabile Fixation, nötigenfalls mit zusätzlicher Fragmententfernung, aber nie die bloße Laminektomie gemeint.

Nach diesem Schema ist also eine Operationsindikation gegeben:

a) bei zeitlichem Intervall zwischen Unfall und Lähmung. Dies bedeutet, daß das Trauma selbst nicht zu einer irreversiblen Markläsion geführt hat, sondern der Funktionsausfall durch Folgeschäden wie Druck, Durchblutungsstörung etc. entstanden und somit prinzipiell umkehrbar ist, wenn diese nicht zu lange angedauert haben. Es besteht also allergrößte zeitliche Dringlichkeit.

b) bei eindeutiger Progredienz einer primär inkompletten Lähmung. Hier gilt das gleiche wie bei a).

c) bei offenen Rückenmarksverletzungen. Diese sind außerhalb von Schußverletzungen selten.

d) bei möglicher Behinderung einer allfälligen Erholung durch ungünstige Fragmentstellung bei nicht irreversibel total geschädigtem Myelon. „Irreversibel geschädigtes Myelon" heißt nach heutigem Stand, daß auch nach Abklingen des Spinalschockes, d.h. nach Rückkehr des Bulbocavernosus-Reflexes nach 24–48 Stunden, immer noch eine vollständige Querschnittlähmung ohne sakrale Aussparung für Schmerzreiz nachzuweisen ist. Für die ersten 24–48 Stunden läßt sich eine Aussage dagegen nicht treffen, solange der Bulbocavernosusreflex noch negativ ist. Mit „möglicher Behinderung einer neurologischen Erholung durch die Fragmentstellung" ist gemeint, daß eine massive Einengung des Spinalkanales entweder durch Luxationsstellung der Hauptfragmente oder durch Massenverschiebung von großen Wirbelkörperhinterwandfragmenten fortbesteht trotz Repositionslagerung. Nicht gemeint sind eine leichte Verminderung der Diameter des Spinalkanales oder einzelne in den Kanal eingedrungene kleine Fragmentsplitter.

e) bei nicht geschlossen reponierbaren Wirbelsäulenfrakturen und -luxationen.

f) bei bleibend instabilen Frakturformen, die auch nach knöcherner Konsolidierung der Fragmente mit großer Wahrscheinlichkeit nicht wieder stabil werden, weil eine gleichzeitige Zerreißung von Bandscheibe und dorsalem Kapselligamentkomplex den Hauptteil der Verletzung bildet.

g) bei Gefahr bleibender Deformationen in beschwerdeverursachendem Ausmaß. Die individuellen Unterschiede, von welchem Grade an eine kyphotische Deformität oder die kompensatorische Lendenlordose zu Beschwerden führen wird, sind groß: MacNab (1977) gibt als Anhaltspunkt die Erniedrigung der Vorderkantenhöhe um mehr als 50% an. Morscher bezieht zusätzlich noch die Kompensationsfähigkeit durch die übrige Wirbelsäule, die berufliche Beanspruchung und das Alter des Patienten in die Indikationsstellung ein (Morscher 1980).

h) bei Gefahr sekundärer Dislokation durch pathologische Unruhezustände des Patienten. Wenn bei Schädel/Hirntraumen, Athetosen, Suchtkrankheiten, Demenz sekundärer Schaden durch unkontrolliertes Aufstehen droht und sich auf konservativem Wege eine genügend sichere Ruhigstellung nicht erreichen läßt, kann die Indikation zu einem operativen Eingriff gegeben sein.

Operationsverfahren

Am häufigsten verwandt wird das Harrington-Distraktionssystem mit seiner einfachen, aus der Skoliosechirurgie vertrauten Implantationstechnik. Doppelseitig eingesetzt gestattet es eine Aufrichtung der traumatischen Kyphose und kann durch Distraktion bei Trümmerfrakturen mit erhaltenem Längsbandperiostschlauch auch zur Wiederherstellung der Wirbelkörperform beitragen (Harrington 1962). Es ist an jedem Ende mit einem Haken beweglich mit einem Wirbelbogen verbunden und benötigt auf jeder Seite eine zweite knöcherne Abstützung an einem weiteren Wirbelbogen, wirkt also biomechanisch über eine sog. Vierpunkt-Abstützung (White et al. 1977). Je weiter die Knochenpunkte auseinander liegen, desto größer die Repositionskraft. Um die Haken in den Bögen eingehängt zu halten, ist ein dauerhafter anatomischer Widerstand gegen die Distraktionsspannung erforderlich. Fehlt er wie bei der Zerreißung der dorsalen Pfeilerkette oder gar der vollständigen Luxation, so drohen die Haken bei kleiner kyphosierender Bewegung aus der Lamina auszuhängen, was die häufigste Komplikation ist, natürlich verbunden mit vollständigem Stabilitätsverlust (Gertzbein et al. 1982). Das gleiche gilt für das knöcherne Ausbrechen der Laminalippe bei stärkerer kyphosierender Belastung. Rotationsstabilität ist gar nicht gegeben, für eine Frühmobilisation ist also eine äußere Zusatzfixation durch Voll-Korsett nötig. Den Vorteilen des einfachen Zuganges und der einfachen Technik stehen also deutliche Nachteile gegenüber. Hinsichtlich der Festigkeit eindeutig überlegen ist die mit transpedikulären Schrauben verankerte dorsale Platte nach Roy-Camille. Ihre korrekte Anwendung ist technisch deutlich schwieriger; zu den Vorteilen gehört die Tatsache, daß ihre Stabilität auch bei Zerstörung aller Ligamentverbindungen unbeeinträchtigt ist, sie also bei allen Frakturformen angewendet werden kann, daß sie eine Rotationsstabilisierung mitbringt und gut an die physiologische Form angepaßt werden kann. Zu den Nachteilen gehört, daß eine Frakturreposition, besonders im Distraktionssinne, mit der Platte selbst nicht möglich ist, sondern anderweitig erfolgen muß, daß der auf die Durchschnittswirbelsäule abgestellte Lochabstand im Einzelfall oft nicht ganz stimmt, und daß die Montage so rigide ist, daß die Scher- und Biegekräfte zu gehäuften Schraubenbrüchen führen (Roy- Camille et al. 1980).

Auch bei der Platte besteht eine bewegliche Verbindung zwischen Wirbel und Implantat über die Beweglichkeit des Schraubenkopfes im Plattenloch, auch bei ihr ist also eine Mehrpunkt-Abstützung und damit der Einbezug von wenigstens zwei Wirbeln oberhalb und unterhalb der Frakturen nötig.

Die segmentale Instrumentation nach Luque (Luque et al. 1982) bietet keinen Schutz gegen axiales Zusammensintern und ist kein Frakturstabilisationsverfahren.

Die dorsale monosegmentale Zuggurtung mit dem Harrington-Kompressorium verbindet hohe Stabilität mit kürzester Fixationsstrecke. Sie stellt also im Grunde ein ideales Verfahren dar. Leider sind aber die Voraussetzungen zur Anwendung nur selten erfüllt, nämlich intakte Bögen beider Wirbel und erhaltene, druckresistente Wirbelkörperhinterwand im Frakturwirbel.

Die vorderen Verfahren wiederum bringen bei komplikationsträchtigerem Zugang zwar eine gute Dekompressionsmöglichkeit durch Resektion der in den Kanal vorstehenden Fragmente, aber keine gute Sofortstabilität, so daß schon kombinierte ventro-dorsale Verfahren empfohlen wurden.

Probleme

Wenn wir die operative Behandlung der schweren Wirbelsäulenverletzung verbessern wollen, so ergibt sich aus den bisherigen Erfahrungen ein ganzer Forderungskatalog:

1. Die operative Behandlung soll, wo dies auf konservativem Wege nicht möglich war, eine perfekte Reposition der Fraktur erbringen. Dazu wäre eine Handhabe wünschenswert, mit der der einzelne Wirbel direkt und in allen Richtungen bewegt werden kann.

2. Sie soll nicht zu einer Bewegungseinschränkung eines unverletzten Wirbelsäulenabschnittes führen. Daran gewöhnt, daß Skoliosepatienten mit ihrer schon zuvor eingesteiften Wirbelsäule sehr gut die iatrogene Ausschaltung der geringen Restbeweglichkeit ertragen, haben wir lange Zeit übersehen, daß sich dies nicht auf Frakturpatienten mit zuvor normaler Wirbelsäule übertragen läßt. Während Nichtgelähmte noch Kompensationsmechanismen entwickeln können, sind Paraplegiker für eine optimale Rehabilitation auf eine ausgedehnte Beweglichkeit vor allem der Lendenwirbelsäule angewiesen, und diese wird bei Frakturen der untersten BWS ja bei Mehrpunktsystemen in die Versteifung einbezogen. Was wir an den Extremitäten niemals akzeptieren würden, nämlich eine ganze Reihe von gesunden Gelenken zu versteifen, kann auch an der Wirbelsäule nicht endgültige Lösung sein.

3. Sie soll sofortige Stabilität gewährleisten. Wird diese nicht erreicht, so addieren sich die Nachteile der konservativen und operativen Behandlung.

4. Sie soll die physiologische Schweifung der Wirbelsäule erhalten, sonst drohen spätere statische Beschwerden. Besonders der iatrogene Verlust der Lendenlordose ist sehr problematisch.

5. Sie soll bei allen Verletzungsformen unabhängig vom Zerstörungsgrad der dorsalen Elemente, der Längsbänder und der Wirbelkörperhinterwand ebenso einsetzbar sein wie auch nach Laminektomien und Spondylektomien.

6. Die Belastung durch die Operation sollte gering genug sein, daß sie auch bei schwerverletzten Patienten nötigenfalls sofort ausführbar ist (keine kombiniert hinteren und vorderen Zugänge).

Fixateur interne

Für uns ergab sich aus diesen Forderungen die Notwendigkeit, ein neues Implantatsystem einzuführen (Abb. 1). Ausgehend von einer Konzeption von Magerl (1982) haben wir mit dem Fixateur interne ein voll versenkbares, in sich selbst winkel- und rotationsstabiles Implantat entwickelt, das sich auf die Fixation ausschließlich der unmittelbaren Nachbarwirbel beschränkt und bei jeder Frakturform angewendet werden kann, weil es nicht auf eine Mehrpunktabstützung an anderen Knochenpunkten angewiesen ist, sondern mit transpedikulär in den Wirbelkörpern fest vom dorsalen Zugang aus verankerten Schanzschrauben die Fraktur stabil fixiert. Es besitzt lange, am Ende der Operation abzutrennende Hebelarme für eine perfekte Reposition der Fraktur (Abb. 2).

Im experimentellen (Dick et al. 1985) und klinischen Einsatz (Dick 1985) hat es sich seit 2 Jahren bei 70 Patienten so bewährt, daß wir im mittleren und unteren BWS-Bereich und erst recht an der LWS keine Langstreckenmontagen bei Frakturen mehr machen (Abb. 3). Bei Auswechselungen fehlgeschlagener derartiger Implantate gegen den kurzen Fixateur gaben die Patienten spontan einen eindrücklichen Bewegungsgewinn an. Dies sei Anregung, bei der operativen Behandlung von Frakturen der unteren Brustwirbelsäule die funktionellen Gesichtspunkte stärker zu berücksichtigen und verbesserte Kurzstreckenfixationen anzustreben.

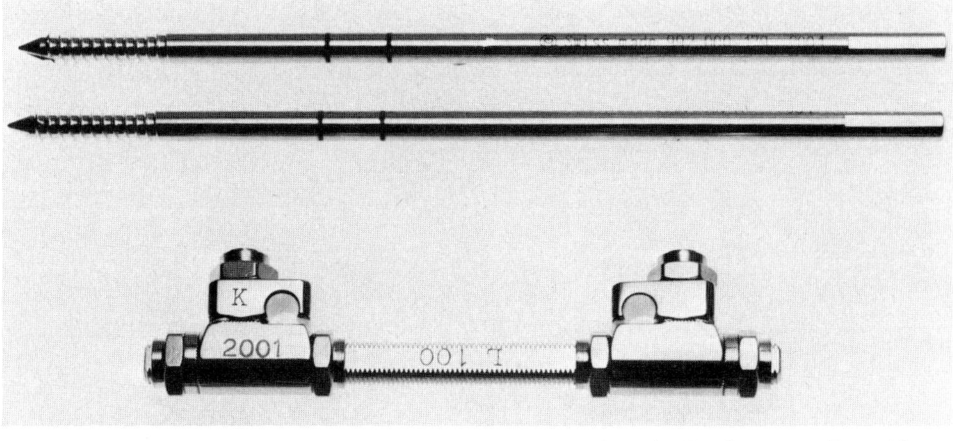

Abb. 1. Transpedikulär vom dorsalen Zugang aus zu verankerndes Implantat zur Reposition und Stabilisation von Wirbelfrakturen: der „Fixateur interne“

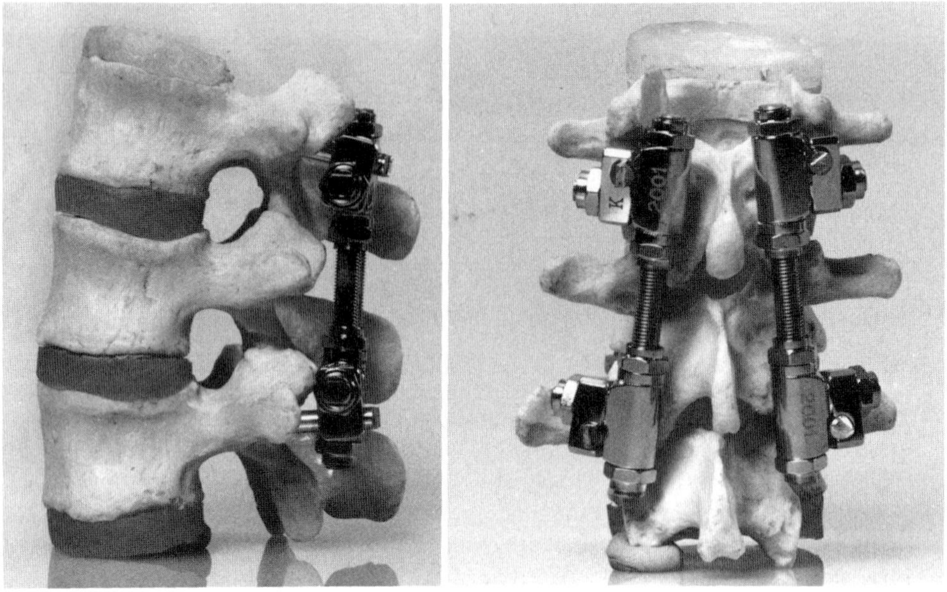

Abb. 2. Fertig montiertes Implantat: die langen Hebelarme sind abgetrennt

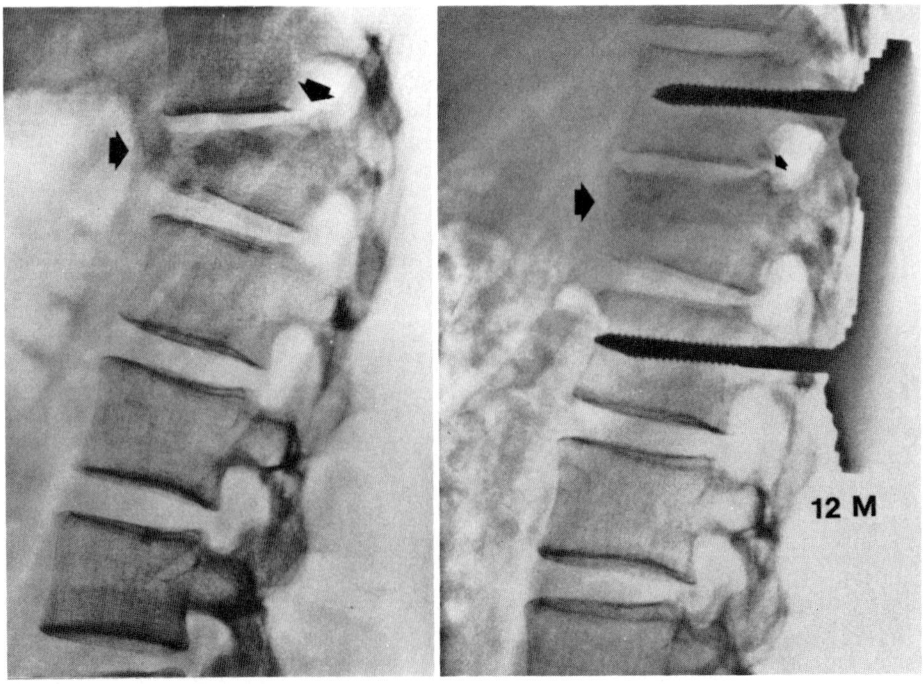

Abb. 3. Fixateur interne bei BWK-12-Fraktur

Literatur

Dick W (1984) Innere Fixation von Brust- und Lendenwirbelbrüchen. Band 28 der Reihe: Aktuelle Probleme in Chirurgie und Orthopädie. In: Burri C, Harder F, Jäger M (Hrsg) Huber, Bern Stuttgart Toronto

Dick W (1985) The „Fixateur interne" – a versatile implant for spine surgery. Spine (in press)

Dick W, Wörsdörfer O, Magerl F (1985) Mechanical properties of a new device for internal fixation of spine fractures: the „fixateur interne". In: Schneider E, Perren SM (eds) Developments in Biomechanics, Vol. 2. Nijhoff, Den Hague

Gertzbein SD, MacMichael D, Tile M (1982) Harrington instrumentation as a method of fixation in fractures of the spine. A critical analysis of deficiencies. J Bone Joint Surg [Br] 64:526

Harrington PR (1962) Treatment of scoliosis. Correction and internal fixation by spine instrumentation. J Bone Joint Surg [Am] 44:591

Luque ER, Cassis N, Ramirez-Wiella G (1982) Segmental spinal instrumentation in the treatment of fractures of the thoracolumbar spine. Spine 7:312

MacNab J (1977) Backache. Williams and Wilkins: Baltimore

Magerl F (1982) External skeletal fixation of the lower thoracic and lumbar spine. In: Uhthoff HK (ed) Current concepts of external fixation of fractures. Springer, Berlin Heidelberg New York

Morscher E (1980) Korrektur der Hyperkyphose bei frischen und alten Wirbelkompressionsfrakturen. Orthopäde 9:77

Roy-Camille R, Sailland G, Marie-Anne S, Mamoudy P (1980) Behandlung von Wirbelfrakturen und -luxationen am thoracolumbalen Übergang. Orthopade 9:63

White AA, Panjabi MM, Thomas CL (1977) The clinical biomechanics of kyphotic deformities. Clin Orthop 128:8

Ergebnisse der operativen Behandlung von BWS-Traumata

N. Walker und R. Heger

Einleitung

Die Suche nach der optimalen Therapie bei Wirbelsäulenverletzungen hat zwischen den Befürwortern der operativen Therapie und der konservativen Therapie in den letzten Jahren immer wieder zu heftigen Kontroversen geführt. Während Guttmann und seine Schule praktisch jede operative Maßnahme wegen der in ihr selbst liegenden Komplikationsmöglichkeiten ablehnt, sehen andere, z.B. Hardy und Fossier (1975), Flesch (1977), Jackson (1975), klar umschriebene Indikationen zur operativen Behandlung. Diese Indikationen sind: Instabile Wirbelfrakturen mit inkompletter und tatsächlicher oder drohender Verschlechterung des neurologischen Bildes. Diese Indikationen zeigen, daß bei Wirbelsäulenverletzungen grundsätzlich 2 verschiedene Systeme verletzt werden können, die jedes für sich 10 eigenständige Bedingungen und Überlegungen erfordern. So ist immer zu unterscheiden zwischen einer Indikation aus neurologischen Erfordernissen und einer Indikation aus stato-dynamischen Überlegungen, um die Entwicklung einer Fehlstellung der Wirbelsäule zu verhindern (Bötel). Gerade die Guttmann-Schule geht davon aus, daß durch geeignete Lagerung alle Patienten ohne weiteres Zutun eine ausreichende Stabilität erreichen, andere Autorengruppen stellen dies in Frage und fordern dringend operative stabilisierende Maßnahmen, Walker (1979), Bötel (1982), Dick (1984). Bereits Louis vergleicht die Wirbelsäulenarchitektur mit 3 großen vertikalen Säulen, dabei besteht eine Säule aus den Wirbelkörpern, die beiden anderen Säulen werden von den rechten und linken Gelenkfortsatzreihen gebildet. Zwischen den Säulen der Gelenkfortsätze bestehen horizontale Brücken in Form der Bogenwurzeln und der hinteren Bogenanteile. Je nach Ausmaß des Schädigungsgrades, betreffend eine oder mehrere dieser Säulen, entsteht eine instabile Fraktur. Dabei ist zu unterscheiden zwischen einer ligamentären Instabilität mit Verletzung der Bandstrukturen sowie der Bandscheibe und einer ossären Instabilität bei knöchernen Verletzungen in diesen Bereichen. Denkbar ist auch eine gemischte ossoligamentäre Form. Gerade diese Form gilt als neurologisch sehr ungünstig, und eine Operation wird deshalb hier in jedem Falle empfohlen, Louis (1977), Magerl (1980). Rein ossäre Instabilitäten haben bei geeigneter Reposition und geeigneter konservativer Behandlung eine gute Aussicht auf dauerhafte Stabilität, diskoligamentäre Instabilitäten haben jedoch schlechtere Heilungschancen, weshalb hier eine häufige Operationsindikation gesehen wird, Burri (1980), Dolanc (1980), Tscherne (1980).

Stabilisationsverfahren

Bei den Stabilisationsverfahren von hinten sind mehrere Verfahren denkbar:

1. Distrahierende Verfahren: Harrington-Distraktionsinstrumentarium, Locking-Hook-Spinal-Rot-System nach Jacobs, Fixateur externe nach Magerl und Schlepfer, Fixateur interne nach Dieck.
2. Zuggurtende Verfahren: Drahtcerclagen in spezieller Anordnung (Abb. 1a, b) und Dornfortsatzplatten, Harrington-Kompressionsinstrumentarium, Weißfeder, Kombinationen von Weißfedern mit Harrington-Stäben (Abb. 2a–c), außerdem können verschiedene Verfahren, wie z. B. der Fixateur externe und interne sowie die Roy Camille-Platte (Abb. 3a–c) im Sinne eines Zuggurtungssystems angelegt werden.
3. Schienende Verfahren mit Mehrpunktabstützung an den Bögen: Roy Camille-Platte als Neutralisationssystem und andere Plattenmodifikationen, Instrumentarium nach Luque. Häufig werden all die oben genannten Verfahren mit einer dorsalen oder interkorporellen Spondylodese bzw. mit einer transpedikulären Spongiosaplastik kombiniert.

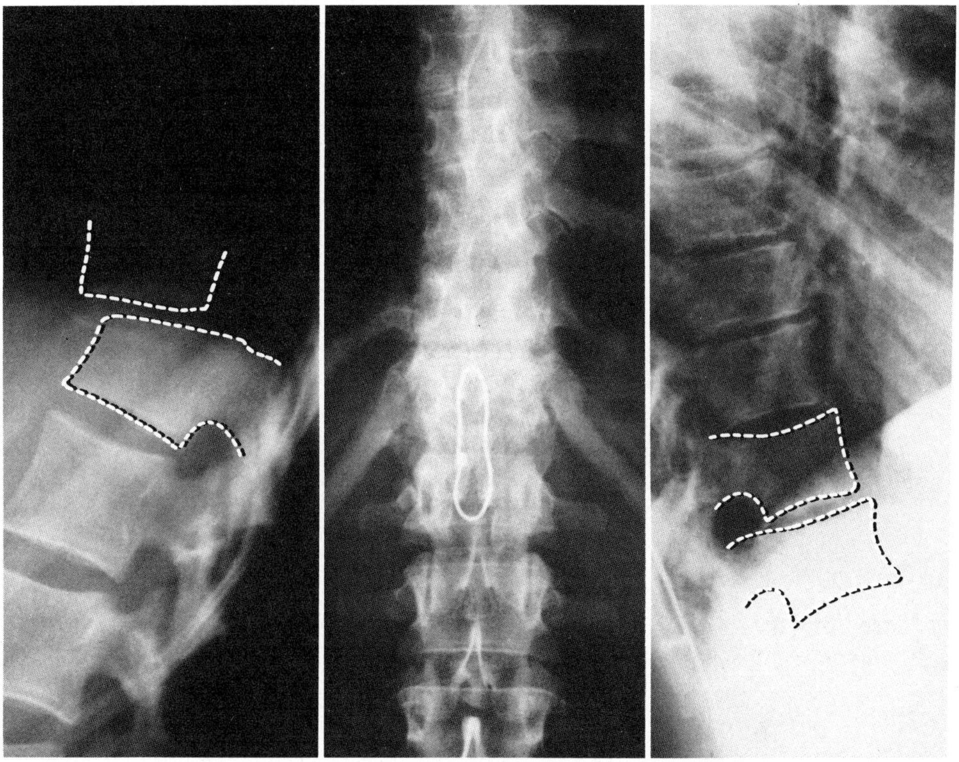

a b c

Abb. 1. Pat. M.B., weiblich, 40 Jahre, Kenn-Nr. 8844, $BWK_{11/12}$ Luxationsfraktur, minimale Versorgung durch Drahtcerclage und interkorporelle Spondylodese, Mobilisation und Entlassung nach Wundheilung, äußere Fixation durch Gipskorsett für 3 Monate

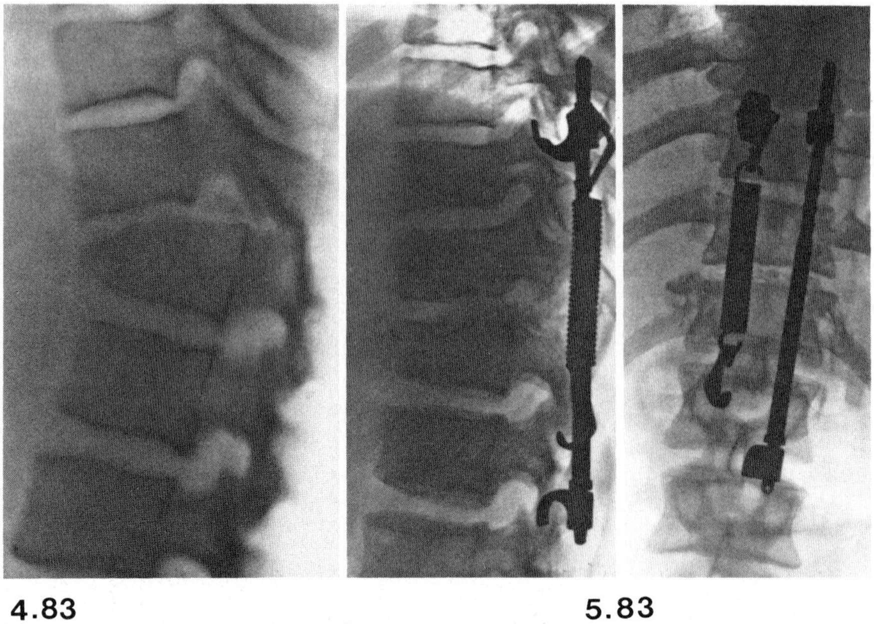

a b c

Abb. 2. Pat. W.K., männlich, 23 Jahre, inkomplette Paraplegie bei Luxationsfraktur BWK_{12}/ L_1. Versorgung mit Harrington-Stab und Weißfeder, durch diese Versorgung können die Biegekräfte auf den Harrington-Stab durch die Feder teilweise absorbiert werden, was zu deutlich weniger Stabbrüchen und Hakenausrissen führt

4. Ventrale Zugänge: Über einen antero-lateralen oder transperitonealen Zugang können viele der in der allgemeinen Traumatologie zur Verfügung stehenden Implantate eingebracht werden, es kann aber auch nach dem VDS-Verfahren nach Zielke vorgegangen werden. Die ventralen Verfahren werden immer mit einer interkorporellen Knochenspanimplantation kombiniert.

Die bei uns gemachten Erfahrungen basieren in erster Linie auf Erfahrungen mit der Roy Camille-Platte, dem Harrington-Distraktions- und Kompressionsinstrumentarium, der Kombination zwischen Harrington-Stab und Weißfeder sowie auf der Anwendung einfacher Drahtcerclagen.

Ergebnisse

In der orthopädischen Klinik Markgröningen wurden vom 14. 01. 1982 bis zum 01. 09. 1984 104 Patienten – 73 Männer und 31 Frauen – mit 134 Wirbelfrakturen behandelt. 90 dieser Patienten hatten schwere neurologische Ausfallserscheinungen.

Von den Frakturen betrafen 38% der Fälle die HWS, 44% die BWS und 18% die LWS. Interessant ist die Tatsache, daß 10% der Patienten mit Wirbelfrakturen im HWS-Bereich zusätzlich noch eine oder mehrere weitere Wirbelfrakturen hatten,

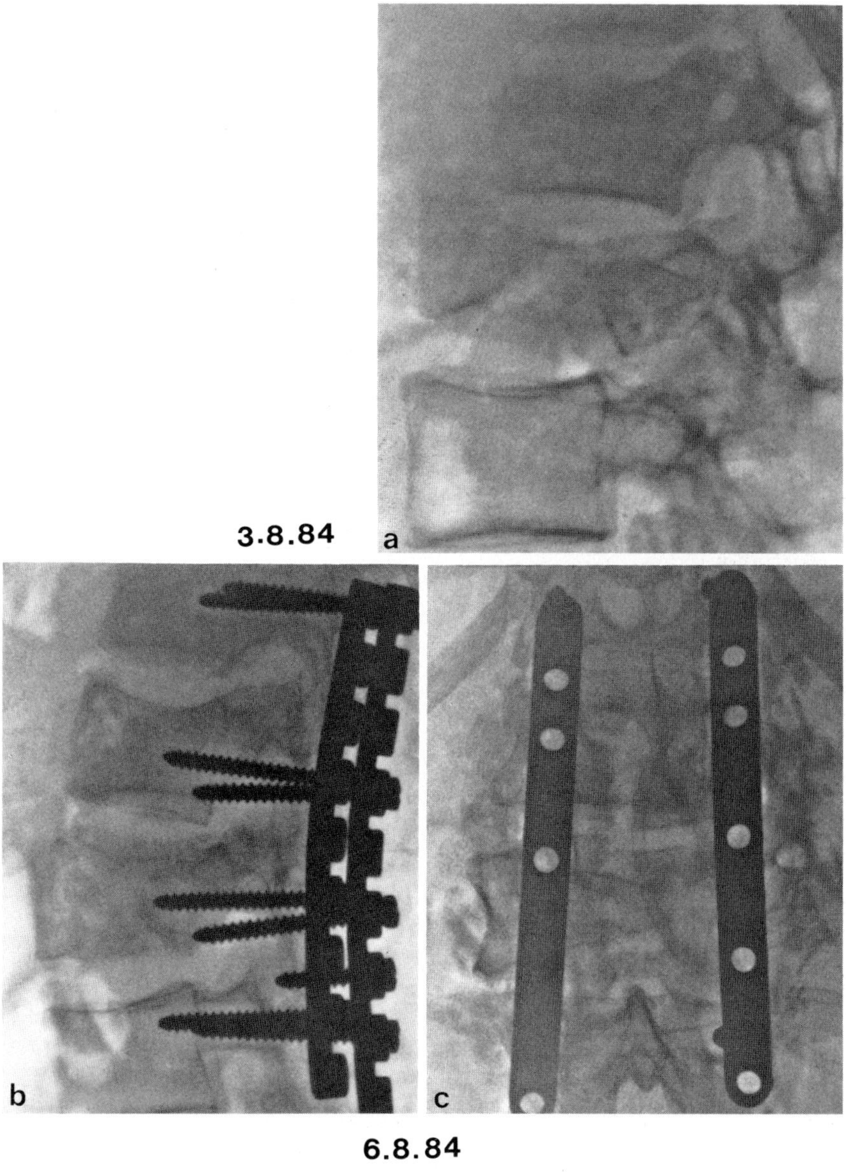

Abb. 3. Pat. G.E., männlich, 60 Jahre alt, BWK_{12} Kompressions- und LWK_1 Berstungsfraktur, belastungsstabile Osteosynthese mit Roy-Camille-Platten. Belastungsstabil bei diesem zertrümmerten Wirbelkörper heißt allerdings, daß, entsprechend den Regeln, wie sie auch für verplattete Trümmerfrakturen bei Röhrenknochen gelten, zusätzlich eine geeignete äußere Fixation zum Ableiten der axialen Kräfte angelegt werden muß

dies traf auf 25% der Patienten mit Wirbelfrakturen an der BWS und auf 12% der Patienten mit Frakturen an der LWS zu.

Ein ähnliches Verteilungsmuster zeigte sich auch bei den Zusatzverletzungen außerhalb der Wirbelsäule, den höchsten Anteil mit 27% Nebenverletzungen hatte die Gruppe mit Wirbelfrakturen im zerviko-thorakalen Übergang. Verursacht wurden die Verletzungen in 60% durch Verkehrsunfälle, in 22% waren häusliche Unfälle, Suizid- und Tötungsversuche vorausgegangen, bei 3% war die berufliche Tätigkeit (allerdings ohne Wegeunfälle) die Verletzungsursache.

Von den 104 Patienten mit Wirbelfrakturen wurden 42 Patienten operiert, diese verteilen sich unterschiedlich auf die 3 Abschnitte der Wirbelsäule. Im BWS-Bereich wurden nur 16% der Verletzten operiert, hingegen wurden 38% der HWS-Frakturen und 55% der LWS-Frakturen operativ behandelt. Der relativ geringe Anteil operativer Eingriffe im BWS-Bereich deckt sich mit den Erfahrungen anderer Autoren, da trotz Ausbildung vollständiger Wirbelverletzungen nach Luque eine gute Schienung durch den knöchernen Thorax vorliegt.

In unserer Klinik wird eine Operationsindikation als gegeben angesehen, wenn folgende Bedingungen vorliegen:
1. Bei instabilen Wirbelfrakturen.
2. Bei ausgedehnten ligamentären Verletzungen.
3. Bei Wirbelsäulendeformationen und Wirbelkörperdefekten mit Gibbusbildung von mehr als 20 °.
4. Bei Wirbelberstungsfrakturen.
5. Bei Luxationsfrakturen.
6. Bei progredienten Lähmungserscheinungen.

Diese Indikationsliste hat sich bei vielen Autoren in den letzten Jahren immer mehr durchgesetzt.

Bei der Betrachtung der Ergebnisse ist es unumgänglich, die BWS in 3 funktionelle Abschnitte zu differenzieren, da auch die Vorgehensweise unterschiedlich ist.

Zu unterscheiden ist
1. der zerviko-thorakal-Bereich bis D_3,
2. der mittlere BWS-Bereich von D_4–D_{10},
3. der thorako-lumbale Bereich.

Die hochthorakalen Frakturen sind diagnostisch schwierig, da sie radiologisch durch den Schultergürtel verdeckt sind und sich dadurch einer sofortigen radiologischen Diagnostik häufig entziehen. Eine anatomisch korrekte Wirbelsäulenformation in diesem Bereich ist jedoch sehr wichtig, da Fehlstellungen mit zunehmender Kyphose zu unerwünschten Fehlbelastungen der HWS und des Schultergürtels führen. Wir haben 3 Patienten mit Frakturen in diesem Bereich behandelt, keiner dieser Patienten wurde operiert, 2mal wurde ein gutes Ergebnis erzielt, 1mal resultierte ein Kyphosewinkel von 28 °.

Bei Frakturen im mittleren BWS-Bereich ist zu beachten, daß die Funktion der mittleren BWS überwiegend statisch ist, außerdem ist die Beweglichkeit pro Wirbelsegment mit 1,5-Winkelgraden für Inklination und Streckung durch die Trägerfunktion des Thorax erheblich beschränkt. Das Ziel der Behandlung kann deshalb unter Vernachlässigung der Bewegungsfunktion auf die Erhaltung der Tragefunktion abstellen. Instabile Frakturen sind verglichen mit den übrigen Wirbelsäulenabschnitten in diesem Bereich eher die Ausnahme. Auch neurologische Kriterien für die

Operation scheiden bei den meist primär kompletten Querschnittslähmungen meistens aus.

Von den 13 Patienten, die Wirbelfrakturen in diesem Bereich hatten, wurden 3 Patienten mit statisch einwandfreiem Resultat operiert, allerdings waren durch zusätzliche Nebenverletzungen die Liegezeiten mit 10 bzw. 13 Wochen doch ganz beträchtlich. Bei 10 Patienten wurde konservativ behandelt, in 5 Fällen war das radiologisch statische Resultat gut, in 4 Fällen befriedigend, in einem Fall resultierte ein Gibbus von 40 °, dieser Patient ist zur Korrektur vorgesehen.

Der 3. funktionelle Abschnitt, der thorako-lumbale Übergang, verbindet BWS und LWS. Ohne nennenswerte Flexionsmöglichkeit ist dieser Bereich Sitz der Rotationsbewegungen für Brust- und Lendenwirbelsäule und als Übergang zwischen starrer BWS und beweglicher LWS besonderen Belastungen ausgesetzt.

Die Häufung von Luxations- und Trümmerfrakturen in diesem Bereich erfordert unter dem Gesichtspunkt der Stabilität häufigst rekonstruktive operative Maßnahmen. Von 30 Patienten mit Frakturen in diesem Bereich wurden 19 Patienten operiert, dabei resultierte bei 9 Patienten keine Fehlstellung, 10 Patienten hatten durch sekundäres Nachgeben des Osteosynthesesysthems einen Gibbus von 10–18 °.

Wegen Serienfrakturen kam es bei 2 Patienten zusätzlich zu einer Skoliose von 10 ° bzw. 18 °. Sekundäre Verschlechterung des Repositionsergebnisses dürfte durch die in der letzten Zeit häufigere Verwendung von Roy Camille-Platten verbessert werden. Eine entsprechende Untersuchung liegt allerdings bei uns noch nicht vor. Bei 11 Patienten wurde eine konservative Therapie durchgeführt, es resultierte bei 5 Patienten eine einwandfreie anatomische Reposition ohne Fehlstellungen, bei 6 Patienten stellten sich Gibbusfehlstellungen von 18 °–45 ° ein. Die beiden Patienten mit einer Gibbusfehlstellung von 40 ° bzw. 45 ° wurden nachoperiert.

Zusammengefaßt kann gesagt werden: Von 46 Patienten mit Frakturen im Bereich der BWS (D_1–L_1) wurden 22 Patienten operiert, unabhängig von operativer oder konservativer Behandlung erreichten alle Patienten eine statisch vollbelastbare posttraumatische Wirbelsäulenarchitektur. 89% der operativ behandelten Patienten waren nach Frakturheilung subjektiv beschwerdefrei, von den konservativ behandelten Patienten gaben dies 83% an. Bei den Patienten, die nach Frakturheilung noch Schmerzen angaben, bestand ein radikulär bedingtes Schmerzbild bei 5 Patienten, ein statisch fortgeleitetes Schmerzbild bei 1 Patient, und Schmerzen im Frakturbereich gaben 2 Patienten an. Im Vergleich zur konservativen Therapie bietet eine operative Therapie bei BWK-Frakturen keine Vorteile bezüglich statischer Belastbarkeit und bezüglich Restbeschwerden nach Frakturheilung. Insgesamt gesehen hatten die operierten Patienten eine etwas bessere Achsenstellung der Wirbelsäule, dabei wirkte sich jedoch die etwas schlechtere Achsstellung der konservativ behandelten Patienten nicht auf die statische Belastbarkeit aus. Im Vergleich der Liegezeit bis zur Mobilisation zeigte sich, daß bei unserem Patientengut die operierten Patienten kaum Vorteile bezüglich einer schnelleren Mobilisation hatten, da häufig die Nebenverletzungen den limitierenden Faktor zur Mobilisation darstellten. Diese Feststellung, die aufgrund des Gesamtquerschnittes unseres Patientengutes getroffen wurde, trifft sicherlich nicht grundsätzlich zu, sie muß wohl als Folge des speziellen Patientenquerschnitts unserer Klinik gesehen werden. In der Literatur finden sich zahllose Beispiele, in denen die erheblich kürzere Liegezeit bei operierten Patienten auch statistisch nachweisbar ist. Daß auch in unserem Patientengut die Operation, auch ein Minimaleingriff, eine erhebliche Verkürzung der Liegezeit bringen kann, soll an folgender Einzeldarstellung gezeigt werden:

Patientin M.B., weiblich, 40 Jahre alt (Kenn-Nr. 8844, siehe Abb. 1) erlitt beim Sport eine Luxationsfraktur $BWK_{11/12}$. Extension und Lagerungsbehandlung waren erfolglos, es erfolgte die operative Reposition, interkorporelle Spondylodese und minimale Stabilisation mittels Drahtcerclage. Mobilisation im Gipskorsett nach Abschluß der Wundheilung und Entlassung der Patientin. Äußere Fixation im Gipskorsett für 3 Monate.

Dieses Beispiel zeigt die enormen Vorteile, die im Einzelfall einem Patienten durch operative Therapie zuteil werden können. Eine erfolgreiche konservative Therapie hätte, sofern sie überhaupt erfolgreich gewesen wäre, hier eine Immobilisation durch Lagerung für mehrere Wochen bedeutet. Die Anwendung ist natürlich nur dann möglich, wenn die Gelenke vollständig erhalten sind. Die Versorgung hier erfüllt die Forderung nach einer belastungsstabilen Therapie, denn im Gegensatz zur Osteosynthese an den Röhrenknochen kann an der Wirbelsäule der Unterschied zwischen belastungsstabiler und übungsstabiler Versorgung nicht gelten. Eine sachgerechte Versorgung von Wirbelfrakturen muß in jedem Falle belastungsstabil sein. Daß in solchen Fällen sehr häufig eine äußere Ruhigstellung (Gipsmieder, Ortholen-Mieder oder Stoff-Mieder) erfolgen muß, kann hier nicht als Nachteil gesehen werden, denn dadurch werden die funktionellen Eigenschaften der Wirbelsäule nur unwesentlich beeinträchtigt, denn diese Fixationen stellen lediglich einen äußeren Schutz der operativ durchgeführten belastungsstabilen Versorgung dar.

Durch ähnliche minimale oder auch etwas größere Eingriffe (z. B. Harrington-Stäbe und Weißfedern) kann in der überwiegenden Zahl der Fälle in Kombination mit einer äußeren Fixation eine ausreichende Stabilisierung der Wirbelfrakturen erreicht werden, nur in den seltensten Fällen wird es daher notwendig sein, zweiseitige Eingriffe von ventral und dorsal durchzuführen. Denkbar sind solche zweiseitigen Eingriffe für solche Fälle, wo eine intraspinale Raumforderung von dorsal nur durch erhebliche Beeinträchtigung der Wirbelsäulenstabilität erreicht werden könnte.

Zusammenfassung

Wir berichten über eine gut 2½jährige Erfahrung in der Behandlung von Wirbelfrakturen in der Klinik Markgröningen, wobei besonders die Ergebnisse der Wirbelkörperfrakturen im BWS-Bereich dargestellt werden. Im Vergleich zu 24 konservativ behandelten Patienten werden die Ergebnisse bezüglich Mobilisationszeitpunkt, Fehlstellung und posttraumatischen Schmerzen bei 22 operierten Patienten dargestellt. Es zeigt sich, daß die operative Therapie gegenüber der konservativen Therapie bei besonders instabilen Frakturen, sowie vor allem im mittleren und unteren BWS-Bereich Vorteile bringt.

Literatur

Bedbrook GM (1963) Treatment of thoracolumbal dislocation and fracture with paraplegia. Chir Orthop 112:27

Bötel U (1979) Stabilisierung und Frühmobilisation bei Verrenkungsbrüchen der Rumpfwirbelsäule mit Weißfeder. Unfallheilkunde 82:108

Bötel U (1979) Technik der Weiß-Feder-Operation bei Wirbelbrüchen. 146. Tagung der Niederrheinisch-Westfälischen Chirurgen

Bötel U (1980) Die Behandlung der Verrenkungsbrüche der Brust- und Lendenwirbelsäule mit der Weiß-Feder und ihre Modifikationen. In: Burri C, Rüter A (Hrsg) Verletzungen der Wirbelsäule. Springer, Berlin Heidelberg New York

Bötel U (1982) Indikation und Technik des operativen Vorgehens bei der traumatischen Querschnittslähmung, Unfallheilkunde 85

Brooks AL, Jenkins FB (1978) Atlanto-acial arthrodesis by the wedge-compression method. J Bone Joint Surg [Am] 60:279

Burri C, Rüter A (1980) Verletzungen der Wirbelsäule. Springer, Berlin Heidelberg New York

Bradfords DS, Akbarnia BA, Winter B, Seljeskog EL (1977) Surgical stabilization of fracture dislocations of the thoracic spine. Spine 2:185

Convery FR, Minteer MA, Smith RW, Emerson SM (1978) Fracture-dislocation of the dorsolumbar spine. Acute operative stabilization by Harrington instrumentation. Spine 3:160

Dick W (1983) Die Indikation zur Osteosynthese von Wirbelfrakturen. Entwicklungen in der Chirurgie. In: Morscher E, Harder F, Rutishauser G, Frede FE (Hrsg) Schwabe u Co, Basel

Dick (1984) Innere Fixation von Brust- und Lendenwirbelfrakturen Bd. 28, Aktuelle Probleme in Chirurgie und Orthopädie

Dick W, Morscher E, Zach G (1982) Differential-Indikation zur operativen Frühbehandlung von Wirbelsäulenverletzungen. Acta Chir Austr [Suppl] 43:67

Dickson JH, Harrington PR, Erwin WD (1978) Results of reduction and stabilization of the severely fractured thoracic and lumbar spine. J Bone Joint Surg [Am] 60:799

Dolanc B (1980) Operative Behandlung bei Frakturen $Th_{11}-L_5$. In: Burri C, Rüter A (Hrsg) Verletzungen der Wirbelsäule. Springer, Berlin Heidelberg New York

Gelehrter G (1980) Behandlung der Halswirbelsäulenverletzungen. Orthopade 9:16

Guttmann L (1969) Die initiale Behandlung von Querschnittslähmungen des Rückenmarks nach Frakturen der Wirbelsäule. Die Wirbelsäule in Forschung und Praxis 42:58

Harrington KD (1981) The use of methylmethacrylate for vertebral body replacement and anterior stabilization of pathological fracture-dislocations of the spine due to metastasic disease. J Bone Joint Surg [Am] 63:36

Walker N (1979) Zur operativen Behandlung der Paraplegie. Orthop 117

Walker N (1984) Zur Behandlung der Wirbelfrakturen. Swiss Med. 5 a

Weiss M, Bentkowski Z (1974) Biomechanical study in dynamic spondylodesis of the spine. Clin Orthop 103:199

Neurologische Komplikationen der Spondylitis tuberculosa im BWS-Bereich

U. Weber

Die Tuberkulose ist seit Ende vorigen Jahrhunderts weltweit fast zeitproportional rückläufig. Dies trifft in gleicher Weise für die Skelettuberkulose zu.

Hochrechnungen für die Spondylitis tuberculosa lassen bei 2,4 Erkrankungsfällen auf 1 Mill. Einwohner für die Bundesrepublik etwa 150 Erkrankungsfälle pro Jahr erwarten. Damit hat die Spondylitis einen Anteil an den Skelettuberkulosen von 40–50% (Tabelle 1).

Die Spondylitis tbc bevorzugt neben der Lendenwirbelsäule eindeutig die untere BWS. Die obere Brustwirbelsäule ist ebenso wie die Halswirbelsäule und der Wirbelbogen selten isoliert befallen (Abb. 1).

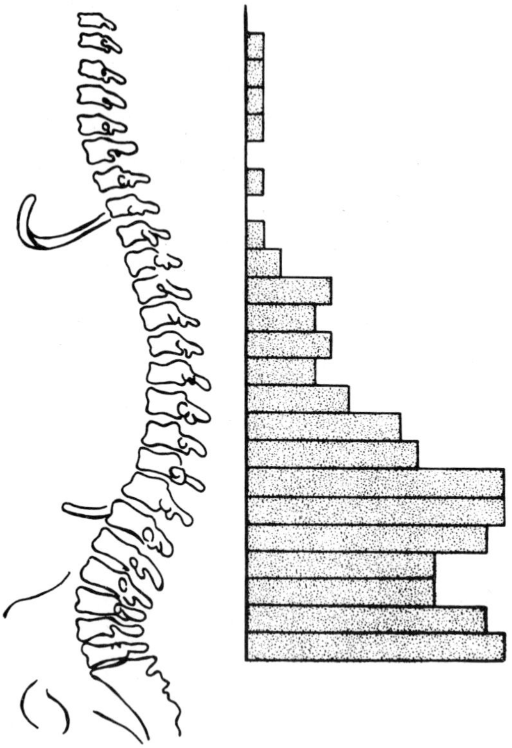

Abb. 1. Häufigkeit der Lokalisation der Spondylitis tuberculosa (n = 88)

Zu Zeiten Potts (1713 bis 1788) war die Querschnittlähmung das wichtigste Symptom der tuberkulösen Wirbelerkrankung und galt als Conditio sine qua non für die Diagnose. Die Pottsche Trias ist durch den Gibbus, den Abszeß und die Querschnittlähmung charakterisiert. In Mitteleuropa wird heute bei etwa 5–15% der

Tabelle 1a. Geschätzte Zugänge an behandlungsbedürftiger Spondylitis-Tbc in der BRD 1975–1981 (Nach Lukas)

1975 = 314
1976 = 271
1977 = 221
1978 = 301
1979 = 178
1980 = 154
1981 = 148

Tabelle 1b. Knochen- und Gelenktuberkulose (Neuerkrankungen). (Orthop. Klinik Gießen, Tuberkuloseheilstätte Seltersberg, Gießen)

	Spondylitis	Gelenk-tuberkulose	Gesamt
1956–1973	46 (38%)	76 (62%)	122
1974–1980	42 (41%)	61 (59%)	103
1956–1980	88 (40%)	137 (60%)	225

Tabelle 2. Häufigkeit neurologischer Störungen bei Spondylitis-Tbc

Biesalski	1914	16%
Schmieden	1930	12–17%
Kastert	1957	4,5%
Reinhard	1966	5%
Schulze	1983	14,5%

Tabelle 3. Pathomorphologie der neurologischen Komplikation bei Spondylitis-Tbc

a) Sog. Frühlähmung
- Lokaler Begleitabszeß
- Epiduraler Senkungsabszeß
- Knochen- oder Bandscheibensequester
- WS-Instabilität
- Entzündlich bedingte Thrombose der Radikulararterie
- Fortgeleitete tuberkulöse Meningomyelitis

b) Sog. Spätlähmung
- Chronische Pachymeningitis
- Chronische Narbenkonstriktion
- Spinale Durchblutungsstörung

Patienten, die an einer Spondylitis tuberculosa leiden, mit neurologischen Komplikationen gerechnet. Dabei handelt es sich fast ausnahmslos um sog. Frühlähmungen; Spätlähmungen haben wir selbst in den letzten Jahren nicht mehr beobachtet (Tabelle 2).

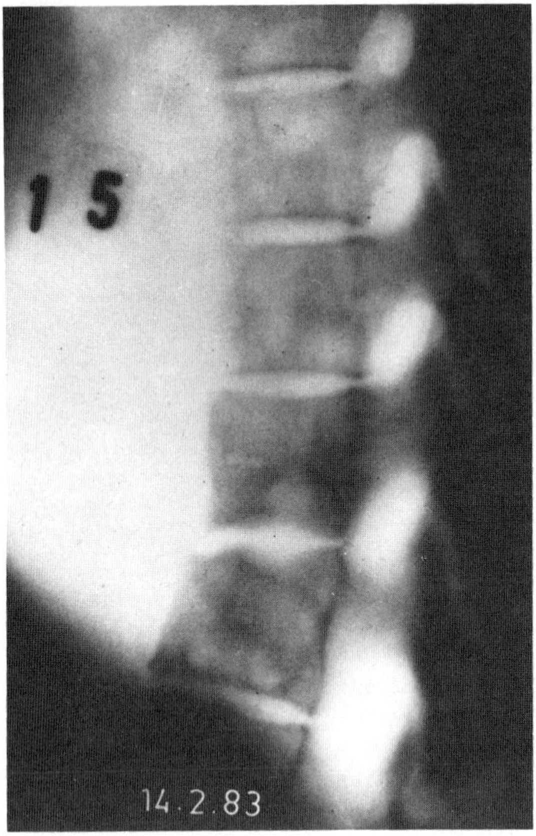

Abb. 2. Typischer radiologischer Befund bei Spondylitis-Tbc der Brustwirbelsäule, seitliche Tomographie

Theoretisch kommen pathoanatomisch unterschiedliche Ursachen für die neurologische Begleiterkrankung in Betracht (Tabelle 3). Tatsächlich handelt es sich praktisch immer um Kompressionserscheinungen des Rückenmarkes durch lokale tuberkulöse Begleitabszesse. Dabei ist die Brustwirbelsäule hinsichtlich der Entstehung derartiger Kompressionserscheinungen bevorzugt, weil an der Halswirbelsäule und an der Lendenwirbelsäule Muskeln ansetzen, die den Abszeßeiter ableiten. Ein im Brustwirbelkörper entstandener Abszeß wird sich eher direkt paravertebral ausdehnen. Isolierte Wurzelkompressionssyndrome sind im thorakalen Bereich eher selten, aber möglich. Die Interkostalneuralgie ist dann weniger durch den tuberkulösen Abszeß als durch die Deformierung des Wirbelkörpers mit Einengung des Zwischenwirbelloches verursacht. Bevorzugt entwickelt sich eine Paraparese oder Paraplegie.

Die Höhenlokalisation des Querschnittssyndromes aufgrund der klinischen Befunde ist aus verschiedenen Gründen unzuverlässig.

Wenn Wirbelsäulen-Übersichtsaufnahmen angefertigt werden, ist die Situation allerdings eindeutig. Radiologische differentialdiagnostische Schwierigkeiten ergeben sich in der Regel nicht. Der Röntgenbefund läßt ohne weiteres die Diagnose entzündliche segmentale Wirbeldestruktion – Spondylitis – zu. Er ist chrarakterisiert durch mehr oder weniger große Defektbildungen im Wirbelkörper, Formänderung der Wirbelkörper, Teilzerstörung von Grund- und Deckplatte unter Einbeziehung der Bandscheibe in das Krankheitsgeschehen (Abb. 2).

Auf die tuberkulöse Genese der bakteriell eitrigen Wirbelsäulenerkrankung kann allerdings stets nur indirekt, durch anamnestische und begleitende klinische Hinweise geschlossen werden.

Nicht jede paravertebrale Weichteilverschattung bei der Spondylitis ist ein paravertebraler Abszeß. Auch ausgedehnte Verschattungen entsprechen häufig lediglich perifokalen entzündlichen Weichteilschwellungen ohne Verkäsung. Insofern hat der Nachweis tuberkulöser Abszesse noch vor wenigen Jahren vor allem im thorakalen Bereich erhebliche Schwierigkeiten bereitet. Seitdem nach der radiologischen Diagnose Spondylitis die Computertomographie regelmäßig eingesetzt werden kann, ist der Abszeßnachweis leicht.

Die moderne Chemotherapie macht die operative Behandlung unkomplizierter Verlaufsformen der Spondylitis-Tbc entbehrlich. Bei der Wirbeltuberkulose mit Querschnittsymptomatik wird allerdings konservative Therapie nicht empfohlen (Tabelle 4). Die Ergebnisse operativer Behandlung der Spondylitis tuberculosa mit Begleitabszeß und mit begleitenden neurologischen Komplikationen sind nur dann zufriedenstellend, wenn gegen bestimmte Prinzipien der Behandlung von Organtuberkulosen sowie gegen Prinzipien der allgemeinen Wirbelsäulenchirurgie nicht verstoßen wird.

Die operative Therapie der Spondylitis tuberculosa mit und ohne neurologische Komplikation stellt einen Wahleingriff unter bekannter Diagnose dar. Lokalisation und Ausdehnung des paravertebralen Abszesses sind durch die Computertomographie bekannt. Dies hat entscheidende Auswirkungen auf die Operationstaktik. Mit Ausnahme der ganz seltenen intraspinalen Senkungsabszesse stellt die Spondylitis tuberculosa mit und ohne neurologische Komplikationen im Grunde genommen eine Kontraindikation für dorsale Eingriffe dar. Die Herdausräumung von dorsal gelingt nie ausreichend. Bei ventraler Destruktion führt der Zugang von hinten zur Entfernung stabilisierender dorsaler Elemente, zur instabilen Dekompensation. Stabilisierende Maßnahmen von dorsal sind bei floride entzündlichem ventralen Krankheitsgeschehen unzureichend. Sie führen zur sekundären Auslockerung. Eine Operation muß zum Ziel haben, den Wirbelsäulenherd vollständig auszuräumen, die Kompression zu beseitigen, eine ausreichende Stabilität herzustellen und eine allfällig bereits bestehende Deformität nach Möglichkeit zu korrigieren. Diese Forderungen können nur erfüllt werden, wenn die Wirbelkörper direkt, und zwar von der Seite der nachgewiesenen Abszedierung her, dargestellt werden. Das bedeutet im thorakalen Bereich den transthorakalen vorderen Zugang zum Wirbelkörper.

Der Zeitpunkt der Operation ist von der zeitlichen Entwicklung und dem Umfang der neurologischen Störung abhängig. Bei den seltenen akuten kompletten Lähmungen wird allgemein sofortiges Eingreifen für erforderlich gehalten. Bei allen anderen Fällen wird nach allgemeiner Ansicht die Erfolgsaussicht nicht verringert,

Tabelle 4. Indikation zur operativen Behandlung der Spondylitis-Tbc

Abszeß
Ausgedehnte Sequestrierung
(Instabilität – HWS)
Neurologische Komplikation

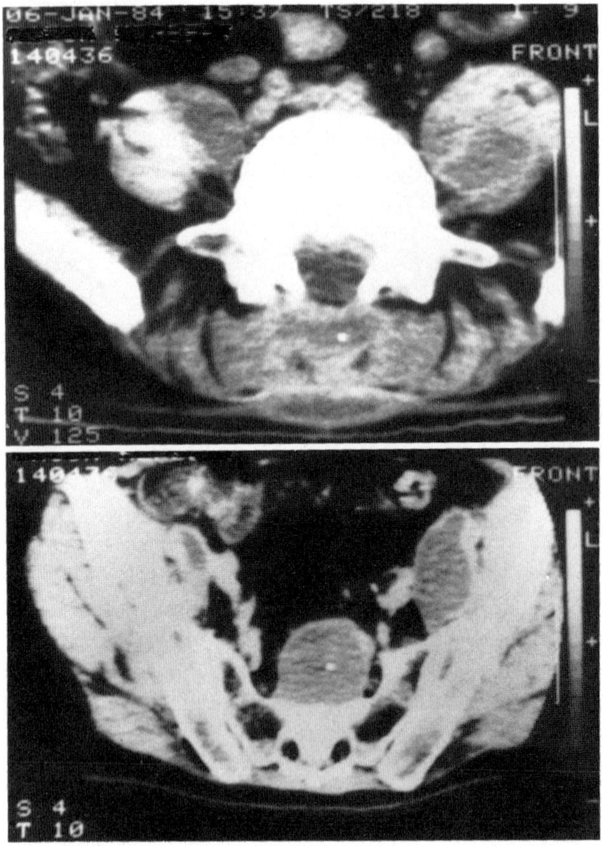

Abb. 3. Spondylitis tuberculosa L_5/S_1, Zustand nach Laminektomie mit unvollständiger Herdausräumung und ohne antituberkulös-chemotherapeutischer Vorbehandlung. Jetzt besteht eine gekammerte, konfluierende Abszeßbildung mit Abszedierung in den dorsalen Weichteilen, präsakral und in beiden Psoaslogen

wenn man 2–4 Wochen zuwartet. Dies schafft die Möglichkeit einer präoperativen chemotherapeutisch-antituberkulösen Vorbehandlung.

Nach anschließender Herd- sowie Abszeßausräumung heilen die Veränderungen in der Regel problemlos aus. Beim sofortigen operativen Eingriff ohne vorgängige Chemotherapie ist dagegen das Abszeßrezidiv und die superinfizierte Fistel keine Seltenheit. Die Situation wird dann besonders mißlich, wenn der Ersteingriff von dorsal durchgeführt wurde. Folge ist die Abszeßausbreitung in Bereiche, die vorher von der Erkrankung nicht betroffen waren (Abb. 3). Dadurch entstehen gekammerte Abszedierungen mit ausgesprochenen therapeutischen Problemsituationen, die nur durch aufwendige ventral-dorsal-kombinierte Operationsverfahren und Mehrfacheingriffe zu beseitigen sind. Gerade bei der spondylitischen Lähmung ist die exakte Planung des operativen Vorgehens und die korrekte präoperative Einschätzung des Krankheitsbildes für das Behandlungsergebnis entscheidend. Bei entsprechendem Vorgehen ist die Prognose insgesamt, auch bei länger bestehender und ausgedehnter neurologischer Störung, eher günstig.

Literatur

Weber U, Rettig H, Jungbluth H (1985) Die Skelettuberkulosen. Perimed, Erlangen

Chirurgische Maßnahmen im Bereich der BWS bei entzündlichen Prozessen und instabilen Frakturen mit und ohne neurologische Beteiligung

A. AHYAI und K. PERNER

Einleitung

Bekannterweise läßt sich ohne invasive Diagnostik anhand von Röntgen- und Laboruntersuchungen keine eindeutige Diagnose in bezug auf die Ätiologie der Spondylitis stellen. Aus diesem Grunde halten wir eine chirurgische Intervention mit Gewinnung von Biopsiematerial und gleichzeitiger operativer Sanierung des Herdes auch dann für indiziert, wenn keine neurologischen Symptome vorliegen. Nur die bakteriologische und histologische Aufarbeitung des Präparates ermöglicht eine sichere Diagnosestellung und eine gezielte antibiotische bzw. tuberkulostatische Therapie.

Die operative Herdausräumung führt erfahrungsgemäß zu einem raschen Abklingen des allgemeinen Krankheitsgefühles sowie der subjektiven und objektiven Symptome. Die bei konservativer Behandlung unumgängliche lange Ruhigstellung im Gipsbett kann wesentlich abgekürzt, und somit kann die Behandlungsdauer reduziert werden.

Nur eine dorsale Dekompression des Myelons ohne zusätzliche Herdsanierung bringt bei der Spondylitis bestenfalls vorübergehend eine Besserung der neurologischen Symptomatik. Dies gilt im Prinzip auch für die Versorgung instabiler Frakturen. Hier ist neben der Dekompression des Rückenmarkes auch eine Stabilisierung der Wirbelsäule unbedingt notwendig. Die dorsale Stabilisierung halten wir vorwiegend bei Wirbelfrakturen und Luxationen mit weitgehend erhaltener Struktur der Wirbelkörper für indiziert, während wir die Stabilisierung von ventral bei Kompressions- oder Trümmerfrakturen der Wirbelkörper bevorzugen.

Operationstechnik

Bei Vorliegen einer Spondylitis führen wir in der Regel eine dorso-laterale extrapleurale Darstellung des Entzündungsherdes mit Hilfe einer Kostotransversektomie durch. Nach Resektion des Querfortsatzes und der zugeordneten Rippe läßt sich der Entzündungsherd durch ein streng paravertebrales Vorgehen mühelos darstellen und operativ ausräumen (Kasterl 1957; Bösch et al. 1978). Die Auffüllung des Knochendefektes erfolgt nach exakter Kürettage des Entzündungsherdes und Dekompression des Rückenmarkes mit autologem Knochenmaterial (Wex u. Göb 1978). Die Verwendung von Knochenzement, wie sie bei Metastasen üblich ist, halten wir bei Spondylitis nicht für indiziert. Liegt ein paravertebraler Abszeß vor, so ist die Anlage einer Spül-Saug-Drainage absolut erforderlich. Postoperativ führen wir eine sechswöchige Ruhigstellung im Gipsbett mit entsprechender antibiotischer bzw. tuberkulostatischer Therapie durch. Anschließend erfolgt unter BSG-Kontrolle die Mobilisierung der Patienten im Thoraxgipsmieder bzw. Resurkorsett bis zur knöchernen Konsolidierung.

Kasuistik

Fall 1: 45jährige Patientin mit spezifischer Spondylitis im Bereich Th_7/Th_8. Sie wurde mit einer zunehmenden Querschnittssymptomatik, die sich innerhalb von 24 Stunden entwickelt hatte, eingewiesen. Die Herdausräumung und Entlastung des Myelons erfolgte notfallmäßig über eine Kostotransversektomie. Der Defekt wurde mit Eigenknochen aus der resezierten Rippe aufgefüllt und eine Spülsaugdrainage angelegt. Die neurologische Symptomatik bildete sich innerhalb von 6 Wochen weitgehend zurück. Die knöcherne Konsolidierung erfolgte innerhalb eines Jahres (Abb. 1).

Fall 2: 42jähriger Patient in moribundem Zustand mit Septikämie. Ein halbes Jahr vor der Aufnahme war eine Billroth II-Resektion des Magens mit zahlreichen septischen Komplikationen durchgeführt worden. Neben einem subphrenischen Abszeß und Pleuraempyem hatte sich eine Spondylitis in den Segmenten Th_{11}/Th_{12} und $LWK_{4/5}$ entwickelt (Abb. 2). Die bakteriologische Untersuchung der Operationspräparate ergab eine Staphylococcus aureus-Infektion. Nach der Herdausräumung kam

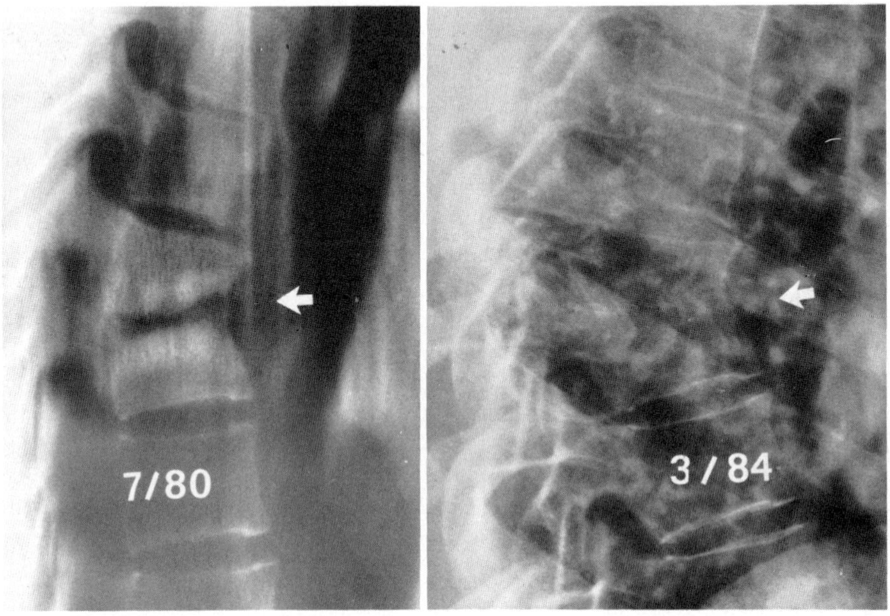

Abb. 1. Spezifische Spondylitis mit inkompletter Querschnittsymptomatik D_7/D_8, vollständige Konsolidierung 4 Jahre nach Spondylodese

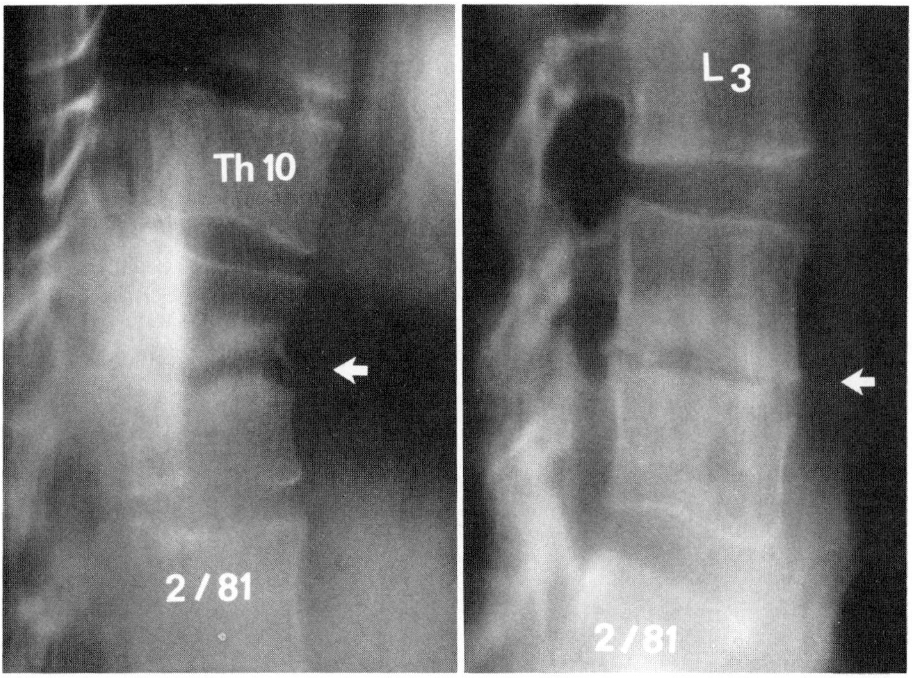

Abb. 2. Staphylococcus aureus Spondylitis D_{11}/D_{12} und L_4/L_5

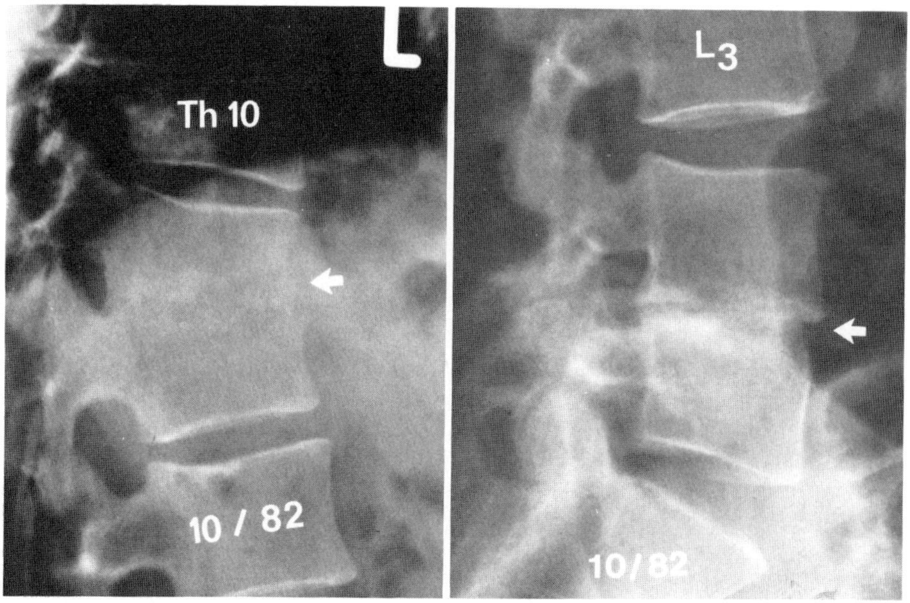

Abb. 3. Konsolidierung der Entzündungsherde 20 Monate postoperativ

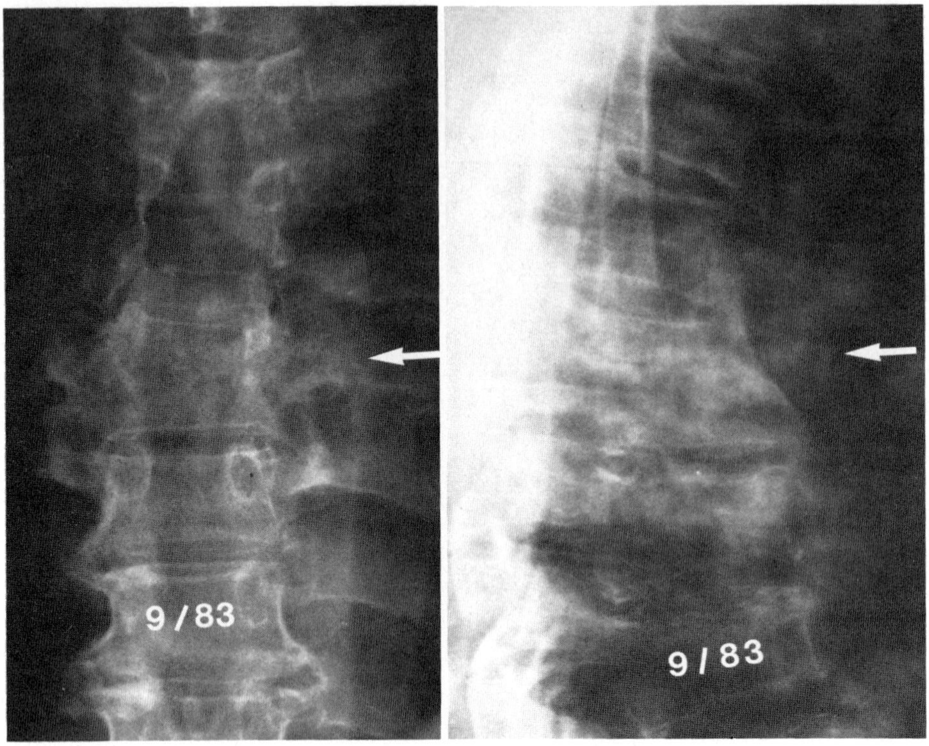

Abb. 4. Unzureichende operative Versorgung einer unspezifischen Spondylitis D_6/D_7 mit inkompletter Querschnittsymptomatik durch eine Laminektomie

es rasch zu einer Besserung des kritischen Krankheitszustandes. Der Patient wurde 6 Wochen im Gipsbett ruhiggestellt und anschließend 1 Jahr mit Resurkorsett versorgt. Bei der Nachuntersuchung 3 Jahre postoperativ ist der Patient in seinem Beruf voll arbeitsfähig und beschwerdefrei (Abb. 3).

Der Fall 3 betrifft einen 50 Jahre alten, 146 kg schweren querschnittgelähmten Patienten, der uns vom Ausland zugewiesen wurde. Dort erfolgte wegen einer akut aufgetretenen Querschnittssymptomatik die Laminektomie im Bereich Th_4–Th_7. Röntgenologisch fand sich eine ausgeprägte Destruktion des 6. und 7. Brustwirbels ausgehend vom ZWR. Die Laminektomie erbrachte keine wesentliche Besserung des neurologischen Befundes. 3 Monate später führten wir deshalb die Ausräumung des Destruktionsherdes mit Resektion der nach dorsal vorspringenden Kante des 6. BWK durch (Abb. 4). Es kam zum Abklingen der Entzündungszeichen und des Schmerzzustandes. Erwartungsgemäß konnte nur eine Besserung, jedoch keine vollständige Restitutio der neurologischen Symptomatik erreicht werden.

Bei einem so ausgeprägten paravertebralen Abszeß, wie die Abb. 5 zeigt, steht unserer Meinung nach die operative Therapie außer Frage.

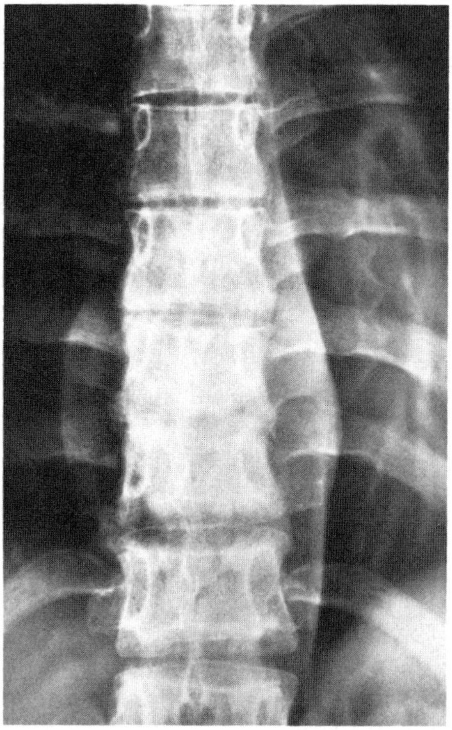

Abb. 5. Unspezifische Spondylitis mit paravertebralem Abszeß

Diskussion

Bei einer Spondylitis sollte unserer Erfahrung nach immer eine chirurgische Therapie mit Gewinnung von Biopsiematerial angestrebt werden. Erst die bakteriologische und histologische Untersuchung erlaubt eine gezielte antibiotische bzw. tuberkulostatische Therapie. Tritt eine Querschnittssymptomatik auf, sehen wir eine absolute Indikation für ein rasches operatives Vorgehen, um irreversible Schäden am Nervensystem zu vermeiden.

Eine zusätzliche dorsale Stabilisierung mit dem Harrington-Instrumentarium, wie sie Hellinger (Hellinger et al. 1982) vorschlägt, halten wir bei der Spondylitis nicht für erforderlich.

Die alleinige dorsale Dekompression des Myelons ohne Herdsanierung ist nicht zielführend und bewirkt meist nur vorübergehend eine Besserung der neurologischen Symptomatik.

Bei der traumatischen Querschnittssymptomatik sollte im Gegensatz zu den früheren Empfehlungen neben der Dekompression des Myelons auch eine Stabilisierung der Wirbelsäule durchgeführt werden. Nach Magerl (1980) besteht das Problem darin, die Therapie so zu gestalten, daß sowohl das Rückenmark als auch die Wirbelsäule eine optimale Behandlung erfahren. Mit Recht wurde in der Vergangenheit vor der Entwicklung geeigneter Stabilisierungsmethoden bei Vorliegen einer Paraplegie eindringlich vor operativen Maßnahmen gewarnt (Guttmann 1971;

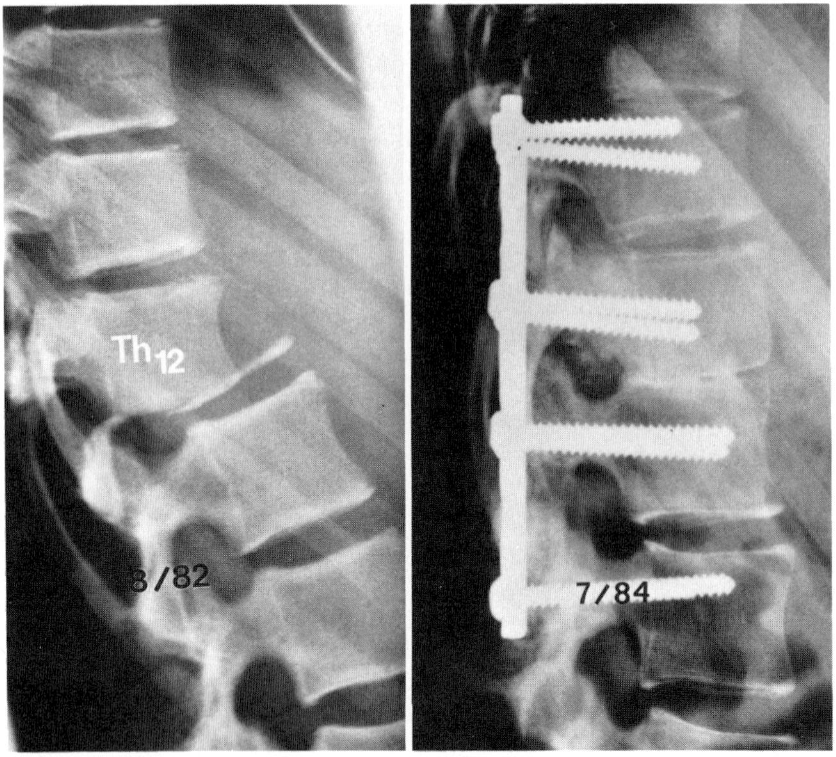

Abb. 6. Luxationsfraktur D_{12} mit kompletter Querschnittsymptomatik, dorsale Plattenosteosynthese

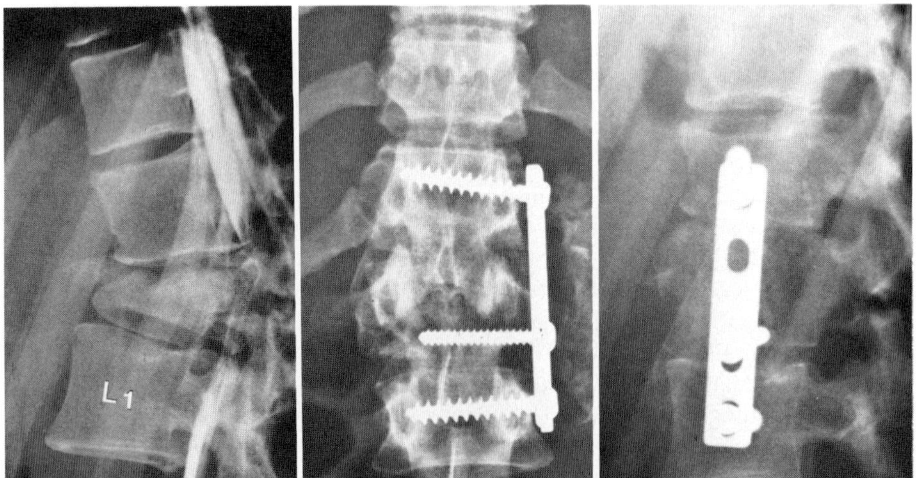

Abb. 7. Kompressionsfraktur D_{12} mit inkompletter Querschnittsymptomatik und positivem myelographischen Befund. Zustand nach ventraler Spondylodese und Plattenfixation

Parsch et al. 1974; Pierse 1977), da die allein durchgeführten dekompressiven Eingriffe nur eine weitere Verminderung der Stabilität herbeiführten. Erst die Einführung übungsstabiler Osteosyntheseverfahren ermöglichte eine Frühmobilisierung und somit bessere Rehabilitation der Patienten (Magerl 1980; Lobosky et al. 1984).

Prinzipiell sollten bei operativen Stabilisierungsmaßnahmen möglichst wenige Segmente einbezogen werden.

Eine dorsale Stabilisierung mit dem Harrington-Instrumentarium führen wir in erster Linie bei Luxationsfrakturen mit weitgehend erhaltener Struktur der Wirbelkörper durch. Eine wesentliche Verbesserung der Stabilität läßt sich durch die Anlage zusätzlicher Cerclagen erreichen.

Auch durch die Verwendung dorsaler Platten kann man eine gute Übungsstabilität erzielen (Abb. 6).

Ventrale Stabilisierungsmaßnahmen bevorzugen wir bei Kompressions- oder Trümmerfrakturen der Wirbelkörper, die zu einer Kompression des Rückenmarkes führen. Je nach Höhe der Verletzung verwenden wir den transthorakalen oder den thorakolumbalen Zugang (Lobosky et al. 1984; Paul et al. 1975; Riska 1976). Die Stabilisierung erfolgt nach sorgfältiger ventraler Dekompression des Rückenmarkes durch die Interposition eines autologen Spongiosablockes mit oder ohne zusätzliche Plattenfixation (Abb. 7).

Zusammenfassung

Eine konsequente Behandlung der Spondylitis läßt sich erst nach Vorliegen gesicherter histologischer oder bakteriologischer Befunde durchführen. Aus diesem Grunde bevorzugen wir generell die chirurgische Vorgangsweise mit Gewinnung von Biopsiematerial und operativer Sanierung des Entzündungsherdes.

Eine absolute Indikation für ein rasches operatives Eingreifen stellt eine auftretende neurologische Symptomatik dar. Die alleinige Laminektomie muß dabei als unzureichende Maßnahme angesehen werden. Bei Vorliegen eines paravertebralen Abszesses ist eine Spül-Saugdrainage zu instillieren.

Bei traumatischen Wirbelsäulenverletzungen mit kompletter oder inkompletter Querschnittssymptomatik muß neben der Dekompression des Rückenmarks auch eine Stabilisierung der Wirbelsäule erfolgen. Die alleinige Laminektomie ohne zusätzliche Stabilisierung führt in der Regel zu einer weiteren Zunahme der Instabilität.

Literatur

Bösch P, Chiari K, Dorn U (1978) Die Herdausräumung als zusätzliche Therapie bei der Spondylitis tuberculosa. Z Orthop 116:852–857

Guttmann L (1971) Prinzipien und Methoden in der Behandlung und Rehabilitation von Rükkenmarksverletzten. Neuro-Traumatologie II mit Einschluß der Grenzgebiete von Kessel-Guttmann-Maurer. Urban & Schwarenberg, München Berlin Wien

Hellinger J, Kehr P, Lang G (1882) Wirbelsäulenstabilisation mit der Harrington-Instrumentation. Zentralbl Chir 107:879–885
Kasterl J (1957) Die Spondylitis tuberculosa und ihre Behandlung, Wirbelsäule Forsch Prax 3
Lobosky JM, Hitchon PW, McDonnel DE (1984) Transthoracic anterolateral decompression for thoracic spinal lesions. J Neurosurg 14:26–30
Magerl F (1980) Operative Frühbehandlung bei traumatischer Querschnittlähmung. Orthopade 9:34–44
Parsch K, Paeslack V (1974) Spätfolgen der Laminektomie bei Luxationsfrakturen der Brust- und Lendenwirbelsäule mit Querschnittlähmung. Z Orthop 112:928–930
Paul RL, Miachael RH, Dunn JE, Williams JP (1975) Anterior transthoracic surgical decompression of acute spinal cord injuries. J Neurosurg 43:299–307
Pierce DS (1977) Acute treatment of spinal cord injuries. In: The total care of spinal cord injuries von Pierce-Nickel. Little, Brown & Comp, Boston
Riska EB (1976) Anterolateral decompression as a treatment of paraplegia following vertebral fracture in the thoracolumbar spine. Reconstr Surg Traumatol 15:17–35
Wex P, Göb A (1978) Entzündliche und tumoröse Metastasen der Brustwirbelsäule. Operative Behandlung und Ergebnisse. Thoraxchir. 26:315–320

Partielle Kostotransversektomie und Thorakotomie in der Neurochirurgie

J. M. GILSBACH, D. KAISER, H. R. EGGERT und J. REIF

1. Einleitung

Der klassische neurochirurgische Zugang zu thorakalen Bandscheibenvorfällen ist die komplette oder partielle Laminektomie, die nach lateral durch Wegnahme der Gelenkfortsätze und Entfernung der Bogenwurzel erweitert werden kann (Patterson u. Arbit 1978). Generell haben sich aber diese Zugänge nicht bewährt, da sie mit einer erhöhten Gefährdung des Markes einhergehen (Perot u. Munro 1969). Zum Beispiel werden 33% postoperative Verschlechterungen bei thorakalen Bandscheibenoperationen mit dorsalen Zugängen angegeben (Benjamin 1982). Aus diesen Gründen hat man Alternativzugänge entwickelt, die ein mehr laterales oder ventrales Vorgehen zur Wirbelsäule gewährleisten. Am häufigsten werden ein dorsolateraler, extrapleuraler Zugang nach Kostotransversektomie (Hulme 1960) und ein ventrolateraler, transpleuraler nach Thorakotomie (Crafoord 1968, Ransohoff et al. 1969) verwendet.

In der Thoraxchirurgie werden häufig primär transthorakale Zugänge bei Prozessen mit sowohl spinalem als auch extraspinalem Wachstum eingesetzt, z. B. bei Sanduhrneurinomen. Nicht selten ist dabei die Präparation der spinalen Anteile problematisch und ein zweizeitiges Vorgehen mit Laminektomie notwendig. Das gilt umgekehrt auch für Eingriffe, die primär neurochirurgisch mit Laminektomie angefangen wurden. Bei diesen muß gelegentlich eine Thorakotomie zur Komplettierung des Eingriffs angeschlossen werden.

Wir versuchen gemeinsam mit den Thoraxchirurgen bei diesen paraspinalen Prozessen primär einen dorsalen, extrapleuralen Zugang mit partieller Rippen- und Querfortsatzresektion, während wir uns bei ventralen, extraduralen Prozessen nicht scheuen, durch den offenen Thorax vorzugehen.

2. Patienten, Operationsmethode und Ergebnisse

a) Thorakaler Bandscheibenvorfall

Zwischen 1979 und 1984 wurden in der Neurochirurgischen Universitätsklinik Freiburg 7 Patienten an thorakalen Bandscheibenvorfällen operiert (Tabelle 1 u. 2). Bei dreien (Tabelle 2) wurde ein dorsaler Zugang gewählt, weil die Raumforderung lateralisiert und nicht knöchern war. In allen Fällen lag ein weicher, ohne Kompression des Marks gut ausräumbarer Bandscheibenvorfall vor. Die postoperativen Verläufe waren befriedigend, die neurologischen Erscheinungen besserten sich. Eine zugangsbedingte Verschlechterung wurde nicht beobachtet.

Tabelle 1. Thorakotomie bei ventromedianen knöchernen thorakalen Bandscheibenvorfällen

Patient	Diagnose	Höhe	Symptome	Thorakotomie	Verlauf	Resultat
B.R. 42m	"hard disc"	D 4/5	Paraspastik	4. ICR li	Hämatothorax	Gebessert
M.B. 33w	"hard disc"	D10/11	Paraparese	10. ICR li	Unkompliziert	Gebessert
G.I. 54w	"hard disc"	D 9/10	Paraspastik	8. ICR li[a]	Unkompliziert	Gebessert
W.H.56m	"hard disc"	D 9/10	Paraspastik	9. ICR li[b]	Unkompliziert	Gebessert

[a] Erfolglose „Entlastungslaminektomie" 10 Jahre zuvor
[b] Erfolgloser partieller Kostotransversektomiezugang 1 Woche zuvor

Tabelle 2. Laminektomie bei ventrolateralen weichen thorakalen Bandscheibenvorfällen

Patient	Diagnose	Höhe	Symptome	Laminektomie	Verlauf	Resultat
B.R.66m	"soft disc"	D12/L1	Paraparese	D12/L1	Spondylitis	Gebessert
G.X.63w	"soft disc"	D 6/7	Paraparese	D 4/6	Unkompliziert	Gebessert
K.H.45m	"soft disc"	D 9/10	Paraspastik	D 9/10	Wundinfektion	Gebessert

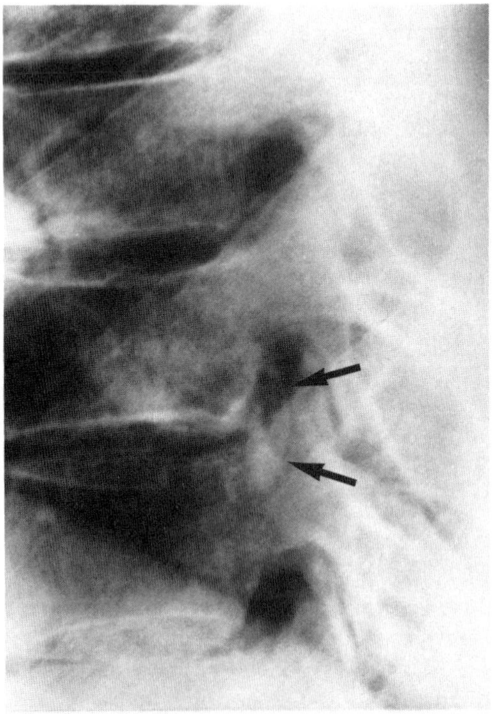

Abb. 1. Übersichtsaufnahme eines Patienten (W.H. 56 m) mit einem typischen thorakalen medianen verkalkten Bandscheibenvorfall (*Pfeile*)

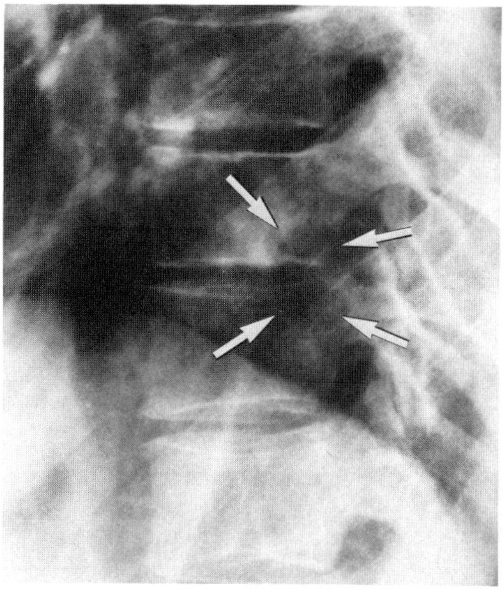

Abb. 2. Kontrollaufnahme des gleichen Patienten (W.H. 56 m) nach transthorakaler Entfernung des Vorfalles mit Teilresektion der Wirbelkörperhinterkanten (*Pfeile*)

Bei vier Patienten (Tabelle 1) lag nach dem Myelogramm eine ventromediale Raumforderung vor, die nach den Übersichtsaufnahmen und Nativ-Tomogrammen überwiegend knöchern war (Abb. 1). Zwei dieser vier Patienten waren erfolglos voroperiert worden. Einmal erfolgte eine Entlastungs-Laminektomie 10 Jahre zuvor, einmal ein Versuch, über eine partielle Kostotransversektomie die knöcherne mediane Raumforderung zu entfernen. Erst nach einer Thorakotomie mit einem ventrolateralen Zugang zum Bandscheibenraum konnte das verknöcherte Längsband, das deutlich vorgewölbt war, entfernt und die nach dem ersten Eingriff verstärkte Ausfallssymptomatik günstig beeinflußt werden.

Die Operationstechnik für das transthorakale Vorgehen war in allen vier Fällen gleich (Seeger 1982): Da sich die Arterien besser als die Venen manipulieren lassen, bevorzugen wir im Gegensatz zu anderen Autoren, die auf die Gefährdung der A. radicularis magna hinweisen, die linksseitige Thorakotomie. Es wird der der Lokalisation des Bandscheibenvorfalles entsprechende Interkostalraum gewählt. Die typische posterolaterale Thorakotomie erfolgt ohne Rippenresektion. Da die Höhenorientierung durch Augenschein und Abzählen der Rippen problematisch ist, führen wir intraoperative Röntgenkontrollen durch, um die richtige Höhe zu identifizieren. Nach Spaltung der Pleura und des paravertebralen Bandapparates konnte problemlos der Zwischenwirbelraum unter mikrochirurgischen Bedingungen dargestellt und die ventrale Raumforderung einschließlich der angrenzenden Wirbelkörperkanten entfernt werden (Abb. 2). Die postoperative Therapie beschränkte sich auf eine Bühlau-Drainage für 2–4 Tage. Der Verlauf bei drei Patienten war komplikationslos, bei einem entwickelte sich ein Hämatothorax mit sekundärer Infektion, die aber nach Re-Thorakotomie und Drainagebehandlung folgenlos ausheilten. In keinem Fall wurde eine neurologische Verschlechterung beobachtet. Die präoperativen Ausfallserscheinungen waren unmittelbar postoperativ unverändert und bildeten sich im weiteren Verlauf mehr oder weniger zurück.

b) Thorakales Sanduhrneurinom

Für überwiegend intrathorakale Sanduhrneurinome haben wir einen dorsalen mikrochirurgischen Zugang wirbelsäulennah, extrapleural durch den Interkostalraum und zwischen den Querfortsätzen (Seeger 1982) hindurch erarbeitet, der bei zwei Patienten erfolgreich eingesetzt wurde (Tabelle 3). Anlaß, diesen Zugang auszuwählen, war ein Tumor mit einer deutlichen Erweiterung des Zwischenwirbelloches ohne wesentliche intraspinale Raumforderung (Abb. 3 und 4), der einen direkten Zugang auf dem kürzesten Weg nahelegte:

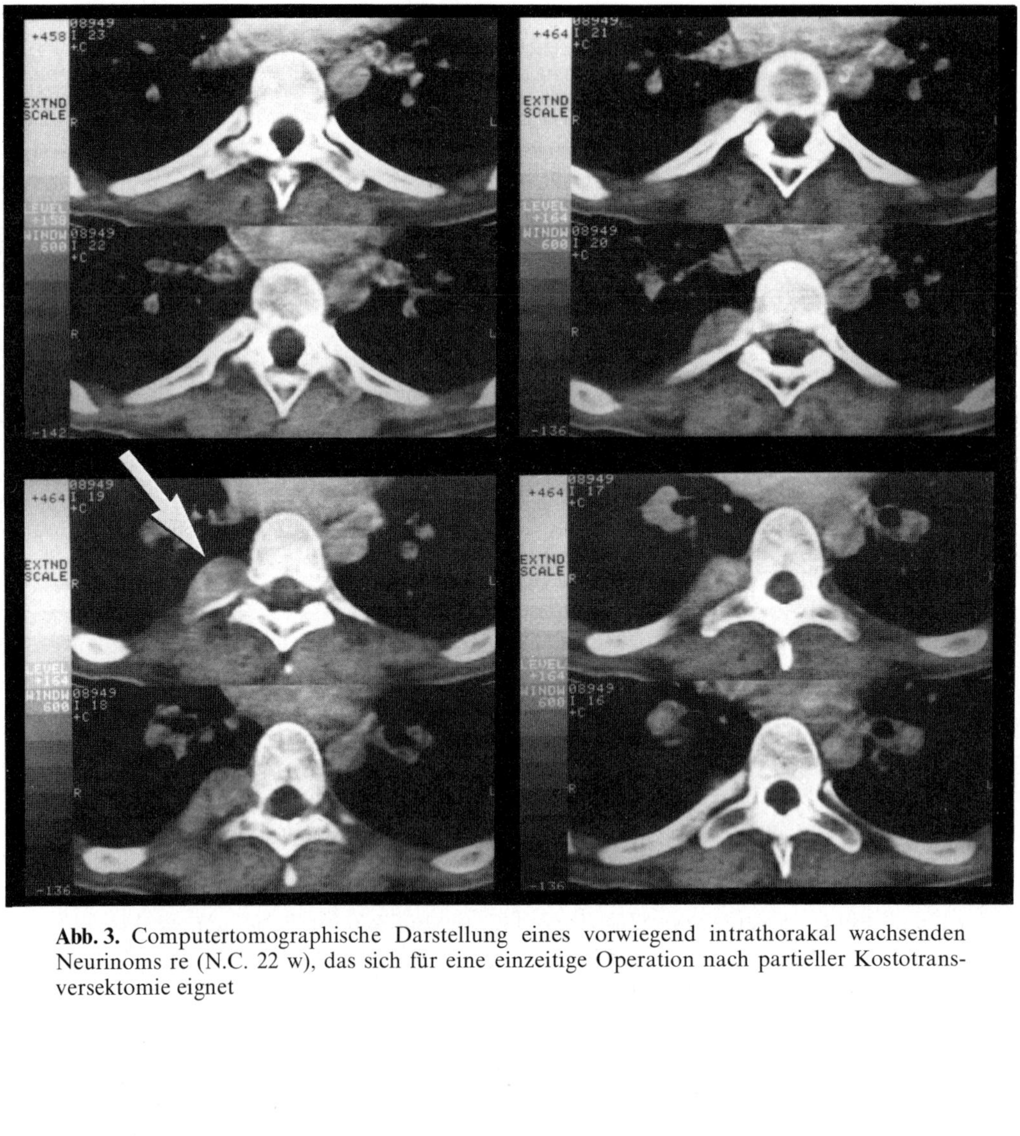

Abb. 3. Computertomographische Darstellung eines vorwiegend intrathorakal wachsenden Neurinoms re (N.C. 22 w), das sich für eine einzeitige Operation nach partieller Kostotransversektomie eignet

Tabelle 3. Partielle Kostotransversektomie bei Sanduhrneurinomen

Patient	Diagnose	Höhe	Symptome	Zugang	Resultat
N.C.22w	Neurinom	D7/8	keine	Interkostal	Gut
B.G.15m	Neurinom	D6/7	keine	Interkostal	Gut

Nach einem bogenförmigen Hautschnitt über dem entsprechenden Interkostalraum, zentriert auf den Angulus costae, wurde nach Röntgenkontrolle stumpf durch den M. trapezius und die paravertebralen Muskeln vorgegangen. Nach Entfernung der Muskeln zwischen den angrenzenden Rippen und Querfortsätzen wurden diese gering angefräst, so daß ein paravertebraler Zugangsraum von etwa 2–3 cm Breite und 5 cm Länge geschaffen war (Seeger 1982). Durch diesen Raum wurde die Tumoroberfläche dargestellt und nach sukzessiver intratumoraler Verkleinerung zunächst der distale Interkostalnerv am Übergang zum Tumor identifiziert und durchtrennt und danach der proximale Stumpf des Spinalganglions bzw. die Nervenwurzel reseziert. In beiden Fällen war das Foramen intervertebrale so groß, daß ohne Knochenresektion die thorakale Dura im Wurzelabgangsbereich erreichbar war. Die postoperative Nachbehandlung bestand lediglich in einer Wunddrainage. In beiden Fällen waren prä- wie postoperativ die neurologischen Befunde unauffällig.

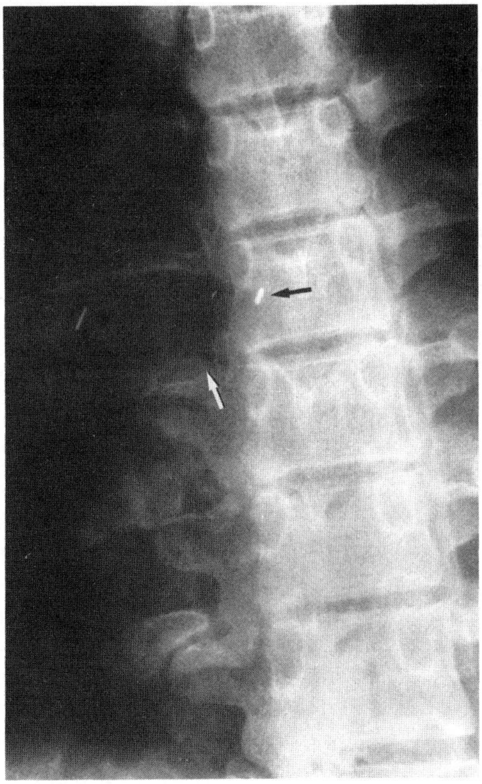

Abb. 4. Kontrollaufnahme nach Entfernung des Sanduhrneurinoms mit nur geringer Knochenresektion. Die Clips markieren die Stümpfe der Interkostalnerven

Tabelle 4. Kostotransversektomie bei spinalem und paraspinalem Tumor

Patient	Diagnose	Höhe	Symptome	Zugang	Verlauf	Resultat
J.A.29m	Chondrosarkom	D5/6	Paraparese	Kostotransversektomie und Laminektomie	Unkompliziert	Neurologisch gebessert

Bei einem Patienten mit intra- und extraspinaler Ausdehnung eines Chondrosarkoms (Tabelle 4), das zu einer erheblichen extraduralen Raumforderung geführt hatte, wurde sowohl der interkostale Zugang als auch die gewohnte Laminektomie eingesetzt, um bei teilweise erhaltenen Gelenken und im wesentlichen ungestörter Stabilität die Tumormasse so weit zu verkleinern, daß eine Bestrahlung sinnvoll wurde und die neurologische Symptomatik rückläufig war.

3. Diskussion

Der thorakale Bandscheibenvorfall stellt auch heute noch ein diagnostisches und operationstechnisches Problem mit erheblicher Morbidität dar. Mit Hilfe der modernen diagnostischen Verfahren, insbesondere der Computertomographie, ist es aber möglich, den Sitz der Raumforderung exakt zu lokalisieren, insbesondere präoperativ festzustellen, ob ventromediale knöcherne raumfordernde Anteile vorliegen. In diesem Falle ist ein dorsaler operativer Zugang nicht angezeigt (Benjamin 1982; Reif et al. 1982; De Tribolet et al. 1982), sondern ein ventro- oder anterolateraler. Die Kostotransversektomie wird zwar häufig empfohlen (Arseni u. Nash 1960; Chesterman 1964; Hulme 1960; Simeone u. Rashbaum 1977), beinhaltet aber unseres Erachtens einen größeren technischen Aufwand und die Resektion von Rippen und Gelenksanteilen mit entsprechenden postoperativen Beschwerden und statischen Problemen. Außerdem ist der Einblickwinkel so steil, daß bei medianen, verkalkten Vorfällen transthorakale Re-Operationen zum Entfernen der restlichen Raumforderung nötig werden können (Benjamin 1982). Die Thorakotomie ohne Rippenresektion erscheint uns wie einer Reihe von Autoren (Benjamin 1982; Burrington et al. 1976; Perot u. Munro 1979; Ransohoff et al. 1969; de Tribolet et al. 1982) unkomplizierter. Es wird allerdings ein thoraxchirurgischer Kollege benötigt. Außerdem ist der Einblickwinkel für rein ventromediale Prozesse günstiger als beim laterodorsalen Vorgehen. Nur wenn laterale oder dorsale Bandscheibenvorfälle oder weiche ventrale Raumforderungen vorliegen, ist ein möglichst lateraler dorsaler Zugang gerechtfertigt.

Für die Sanduhrneurinome, die je nach Vorzugslokalisation primär transthorakal oder spinal angegangen werden, scheint der interkostale dorsale extrapleurale Zugang mit partieller Kostotransversektomie eine Variante anzubieten, die ein zweizeitiges oder kombiniertes Vorgehen ersetzt. Die noch geringen, aber positiven Erfahrungen haben gezeigt, daß unter mikrochirurgischen Bedingungen durch geringe Erweiterung des Interkostalraumes auch große paravertebrale Tumoranteile radikal entfernt werden können. Sollte noch ein wesentlicher intraspinaler Anteil vorliegen, wäre entweder unter Verlängerung der Hautschnittführung eine Hemilaminektomie oder vom gleichen Zugang eine Erweiterung des Zwischenwirbelloches möglich. Für rein ventromediale knöcherne Prozesse ist der Zugang aber ungeeignet.

Literatur

Arseni C, Nash F (1960) Thoracic Intervertebral Disc Protrusion. A Clinical Study. J Neurosurg 17:418–430

Benjamin V (1982) Diagnosis and management of thoracic disc disease. Clin Neurosurg 30:577–605

Burrington JDB, Brown C, Wayne ER (1976) Anterior approach to the thoraco-lumbar spine. Arch Surg 111:456–463

Chesterman PJ (1964) Spastic Paraplegia Caused by Sequestrated Thoracic Intervertebral Disc. Proc Soc Med 57:87–88

Crafoord C, Hiertonn T, Lindblom K, Olsson S-E (1958) Spinal Cord Compression Caused by a Protruded Thoracic Disc. Acta Orthop Scand 28:103–107

Hulme A (1960) The surgical approach to thoracic intervertebral disc protrusion. J Neurol Neurosurg Psychiatry 23:133–137

Hulme A (1979) Anterolateral Exploration of the Thoracic Spine (Thoracic Disc Protrusion). In: Rob C, Smith R (eds) Operative Surgery. Neurosurgery. In: Simon L (ed) Butterworths, London Boston, pp 479–483

Jefferson A (1975) The treatment of thoracic intervertebral disc protrusion. Clin Neurol Neurosurg 78:1–9

Patterson RH Jr, Arbit E (1978) A surgical approach through the pedicle to protruded thoracic discs. J Neurosurg 48:768–772

Perot PL, Munro DD (1969) Transthoracic removal of midline thoracic disc protrusion causing spinal cord compression. J Neurosurg 31:452–462

Ransohoff J, Spencer F, Siew F, Gage L Jr (1969) Transthoracic removal of thoracic disc: a report of three cases. J Neurosurg 31:459–461

Reif J, Gilsbach J, Ostheim-Dzerowycz W (1983) Differential Diagnosis and Therapy of Herniated Thoracic Disc. Acta Neurochir (Wien) 67:255–265

Seeger W (1982) Microsurgery of the spinal cord and surrounding structures. Springer, Wien New York

Simeone FA, Rashbaum R (1977) Transthoracic disc excision: In: Schmiedek HH, Sweet WH (eds) Current Techniques in Operative Neurosurgery. Grune and Stratton, New York San Francisco London

De Tribolet N, Schnyder P, Livio J-J, Boumghar M (1982) L'abord transthoracique des hernies discales dorsales. Neurochirurgie 28:187–193

Ventrale Stabilisierungsmaßnahmen bei lokalen destruierenden Veränderungen im Bereich der BWS

O. Schmitt

Destruierende Veränderungen im Bereich der Brustwirbelsäule werden durch *Tumoren, Entzündungen* (spezifische bzw. unspezifische) oder durch *Traumen* hervorgerufen.

Die *Folgen der Destruktionen* bestehen je nach Ausmaß der bereits vorhandenen Defektbildung in einer lokalen Instabilität, Wirbelsäulendeformierung mit Rückenmarkskompression und Schmerzen bzw. zunehmenden neurologischen Ausfällen.

Das *therapeutische Ziel* besteht daher in der Stabilisierung, weitgehenden Reposition einer evtl. vorhandenen Deformität, Rückenmarksdekompression und lokalen Herdsanierung. Entsprechend wird die Operationsindikation gestellt, wobei die Gewebsentnahme mit histologischer Diagnosesicherung mit ein entscheidendes Kriterium zum operativen Vorgehen darstellt.

Die *präoperative Diagnostik* besteht in der Röntgenübersichts- bzw. Schichtaufnahme, die eine grobe Orientierung über das Ausmaß der Defektbildung erlaubt. Mit Hilfe der myelographischen Untersuchung wird die Ausdehnung der Rückenmarkskompression ermittelt. Die ergänzende computertomographische Untersuchung gibt zusätzliche Hinweise, insbesondere über das Ausmaß der lokalen Destruktion, Rückenmarkseinengung und umgebenden Weichteilinfiltration bzw. Abszeßbildung. Die Ableitung somato-sensorisch evozierter Potentiale (SSEP) gibt zusätzliche Hinweise für Überleitungsstörungen im Bereich der afferenten Impulsübermittlung.

Der *operative Zugang* erfolgt im kranialen BWS-Bereich (oberhalb D_4) durch das Bett der 2. Rippe (Kirkaldy-Willis 1965). Die übrige BWS-Region wird durch Thorakotomie 2 Interkostalräume oberhalb des Wirbelkörperdefektes dargestellt. Zur ausgedehnten Darstellung des thorakolumbalen Überganges ist ein 2-Höhleneingriff erforderlich (Hodgson u. Stock 1960; Hodgson u. Yau 1969).

1. Tumoröse Defektbildung

Die *Operationstechnik* besteht in der lokalen weitgehenden Tumorresektion, Rükkenmarksdekompression, Stabilisierung durch Autokompressionsplatte und nachfolgende Palacos-Verbundkompressionsosteosynthese (Abb. 1).

Die Wirbelsäule war die *überwiegende Lokalisation* aller tumorösen Skelettveränderungen. Von den *Tumorarten* überwog bei den Wirbelsäulenlokalisationen das Mammakarzinom (bei den Frauen) bzw. das Bronchialkarzinom (bei den Männern)

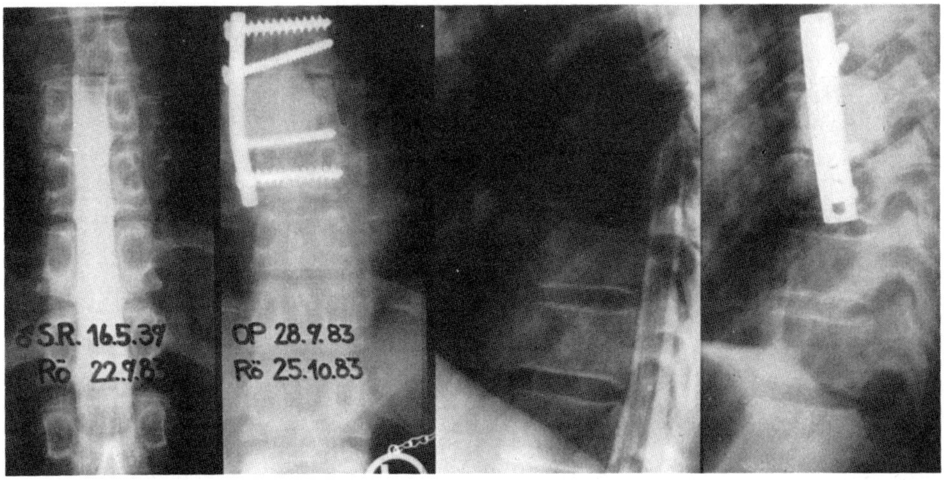

Abb. 1. Operationstechnik

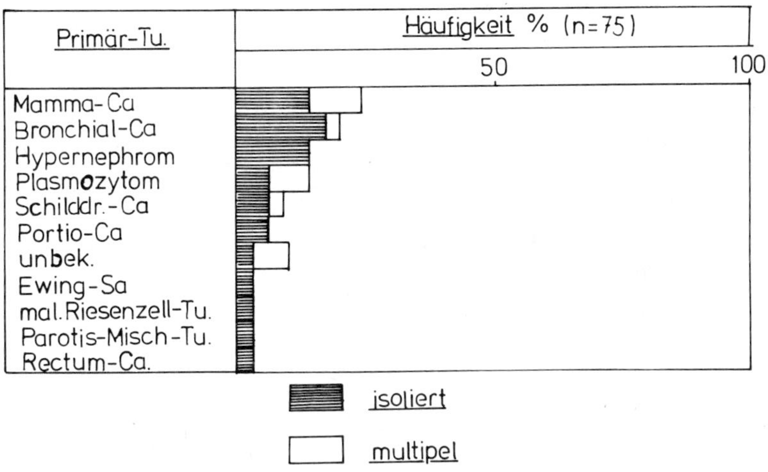

Abb. 2. Häufigkeit des Primär-Tumors bei Metastasen im BWS-Bereich

(Abb. 2). Entsprechend der Indikationsstellung handelte es sich dabei überwiegend um Einzelmetastasen.

Die durchschnittliche *Zeit nach Auftreten des Primärtumors* betrug 2,9 Jahre, die durchschnittliche *postoperative Überlebenszeit* 10,2 Monate (3 Monate bis 4 Jahre). Die *erfolgreiche Mobilisierung* (Fähigkeit ohne fremde Hilfe selbständig zu gehen) wurden bei 84% erreicht (mit Frühmobilisierung nach 2–4 Wochen). Bei den restlichen 16% handelte es sich meist um Patienten mit multipler Metastasenbildung, die zum Operationszeitpunkt noch nicht deutlich zutage getreten waren.

2. Spondylitis

Die *Operationstechnik* besteht in der lokalen Abszeßeröffnung, Säuberung der Infekthöhle, Rückenmarksdekompression und Herstellen eines Spanbettes zwecks exakter Anpassung eines Beckenkammspanes zur lokalen Stabilisierung. Auf diese Weise kann bei rechtzeitiger Intervention eine größere Defektbildung und zunehmende Deformierung verhindert werden bei guter Spaneinheilungstendenz (Abb. 3).

Die Lokalisation der Spondylitis befand sich überwiegend im distalen BWS-Bereich bzw. thorakolumbalen Übergangsgebiet.

Die *Dauer der präoperativen Beschwerden* betrug durchschnittlich 8,4 Monate. Eine *Ausheilung* der entzündlichen Veränderungen erfolgte in 36 Fällen (95%). Eine Heilungsverzögerung trat in 3 Fällen in Form einer sekundären Wundheilung (2 Fälle bzw. Fistelung) mit postoperativem Fistelschluß nach 5 Monaten (1 Fall). Röntgenologisch wurde eine vollständige Spaneinheilung in 36 Fällen (95%) erreicht. In 2 Fällen trat eine Spanauflösung mit verzögerter Spondylodese ein.

Klinisch bestand bei einer Nachuntersuchung nach durchschnittlich 8 Jahren in 29 Fällen vollständige Schmerzfreiheit bzw. noch geringe Beschwerden (79%). 9 Patienten klagten noch über anhaltende Schmerzbeschwerden, wobei es sich in der Regel um stärkere Deformitäten bei zum Operationszeitpunkt bereits ausgedehnten osteolytischen Veränderungen handelte.

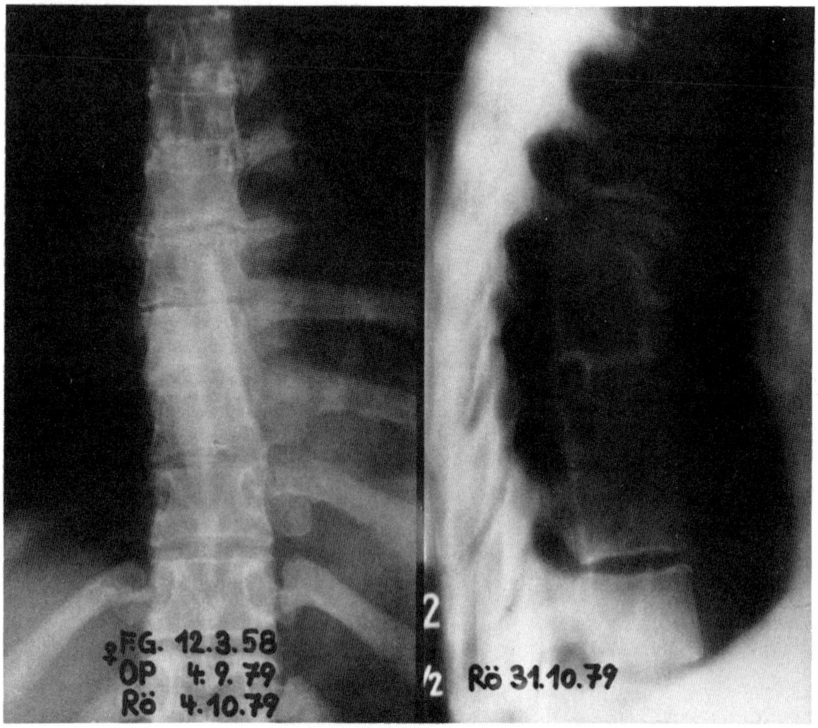

Abb. 3. Ergebnis der Operationstechnik mit Span-Implantation bei Spondylitis

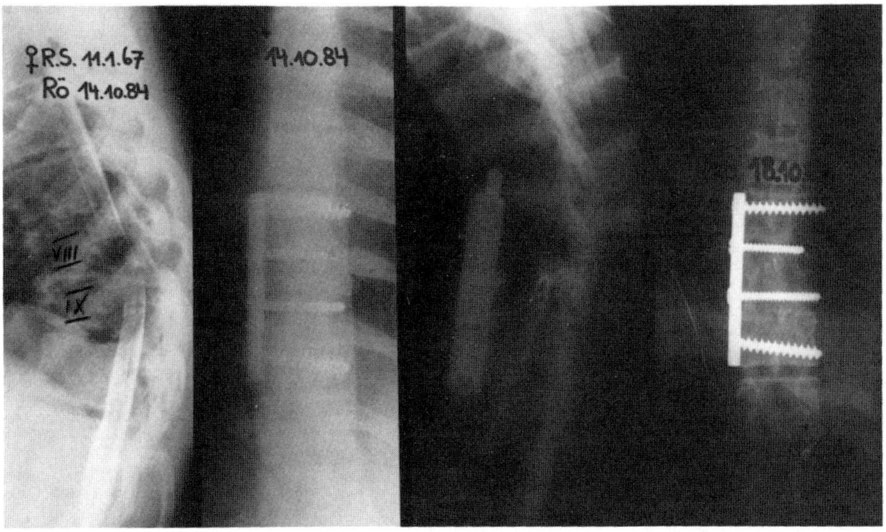

Abb. 4. Operationstechnik mit Osteosyntheseplatte bei Wirbelkompressionsfraktur

3. Trauma

Die *Operationstechnik* besteht in den letzten Jahren zunehmend in der ventralen Kompressionsosteosynthese, wobei nach Fragmentbeseitigung und Rückenmarksdekompression, Reposition und Beckenspaneinklemmung die Stabilisierung mit einer Autokompressionsosteosyntheseplatte erfolgt (Abb. 4).

Die *Lokalisation der Frakturen* befand sich im distalen HWS-Bereich, der mittleren BWS, überwiegend jedoch im thoracolumbalen Übergangsbereich.

Es wurden insgesamt 31 Patienten (85% männlich, 15% weiblich; Durchschnittsalter 28,9 Jahre) behandelt. *Neurologische Ausfälle* fanden sich in 12 Fällen, mit Paresen (Grad 1–2) in 7 Fällen bzw. Paraplegie in 5 Fällen.

In 20 Fällen lag keine bzw. eine leichte Innervationsstörung mit motorischer Innervationsschwäche Grad 3–5 vor.

Postoperativ bildeten sich in Fällen mit Schädigungsgrad 3–5 die Ausfälle in 87% vollständig zurück. Die restlichen hatten sich von Schädigungsgrad 3 auf Schädigungsgrad 4 gebessert. Die Fälle mit Lähmungsgrad 1–2 besserten sich alle auf Lähmungsgrad 2–3. In den Fällen mit kompletter Paraplegie konnte in 2 Fällen eine Besserung auf Lähmungsgrad 3 erreicht werden. In den übrigen 3 Fällen war postoperativ keine Änderung der neurologischen Ausfälle zu verzeichnen.

4. Ergebnisse der somato-sensorischen Funktionsdiagnostik

Bei Rückenmarkskompression mit beginnenden Ausfällen stellt das SSEP eine empfindliche Untersuchungsmethode zur frühzeitigen Feststellung von *afferenten Über-*

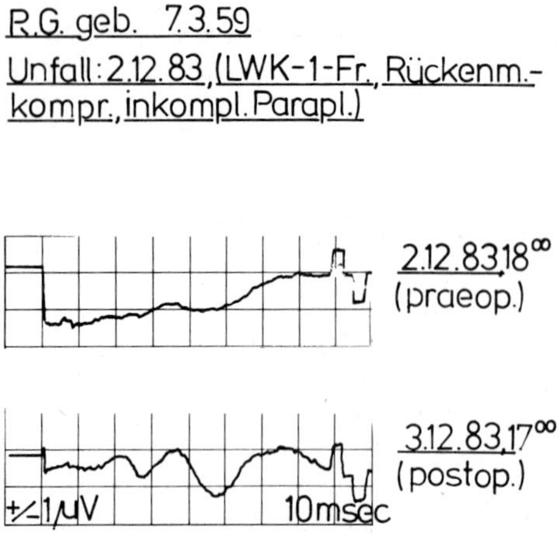

Abb. 5. Beispiel einer SSEP-Ableitung nach Wirbelkörperfraktur ohne neurologische Ausfälle

leitungsstörungen dar. Auch bei klinisch nur geringfügigen Ausfällen lag in vielen Fällen ein kompletter Überleitungsstopp vor (Abb. 5). Bei allmählich aufgetretenen Rückenmarksläsionen (Tumoren bzw. entzündlichen Veränderungen) bildeten sich diese nach frühzeitiger operativer Dekompression wieder weitgehend zurück.

Literatur

Hodgson AR, Stock FE (1956) Anterior Spinal Fusion. Preliminary Communication on the Radical Treatment of Pott's Disease and Pott's Paraplegia. Br J Surg 44:266

Hodgson AR, Yau ACMC (1969) Anterior Surgical Approach to the Spinal Column. In: Graham Apley A (ed) Recent Advances in Orthopaedics. Churchill, London

Kirkaldy-Willis WH, Thomas DG (1965) Anterior Approaches in the Diagnosis and Treatment of Infections of the Vertebral Bodies. J Bone Joint Surg [Am] 47:87

Die krankengymnastische Behandlung bei spondylogenen Reflexsyndromen an der Brustwirbelsäule, insbesondere manuelle Therapie und Muskeltechniken

H.-S. Reichel

Die Ursachen von Beschwerden an der Brustwirbelsäule, die zur Behandlung in unsere krankengymnastischen Praxen überwiesen werden, können sehr vielfältig sein. Im Rahmen dieses Beitrages soll von spondylogenen Reflexsyndromen die Rede sein, sehr häufig auch als sog. pseudoradikuläre Syndrome bezeichnet.

Was ist darunter zu verstehen:

Symptome, die auf Grund echter Wurzelkompression entstehen, sind mit den heutigen diagnostischen Mitteln relativ gut zu erkennen und entsprechend kausal zu behandeln.

Anders aber verhält es sich mit den nicht radikulären Syndromen, die sich in vielfältigen Weichteilveränderungen und z.T. recht diffusen Schmerzbildern äußern.

Beobachtungen hierzu werden schon seit geraumer Zeit gemacht. Man hat die Trigger points ertastet, man hat den sog. fortgeleiteten Schmerz festgestellt, d.h. Ausstrahlungen in die Peripherie entsprechend der segmentalen Innervation, verursacht von Reizungen diverser Strukturen im Bereich des Achsenskelettes. Auch das sterno-symphysale Syndrom nach Dr. Brügger ist hier einzuordnen.

Klinisch-empirische Beobachtungen hatten gezeigt, daß zwischen dem Achsenskelett und den peripheren Weichteilen Beziehungen bestehen, die sich nicht immer durch radikuläre, vaskuläre und humorale Ursachen erklären lassen, aber ganz bestimmten Gesetzmäßigkeiten unterliegen. Diese klinischen Zusammenhänge bezeichnet man als das *Spondylogene Reflexsyndrom.*

Es äußert sich in reproduzierbarer ursächlicher Beziehung zwischen funktionellen Fehlstellungen (Blockierungen) an der Wirbelsäule und örtlich determinierten Weichteilveränderungen. Diese Störung wird über den Reflexweg vermittelt.

Was ist nun unter einer Blockierung zu verstehen: man stellt sich dabei eine Störung vor im Zusammenspiel zwischen knöchernen Strukturen und dem dazugehörigen Muskel-Sehnenapparat. Diese funktionelle Störung ist objektiv nachweisbar und reversibel. Als Afferenzquelle kommt in erster Linie die Gelenkkapsel der kleinen Wirbelgelenke mit ihren Mechano- und Nozizeptoren in Betracht. Durch eine ständige überschwellige Reizung rufen sie auf reflektorischem Wege die von uns erfaßbaren Veränderungen in den Weichteilen hervor.

Welche Möglichkeiten haben wir nun, ein solches Spondylogenes Reflexsyndrom zu erkennen?

Die erste klinische Manifestation ist die sog. „Irritationszone" (Abb. 1). Sie ist palpatorisch genau erfaßbar als druckschmerzhafte Quellung im muskulo-faszialen

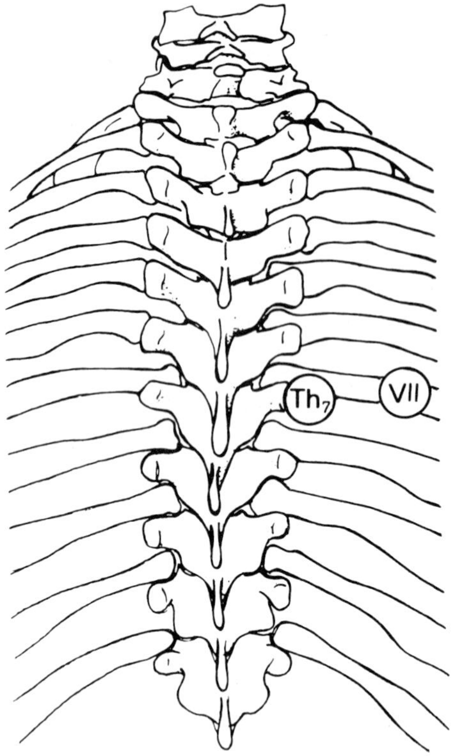

Abb. 1. Irritationszone in Höhe des Segmentes Th_7 und Irritationszone der VII. Rippe am angulus costae (aus Dvorak und Dvorak 1983)

Gewebe. Sie ist örtlich genau determiniert und einer Struktur zuzuordnen. Sie besteht, solange die Störung im Bewegungssegment vorliegt, verschwindet sofort nach deren Behebung. Ein histologisches Substrat ist nicht nachweisbar. Das Verhalten dieser Zone gibt uns Hinweise für unsere Therapie. Wir üben einen Druck als Provokation gegen den zugehörigen Dornfortsatz aus und beobachten, ob die Zone weniger druckschmerzhaft wird oder unverändert bleibt. Wir ändern dann unsere Druckrichtung z. B. von kaudal und von kranial. Sobald der Patient ein Nachlassen des Schmerzes angibt, wissen wir, welches unsere therapeutische Richtung ist.

Einen weiteren Hinweis auf die Lokalisation der Störung gibt uns das Verhalten der Muskulatur. Man hat festgestellt, daß bei Störungen an einem determinierten Segment bestimmte Muskelfasern, und zwar immer dieselben, in erhöhte Spannung geraten. Man kann diesen Hartspann vom Ursprung bis zum Ansatz des Muskels verfolgen. Man nennt die Fasern, die *zusammen* in Hartspann geraten, ein *Myotenon.* Schmale Muskeln können aus nur *einem* Myotenon bestehen, wie z. B. die Muskeln des transversospinalen Systems. Flächige Muskeln wie z. B. der Glutaeus maximus bestehen aus mehreren Myotenonen. Entscheidend ist, daß der Hartspann, der von uns palpiert werden kann, Rückschlüsse zuläßt auf die Höhenlokalisation des gestörten Segmentes. Allerdings erfordert dies sehr genaue anatomische Kenntnisse und viel palpatorisches Geschick und Erfahrung.

Ein Beispiel bietet der M. longissimus lumborum (Abb. 2), dessen Myotenone Hinweise geben auf Störungen in den Segmenten C_7–Th_4. Wenn wir also einen

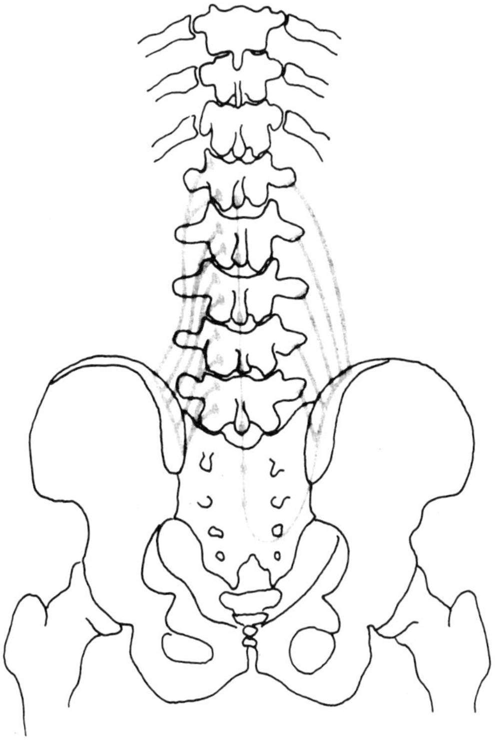

Abb. 2. Myotenone des m. longissimus lumborum (aus Dvorak und Dvorak 1983)

Hartspann in diesem Bereich finden, so müssen wir im Thorakalbereich nach entsprechenden Blockierungen suchen. Allerdings sollte man hierbei auch bedenken, daß die Zusammenhänge zwischen Störungen im Gelenkspiel und der zugeordneten Muskulatur durchaus auch therapeutisch auszunutzen sind. Es ist gut vorstellbar, daß man über die Muskulatur, die durch eine Funktionsstörung in erhöhte Spannung geraten ist, auch wieder Einfluß auf das Gelenk nehmen kann. Die Technik der postisometrischen Relaxation und die Muscle energy technic, die in den letzten Jahren mehr und mehr Manipulationen ersetzen, weisen in diese Richtung.

Ein Hartspann, der über eine längere Zeit besteht, führt zur Bildung von Myosen und Myotendinosen in den Muskeln und Sehnen. Auch sie sind durch Palpation genau lokalisierbar. Im Gegensatz zu der Irritationszone ist hier morphologisch eine Veränderung nachweisbar.

Da die Myosen und Myotendinosen mit einer gewissen Latenzzeit entstehen, verschwinden sie auch nach Beseitigung der Blockierung mit Verzögerung.

Welches sind nun die hauptsächlichen Ursachen von Funktionsstörungen im Bereich der Wirbelsäule?

An erster Stelle sind hier wohl unkoordinierte und unkontrollierte Bewegungen, muskuläre Dysbalance, zu nennen. Auch mechanische Überbelastungen, chronisch oder akut, der Wirbelsäule sind hier zu nennen und Insuffizienzen im osteoligamentären Gefüge.

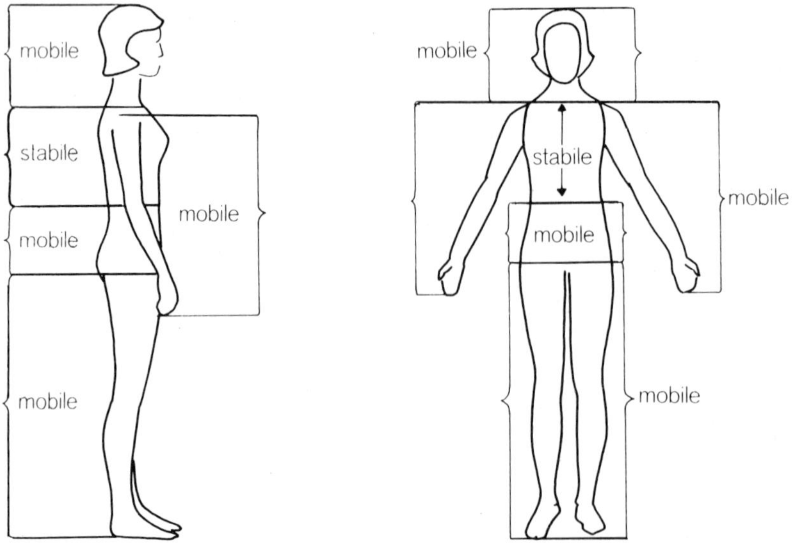

Abb. 3. Der Thorax als sog. stabiler Körperteil (aus Klein-Vogelbach 1984)

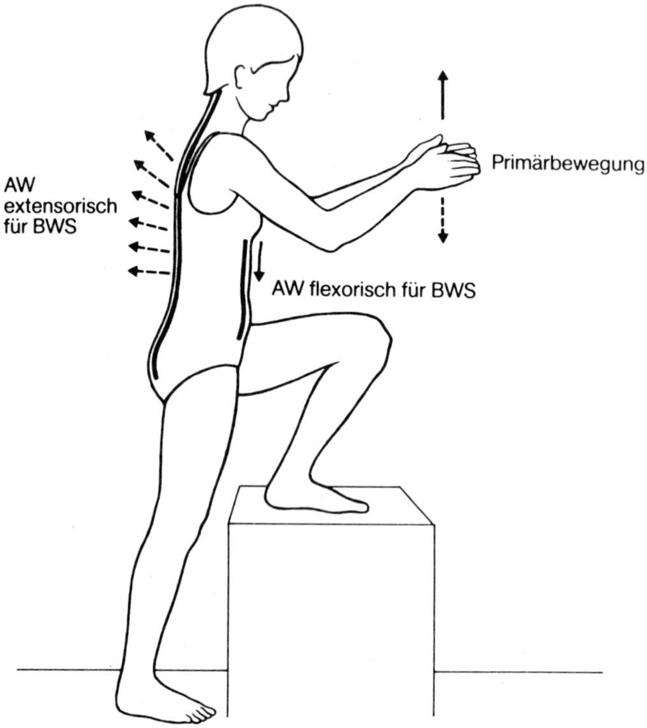

Abb. 4. Stabilisierung der BWS bei Bewegung der Arme (aus Klein-Vogelbach 1984)

Daraus folgen sogleich die Grundlagen für unsere krankengymnastische Behandlung: an erster Stelle stehen Mobilisationstechniken für die gestörten Bewegungssegmente, sodann Muskeldehnungen und muskuläre Aufbauschulung.

Jeder Behandlung geht natürlich eine eingehende Befunderhebung voraus, die uns Hinweise geben muß für die Auswahl unserer Behandlungstechniken.

Wenn wir uns mit der Brustwirbelsäule befassen, so sind wir uns zunächst darüber im klaren, daß der Thorax der stabile Körperteil ist (Abb. 3), der die Impulse von kranial und kaudal auffangen und verarbeiten muß. Bewegungen, die wir mit unseren Armen ausführen, z. B. Holzhacken oder Werfen, müssen von den Rückenstreckern stabilisiert werden, wollen wir nicht Gefahr laufen, einen Purzelbaum zu schlagen (Abb. 4). Wir nennen dies aktive Widerlagerung einer Primärbewegung.

Wir betrachten den Patienten in Hinblick auf diese Funktion des Thorax. Wir beobachten Form und Haltung der Wirbelsäule. Anschließend wird die aktive und passive Bewegungsprüfung vorgenommen, die nur einen allgemeinen Überblick über die Bewegungsfähigkeit der Wirbelsäule vermittelt und schon erkennen läßt, wo mögliche Störungen vorliegen. Anschließend nehmen wir in der segmentalen Prüfung Segment für Segment vor und prüfen die Flexion, Extension, Lateralflexion und Rotation. Mit der Palpation suchen wir nach den eingangs erwähnten Irritationszonen und nach Hartspann in der zugeordneten Muskulatur. Durch Provokationsteste, die an den Dornfortsätzen der Wirbel ausgeführt werden, können wir feststellen, in welcher Richtung eine Fehlstellung des Wirbels vorliegt.

Die therapeutische Richtung für die spätere Mobilisation ist diejenige, in der der Patient eine Verringerung der Druckschmerzhaftigkeit der Irritationszone angibt bzw. objektiv eine Verminderung der Aufquellung tastbar ist.

Auch die Rippen müssen in die Untersuchung einbezogen werden und mögliche Zonen am Sternum aufgesucht werden. Aus der Art der Fehlstellung erhalten wir einen Hinweis, ob wir eine Inspirations- oder eine Exspirationsfehlstellung beheben müssen.

Die Widerstandsteste für die Brustwirbelsäule sind nicht von großer Aussagefähigkeit. In jedem Falle aber untersuchen wir die Muskeln auf Verkürzung, z. B. den M. trapezius, den M. levator scapulae, den m. pectoralis maior. Auch die Kraft der Rückenstrecker und insbesondere der oberflächlichen, nicht autochthonen Muskeln muß überprüft werden. Nicht zu vergessen ist in diesem Zusammenhang auch die Überprüfung der Beweglichkeit der scapula in ihrem Gleitlager auf dem Thorax.

Nachdem wir nun festgestellt haben, ob und in welchem Segment eine Funktionsstörung vorliegt, können wir uns einen Behandlungsplan erarbeiten. Die Richtung der Bewegungseinschränkung ist hier von großer Bedeutung. Vorrangig ist die Beseitigung der Hypomobilität. Wenn diese mehrere Segmente umfaßt, behandeln wir zunächst mit den sog. unspezifischen Mobilisationstechniken. Abb. 5 zeigt die Mobilisierung in die Extension, wobei der Patient seine Hände mit der Stirn auf die Oberschenkel des Therapeuten legt. Dieser hat seinen Fuß auf einen Hocker gestellt und steht seitlich vom Patienten. Indem er nun seinen Oberschenkel nach lateral bewegt, kann die Wirbelsäule des Patienten in die Extension folgen. Der Therapeut kann mit gezieltem Einsatz seines Handballens sogar spezifisch mobilisieren. Diese Technik läßt sich auch mit der Lateralflexion verbinden.

Verfügt man über eine feste Rolle mit ca. 10–15 cm Durchmesser, so kann man auch hiermit eine gute Mobilisierung in die Extension erreichen. Dazu liegt der Pa-

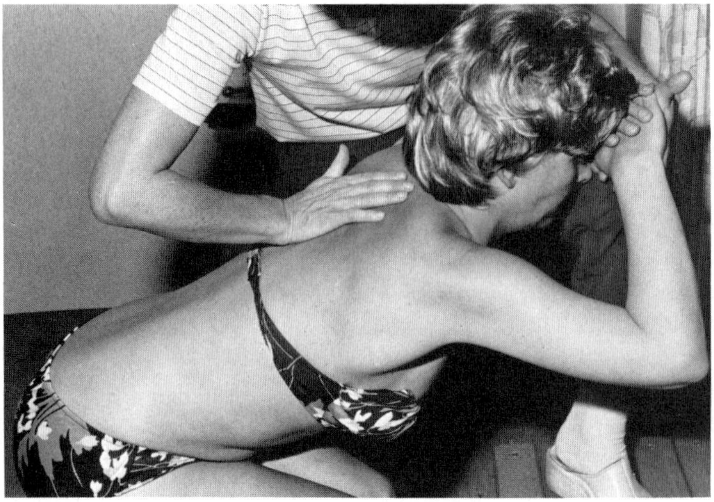

Abb. 5. Unspezifische Mobilisierung in die Extension

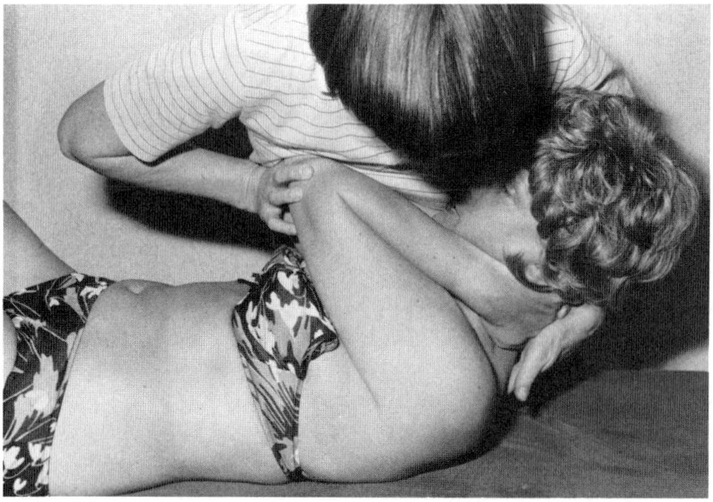

Abb. 6. Spezifische Mobilisierung in die Flexion

tient in Rückenlage auf der Behandlungsbank. Die Beine des Patienten sind angestellt, wobei der Patient zur besseren Fixierung der Lendenwirbelsäule noch die Ferse des einen Fußes auf das Knie des anderen Beines stellen soll. Der Patient nimmt seine Halswirbelsäule in seine gefalteten Hände. Die Rolle wird genau an die Stelle der Brustwirbelsäule gelegt, die mobilisiert werden soll. Der Patient soll sich nun mit seiner Brustwirbelsäule nach rückwärts über die Rolle lehnen, dabei die Halswirbelsäule gut festhalten, damit gewährleistet ist, daß die Bewegung wirklich nur in der Brustwirbelsäule erfolgt.

Zur spezifischen Mobilisierung eines Segmentes verwenden wir einen Gummikeil als Hypomochlion. Der Keil wird kaudal des zu mobilisierenden Segmentes ge-

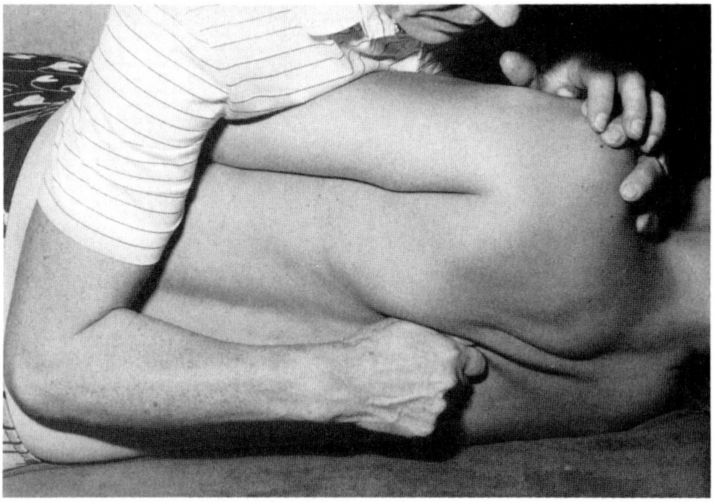

Abb. 7. Spezifische Mobilisierung in die Linksrotation

legt. Die Hände des Patienten werden im Nacken verschränkt. Der Therapeut umfaßt die Ellbogen des Patienten. Soll nun in die Flexion (Abb. 6) mobilisiert werden, so werden die Ellbogen des Patienten nach kaudal-ventral gezogen, bis der palpierende Finger des Therapeuten die Bewegung spüren kann. Sodann wird der mobilisierende Schub nach dorsal-kranial gegeben. Für die Mobilisierung in die Extension werden die Oberarme des Patienten in die Senkrechte gebracht. Der mobilisierende Schub erfolgt dann genau nach dorsal.

Für die Mobilisierung in die Rotation stehen uns mehrere Techniken zur Verfügung. Abb. 7 zeigt, geeignet für die obere Brustwirbelsäule, eine Technik bei der der kaudal liegende Dornfortsatz zwischen Daumen und Zeigefinger fixiert und der Oberkörper von der Schulter über den fixierten Wirbel rotiert wird. Die Abbildung zeigt die Technik für die Mobilisierung in die Linksrotation des kranial liegenden Wirbels.

Abbildung 8 zeigt eine Möglichkeit, mit der schon erwähnten Muskeltechnik zu arbeiten. Der fixierende Daumen hält gegen den kaudalen Dornfortsatz. Der Therapeut rotiert den Patienten von den Schultern her, bis die Bewegung in dem *über* dem fixierenden Daumen liegenden Segment ankommt. Der Patient wird nun aufgefordert, gegen die Hand des Therapeuten mit *wenig* Kraft anzuspannen, also im Sinne einer Linksrotation. Man kann den Patienten noch zusätzlich auffordern, während der Spannung einzuatmen und mit den Augen nach links zu blicken. In der Entspannungsphase wird versucht, das Bewegungsausmaß etwas zu vergrößern. Man erwartet sich hier durch postisometrische Relaxation eine Einwirkung über die Muskulatur auf die gestörte Gelenkfunktion.

Wenden wir uns nun der Behandlung der Rippen zu. Zunächst haben wir die Möglichkeit der reinen Mobilisationstechnik. Bei einer Inspirationshemmung fixiert die eine Hand des Patienten (Abb. 9) kaudal der zu mobilisierenden Rippe, der Arm wird in maximale Elevation gebracht und dort fixiert. Der Patient wird nun aufgefordert maximal einzuatmen. Durch die Fixierung der kaudalen Rippe wird die kranial liegende Rippe in die Inspiration gezwungen.

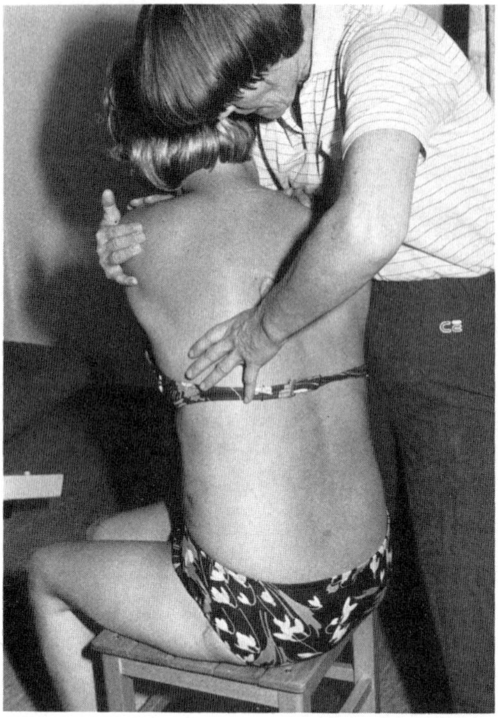

Abb. 8. Mobilisierung in die Rotation mit postisometrischer Relaxation

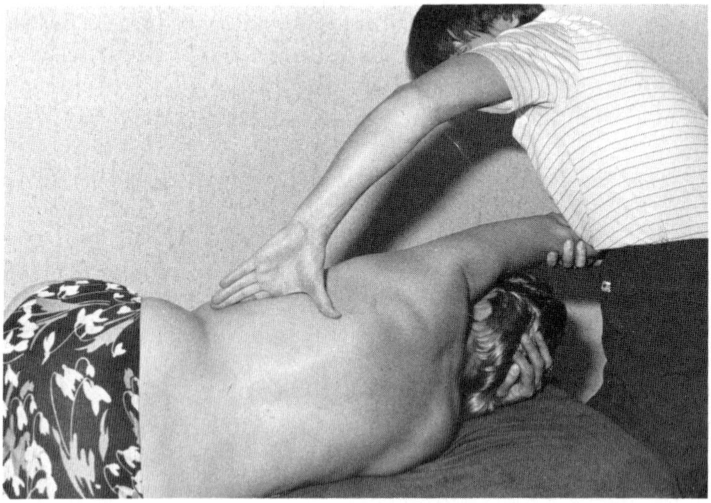

Abb. 9. Rippenmobilisation der mittleren Rippen in Seitenlage

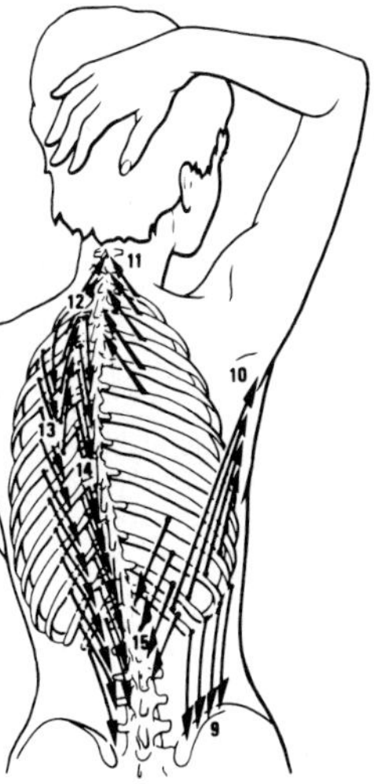

29

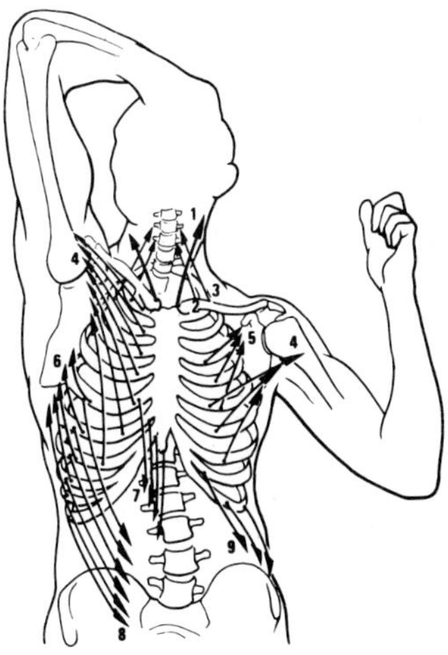

30

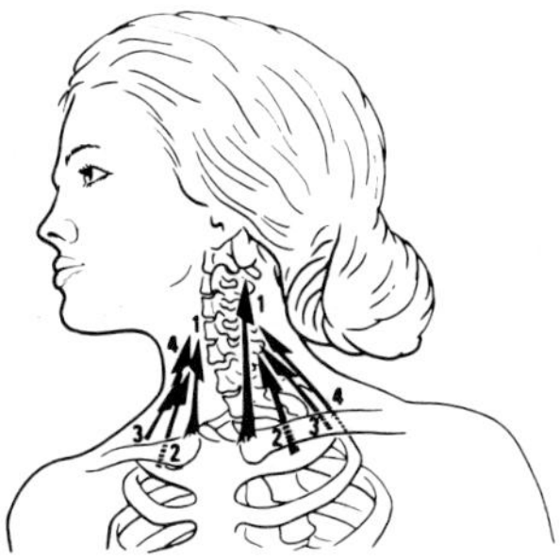

Abb. 10. Muskeln, die zur Rippenmobilisation herangezogen werden können

28

Bei einer Hemmung in die Expiration liegt die fixierende Hand des Therapeuten *auf* der blockierten Rippe. Bei der Ausatmung mobilisiert der Therapeut die Rippe kräftig nach kaudal. Bei der Rippenmobilisierung lassen sich die sog. Hilfsatemmuskeln ganz hervorragend zur Behandlung heranziehen (Abb. 10). Besonders geeignet sind für die Einatmung der m. pectoralis maior und der m. serratus anterior, für die Ausatmung die unteren Anteile der Rückenstrecker und die seitlichen Bauchmuskeln. Abb. 11 zeigt eine Technik, bei der der m. pectoralis major herangezogen wird. Ursprung und Ansatz des Muskels werden maximal voneinander entfernt. Eine Rippe wird fixiert, der Patient wird aufgefordert, mit dem Arm gegen den Widerstand des Therapeuten zu spannen. Da keine Bewegung stattfindet, wird der m. pectoralis major die Rippe oberhalb der fixierenden Hand des Therapeuten in die Inspiration ziehen.

Nach den mobilisierenden Techniken werden wir möglicherweise bestehende Muskelverkürzungen beseitigen. Dies ist vor allem deshalb nötig, weil verkürzte Muskeln ihre Antagonisten hemmen. Therapeutisch bedeutet dies, daß es nicht sinnvoll ist, abgeschwächte Muskeln kräftigen zu wollen, bevor nicht die verkürzten

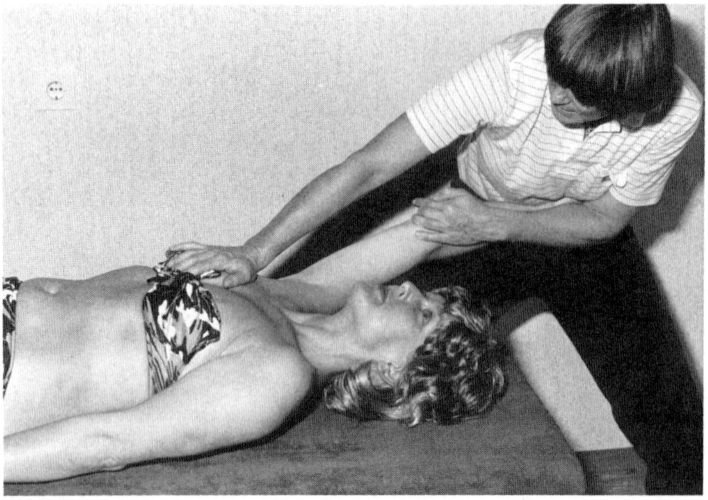

Abb. 11. Rippenmobilisierung mit Muskeltechnik

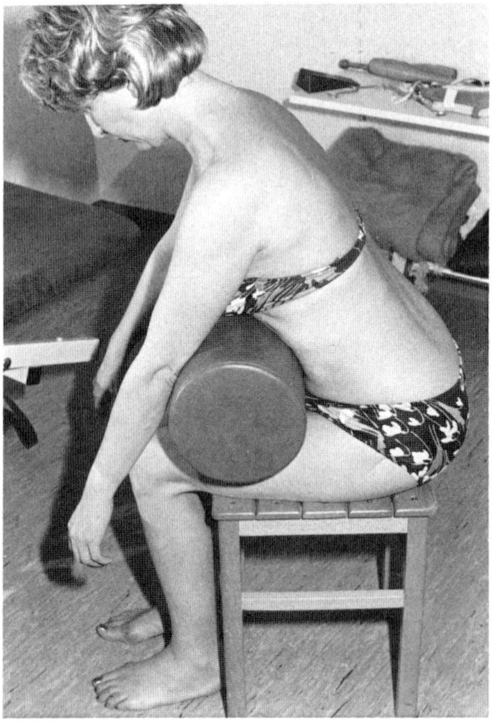

Abb. 12. Stabilisierung in die Extension der BWS

Muskeln gedehnt sind. In Abb. 11 ist gleichfalls die Ausgangsstellung für die Dehnung des m. pectoralis major zu sehen. Auch hier besteht das Prinzip darin, daß Ursprung und Ansatz des Muskels so weit wie möglich voneinander entfernt werden, wobei all seine Bewegungskomponenten mitberücksichtigt werden müssen.

Die Anspannung erfolgt ohne Bewegungsausschlag in die Funktion des Muskels. Die Dehnung erfolgt in der Entspannungsphase des Muskels. Die Dehnung muß auf alle Fälle lange genug dauern. Eine Behandlung soll nicht beendet werden ohne muskuläre Aufbauschulung, um das Behandlungsergebnis zu stabilisieren und muskuläre Dysbalancen zu beseitigen. Hier stehen dem Therapeuten sehr viele Möglichkeiten zur Verfügung. Gerade für den Bereich der Brustwirbelsäule, die sehr häufig in die Extension beübt werden muß, ist es wichtig, die Schulung der Rückenmuskulatur so anzusetzen, daß die Bewegung auch wirklich in der Brustwirbelsäule und nicht etwa in der Lendenwirbelsäule erfolgt, d.h. die Wahl der richtigen Ausgangsstellung ist von großer Bedeutung. Will man die Brustwirbelsäule in die Extension stabilisieren, soll die Lendenwirbelsäule in Flexion fixiert werden. Abbildung 12 zeigt eine von vielen Möglichkeiten, die Lendenwirbelsäule durch eine Rolle auszuschalten und die Extension gezielt in die untere Brustwirbelsäule zu lenken. Der Patient muß die Rolle zwischen Bauch und Oberschenkel aktiv fixieren.

Im weiteren Verlauf soll der Patient so weit geschult sein, daß er ohne sonstige Hilfsmittel die richtige Körperhaltung einnehmen kann und diese Haltung gegen Einflüsse von außen auch verteidigen kann. Es ist unsere krankengymnastische Aufgabe, dieses Ziel zusammen mit dem Patienten zu erreichen und ihn somit in die Lage zu versetzen, das in der Behandlung erreichte Muskelgleichgewicht nicht wieder zu verlieren.

Literatur

Dvorak J, Dvorak V (1983) Manuelle Medizin Diagnostik. Thieme, Stuttgart New York

Klein-Vogelbach S (1984) Funktionelle Bewegungslehre. Springer, Berlin Heidelberg New York

Frisch H (1983) Programmierte Untersuchung des Bewegungsapparates. Springer, Berlin Heidelberg New York

Stoddard A (1959) Lehrbuch der osteopathischen Technik. Hippokrates, Stuttgart

Steinrücken H (1980) Chirotherapeutisch beeinflußbare Krankheitsbilder. Hippokrates, Stuttgart

Das BWS-Syndrom und seine physiotherapeutische Behandlung

F. Niklas

Die Diagnose BWS-Syndrom ohne spezifische Erklärung des Arztes ist für den Behandler problematisch. Deshalb möchte ich die einzelnen Möglichkeiten der Physikalischen Therapie mit Berücksichtigung besonderer Krankheitsbilder vorstellen.

Die Balneotherapie, die überwiegend im Zuge von Heilverfahren durchgeführt wird, und auch als Ganzheitstherapie verstanden werden muß, möchte ich hier nicht abhandeln.

Zur Hydrotherapie, die auch als Ganzheitstherapie anzusehen ist, sind folgende Bemerkungen zu machen.

Kälteanwendungen sind grundsätzlich nur bei vorher erwärmtem Körper, bzw. warmen Füßen zu verabreichen.

Auch extreme Heißanwendungen z. B. Blitzguß, sind für einen kalten Körper nicht geeignet.

Alle Wechselanwendungen sollen immer mit einer Kaltanwendung abschließen.

Diese hydrotherapeutischen Maßnahmen haben nicht nur eine lokale, sondern auch eine vegetative Umstimmungsreaktion.

Wärmeanwendungen von Infrarot-, Rotlichtbestrahlungen und Teilglühlichtbäder (fälschlicherweise als Heißluftbehandlung bezeichnet) haben eine Eindringtiefe von 0,5–1,5 mm. Sie besitzen auch eine reflektorische Tiefenwirkung, die auf die Gefäße Einfluß nimmt. Die willkürliche Muskulatur wird detonisiert, die Gefäße erweitert.

Die Dampfdusche wirkt in der Oberfläche hyperämisierend, und auf die Muskulatur reflektorisch relaxierend. Bei zu geringem Abstand und zu starker Hitzeeinwirkung kommt es zur Irritation der Kälterezeptoren.

Warmpackungen mit Peloiden

Die Eindringtiefe ist ca. 1–2 cm.

Die Wirkung selbst ist hyperämisierend, stoffwechselsteigernd, detonisierend, analgesierend und auch reflektorisch tiefenwirksam.

Die Oberflächentemperatur ist der Verträglichkeit des Patienten anzupassen. Durch Einsatz eines Ventilators kann die Oberfläche so stark abgekühlt werden, daß bei einer Packungsdichte von 2 cm und einer Kerntemperatur von 48–50 °C, dies vom Patienten als angenehm empfunden wird. Bei zu hoher Oberflächentemperatur werden die Kälterezeptoren irritiert. Ein wichtiges Kriterium der Packung ist die Lagerung. Sie sollte so erfolgen, daß der Patient schmerzfrei und entspannt liegt (Abb. 1).

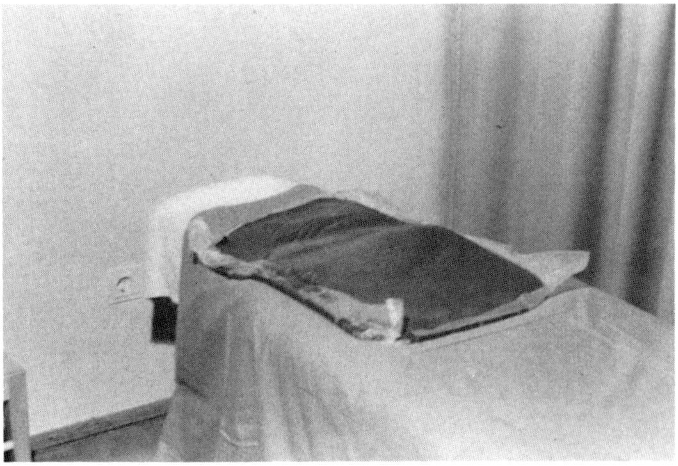

Abb. 1. Die Lagerung des Patienten ist sehr wichtig

Kryotherapie

Die Applikationsdauer und Form müssen auf das jeweilige Krankheitsgeschehen abgestimmt werden.

Die Möglichkeiten der Kälteanwendung sind:

Eispackung, Eisabreibung, Eishandtuch, flüssiger Stickstoff u. ä.

Sie wirkt detonisierend und schmerzlindernd. Auch einen Einfluß auf die Reizleitung (Gate-Control-Theorie) wird ihr zugesprochen. Die nachfolgende Mehrdurchblutung sollte im Therapieplan berücksichtigt werden (Abb. 2 und 3).

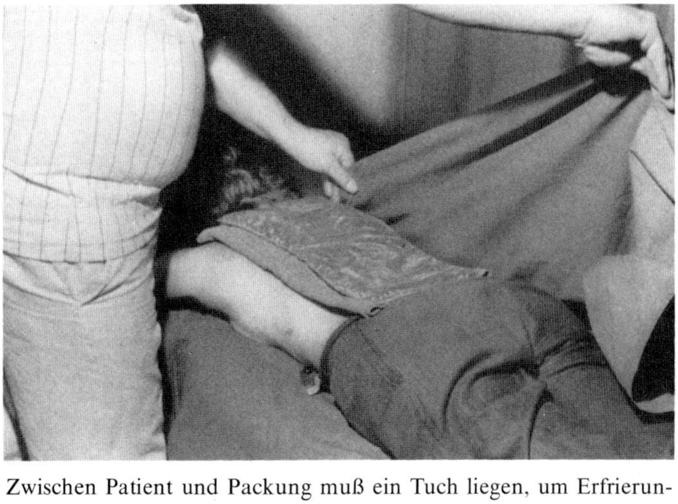

Abb. 2. Die Eispackung. Zwischen Patient und Packung muß ein Tuch liegen, um Erfrierungen zu vermeiden

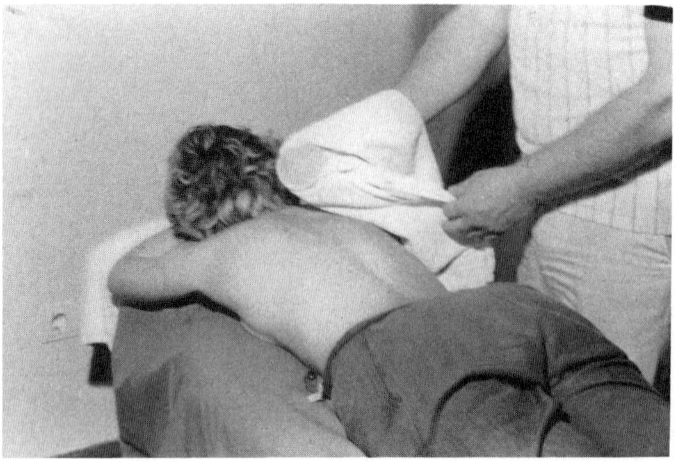

Abb. 3. Die Eisabreibung oder Eismassage. Ein Frotteetuch saugt das Tauwasser auf

Elektrotherapie

Stabile Galvanisation: Der galvanische Strom wirkt analgesierend, tonusregulierend, stoffwechselsteigernd, Erhöhung der Permeabilität der Zelle und einer Normalisierung der Polarisationsverhältnisse an der Zelle.

Die Anode als schmerzlindernde Elektrode wird immer auf den Schmerzpunkt gelegt. Durch die Anode werden schmerzauslösende Stoffe, wie Prostaglandine, Seretonine und andere, die die gleiche elektrische Ladung besitzen, aus dem Schmerzgebiet ausgetrieben.

Elektrodenlage z. B. Interkostalneuralgie: Anode im Wurzelbereich, Kathode im Verlauf des Interkostalnervs ventralwärts. Intensität sensibel-schwellig; Dauer 15 bis 20 Min. Bei allen Anwendungen von galvanischen Stromformen müssen die elektrolytischen Veränderungen unter den Elektroden berücksichtigt werden, um eine Schädigung des Patienten zu vermeiden.

Diadynamisch und ähnlich wirkende Stromformen: Sie sollten immer in einem Programm angewandt werden. z. B. nach „stabiler Galvanisation" wie oben beschrieben, 5 Minuten DF, anschließend 5 Minuten LP oder nach „stabiler Galvanisation" 5 Minuten IG 50, 5 Minuten Frequenzmodulation.

Dosis: „sensibel schwellig" bei akutem Geschehen. Bei chronischen Erkrankungen wird die Frequenz niedriger, die Intensität größer und die Anwendungsdauer länger, z. B. „stabile Galvanisation" 10 bis 15 Minuten sensibel-schwellig und 5 bis 8 Minuten MF und 5 bis 8 Minuten CP oder 10 bis 15 Minuten „stabile Galvanisation" und 5 bis 8 Minuten IG 30 und 5 bis 8 Minuten IG 50 oder FM.

Beim Ultrareizstrom sollten die Elektroden großflächig angelegt und nicht weiter als höchstens 3 cm entfernt sein. Bei größerem Abstand nimmt die Wirkung sehr stark ab. Die Frequenz des Ultrareizstrom (Träbertstrom) beträgt 143 Hz.

Mittelfrequenzströme: Auch hier sollten Behandlungsprogramme, dem Krankheitsbild entsprechend, erstellt werden.

Regel wie bei den diadynamischen Strömen; je akuter das Geschehen, um so höher die Frequenz, geringer die Stromstärke und Anwendungszeit.

Bei chronischen Geschehen wird die Frequenz vermindert, die Intensität und die Anwendungszeit erhöht.

Die Vorteile sind: ein leichteres Eindringen in den Körper durch die hohe Frequenz und keine elektrolytischen Vorgänge an den Elektroden.

Nachteile: Die Wirkung der „stabilen Galvanisation" kann nicht nachvollzogen werden.

Behandlungsbeispiele:

akutes Geschehen – 5 Minuten 100 Hz, anschließend 5 Minuten 50–100 Hz
Intensität: sensibel deutlich schwellig

chronisch – 5–8 Minuten 50 bis 100 Hz, anschließend 0–100 Hz oder ähnliches
Intensität: Motorisch-schwellig

Auch auf die „stereodynamischen Ströme" sei hingewiesen.

Elektro- oder Stangerbad: Wassertemperatur 37–38 °C; wenn die Elektrodenlage nicht flexibel angebracht werden kann, muß der Patient in Seitlage behandelt werden.

Vorteil des Stangerbads: großflächige Elektrode durch das Wasser, dadurch vermehrter Stromfluß. Auftrieb und entspannende Wirkung des Wassers.

Ultraschall

Er ist als Mechano-Therapie zu verstehen (Druck und Sog). Dies ist mit einem Mikromassage-Effekt (nicht zu verwechseln mit der klassischen Massage) zu vergleichen. Bei festeren Gewebsstrukturen kommt es durch Resorption und Absorption zu einer Wärmewirkung. Hier muß auf die vagotone Wirkung hingewiesen werden.

Ultraschall kann mit Ultrareizstrom und anderen Stromformen gemischt werden (Simultanverfahren). Dieses geht auf Kosten der Elektrotherapie (kurze Anwendungszeit).

Bei Dosierungen über 2 Watt pro qcm Auflagefläche kommt es zu Verletzungen in den darunterliegenden Geweben. Über dichtstrukturiertem Gewebe z. B. Knochen, Bändern sollte kein Permanentschall Anwendung finden, sondern Impulsschall.

Der Impulsschall kann proportional in seiner Dosis dort erhöht werden.

Anwendungsformen: Punktbeschallung bei Trigger-Points über Nervenaustrittsgebiete.

Segmentalbeschallung oder flächige Anwendung.

Dauer:

akutes Geschehen: 0,1–0,3 W/qcm; 1–3 Minuten
chronisches Geschehen: 0,4–0,7 W/qcm; 4–7 (10) Minuten
Ausnahme: Morbus Bechterew bis 15 Minuten

Kurzwellentherapie

Sie ist stark im Zurückgehen. Sie wird als Elektro- und Magnetfeldapplikation angewandt.

Dezimeterwelle

Sie hat eine starke Tiefenwirkung. Auf das subjektive Gefühl des Patienten kann durch die geringe Wärmeentwicklung keine Rücksicht genommen werden.

Mikrowelle

Durch die stark oberflächige Wirkung hat der Patient ein intensives Wärmegefühl.

Fehlerquellen: Implantate, metallische Einschlüsse, fehlendes Befragen auf Wärmegefühl, schlechtes Einstellen des Therapiefeldes. Applikation durch die Kleidung, da durch Schweißbildung und Einschlüsse in der Kleidung das elektromagnetische Feld verändert wird.

Zum Abschluß der Elektrotherapie möchte ich noch auf die Möglichkeiten der Ionto- und Phonophorese hinweisen.

Massage

Grifftechnik, Griffolgen und Intensität müssen auf das Krankheitsgeschehen abgestimmt werden (Abb. 4).

Die Wirkung ist: hyperämisierend, schmerzlindernd, muskelrelaxierend und stoffwechselsteigernd.

Bei der Massage kommt es auch zu kuti-viszeralen Reflexen, die bei der Therapie mit zu berücksichtigen sind.

Die schmerzfreie Lagerung ist für den Behandlungserfolg sehr wichtig.

Bindegewebs-, Segment-, Reflexzonen- und Periostmassage (Abb. 5). Diese wirken reflektorisch auf innere Organe. Die Angriffsfläche ist unterschiedlich. Sie kann das Dermatom, Myotom, das Segment selber und das Periost sein. Bei eingefahre-

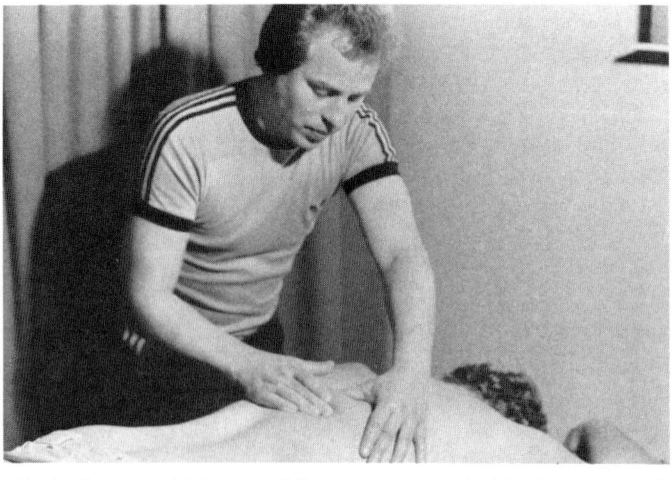

Abb. 4. Querverschiebung auf dem erector trunci wirkt detonisierend

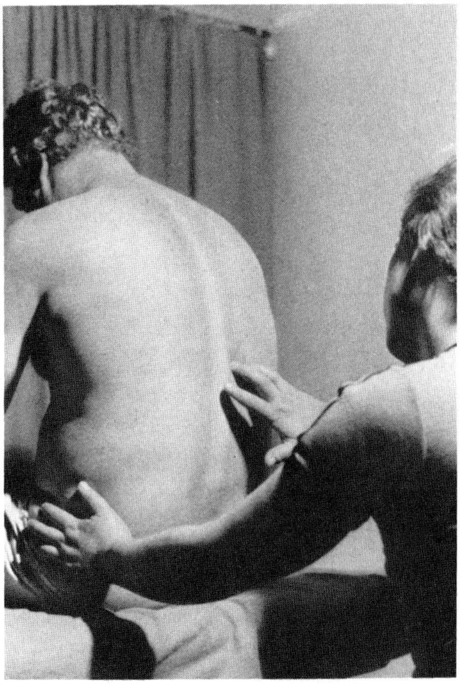

Abb. 5. Anhakstrich zur Wirbelsäule bei der BGM im unteren BWS-Bereich

nen Schmerzen finden sie im Sinne der „Gate-Control-Theorie" oder der „Scheidschen Übergangssegmente" ihre Anwendung.

Unterwasserdruckstrahlmassage: Die Wirkung wird durch Sog und Druck, sowie durch Vibration des Wasserstrahls erzeugt. Der Druck sollte ungefähr 2 bar, die Entfernung 10 bis 20 cm von der Hautoberfläche sein.

Wirkung: hyperämisierend, detonisierend, muskelrelaxierend und stoffwechselsteigernd. Besonders kommt hier die Entspannung durch das warme Wasser zur Geltung.

Die Kreislaufbelastung ist zu beachten.

Manuelle Lymphdrainage: Ihre Wirkung ist entstauend und detonisierend auf die willkürliche Muskulatur. Es darf – bei richtiger Anwendung – zu keiner Hyperämie kommen. Sie ist bei starken Schwellungen indiziert. Durch die Rhythmik und die lange Einwirkungsdauer führt sie zu einer starken Entspannung des Patienten.

Saugglocken- oder Schröpfbehandlung: Ihre Anwendung ist vor allem in vernarbten und verklebten Gebieten angezeigt. Es kommt zur Entlastung des Gewebdruckes und einer passiven Hyperämie.

Traktion: Optimale Traktionen können durch den Behandler durchgeführt werden. Durch gute Fixation der Hände im Bereich der BWS kommt es durch die Streckung des Therapeuten zu einer Extensionswirkung beim Patienten.

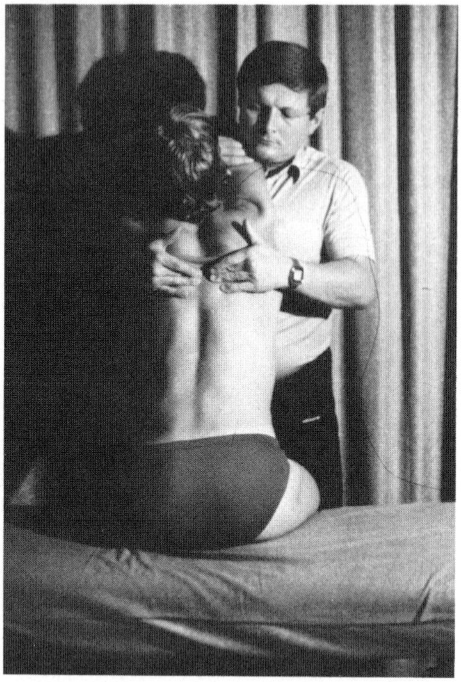

Abb. 6. Manuelle Traktionen im BWS-Bereich; hier bei Th_6/Th_7

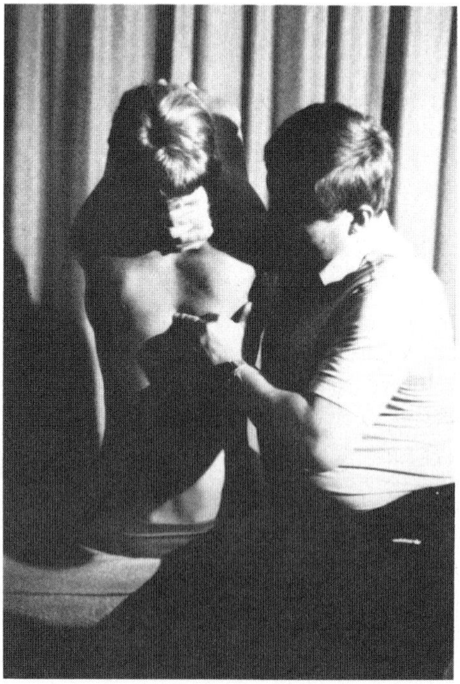

Abb. 7. Passive Funktionsüberprüfung der Dorsalextension im mittleren BWS-Bereich

Die manuelle Traktion ist der apparativen vorzuziehen, da sie individuell dosiert werden kann, der Patient bei den Dehntechniken besser entspannt und die Relaxationsphase palpatorisch erfaßt wird (Abb. 6).

Bei ausstrahlenden Beschwerden von Th_3/Th_4 und Th_6/Th_7 in Herz oder Brust sowie Magengegend sichert sie den therapeutischen Erfolg.

Bewegungstherapie: Auf die Bewegungstherapie brauche ich nicht mehr intensiv einzugehen, da diese bereits von Frau Reichel abgehandelt wurde.

Sie sollte immer mit anderen Therapieformen kombiniert werden, um einen optimalen Behandlungserfolg zu sichern.

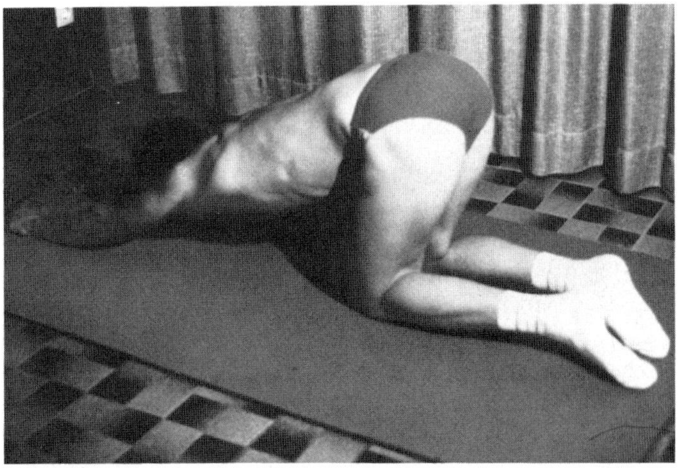

Abb. 8. Automobilisation der BWS. Der Patient schiebt aus dieser Stellung einmal den linken und einmal den rechten Arm stärker nach vorn, ohne die Ausgangsstellung zu verlassen

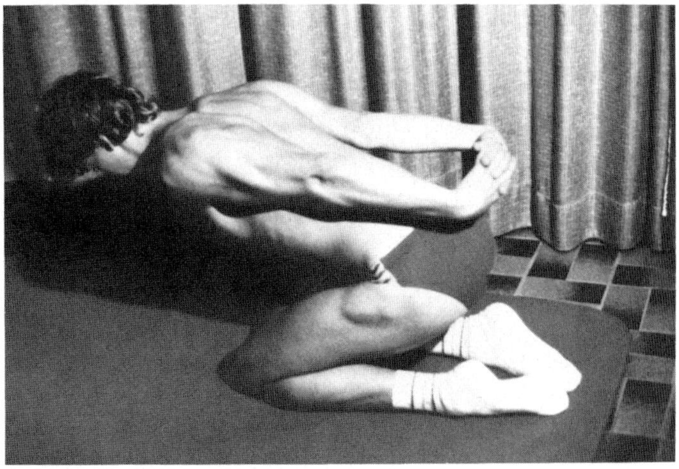

Abb. 9. Autostabilisation der BWS

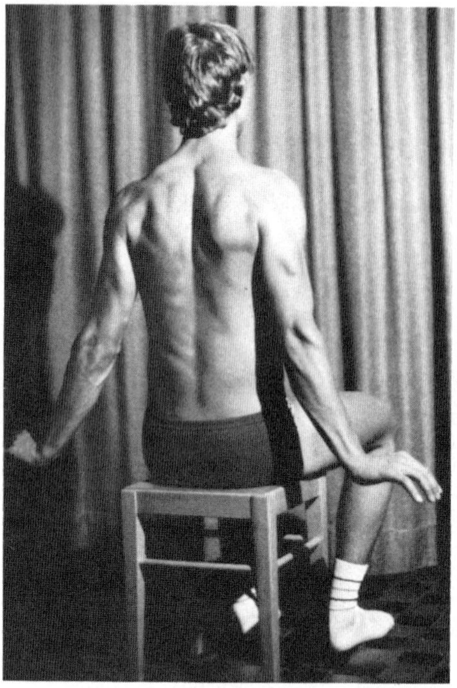

Abb. 10. Durch Stemmführungen wird die gesamte Statik verbessert

Dabei ist eine aktive und passive Funktionsprüfung wichtig (Abb. 7). Dem Patienten ist ein Übungsprogramm zu erstellen, damit er durch Automobilisation und Autostabilisation Rezidive vermeidet (Abb. 8 und 9).

Eine physiologische Haltung ist durch Mobilisation von hypomobilen und eine Stabilisation von hypermobilen Gelenken anzustreben.

Zusammenfassend möchte ich noch einmal erklären.
Der durch die Anwendung der Physikalischen Therapie schmerzfreie Patient sollte angehalten werden, sein Übungsprogramm regelmäßig durchzuführen (Abb. 10).

Auch sollte die Physikalische Therapie als Komplexe Therapie erkannt werden, wobei es durch Summation von Effekten zum gewünschten Erfolg kommt.

Auch hat die Physikalische Therapie einen umstellenden Charakter, wodurch kurzfristige Anwendungen meistens zum Scheitern verurteilt sind.

Leider wird die Wirkung der Physikalischen Therapie durch zu geringe (3 bis 4) Behandlungsanweisungen oft in Frage gestellt. Sie ist, konsequent angewandt, vielleicht primär die etwas teurere Therapie, aber sekundär durch die kürzere Rehabilitationsphase und durch keine schädigenden Nebenwirkungen die billigere.

Literatur

Bold RM, Grossmann A (1978) Stemmführung nach Brunkow R. Enke, Stuttgart

Dicke E (1982) Meine Bindegewebsmassage. Hippokrates, Stuttgart

Edel H (1983) Fibel der Elektrodiagnostik und Elektrotherapie. Müller und Steinicke, München

Frisch H (1983) Programmierte Untersuchung des Bewegungsapparates. Springer, Berlin Heidelberg New York Tokyo

Grober J, Stieve FE (1971) Handbuch der Physikalischen Therapie in vier Bänden. Fischer, Stuttgart

Jantsch H, Schuhfried F (1981) Niederfrequente Ströme zur Diagnostik und Therapie. Maudrich, München

Lewit K (1978) Manuelle Medizin. Urban & Schwarzenberg, München Wien Baltimore

Teirich-Leube H (1983) Grundriß der Bindegewebsmassage. Fischer, Stuttgart

Differentialdiagnose der Engpaßsyndrome des Plexus cervicobrachialis

W.-U. WEITBRECHT

Anders als z. B. der Plexus lumbalis ist der Plexus cervicobrachialis durch seine anatomische Zuordnung zur Halsmuskulatur und den sehr beweglichen Strukturen des Schultergürtels mechanischen und traumatischen Schädigungen besonders ausgesetzt. Verflechtung und Neugruppierung der Fasern aus den einzelnen Wurzeln erschwert insbesondere beim Plexus brachialis die genaue Lokalisation der Läsionen. Deshalb soll hier kurz auf die Anatomie und die topographische Beziehung zu anderen Strukturen eingegangen werden, aus der sich ein Teil der Differentialdiagnose der Engpaßsyndrome zwanglos ergibt.

Aus den Rami ventrales der Spinalnerven C_5 bis Th_1 wird der Plexus brachialis gebildet. Häufig beteiligen sich Äste aus C_4 und Th_2 am Aufbau des Plexus. Diese ventralen Äste verbinden sich zu den drei Primärsträngen: Truncus superior aus C_5 (evtl. auch C_4) und C_6, Truncus medius aus C_7 und Truncus inferior aus C_8/Th_1.

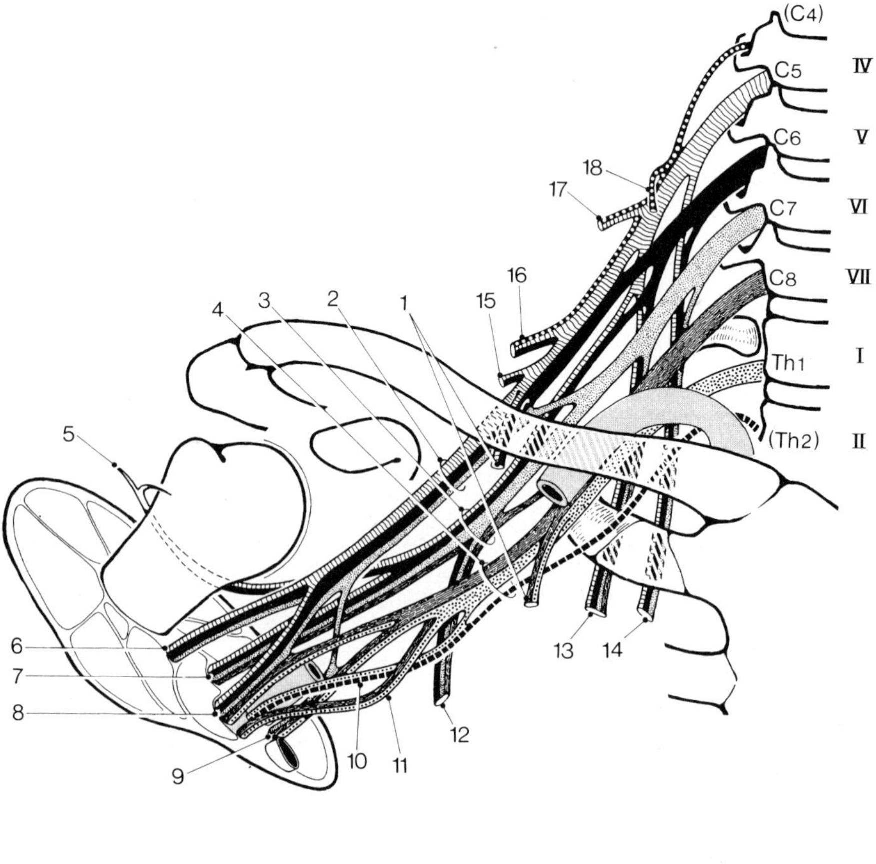

Jeder Primärstrang teilt sich in einen dorsalen und ventralen Ast. Aus diesen Ästen werden die Fasciculi posterior, lateralis und medialis gebildet, aus denen dann wieder die einzelnen Armnerven hervorgehen (Abb. 1). Auf seinem Weg von den Foramina intervertebralia zur oberen Extremität verläuft der Plexus brachialis durch mehrere Engstellen.

Die erste Engstelle noch in Höhe der Primärstränge ist die Skalenuslücke zwischen M. scalenus anterior und medius an deren Ansatz an der ersten Rippe. Durch diese Lücke wird der Plexus brachialis von der A. subclavia begleitet. Bei normaler anatomischer Konfiguration der Skalenuslücke ist es fraglich, ob es überhaupt zu einer Schädigung des Armplexus kommen kann (Mumenthaler u. Schliack 1977) (Abb. 2). Anatomische Variationen dagegen können zu einer Einengung führen, und damit Ursache einer Kompression des Gefäßnervenstranges sein, so z. B. eine Sehnenbrücke zwischen den Muskelansätzen oder ein abnorm verbreiterter bzw. gelagerter Ansatz des M. scalenus anterior oder medius (Abb. 3). Etwa 35% der Fälle haben einen M. scalenus minimus, der vom Querfortsatz des 7. Halswirbels zur ersten Rippe zieht und sowohl den 1. Thorakalnerven, als auch die A. subclavia komprimieren kann (Sunderland 1972). Weiterhin kann die Skalenuslücke durch eine Halsrippe (Abb. 4) eingeengt werden. Bei kurzen Halsrippen kommt es vor, daß ein

Abb. 1. Der Plexus brachialis und seine anatomischen Beziehungen zum Skelett

1 **Nn. pectorales** (med./lat.) C_5–Th_1
Mm. pect. major + minor
2 Fasciculus lateralis
3 Fasciculus medialis
4 Fasciculus dorsalis
5 **N. axillaris** C_5, C_6
M. deltoideus 5, 6
M. teres minor 5, 6
6 **N. musculocutaneus** C_5–C_7
M. biceps brachii 5, 6
M. coracobrachialis 6, 7
M. brachialis 5, 6
7 **N. radialis** C_5–Th_1
M. triceps brach. C_7–Th_1
M. anconaeus 7, 8
M. brachioradialis 5, 6
Mm. ext. carpi rad. long./brev. 6–8
M. ext. digit. comm. 7, 8
M. ext. indicis 7, 8
M. ext. digiti minimi 7,8
Mm. ext. poll. long./brev. 7,8
M. abd. poll. long. 7, 8
8 **N. medianus** C_5–Th_1
M. pronator teres 6, 7
M. flexor carpi rad. 6–8
M. palmaris long. C_7–Th_1
M. flex. digit. superf. C_7–Th_1
M. flex. digit. prof. (radiale Seite, I/II) C_7–Th_1
M. pronator quadratus C_7–Th_1
M. opponens poll. C_7–C_8
M. abductor poll. brev. C_7–C_8
Caput superfic. m. flex. poll. brev. 6–8
Mm. lumbricales I + II C_8–Th_1
9 **N. ulnaris** (C_7) C_8–Th_1
M. flexor carpi uln. 6–8
M. flexor digit. prof. (ulnare Seite, III/IV) C_7–Th_1
Mm. interossei palm. + dors. C_8–Th_1
Mm. lumbric. II + IV C_8–Th_1
M. add. poll. C_8–Th_1
Caput prof. m. fl. poll. brev. 6–8
M. palmaris brevis C_8–Th_1
10 **N. cutaneus brachii medialis** $Th_{1,2}$
11 **N. cutaneus antebrachii medialis** C_8–Th_1
12 **N. thoracodorsalis** C_6–C_8
M. latissimus dorsi
13 **Nn. subscapulares** C_5–C_8
M. subscapularis 5–8
M. teres major 5–6
14 **N. thoracicus long,** C_5–C_7
M. serratus anterior
15 **N. subclavius** $C_{5,6}$
M. subclavius
16 **N. suprascapularis** C_4–C_6
M. supraspinatus 4–6
M. infraspinatus
17 **N. dorsalis scapulae** C_3–C_5
M. levator scapulae
Mm. rhomboidei
18 **N. phrenicus** C_3–C_4

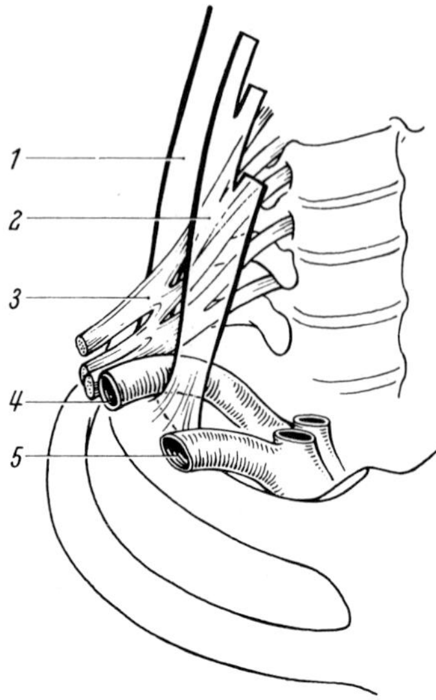

Abb. 2. Normale Skalenuslücke
1 M. scalenus medius
2 M. scalenus anterior
3 Plexus brachialis
4 A. subclavia
5. V. subclavia

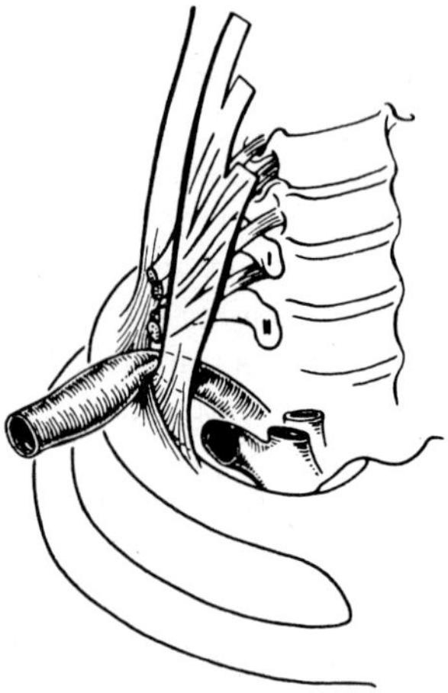

Abb. 3. Einengung der Skalenuslücke und Kompression der A. subclavia durch einen abnorm breiten Ansatz des M. scalenus medius

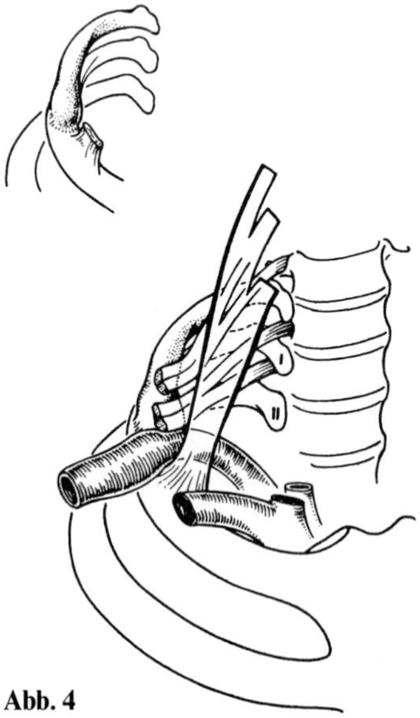

Abb. 4

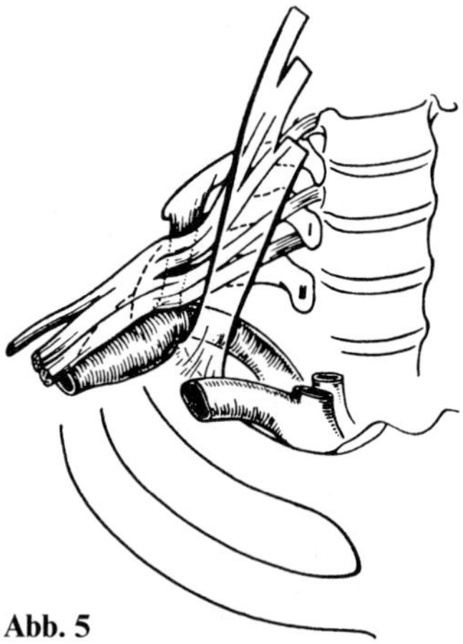

Abb. 5

Abb. 4. Einengung der Skalenuslücke von dorsal her durch eine Halsrippe. Poststenotische Ausweitung der A. subclavia

Abb. 5. Einengung der Skalenuslücke und Kompression des Plexus brachialis sowie der A. subclavia durch ein fibröses Band. Dieses verbindet eine kurze Halsrippe mit der ersten Rippe fibröses Band zur ersten Rippe zieht (Abb. 5), längere Halsrippen setzen meist hinter dem lateralen Rand der Ansatzsehne des M. scalenus anterior an. Dadurch wird die Skalenuslücke von hinten und unten eingeengt. Eine Untersuchung von Zaffaroni (1961) zeigte, daß, obwohl Halsrippen links häufiger als rechts vorkamen, die Beschwerden häufiger rechts auf der Seite der Arbeitshand waren. Dies weist darauf hin, daß neben der anatomischen Einengung auch die mechanische Belastung eine Rolle spielt. Die Patienten klagen meist über Brachialgien mit Schmerzen bevorzugt an der Ulnarseite, die durch Tragen von Lasten oder Herabhängenlassen des Armes verstärkt werden. Parästhesien, Sensibilitätsausfälle sowie Parese überwiegend im Versorgungsgebiet des N. ulnaris können hinzutreten. Durch Kompression der A. subclavia kommt es zu Symptomen einer Ischämie der Hand wie beim Raynaud-Syndrom mit Schmerzen und Blässe. Selten kann es zu Thrombosen der A. subclavia kommen.

Der zweite Engpaß, den der Plexus brachialis passiert, ist der Raum zwischen erster Rippe und Schlüsselbein. Normalerweise ist hier reichlich Platz für den Gefäßnervenstrang. Selten bei Asthenikern mit hängenden Schultern, eher bei deformierter erster Rippe oder starker Kallusbildung nach Schlüsselbeinfraktur kommt es zu einer Einengung und zu Kompressionserscheinungen (Abb. 6). Die Patienten klagen beim sogenannten kostoklavikulären Syndrom beim Belasten des hängenden Armes über ähnliche Beschwerden wie beim Skalenussyndrom mit Brachialgie und Ausfällen entsprechend einer unteren Plexusparese. Daneben finden sich eher Zeichen einer venösen Stauung durch Kompression der V. subclavia als arterielle Durchblutungsstörungen.

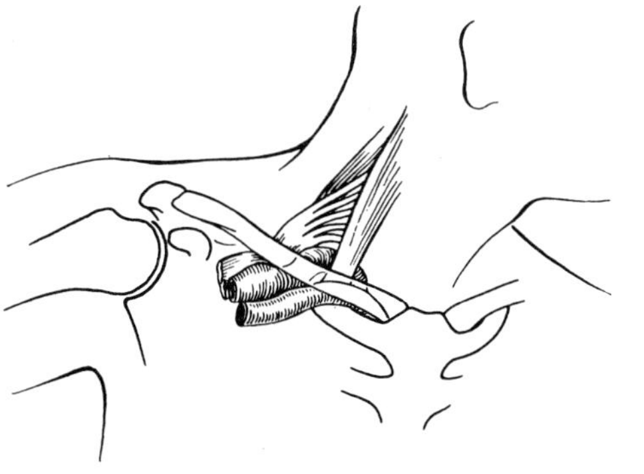

Abb. 6

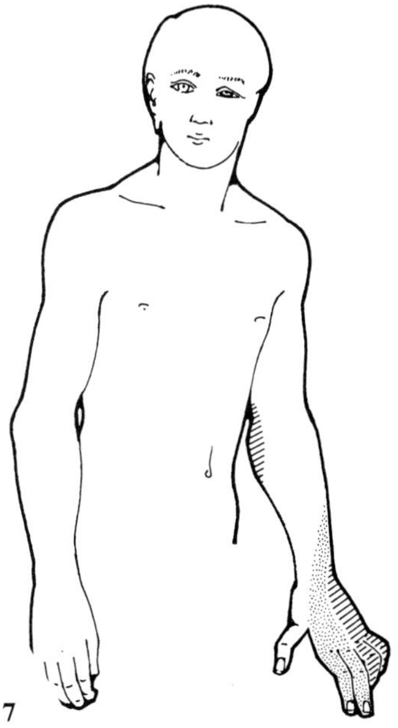

Abb. 7

Abb. 6. Kostoklavikuläre Kompression des Gefäßnervenstranges

Abb. 7. Untere (und mittlere) Armplexusparese. Atrophie der Vorderarmbeuger und Parese der Hand (Zeichnung nach einer Photographie)

Ein seltenes Kompressionssyndrom ist das Hyperabduktionssyndrom. Der distale Armplexus verläuft zusammen mit den Gefäßen unter dem M. pectoralis minor und seinem Ansatz am Korakoid in die Axilla. Bei maximaler Hebung und Retroversion des Armes kann es zu Parästhesien und Kompression der Gefäße kommen. Die Patienten klagen meist über Einschlafen der Hände und Parästhesien beim Schlafen mit über den Kopf geschlagenem Arm. Bleibende neurologische Ausfälle sind selten.

Brachialgien unklarer Ätiologie genügen nicht, um die Diagnose eines der beschriebenen Engpaßsyndrome zu stellen. Sie sind sicher seltener als sie vermutet werden. Als Beispiel sei angeführt, daß Adson und Coffey (1927) nur bei etwa 6 Promille der Patienten der Mayo-Klinik Halsrippen fanden, von denen wiederum über die Hälfte ohne Beschwerden waren. Immer sollten daher objektive Untersuchungsbefunde gefordert werden. Beim Skalenussyndrom, aber auch beim Kostoklavikular-Syndrom, sind Zeichen der unteren Plexusläsion (Abb. 7) mit Sensibilitätsstörungen ulnar typisch. Obere Plexusläsionen (Abb. 8) mit Sensibilitätsstörungen im Versorgungsgebiet des N. axillaris und radialis sollten an andere Ursachen denken lassen. Beklopfen der Nervenstränge im lateralen Halsdreieck und entlang des Armes kann durch ein eventuell positives Hofmann-Tinel-Zeichen (nach distal ausstrahlende Parästhesien) den Ort der Läsion aufzeigen. Weiterhin können Tests bei der klinischen Untersuchung weiterhelfen (Abb. 9): Bei Skalenussyndrom das Adson-Manöver mit Drehen und Heben des Kopfes zur Seite der Kompression mit gleichzeitig tiefer Inspiration, wobei der Radialispuls verschwindet; auskultatorische Suche nach Stenosegeräuschen der Subklavia mit gleichzeitiger Prüfung des Radialispulses in verschiedenen Arm- und Kopfstellungen; beim kostoklavikulären Syn-

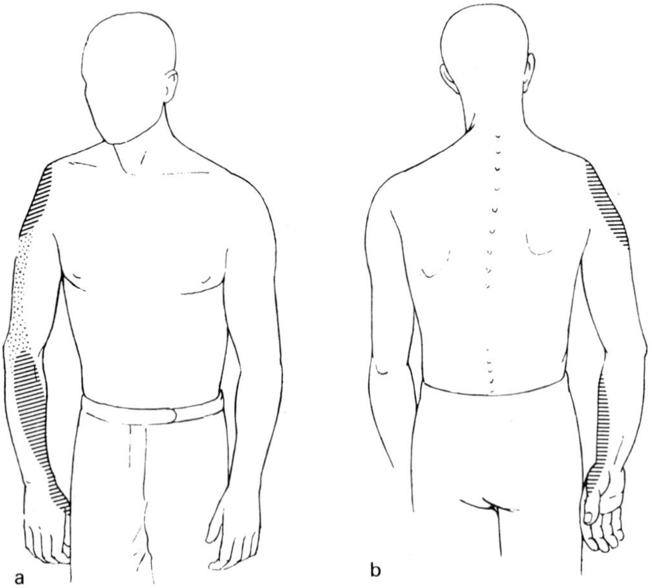

Abb. 8 a, b. Obere Armplexusparese. Atrophie des M. deltoideus und M. biceps. Innenrotationsstellung des Armes, so daß die Handfläche von hinten sichtbar wird (Zeichnung nach einer Photographie)

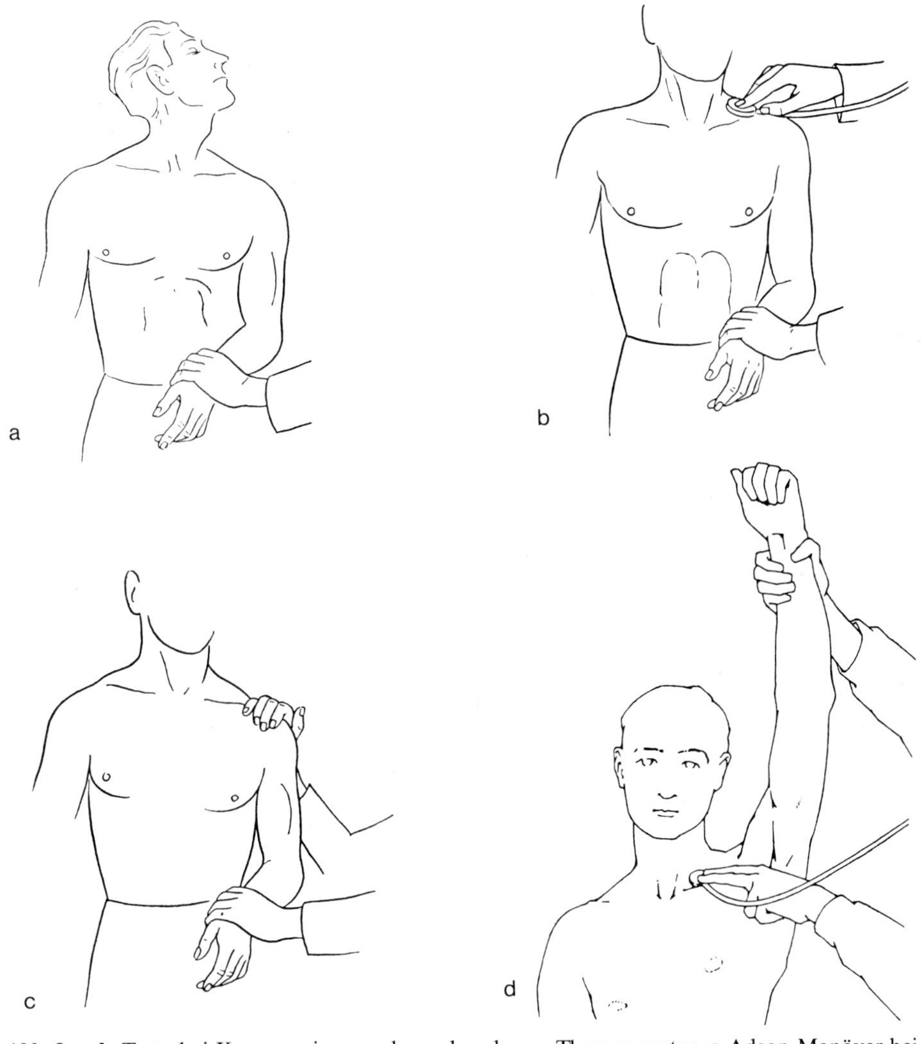

Abb. 9a–d. Teste bei Kompressionssyndrom der oberen Thoraxapertur. **a** Adson-Manöver bei Skalenussyndrom. Drehen des Kopfes und Heben des Kinnes zur Seite der Kompression mit gleichzeitiger tiefer Inspiration. **b** Suchen nach Stenosegeräuschen und nach dem Verschwinden des Radialispulses in verschiedenen Kopf- und Armstellungen. **c** Passives Herunterziehen der Schulter bei der Untersuchung auf kostoklavikuläres Syndrom. **d** Untersuchung auf Hyperabduktionssyndrom

drom führt passives Herunterziehen der Schulter zum Ausfall des Radialispulses und beim Hyperabduktionssyndrom kommt es bei Hebung des Armes, die gleichzeitig auch zu einer Einengung des kostoklavikulären Raumes führt, zu Stenosegeräuschen in der Axilla und zur Abschwächung des Radialispulses. Dieses Manöver ist nicht ganz spezifisch, da es auch bei etwa 68% der Gesunden positiv ist. Auf Röntgen-Leeraufnahmen der Halswirbelsäule bzw. der oberen Thoraxapertur sollte nach Halsrippen oder Deformitäten von Schlüsselbein und erster Rippe gefahndet werden. Das Elektromyogramm kann gelegentlich zur Differenzierung der Engpaßsyndrome beitragen. Beim Skalenussyndrom findet man Spontanaktivität und Potentialveränderungen als Denervationszeichen vor allem in den vom N. ulnaris versorgten Muskeln, beim Kostoklavikularsyndrom und Hyperabduktionssyndrom auch in Deltoideus, Bizeps und Supinator. Schließlich kann man elektroneurographisch mit Hilfe sensibel evozierter Potentiale versuchen, den Ort der Läsion zu lokalisieren. In einzelnen, indizierten Fällen kann man auch angiographisch, z.B. beim Skalenussyndrom oder beim Hyperabduktionssyndrom, mit gleichzeitigem Adson-Manöver bzw. Heben des Armes die Kompression des Gefäßnervenbandes nachweisen.

Therapeutisch wird man in leichteren Fällen des Skalenussyndroms und des kostoklavikulären Syndroms konservativ behandeln mit vorübergehender Ruhigstellung des Armes und anschließender krankengymnastischer Behandlung zur Kräftigung der Schulterheber. In schwereren Fällen ist eine operative Therapie indiziert. Beim Hyperabduktionssyndrom ist, abgesehen von einem Meiden der extremen Armelevation, im allgemeinen keine Therapie erforderlich.

Differentialdiagnostisch müssen die beschriebenen Engpaßsyndrome von weiter distal vorkommenden Engpaßsyndromen, wie Sulkus-ulnaris-Syndrom und Karpaltunnelsyndrom, abgegrenzt werden. Weiterhin von Plexusparesen anderer Ätiologie. An erster Stelle von der neuralgischen Schulteramyotrophie, die auch Plexusneuritis genannt wird. Sie beginnt im Gegensatz zu den Engpaßsyndromen akut mit starken Schmerzen einer Schulter, denen nach Stunden bis wenigen Tagen eine Parese vor allem der proximalen Muskeln des Schultergürtels folgt. Die Schmerzen klingen in der Regel in wenigen Tagen ab. Der Spontanverlauf ist im allgemeinen gutartig. Insbesondere bei unteren Plexusparesen muß an einen von der Lungenspitze ausgehenden sogenannten Pancoast-Tumor gedacht werden. Hier findet sich bei drei Vierteln der Patienten ein Hornersyndrom und Störungen der Schweißsekretion des oberen Körperviertels. Verschattungen der Lungenspitze und Arosionen von Rippen können auf Röntgenbild oder Computertomogramm durch die obere Thoraxapertur den entscheidenden diagnostischen Hinweis geben. Bei oberen Plexusparesen muß auch an eine chronisch traumatische Genese gedacht werden, z.B. durch das Tragen von Lasten auf der Schulter oder auch chronischen Druck, z.B. des Seils bei Bergsteigern (Bronisch u. Blencke 1967). Iatrogen kann es bei Injektionen in den Plexusbereich oder bei ungünstiger Lagerung des Armes bei Narkosen zu einer Plexusschädigung kommen. Strahlenschäden nach Radiotherapie von Hodgkinlymphomen im Halsbereich oder Mammakarzinomen mit nach Jahren auftretender progredienter Armplexusparese können große differentialdiagnostische Schwierigkeiten bereiten. Nicht zuletzt müssen radikuläre Läsionen bei degenerativen Wirbelsäulenveränderungen oder auch bei Tumoren der Wirbelsäule abgegrenzt werden. Klinisch kann hierbei die Untersuchung von Schweißsekretion und der Pilomotorik hilfreich sein, die bei reinen Wurzelläsionen erhalten bleiben. Schließlich müssen eine ganze Reihe von orthopädisch-rheumatologischen Erkrankungen, wie die Periarthritis humeroskapularis, skapulokostale Syndrome oder auch die Schultersteife in die Differentialdiagnose mit einbezogen werden.

Literatur

Adson AW, Coffey JR (1927) Cervical rib. A method of anterior approach for relief of symptoms by division of the scalenus anticus. Ann Surg 85:839

Bronisch FW, Blencke B (1967) Plexusschäden bei Bergsteigern. Nervenarzt 38:324

Mumenthaler M, Schliack H (1977) Läsionen peripherer Nerven. Thieme, Stuttgart, S 159

Sunderland S (1972) Nerves and nerve injuries. Churchill Livingstone, Edinburgh London, p 955

Zaffaroni A (1961) Gli aspetti neurologici nella patologia della costa cervicale. Minerva Ortop 12:337

Das Karpaltunnelsyndrom – Ergebnisse einer katamnestischen Studie

H. DAUN und CH. DÜRING

Das Karpaltunnelsyndrom (KTS) ist das bei weitem häufigste und damit wichtigste Engpaßsyndrom eines peripheren Nerven und zugleich die häufigste Schädigung eines Einzelnerven überhaupt. Trotz der Häufigkeit des Leidens ist der Schädigungsmechanismus erst in den vierziger Jahren dieses Jahrhunderts erkannt worden (Zachary 1945; Brain et al. 1947; Cannon u. Love 1947). Zugrunde liegt dem KTS wie allen Engpaßsyndromen eine anatomisch vorgegebene Engstelle im Nervenverlauf, in der der Nerv bei einem Mißverhältnis zwischen der Weite des Durchlasses und dem Raumbedarf des Inhaltes einem Druck ausgesetzt wird, der den Nerv direkt mechanisch oder indirekt über eine Behinderung der Blutversorgung schädigt.

Die Stelle des Engpasses ist bei dem KTS der osteofibröse Karpalkanal an der Beugeseite der Handwurzel. Seine Wandung wird gebildet von den Karpalknochen und dem Retinaculum flexorum. Neben dem N. medianus laufen durch den Karpalkanal die von ihren Scheiden umhüllten Sehnen der oberflächlichen und tiefen Fingerbeuger sowie des langen Daumenbeugers. Der Nerv liegt zwischen dem Hohlhandsehnenscheidensack und dem Retinaculum flexorum.

Zu einem Mißverhältnis zwischen Weite und Inhalt des Karpalkanals können lichtungseinengende Veränderungen der Wand, und zwar im Bau der Wand oder in der Stellung der einzelnen Teile der Wand zueinander in Abhängigkeit von der Haltung der Hand, sowie ein Mehr an Inhalt des Kanals führen. In der Literatur wird eine Vielzahl von Umständen genannt, die Ursache eines KTS sein können. Eine Übersicht über die wichtigsten möglichen ätiologischen Faktoren gibt Tabelle 1. Diese lehrt, daß die verschiedensten und somit grundsätzlich alle lichtungseinengenden und inhaltsvermehrenden Veränderungen in der Lage sind, ein KTS hervorzurufen. Jedoch liegt in den meisten Fällen lediglich eine Schwellung der Sehnenscheiden der Fingerbeuger (Lipscomb 1951; Phalen 1951), ein Ödem des gesamten Inhalts des Karpalkanals (Brain et al. 1947) oder eine unspezifische Tendovaginitis (Benini et al. 1973) vor, ohne daß dafür sichere Ursachen aufgedeckt werden können. Dem entsprechen die Ergebnisse einer pathologisch-anatomischen Studie aus jüngerer Zeit von Wilhelm et al. (1982), die ergeben hat, daß das KTS fast ausschließlich auf einem Ödem des Beugesehnengleitgewebes und gegebenenfalls einer zusätzlichen Bindegewebsproliferation beruht, sowie der klinische Hinweis von Scheid (1980), daß nur selten darüber hinausgehende besondere Ursachen zu finden seien. Anders allerdings ist die Sicht, wenn man bei dem Vorliegen möglicher ätiologischer Faktoren gezielt nach einem KTS fahndet. Die Häufigkeit von anamnestischen und befundmäßigen klinischen Hinweisen sowie positiven apparativen Befunden kann bei bestimmten möglichen Ursachen relativ groß sein.

Wie aus den Tabellen 2 und 3 mit Zahlen aus der Literatur und eigenen Zahlen von 148 Kranken mit einem KTS an 198 Händen zu ersehen ist, begünstigen weibliches Geschlecht und höheres Lebensalter die Entwicklung eines KTS. Weibliche

Tabelle 1. Mögliche ätiologische Faktoren

I. Krankheiten
   1. Entzündungen und Kollagenosen
   (idiopathische und erregerbedingte Tendovaginitiden, rheumatoide Arthritis, Dermatomyositis, Sklerodermie, Erythematodes)
   2. Tumoren
   3. Degenerative Veränderungen
   4. Stoffwechselstörungen
   (erbliche Enzymdefekte: Mukopolysaccharidose, familiäre Osteochondritis dissecans; endokrine Erkrankungen: Akromegalie, Hypothyreose, Hyperparathyreoidismus)
   5. Toxische Veränderungen
   6. Gefäßabhängige Veränderungen
   (Hämatome, Thrombosen, Angiome, arteriovenöser Shunt bei Hämodialyse wegen Niereninsuffizinz, Rechtsherzinsuffizienz)
   7. Traumafolgen

II. Anomalien
   (von Knochen, Bändern, Muskeln, Sehnen, Gefäßen)

III. Häufige extreme Streck- und/oder Beugestellung des Handgelenks

IV. Schwangerschaft

Tabelle 2. Geschlechtsverteilung

	Weiblich	Männlich	Verteilung
Literatur[a]	2458	1023	71% : 29%
eigene Fälle	106	42	72% : 28%

[a] Kaeser (1963), Phalen (1966), Wessinghage (1969), Schlagenhauff/Glasauer (1971), Phalen (1972), Leven/Huffmann (1972), Sturm (1974), Benini (1975), Posch/Marcotte (1976), Lehner/Heinz (1976), Loong (1977) Aebi-Ochsner/Ludin (1979), Stolke/Seidel (1981), Paine/Polyzoidis (1983)

Tabelle 3. Altersverteilung

Jahre	Literatur[a]		Eigene Fälle	
	Absolut	%	Absolut	%
0– 9	4	0,1	–	–
10–19	31	1,0	–	–
20–29	175	5,9	8	5,4
30–39	417	14,1	16	10,8
40–49	670	22,6	34	23,0
50–59	901	30,4	38	25,7
60–69	497	16,8	38	25,7
70–79	227	7,7	11	7,4
>80	42	1,4	3	2,0

[a] Kaeser (1963), Phalen (1966), Schlagenhauff/Glasauer (1971), Phalen (1972), Leven/Huffmann (1972), Beringer (1972), Sturm (1974), Benini (1975), Posch/Marcotte (1976), Stolke/Seidel (1981), Paine/Polyzoidis (1983)

Personen werden mehr als doppelt so häufig betroffen wie männliche, und nahezu 80% aller Erkrankten sind 50 und mehr Jahre alt, bei einem Altersgipfel im 6. Lebensjahrzehnt.

Ein weiterer Umstand, der bei der Entstehung eines KTS eine Rolle spielt, ist die Beanspruchung der Hände. Für die Annahme, daß nicht nur besonders häufige starke Dorsal- und Volarflexion einen möglichen ursächlichen Faktor darstellt, sondern auch der übliche Gebrauch der Hände mitursächlich oder begünstigend wirken kann, spricht die Erfahrung, nach der die rechte Hand, die in der Regel die Arbeitshand ist, deutlich häufiger betroffen ist als die linke.

Die Berufsverteilung jedoch bestimmen in erster Linie die Bevorzugung des weiblichen Geschlechts und die Tatsache, daß die Mehrzahl der Frauen im Haushalt tätig ist und daher die Gruppe der Hausfrauen weitaus größer ist als jede andere Berufsgruppe. Kaeser (1963) und Phalen (1966) etwa geben den Anteil der Hausfrauen unter ihren Kranken mit 55% und 48% an. Im eigenen Krankengut hat es sich in 39% der Fälle um Hausfrauen gehandelt. Alle anderen Berufe sind sowohl nach der Literatur als auch den eigenen Erfahrungen wesentlich seltener vertreten. Das gilt selbst von Berufen mit schwerer körperlicher Tätigkeit.

In zwei Drittel der Fälle ist das KTS einseitig, in einem Drittel beidseitig (Tabelle 4), wobei die eigenen Untersuchungen Beidseitigkeit bei den weiblichen Kranken mit 39% gegenüber 19% doppelt so häufig ergeben haben wie bei den männlichen Kranken. Einseitiger Befall hat sich bei beiden Geschlechtern mit 64% und 65% in etwa zwei Drittel der Fälle an der rechten Hand gefunden. Selbst bei der kleinen Gruppe der Links- und Beidhänder ist die rechte Seite geringfügig häufiger betroffen gewesen. Die Mitbeteiligung der Gegenhand haben 67% der Kranken bereits innerhalb des ersten Halbjahres aufgewiesen und 84% innerhalb des ersten Jahres.

Das KTS beginnt in der Regel mit sensiblen Reizerscheinungen. Dabei stehen Schmerzen fast immer im Vordergrund. Sie haben zum Teil brennenden Charakter und können von einem Schwellungs- und Spannungsgefühl sowie Kribbelparästhesien an Hand und Finger begleitet sein. Lediglich ausnahmsweise fehlen Schmerzen. Diese sind oft heftig. Sie treten typischerweise bevorzugt in der Nacht auf. Das ist von den eigenen nachuntersuchten Kranken (81 Kranke mit 99 betroffenen Händen) an 71% der Hände mit einem KTS angegeben worden (Tabelle 5). Die Ausbreitung hat nur in 54% der betroffenen Hände genau dem sensiblen Innervationsgebiet des N. medianus entsprochen, in 33% sind die Schmerzen über dieses Gebiet hinaus gegangen, in 13% haben sie nicht das gesamte Gebiet betroffen (Tabelle 6).

Tabelle 4. Ein- und beidseitiges Auftreten

	Einseitig	Beidseitig	Verteilung
Literatur[a]	1125	571	66%:34%
Eigene Fälle	99	49	67%:33%

[a] Kaeser (1963), Wessinghage (1969), Schlagenhauff/Glasauer (1971), Leven/Huffmann (1972), Sturm (1974), Benini (1975), Posch/Marcotte (1976), Loong (1977)

Tabelle 5. Tageszeitliche Verteilung der Schmerzen bei den nachuntersuchten eigenen Kranken (Zahl der Hände)

Auftreten der Schmerzen	Absolut	%
Nur nachts	70	71
Tagsüber und nachts etwa gleich	9	9
Nur nach dem Aufstehen	15	15
Nur nach Beanspruchung	3	3
Nur tagsüber ohne weitere Angaben	2	2

Tabelle 6. Ausbreitung der sensiblen Störungen (Klagen und Befunde) bei den nachuntersuchten eigenen Kranken (Zahl der Hände)

		Über das Gebiet d. N. med. hinausgehend	Genau dem Gebiet d. N. med. entsprechend	Nur in einem Teil d. Gebietes d. N. med.	Keine
Klagen:	Schmerzen	33 (33%)	53 (54%)	13 (13%)	0 (0%)
	Pelzigkeit	16 (16%)	58 (59%)	15 (15%)	10 (10%)
Befunde:	Hypästhesie	13 (13%)	59 (60%)	14 (14%)	13 (13%)
	Hypalgesie	1 (1%)	33 (33%)	10 (10%)	55 (56%)

Schreitet die Nervenschädigung fort, kommt es zu sensiblen Ausfällen in Form einer Hypästhesie und einer Hypalgesie sowie zu motorischen Ausfällen in Form atrophischer Paresen. Bei den eigenen nachuntersuchten Kranken sind die sensiblen Ausfälle sowohl nach den Klagen als auch dem erhobenen Befund in gleicher Weise wie die Ausdehnung der Schmerzen nur in einem Teil der Fälle genau im sensiblen Gebiet des N. medianus lokalisiert gewesen (Tabelle 6). Die motorischen Ausfälle dagegen halten sich streng an das distale Innervationsgebiet des Nerven. Sie betreffen stets die von diesem versorgten kleinen Handmuskeln und lassen sich gegebenenfalls vor allem in den beiden Mm. abductor pollicis brevis und opponens pollicis leicht nachweisen. Neben den motorischen und sensiblen Ausfällen sind vegetative Störungen in Form von Hautverdünnung (Glanzhaut, verstärkte Fältelung), spröden und springenden Nägeln sowie verminderter Schweißsekretion zu beobachten. Die Muskeleigenreflexe bleiben unbeeinträchtigt.

Eine wesentliche Hilfe bei der Diagnose des KTS sind elektrophysiologische Untersuchungen, vor allem die sensible und motorische Neurographie, von denen die sensible die zuverlässigeren Ergebnisse liefert (Duensing et al. 1974; Ludin et al. 1977). Aber auch die einfacher zu bestimmende distale motorische Latenz des N. medianus ergibt in einem hohen Prozentsatz schon vor dem Auftreten von faßbaren motorischen und sensiblen Ausfällen einen positiven Befund, mit dem die Diagnose gesichert werden kann. Der Grenzwert für die distale motorische Latenz des N. medianus liegt nach Johnson et al. (1962), Manz (1970), Duensing et al.

Tabelle 7. Ergebnisse der Erstuntersuchung bei den eigenen Kranken unter Berücksichtigung des Geschlechts (Zahl der Hände)

		Insgesamt n = 197	Weiblich n = 146	Männlich n = 51
Klagen:	Schmerzen	191 (97%)	143 (98%)	48 (94%)
	Schwäche	83 (42%)	67 (46%)	16 (31%)
	Pelzigkeit	171 (87%)	130 (89%)	41 (80%)
Befunde:	Paresen	110 (56%)	88 (60%)	22 (43%)
	Thenaratrophie	77 (39%)	61 (42%)	16 (31%)
	Hypästhesie	168 (85%)	123 (84%)	45 (88%)
	Hypalgesie	78 (40%)	59 (40%)	19 (37%)
	Dist. mot. Lat. des N. med. > 4,7 ms	170 (86%)	132 (90%)	38 (75%)
	Seitendiff. d. dist. mot. Lat. d. N. med. > 1,0 ms zu ungunst. d. betroff. Seite	134 (68%)	99 (68%)	35 (69%)

(1974), Sturm (1974) sowie Both und Mühlau (1981) bei 4,7 ms. Dieser Grenzwert ist auch bei den eigenen Untersuchungen zugrundegelegt worden.

Die Häufigkeit der anläßlich der Erstuntersuchung bei den eigenen Kranken festgestellten Klagen und Befunde ist in Tabelle 7 verzeichnet. Schmerzen sind nicht nur das erste, sondern auch das häufigste Symptom und nahezu ausnahmslos vorhanden. Am nächsthäufigsten sind eine Verlängerung der distalen motorischen Latenz des N. medianus auf über 4,7 ms sowie sensible Ausfälle, und zwar eine Beeinträchtigung des Berührungsempfindens gewesen, während die Schmerzempfindung und die Motilität seltener eine faßbare Minderung haben erkennen lassen.

Wenn eine Seitendifferenz der distalen motorischen Latenz des N. medianus von mehr als 1,0 ms zuungunsten der betroffenen Seite vorgelegen hat, ist das ebenfalls registriert worden. In diesen Fällen hat jedoch die distale motorische Latenz ausnahmslos den kritischen Wert von 4,7 ms überschritten. Danach kommt einer solchen Seitendifferenz keine wesentliche diagnostische Bedeutung zu.

An 10 Händen ist bei den nachuntersuchten eigenen Kranken die distale motorische Latenz des N. medianus im Normbereich gewesen. Auch bei dieser Auswahl leichter Fälle sind immer Schmerzen vorhanden gewesen und 8mal eine Hypästhesie, dagegen jeweils nur 1mal eine Hypalgesie und atrophische Paresen. Diese Zahlen legen ebenso wie die Zahlen der Gesamtgruppe nahe, daß nach den Schmerzen in der Regel zuerst eine Minderung des Berührungsempfindens auftritt und dann erst das Schmerzempfinden und die Motilität beeinträchtigt werden.

Ein allerdings nur begrenzt möglicher Vergleich mit Zahlen aus der Literatur über die Häufigkeit von Klagen und Befunden bei der Erstuntersuchung der Kranken mit einem KTS (Kaeser 1963; Schlagenhauff u. Glasauer 1971; Beringer 1972; Benini 1975 sowie Lehner u. Heinz 1976) läßt hinsichtlich der Klagen und der distalen motorischen Latenz des N. medianus eine weitgehende Übereinstimmung erkennen. Die Häufigkeit der nachgewiesenen motorischen und sensiblen Ausfälle liegt dagegen, soweit sie angegeben ist, zum Teil um bis über die Hälfte niedriger als im eigenen Krankengut.

Sowohl die sensiblen Reizerscheinungen als auch die sensiblen Ausfälle können sich im weiteren Verlauf spontan wieder zurückbilden. Das Spätstadium des KTS weist oft nur Motilitätsstörungen auf, wovon sich der Begriff „isolierte Abductor-opponens-Atrophie" von Scheid (1942) herleitet.

Die Diagnose des KTS ist nicht schwierig. Nächtliche Hand- und Armschmerzen, oft verbunden mit einem Schwellungs- und Spannungsgefühl sowie Kribbelparästhesien im Bereich der Hand, sind der häufigste Hinweis. An ein KTS muß aber auch gedacht werden bei Hand- und Armschmerzen während des Tages sowie bei Klagen über ein Pelzigkeitsgefühl und eine Schwäche im Bereich der Hand. Der Verdacht verstärkt sich, wenn die Untersuchung ergibt, daß sensible Ausfälle im Hautversorgungsgebiet des N. medianus und isolierte Paresen der Mm. abductor pollicis brevis und opponens pollicis vorliegen. Durch die sensible und/oder motorische Neurographie läßt sich die Diagnose fast immer sichern, selbst wenn klinisch faßbare Ausfallserscheinungen noch nicht nachweisbar sind.

In der Differentialdiagnose muß das akute KTS von anderen Brachialgien abgegrenzt werden, insbesondere gegenüber radikulären Syndromen bei lateralen zervikalen Bandscheibenvorfällen. Am ehesten kann ein Bandscheibenschaden in Höhe von $HWK_{5/6}$ mit Beteiligung der Wurzel C_7 ein Bild hervorrufen, bei dem die sensiblen und motorischen Ausfälle ähnlich sind wie bei einem KTS, gleichzeitig ist in der Regel jedoch der Trizepssehnenreflex betroffen und eine typisch radikuläre Schmerzausstrahlung zu eruieren. Im Spätstadium ohne Schmerzen sind Verwechslungen mit der amyotrophischen Lateralsklerose und der spinalen Gliose möglich. Eine strenge Begrenzung der Motilitätsstörungen auf die vom N. medianus versorgten kleinen Handmuskeln und ein positiver neurographischer Befund mit Beeinträchtigung der sensiblen oder motorischen Nervenleitgeschwindigkeit im Bereich des Karpalkanals sprechen für ein KTS. Dagegen schließen Ausfälle auch anderer Muskeln, zumal im Verein mit einem unauffälligen neurographischen Befund, eine eindeutige dissoziierte Empfindungsstörung und Reflexausfälle ein KTS nahezu aus.

Über die Therapie des KTS gibt es in der Literatur eine weitgehend einheitliche Meinung. Autoren wie Wormser (1950), Thomas und Lambert (1962), Burkhardt et al. (1968), Mumenthaler und Schliack (1977) sowie Scheid (1980) behandeln, wenn die Schmerzen noch erträglich sind und Paresen fehlen, zunächst konservativ mit Ruhigstellung etwa durch eine gepolsterte volare Unterarmschiene, die das Handgelenk in Mittelstellung hält und die Beweglichkeit in den Fingergelenken sowie den venösen Blutabfluß nicht behindern darf. Zusätzlich werden Physiotherapie mit Bädern oder Fangopackungen sowie die Gabe abschwellender Mittel empfohlen, vor Hydrokortisoninjektionen in den Karpalkanal aber wird meist gewarnt (Thümler u. Schütt 1978). Eine operative Intervention ist dann angezeigt, wenn stärkere Paresen vorliegen oder die angewandten Maßnahmen nur vorübergehend oder gar nicht wirksam sind und die Schädigung fortschreitet. Das Ziel ist die Beseitigung der Engpaßsituation.

Welche Erfolge mit operativer und welche ohne operative Therapie zu erzielen sind, konnte an den 99 nachuntersuchten betroffenen Händen festgestellt werden. 68 dieser Hände (69%) sind operiert und 31 (31%) sind nicht operiert worden. Die operative Therapie hat in der Spaltung des Retinaculum flexorum mit vorsichtiger Freipräparation des N. medianus und Resektion des Epineuriums bestanden. In den Fällen, in denen keine Operation erfolgt ist, sind ärztliche Maßnahmen (Ruhigstellung, physikalische Therapie, Hydrokortisoninjektionen) an 23 Händen (74%) und nichtärztliche Maßnahmen (Analgetika, Hausmittel) an 6 Händen (19%) zur Anwendung gelangt. An 2 Händen (6%) ist keine Therapie durchgeführt worden. Die Nachuntersuchung hat frühestens 2 Jahre nach der Behandlung stattgefunden.

Auch mittels Operation ist es nur relativ selten gelungen, eine vollständige Besserung zu erreichen, immerhin aber doch mit 12 Fällen (18%) gegenüber 1 Fall (3%) fast 6mal häufiger als ohne Operation. Partiell gebessert worden sind 54 operierte Hände (79%) und 22 nicht operativ behandelte Hände (71%) und damit insgesamt rund drei Viertel der Fälle. Bemerkenswert ist der nur geringe Unterschied des Prozentsatzes der Besserung nach und ohne Operation, jedoch ist das Ausmaß der Besserung an den operierten Händen nahezu doppelt so groß gewesen wie an den nicht operierten. Unterschiede zugunsten der operativen Behandlung haben auch die Zahlen, mit denen ein unveränderter Befund und eine Zunahme der Störungen verzeichnet worden sind, gezeigt.

Die in der Literatur von Kaeser (1963), Wessinghage (1969), Beringer (1972), Benini (1975), Lehner und Heinz (1976), Mumenthaler und Schliack (1977), Stolke und Seidel (1981), Diemath et al. (1983) sowie Paine und Polyzoidis (1983) mitgeteilten Operationsergebnisse sind insbesondere hinsichtlich „voller Besserung“, „Beschwerdefreiheit“ oder „sehr guter Besserung“ durchweg wesentlich günstiger, möglicherweise aber die Kriterien nicht voll vergleichbar. Von den Autoren, die als Ergebnis „volle Besserung“ verzeichnet haben, kommen Stolke und Seidel (1981)

Tabelle 8. Behandlungsergebnisse nach und ohne Operation bei den nachuntersuchten eigenen Kranken (Zahl der Hände; vB = vollständige Besserung, pB = partielle Besserung, oB = unverändert, V = Verschlechterung)

		Operiert				Nicht operiert			
		vB	pB	oB	V	vB	pB	oB	V
Schmerzen	n	60	8		–	16	15		–
n = 68, n = 31	%	88,2	(11,8)			51,6	(48,4)		
Paresen	n	11	12	26	1	2	4	14	4
n = 49, n = 20	%	22,4	24,5	53,1	2,0	10,0	20,0	70,0	20,0
Muskelatrophie	n	9	7	16	1	0	2	13	4
n = 32, n = 14	%	28,1	21,9	50,0	3,1		13,3	86,7	26,7
Hypästhesie	n	13	14	31	2	2	5	21	2
n = 58, n = 28	%	22,4	42,1	53,4	3,4	7,1	17,9	75,0	7,1
Hypalgesie	n	8	14	3	1	1	2	16	–
n = 25, n = 19	%	32,0	56,0	12,0	4,0	5,3	10,2	84,2	
Dist. mot. Latenz	n	20	26	17	–	6	6	14	–
n = 63, n = 26	%	31,7	41,3	27,0		23,1	23,1	53,8	

mit einem Satz von 29% den eigenen Zahlen am nächsten. Ansonsten liegen die Zahlen der Literatur für „volle Besserung", „beschwerdefrei" und „sehr gute Besserung" zwischen 44% und 63%.

Tabelle 8 zeigt, wie bei den eigenen nachuntersuchten Kranken die Schmerzen, die motorischen und die sensiblen Ausfallserscheinungen sowie die erhöhte distale motorische Latenz des N. medianus im einzelnen auf die operative oder die nicht operative Behandlung angesprochen haben. Sowohl an den operierten als auch an den nicht operierten Händen haben sich am häufigsten die Schmerzen gebessert. Relativ gut ist auch noch die Besserung der distalen motorischen Latenz gewesen. Am schlechtesten haben sich die Ausfallserscheinungen zurückgebildet. Die Ergebnisse sind bei allen Störungen an den operierten Händen günstiger gewesen als an den nicht operierten. Am deutlichsten zeigen sich die Unterschiede bei den Ausfallserscheinungen. Besonders schlecht sind die Ergebnisse an den nicht operativ behandelten Händen hinsichtlich der Thenaratrophie gewesen. Dem entspricht die Erfahrung, daß atrophische Paresen der Daumenballenmuskulatur bei alten Restzuständen oft der einzige verbliebene Befund sind. Vor allem die Schmerzen, aber auch die sensiblen Ausfälle bessern sich eher.

Zusammenfassung

Anhand der Literatur und eigener Erfahrungen ist versucht worden, Bild und Verlauf des KTS darzustellen. Hinsichtlich der Wahl der Therapie lehrt der Vergleich von Ergebnissen operativer und nicht operativer Behandlung, daß bei einem beginnenden KTS entsprechend der meist empfohlenen Verfahrensweise ein Versuch mit konservativen Maßnahmen unter strenger Kontrolle des Verlaufs zu vertreten ist. Bei unzureichendem Behandlungserfolg und insbesondere beim Auftreten von Paresen sollte jedoch nicht gezögert werden, die operative Dekompression des N. medianus vorzuschlagen und durchzuführen.

Literatur

Aebi-Ochsner Ch, Ludin HP (1979) Das Karpaltunnelsyndrom – klinische Symptomatologie und elektrophysiologische Befunde. Fortschr Neurol Psychiatr 47:307

Benini A (1975) Das Karpaltunnelsyndrom und die übrigen Kompressionssyndrome des N. medianus. Thieme, Stuttgart

Benini A, Segemüller G, Lemburger (1973) Karpaltunnelsyndrom bei der progressiv-chronischen Polyarthritis. Schweiz Med Wochenschr 103:1861

Beringer U (1972) Das Carpaltunnelsyndrom. Analyse von 231 Fällen mit Hinweisen auf die operativen Behandlungsergebnisse. Schweiz Med Wochenschr 102:52

Both R, Mühlau G (1981) Elektrophysiologische Befunde beim distalen Kompressionssyndrom des N. medianus – sogenanntes Karpaltunnelsyndrom. Psychiatr Neurol Med Psychol (Leipzig) 33:27

Brain W, Russell A, Dickson W, Wilkinson M (1947) Spontaneous compression of both median nerves in the carpaltunnel, six cases treated surgically. Lancet 1:277

Burckhardt H, Rommel K, Mähr G (1968) Ätiologie und Klinik des Karpal-Tunnel-Syndroms. Med Welt 726

Cannon BW, Love JG (1947) Tardy median palsy, median neuritis, median thenar neuritis amenable to surgery. Surgery 20:210
Diemath HE, Strohecker J, Kollmann H (1983) Das Karpaltunnelsyndrom als verkannte Erkrankung im Alter. Akt Gerontol 13:1
Duensing F, Lowitsch K, Thorwirth V, Vogel P (1974) Neurophysiologische Befunde beim Karpaltunnelsyndrom. Korrelation zum klinischen Befund. Z Neurol 206:267
Johnson EW, Wells RM, Duran RJ (1963) Diagnosis of carpal tunnelsyndrom. Arch Phys Med Rehabil 43:414
Kaeser HE (1963) Diagnostische Probleme beim Carpaltunnelsyndrom. Dtsch Z Nervenheilk 185:453
Lehner M, Heinz Ch (1976) Spätresultate nach operativer Therapie des KTS. Schweiz Med Wochenschr 106:1673
Leven B, Huffmann G (1972) Das Karpaltunnelsyndrom, klinische Erfahrungen. MMW 114:1054
Lipscomb PR (1959) Tenosynovitis of the hand and wrist: Carpal tunnel syndrome, de Quervain's disease, trigger digit. Clin Orthop 13:164
Loong SC (1977) The carpal tunnel syndrome: A clinical and experimental Neurology. Proceedings of Australian Association of Neurologists 14:51
Ludin HP, Lütschg J, Valsangiacomo F (1977) Vergleichende Untersuchung orthodromer und antidromer sensibler Nervenleitgeschwindigkeiten. 1. Befunde bei Normalen und beim Karpaltunnelsyndrom. Z. EEG-EMG 8:173
Manz F (1970) Bestimmung der distalen Nervenleitungszeit und Nadelelektromyographie beim Carpaltunnelsyndrom. Dtsch Med Wochenschr 95:1124
Mumenthaler M, Schliack H (1977) Läsionen peripherer Nerven. 3. Aufl. Thieme, Stuttgart
Paine KWE, Polyzoidis KS (1983) Carpal tunnel syndrome. Decompression using the Paine retinaculotome. J Neurosurg 59:1031
Phalen GS (1951) Spontaneous compression of the median nerve at the wrist. JAMA 154:1128
Phalen GS (1966) The carpal tunnel syndrome. J Bone Joint Surg [Am] 48:211
Phalen GS (1972) The carpal tunnel syndrome, clinical evaluation of 598 hands. Clin Orthop 83:29
Posch LJ, Marcotte DR (1976) Carpal tunnel syndrome. An analysis of 1201 cases. Orthopaedic Review V, p 26
Scheid W (1942) Über die isolierte Abductor-Opponens-Atrophie des Daumenballens. Dtsch Z Nervenheilk 154:47
Scheid W (1980) Lehrbuch der Neurologie. 4. neubearbeitete und erweiterte Auflage. Thieme, Stuttgart New York
Schlagenhauff RE, Glasauer FE (1971) Pre- and post-operative electromyographic evaluations in the carpal tunnel syndrome. J Neurosurg 35:314
Stolke D, Seidel BU (1981) Das Karpaltunnelsyndrom. Ergebnisse katamnestischer Untersuchungen nach Spaltung des Ligamentum carpale. Neurochirurgia (Stuttg) 24:84
Sturm U (1974) Elektrodiagnostische Befunde beim Karpaltunnelsyndrom. Diss. Erlangen
Thomas JE, Lambert EH (1962) Das Karpaltunnelsyndrom. MMW 104:123
Thümler P, Schütt P (1978) Engpaß-Syndrome peripherer Nerven. In: Neurologische und psychiatrische Therapie. Perimed, Erlangen
Wessinghage D (1969) Klinik und Therapie des Carpaltunnelsyndroms. Dtsch Med Wochenschr 94:2544
Wilhelm K, Feldmeier Ch, Briegel J, Meister P (1982) Genese des Karpaltunnelsyndroms. Pathologisch anatomische Studie. MMW 124:661
Wormser P (1950) Das Karpaltunnelsyndrom. Fortschr Neurol Psychiatr 18:211
Zachary RB (1945) Thenar palsy due to compression of the median nerve in the carpal tunnel. Surgery Gynecol Obst 81:213

Engpaß-Syndrome des Nervus ulnaris

W. TACKMANN

Der N. ulnaris ist aufgrund der Besonderheiten seines Verlaufs in der Ellenbogenregion und im Handbereich gegenüber Kompressionen vermehrt anfällig, während er im Ober- und Unterarmverlauf durch Muskelbäuche gut geschützt ist.

Ausführliche Angaben zu anatomischen Details, Varianten des Verlaufs, der motorischen und sensiblen Innervation finden sich bei Foerster (1928), Mumenthaler (1961), Mumenthaler und Schliack (1982), Spinner (1978), Sunderland (1972).

Engpaßsyndrome in Höhe des Ellenbogens

Ursachen eines Ulnaris-Kompressionssyndroms in Höhe des Ellenbogens können ein Prozessus supracondylaris, Spätparesen nach Frakturen im Ellenbogenbereich – Suprakondyläre Humerusfrakturen, Brüche der Trochlea, des Epikondylus medialis oder lateralis, Arthrosen, Arthritiden, Chondromatosen oder Ganglien sein. Ferner sind Gelenkfehlbildungen – eine verstärkte Valgusstellung oder auch Hypoplasien des medialen Epikondylus und der Trochlea – zu nennen.

Von Bedeutung sind Subluxationen und Luxationen des Nervs im Sulkus, lagerungsbedingte Läsionen nach Anästhesie oder bei längerer Bettlägerigkeit.

Das Kubital-Tunnel-Syndrom darf nicht als Synonym für die Engpaß-Syndrome auf Ellenbogenhöhe gebraucht werden. Der Kubital-Tunnel wird gebildet durch den Epicondylus medialis, das Ligamentum collaterale ulnare und die beiden Köpfe des M. flexor carpi ulnaris, die häufig durch eine Aponeurose verbunden sind (Feindel u. Stratford 1958). Bei Flexion im Ellenbogengelenk kommt es zu einer deutlichen Volumenverminderung des Kubital-Tunnels wie Apfelberg und Larson (1973) gezeigt haben; damit verbunden ist eine Druckerhöhung im Nerven (Pechan u. Julis 1975). Möglicherweise liegt hierin eine Erklärung für die im N. ulnaris und N. medianus gefundene Vermehrung des Bindegewebes, der Zahl Renautscher Körper und die erhöhte Rate segmentaler Demyelinisierungen wie sie Neary et al. (1975) bei Verstorbenen gesehen haben, die nie zuvor Symptome eines Engpaß-Syndromes angegeben hatten.

Ein M. epicondylo-olecranicus oder ein verdicktes Ligament gleichen Namens sind dagegen Raritäten. Nicht unerwähnt bleiben darf die in diesen Breiten sporadisch vorkommende Lepra, die in der tuberkuloiden oder dimorphen Form zu Kompressionssyndromen führen kann. Als Seltenheit ist noch die familiäre Neuropathie mit Neigung zu Druckparesen zu nennen, die sich besonders gern zunächst an den physiologischen Engpässen manifestiert. Auch das Auftreten eines Sulcus-nervi-ulnaris-Syndromes bei Akromegalie gehört zu den seltenen Ursachen.

Klinik

Das klinische Bild der Ulnarisläsion ist seit den Mitteilungen von Calder (1832) und Duchenne de Boulogne (1855, 1867) gut bekannt. Weitere auffällige Symptome beschrieben Jeanne (1915) (Hyperextension im Metakarpo-Phalangealgelenk beim Spitzgriff), Froment (1915) (Ausgeprägte Flexion im Interphalangealgelenk des Daumens bei Adduktion in Richtung Zeigefinger), André Thomas (1917) (Volar-Flexion im Handgelenk bei Anspannung der langen Fingerextensoren), Wartenberg (1939) (Unfähigkeit, den extendierten fünften Finger an den extendierten Ringfinger zu adduzieren), Sunderland (1944) (Unfähigkeit, den Kleinfinger gegen den Daumen zu opponieren). Eine ausführliche Übersicht hierzu hat Mannerfelt (1966) gegeben. Die Paresen betreffen vor allem die kleinen Handmuskeln, weniger die langen Beuger. Die Hand erhält dadurch das charakteristische Aussehen einer Klaue (Abb. 1). Die Finger sind in den Metakarpophalangealgelenken durch den Ausfall der Mm. interossei überstreckt, in den Interphalangealgelenken besteht eine leichte Beugung. Dies ist in den V. und IV. Fingern ausgeprägter als im II. und III., weil in den letzteren die vom N. medianus innervierten Mm. lumbricales den Ausfall der Mm. interossei zum Teil kompensieren können. Kleinfinger und Ringfinger werden abduziert gehalten; sie können durch das Übergewicht der Strecker, die eine abduzierende Wirkung haben, nicht adduziert werden.

Bei kräftigen Adduktionsbewegungen des Daumens ist dieser durch den Ausfall des Caput profundum des M. flexor pollicis brevis im Grundgelenk hyperextendiert (Signe de Jeanne 1915) (Abb. 1), im Interphalangealgelenk durch Überwiegen des M. flexor pollicis longus aber flektiert. Wird versucht, einen flachen Gegenstand zwischen Daumen und Grundphalanx des Zeigefingers festzuhalten, so wird wegen des Ausfalls des M. adductor pollicis unbewußt diese Haltefunktion durch den M. flexor pollicis longus mit einer verstärkten Beugung im Interphalangealgelenk des Daumens durchgeführt (Signe de Froment 1915) (Abb. 2). Sunderland hat 1972 jedoch mit Recht auf den von Tinel (1917) erhobenen Befund hingewiesen, daß der

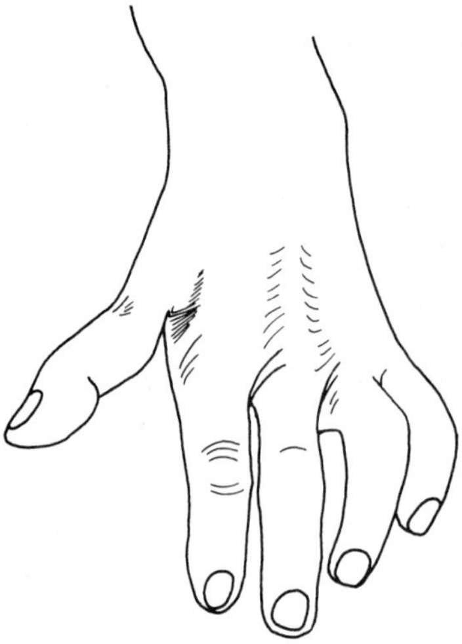

Abb. 1. Ulnariskompression im Bereich des Ellenbogens. Atrophie besonders im Spatium interosseum I. Deutliche Krallenstellung des IV. und V. Fingers. Hyperextension im Daumengrundgelenk (Signe de Jeanne). Infolge des Ausfalls der M. flexor carpi ulnaris besteht eine deutliche Radialabduktion im Handgelenk (nach Mumenthaler 1961)

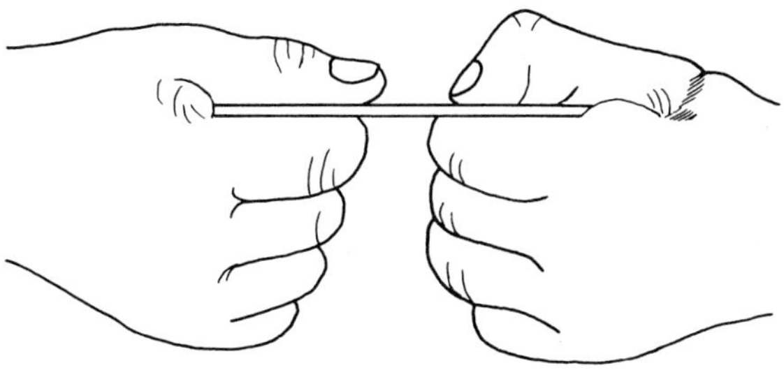

Abb. 2. Formentsches Zeichen bei linksseitiger Ulnarisläsion. Deutliche Flexion im Interphalangealgelenk beim Versuch, einen flachen Gegenstand zwischen Daumen und Zeigefinger festzuhalten

M. extensor pollicis longus auch als Adduktor fungieren kann, wodurch der Patient in der Lage ist Gegenstände festzuhalten, ohne daß eine Flexionsbewegung im Interphalangealgelenk des Daumens auftritt.

Sind der M. flexor carpi ulnaris und der vom N. ulnaris innervierte Anteil des M. flexor digitorum profundus stärker betroffen, so kommt es zu einer deutlichen Radialabduktion der Hand (Abb. 1). Ein fester Griff ist dann nicht mehr möglich.

Atrophien der vom N. ulnaris versorgten Muskeln werden besonders im Spatium interosseum I deutlich. Ein Muskelschwund der Hypothenarmuskeln wird durch das diese Muskeln überdeckende, recht ausgeprägte Unterhautfettgewebe lange Zeit kaschiert. Diese zuletzt genannte Tatsache hat zu der unserer Meinung nach irrtümlichen Annahme geführt, daß die zum M. interosseus dors. I führenden

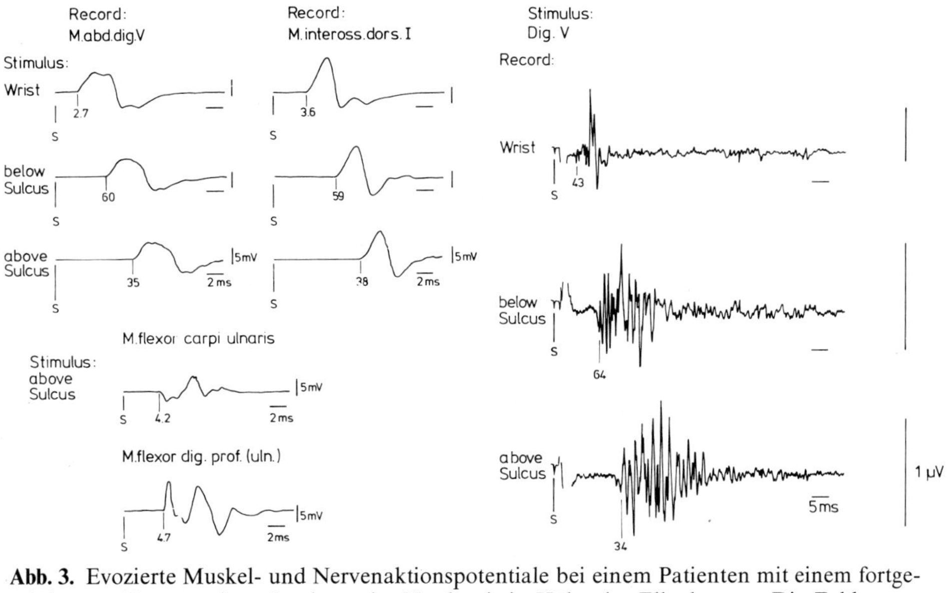

Abb. 3. Evozierte Muskel- und Nervenaktionspotentiale bei einem Patienten mit einem fortgeschrittenen Kompressions-Syndrom des N. ulnaris in Höhe des Ellenbogens. Die Zahlen unterhalb der Potentiale geben die distalen motorischen Latenzen bzw. die Leitgeschwindigkeiten an

Fasern vulnerabler seien als die Fasern, die die Hypothenarmuskulatur versorgen (Osborne 1959; Stewart 1984). Anhand neurographischer Befunde haben wir jedoch nachweisen können, daß beide Faserngruppen gleich häufig und in gleichem Ausmaß lädiert sind (Tackmann et al. 1984) (Abb. 3).

Sensibilitätsstörungen bei Engpaßsyndromen des N. ulnaris im Ellenbogenbereich betreffen den V. Finger, die Volarseite der ulnaren Hälfte des IV. Fingers, die Dorsalseite der ulnaren Hälfte des IV. Fingers, bei einem Teil der Patienten aber auch den Bereich der dorsalen Radialseite dieses Fingers und die Ulnarseite der Grund- und Mittelphalanx des Mittelfingers. In diesen Arealen finden sich zunächst Parästhesien, später auch eine Hypästhesie, Thermhypästhesie, Hypalgesie und eine Störung der Schweißsekretion.

Engpaßsyndrome im Bereich der Hand

Die zweite Ebene, in der der N. ulnaris komprimiert werden kann, liegt im Bereich der von Guyon 1861 beschriebenen Loge (Abb. 4). Sie wird ulnar, proximal durch das Os pisiforme, radial, distal durch den Hamulus ossis hamati begrenzt. Das Dach bilden Faserzüge der Palmarfaszie und der M. palmaris brevis, den Boden das Ligamentum carpi transversum. Die Astfolge des N. ulnaris ist in diesem Bereich sehr variabel. Der N. ulnaris kann sich bereits vor Eintritt in die Loge de Guyon (LG) in den Ramus superficialis und den Ramus profundus geteilt haben, häufig erfolgt eine Aufspaltung erst nach Erreichen des Os pisiforme, gelegentlich auch erst nach Verlassen der Loge de Guyon. Äste des Ramus profundus versorgen die drei Hypothe-

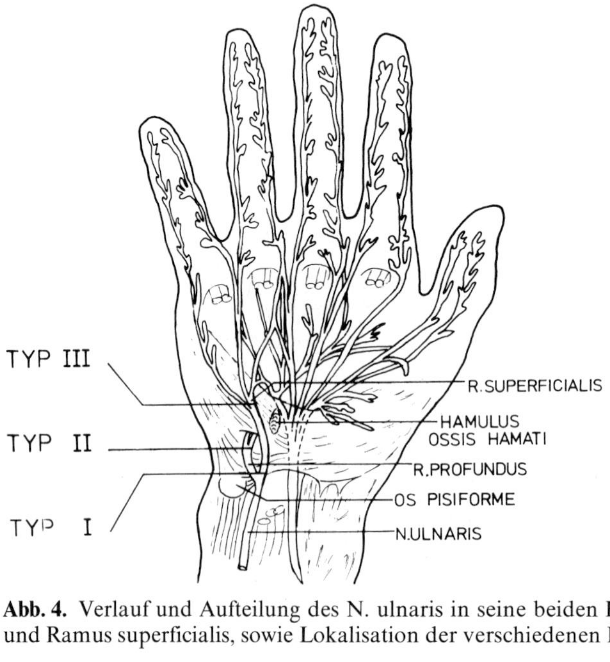

Abb. 4. Verlauf und Aufteilung des N. ulnaris in seine beiden Endäste, den Ramus profundus und Ramus superficialis, sowie Lokalisation der verschiedenen Läsionstypen

narmuskeln, den M. abductor digiti minimi, den M. flexor digiti minimi und den M. opponens digiti minimi. Der Ramus profundus des N. ulnaris gelangt dann durch M. flexor digiti V oder den M. opponens digiti V in die Hohlhand, versorgt sämtliche dorsalen und volaren Mm. interossei, die Mm. lumbricales III und IV, den M. adductor pollicis und den tiefen Kopf des M. flexor pollicis brevis. Der Ramus superficialis innerviert zunächst den M. palmaris brevis und versorgt dann als rein sensibler Nerv die volare Haut des V. Fingers, die ulnare Seite des Ringfingers und das Areal über dem Hypothenar.

Shea und McClain (1969) haben in einer Übersicht die verschiedenen Ursachen, die zu Kompressionssyndromen des N. ulnaris im Handbereich führen, zusammengestellt. Danach sind es überwiegend Ganglien, gefolgt von berufsbedingten Druckschäden, Lazerationen sowie Thrombosen oder anderen Erkrankungen der A. ulnaris und Frakturen einzelner Handwurzelknochen. Zahlreiche Muskel- und Bänderanomalien können für das Auftreten einer distalen Ulnariskompression verantwortlich sein. So haben Spinner und Freundlich (1967) eine Variante des Ursprung-Ansatz-Verhaltens des M. palmaris longus beschrieben, wobei der längere sehnige Anteil am Epicondylus medialis ansetzte, der Ursprung aber mit einem Kopf von der Palmaraponeurose, mit einem zweiten kleinen Kopf vom Os pisiforme ausging. Einen Muskel, der am Os pisiforme seinen Ursprung hatte und am Ligamentum carpi transversum ansetzte, dabei in der Loge de Guyon zwischen motorischem und sensiblem Ast verlief, haben Turner und Caird (1977) gefunden. Ein akzessorischer M. abductor digiti V war in dem von Jeffrey (1971) beschriebenen Fall Ursache des Ausfalls aller weiteren distalen, vom N. ulnaris versorgten kleinen Handmuskeln. Hayes et al. (1969) fanden bei einem Patienten ein verdicktes Ligament, das vom Os pisiforme zum Hamulus ossis hamati vor dem Ramus profundus zog und verantwortlich für die Atrophie der kleinen Handmuskeln war.

Klinik

Alle zuvor genannten Prozesse führen in unterschiedlicher Ausprägung zu einer Läsion distaler Ulnarisanteile. Klinik und elektrophysiologische Untersuchungen erlauben es, den Ort der Läsion recht genau einzugrenzen (Abb. 4).

Beim Typ I liegt eine Schädigung sowohl der sensiblen als auch der motorischen Ulnarisfasern vor. Die Läsion kann proximal der Loge de Guyon oder in deren proximalen Anteil liegen. Klinisch findet sich bei oberflächlicher Betrachtung eine Ulnarislähmung, wie sie schon beim sulcus-nervi-ulnaris-Syndrom beschrieben wurde, jedoch sind der M. flexor carpi ulnaris, der vom N. ulnaris innervierte Anteil des M. flexor digitorum profundus und der rein sensible Ramus dorsalis nervi ulnaris intakt.

Der Typ II ist durch rein motorische Ausfälle charakterisiert. Liegt die Läsion relativ weit proximal in der Loge de Guyon, so sind die Hypothenarmuskeln und die übrigen vom N. ulnaris versorgten kleinen Handmuskeln paretisch. Besteht eine Läsion beim oder nach dem Durchtritt des Ramus profundus durch den M. flexor digiti minimi oder den M. opponens digiti minimi, so bleibt die Hypothenarmuskulatur ausgespart; gelegentlich sind auch die Mm. lumbricales III und IV sowie ein

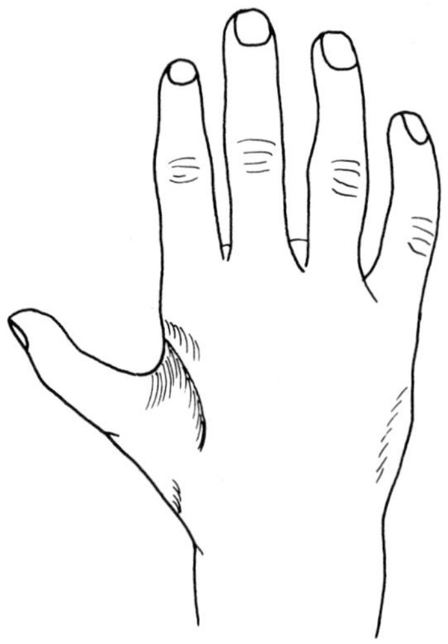

Abb. 5. Distale Ulnarisparese nach Abgang der die Hypothenarmuskeln versorgenden Äste

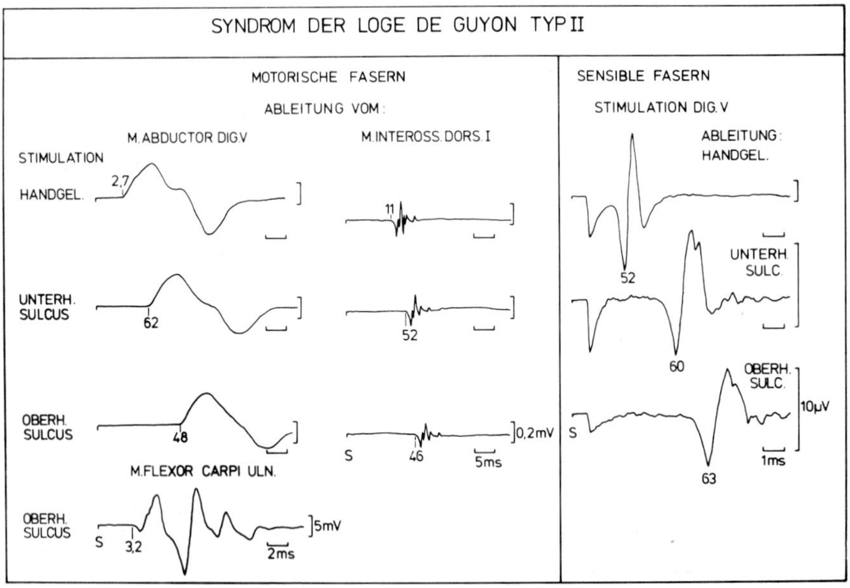

Abb. 6. Neurographische Untersuchungsbefunde bei Läsion des Ramus profundus nach Abgang der die Hypothenarmuskulatur versorgenden Äste. Distale motorische Latenz, Nervenleitgeschwindigkeiten im Unterarm- und Sulkussegment und Amplituden der evozierten Muskelaktionspotentiale bei Ableitung von der Hypothenarmuskulatur sowie die sensiblen Leitgeschwindigkeiten und Amplituden der Nervenaktionspotentiale waren normal. Bei Ableitung vom M. interosseus dors. I fand sich eine erheblich verlängerte distale motorische Latenz von 11 ms und eine deutlich verminderte Amplitude der evozierten Muskelaktionspotentiale, während die Leitgeschwindigkeiten in den Unterarm- und Sulkussegmenten im Normbereich lagen

Teil der Mm. interossei nicht betroffen und es fehlen dann die für die Ulnarislähmung typische Krallenstellung des Klein- und Ringfingers und die Unfähigkeit der Abduktion des fünften Fingers (Abb. 5). Hacke und Berg-Dammer (1982) haben diese Läsionsform als eigenständigen Typus hervorgehoben. Wir selbst konnten diese Form u.a. bei einem Radfahrer beobachten und durch entsprechende elektrophysiologische Befunde sichern (Abb. 6).

Beim Typ III ist allein der Ramus superficialis distal geschädigt. Man findet klinisch einen isolierten Sensibilitätsausfall auf der volaren Seite des V. und der volaren, ulnaren Hälfte des IV. Fingers. Nach der Zusammenstellung von Shea und McClain (1969) von 136 Fällen aus der Literatur, einschließlich 7 eigener Fälle soll der Typ I in 30%, der Typ II in 52% und der Typ III in 18% vorkommen. Die Wichigkeit elektrophysiologischer Untersuchungen, insbesondere der Neurographie sensibler Fasern zur Differenzierung der verschiedenen Typen ist von mehreren Autoren hervorgehoben worden (Assmus u. Hamer 1977; Eckman et al. 1975; Hacke u. Berg-Dammer 1982).

Differentialdiagnose der Ulnariskompressionssyndrome

Gelegentlich kann die Abgrenzung von einem C_8-Syndrom Schwierigkeiten bereiten. Beim C_8-Syndrom findet man häufig aber bei genauer Untersuchung eine leichte Parese des M. triceps brachii, der Mm. extensor und abductor pollicis longus und des M. flexor pollicis longus. Der Dehnungsreflex des M. triceps brachii und der Trömnersche Reflex sind abgeschwächt. Sensibilitätsausfälle sind beim C_8-Syndrom nicht so scharf begrenzt wie bei einer Ulnarisläsion und erfassen den gesamten V. und IV. Finger. Die untere Plexusläsion unterscheidet sich von den Kompressionssyndromen des N. ulnaris ebenfalls dadurch, daß andere nicht vom N. ulnaris innervierte Muskeln mit betroffen sind; dies gilt auch für Kompressionssyndrome der oberen Thoraxapertur und Prozesse im Bereich der Pleurakuppen.

Besonders bei distalen, rein motorischen Ulnarisparesen kann die Unterscheidung von Vorderhornzellerkrankungen vom Typ Duchenne-Aran oder einer amyotrophen Lateralsklerose, die sich noch in den Anfangsstadien befinden, anfänglich Probleme bereiten. Diese Erkrankungen lassen aber bald den Befall der anderen kleinen Handmuskeln und weiterer Muskeln an den oberen und unteren Extremitäten erkennen. Vereinzelt können auch Polyneuropathien an den oberen Extremitäten im Ulnarisbereich beginnen. Hierzu gehören Leptospirosen, Bruzellosen und die infektiöse Mononukleose. Selten kann auch einmal eine hereditäre motorisch-sensible Neuropathie sich zuerst im Ulnarisbereich manifestieren. Die hereditäre Neuropathie mit Neigung zu Druckparesen wurde bereits oben erwähnt.

Für die Diagnose der Ulnariskompressionssyndrome und deren Differentialdiagnose ist deshalb neben Anamnese und Klinik auch eine sorgfältige elektromyographische und -neurographische Untersuchung von großer Wichtigkeit.

Literatur

André-Thomas T (1917) Le tonus de poignet dans la paralysie du nerf cubital. Paris Med 25:473–476
Apfelberg DB, Larson SJ (1973) Dynamic anatomy of the ulnar nerve at the elbow. Plast Reconstr Surg 51:76–81
Assmus H, Hamer J (1977) Die distale Nervus-ulnaris-Kompression. Neurochirurgia (Stuttg) 20:139–144
Calder FWG (1832) Effects of division of the ulnar nerve. Lancet I:489–490
Duchenne de Boulogne GB (1855) De l'électrisation localisée et de son application à la pathologie et à la thérapeutique. Baillière, Paris
Duchenne de Boulogne GB (1867) Physiologie des mouvements démonstrée à l'aide de l'expérimentation électrique et de l'observation clinique et applicable à l'étude des paralysies et des déformations. Baillière, Paris
Eckmann PB et al. (1975) Ulnar neuropathy in bicycle riders. Arch Neurol 32:130–131
Feindel W, Stratford J (1958) The role of the cubital tunnel in tardy ulnar palsy. Can J Surg 1:287–300
Foerster O (1928) Spezielle Anatomie und Physiologie der peripheren Nerven. In: Lewandowsky M (Hrsg) Handbuch der Neurologie. Erg.Bd. II/1 Springer, Berlin, S 785
Forment J (1915) La paralysie de l'adducteur du pouce et le signe de la préhension. Rev Neurol 33:1236–1240
Guyon F (1861) Note sur une disposition anatomique propre à la face anterieure de la région du poignet et non encore décrite. Bull Soc Anat 36:184–186
Hacke W, Berg-Dammer E (1982) Klinik und Neurophysiologie der distalen Ulnarisparesen. Z EEG-EMG 13:108–112
Hayes JR et al. (1969) Compression of the deep palmar branch of the ulnar nerve. J Bone Joint Surg [Br] 51:469–472
Jeanne A (1915) Des déformations du pouce dans la paralysie cubitale. Bull Mém Soc Chir (Paris) 41:703–719; 809–810
Jeffrey AK (1971) Compression of the deep palmar branch of the ulnar nerve by an anomalous muscle. J Bone Joint Surg [Br] 53:718–723
Mannerfelt L (1966) Studies on the hand in ulnar nerve paralysis. A clinical-experimental investigation in normal and anomalous innervation. Acta Orthop Scand [Suppl] 87
Mumenthaler M (1961) Die Ulnarisparesen. Thieme, Stuttgart
Mumenthaler M, Schliack H (1982) Läsionen peripherer Nerven. 4. Aufl. Thieme, Stuttgart
Neary D, Ochoa J, Gilliatt RW (1975) Sub-clinical entrapment neuropathy in man. J Neurol Sci 24:283–298
Osborne G (1959) Ulnar neuritis. Postgrad Med J 35:392–396
Pechan J, Julis I (1975) The pressure measurement in the ulnar nerve. A contribution to the pathophysiology of the cubital tunnel syndrome. J Biomech 8:75–79
Shea JD, McClain EJ (1969) Ulnar-nerve compression syndromes at and below the wrist. J Bone Joint Surg [Am] 51:1095–1103
Spinner M (1978) Injuries to the major branches of peripheral nerves in the forearm. 2. Aufl. Saunders, Philadelphia
Spinner M, Freundlich BD (1967) An important variation of the palmaris longus. Bull Hosp J Dis Orthop Inst 28:126–130
Stewart JD (1984) Fascicular phenomena in ulnar neuropathies. Neurology 34:216
Sunderland S (1944) Voluntary movements and the depictive action of muscles in peripheral nerve lesions. Aust NZ J Surg 13:160
Sunderland S (1972) Nerves and Nerve Injuries. Churchill Livingstone, Edingburgh London
Tackmann W, et al. (1984) Sensitivity and localizing significance of motor and sensory electroneurographic parameters in the diagnosis of ulnar nerve lesions at the elbow. J Neurol (in press)
Tinel J (1917) Nerve wounds. Baillière, Tindall, Cox, London
Turner MS, Caird DM (1977) Anomalous muscles and ulnar nerve compression at the wrist. Hand 9:140–142
Wartenberg R (1939) A sign of ulnar palsy. JAMA 112:1688

Weitere Engpaß-Syndrome peripherer Nerven

M. Stöhr

Einleitung

Der Terminus „Engpaß-Syndrome" hat in den letzten Jahren eine inflationäre Ausweitung erfahren und wird von manchen Autoren zur Bezeichnung nahezu sämtlicher aus inneren Ursachen heraus entstehender umschriebener Kompressions-Syndrome verwendet. In der folgenden Darstellung seltener Engpaß-Syndrome werden nur diejenigen Formen chronischer Nervenkompressions-Syndrome berücksichtigt, die bei der Passage von Nerven durch anatomische Engstellen zustandekommen. Chronische Nervenkompressionen durch Zysten, Ganglien, Tumoren oder gar durch Druckeinwirkung von außen bleiben aus der Darstellung ausgespart.

Engpaß-Syndrome des N. medianus proximal des Karpaltunnels

Bei etwa 1% der Menschen kommt ein *Processus supracondylaris humeri* an der Medialseite des distalen Humerusschaftes vor, von dessen Spitze ein fibröses Band (Struthers ligament) zum Epicondylus medialis verläuft. Eine chronische Irritation des N. medianus kann sowohl unter diesem Band als auch durch den Knochensporn selbst bewirkt werden, wobei sich letzterer häufig tasten, ansonsten röntgenologisch nachweisen läßt.

Etwas weiter distal ist eine Konstriktion des N. medianus zwischen den zwei Köpfen des M. pronator teres möglich, wobei diese öfters durch gehäufte Pronations-Supinations-Bewegungen verstärkt wird. Dementsprechend ist bei leichten Formen eines *„Pronator-Syndroms"* eine Vermeidung gehäufter Unterarmdrehbewegungen therapeutisch ausreichend.

Sehr selten kann der motorische Endast des N. medianus, der *N. interosseus anterior* durch ein fibröses, dem M. flexor digitorum superficialis anhaftendes Band oder durch abnorme Sehnen von Beugemuskeln am Unterarm komprimiert werden (Schmitt u. Eiken 1971; Spinner 1972).

Die Schädigung des N. interosseus anterior führt lediglich zu Paresen der Mm. pronator quadratus, flexor pollicis longus und flexor digitorum profundus (radialer Teil), wobei diagnostisch wegweisend in den meisten Fällen die geschwächte Beugung des Daumenendgliedes ist. Die beiden erstgenannten proximalen Engpaß-Syndrome des N. medianus bedingen darüber hinaus Paresen weiterer medianus-innervierter Hand- bzw. Fingerbeuger, sowie die vom Karpaltunnel-Syndrom her bekannten Schmerzen und Sensibilitätsstörungen. Eine exakte lokalisatorische Zuordnung erfolgt durch die klinische und elektromyographische Analyse des Verteilungsmusters der Paresen bzw. der partiellen Denervierung im EMG und durch fraktionierte neurographische Messungen (Stöhr u. Bluthardt 1983).

Engpaß-Syndrome des N. radialis

Engpaß-Syndrome des N. radialis betreffen vorwiegend dessen tiefen Ast und zwar zwischen Epicondylus humeri radialis und distalem Rand des M. supinator. Am wichtigsten sind Kompressionen im sog. *Radialistunnel* zwischen Epicondylus lateralis und Oberrand des M. supinator, wo der Nerv durch ein derbes Band zwischen diesem und der Kapsel des Humero-Radialgelenkes „eingeklemmt" werden kann (Roles u. Maudsley 1972), am Oberrand des M. supinator unter der *Arkade von Frohse* (Spinner 1968; Sunderland 1978), sowie schließlich beim Durchtritt des Ramus profundus durch den Muskel innerhalb des *Supinatorkanals* (Whiteley u. Alpers 1959) (Abb. 1).

Klinisch und elektrophysiologisch kann man diese eng benachbarten Läsionen nicht differenzieren, so daß man alle unter dem Begriff des *Supinator-Syndroms* subsumiert. Da der tiefe Radialisast nur motorische Fasern enthält, fehlen Schmerzen und Sensibilitätsstörungen und es entwickeln sich lediglich langsam progrediente Paresen der Fingerstrecker und des ulnaren Handstreckers. Die kräftigen radialen Handstrecker bleiben intakt, so daß selbst bei hochgradiger Nerven-Schädigung die Handstreckung gegen kräftigen Widerstand durchführbar ist. Geschwächt ist dagegen die Fingerstreckung in den Grundgelenken. Deren Prüfung sollte bei gestrecktem Handgelenk erfolgen, da bei gebeugter Hand bereits eine partielle Fingerstrekkung über die hierbei auftretende Anspannung der Strecksehnen geschieht.

Elektromyographisch läßt sich die Diagnose einer Schädigung des Ramus profundus nervi radialis untermauern durch normale Befunde in den Mm. triceps brachii, brachioradialis und extensor carpi radialis bei partieller Denervierung der Fingerstrecker und des Abductor pollicis longus mit Denervierungsaktivität in der Ruheableitung, neurogenem Umbau sowie mehr oder weniger stark gelichtetem Aktivitätsmuster bei Aufforderung zu maximaler Muskelanspannung. Neurographisch ist die motorische Überleitungszeit vom N. radialis zu den betroffenen Muskeln nur bei einem Teil der Patienten pathologisch verlängert; bei normaler motorischer Überleitungszeit findet sich jedoch meist eine pathologische Aufsplitterung des Antwortpotentials infolge eines unterschiedlich starken Betroffenseins der verschiedenen motorischen Axone mit entsprechender zeitlicher Dispersion der über den Nerven laufenden Impulswelle.

Weiter *proximal lokalisierte Engpaß-Syndrome des N. radialis* sind eine Rarität. Dennoch soll ein Fallbeispiel kurz erwähnt werden, da dieses zeigt, wie man auch ungewöhnliche Schädigungslokalisationen bei Kenntnis der diagnostischen Prinzipien sicher erfassen kann.

Es handelt sich dabei um einen 52jährigen Notendrucker mit einer progredienten Radialis-Parese vom mittleren Typ, d.h. im Unterschied zum Supinator-Syndrom mit Einbeziehung der radialen Handstrecker, gering auch des M. brachioradialis. Nach mehrstündiger manueller Arbeit nahm die Schwäche regelmäßig zu und war dann von einem dumpfen Schmerz an der Radialseite des proximalen Unterarmes begleitet. Neurographisch zeigte sich bei Radialis-Sti-

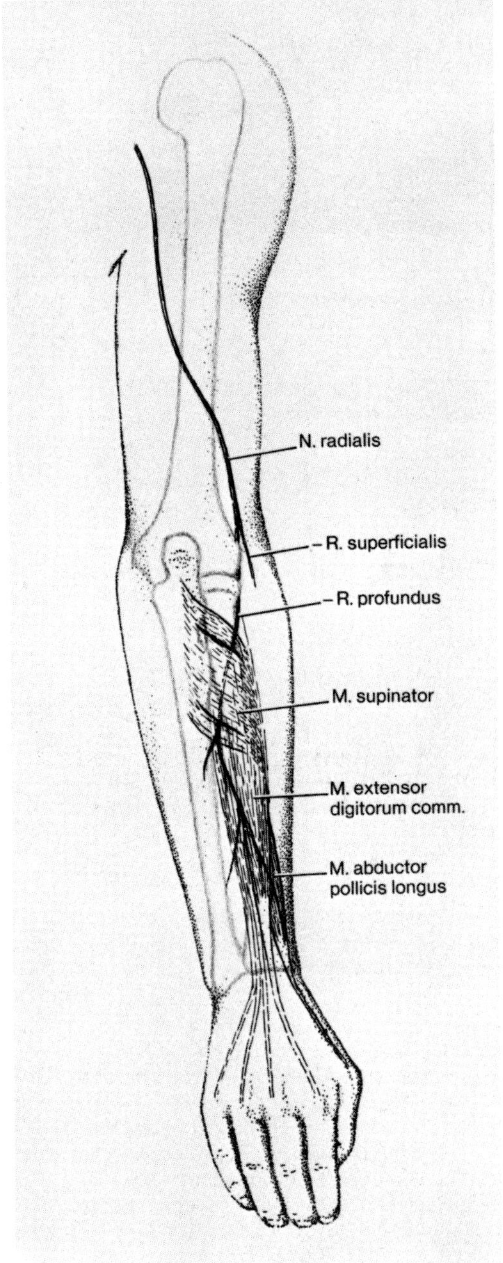

Abb. 1. Verlauf des Ramus profundus nervi radialis durch den M. supinator (Aus: Stöhr u. Bluthardt 1983)

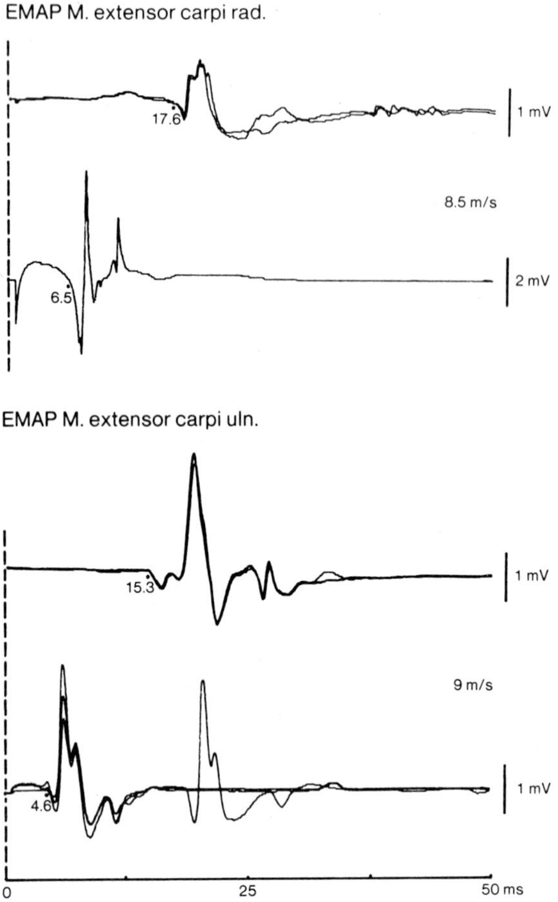

Abb. 2. Chronisches Kompressions-Syndrom des N. radialis am distalen Oberarm. Starke Herabsetzung der motorischen Nervenleitgeschwindigkeit zwischen den beiden Stimulationsorten an der Oberarmaußenseite sowie der radialen Ellenbeuge

mulation in der Ellenbeuge und Ableitung aus dem Extensor carpi ulnaris ein Antwortpotential mit normaler Latenz, während bei Radialis-Stimulation an der Oberarmaußenseite eine starke Latenzverzögerung resultierte (Abb. 2). Die errechnete motorische Leitgeschwindigkeit zwischen den beiden Stimulationspunkten erwies sich mit 9 m/s hochgradig herabgesetzt, so daß als Schädigungsursache ein chronisches Kompressions-Syndrom des N. radialis zwischen den beiden Stimulationsorten anzunehmen war. Die daraufhin durchgeführte Nervenrevision zeigte den N. radialis in der Furche zwischen M. brachioradialis und M. brachialis durch fibröse Stränge fixiert, wobei die Neurolyse eine konzentrische Verdickung des Epineuriums mit starker Kompression der Faszikel ergab (Abb. 3; Stöhr u. Reill 1980).

Engpaß-Syndrome des N. suprascapularis

Der N. suprascapularis kann an zwei Stellen einer chronischen Kompression unterliegen. Bei der häufigeren Läsion im Bereich der *Incisura scapulae* resultiert hieraus

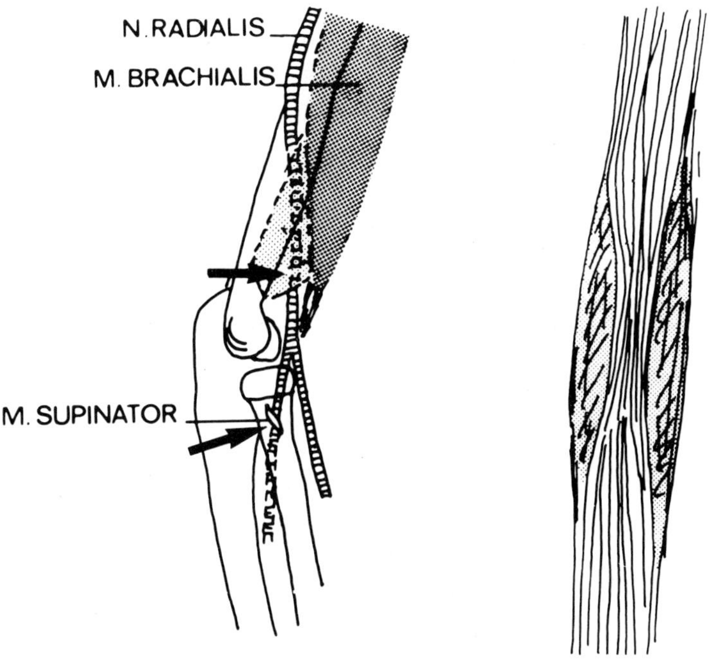

Abb. 3. Läsion des N. radialis in der Furche zwischen M. brachialis und M. brachioradialis (*oberer Pfeil*). Konzentrische Verdickung des Epineuriums mit starker Kompression der Nervenfaszikel

eine Parese der Mm. supra- und infraspinam, bei der selteneren Kompression im Bereich der *spinoglenoidalen Einkerbung* ist der M. infraspinam isoliert geschädigt. Führende klinische Symptome sind dumpfe Schmerzen im Bereich des Schulterblattes, die durch Bewegungen im Schultergelenk verstärkt werden, weiter die Atrophie der Schulterblattmuskeln und die Schwäche bei Außenrotation im Schultergelenk (Clein 1975). Die diagnostische Sicherung erfolgt durch den elektromyographischen Nachweis der partiellen Denervierung in den betroffenen Muskeln und die Neurographie des N. suprascapularis mit Stimulation in der Supraclaviculargrube und Ableitung aus dem M. infraspinam. Besonders wichtig ist die differentialdiagnostische Abklärung gegenüber der neuralgischen Schulteramyotrophie, die gelegentlich bevorzugt den N. suprascapularis betreffen kann.

Meralgia paraesthetica

Dieses nach dem Karpaltunnel-Syndrom und den Kompressions-Syndromen des N. ulnaris häufigste Engpaß-Syndrom eines peripheren Nerven ist durch nadelstichartige oder brennende Mißempfindungen an der Vorderaußenseite des Oberschenkels charakterisiert. Diese treten meist bevorzugt bei Streckung im Hüftgelenk, d.h. im Stehen und Gehen auf. Wiederholt wurde auf ein gehäuftes Auftreten dieses

Syndroms bei herabhängender Bauchdecke durch starke Adipositas oder Schwangerschaft hingewiesen. Die klinische Untersuchung zeigt in der Regel eine Kombination von Dysästhesie und Hypästhesie im autonomen Versorgungsareal des N. cutaneus femoris lateralis an der Vorderaußenseite des mittleren Oberschenkels sowie gelegentlich einen Druckschmerz am lateralen Leistenband. Pathogenetisch liegt eine mechanische Irritation des *N. cutaneus femoris lateralis* zugrunde, die am häufigsten in seinem Verlauf durch das *Leistenband* zu suchen ist; seltener sind Kompressionen beim Durchtritt des Nerven durch die Fascia iliaca, die Fascia lata oder in dem Winkel zwischen Spina iliaca anterior superior und dem Ansatz des Ligamentum inguinale (Sunderland 1978). Differentialdiagnostisch muß immer eine chronische Druckeinwirkung von außen, z. B. durch ein Korsett oder enge Jeans erwogen werden.

Die Meralgia paraesthetica ist eine der wenigen Ausnahmen von der Regel der operativen Behandlung chronischer Engpaß-Syndrome und zwar wegen der Neigung zur spontanen Besserung der Schmerzen und Mißempfindungen. Die öfters zurückbleibende Hypästhesie ist funktionell ohne Belang. Bei stärkeren Mißempfindungen führt die wiederholte Injektion von Lokalanästhetika und eventuell Kortikoiden um die Läsionsstelle oft zu einer raschen Beschwerdefreiheit (z. B. 5 ml Carbostesin 0,5%ig und 25 mg Solu-Decortin).

Engpaß-Syndrome des N. peronaeus

Die häufigen Läsionen des N. peronaeus communis gehen nur selten auf einen anatomischen Engpaß zurück. In der Regel fungiert als solcher Engpaß der *Fibulartunnel* zwischen Fibulaköpfchen und sehnigem Ursprung des M. peronaeus longus. Entsprechend dieser Lokalisation resultiert eine Peronaeus communis-Parese mit Schwäche der Fuß- und Zehenheber sowie der Mm. peronaei in Kombination mit Hautempfindungsstörungen am medialen Fußrücken sowie an der Vorderaußenseite des distalen Unterschenkels. Die Druckeinwirkung auf den Nerven nimmt zu bei Inversion und Plantarflexion des Fußes.

Sehr selten sind nur den N. peronaeus profundus betreffende chronische Kompressions-Syndrome knapp kaudal des Fibulaköpfchens, wobei pathogenetisch anatomische Varianten oder posttraumatische Narbenbildungen mit zunehmender Konstriktion des Nerven anzuschuldigen sind (Abb. 4).

Tarsaltunnel-Syndrom

Das Tarsaltunnel-Syndrom ist Ausdruck einer Kompression des N. tibialis unter dem *Retinaculum flexorum* zwischen Malleolus medialis und Calcaneus. Insbesondere der N. plantaris medialis kann auch weiter distal beim Eintritt unter die Fußsohlenmuskulatur eine chronische Druckschädigung erleiden. Wesentlich häufigere Ursachen einer distalen Tibialis-Läsion sind verschiedenartige Knochen- und Gelenksveränderungen, Traumen, operative Eingriffe sowie Druckeinwirkungen von

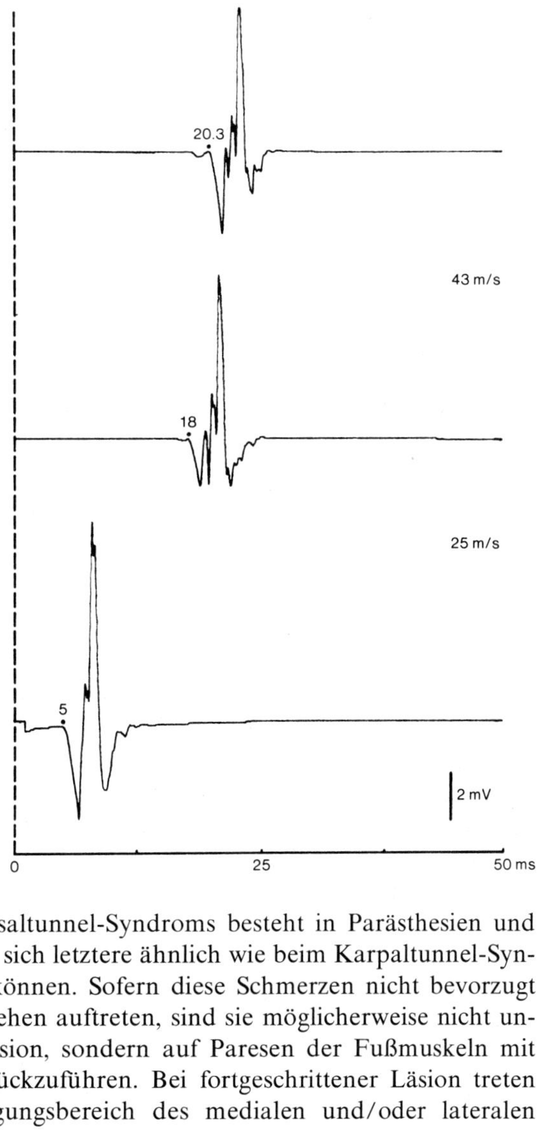

Abb. 4. Chronische Kompressions-Schädigung des N. peronaeus profundus distal des Fibulaköpfchens. Normale motorische Nervenleitgeschwindigkeit zwischen den beiden Stimulationsorten in der Kniekehle und am Fibulaköpfchen, mit erheblich verlangsamter Impulsleitung

außen. Die Symptomatik des Tarsaltunnel-Syndroms besteht in Parästhesien und Schmerzen in der Fußsohle, wobei sich letztere ähnlich wie beim Karpaltunnel-Syndrom nach proximal ausdehnen können. Sofern diese Schmerzen nicht bevorzugt nachts, sondern vorwiegend im Stehen auftreten, sind sie möglicherweise nicht unmittelbar auf die Nervenkompression, sondern auf Paresen der Fußmuskeln mit veränderter Statik des Fußes zurückzuführen. Bei fortgeschrittener Läsion treten Sensibilitätsstörungen im Versorgungsbereich des medialen und/oder lateralen Plantarnerven hinzu (Abb. 5).

Schließlich resultieren Paresen der tibialis-innervierten Fußsohlenmuskulatur, die klinisch nur in ausgeprägten Fällen zu erfassen sind (Abb. 6): Bei Zehenbeugung fällt die geringere Fältelung der Fußsohle auf, und durch Palpation des medialen und lateralen Fußrandes läßt sich die Atrophie der Mm. abductor hallucis und abductor digiti minimi (im Seitenvergleich) erfassen. In leichteren Fällen deckt die elektromyographische Untersuchung die partielle Denervierung dieser Muskeln auf. Schließlich ist in typischen Fällen ähnlich wie bei anderen Engpaß-Syndromen die motorische und sensible Nervenleitgeschwindigkeit an der Läsionsstelle herabgesetzt, wobei die Untersuchung des N. plantaris medialis häufiger pathologische Befunde ergibt als die des N. plantaris lateralis.

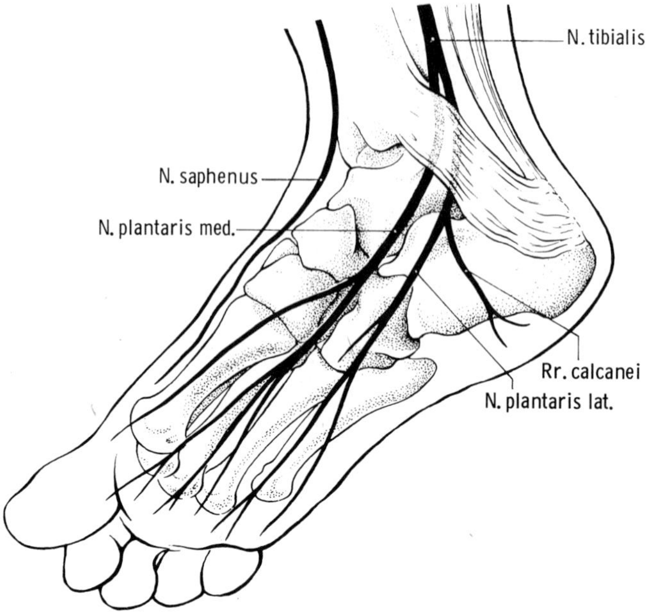

Abb. 5. Verlauf der Nn. plantaris medialis und lateralis durch den Tarsaltunnel unterhalb des Retinaculum flexorum

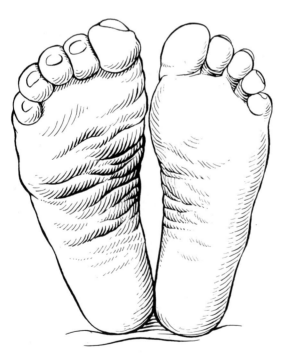

Abb. 6. Distale Tibialis-Läsion links. Bei aktiver Zehenbeugung geringere Hautfältelung auf der betroffenen Seite; außerdem Atrophie der tibialis-innervierten Fußmuskulatur

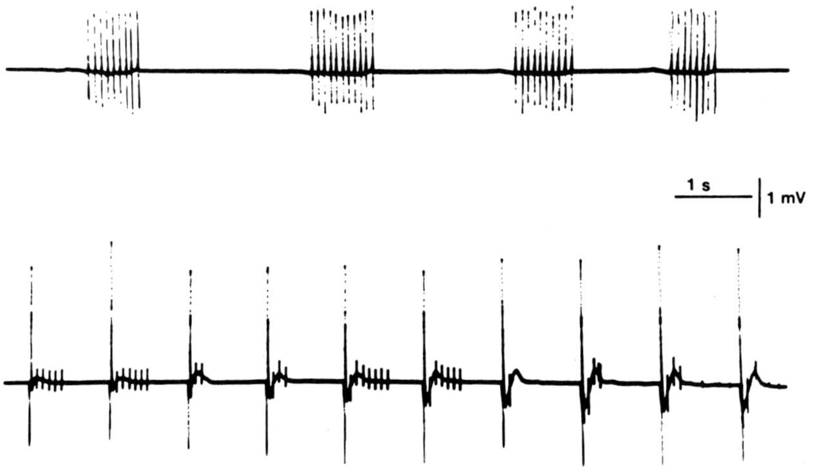

Abb. 7. Spontane – (*oben*), sowie durch repetitive elektrische Nervenreizung induzierte – (*untere Zeile*) Gruppenentladungen bei Engpaß-Syndrom. (Aus: M. Stöhr 1980)

Schlußbemerkungen

Alle vorangehend besprochenen Engpaß-Syndrome – mit Ausnahme der Meralgia paresthetica – sind selten, so daß man vor deren diagnostischer Annahme besonders sorgfältig andere Möglichkeiten ausschließen muß. Eine besondere Bedeutung besitzt hierbei die elektromyographische Untersuchung, mit deren Hilfe klinisch latente Veränderungen aufgedeckt werden können, so daß die Diagnose einer umschriebenen Läsion eines Einzelnerven aufgrund des EMG-Befundes manchmal zugunsten einer Schwerpunkt-Neuropathie verworfen werden muß. Andererseits spricht die Begrenzung der EMG-Veränderungen auf das motorische Innervationsgebiet eines einzelnen Nerven eindeutig für die Annahme einer umschriebenen Nervenläsion, welche durch Ableitung distaler und proximaler Muskeln recht genau eingegrenzt werden kann (Stöhr u. Bluthardt 1983). Für chronische Kompressions-Syndrome relativ charakteristische Veränderungen sind daneben spontane oder reizinduzierte Einzel-, Gruppen- oder Serienentladungen (Abb. 7). Von noch größerer Bedeutung beim Nachweis und bei der exakten Lokalisierung chronischer Engpaß-Syndrome sind schließlich fraktionierte Messungen der motorischen und sensiblen Nervenleitgeschwindigkeit des betroffenen Nerven, wobei möglichst sowohl distal als auch proximal der vermuteten Läsionsstelle stimuliert (bzw. bei orthodromer sensibler Neurographie abgeleitet) werden sollte.

Literatur

Clein LJ (1975) Suprascapular entrapment neuropathy. J Neurosurg 43:337
Kopell HP, Thompson WAL (1958) Pronator syndrome. A confirmed case and its diagnosis. N Engl J Med 259:713

Roles NC, Maudsley RH (1972) Radial tunnel syndrome. Resistant tennis elbow as a nerve entrapment. J Bone Joint Surg [Br] 54:499
Schmitt H, Eiken O (1971) The anterior interosseous nerve syndrome. Scand J Plast Reconstr Surg 5:53
Spinner M (1968) The arcade of Frohse and its relationship to posterior interosseus nerve paralysis. J Bone Joint Surg [Br] 50:809
Spinner M (1972) Injuries to the major branches of peripheral nerves in the forearm. Saunders, Philadelphia, p 77
Stöhr M (1980) Iatrogene Nervenläsionen. Injektion, Operation, Lagerung, Strahlentherapie. Thieme, Stuttgart New York
Stöhr M, Bluthardt M (1983) Atlas der klinischen Elektromyographie und Neurographie. Kohlhammer, Stuttgart Berlin Köln Mainz
Stöhr M, Reill P (1980) Chronic compression syndrome of the radial nerve above the elbow. Muscle Nerve 3:446
Sunderland S (1978) Nerves and nerve injuries. Churchill Livingstone, Edinburgh London New York
Whiteley WH, Alpers BJ (1959) Posterior interosseous nerve palsy with spontaneous neuroma formation. Archs Neurol 1:226

Elektrophysiologische Diagnostik und Engpaß-Syndrome: Indikation und Wertigkeit

TH. GROBE

Elektrophysiologische Untersuchungsverfahren haben die Diagnostik von Engpaß-Syndromen peripherer Nerven in den letzten Jahren erheblich bereichert. Zur Verfügung stehen bei Engpaß-Syndromen die Elektromyographie und die Ableitung somatosensibel evozierter Potentiale.

Dabei umfaßt der Begriff Elektromyographie im allgemeinen Sprachgebrauch sowohl die Nadelelektromyographie als auch die Neurographie mit Bestimmung der motorischen und sensiblen Nervenleitgeschwindigkeit. Genau genommen stützt sich aber auch die Neurographie auf die Ableitung evozierter Potentiale, nämlich die Ableitung von Muskelantwortpotentialen oder von sensiblen oder gemischten Nervenaktionspotentialen.

Die Voraussetzung jeder elektrophysiologischen Untersuchung ist die vollständige Kenntnis des neurologischen Befundes, da nur hierdurch eine gezielte Auswahl der einzusetzenden neurophysiologischen Untersuchungsverfahren möglich ist. Eine noch so umfangreiche elektrophysiologische Untersuchung kann einen schlecht erhobenen neurologischen Befund kaum ausgleichen. Nur eine klare Fragestellung läßt eine eindeutige Antwort erwarten. Dabei muß auch der Untersucher hinreichende Erfahrung mit den einzelnen elektrophysiologischen Verfahren besitzen, um verläßliche Ergebnisse zu erreichen.

1. Elektrophysiologische Untersuchungsverfahren

a) Elektromyographie

Im Nadel-Elektromyogramm werden neben der Spontanaktivität die Form und die Dauer der Muskelaktionspotentiale sowie die Dichte des Aktionspotentialmusters bei maximaler Willkürinnervation beurteilt [12, 16, 24].

Recht verläßlich bei der Frage peripherer neurogener Schädigungen ist die Beurteilung der pathologischen Spontanaktivität mit den rhythmisch entladenden Fibrillationspotentialen und positiven Wellen. Die Beurteilung der Potentialform erfordert sehr viel Erfahrung und auch viel Zeit. Die Dichte des Aktionspotentialmusters ist abhängig von der Mitarbeit des Untersuchten, die leider nicht immer vollständig ist.

Bei Engpaß-Syndromen genügt in der Praxis meist die orientierende Nadelelektromyographie, vor allem zur Beurteilung der Spontanaktivität. Es erhebt sich in der Mehrzahl der Fälle nur die Frage, ob eine neurogene Schädigung in einem bestimmten Muskel vorliegt oder nicht. Bei besonderen differentialdiagnostischen Fragestellungen kann gelegentlich eine ausführliche nadelelektromyographische Untersuchung erforderlich werden.

Da bei den langsam progredienten neurogenen Schädigungen infolge von Engpaß-Syndromen nadel-elektromyographische Auffälligkeiten oft erst spät erfaßbar sind, liegt das Schwergewicht der Diagnostik bei der Neurographie.

b) Neurographie

Zu unterscheiden ist die motorische und die sensible Neurographie [12, 16, 18, 24]. Für die Bestimmung der motorischen Nervenleitgeschwindigkeit erfolgt die Ableitung des Muskelaktionspotentials in der Regel mit Oberflächenelektroden. Aus der Strecke und den Latenzdifferenzen bei proximaler und distaler Reizung des Nervenstammes läßt sich die Nervenleitgeschwindigkeit bestimmen. Die Reizung muß hier supramaximal erfolgen, um auch die schnellsten motorischen Fasern zu erregen.

Insofern sind leichte Schmerzempfindungen unvermeidlich. Diese sind nach eigener Ansicht – im Gegensatz zur Nadelelektromyographie – im Sinne der Rechtsprechung zumutbar.

Bei Auswertung der neurographischen Befunde ist neben Verzögerung der Latenzen und Erniedrigung der Nervenleitgeschwindigkeit auch die Beurteilung der Höhe und der Form der Potentiale hilfreich. Für die Bestimmung der sensiblen Nervenleitgeschwindigkeit sind die orthodrome und die antidrome Messung möglich.

Bei orthodromer Bestimmung der sensiblen Nervenleitgeschwindigkeit erfolgt beispielsweise die Reizung am Finger mittels Ringelelektroden. Die Ableitung der sensiblen Nervenaktionspotentiale kann am Handgelenk mit Nadelelektroden, aber auch mit Oberflächenelektroden erfolgen. Ausgewertet werden hier neben der Latenz und der Nervenleitgeschwindigkeit auch die Amplituden und die Potentialform.

Im wissenschaftlichen Bereich wird wegen der genaueren Messung vor allem der Potentialhöhen die Ableitung mit Nadelelektroden vorgezogen, auch wird eine supramaximale Reizung gefordert [11, 12].

Bei antidromer Bestimmung der sensiblen Nervenleitgeschwindigkeit erfolgt die Reizung des Nervenstamms beispielsweise am Handgelenk mit Oberflächenelektroden. Die Ableitung des antidrom fortgeleiteten sensiblen Nervenaktionspotentials erfolgt mittels Ringelektroden am Finger. Die Reizung erfolgt hier submaximal. Das sensible Nervenaktionspotential ist bei der Auswertung vom fortgeleiteten Muskelantwortpotential abzugrenzen. Ausgewertet wird hierbei vor allem die Latenz. Auch Potentialhöhe und Potentialform können Hinweise geben, selbst wenn die Ableitung nicht mit Nadelelektroden durchgeführt wird; in diesen Fällen sollte die Interpretation allerdings vorsichtig erfolgen. Hinzuweisen ist auf die Temperaturabhängigkeit, die sich meist nur bei Untersuchungen an der unteren Extremität auswirkt, seltener an der oberen Extremität [20]. In der Praxis sollte aber doch vor der Neurographie bei kühlen Händen und regelmäßig an den Füßen eine Aufwärmung erfolgen, falls kein Hautthermometer zur Verfügung steht.

Für die Neurographie gelten ebenso wie für die Ableitung evozierter Potentiale zwei wichtige Regeln:

Erstens müssen die ermittelten Ergebnisse bei wiederholten Messungen reproduzierbar sein und zweitens muß bei der Frage umschriebener Nervenschädigungen immer ein Seitenvergleich und möglichst auch ein Vergleich zu nicht-betroffenen

Nervenabschnitten durchgeführt werden. Nur so lassen sich ausgebreitete Erkrankungen des Nervensystems oder auch technische Meßfehler abgrenzen.

c) Somatosensibel evozierte Potentiale

Prinzipiell besteht kein wesentlicher Unterschied zwischen der sensiblen Nervenleitgeschwindigkeit und den somatosensibel evozierten Potentialen.

So wird am Erbschen Punkt ein sensibles Nervenaktionspotential nach Reizung des N. medianus oder des N. ulnaris abgeleitet. Spinale Reizantwortpotentiale können mittels einer differenten Nadel- oder Oberflächenelektrode über C_2 und C_6 [23] abgeleitet werden, kortikale Reizantwortpotentiale lassen sich über der sensiblen Postzentralregion bestimmen [1, 13, 23].

Aufgrund der niedrigen Amplituden dieser Potentiale ist eine vielfache Reizung erforderlich. Hierdurch kann das sehr niedrige Antwortpotential aus der elektrischen Spontanaktivität des Rückenmarks oder der Hirnrinde mittels Mittelwertbildner (Averager) herausgemittelt werden. Ausgewertet werden die Latenzen der frühen Potentialanteile, die interindividuell konstant sind. Diagnostische Hinweise können auch die Amplituden geben, wobei aber eine saubere Ableitetechnik unabdingbar ist.

Die Ableitung evozierter Potentiale erfordert umfangreiche Erfahrungen, diese Untersuchungen können daher nur bei gezielter Fragestellung eingesetzt werden. Die Bedeutung der somatosensibel evozierten Potentiale wird aber auch in der neurologischen Praxis weiter zunehmen. Auf die in der Routinediagnostik seltener durchgeführten Untersuchungsverfahren, beispielsweise die Bestimmung der F-Wellen oder des H-Reflexes oder auch der Messung der Refraktärzeiten soll hier nicht eingegangen werden; auf die Literatur wird verwiesen [12, 16, 24].

2. Engpaß-Syndrome

a) Karpaltunnel-Syndrom

Die Indikation zu elektromyographischen Untersuchungen ergibt sich allein bei der Möglichkeit eines Karpaltunnel-Syndroms, somit bei allen Brachialgien, deren Ursache nicht eindeutig angegeben werden kann.

Dabei ist die Nadelelektromyographie gegenüber der Neurographie in den Hintergrund getreten. Ein regelrechtes Nadelelektromyogramm schließt ein Karpaltunnel-Syndrom nicht aus [7, 9, 24, 25, 28]. Aufgrund der verläßlichen Ergebnisse der Neurographie kann bei eindeutigem neurographischen und neurologischen Befund auf die Nadelelektromyographie auch prä-operativ verzichtet werden. Dabei soll der Wert der nadelelektromyographischen Untersuchung bei differentialdiagnostischen Erwägungen nicht in Frage gestellt werden.

Neurographisch zeigt sich in der Regel bereits vor elektromyographischen Auffälligkeiten eine Erhöhung der motorischen distalen Latenz. Die Nervenleitgeschwindigkeit des N. medianus am Unterarm bleibt regelrecht, nur bei fortgeschrit-

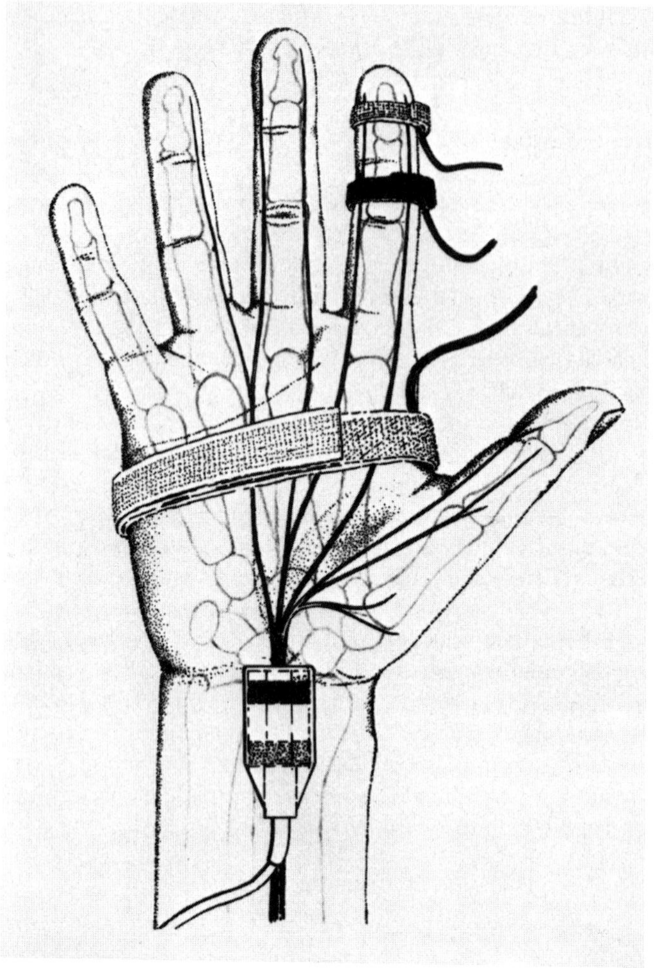

Abb. 1. Sensible Neurographie des N. medianus mit Oberflächenelektroden. (Aus Stöhr und Bluthardt 1983)

tenem Karpaltunnel-Syndrom mit ausgeprägten motorischen Störungen kann eine Verlangsamung der motorischen Nervenleitgeschwindigkeit am Unterarm gemessen werden [24].

Für die motorische distale Latenz gilt ein Wert von über 4,7 msec. [24] bis 5 msec. [27] als eindeutig pathologisch. Die Grenzwerte für die distale Latenz werden dabei unterschiedlich angegeben [3, 16, 24, 27]. Zu warnen ist vor einer Überbewertung der Normwerte, da erst der Seitenvergleich und insbesondere der Vergleich zum nicht-betroffenen N. ulnaris verläßliche Aussagen zuläßt.

Für die Bestimmung der sensiblen Nervenleitgeschwindigkeit beim Karpaltunnel-Syndrom können die orthodrome und die antidrome Methode bei entsprechender Erfahrung als gleichwertig gelten [15, 20]. Gute eigene Erfahrungen bestehen in der Praxis mit der orthodromen Reizung bei Ableitung mittels Oberflächenelektroden (Abb. 1) am Handgelenk, sogar bei Verzicht auf die supramaximale Reizung.

Mit dieser Untersuchungstechnik ist zwar die Aussagekraft der Potentialhöhen und auch der Potentialform erheblich eingeschränkt, der Nachteil läßt sich aber durch das wichtige diagnostische Hilfsmittel der – gegebenenfalls auch kurzfristigen – Verlaufskontrolle ausgleichen.

Beim Karpaltunnel-Syndrom gilt die Bestimmung der sensiblen Nervenleitgeschwindigkeit als die empfindlichste Untersuchungsmethode [3, 16, 24, 25, 27], selbst wenn die Normwerte etwas unterschiedlich angegeben werden. Als Grenzwert gilt eine sensible Latenz von 3,6 msec. [27], oder 3,7 msec. [3].

Empfohlen wird auch die getrennte Untersuchung der Nervenleitgeschwindigkeit zwischen Finger- und Hohlhand und zwischen Hohlhand und Handgelenk [14, 26]. Hierdurch kann die Quote richtig positiver Zuordnungen beim Karpaltunnel-Syndrom erhöht werden. In der Praxis hat die Verlaufskontrolle aber doch Vorteile gegenüber einer zeitaufwendigen Verfeinerung der Untersuchungstechnik, da auch die Gefahr falsch positiver Zuordnungen berücksichtigt werden muß. Entscheidend für die neurographische Diagnose des Karpaltunnel-Syndroms ist der Seitenvergleich und vor allem der Vergleich zum nicht-betroffenen N. ulnaris [4, 19]. Nur so lassen sich ausgebreitete subklinische Erkrankungen des Nervensystems, insbesondere bei diabetischer Polyneuropathie abgrenzen. Zu berücksichtigen ist auch, daß leichte Erhöhungen der motorischen Latenz durchaus auch bei atrophischen Paresen anderer Ursachen, beispielsweise bei Plexus- oder Wurzelschädigungen oder auch bei Vorderhornprozessen beobachtet werden können [21]. In diesem Zusammenhang soll noch einmal die Notwendigkeit einer eingehenden neurologischen Befunderhebung vor der elektrophysiologischen Diagnostik unterstrichen werden.

b) Sulkus-Ulnaris-Syndrom

Auch beim Sulkus-Ulnaris-Syndrom gehen die neurographisch faßbaren Auffälligkeiten meist den nadelelektromyographischen Störungen voraus.

Im typischen Fall wird eine Verlangsamung der motorischen Nervenleitgeschwindigkeit im Sulkusbereich festgestellt. Als Grenzwert wird meist eine im Sulkus gegenüber dem Unterarm um 10 m/sec. erniedrigte Nervenleitgeschwindigkeit angegeben [16, 24]. Teilweise gelten aber erst Werte ab 20 m/sec. im Sulkus als eindeutig pathologisch [25], da eine starke interindividuelle Variabilität besteht und da auch eine höhere Meßfehlerbreite zu berücksichtigen ist. So wird die Nervenleitgeschwindigkeit von der Stellung des Ellenbogengelenks beeinflußt. Eine konstante Stellung des Armes im Ellenbogengelenk, beispielsweise 30°, sollte eingehalten werden [16, 24]. Auch bedingen nahe Reizabstände Meßfehler; ein Abstand von 10 cm für die Reizung oberhalb und unterhalb des Sulkus sollte nicht unterschritten werden [16].

Auch kann die Messung der Latenz bei Reizung des N. ulnaris 2 cm proximal des Epicondylus medialis und Ableitung mit Nadelelektrode aus dem Flexor carpi ulnaris 10 cm unterhalb des Epicondylus medialis zur Diagnose eines Sulkus-Ulnaris-Syndroms beitragen. Wichtig ist auch hier der Seitenvergleich mit konstantem Abstand zwischen Reizpunkt und Ableitepunkt [2].

Von Stöhr und Bluthardt (1983) wurde ein „Abfahren“ des Sulkus mit sukzessiver motorischer Reizung des N. ulnaris und Bestimmung der Latenz und der Amplitudenhöhe als hilfreich beschrieben [24]. Besonders auch die sensible Neurographie ist beim Sulkus-Ulnaris-Syndrom aussagekräftig. Neben einer Verzögerung der Nervenleitgeschwindigkeit kann eine einseitige Amplitudenreduktion wertvolle Hinweise geben [16]. Allerdings gelingt die Ableitung des sensiblen Nervenaktionspotentiales oft nur mit Nadelelektroden [24].

Für die distalen Kompressions-Syndrome des N. ulnaris gelten im wesentlichen die gleichen Untersuchungsverfahren wie für den N. medianus. Besonders die Bestimmung der motorischen Latenz bei Ableitung vom M. interosseus dorsalis I neben der Ableitung vom M. abductor digiti V. ist neben der sensiblen Nervenleitgeschwindigkeit zweckmäßig [10, 11, 24]. Gelegentlich kann die Nadelelektromyographie der Mm. interossei unumgänglich sein.

c) Armplexus-Kompressions-Syndrome

Für die Kompressions-Syndrome des Armplexus sind pathologische Befunde bei der Nadelelektromyographie und der motorischen Neurographie erst bei fortgeschrittenen Störungen zu erwarten. Frühzeitiger soll eine Amplitudenreduktion des sensiblen Nervenaktionspotentials des N. medianus und des N. ulnaris zu beobachten sein [8, 17]. Neben einer Amplitudenreduktion des am Erbschen Punkt abgeleiteten sensiblen Potentials [22] wird eine Verzögerung zwischen dem Erbschen Punkt und dem spinalen Reizantwortpotential berichtet [29]. Für die Nervenleitgeschwindigkeit am Armplexus wird als Grenzwert eine Geschwindigkeit von 60 m/sec. oder auch eine Seitendifferenz von mehr als 15 m/sec. angegeben [8]. Die Reizerscheinungen bei den Engpaß-Syndromen entziehen sich aber häufig dem neurographischen Nachweis, so daß die Frühdiagnose oft nur klinisch zu stellen ist.

Auf die seltenen Armnerven-Kompressions-Syndrome wie das Pronator-teres-Syndrom, das Interosseus-Syndrom oder das Supinator-Syndrom soll hier nicht eingegangen werden.

d) Kompressions-Syndrome der Beinnerven

Von den Kompressions-Syndromen der unteren Extremität ist besonders das – wohl zu häufig diagnostizierte [24] – *Tarsal-Tunnel-Syndrom* den konventionellen elektrophysiologischen Methoden zugänglich. Hier wird eine Erhöhung der motorischen Latenz des N. tibialis aufzudecken sein. Werte ab 6 m/sec., korrigiert auf 10 cm, können als auffällig gelten [16]. Bei subtiler Technik kann auch die Bestimmung der sensiblen Nervenleitgeschwindigkeit des N. tibialis gelingen.

Selbst über eine Verzögerung der sensiblen Nervenleitgeschwindigkeit bei der *Morton-Tarsalgie* wurde in der Literatur bereits berichtet [5]. Reizung und Ableitung müssen hier mit Nadelelektroden erfolgen. Die Aussagekraft dieser Untersuchungen wird aber erst noch zu prüfen sein.

Auch das schmerzhafte Kompressions-Syndrom des N. cutaneus femoris lateralis, die *Meralgia parästhetica,* kann neurophysiologisch nachgewiesen werden. Die Verzögerung der sensiblen Nervenleitgeschwindigkeit läßt sich neurographisch mit Hilfe von Nadelelektroden, aber auch mittels Bestimmung kortikaler somatosensibler evozierter Potentiale [6] aufdecken.

Kompressions-Syndrome des N. peroneus am Fibulaköpfchen sind entsprechend einer Sulkus-Ulnaris-Schädigung durch Verzögerung der Nervenleitgeschwindigkeit am Fibulaköpfchen nachweisbar. Empfindlicher ist auch hier die sensible Neurographie [16]. Sogar distale Kompressions-Syndrome des N. peroneus sind einer neurographischen Messung zugänglich [24].

Insgesamt soll hier aber nicht auf die Vielzahl der in der Literatur mitgeteilten Untersuchungsverfahren eingegangen werden. Wesentlicher für den klinischen Alltag bleibt, ob der betreffende Untersucher hinreichend Erfahrung hat, um das von ihm gemessene Ergebnis als verläßlich einstufen zu können, ober ob die erhobenen Befunde mit Vorbehalt interpretiert werden sollten. Biologische und technische Störfaktoren müssen immer mit erwogen werden.

Trotz der damit anklingenden kritischen Wertung kommt den neurophysiologischen Untersuchungen aber doch ein hoher Objektivitätsgrad zu. Insofern sind neurophysiologische Untersuchungen eine wesentliche Zusatzdiagnostik bei Engpaß-Syndromen peripherer Nerven.

Literatur

1. Assmus H (1978) Elektroneurographie peripherer Nervenläsionen. Thieme, Stuttgart
2. Benecke R, Conrad B (1980) The value of electrophysiological examination of the flexor carpi ulnaris muscle in the diagnosis of ulnar nerve lesions at the elbow. J Neurol 223:207–217
3. Bhala RP, Thoppil E (1981) Early detection of carpal tunnel syndroms by sensory nerve. Electromyogr Clin Neurophysiol 21:155–164
4. Both R, Mühlau G (1981) Elektrophysiologische Befunde beim distalen Kompressionssyndrom des N. medianus – sogenanntes Karpaltunnelsyndrom. Psychiatr Neurol Med Psychol (Leipz) 33:27–33
5. Falck B, Hurme M, Hakkarainen S, Aarnio P (1984) Sensory conduction velocity of plantar digital nerves in Mortons' metatarsalgia. Neurology (NY) 34:698–701
6. Flügel KA, Sturm U, Skiba N (1984) Somatosensibel evozierte Potentiale nach Stimulation des N. cutaneus femoris lateralis bei Normalpersonen und Patienten mit Meralgia paraesthetica. Z EEG-EMG 15:88–93
7. Fragi EG (1981) Carpal tunnel syndrome: a statistical review. Electromyogr Clin Neurophysiol 21:373–385
8. Glassenberg M (1981) The thoracic outlet syndrome: an assessment of 20 cases with regard to new clinical and electromyographic findings. Angiology 32:180–186
9. Grundberg AB (1983) Carpal tunnel decompression in spite of normal electromyography. J Hand Surg 8:348–349
10. Hacke W, Berg-Dammer E (1982) Klinik und Neurophysiologie der distalen Ulnarisparesen. Z EEG-EMG 13:108–112
11. Hopf HC, Kaeser HE, Ludin HP, Ricker K, Stölzel R, Struppler A, Tackmann W (1979) Grundbedingungen für die Durchführung elektromyographischer Untersuchungen. Teil I: EMG, Nervenleitgeschwindigkeit und Endplattenbelastung. Z EEG-EMG 10:57–61
12. Hopf HC, Struppler A (1974) (Hrsg) Elektromyographie. Thieme, Stuttgart
13. Jörg J (1977) Die elektrosensible Diagnostik in der Neurologie. Springer, Berlin Heidelberg New York
14. Kimura J (1979) Localization of conduction abnormalities within the distal segment of the median nerve. Brain 102:619–635
15. Ludin HP, Lütschg J, Valsangiocomo F (1977) Vergleichende Untersuchung orthodromer und antidromer sensibler Nervenleitgeschwindigkeiten. Z EEG-EMG 8:173–179
16. Ludin HP (1981) Praktische Elektromyographie. Enke, Stuttgart

17. Morales-Blanquez G, Delwaide PJ (1982) The thoracic outlet syndrome: an electrophysiological study. Electromyogr Clin Neurophysiol 22:255–263
18. Reichel G, Wagner A (1980) Elektromyographie und Elektroneurographie bei peripheren Nervenläsionen. Teil I. Zentralbl Neurochir 41:311–318
19. Richter HP, Thoden U (1977) Zur elektroneurographischen Frühdiagnostik des Karpaltunnelsyndroms. Z EEG-EMG 8:187–191
20. Rosenberger K, Bittenbring G (1976) Antidrome sensible Aktionspotentiale des N. medianus und N. ulnaris-Normwerte und Methodenkritik. Z EEG-EMG 7:133–139
21. Ross A, Láhoda F (1980) Karpaltunnel-Syndrom. Beispiele falsch positiver Diagnosen. Fortschr Med 98:1419–1422
22. Siivola J, Sulg I, Pokela R (1982) Somatosensory evoked responses as a diagnostic aid in thoracic outlet syndrome. A preoperative study. Acta Chir Scand 148:647–652
23. Stöhr M, Dichgans J, Diener HC, Buettner UW (1982) (Hrsg) Evozierte Potentiale. Springer, Berlin Heidelberg New York
24. Stöhr M, Bluthardt M (1983) Atlas der klinischen Elektromyographie und Neurographie. Kohlhammer, Stuttgart Berlin Köln Mainz
25. Struppler A, Pott M (1984) Sensible Neurographie. In: Wieck HH, Schrader A, Daun H, Kügelgen B (Hrsg) Erkrankungen und Schädigungen peripherer Nerven. Perimed, Erlangen
26. Tackmann W, Kaeser HE, Magun HG (1981) Comparison of orthodromic and antidromic sensory nerve conduction velocity measurements in the carpal tunnel syndrome. J Neurol 224:257–266
27. Wagner A, Reichel G (1981) Elektromyographie und Elektroneurographie bei peripheren Nervenläsionen Teil II. Zentralbl Neurochirurgie 42:209–220
28. Weingaertner KR (1979) Die Bedeutung von Nervenleitgeschwindigkeit und EMG für Kompressionssyndrome der oberen Extremität. Z Orthop 117:541–544
29. Yiannikas C, Walsh JC (1983) Somatosensory evoked responses in the diagnosis of thoracic outlet syndrome. J Neurol Neurosurg Psychiatry 46:234–240

Operative Therapie von Engpaß-Syndromen: Indikation, Methoden, Erfolgsaussichten

H. ASSMUS

Fortschritte in der operativen Behandlung der Nervenkompressionssyndrome verdanken wir vor allem einer exakten elektroneurographischen Diagnostik (Assmus 1978). Die operativen Techniken wurden besonders vom orthopädischen und Hand-Chirurgen weiterentwickelt. Neben einem möglichst atraumatischen Operieren unter Verwendung des bipolaren Koagulators und monofilen Nahtmaterials sollte die Anwendung der Blutleere selbstverständlich sein. Das Operationsmikroskop erleichtert diffizille Präparationen, ist jedoch bei den meisten Eingriffen entbehrlich und hat möglicherweise zu Übertreibungen wie der umstrittenen interfaszikulären Neurolyse beim Karpaltunnelsyndrom beigetragen.

Wenn ich Ihnen im folgenden über unsere Erfahrungen mit der operativen Behandlung von über 1800 Nervenkompressionssyndromen berichte, so stehen pragmatische Gesichtspunkte im Vordergrund. Die tägliche Erfahrung zeigt, daß noch immer viele Engpaßsyndrome zu spät erkannt werden. Dies gilt besonders für das Karpaltunnelsyndrom, das häufig als Halswirbelsäulenerkrankung und Durchblutungsstörung verkannt und jahrelang fehlerhaft behandelt wird. Ist schließlich die richtige Diagnose gestellt, sollte dem Patienten nicht auch noch ein mehrwöchiges Warten auf ein Krankenhausbett zugemutet werden. Die Mehrzahl der Fälle kann ambulant operiert werden, wenn der Chirurg mit den methodischen Problemen und Fehlermöglichkeiten vertraut ist.

Tabelle 1 gibt Ihnen eine Übersicht über unser Operationsgut der letzten 5½ Jahre. Mit weitem Abstand am häufigsten und wichtigsten ist das Karpaltunnelsyndrom, gefolgt von dem Kubitaltunnelsyndrom oder der Kompression des N. ulnaris im Bereich des Ellenbogengelenks, wozu auch die Ulnarisspätparese und die Ulnarisluxation gezählt werden. Die Kompression des N. fibularis durch Ganglienzysten wird häufig verkannt, ebenso wie die distale Ulnariskompression des motorischen

Tabelle 1. Operative Eingriffe bei Engpaßsyndromen (seit 1978)

Karpaltunnelsyndrom	1632
Kubitaltunnelsyndrom	156
Ganglienzyste d. N. fibularis	8
Distale Ulnariskompression	6
Supinatortunnelsyndrom	5
Tarsaltunnelsyndrom	5
Morton-Neuralgie	3
Meralgia paraesthetica	2
Pronatorsyndrom	1
N. interosseus-anterior-Syndrom	1
	1819

Ramus profundus, da in beiden Fällen der Palpationsbefund meist negativ ist. Die Diagnosen „Supinator- und Tarsaltunnelsyndrom" findet man auf den Überweisungsscheinen zu häufig, sie halten einer kritischen Nachprüfung oft nicht stand. Bei der Meralgia paraesthetica, dem Kompressionssyndrom des N. cutaneus femoris lateralis, ist die operative Indikation selten zu stellen, da viele Fälle gut auf lokale Kortikoidinfiltrationen ansprechen. Die beiden letztgenannten Pronator- und N. interosseus-anterior-Syndrome stellen Raritäten dar (Assmus et al. 1975).

Die operative Behandlung des *Karpaltunnelsyndroms* (KTS) ist einer der dankbarsten kleinen chirurgischen Eingriffe. Wir stellen die Indikation dann, wenn relevante Beschwerden bestehen und die distalen motorischen Latenzwerte über 4,5 msec. liegen. Gelegentlich operieren wir auch schon bei einem Wert von 4,0 msec., wenn gleichzeitig das antidrome sensible Nervenaktionspotential amplitudenreduziert und verzögert ist und konservative Behandlungsmaßnahmen einschließlich lokaler Kortikoidinjektionen keine anhaltende Beschwerdefreiheit gebracht haben. Der Eingriff wird grundsätzlich ambulant in Lokalanästhesie und Blutleere durchgeführt und hat bei korrekter Technik praktisch keine Risiken. Nach Injektion von 10 ml Meaverin 1% subkutan und subfaszial wird der Arm ausgewikkelt und eine pneumatische Oberarmblutsperre angelegt. Leider ist viel zu wenig bekannt, daß die Druckmanschette auch am nicht anästhesierten Oberarm für 10–15 Minuten gut toleriert wird. Die von uns gewählte Hautinzision ist auf Abb. 1 dargestellt. Die noch gelegentlich empfohlene Querinzision in der Handgelenksbeugefalte sollte verlassen werden. Sie erlaubt keine ausreichende Übersicht des Operationsfeldes und führt regelmäßig zu einer Durchtrennung des Ramus palmaris des

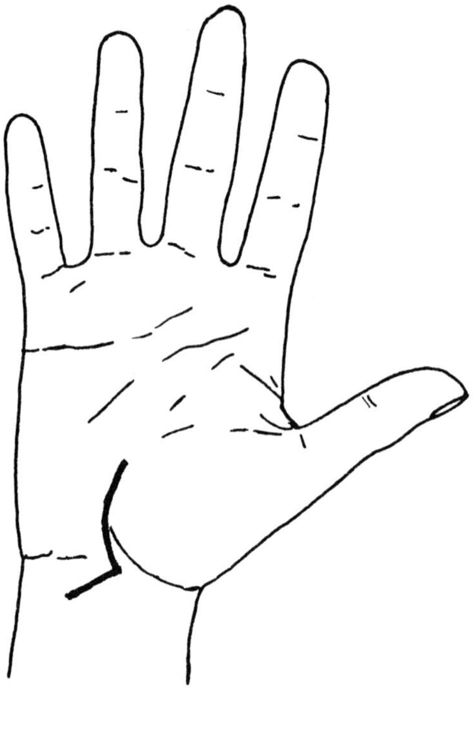

Abb. 1. Hautinzision zur operativen Behandlung des Karpaltunnelsyndroms

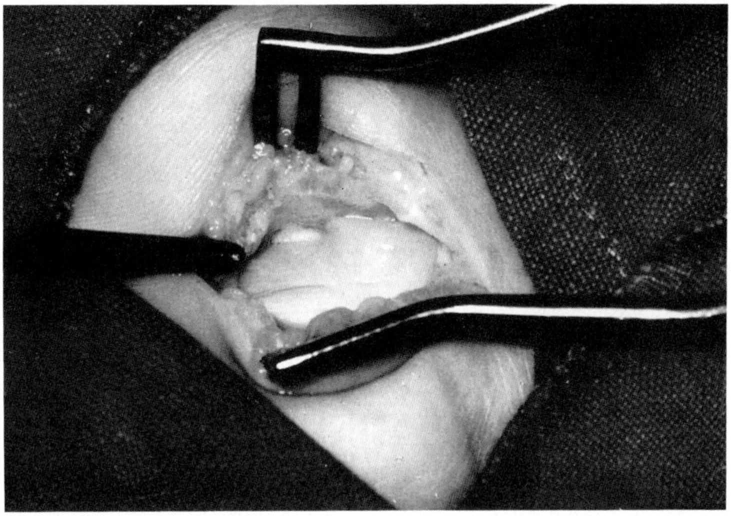

Abb. 2. Nach Durchtrennung des Ligamentum carpi transversum zeigt sich eine ausgeprägte Abflachung des Medianus-Nerven in einem Fall von fortgeschrittenem Karpaltunnelsyndrom

N. medianus mit nachfolgender schmerzhafter Neurombildung in der Narbe. Nach Darstellung des Retinaculum (die Palmaris-longus-Sehne wird nach radialwärts weggehalten) wird dieses vorsichtig inzidiert und unter Zuhilfenahme einer Rinnensonde vollständig durchtrennt (Abb. 2). Nach sorgfältiger Blutstillung mit dem bipolaren Koagulator wird die Wunde mit monofilem 5/0- oder 6/0-Nahtmaterial durch Rückstichnähte verschlossen und ein leicht komprimierender Verband angelegt. Auf eine routinemäßige Darstellung des motorischen Astes, wie früher empfohlen (Assmus u. Penzholz 1976), verzichten wir heute, da isolierte Kompressionen des Muskelastes bzw. Anomalien selten sind. Lediglich bei einer Diskrepanz zwischen stark pathologischen motorischen Latenzwerten und normalem sensiblen Nervenaktionspotential legen wir den Ramus muscularis frei. Der Wert der interfaszikulären Neurolyse ist nicht erwiesen, so daß diese den operativen Eingriff über Gebühr verlängernde Technik nicht allgemein empfohlen werden kann. Zur Vermeidung postoperativer Schwellungszustände weisen wir den Patienten an, den Arm hochzuhalten und am Abend die Binde zu lockern. Eine Kontraindikation für den Eingriff in der geschilderten Technik gibt es praktisch nicht. Er läßt sich sowohl bei sehr alten Patienten (wir haben mehrere über 80jährige erfolgreich operiert) als auch während Schwangerschaft und Stillzeit anwenden. Lediglich bei Dialyse-Patienten sollte am Shunt-Arm auf die Blutsperre verzichtet werden.

Die Ergebnisse der operativen Dekompression sind abhängig von Schweregrad und Dauer der vorbestehenden Parese bzw. der Atrophie. Bei Fehlen sensibler und motorischer Ausfälle werden die Patienten postoperativ sofort schmerzfrei, die sensiblen und motorischen Latenzwerte normalisieren sich innerhalb weniger Wochen (Assmus 1975, 1976). Wenn die Atrophie länger als ein Jahr besteht (verläßliche Angaben sind hier allerdings häufig nicht zu bekommen), ist allenfalls noch mit einer partiellen Rückbildung zu rechnen. Erheblich verlängerte motorische Latenzwerte bessern sich zwar, werden aber häufig nicht mehr normal. Operative Mißerfolge sind fast immer auf eine unvollständige Durchtrennung des Querbandes zurückzuführen. Man kann diese oft schon daran erkennen, daß die Hautinzision die Handgelenksfalte nicht oder nur unwesentlich überschreitet. Wir haben 24 solcher Fälle 20mal erfolgreich revidiert. Echte Spätrezidive sind selten. In unserem Patientengut kamen drei Rezidive 5–12 Jahre nach dem Ersteingriff vor. Frührezidive gibt es möglicherweise bei den auch sonst wegen der Gelenk- und Knochenschmerzen etwas problematischen Dialyse-Patienten, wobei der Pathomechanismus noch unklar ist.

Schließlich möchte ich auf einige Besonderheiten und ungewöhnliche Befunde beim KTS hinweisen. Da in etwa 10% der Fälle von KTS gleichzeitig schnellende Sehnen vorkommen – gelegentlich werden sie erst postoperativ manifest – sollte immer gezielt danach gefahndet werden. Die operative Behandlung erfolgt in derselben Sitzung (Assmus u. Frobenius 1983). Als abnorme Befunde sahen wir ein Hamartom des N. medianus (Abb. 3), abnorme Muskelansätze, Sehnenscheidenhygrome, Lipome, Fibrome, knöcherne Neubildungen und Ganglienzysten. Zuletzt möchte ich noch auf eine meist nicht erkannte akute Form des KTS hinweisen. Im suizidalen Barbituratkoma kann es zu schweren ischämischen Druckschäden der Hand kommen, die als „Verbrennungen" imponieren (Abb. 4). Hier hilft nur eine sofortige Spaltung des Retinaculum und der Faszien der kleinen Handmuskeln (Assmus et al. 1975). Das *Kubitaltunnelsyndrom,* das zweithäufigste Engpaßsyndrom, kann ebenfalls problemlos ambulant in Lokalanästhesie operiert werden. Wir haben ausführlich über unsere Erfahrungen mit der einfachen Dekompression ohne Ulnaris-Verlagerung berichtet (Seite 362 u. Assmus 1984). Die pathogenetische Vorstellung, daß es sich nicht um eine Läsion im Sulkus sondern um eine etwas weiter distal im Kubitalkanal stattfindende Kompression handelt, geht auf Osborne (1957)

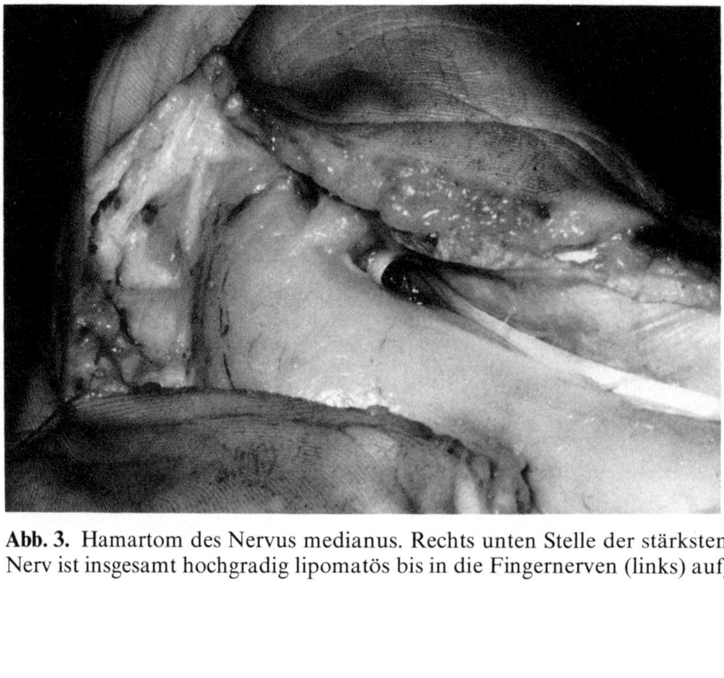

Abb. 3. Hamartom des Nervus medianus. Rechts unten Stelle der stärksten Kompression. Der Nerv ist insgesamt hochgradig lipomatös bis in die Fingernerven (links) aufgetrieben

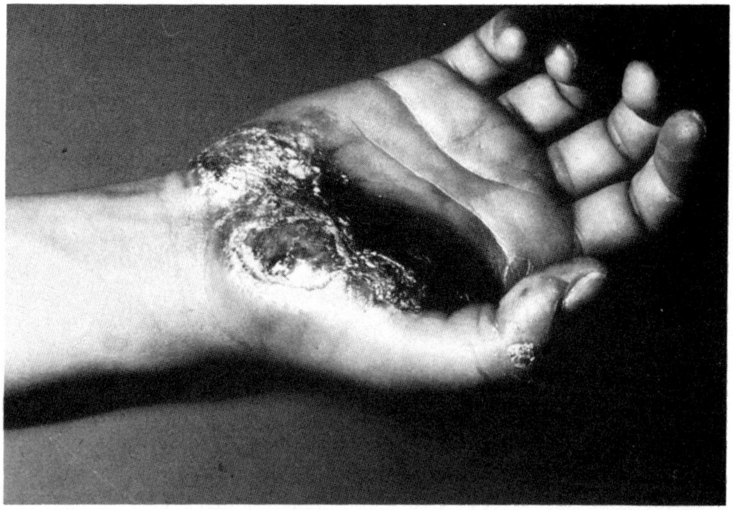

Abb. 4. Akutes Karpaltunnelsyndrom bei schwerer ischämischer Druckschädigung der Hand im Barbiturat-Koma

sowie Feindel u. Stratford (1958) zurück. Elektroneurographische und klinische Verlaufsbeobachtungen zeigten, daß es genügt, den Kubitalkanal zu eröffnen und die bandartige Faszie zwischen Epicondylus medialis und Olecranon zu resezieren. Was den Behandlungserfolg anbelangt, sahen wir keine prinzipiellen Unterschiede zwischen Fällen ohne Gelenkveränderungen (einfaches Kubitaltunnelsyndrom) und den „Spätparesen" mit Gelenkveränderungen sowie den Ulnarisluxationen. Der Behandlungserfolg wird lediglich durch fortgeschrittene und lange bestehende Atrophien limitiert, so daß die Frühoperation angestrebt werden sollte. Die mit weit höherer Morbidität (postoperative Schmerzzustände und distales Kinking) behaftete subkutane und submuskuläre Volarverlagerung führen wir nur noch in den Fällen mit ausgeprägter Kubitus-valgus-Deformität des Ellenbogens durch.

Bei der operativen Behandlung der *distalen Ulnariskompression,* die immer dann indiziert ist, wenn ohne anhaltende äußere Druckeinwirkung (nicht bei der Radfahrerlähmung, die sich spontan zurückbildet) verlängerte distale Latenzwerte zum M. adduct. pollicis gefunden werden, muß genau nach kleinen Ganglienzysten gesucht werden. Sie stellen die häufigste Ursache der isolierten Kompression des Ramus profundus dar (Assmus u. Hamer 1977; Assmus et al. 1975).

Das *Supinatortunnelsyndrom* wird relativ häufig durch Lipome hervorgerufen, in den übrigen Fällen findet man einen straffen bindegewebigen Arcus am Eingang zum Supinatorkanal. Die operative Indikation sollte nur dann gestellt werden, wenn eindeutige Latenzverzögerungen des motorischen Radialisastes vorliegen oder Denervationsaktivität ausschließlich in den Fingerextensoren nachweisbar ist. Tendomyotische Beschwerden und eine Druckdolenz der Extensoren am lateralen Epikondylus sind u. E. keine ausreichende Begründung für den technisch schwierigeren Eingriff.

Die *Kompression des N. fibularis* am Kniegelenk wird fast immer durch Ganglienzysten, die häufig den Nerven diffus infiltrieren, verursacht (Assmus et al.

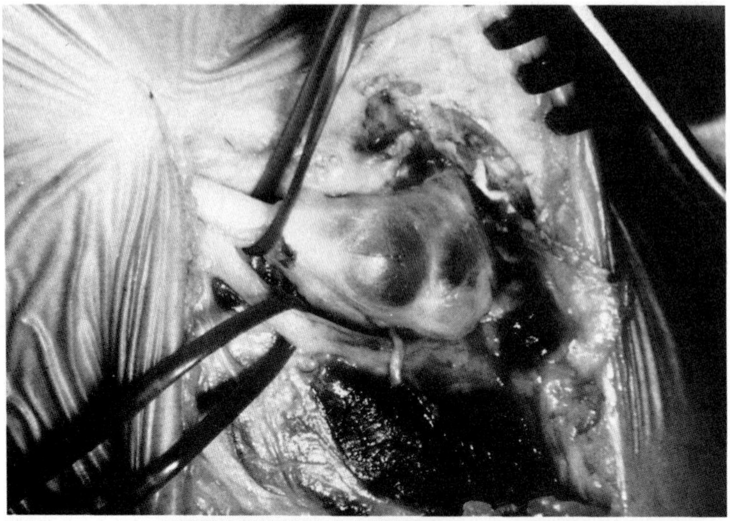

5

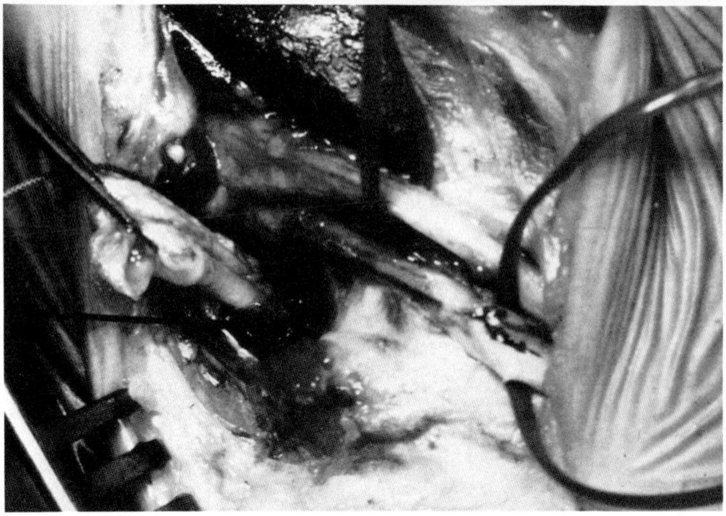

6

Abb. 5. Multilokuläre Ganglienzyste des Nervus fibularis profundus. Der ebenfalls angeschlungene Superficialisast ist nicht betroffen

Abb. 6. Gleicher Fall wie Abb. 5. Die Zysten sind aus dem erheblich druckatrophischen Nerven entfernt. Der von der Pinzette (links im Bild) gehaltene Zystenstiel zum Tibio-Fibulargelenk wird anschließend ligiert und reseziert

1975). Der Zystenstiel zum Tibiofibulargelenk muß reseziert werden (Abb. 5 u. 6). Trotzdem kommen Rezidive vor.

Das *Tarsaltunnelsyndrom* erfordert eine Freilegung der Nn. plantaris medialis und lateralis bis zum Eintritt in die Plantarmuskeln. Die Indikation sollte auch nur gestellt werden, wenn eindeutige Latenzverzögerungen der beiden Nerven (gegenüber der gesunden Seite um mindestens 2 msec.) bestehen. Dies ist nach unseren Erfahrungen fast nur bei Patienten mit Innenknöchel- bzw. Bandverletzungen der Fall.

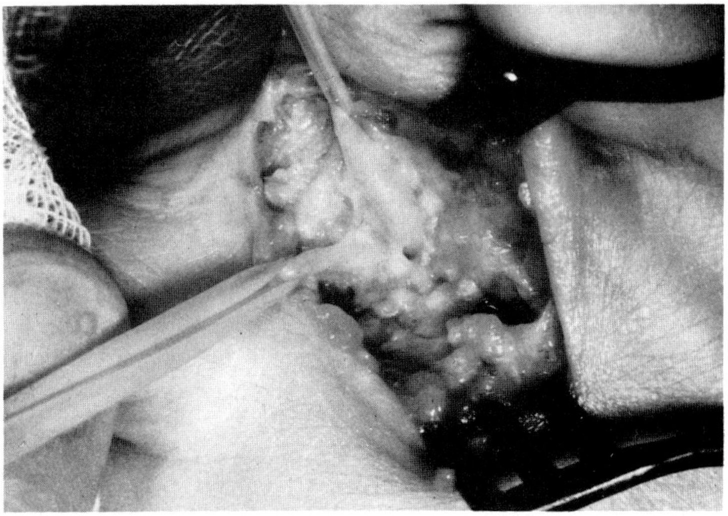

Abb. 7. Operationssitus bei der Morton-Neuralgie. Die sensiblen Zehennerven sind angeschlungen

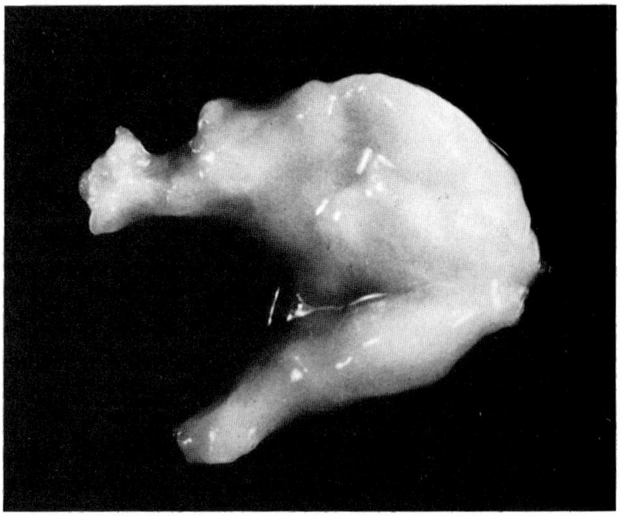

Abb. 8. Das exzidierte Neurom im Aufzweigungsbereich der Zehennerven

Die *Mortonsche Metatarsalgie* kann erfolgreich operiert werden, wenn ein umschriebener Druckschmerz im dritten Intertarsalraum evtl. mit Störungen der entsprechenden sensiblen Zehennerven nachweisbar ist und konservative orthopädische Maßnahmen unwirksam waren. Obwohl das Neurom leichter von plantar zu erreichen ist, bevorzugen wir den dorsalen Zugang, da eine Narbe an den Zehenballen funktionell ungünstig ist. Durch Resektion des Neuroms (Abb. 7 u. 8) läßt sich meist anhaltende Beschwerdefreiheit erzielen.

Bei der *Meralgia paraesthetica* besteht dann eine Indikation zur operativen Neurolyse des N. cutaneus femoris lateralis, wenn lokale Kortikoidinjektionen auf Dauer erfolglos waren. Der Nerv wird distal des Leistenbandes aufgesucht und nach proximal bis zur Durchtrittstelle durch das Leistenband, wo die Kompression lokalisiert ist, verfolgt. Der Eingriff kann bei schlanken Patienten auch in Lokalanästhesie durchgeführt werden, meist ist allerdings eine Vollnarkose empfehlenswert.

Die proximalen Engpaßsyndrome des Schultergürtels wurden in dieser Übersicht ausgespart, da die meisten Thoracis-outlet-Syndrome nicht durch eine einfache Skalenotomie sondern wirksam nur durch eine transaxilläre Resektion der ersten Rippe behandelt werden können. Dieser Eingriff fällt an unserer Klinik in die Zuständigkeit der gefäßchirurgischen Abteilung.

Anschließend lassen Sie mich nochmals betonen, daß die mit Abstand häufigsten Engpaßsyndrome im Interesse der Patienten einer ambulanten operativen Behandlung ohne längere Wartezeiten zugänglich sind. Da Eingriffe in Lokalanästhesie jedoch dem Anfänger wegen der Aufquellung des Gewebes Orientierungsprobleme bereiten und wegen der Blutsperre am nicht anästhesierten Arm relativ rasch erfolgen müssen, sollten sie dem Erfahrenen vorbehalten bleiben. Es wäre daher wünschenswert, wenn diese Techniken mehr als bisher Eingang in die klinische Praxis fänden.

Literatur

Assmus H (1975) Recovery of the median nerve in the carpaltunnel syndrome. Electroneurographic studies after surgery and local corticosteroid injections in 71 cases. In: Adv. Neurosurg. Springer, Berlin Heidelberg New York

Assmus H (1976) Elektroneurographische Frühdiagnostik und Behandlungsergebnisse beim Carpaltunnelsyndrom. Zentralbl Neurol 215:242

Assmus H (1978) Elektroneurographie peripherer Nervenläsionen. Thieme Copythek, Stuttgart

Assmus H (im Druck) Die operative Behandlung des Kubitaltunnelsyndroms und der Ulnaris-Spätparese durch einfache Dekompression. Bericht über 108 Fälle. Neurochirurgia (Stuttg)

Assmus H, Frobenius H (1983) Karpaltunnelsyndrom und schnellende Sehnen. Handchir Mikrochir Plast Chir [Suppl.] 15:33–34

Assmus H, Hamer J (1977) Die distale Nervus ulnaris-Kompression. Syndrom der „Loge de Guyon" und des Ramus prof. n. nulnaris. Neurochirurgia (Stuttg) 20:139–144

Assmus H, Penzholz H (1976) Das Karpaltunnelsyndrom. Diagnostik und Therapie. Deutsches Ärzteblatt 73:1665–1671

Assmus H, Hamer J, Martin K (1975) Das Nervus-interosseus-anterior-Syndrom. Nervenarzt 46:659–661

Assmus H, Kühner A, Hagenlocher U (1975) Periphere Nerven-Läsionen durch Ganglienzysten. J Neurol 209:131–137

Assmus H, Mischkowsky T, Kröger M (1975) Ischämische Muskelkontrakturen und Nervenläsionen. Z Orthop 113:1057–1064

Übersichten

Dawson DM, Hallett M, Millender LH (1983) Entrapment Neuropathies. Little, Brown and Company, Boston Toronto
Dietz/Umbach/Wüllenweber (1984) Klinische Neurochirurgie, Bd. 2. Thieme, Stuttgart New York
Mumenthaler M, Schliack H (1983) Läsionen peripherer Nerven. Diagnostik und Therapie. 4. Aufl. Thieme, Stuttgart New York
Nigst H (1981) Nervenkompressionssyndrome an den oberen Gliedmaßen. In: Nigst/Buck-Gramcko/Millesi (Hrsg) Handchirurgie. Thieme, Stuttgart New York
Omer GE, Spinner M (1980) Management of peripheral nerve problems. Saunders Comp, Philadelphia London Toronto
Seddon H (1975) Surgical disorders of the peripheral nerves. 2nd Ed. Churchill Livingstone, Edinburgh London New York

Nicht-operative Therapie von Engpaßsyndromen

G. KRÄMER, G. LÜTH, W. A. NIX und D. BUDDENBERG

Einleitung

Parallel zur Erkennung der mechanischen Ätiologie der Engpaßsyndrome peripherer Nerven infolge einer Kompression durch umgebendes Gewebe hat deren operative Therapie als effektivste, die ursächlichen Faktoren beseitigende Maßnahme zunehmende Verbreitung gefunden. Dennoch haben auch nicht-operative, konservative Therapiemaßnahmen nach wie vor ihre Berechtigung, wobei ihre Anwendung neben dem klinischen Befund auch von der Zusatzdiagnostik einschließlich elektrophysiologischer Parameter abhängig gemacht werden sollte (Staal 1970; Nakano 1978; Dawson et al. 1983; Stewart u. Aguayo 1984). Die wichtigsten nicht-operativen Behandlungsmethoden und ihre Indikationen sollen im Folgenden dargestellt werden. Nach der Vorstellung allgemeiner Prinzipien und Anwendungsmöglichkeiten wird die konservative Therapie am Beispiel des häufigsten Engpaßsyndromes peripherer Nerven – des Karpaltunnelsyndroms – erläutert. Abschließend werden die Indikationen der nicht-operativen Behandlung zusammengefaßt.

Grundlagen der konservativen Therapie

Die üblichen Prinzipien der konservativen Behandlung und Rehabilitation von lokalen Schädigungen peripherer Nerven bestehen in der Anregung der nervalen Regeneration mittels aktiver Bewegungsübungen, unter Umständen unterstützt durch eine Elektrotherapie unter isometrischen Bedingungen oder Myofeedback. Andere Maßnahmen wie passive Bewegungsübungen oder Massagen haben demgegenüber nur einen geringen Effekt (Hopf 1974; Hopf u. Nix 1985).

Bei Engpaßsyndromen peripherer Nerven liegen nun insofern besondere Verhältnisse vor, als es sich in der Regel um eine chronische Druckschädigung durch körpereigenes Gewebe handelt, was über nervale Irritationen bzw. Reizerscheinungen zu vorübergehenden oder auch dauernden Ausfallserscheinungen führen kann. Es ist einleuchtend, daß dabei die obengenannten Grundprinzipien der konservativen Therapie peripherer Nervenläsionen nur begrenzt Anwendung finden können. Vielmehr muß das Ziel aller Maßnahmen darin bestehen, entweder die mechanische Kompression zu beenden oder ihre Folgeerscheinungen durch eine Ruhigstellung beteiligter Gelenke und abschwellende Maßnahmen zu mildern.

Die beiden Säulen der nicht-operativen Therapie von Engpaßsyndromen bestehen in physikalischen Maßnahmen und der Anwendung von Medikamenten. Das Ziel der physikalischen Maßnahmen besteht im Vermeiden provozierender Bewegungen und Abschwächen zusätzlicher externer komprimierender Faktoren, was einerseits durch Ruhigstellung und andererseits durch eine entsprechende mechanische Abschirmung erreicht wird. Bei der medikamentösen Therapie gelangen in erster Linie abschwellende und schmerzlindernde Substanzen zur Anwendung. Neben der lokalen Applikation von Steroiden und Anästhetika werden Kortikoide und andere Antiphlogistika auch systemisch eingesetzt, z. T. in Verbindung mit Diuretika und Analgetika. Obwohl in Einzelfällen mit entsprechendem Mangel eine Besserung erreicht wurde (Folkers et al. 1978), hat die immer noch weitverbreitete Gabe von Vitamin B-Präparaten in aller Regel keine rationale Grundlage. Das gleiche gilt für das Einreiben mit Salben oder verschiedenen „Hausmitteln" wie Öl, Essig oder auch Alkohol.

Anwendungsmöglichkeiten konservativer Therapiemaßnahmen bei verschiedenen Engpaßsyndromen

Im Prinzip können alle Engpaßsyndrome peripherer Nerven konservativ behandelt werden. In Abhängigkeit von ihrer Lokalisation und insbesondere den versorgten

Tabelle 1. Konservative Therapiemöglichkeit von Engpaßsyndromen peripherer Nerven

I. Obere Extremitäten	
N. radialis	
Supinatorlogen-Syndrom	Musculus supinator
Ramus interosseus posterior	Unterarm
Ramus superficialis	Radialseite des Unterarmes
N. ulnaris	
Ellenbogen	Aponeurose des Musculus flexor carpi ulnaris
Ramus dorsalis	Ulnarkante des Unterarms
Loge de Gyon	Ligamentum pisohamaticum
N. medianus	
Pronator-Syndrom	Musculus pronator
Ramus interosseus anterior	Unterarm
Karpaltunnelsyndrom	Retinaculum flexorum
II. Rumpf	
N. suprascapularis	Incisura scapulae
N. genitofemoralis	Ligamentum inguinale
N. ilioinguinalis	abdominale Muskulatur
III. Untere Extremitäten	
N. obturatorius	Foramen obturatum
N. saphenus	Musculus sartorius
N. cutaneus femoris lateralis	Ligamentum inguinale
N. ischiadicus	Fossa poplitea/Ligament
N. peronaeus communis	Fibulaköpfchen/Ligament
N. peronaeus profundus	„vorderer Tarsaltunnel"
N. tibialis posterior	Tarsaltunnel
N. musculocutaneus	Malleolus lateralis

Strukturen ergeben sich aber bedeutsame Unterschiede. So stellt die Irritation des rein sensiblen Nervus cutaneus femoris lateralis im Bereich des Ligamentum inguinale eine klassische Indikation zu einer meist auch erfolgreichen konservativen Therapie dar, während deren Erfolgsaussichten beispielsweise bei einem Karpaltunnelsyndrom mit einer ausgeprägten Daumenballenatrophie und Paresen der Medianus-versorgten Muskulatur minimal sind. Die wichtigsten Engpaßsyndrome mit einer konservativen Behandlungsmöglichkeit sind in Tabelle 1 aufgeführt.

Konservative Therapie des Karpaltunnelsyndroms

Oft ist schon eine alleinige Ruhigstellung erfolgreich. Dies trifft besonders für solche Patientinnen und Patienten zu, die einen Zusammenhang ihrer Beschwerden mit handwerklichen Tätigkeiten im Haushalt oder Beruf mit Besserung im Urlaub oder auch schon am Wochenende bemerken. Da bei dem häufig beidseitigen Beschwerdebild die Operation einer Seite bzw. die Hospitalisierung mit einer vorübergehenden allgemeinen Schonung einhergeht, sind so auch Beobachtungen einer gleichzeitigen „Heilung" der nicht-operierten Seite zu erklären (Gilliatt u. Harrison 1984).

Ist ein alleiniges Schonen bzw. Vermeiden der Symptom-auslösenden Tätigkeit nicht ausreichend, bietet sich als nächste Maßnahme eine Schienung des Handgelenkes an. Dies sollte mit einer volaren, gut gepolsterten Schiene geschehen, die aus Aluminium, Gips oder Kunststoff angefertigt werden kann. Überwiegend wird eine Fixierung des Handgelenkes in neutraler Mittelstellung empfohlen, gelegentlich auch in leichter Dorsalextension (Swash u. Schwartz 1981); die Finger sollten freigelassen werden. Im Stadium der alleinigen Brachialgia paraesthetica nocturna ohne relevantes neurologisches Defizit sollte die Schiene über mehrere Wochen nachts getragen werden, gegebenenfalls auch tagsüber. Bei nicht ganz eindeutigen Fällen kann die prompte Besserung der Symptomatik unter dieser Maßnahme die Diagnose ex juvantibus bestätigen.

Bei ungenügender Wirkung ist als nächste Stufe der nicht-operativen Behandlung eine lokale Steroidinjektion möglich. Deren Nutzen bzw. Nutzen-Risiko-Verhältnis wird kontrovers beurteilt (z.B. Thümler u. Schütt 1978), von erfahrenen Autoren wird die Methode in der Hand des Geübten aber als durchaus geeignet eingestuft (Benini 1975; Mumenthaler u. Schliack 1982; Dawson et al. 1983). Der Einstich mit einer 25 G-Nadel erfolgt am Handgelenk in einem Winkel von zirka 45 Grad zum Unterarm von proximal her zum Retinaculum flexorum zwischen N. medianus und N. ulnaris ulnar der Sehne des Musculus palmaris longus. Die Hand wird leicht dorsalflektiert gehalten, eine zusätzliche Orientierung ist radial am Tuberculum ossis scaphoidea und Tuberculum ossis trapezii sowie ulnar am Os pisiforme und Hamulus ossis hamati möglich. Die Einstichtiefe beträgt 1,5 bis 2 cm. Eine Lagekontrolle der Nadel ist durch Fingerflexion möglich, weil es bei einem Kontakt mit den Beugesehnen zu einer Mitbewegung der Spritze kommt. Eine sofortige und alleinige Applikation von Kortisonpräparaten ist möglich, am besten sollte aber zunächst 1%iges Lokalanästhetikum ohne Adrenalinzusatz gespritzt werden. Bei sofortigem Auftreten von Parästhesien im Medianusgebiet ist die Nadel etwas zurückzuziehen, bei langsamem Auftreten von Mißempfindungen erfolgt über die liegende Nadel anschließend die Gabe von 1–2 ml bzw. 25–50 mg Hydrokortison (Methyl-

Tabelle 2. Erfolgsquote der lokalen Steroidtherapie bei Karpaltunnelsyndrom (Phalen 1966)

Anzahl der Injektionen	Zahl der Handgelenke	beschwerdefrei	Besserung (ohne Operation)			lückenhafte Verlaufskontrolle	Operation durchgeführt
			weitgehend	deutlich	keine		
1	141	27	17	10	15	39	33
2	54	13	14	10	2	7	8
3	32	8	5	3	2	5	9
4	20	2	7	1	2	2	6
5	8	2	1	1	1	1	2
6	5	0	3	1	0	1	0
7	3	0	3	0	0	0	0
9	2	0	0	0	0	0	2
10	2	0	2	0	0	0	0
11	3	0	3	0	0	0	0
gesamt	270	52	55	26	22	55	60

prednisolon). Nebenwirkungen der lokalen Steroidinjektion können neben einer häufig zumindest initial auftretenden Schmerzzunahme aufgrund intraligamentärer Applikation, Volumenzunahme und anderer Faktoren in einer intraneuralen Injektion mit der Gefahr dauerhafter Ausfälle sowie einer intraarteriellen Injektion (Cave Adrenalin!) und schließlich Sehnenruptur bestehen.

Die Erfolgsquote der lokalen Steroidinjektion wurde teilweise als sehr hoch angegeben. So berichtete Heathfield (1957) bei 51 Patienten über eine Heilung in 67% der Fälle und Phalen (1966) konnte bei 270 Patienten immerhin noch bei 49% eine Heilung oder zumindest deutliche Besserung verzeichnen (s. auch Tabelle 2). Bei beiden Untersuchungen handelt es sich aber um ein selektioniertes und retrospektiv untersuchtes Krankengut. In der bislang einzigen prospektiven Studie über den Nutzen der konservativen Therapie des Karpaltunnelsyndroms untersuchten Gelberman et al. (1980) den Nutzen einer Kombination von Schienung und lokaler Steroidapplikation. Es handelte sich bei ihrem Material um 50 Handgelenke von 41 konsekutiven Patienten. Alle erhielten eine einmalige lokale Steroidinjektion und anschließend eine Ruhigstellung mittels Schiene über 3 Wochen. Nach 6 Wochen waren darunter zwar 76% der Patienten beschwerdefrei, nach 6 Monaten aber nur noch 46% und nach 18 Monaten gar nur noch 22%. Erwartungsgemäß hatten die Patienten mit milden, intermittierenden Beschwerden und unauffälligem Untersuchungsbefund die höchste Erfolgsquote, während langdauernde starke Beschwerden in Verbindung mit Atrophien, Paresen und distalen motorischen Latenzen des N. medianus von mehr als 6 Millisekunden bzw. fehlendem sensiblen Potential die schlechteste Prognose hatten. Die Merkmale der konservativ geheilten Patienten im Vergleich zu den anderen zeigt Tabelle 3.

In der Regel sollte eine lokale Steroidinjektion pro Handgelenk nicht mehr als dreimal mit einem Intervall von jeweils mindestens einer Woche erfolgen. Hinsichtlich einer begleitenden oder sogar alleinigen oralen Kortisonmedikation überwiegen unseres Erachtens die potentiellen Risiken und Nebenwirkungen den möglichen

Tabelle 3. Anamnestische, klinisch-neurologische und elektrophysiologische Merkmale von 50 Handgelenken mit Karpaltunnelsyndrom und konservativer Therapie (Gelberman et al. 1980)

	geheilt	nicht gebessert
Anzahl der Hände	11	39
Anamnestische Hinweise		
Taubheit		
persistierend	5	30
intermittierend	6	9
Verteilung der Taubheit		
diffus	6	0
nur N. medianus	5	39
Dauer der Symptomatik		
unter 1 Jahr	6	9
über 1 Jahr	5	30
Schwäche des Daumens	5	37
Untersuchungsbefunde		
Thenaratrophie	2	16
Schwäche der Thenarmuskulatur	1	21
Zweipunktediskrimination über 6 mm	3	16
Fibrillationen im Elektromyogramm	3	21
Nervenleitgeschwindigkeiten		
fehlendes sensibles Potential	3	37
distale motorische Latenz über 6 msec	1	7
fehlendes motorisches Potential	0	3

Tabelle 4. Hauptindikationen der nicht-operativen Therapie von Engpaßsyndromen

1. Klinisch nur mäßige Störungen
   - mild, intermittierend
   - vorwiegend nachts
   - nur leichte sensible Ausfälle, keine motorischen Ausfälle
2. Assoziation mit temporären Faktoren
   - lokale Schwellung nach Trauma oder Operation
   - Schwangerschaft
3. Behandlung der Grunderkrankung
   - z. B. Hypothyreose, Akromegalie, Urämie
4. erhöhtes Operationsrisiko
5. Rezidiv nach Operation

Nutzen. Eine unterstützende systemische analgetische Medikation kann hingegen sinnvoll sein, wobei sich neben Antiphlogistika auch Azetylsalizylsäure bewährt hat.

Indikationen der nicht-operativen Therapie von Engpaßsyndromen

Die wichtigsten Indikationen für eine konservative Behandlung von Engpaßsyndromen peripherer Nerven sind in Tabelle 4 zusammengefaßt. Wie stets, kann eine derartige Zusammenstellung nur als grobe Orientierung dienen, im Zweifelsfall sollte wegen der nur mäßigen Rückbildungstendenz neurologischer Ausfälle mit einer Operation nicht zu lange gezögert werden.

Literatur

Benini A (1975) Das Karpaltunnelsyndrom und die übrigen Kompressionssyndrome des Nervus medianus. Sammlung psychiatrischer und neurologischer Einzeldarstellungen. In: Scheid W, Wieck HH (Hrsg) Thieme, Stuttgart

Dawson DM, Hallett M, Millender LH (1983) Entrapment Neuropathies. Little, Brown and Company, Boston Toronto

Folkers K, Ellis J, Watanabe T, Saji S, Kaji M (1978) Biochemical evidence for a deficiency of vitamin B_6 in the carpal tunnel syndrome based on a crossover clinical study. Proc Natl Acad Sci USA 75:3410–3412

Gelberman RH, Aronson D, Weisman MH (1980) Carpal-tunnel syndrome. Results of a prospective trial of steroid injection and splinting. J Bone Joint Surg [Am] 62:1181–1184

Gilliatt RW, Harrison MJG (1984) Nerve compression and entrapment. In: Asbury AK, Gilliatt RW (eds) Peripheral Nerve Disorders. A Practical Approach (Butterworths International Medical Reviews, Neurology 4) Butterworths, London Boston Durban Singapore Sydney Toronto Wellington, p 243–286

Heathfield KWG (1957) Acroparesthesiae and the carpal tunnel syndrome. Lancet II:663–666

Hopf HC (1974) Konservative Therapie und Rehabilitation der Lokalerkrankungen peripherer Nerven. Akt Neurol 1:38–45

Hopf HC, Nix W (1985) Therapie der Läsionen peripherer Nerven. Konservative Therapie. In: Hopf HC, Poeck K, Schliack H (Hrsg) Neurologie in Praxis und Klinik Band III. Thieme, Stuttgart New York (im Druck)

Mumenthaler M, Schliack H (1982) Läsionen peripherer Nerven. Diagnostik und Therapie, 4. Aufl. Thieme, Stuttgart New York

Nakano KK (1978) The entrapment neuropathies. Muscle Nerve 1:264–279

Phalen GS (1966) The carpal-tunnel syndrome. Seventeen years' experience in diagnosis and treatment of six hundred fifty-four hands. J Bone Joint Surg [Am] 48:211–228

Staal A (1970) The entrapment neuropathies. In: Vinken PJ, Bruyn GW (eds) Handbook of Clinical Neurology, vol 7. North Holland/American Elsevier, Amsterdam New York, p 285–325

Stewart JD, Aguayo AJ (1984) Compression and entrapment neuropathies. In: Dyck PJ, Thomas PK, Lambert EH, Bunge R (eds) Peripheral Neuropathy, second ed. Saunders, Philadelphia London Toronto Mexico City Rio de Janeiro Sydney Tokyo, p 1435–1457

Swash M, Schwartz MS (1981) Neuromuscular Diseases. A Practical Approach to Diagnosis and Management. Springer, Berlin Heidelberg New York

Thümler P, Schütt P (1978) Engpaß-Syndrome peripherer Nerven. In: Flügel KA (Hrsg) Neurologische und Psychiatrische Therapie. Straube, Erlangen, S 61–67

Gutachterliche Aspekte von Engpaßsyndromen peripherer Nerven

G. Krämer und H. Ch. Hopf

Einleitung

Gutachterliche Fragen bei Engpaßsyndromen peripherer Nerven beziehen sich zum einen auf die Zusammenhangsfrage der Nervenschädigung mit einer beruflichen Tätigkeit oder anderen exogenen Faktoren wie stattgehabten Traumen, zum anderen geht es – unabhängig von der Ätiologie – um die Feststellung des Ausmaßes der Minderung der Erwerbsfähigkeit (Schwerbehindertengesetz, Bundesversorgungsgesetz sowie gesetzliche Unfallversicherung) beziehungsweise des Invaliditätsgrades (private Unfallversicherung). Beide Bereiche sollen hier kurz dargestellt werden.

Exogene versus endogene Ursachen

Bei der Ätiopathogenese von Engpaßsyndromen ist eine Vielzahl von Faktoren von Bedeutung; die wichtigsten sind übersichtsmäßig in Tabelle 1 zusammengefaßt. Voraussetzung für die Annahme eines ursächlichen Zusammenhangs mit exogenen Faktoren ist die zeitliche und örtliche Übereinstimmung mit der Symptommanife-

Tabelle 1. Übersicht der wichtigsten pathophysiologischen Faktoren im Rahmen gutachterlicher Fragen bei Engpaßsyndromen

Endogen Vorbestehend	Exogen		Nach Manifestation
	Chronisch	Akut	
Anatomisch			
„Kanalweite“	*lokal-mechanisch*		
anormaler Nervenverlauf			
anormale Strukturen (z. B. Überbeine)	Druck		
Geschlecht	Zug		
Gewicht	Knick		
Schwangerschaft	Reibung		
Erkrankungen, z. B.			
Neuropathien	*iatrogen*		*iatrogen*
rheumatisch			
endokrinologisch	Medikation		inadäquate
Urämie	Narbenbildung		Therapie
Alkoholismus			
Tumoren			

station. Dabei muß allerdings bedacht werden, daß es sich um eine lange Zeit subklinisch bleibende Summation von Mikrotraumen handeln kann, die beispielsweise auch durch aktive Bewegungen in nicht unmittelbar benachbarten Gelenken bedingt sein können. Stets sind auch die vorbestehenden individuell-anatomischen Bedingungen wie Geschlecht, Gewicht und die Kanalweite zu berücksichtigen. So ist ein bevorzugtes Auftreten von Karpaltunnelsyndromen bei übergewichtigen Frauen bekannt. Begünstigend wirken Schwangerschaft und Erkrankungen wie Urämie, rheumatische und endokrinologische Störungen sowie Neuropathien jedweder Art.

Bei der Abwägung der Frage, ob lokal-mechanischen Faktoren im Engpaßbereich eine wesentliche *Kausalität im Sinne der Entstehung* zukam oder nicht, muß im wesentlichen geklärt werden, ob vor und ohne deren Einwirken bereits entsprechende Störungen vorhanden waren. Dies ist in der Regel weitaus weniger problematisch als die Entscheidung der Frage, ob bei vorbestehenden Veränderungen von Krankheitswert den lokal-mechanischen Einflüssen eine *Kausalität im Sinne der Verschlimmerung* zuzuschreiben ist. Dabei muß entschieden werden, ob die exogene Schädigung den Manifestationszeitpunkt des Leidens vorverlegt oder seinen Verlauf so beeinflußt hat, daß es schwerer auftritt, als es sonst zu erwarten gewesen wäre (Hennies 1981).

Bei dem Krankheitsbild einer familiären Neigung zu Drucklähmungen ist beispielsweise eine lokale Nervenläsion durch Traumaeinwirkung voll als Unfallfolge zu werten, auch wenn das Trauma bei einem Gesunden ohne Lähmung verlaufen wäre. Hingegen wäre eine Anerkennung bei einer Schwangeren problematisch, wenn sie z. B. bei früheren Graviditäten ohne Vorhandensein der jetzt zur Diskussion stehenden Faktoren auch schon entsprechende Beschwerden hatte.

Individualtypische Besonderheiten wie eine abnorme Insertion oder Position von Muskeln, Ausdehnung derber Sehnengebilde anstelle von atavistischen Muskeln, Halsrippen oder -bänder und vieles andere mehr sind primär unfall- bzw. schädigungsunabhängige Faktoren. In solchen Fällen ist ein Zusammenhang mit einem angeschuldigten Ereignis in der Regel abzulehnen, wenn die Nervenschädi-

Tabelle 2. Trauma und Karpaltunnelsyndrom (Phalen 1966), pathogenetische Rolle bei 70 von 645 Fällen (= 16%)

Art der Verletzung	Anzahl der Patienten		
	Männl.	Weibl.	Gesamt
Frakturen			27
Radius, distal	6	7	
Radius und Ulna, distal	0	1	
Handwurzel	6	6	
Mittelhand	1	0	
Handgelenksdistorsion	5	5	10
Schlag/Hieb etc.	6	3	9
Rißwunde am Handgelenk	2	0	2
Operation (Beugesehnenverpflanzung)	1	0	1
exzessiver Gebrauch der Hand	11	10	21

gung im Rahmen einer allgemein üblichen Betätigung aufgetreten ist. Als allein wesentliche Ursache ist dann die jeweilige individuelle Anomalie anzusehen. Lediglich bei Auftreten der Beschwerden in unmittelbarem zeitlichen Zusammenhang mit einem genau definierten außergewöhnlichen Ereignis oder Trauma ist von einer ursächlichen Verknüpfung auszugehen (Hopf 1984).

Zusätzlich komplizierend kommt hinzu, daß auch ärztliche Maßnahmen in Form von Medikamenten, physikalischer oder operativer Therapie wesentlichen Einfluß sowohl auf die Manifestierung als auch den weiteren Verlauf von Engpaßsyndromen nehmen können. Insgesamt wird die pathogenetische Rolle von Traumen häufig überschätzt. So fand Phalen (1966) nur bei 70 seiner 645 Karpaltunnelsyndrome entsprechende Hinweise, wobei besonders erwähnenswert ist, daß ein „exzessiver Gebrauch der Hand" nur bei 21 Fällen oder 4% als wesentlicher Faktor erschien (s. auch Tabelle 2).

Beschäftigungsneuropathien

Die meisten Beschäftigungsneuropathien entstehen durch Druck von außen auf den peripheren Nerv, z. B. durch Werkzeuge, Tragen von Lasten oder Abstützen auf harten Unterlagen. Sie sollten als Kompressionsneuropathien bezeichnet und von den Engpaßsyndromen in eigentlichen Sinn unterschieden werden, was leider auch in der neueren Literatur häufig immer noch unterbleibt (siehe z. B. Dawson et al. 1983). Es kann aber auch im Bereich körpereigener Engpässe infolge ständig wiederholter Bewegungen oder extremer Gliedmaßenstellungen zu Drucklähmungen kommen.

Ältere Darstellungen der professionellen Nervendruckschäden legten noch großes Gewicht auf die Zuordnung einzelner Lähmungsbilder zu bestimmten Berufen oder Berufsgruppen (z. B. Medianusparese der Zigarrenwicklerinnen oder Peronaeusparese der Rübenzieher; siehe auch Magun 1961). Die fortschreitende Technisierung und Industrialisierung der Arbeitsprozesse hat aber dazugeführt, daß viele der früher für Beschäftigungsneuropathien disponierenden Tätigkeiten heute von

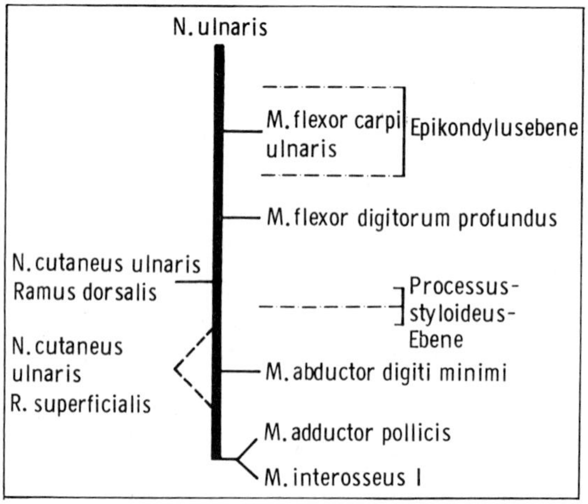

Abb. 1. Schematische Darstellung der Abzweigungen der einzelnen Muskeläste des Nervus ulnaris

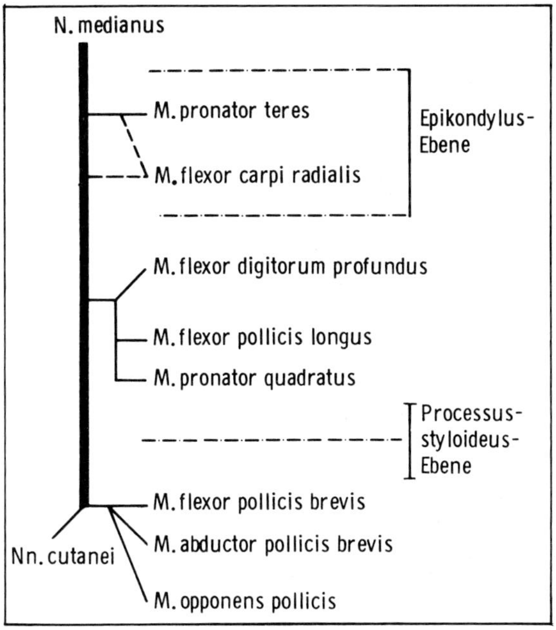

Abb. 2. Schematische Darstellung der Abzweigungen der einzelnen Muskeläste des Nervus medianus

Maschinen ausgeführt werden. Eine ausführliche Übersicht der peripheren Nervenschädigungen im Zusammenhang mit bestimmten beruflichen Tätigkeiten gibt Spaans (1970).

Insgesamt ist stets dem individuellen Fall Rechnung zu tragen, wobei Voraussetzung zur Anerkennung einer Beschäftigungsneuropathie das Vorliegen besonderer Bedingungen der jeweiligen Tätigkeit als wesentlicher Ursache des Nervenschadens ist. Daneben müssen die bereits mehrfach angesprochenen allgemein-disponierenden Faktoren und örtlich-disponierende Faktoren wie Anomalien der Knochen- und Weichteilstrukturen einschließlich des Nervenverlaufs berücksichtigt werden. Das Karpaltunnelsyndrom als häufigstes Engpaßsyndrom ist in Übereinstimmung mit Phalen (1966) in aller Regel nicht als Beschäftigungsneuropathie anzusehen. Dagegen sprechen bereits die 2:1 Bevorzugung des weiblichen Geschlechtes und das seltene Auftreten bei stark handwerklich tätigen Arbeitern.

Es muß beachtet werden, daß besondere Einwirkungen beruflicher Art auch indirekt und mit Verzögerung zu Engpaßsyndromen führen können. So begünstigt eine Arbeit mit Preßlufthämmern sowohl degenerative HWS-Veränderungen als auch bindegewebige Veränderungen im Sulkus n. ulnaris; beides begünstigt entsprechende Spätlähmungen.

In jedem Einzelfall ist neben der klinisch-topischen Diagnostik anhand von Innervationsschemata mit den verschiedenen Ebenen bevorzugter exogener Schädigungen (s. Abb. 1–4; aus Hopf 1984) unter Einbeziehung von Röntgenaufnahmen, der vegetativen Befunderhebung und der elektroneurographischen und -myographischen Diagnostik eine exakte Analyse von Ort und Ausmaß der Schädigung erforderlich. Eine detaillierte Beschreibung der unterschiedlichen Läsionen peripherer Nerven ist hier nicht möglich; dazu muß auf die Spezialliteratur verwiesen werden (Sunderland 1978; Mumenthaler u. Schliack 1982; Hopf 1984).

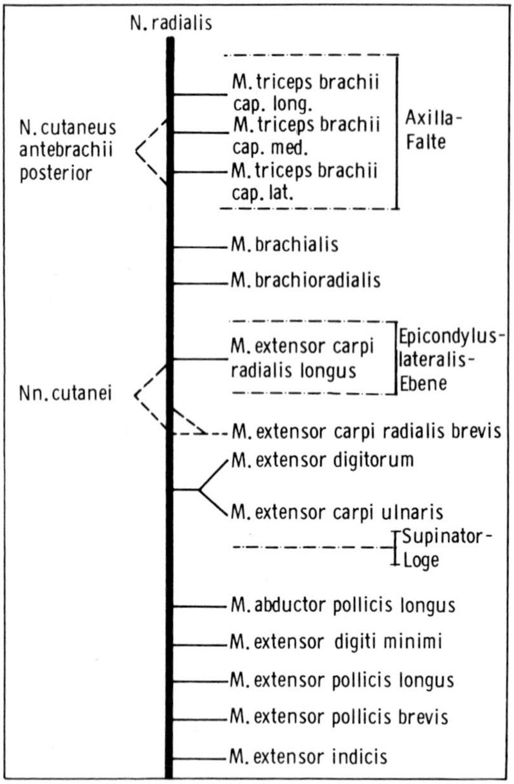

Abb. 3. Schematische Darstellung der Abzweigungen der einzelnen Muskeläste des Nervus radialis

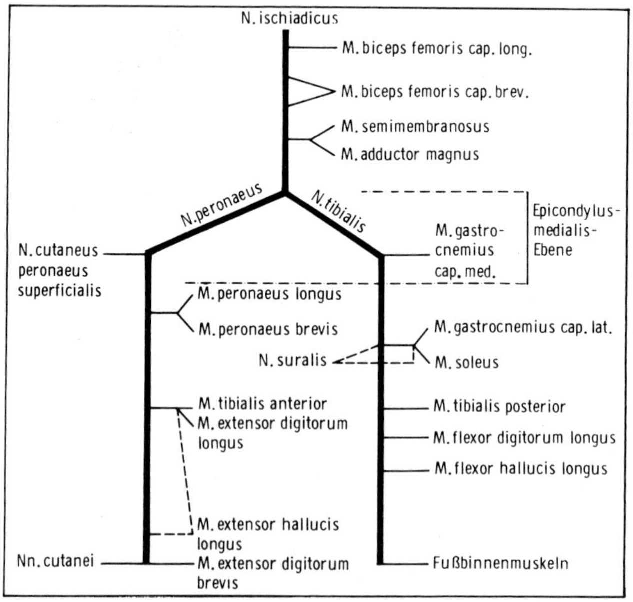

Abb. 4. Schematische Darstellung der Abzweigungen der einzelnen Muskeläste des Nervus ischiadicus bzw. seiner Endäste, des Nervus peronaeus und des Nervus tibialis

Bewertung der Defizits

Zur Beurteilung des motorischen bzw. sensiblen Defizits hat sich insbesondere für die Motorik eine fünfstufige Skala durchgesetzt (s. Tabelle 3; eine zusätzliche Differenzierung der etwas groben Schritte 3 bis 5 ist durch Kennzeichnung wie 4+ oder 4– möglich). In den MdE-Tabellen werden die Paresegrade einzelner Muskeln jedoch nicht berücksichtigt. Dabei ist vielmehr der gesamte Funktionsausfall entscheidend, der sich daran orientiert, inwieweit Hand oder Fuß, Arm oder Bein bei kompletten Läsionen einzelner Nerven nicht mehr eingesetzt werden können. Bei partiellen Nervenläsionen oder Lähmungen einzelner Muskeln bzw. Muskelgruppen ist die Funktionseinbuße entsprechend abzuschätzen und in die MdE-Werte umzusetzen.

Die Beurteilung und Skalierung des sensiblen Defizits wird durch die Zweipunktediskrimination erweitert, die für die Hand den wichtigsten Parameter für den sensibilitätsabhängigen Gebrauch darstellt und daher von erheblicher Bedeutung ist. Schutzsensibilität kann angenommen werden, wenn der Schwellenwert maximal 10 mm beträgt, für feinere Funktionen sind niedrigere Werte erforderlich. Überhaupt wird die Funktionseinbuße durch Sensibilitätsstörungen meist unterschätzt.

Auch die Beurteilung trophischer und vegetativer Defizite darf nicht außer acht gelassen werden. Trophische Störungen zeigen sich in Verdünnungen der Haut, Verlust der Faltenbildung über Gelenken, leicht zyanotischer Verfärbung, Nagelveränderungen, Verlust der Wölbung an den Fingerbeeren und anderem mehr. Der Verlust der Hautfeuchtigkeit bei einer Anhidrose geht mit einer deutlich verminderten „Griffigkeit“ der Hand einher, was häufig ebenfalls zu wenig berücksichtigt wird.

Auf diesem Hintergrund sind die individuellen Werte der Minderung der Erwerbsfähigkeit bzw. des Invaliditätsgrades nach den Anhaltspunkten der Tabelle 4

Tabelle 3. Beurteilung des senso-motorischen Defizits nach Nervenläsionen (motorische und sensible Fasern müssen nicht gleich stark betroffen sein!)

Stufe	Motorik	Schmerz/Berührung
0	keine Anspannung erkennbar	Analgesie bzw. Anästhesie
1	Anspannung erkennbar, jedoch kein Bewegungseffekt	Registrieren eines vagen sensiblen Eindrucks
2	Bewegungsmöglichkeit unter Ausschaltung der Schwerkraft	Unterscheiden zwischen Spitze und Kopf einer Nadel, irradiierende Mißempfindung, Lokalisation nicht möglich
3	Bewegungsmöglichkeit gegen Schwerkraft und geringen Widerstand	Reiz im Prinzip erkannt, irradiierende Mißempfindung, grobe Lokalisation auf „Handfläche“, „Finger“ oder ähnliches
4	Bewegung gegen deutlichen Widerstand	Wahrnehmung mit zumeist gewissen Mißempfindungen, Lokalisation an Hand und Fuß gelingt auf ca. 20 mm
5	volle Kraft	normale Empfindung

Tabelle 4. Anhaltspunkte zur gutachterlichen Beurteilung von Engpaßsyndromen peripherer Nerven (nach Rauschelbach 1984)

	Minderung der Erwerbsfähigkeit			Invaliditätsgrad
	SchwbG BVG	gesetzl. UV		private UV
		rechts	links	
Obere Gliedmaßen				
Totaler Ausfall des Armplexus	80%	75%	60–70%	1 Arm
Ausfall des oberen Armplexus	50%	30–50%	25–45%	
Ausfall des unteren Armplexus	60%	50–75%	45–60%	
Ausfall des N. radialis	30%	20–40%	20–30%	2/5–1/2 Arm
nur mittl. Bereich	20%	25%	20%	
nur distal	20%	20%	15%	
Ausfall des N. ulnaris proximal	30%	25–33%	25–30%	1/3–2/5 Arm
distal	30%	20–33%	15–25%	
Ausfall des N. medianus proximal	40%	25–35%	25–30%	1/3–2/5
distal	30%	25–35%	20–25%	
vorw. sens.		20%	15%	
Untere Gliedmaßen				
Totaler Ausfall des Plexus lumbosacralis	80%	70–75%		1 Bein
Ausfall des N. cut fem. lat.	10%	5–10%		
Ausfall des N. femoralis	40%	30–40%		2/5–1/2 Bein
Ausfall des N. ischiadicus				
proximal	60%	40–50%		4/5–1/1 Bein
distal	50%	40–45%		2/5–1/2 Bein
Ausfall des N. peronaeus comm.	30%	25–30%		1/3–2/5 Bein
superficial.	20%	10–15%		
profundus	30%	15–25%		1/3 Bein
Ausfall des N. tibialis	30%	25–30%		1/3 Bein

zu ermitteln. Eine Erwerbsunfähigkeit wird nur in seltenen Ausnahmefällen von Plexusläsionen anzunehmen sein, Berufsunfähigkeit kann dagegen schon bei Schädigungen einzelner peripherer Nerven vorliegen. Dies kann an der Hand beispielsweise für Musiker, Feinmechaniker oder Sekretärinnen der Fall sein, am Bein für Artisten, Tänzer oder Berufssportler.

Literatur

Dawson DM, Hallett M, Millender LH (1983) Entrapment Neuropathies. Little, Brown and Company, Boston Toronto

Hennies G (1981) Rechtsgrundlagen der Begutachtung im System der sozialen Sicherung und Wiedergutmachung. In: Marx HH (Hrsg) Medizinische Begutachtung, Grundlagen und Praxis. 4. Aufl. Thieme, Stuttgart New York, S 7–69

Hopf HC (1984) Periphere Nervenschäden. In: Rauschelbach H-H, Jochheim K-A (Hrsg) Das neurologische Gutachten. Thieme, Stuttgart New York, S 255–266

Magun R (1961) Drucklähmungen der Nerven. In: Baader EW (Hrsg) Handbuch der gesamten Arbeitsmedizin, Band II/2. Urban & Schwarzenberg, Berlin München Wien, S 520–541

Mumenthaler M, Schliack H (Hrsg) (1982) Läsionen peripherer Nervcn, Diagnostik und Therapie. 4. Aufl. Thieme, Stuttgart New York
Phalen GS (1966) The carpal-tunnel syndrome. Seventeen years experience in diagnosis and treatment of six hundred fifty-four hands. J Bone Joint Surg [Am] 48:211–228
Rauschelbach HH (1984) Minderung der Erwerbsfähigkeit. In: Rauschelbach H-H, Jochheim K-A (Hrsg) Das neurologische Gutachten. Thieme, Stuttgart New York, S 35–53
Spaans F (1970) Occupational nerve lesions. In: Vinken PJ, Bruyn GW (eds) Handbook of Clinical Neurology, Vol 7. North-Holland/American Elsevier, Amsterdam New York, p 326–343
Sunderland Sir S (1978) Nerves and Nerve Injuries. Second ed. Churchill Livingstone, Edinburgh London New York

Ulnarisirritationen am Ellenbogengelenk

B. SCHWARZ, O. SCHMITT und J. HEISEL

Problematik

Funktionsstörungen des Nervus ulnaris im Bereich des Ellenbogengelenkes entstehen

1. *primär* durch direkte oder indirekte Traumen (Ellenbogengelenksfrakturen, Luxationen oder Kontusionen) oder
2. durch anhaltenden mechanischen Druck als *sog. sekundäres Engpaßsyndrom.*

Ursachen eines solchen *sekundären Engpaßsyndromes* können *posttraumatische Folgezustände* am Ellenbogengelenk sein, beispielsweise nach traumatischen Gelenkverletzungen, Luxationen, Kontusionen, Frakturen mit und ohne Fehlstellung (Krayenbühl 1946; Mumenthaler 1960; Schäfer 1967; Burkert 1969; Paine 1970; Schwarz u. Schmitt 1984).

Als weitere Ursachen kommen *chronische Reizzustände* bei begleitenden primär degenerativen Ellenbogengelenkserkrankungen (Epicondylitis ulnaris, chronisch-entzündliche Gelenkveränderungen, Osteochondrosen) in Frage (Mumenthaler 1960; Torklus u. Türk 1977; Schwarz u. Schmitt 1984).

Bewegungsabhängige Luxationsneigungen, vor allen Dingen bei angeborenen Dysplasien im Bereich des Epicondylus ulnaris, führen ebenfalls zu funktionellen Störungen des betreffenden Nervs (Mumenthaler 1974; Schmitt u. Biehl 1979; Stutz u. Dustmann 1982).

Nach Krayenbühl (1946) kommen *Ulnarisspätlähmungen* vorzugsweise nach Ellenbogenfrakturen vor, die im 3.–5. Lebensjahr erworben worden sind. In der überwiegenden Mehrzahl der Fälle handelt es sich dabei um eine Fraktur, welche den Condylus lateralis vom Humerusschaft abtrennt und welche bis ins Gelenk reicht (Abb. 1). Der seitwärts dislozierte Condylus lateralis bleibt mit dem Humerus selbst nur *pseudarthrotisch* verbunden. Infolgedessen kommt es zu einer Wachstumsstörung im Bereich des Condylus lateralis humeri, während das ungehinderte Wachstum des Condylus medialis humeri allmählich zu einer Schrägstellung und damit zu einer *Cubitus-valgus-Stellung* führt. Durch diese Cubitus-valgus-Stellung, so Krayenbühl, und das dadurch hervorgerufene Heranrücken des Olekranon an den Epicondylus medialis entsteht einerseits eine Verengung des Sulcus N. ulnaris und in einigen Fällen sogar eine Verlagerung des Nerven aus seinem Bett, andererseits kommt es zu einer Dehnung des Nerven bei gebeugtem Ellenbogen und der Nerv bleibt dauernd einer *Unzahl von Mikrotraumen* ausgesetzt. In der Mehrzahl der Fälle setzen Lähmungserscheinungen 20–30 Jahre, im Extremfall 56 Jahre (Mumenthaler), nach oft ganz unbedeutenden Traumen ein.

Bei primär *degenerativen Erkrankungen* des Ellenbogengelenkes, beispielsweise bei einer Epicondylitis ulnaris, kommt es oft durch viele Tage oder Wochen andau-

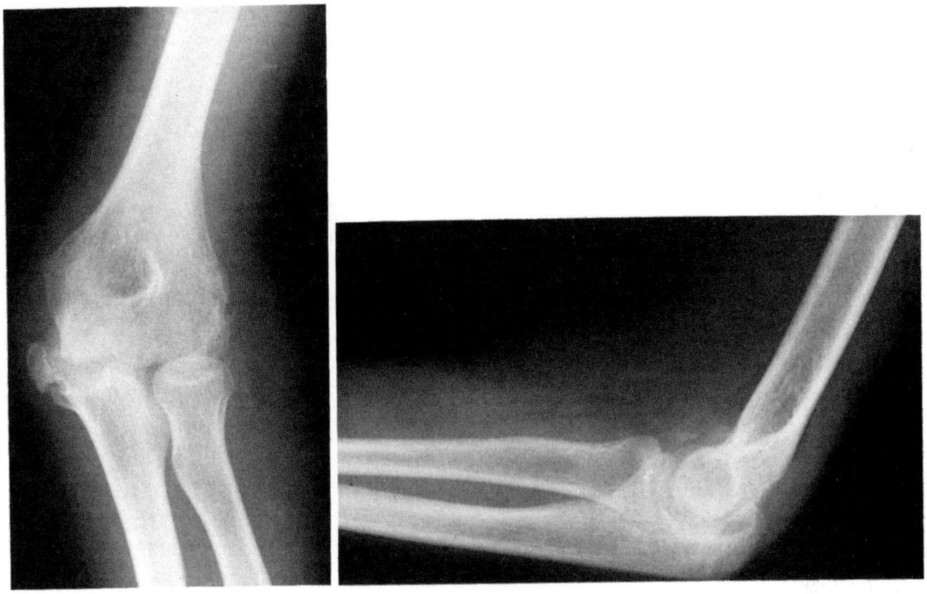

Abb. 1. Zustand nach 21 Jahre alter pseudoarthrotisch verheilter Fraktur am Condylus humeri ulnaris

ernde abnorme Beanspruchung des Ellenbogengelenkes durch *gehäufte Beuge- und Streckbewegungen* nach Mumenthaler und Schliack zur Irritation des Nervus ulnaris. Nach den beiden Autoren hat der Nervus ulnaris in Streckstellung im Sulcus reichlich Platz und liegt wegen der natürlichen leichten Valgus-Stellung an der Innenseite des Sulcus nervus ulnaris. In Beugestellung wird diese Valgustendenz aufgehoben und der Nerv nach medial gegen den Epicondylus gedrängt. Der mediale Trizepskopf schiebt sich jetzt beim Beugen von der Olekranonseite her an den Nerven und hat die Tendenz, den Nerven aus seinem Bett nach medial zu drängen. Dies wird normalerweise vom Ligamentum collaterale ulnare verhindert, welche den Sulcus quer zur Verlaufsrichtung des Nerven überbrückt und bei der Beugebewegung noch zusätzlich angespannt wird. Während dadurch einerseits der natürlichen Tendenz zur Luxation des Nerven entgegengetreten wird, wird andererseits der Nerv selbst bei jeder Beugebewegung des Ellenbogens zwischen dem tiefertretenden Trizeps und dem Ligamentum collaterale ulnare gequetscht. Hierbei kommt es praktisch bei jedem beschwerdefreien Individuum langfristig zu einer chronischen Schädigung des Nerven (Mumenthaler u. Schliack). Ähnlich äußern sich auch Torklus und Türk (1977). Nach ihnen liegen auf der Höhe des medialen Epikondylus die motorischen und sensiblen Nervenfasern für die Muskulatur der Hand im Ulnarisnerven selbst oberflächlich und damit relativ ungeschützt. Dagegen verlaufen die Axone für die Unterarmmuskulatur nach der intraneuralen Topographie mehr im Nerveninnern. Damit lassen sich nach Torklus und Türk die frühen Sensibilitätsstörungen und die motorischen Funktionsausfälle in den Fingern bei Erhaltenbleiben der motorischen Funktion des Unterarmes erklären.

Therapeutisch sollte zur weitgehenden Wiederherstellung der Nervenfunktion erforderlichenfalls die *operative Dekompression* bzw. die Beseitigung der Reizursache und die *operative Nervenverlagerung* zur mechanischen Entlastung des Nerven durchgeführt werden.

Eigenes Vorgehen

In unserer Klinik wurden von 1964–1981 54 Patienten am Ellenbogengelenk wegen einer Ulnarisirritation operiert. Wir sehen dabei ausschließlich sensible Störungen, in der vorliegenden Kasuistik bei 41 Patienten, als *relative* OP-Indikation an. Sensible und leichte motorische Störungen (10 Patienten) bzw. sensible und ausgeprägte motorische Störungen werden als *dringliche* OP-Indikation angesehen (Tabelle 1).

Tabelle 1. Präoperative Symptomatik bei N. ulnaris-Irritationen (n = 54)

Nur sensible Störungen	41 (76,0%)
Sensible und leicht motorische Störungen	10 (18,5%)
Sensible und ausgeprägte motorische Störungen	3 (5,5%)
	54 (100%)

Tabelle 2. Ursachen für Ulnarisirritationen am Ellenbogengelenk (n = 54)

Dysplasie des Sulcus N. ulnaris	9 (16,6%)
Posttraumatische Spätschäden nach Ellenbogenfraktur	21 (38,9%)
Degenerative Ellenbogengelenkserkrankungen (Epicondylitis ulnaris)	24 (44,5%)

Tabelle 3. Röntgenologische Veränderung (n = 54)

Keine Veränderungen			28 (51,90%)
Verknöcherungen			4 (7,40%)
Freier Gelenkkörper			7 (13,00%)
a) nicht traumatisch		4	
b) traumatisch		3	
Zustand nach Frakturen			15 (27,70%)
a) Humerus: 5	Absprengung des Condylus ulnaris humeri mit Fehlstellung	2	
	Perkondyläre Humerusfraktur	1	
	Pseudarthrose distaler Humerus	2	
b) Ulna: 3	Olekranonpseudarthrose	2	
	Olekranonfraktur	1	
c) Radius: 7	Radiusköpfchenfraktur	5	
	Pseudarthrose am Radiusköpfchen	1	
	Zustand nach Resektion des Radiusköpfchens	1	

Tabelle 4. Ulnarisirritationen am Ellenbogengelenk

Operatives Vorgehen (n = 54)		
Ulnarisverlagerung nach ventral	53	98,15%
Ulnarisneurolyse	1	1,85%
Zusätzliche Maßnahmen		
Mit Gelenkeröffnung	18	
Randwulstabtragungen	5	
Entfernung freier Gelenkkörper	7	
Radiusköpfchenresektion	1	
Reosteosynthese Radius	1	
Ohne Gelenkeröffnung		
Flexorendiszision und Epicondylenteil-resektion	24	
davon Reoperationen	3	
Bandraffung	2	
Knöcherne Eingriffe am distalen Humerus	2	
Reosteosynthese am Condylus med. humeri	1	
Suprakondyläre Umstellung	1	

In unserem Krankengut waren als Ursache für die Ulnarisirritation am Ellenbogengelenk in 24 Fällen (44,5%) degenerative Ellenbogengelenkserkrankungen (Epicondylitis ulnaris), in 21 (38,9%) posttraumatische Spätschäden nach Ellenbogenfrakturen und in 9 Fällen (16,9%) eine habituelle Luxationsneigung des Nervus ulnaris im Sulcus nervus ulnaris bei Dysplasie festzustellen (Tabelle 2). Röntgenologisch imponierten bei 28 (51,9%) der Patienten keine Veränderungen, weiterhin wurden Verknöcherungen sowie freie Gelenkkörper festgestellt. Bei 15 Patienten (27,7%) lagen offensichtlich Folgezustände nach Frakturen am Humerus, an der Ulna bzw. am Radius vor (Tabelle 3).

Bei 53 Patienten (98,1%) wurde eine Ulnarisverlagerung nach ventral, in einem Fall lediglich eine Ulnarisneurolyse durchgeführt. An weiteren Maßnahmen wurden vor allen Dingen Ellenbogengelenksarthrotomien mit Randwulstabtragung, Entfernung freier Gelenkkörper, Radiusköpfchenresektionen sowie weitere knöcherne Eingriffe durchgeführt. Bei 24 Patienten wurde eine Flexorendiszission am Epicondylus ulnaris sowie eine Epicondylenteilresektion, die sog. Operation nach Hohmann, modifiziert nach Mittelmeier, durchgeführt (Tabelle 4).

Bei einer durchgeführten *Nachuntersuchung* konnten wir bei über 70% der Patienten eine deutliche Besserung mit Beschwerdefreiheit bzw. noch vorhandenen geringfügigen intermittierenden Beschwerden feststellen (Schwarz u. Schmitt 1984). Vor allen Dingen sensible Restzustände verblieben in einigen Fällen. Die subjektive Ergebnisbeurteilungen durch die Patienten ergab in 80% ein sehr gutes bis befriedigendes Gesamtergebnis, 17,1% werten das Operationsergebnis als ausreichend, 2,9% als schlecht.

Diskussion

Beim Vorliegen mechanischer Nerveneinengungen und chronischer Reizzustände, die bereits zu funktionellen Nervenstörungen geführt haben, sollte unserer Meinung nach frühzeitig eine Beseitigung der Erkrankungsursache angestrebt werden, um einer Ausbildung bleibender Schäden weitgehend vorzubeugen. Vor allen Dingen Patienten mit ausschließlich sensiblen Affektionen haben sich erst oft verspätet bei uns vorgestellt, so daß hier in vielen Fällen doch noch gewisse Restzustände übriggeblieben sind. Demhingegen haben beginnende motorische Lähmungen unterschiedlichen Ausmaßes die Patienten oft sehr frühzeitig zum Arzt geführt, so daß hier in vielen Fällen eine gute Rückbildung der Nervenlähmung zu beobachten war.

Zusammenfassung

Die Autoren berichten über 54 Fälle von Funktionsstörungen des Nervus ulnaris im Bereich des Ellenbogengelenkes. Sie analysieren die Ursachen, berichten über die therapeutischen Möglichkeiten und zeigen die Ergebnisse der operativen Verlagerung des Nervus ulnaris anhand einer klinischen Nachuntersuchung auf.

Literatur

Burkert W (1969) Unsere Erfahrungen mit der Nervenverlagerung bei Ulnarisspätparesen. Zentralbl Neurochir 30:273–277

Koydl P, Voigt K, Kochte E (1983) Diagnostische und therapeutische Probleme der Epicondylitis humeri. Orthop Praxis 1:26–28

Krayenbühl H (1946) Die Ulnarisspätlähmung nach Fraktur des Condylus humeri lateralis. Z Unfallmed Berufskrh 39:49–53

Mumenthaler M (1960) Die Ulnarislähmungen. Schweiz Med Wochenschr 90:815–820

Mumenthaler M (1973) Nervenschädigung bei veralteten Ellenbogenfrakturen. Unfallheilkunde 114:101–107

Mumenthaler M (1974) Charakteristische Krankheitsbilder nicht unmittelbarer traumatischer peripherer Nervenschäden. Nervenarzt 45:64–66

Paine KWE (1970) Tardy ulnar palsy. Can J Surg 136:250–261

Schäfer ER, Bushe KA, Defterios Th (1967) Probleme der Ulnarisverlagerung bei Verletzungen im Ellenbogenbereich. Chir Plastica 3:64–67

Schmitt O, Biehl G (1979) Die habituelle Luxation des N. ulnaris beim Speerwerfer. Z Sportmed 8:240–244

Schwarz B, Schmitt O (1984) Ergebnisse von Ulnarisverlagerung bei Ulnarisirritationen am Ellenbogengelenk. Orthop Prax, 720–724

Schwarz B, Schmitt O (im Druck) Irritationen des Nervus ulnaris bei Epicondylitis ulnaris. B Orthop Traumatol

Schwarz B, Schmitt O (1985) Spätschäden des Nervus ulnaris bei Ellenbogengelenksfrakturen. Unfallchirurg 88:208–213

Stutz P, Dustmann HO (1982) Habituelle Luxation des N. ulnaris. Orthop Prax 4:300–302

Torklus Dv, Türk G (1977) Bedeutung und Therapie der Irritation des Ulnarisnerven bei der Epicondylitis medialis. Orthop Prax 4:290–291

Ursache, Diagnostik und Therapie des Supinatortunnelsyndromes

J. HEISEL und J. AECKERLE

Vorbemerkungen

Beim *Supinatortunnelsyndrom* handelt es sich um eine *Kompression des tiefen Radialisastes* (s. Abb. 1 u. 2) im Bereich seiner *Durchtrittsstelle* durch den M. supinator des Ellenbogens. *Ätiologisch* kommen überwiegend lokale Gewebsfibrosierungen, Narbenbildungen bei chronischer radialer Humerusepikondylitis, in seltenen Fällen auch eine äußere tumoröse Kompression in Frage (Löser et al. 1972; Roles u. Maudsley 1972; Stille 1974; v. Torklus 1977; u.a.).

Das *klinische Bild* ist oft uneinheitlich. Meist besteht ein *lokaler Druckschmerz* über dem M. supinator, der bis zum dorsalen Handrücken ausstrahlen kann (s. Abb. 3). Darüber hinaus wird in den meisten Fällen über *Par- bzw. Hypästhesien* im Handgelenks- und Langfingerbereich geklagt. In schweren Fällen werden *motorische Schwächen* der Handgelenks- und Langfingerstrecker vorgefunden. *Elektromyographisch* zeigt sich typischerweise eine *Verlängerung der relativen Refraktärzeit* sowie eine *verlangsamte Nervenleitgeschwindigkeit* (normal 6 msec) des R. profundus n. radialis (O. Schmitt u. Biehl 1978). *Differendialdiagnostisch* sollte eine Epicondylitis humeri radialis bzw. eine vertebragene Symptomatik erwogen werden. Hierzu leistet das EMG eine wertvolle Hilfe.

Da konservative Behandlungsmaßnahmen das klinische Beschwerdebild meist nicht wesentlich beeinflussen können, sollte therapeutisch bei eindeutigen Fällen die operative *Neurolyse des komprimierten Nervenastes im Bereich des Supinatorschlitzes* überlegt werden. Die *Schnittführung* hierfür beginnt oberhalb des Radiusköpfchens und verläuft parallel zur proximalen radialen Unterarmlängsachse. Am ulnaren Rand des M. extensor digitorum communis wird in die Tiefe eingegangen (s. Abb. 4). Der tiefe Radialisast läßt sich anschließend stumpf gut darstellen, er wird nach distal hin zur Supinatorarkade verfolgt. Diese wird dann stumpf gespalten (s. Abb. 5).

Nach 4- bis 7tägiger *Ruhigstellung* in einer dorsalen Oberarmgipsschale beginnen wir mit vorsichtigen, schrittweise gesteigerten krankengymnastischen Übungen. Im allgemeinen kann die Behandlung nach etwa 4 bis 6 postoperativen Wochen abgeschlossen werden.

Kasuistik

In den Jahren 1978 bis 1982 wurden an der Orthopädischen Universitätsklinik Homburg/Saar insgesamt *39 Patienten* mit Supinatortunnelsyndrom operativ behandelt. Die *Geschlechtsverteilung* war ausgeglichen, bei der *Seitenverteilung* über-

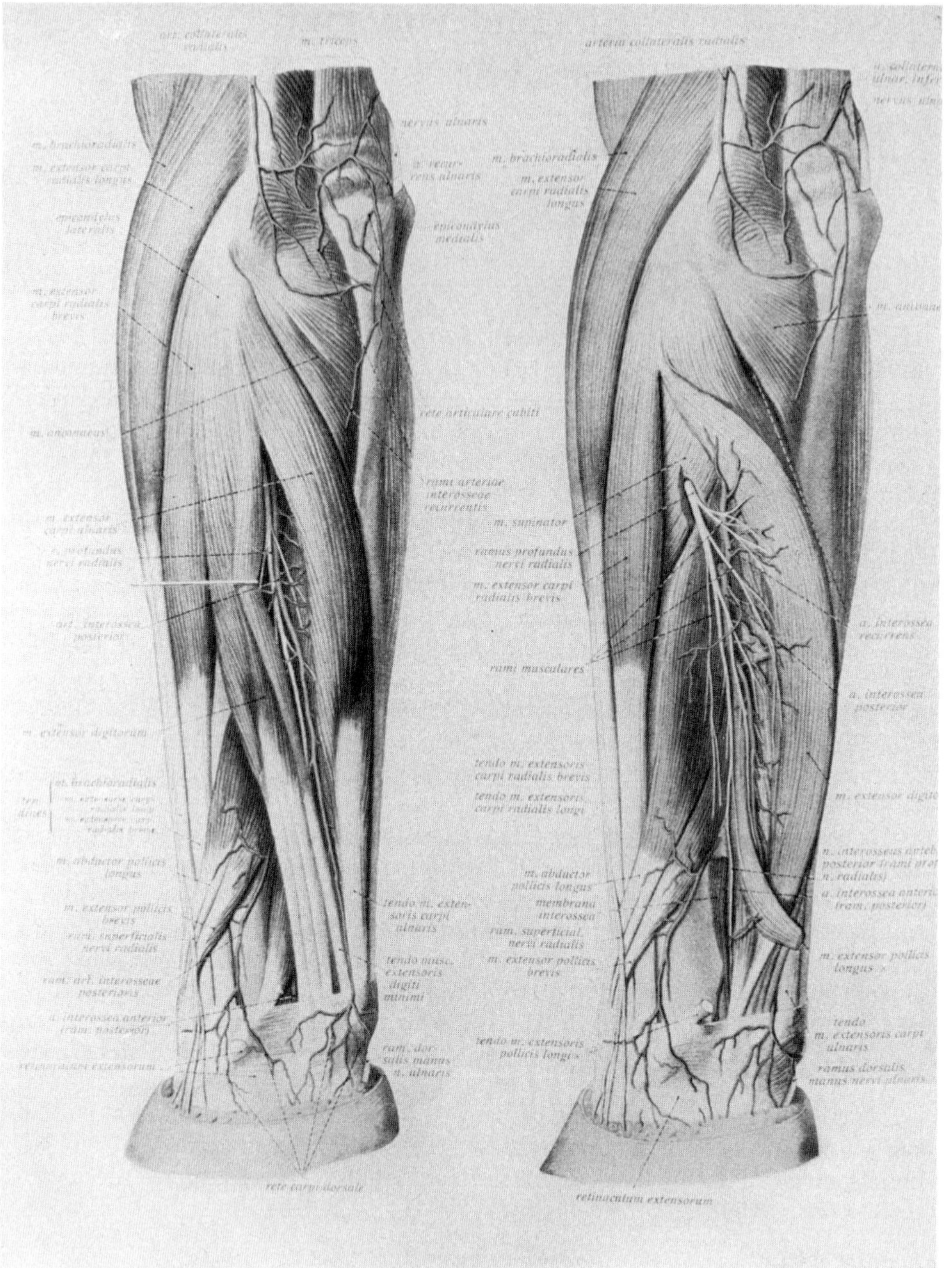

Abb. 1. Nerven und Gefäße der Streckseite des Unterarmes (oberflächliche und tiefe Schicht) (Sobotta u. Becher 1962)

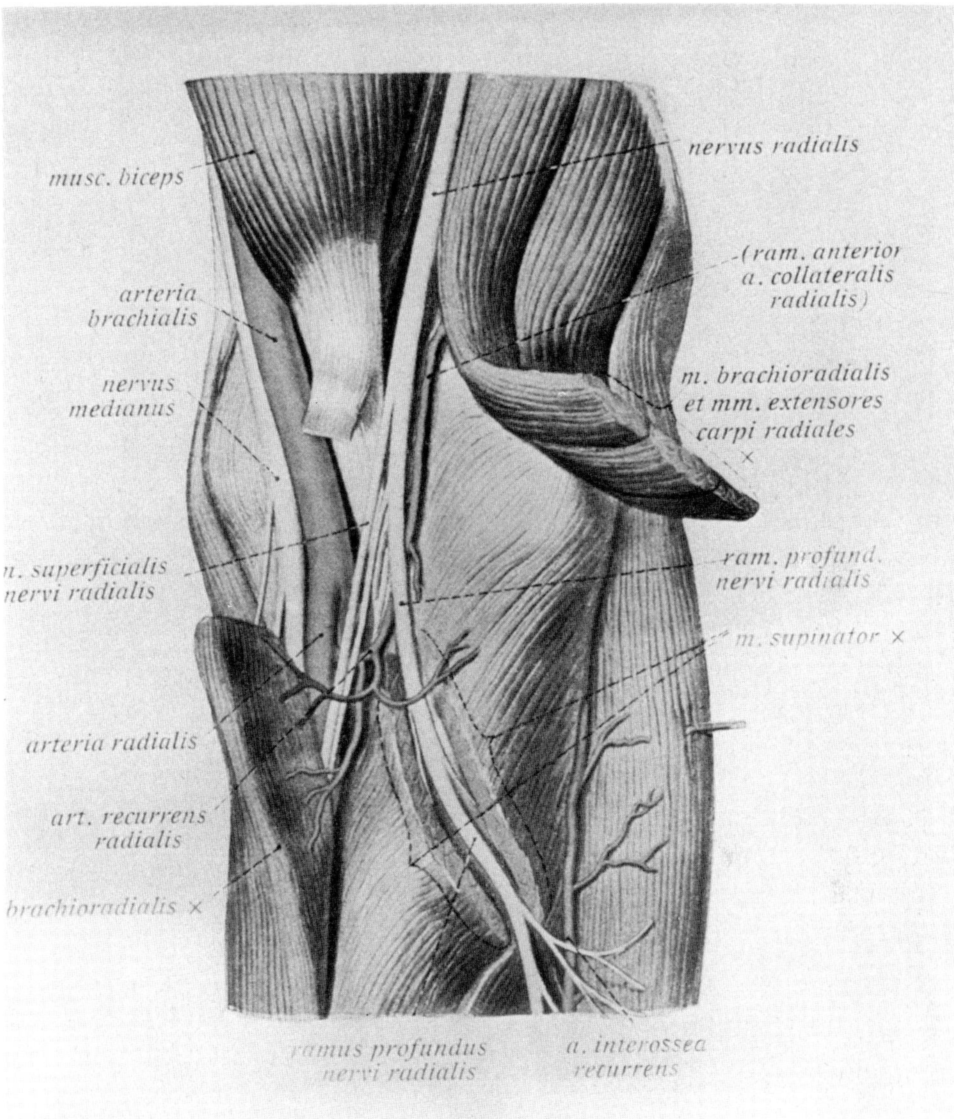

Abb. 2. Teilung des N. radialis im Bereich des Ellenbogens in seinen tiefen und oberflächlichen Ast (Sobotta u. Becher 1962)

wog die rechte Seite deutlich. Das *durchschnittliche Operationsalter* lag bei etwas über 40 Jahren, die *Dauer der Anamnese* ging im Durchschnitt über 6,1 Monate (minimal 4 Monate, maximal 28 Monate). 6 Patienten waren wegen einer Epicondylitis humeri radialis voroperiert (s. Tabelle 1 u. Abb. 6).

Bei der Analyse der *beruflichen Tätigkeit* überwogen manuelle Arbeiten deutlich (s. Tabelle 2). Eine traumatische Genese der Radialiskompression durch ein älteres organisiertes Hämatom bestand in einem Fall.

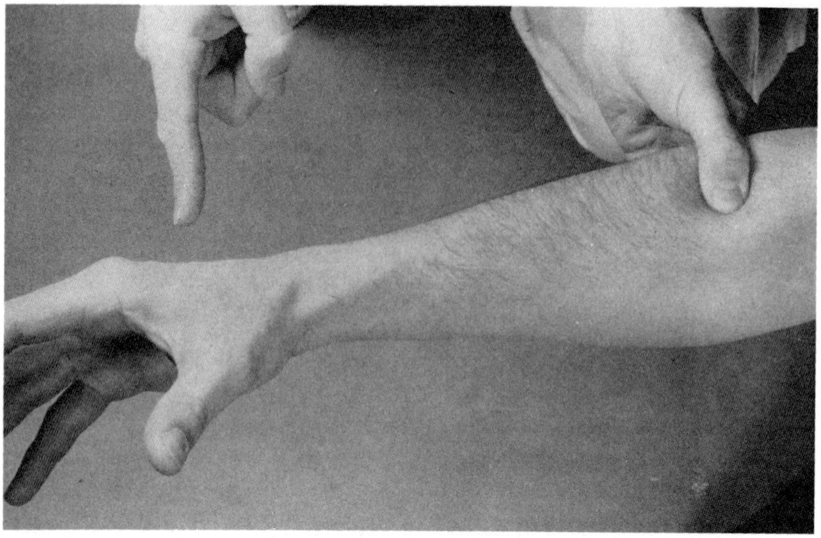

Abb. 3. Klinisches Schmerzbild beim Supinatortunnelsyndrom: Druckschmerz der Supinatorloge mit Ausstrahlung in den Unterarmbereich bis zum dorsalen Handgelenk

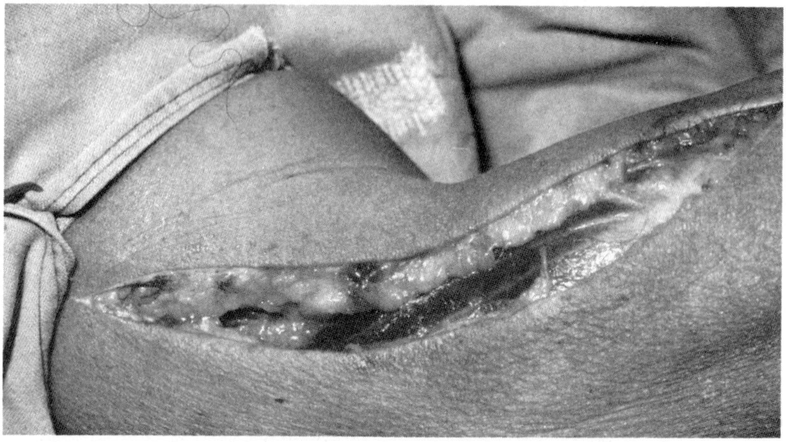

Abb. 4. Hautschnittführung oberhalb des Radiusköpfchens parallel zur proximalen Unterarmlängsachse radialseitig. Eingehen in die Tiefe am ulnaren Rand des M. extensor digitorum communis

Der *präoperative Befund* war geprägt durch einen lokalen *Druckschmerz* über dem M. supinator, teilweise mit *Ausstrahlung* bis zum Handrücken. Bei 15 Patienten bestand eine *schmerzhafte Dorsalextension* im Handgelenk. Der Röntgenbefund war immer unauffällig (s. Tabelle 3). 23 Patienten äußerten *Par- bzw. Hypästhesien* im Langfingerbereich, in 12 Fällen war die Sensibilität ungestört. Der präoperative *motorische Status* war meist unauffällig. Nur 7mal bestand eine Extensionsschwäche des Handgelenkes, 5mal der Langfinger. 3mal ließ sich eine Supinationsschwäche

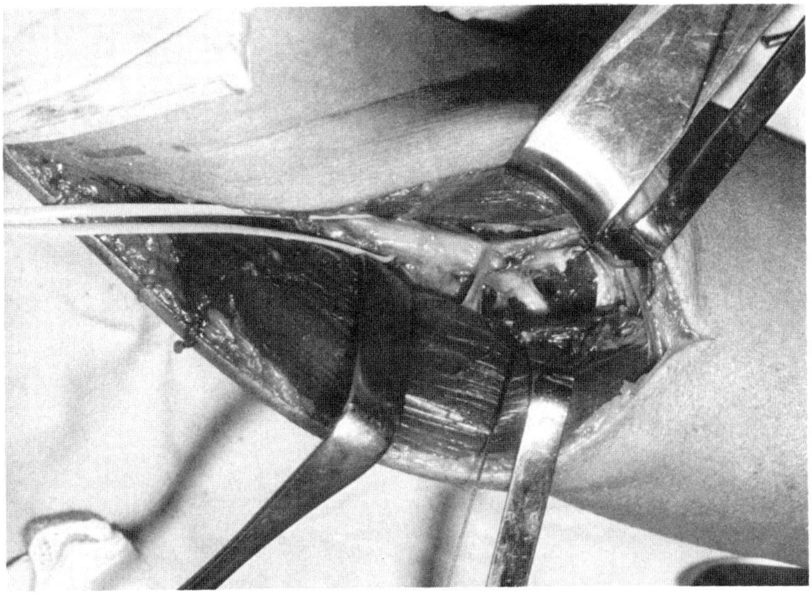

Abb. 5. Intraoperativer Situs: Nach Darstellen des Ramus profundus nervi radialis erfolgt die Spaltung der Arkade im Bereich des Supinatorschlitzes

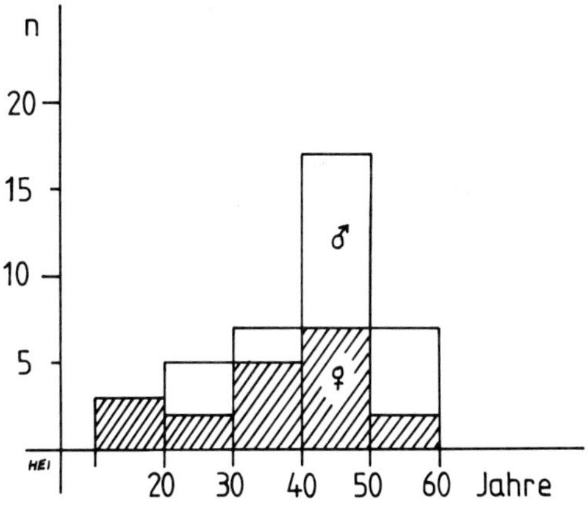

Abb. 6. Alters- und Geschlechtsverteilung unseres Krankengutes (n = 39)

nachweisen. Das EMG wies in 33 Fällen typische Kompressionszeichen des R. profundus n. radialis auf (s. Tabelle 4).

In den meisten Fällen erfolgte die operative Nervendekompression *ambulant* (36mal), immer wurde *intraoperativ* eine mehr oder weniger stark ausgeprägte Einengung des Nervenastes im Bereich der Supinatorarkade nachgewiesen. Meist handelte es sich hier um eine *fibröse Weichteilverdickung*, was wir als Ausdruck einer chronischen Reizwirkung werteten. Eine tumoröse Veränderung wurde nie vorgefunden.

Tabelle 1. Kasuistik (1978–1982)

Gesamtfallzahl	39
Geschlechtsverteilung	
Männer	19
Frauen	20
Seitenverteilung	
Rechtsseitig	29
Linksseitig	10
Durchschnittsalter bei Operation	
Gesamt	40,8 Jahre
Männer	43,0 Jahre
Frauen	38,6 Jahre
Dauer der Anamnese	∅ 6,1 Monate
Voroperation (Epicondylitis humeri radialis)	6

Tabelle 2. Berufliche Tätigkeit (n = 39)

Männer (n = 19)		*Frauen* (n = 20)	
Handwerker/Arbeiter	7	Friseuse	3
Schlosser	5	Kassiererin	3
Kraftfahrer	2	Sekretärin	3
Elektriker	2	Zahnarzthelferin	2
Metzger	1	Hausfrau	6
Bergmann	1	Krankenschwester	1
Beamter	1	Angestellte	2

Tabelle 3. Präoperativer klinischer Befund (n = 39)

Druckschmerz		
Lokal über M. supinator		22
– ohne Ausstrahlung	10	
– Ausstrahlung zum Handrücken	12	
Lokal Epicond. hum. radialis		12
Diffus gesamter Unterarm		5
Bewegungsschmerz		
Dorsalextension Handgelenk		15
Palmarflexion Handgelenk		1
Supination Unterarm		5
∅ Bewegungsschmerz		18
Röntgenbefund immer unauffällig!		

Tabelle 4. Präoperativer neurologischer Befund (n = 39)

Sensibilität	
Hypästhesie/Parästhesie Daumen	3
Hypästhesie/Parästhesie Langfinger	23
Hyperästhesie Unterarm	1
Unauffällig	12
Motorik	
Extensionsschwäche Handgelenk	7
Extensionsschwäche Langfinger	5
Supinationsschwäche	3
Muskelminderung Unterarm	2
Unauffällig	24
Kompressionszeichen des R. prof. n. radialis im EMG	33

Intraoperative Komplikationen des etwa 15- bis 20minütigen Eingriffes ergaben sich nicht. An *postoperativen Komplikationen* sind 2 Hämatombildungen sowie eine oberflächliche Wundheilungsstörung zu nennen.

Ergebnisse

36 unserer 39 Patienten konnten im Durchschnitt 18,0 Monate (minimal 4, maximal 42 Monate) nach dem Eingriff *ambulant nachuntersucht* werden. 16 von ihnen waren zu diesem Zeitpunkt subjektiv völlig beschwerdefrei, 14 sprachen von einer deutlichen Befundbesserung. Ein Patient gab eine leichte Besserung, 5 äußerten ein unverändertes Beschwerdebild (s. Tabelle 5). *Sensible* oder *motorische Auffälligkeiten* bestanden in keinem der Fälle mehr. Das bei 31 Patienten gefertigte Kontroll-Elektromyogramm war 29mal völlig unauffällig.

Die *Analyse der 5 Mißerfolgsfälle* erbrachte 2mal klinisch und elektromyographisch deutliche Zeichen eines zerviko-brachialen Syndromes; 3mal bestand das

Tabelle 5. Restbeschwerdebild bei klinischer Nachuntersuchung (n = 36)

	Subjektive Angaben
Beschwerdefrei	16
Deutliche Besserung	14
Leichte Besserung	1
Unverändert	5
Verschlechterung	–
Beobachtungszeitraum ∅ 18,0 Monate	

Tabelle 6. Objektiver klinischer Befund bei Nachuntersuchung (n = 36)

Völlig unauffällig (sensibel u. motorisch)	31
Epicondylitis humeri radialis	3
Zerviko-Brachial-Syndrom	2
Kontroll-EMG unauffällig (n = 31)	29
EMG mit Zeichen eines HWS-Syndromes	2
Beobachtungszeitraum ∅ 18,0 Monate	

klinische Bild einer Epicondylitis humeri radialis. Nach Angaben der Patienten hatte sich hier das präoperative Beschwerdebild des Supinatortunnelsyndromes verlagert, was objektiv auch nachvollzogen werden konnte (s. Tabelle 6).

Diskussion

Das Krankheitsbild des Supinatortunnelsyndromes ist nach unseren Erkenntnissen *häufiger* als im allgemeinen angenommen. Ätiologisch sind *mechanische Einflüsse* zu diskutieren, was das häufige Betroffensein der rechten Seite sowie von manuell tätigen Personen mit monotonen, oftmals wechselnden Pro- und Supinationsbewegungen belegt. Auch der intraoperative Befund mit fibrosiertem Reizgewebe spricht für eine überwiegend mechanische Genese.

Das *präoperative klinische Bild* war nicht immer eindeutig, ein *Druckschmerz* über dem M. supinator, teilweise mit Ausstrahlung zum dorsalen Handgelenk kann unserer Meinung nach als ein pathognomonisches Zeichen gewertet werden. Im Gegensatz zur Meinung einiger anderer Autoren fanden wir in unserem Krankengut öfters, anatomisch allerdings nur schwer erklärbare *sensible Störungen. Motorische Schwächen* der radialisversorgten Unterarm- und Fingerextensoren bestanden nur bei ausgeprägten und längeren Krankheitsverläufen.

Die *Diagnosestellung* wird durch eine elektromyographische Untersuchung, vor allem im Hinblick auf abzugrenzende radiale Humerusepikondylitiden und auch zervikal bedingte Brachialsyndrome wesentlich erleichtert. So sind beim Supinatortunnel-Syndrom als Ausdruck einer Kompression des tiefen Radialisastes die Nervenleitgeschwindigkeit verlangsamt und gleichzeitig die relative Refraktärzeit verzögert.

Bei der oft bestehenden konservativen Therapieresistenz stellt die *operative Spaltung der Supinatorarkade* einen relativ kleinen, komplikationsarmen Eingriff dar, welcher durchaus ambulant durchgeführt werden kann und eine hohe Erfolgschance bietet. Dies konnte durch unsere klinischen und elektromyographischen Nachuntersuchungen belegt werden.

Literatur

Löser R, Prill A, Rittmeyer K, Sollmann H (1972) Das nicht traumatische Supinatorlogensyndrom des N. radialis und seine Abgrenzung zum cervicalen Wurzelreizsyndrom. Z Neurol 201:337

Roles NC, Maudsley RH (1972) Radial-Tunnel-Syndrome. Resistent tenniselbow as a nerve entrapment. J Bone Joint Surg [Am] 54:499

Schmitt O, Biehl G (1978) Das Supinatortunnelsyndrom als Differentialdiagnose zur Epicondylitis radialis. Z Orthop 116:840

Sobotta J, Becher H (1962) Atlas der Anatomie des Menschen, 3. Teil. 16. Aufl. Urban u. Schwarzenberg, München Berlin

Stille D (1974) Die distale Radialisparese (Supinatorsyndrom). Akt Neurol 1:5

Torklus D v (1977) Bedeutung und Therapie des Supinatorsyndromes bei der Epicondylitis radialis. Orthop Prax 13:282

Zur Frage elektrodiagnostischer Veränderungen in bezug auf die Schwere morphologischer Veränderungen beim Karpaltunnelsyndrom

F. Leblhuber, F. Reisecker und A. Witzmann

Einleitung

Auf die Wichtigkeit der elektrodiagnostischen Untersuchung bei Verdacht auf ein Karpaltunnelsyndrom (CTS) ist mehrfach hingewiesen worden (Buchthal et al. 1974; Aebi-Ochsner u. Ludin 1979; Liveson u. Spielholz 1979; Tachibana et al. 1979). In einer retrospektiven Studie wurde nun die Frage untersucht, inwieweit und ob überhaupt Rückschlüsse von den präoperativ gewonnenen elektrodiagnostischen Befunden auf die Schwere morphologischer Veränderungen bei Kompression des Nervus medianus im Karpaltunnel möglich sind.

Patientengut und Methode

Bei 44 Patienten, 35 weiblich, 9 männlich, Alter 19–81 Jahre (Mittelwert 50,8) mit anamnestischen und klinischen Hinweisen auf ein CTS wurden 50 Nn. mediani präoperativ in direktem zeitlichen Zusammenhang mit dem operativen Eingriff elektrodiagnostisch untersucht, 23 Nn. mediani wurden auch postoperativ kontrolliert, der zeitliche Abstand zur Operation war sehr unterschiedlich und betrug von wenigen Wochen bis 3½ Jahre.

Die Untersuchung erfolgte mittels eines DISA 1500-Gerätes. Mit Hilfe bipolarer Nadelelektroden wurde nach dem Vorhandensein von Spontanaktivität gesucht und die distal motorische Latenzzeit (DML) sowie die motorische Nervenleitgeschwindigkeit (NLG) im Bereich des Unterarms bestimmt. Weiters überprüften wir auch die sensiblen Leitverhältnisse bei antidromer Reizung, diese erfolgte perkutan durch Oberflächenelektroden. Beim Fehlen einer verwertbaren Reizantwort erfolgte die Bestimmung der orthodromen sensiblen NLG mit Nadelelektroden.

Bei typischem elektrodiagnostischen Befund erfolgte eine mikrochirurgische Dekompression des Nervus medianus, die Beurteilung des intraoperativen Situs erfolgte nach vier verschiedenen Stadien der Kompression von 0–III (Tabelle 1).

Tabelle 1. Stadien der Kompression des N. medianus

0	Keine sichtbaren Veränderungen
I	Leichte Kompression und Bridenbildung
II	Kompression mit Einschnürung, Durchblutung intakt
III	Massive Kompression mit deutlicher Einschnürung, Durchblutung reduziert

Ergebnisse

Jeder der 44 untersuchten Patienten wies das, für dieses Syndrom typische Beschwerdebild auf, wie etwa Sensibilitätsstörungen im medianusinnervierten Bereich der Hand und Brachialgia parästhetica nocturna, wie dies in der Literatur bereits zahlreich dargestellt wurde (Mumenthaler 1974; Liveson u. Spielholz 1979).

14 Patienten zeigten klinisch eine Atrophie im Bereich der Thenarmuskulatur, von diesen wurden 12 aufgrund des Operationssitus dem Stadium III und 2 dem Stadium II zugeordnet. 5 der Patienten des Stadiums III und 3 Patienten des Stadiums II der Medianuskompression wiesen eine Schwäche bei Opposition des Daumens auf. Die gemittelte DML zeigte bei Vergleich der Stadien 0–III keinen signifikanten Unterschied, allerdings fand sich bei Patienten des Stadiums III achtmal eine fehlende motorische Reizantwort, während eine solche nur einmal bei Patienten des Stadiums II anzutreffen war, d. h. eine fehlende motorische Reizantwort war etwa fünfmal häufiger im Stadium III als im Stadium II zu finden (Tabelle 2). Alle untersuchten Nn. mediani der Stadien 0 und I und jeweils 12 in den Stadien II und III wiesen Denervierungsvorgänge in der Thenarmuskulatur auf.

Tabelle 2. Mittelwerte der präoperativ gemessenen distal motorischen Latenzzeiten (DML) 50 untersuchter Mediani – 44 Patienten, 6 davon beidseits operiert – in den 4 verschiedenen Gruppen der Kompressionsgrade des N. medianus; die in Klammer angeführten Zahlen entsprechen der Anzahl der untersuchten Mediani in den verschiedenen Gruppen, in der unteren Rubrik die Anzahl der Mediani ohne jegliche motorische Reizantwort

	0 (2)	I (3)	II (17)	III (28)
DML	6,1 SD 2,4	5,8 SD 1,4	6,3 SD 2,3	6,6 SD 2,4
Keine motorische Antwort	0	0	1 (5,9%)	8 (28,6%)

Tabelle 3. Mittelwerte der präoperativ bestimmten distalen maximalen sensiblen Nervenleitgeschwindigkeiten (NLG), die bei 8 der insgesamt 50 operierten Mediani nicht bestimmt wurde sowie Anzahl der untersuchten N. mediani ohne sensible Reizantwort und Quotient aus NLG bei Reizung am Handgelenk und in der Kubita

	0 (2)	I (3)	II (15)	III (22)
Distale sensible NLG	42,5 SD 24,7	29,3 SD 2,1	36,3 SD 6,0	34,6 SD 8,5
Keine Antwort	0	0	2 (13,3%)	8 (36,4%)
Quotient dist.prox.	0,7 SD 0,3	0,5 SD 0,03	0,6 SD 0,1	0,6 SD 1,0

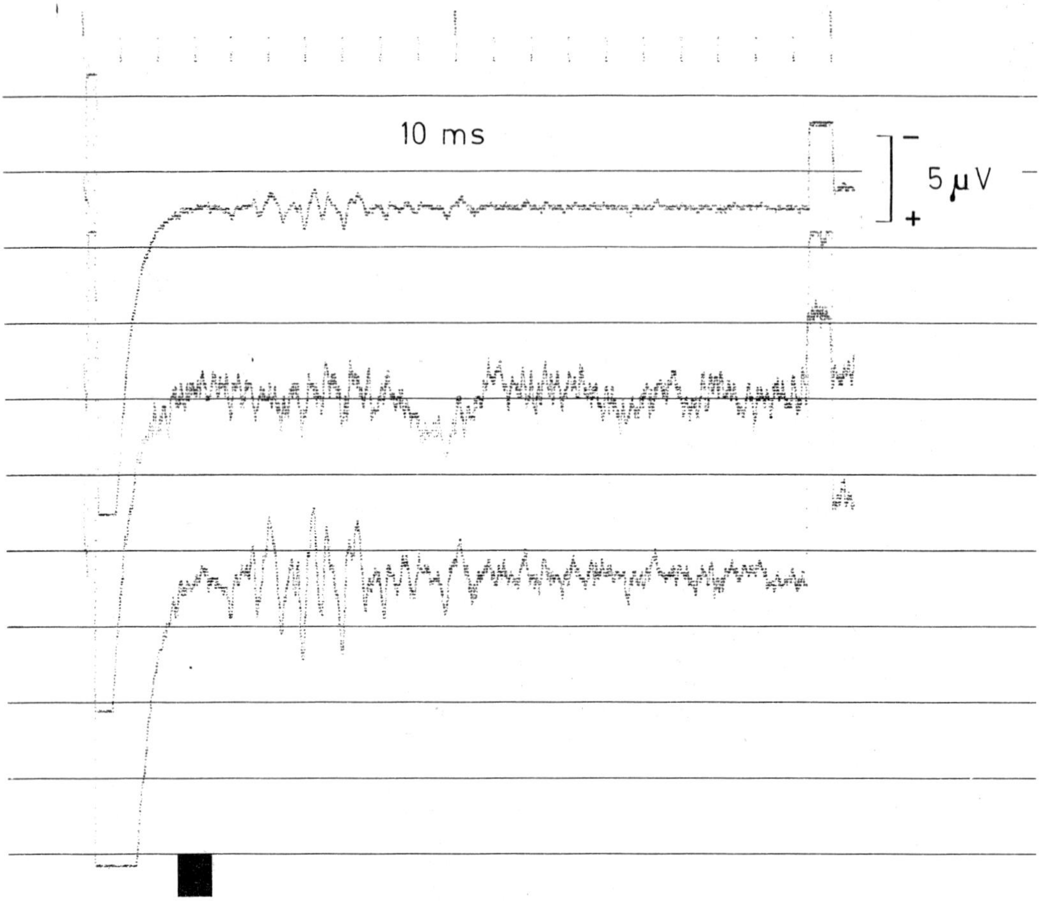

Abb. 1. Polyphasisches distales sensibles Nervenaktionspotential des re. Medianus eines 72jährigen Patienten bei orthodromer Reizung 2 Jahre nach operativer Dekompression des Karpaltunnels (Stadium III), die DML betrug 5,8 msec., die motorische Leitgeschwindigkeit im Bereich des Unterarmes betrug 45 m/sec., bei antidromer Reizung war keine Reizantwort evozierbar. Präoperativ weder motorische noch sensible Reizantworten ableitbar

Der errechnete Mittelwert der distalen maximalen sensiblen NLG der Stadien 0–III wies ebenso wie die gemittelte DML keinen signifikanten Unterschied auf. Es ergab sich auch kein solcher beim Vergleich des Quotienten aus distaler sensibler NLG und der sensiblen NLG im Bereich des Unterarms in den vier Stadien. Eine fehlende sensible Reizantwort war allerdings in III etwa dreimal häufiger als in II anzutreffen (Tabelle 3).

Von den insgesamt 23 postoperativen Kontrollen wiesen 13 der 18 dem Stadium III zugeordnete Nn. mediani eine Besserung der distalen Leitverhältnisse auf, viermal war der Befund unverändert, einmal verschlechtert; von den 5 Nn. mediani des Stadiums II waren die elektrodiagnostischen Veränderungen bei der Kontrolluntersuchung in vier Fällen gebessert, einmal blieb der Befund im wesentlichen unverändert.

In einem der kontrollierten Fälle des Stadiums III kam es klinisch zu einer deutlichen Besserung, und während präoperativ der Nerv auch bei maximaler Reizung überhaupt keine Antwort gezeigt hatte, fanden sich zwei Jahre postoperativ wieder eindeutige Potentiale sowohl bei motorischer als auch bei sensibler orthodromer Reizung (Abb. 1).

Diskussion

In der Literatur finden sich wiederholt Hinweise dafür, daß in der Diagnosestellung des CTS die sensible Leitgeschwindigkeit den empfindlichsten Parameter darstellt (Duensing et al. 1974; Ludin u. Tackmann 1979). Die alleinige Bestimmung der DML und der motorischen Leitverhältnisse am Unterarm, wie dies von anderen Autoren angeführt wurde (Fardin et al. 1979; Mühlau et al. 1984), erscheint problematisch, wenn man die Möglichkeit verschiedener Verlaufsvarianten des Nervus medianus am Unterarm berücksichtigt.

In dieser retrospektiven Studie untersuchten wir die Frage, ob von der Art und Schwere der präoperativ gefundenen elektrodiagnostischen Veränderungen ein Rückschluß auf das Ausmaß der morphologischen Veränderungen im Karpaltunnel möglich ist. Unsere bisherigen Ergebnisse zeigen, daß die gemessene DML keinen diesbezüglichen Rückschluß auf den Grad der Kompression des N. medianus erlaubt, allerdings war eine fehlende motorische Reizantwort fünfmal häufiger im Stadium III als im Stadium II anzutreffen, und klinisch fand sich eine Thenaratrophie sechsmal häufiger im Stadium III als im Stadium II. Unsere Ergebnisse zeigten auch bei den gemessenen sensiblen Reizantworten keinen signifikanten Unterschied zwischen den Gruppen 0–III, weder absolut noch relativ durch Bestimmung des Quotienten aus der sensiblen NLG distal und proximal des Karpaltunnels. Somit läßt nur das Fehlen der motorischen oder sensiblen Reizantworten einen gewissen Rückschluß auf eine massive Kompression des N. medianus im Karpaltunnel zu. Bei den hier diskutierten Ergebnissen muß allerdings auf die geringe Fallzahl in den Gruppen 0 und I hingewiesen werden. Im Gegensatz zu Liveson und Spielholz (1979), die darauf hinwiesen, daß elektromyographische Veränderungen bei diesen Patienten im Vergleich zu den elektroneurographischen seltener anzutreffen sind, zeigten sich bei unseren bisherigen Untersuchungen in allen unterschiedlichen Kompressionsgraden Denervierungsvorgänge. Aus dem bisher gesagten kann abgeleitet werden, daß die von uns untersuchten Parameter (Denervierungsvorgänge, DML, NLG) in dieser Fragestellung keine ausreichende Aussage zulassen. Möglicherweise könnte aber die Bestimmung der Amplitudenminderung der motorischen und der orthodromen sensiblen Reizantwort eine zuverlässigere Aussage bezüglich der morphologischen Veränderungen im Karpaltunnel zulassen.

Literatur

Aebi-Ochsner Ch, Ludin HP (1979) Das Carpaltunnelsyndrom – klinische Symptomatologie und elektrophysiologische Befunde. Neurol Psychiatr 47:307–319

Buchthal F, Rosenfalk A, Trojaborg W (1974) Electrophysiological findings in entrapment of the median nerve at the wrist and elbow. J Neurol Neurosurg Psychiatry 37:340–360

Duensing F, Lowitsch K, Thorwirth V, Vogel P (1974) Neurophysiologische Befunde beim Carpaltunnelsyndrom. Z Neurol 206:267–284

Fardin P, Negrin P, Carteri A (1979) Clinical and electromyographical considerations on 150 cases of carpal tunnel syndrome. Acta Neurol Scand 73:121

Liveson and Spielholz (1979) Peripheral Neurology. Case studies in electrodiagnosis. F. A. Davis Company, Philadelphia, pp 20–22

Ludin HP, Tackmann W (1979) Sensible Neurographie. Thieme, Stuttgart, pp 70–73

Mumenthaler M (1974) Charakteristische Krankheitsbilder nicht unmittelbar traumatischer peripherer Nervenschäden. Nervenarzt 45:61–66

Mühlau G, Both R, Kunath H (1984) Carpal tunnel syndrome – course and prognosis. J Neurol 231:83–86

Tachibana S, Ohwada T, Yada K (1979) Prognosis in carpal tunnel syndrome: a comparison between the natural history and operative treatment. Acta Neurol Scand 73:120

Die Stellung des Schweißsekretionstestes in der Diagnostik von Engpaßsyndromen

W. A. Nix, G. Krämer und G. Lüth

Schweißteste sind in der Neurologie ein seit vielen Jahren bewährtes diagnostisches Hilfsmittel [1, 7]. Ihre Anwendung entsprang dem Wissen um die Dreiteilung des peripheren Nerven in motorische, sensible und sympathische Fasern. Letzteren obliegt die Ansteuerung der ekkrinen Schweißdrüsen, die als Besonderheit im sympathischen System eine cholinerge Impulsvermittlung zur Schweißproduktion aufweist. Die sympathische Innervation der Haut schließt darüber hinaus die Regelung der Vasomotorik als auch die Piloarektion ein, die innerhalb dieser Betrachtung jedoch außer acht gelassen werden sollen.

Einige Grundlagen des menschlichen Schwitzverhaltens bedürfen zum besseren Verständnis einer kurzen Rekapitulation. Bekannt ist, daß Schwitzen auf Hitzereize oder unter emotionaler Belastung erfolgt. Zentrale Steuerungsmechanismen sind beiden Formen gemeinsam, wobei dem Hypothalamus eine besondere Rolle zugesprochen wird. Von dort ziehen Fasern zum Nucleus intermediolateralis der sich mit seinem Kerngebiet über die spinalen Segmente C_8 bis L_2 verteilt. Präganglionäre Fasern nehmen dort ihren Ursprung, um über die Vorderwurzel dem somatischen Motoneuron folgend über den Ramus albus extraspinal abzuzweigen und sich im paravertebralen Ganglion zu verteilen. Hier liegt nun eine wichtige Schaltstelle. Im Ganglion findet der Übergang vom präganglionären auf den postganglionären Teil des sympathischen Faserverlaufes statt. Über den Ramus crisius schließen sich die Fasern erneut dem spinalen Nerven an, um sich mit ihm im Plexusbereich mit anderen Nerven zu verweben, und um sich später in einem peripheren Nerven wieder zu finden.

Ist die eben beschriebene anatomische Struktur intakt und sind ihre einzelnen Glieder funktionell miteinander verbunden, kann thermoregulatorisches Schwitzen erfolgen. Soll dies klinisch getestet werden, eignet sich das Trinken von 1 bis 1½ l heißem Tee bei warmer Raumtemperatur. Eine Läsion des präganglionären Anteils, z. B. in Form einer spinalen Raumforderung, kann segmentbezogen einen Ausfall des zentralen Schwitzens bedingen. Da jedoch der postganglionäre Anteil noch intakt ist, läßt sich durch die Gabe von 10–15 mg Pilocarpin s. c. ein pharmakologisch induziertes Schwitzen auslösen. Die Gliederung der sympathischen Innervation verläßt oberhalb von C_8 und unterhalb von L_2 ihre segmentale Zuordnung [4]. Paravertebrale Ganglien wie z. B. das Ganglion stellatum versorgen den gesamten Kopfbereich. Nur so ist zu verstehen, daß eine Läsion in diesem Bereich neben einem Horner-Syndrom mit einer quadrantenförmigen nicht an Segmente gebundenen Anhydrose im Gesichtsbereich einhergeht.

Als Thema soll jedoch hier die Wertigkeit des Tests bei Läsionen am peripheren Nerven diskutiert werden. Neben dem bereits angesprochenen thermoregulatorischen und pharmakologisch induzierten Schwitzen ist die Anfeuchtung von Fuß- und Handflächen einem weiteren, dem spontanen Schwitzen unterworfen. Die Anzahl der ekkrinen sudorisekretorischen Drüsen ist in dieser Region besonders dicht. Im Tierreich wird die Befeuchtung der Tatzen im Zusammenhang mit einer verbesserten Haftfähigkeit der Pfoten bei der Fluchtreaktion gesehen. Beim Menschen spielt der Grad der Handbefeuchtung insbesondere in bezug auf die Griffsicherheit beim Anfassen von Gegenständen eine Rolle, die gutachterlich meist zu wenig Beachtung erfährt [3]. Somit lassen präganglionäre Sympathikusläsionen im Hand- und Fußbereich immer noch Schwitzreaktionen, bedingt durch spontanes Schwitzen, trotz des Verlustes der zentralen Kontrolle erwarten.

Die Methode der Schweißsekretionstestung muß der jeweiligen Fragestellung angepaßt erfolgen. Sollen größere Hautareale einer Untersuchung unterzogen werden, bieten sich zwei Testverfahren an. Zum einen der von Gutmann empfohlene aber wenig gebräuchliche Chinizarin-Test [2], zum anderen das von Minor eingeführte Verfahren [5]. Das Minor-Verfahren beruht auf dem Prinzip, daß Jod und Kartoffelstärke unter Befeuchtung miteinander in Reaktion treten, die in einer schwarzen Farbreaktion resultiert. In Anbetracht des doch aufwendigen Verfahrens erfreut sich diese Methode keiner allzu großen Beliebtheit in der klinischen Routine. Praktisch müssen folgende Substanzen zur Verfügung stehen:

1. Eine Flüssigkeit, zusammengesetzt aus Jod 3.0, Rizinusöl 20.0 und Ethanol 180.0.
2. Kartoffelstärke.

Mit der Flüssigkeit wird der Patient zunächst eingepinselt, das Eintrocknen muß abgewartet werden. Ein Sieb ist hilfreich, um sodann den Untersuchungsbezirk mit Kartoffelstärke zu beschicken so, daß eine feine weiße Stärkestaubschicht diesen bedeckt. Heiße Getränke und die Benutzung eines Lichtkastens lassen bald über die Jod-Stärke-Reaktion die Funktion der ekkrinen Schweißdrüsen erkennen.

Einfach in der Durchführung und sicherlich nicht zuletzt auch deshalb weiter verbreitet ist der Ninhydrin-Test nach Moberg [6]. Im Gegensatz zum Minor-Test dient er zunächst dem Nachweis des spontanen und nicht dem des thermoregulatorischen Schwitzens. Die Methodik ist weiterhin primär auch nur an den Fuß- und Handflächen einsetzbar, so daß Minor und Moberg-Methode sich gegenseitig ergänzen.

Während Moberg zunächst nur die Fingerspitzen testete, wird der Test heute wie folgt angewandt: Die Prüfung der Schweißreaktion erfolgt auf einem sauberen Din A 4-Bogen z. B. Schreibmaschinenpapier. Die zu untersuchende Person stellt sich jeweils mit einem Fuß auf das Papier oder preßt die gespreizte Hand fest auf. Mit einem Bleistift wird die Kontur der Extremität umfahren, so daß die Schweißreaktion einem Gliedmaßenabschnitt zugeordnet werden kann. Nach ausreichender Zeit (etwa 2–3 Minuten) kann das Papier zur weiteren Bearbeitung entnommen werden. Eine 1%ige Ninhydrin-Lösung, der zuvor einige Tropfen Eisessig zugesetzt wurden, wird in eine flache Schale gegeben, in der das Papier leicht benetzt wird. Unter Hitzeeinwirkung gehen die Aminosäuren des Schweißes eine violette Farbreaktion mit Ninhydrin ein. Am schnellsten ist dies zu erreichen, wenn das Papier vorsichtig über einer heißen Herdplatte hin- und herbewegt zum Trocknen gebracht wird.

Der Wert des Ninhydrin-Testes bei peripheren Nervenverletzungen nach völliger Kontinuitätsunterbrechung der einzelnen Kabel liegt darin, daß sensible und sympathische Ausfallserscheinungen deckungsgleich sind [1]. Entsprechend sind sensible Reinnervationsphänomene mit einem Wiederauftreten von Schwitzphänomenen vergesellschaftet. Die Axonotmesis hat die Zerstörung der postganglionären sympathischen Faserverbindungen zur Folge. Als Konsequenz daraus sistiert jegliche Art des Schwitzens, auch das durch Pilcarpin induzierbare.

Engpaßsyndrome zeichnen sich durch eine große Bandbreite morphologischer Veränderungen am Nerven aus. Schweißtests können nur dort von diagnostischer Hilfe sein, wo Nerven involviert sind, die sensible und sympathische Anteile aufweisen. Das Supinator-Syndrom des N. radialis als auch die Schädigung des Ramus profundus des N. ulnaris, gehen mit rein motorischen Defiziten einher. Schweißtests können hier die Unversehrtheit der übrigen sensiblen Versorgung nachweisen. Ausgeprägte Schwitz- und Gefühldefizite bei unversehrter Motorik sollen, wie in einem Fall dargestellt, Anlaß sein, nach Innervationanomalien im Handbereich zu fahnden.

Beim Karpaltunnelsyndrom sind sensible, motorische und vegetative Ausfälle möglich. Eigene Erfahrungen, die sich mit den Mitteilungen anderer in Übereinstimmung befinden [9], zeigen, daß bei Engpaßsyndromen ein sensibles Defizit nicht unbedingt wie bei der Axonotmesis, mit Schwitzdefekten gepaart sein muß. Vielmehr kann der Schweißtest unauffällig ausfallen. Der Wert einer solchen Untersuchung besteht dann darin, präoperativ zu dokumentieren, daß die sympathische Innervation noch funktionsfähig ist. Der unauffällige Schweißtest kann auf keinen Fall dazu benutzt werden, die Diagnose eines Karpaltunnelsyndroms anzuzweifeln. Starke Einschnürungen des Nerven im Karpaltunnel oder im Sulcus nervi ulnaris mit unauffälligem Schwitzen in dem zugehörigen Hautareal sind Hinweise dafür, daß motorische und sensible Nerven Druckläsionen gegenüber vulnerabler sind als sympathische Fasern.

Zur Einschätzung der Wertigkeit des Schweißtestes ist die Beobachtung von Interesse, daß lokale Hyperhidrosen durchaus Folge einer lokalen Nervenkompression sein können [8]. In einem eigenen Fall war eine angiomatöse Fehlbildung im Bereich des Unterschenkels unter Einbezug des N. peroneus mit einer umschriebenen Hyperhidrose am Fußrücken verbunden. Hyperhidrosen konnten auch häufig als Endzustand erfolgreicher sensibler und sympathischer Reinnervation beobachtet werden. Wichtig in diesem Zusammenhang ist es, bei Schwitzstörungen die Seite zu identifizieren, auf der die Läsion manifest ist. Häufig wird von Patienten das normale Schwitzen, z. B. im Gesichtsbereich, als krankhaft angesehen und die gegenseitige Anhidrose als normal verkannt. Eine differenzierte Befunderhebung ist notwendig, wenn bei vermutetem thoracic outlet Syndrom Schweißstörungen auftreten. Durchaus kann aus einer Halsrippe ein Engpaßsyndrom mit einer Reizsymptomatik mit Hyperhidrose im Versorgungsgebiet des unteren Armplexus beobachtet werden [10]. Brachialgien mit Hyper- oder Anhidrose im Gesichtsbereich dürfen nicht als Engpaßsyndrom sondern vielmehr als Ausdruck eines Pancoast-Tumors gewertet werden.

Im Gegensatz zur Axonotmesis muß der Schweißtest bei Engpaßsyndromen vorsichtig interpretiert werden und stellt damit keine Routinemaßnahme dar. Dies findet schon darin seinen Ausdruck, daß Schädigungen sympathischer Nervenfasern in Form von Hyper- und Anhidrosen funktionell manifest werden können.

Selbst stark sensomotorisch geschädigte periphere Nerven vermögen eine intakte Schweißsekretion beizubehalten. In Kenntnis dieser Einschränkungen kann der Schweißtest als ein Instrument im Arsenal der neurologischen Befunderhebung zur Dokumentation oder zur differentialdiagnostischen Abklärung hilfreich sein.

Literatur

1. Guttmann L (1931) Die Schweißsekretion des Menschen in ihren Beziehungen zum Nervensystem. Z Gesamte Neurol Psychtr 135:1
2. Guttmann L (1940) Topographic studies of disturbances of sweat secretion after complete lesions of peripheral nerves. J Neurol Psychiatry 3:197
3. Hopf HC (1984) Periphere Nervenschäden. In: Reichelbach H, Jochheim K (Hrsg) Das neurologische Gutachten. Thieme, Stuttgart, S 265
4. List C, Peet M (1938) Sweat secretion in man. II. Anatomical distribution of disturbance in sweating associated with lesions of the sympathetic nervous system. Arch Neurol Psychiatry 40:27
5. Minor V (1928) Ein neues Verfahren zu der klinischen Untersuchung der Schweißabsonderung. Dtsch Z Nervenheilkunde 101:302
6. Moberg E (1958) Objective methods for determining the functional value of sensibility in the hand. J Bone Joint Surg [Br] 40:454
7. Mumenthaler M, Schliack H (1977) Läsion peripherer Nerven. Thieme, Stuttgart
8. Pool J (1956) Unilateral thoracic hyperhidrosis caused by ostenoma of the tenth dorsal vertebra. L Neurosurg 13:111
9. Schiffter R, Schliack H (1966) Erfahrungen mit dem Ninhydrin-Schweißtest nach Moberg in der Diagnostik peripherer Nervenläsionen. Fortschr Neurol Psychiat 34:331
10. Telford E (1942) Cervical rib and hyperhidrosis. Br Med J 2:32

Der Tarsaltunnel beim Pes plano-valgus

Eine anatomische, klinische und computertomographische Studie zur Frage des Zusammenhanges von Plattfußbeschwerden und Tarsaltunnelsyndrom

B. Heimkes, A. Pfister, S. Stotz, P. Posel und B. Mayr

Zwei Beobachtungen lassen daran denken, daß Plattfußbeschwerden durch eine Irritation des Nervus tibialis und seiner Äste im Tarsaltunnel verursacht werden könnten: Erstens überschneiden sich, wie die Abb. 1 zeigt, die Beschwerdebilder von Patienten mit Tarsaltunnelsyndromen stark mit denjenigen von Plattfußpatienten, zweitens wird in Arbeiten über das Tarsaltunnelsyndrom immer wieder der Pes plano-valgus als ätiologischer oder pathogenetischer Faktor angeschuldigt, so z. B. bei Serre et al. (1965), Komar et al. (1966), Mosimann (1969) und Menon (1980). In einer neueren Arbeit von Wanivenhaus (1984) wird sogar umgekehrt zur Diskussion gestellt, ob der fixierte Plattfuß des Jugendlichen nicht durch ein Tarsaltunnelsyndrom ausgelöst sein könnte.

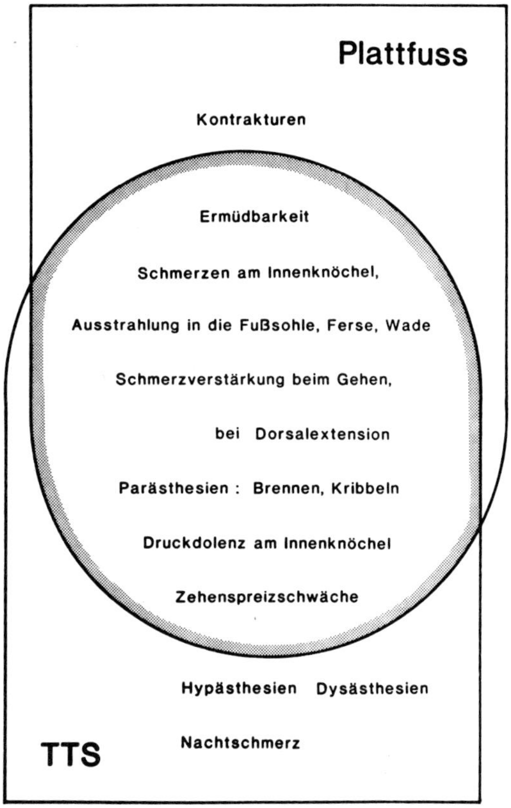

Abb. 1. Überschneidende Beschwerdebilder beim Plattfuß und beim Tarsaltunnelsyndrom

An den Anfang unserer Arbeit stellten wir die Hypothese, daß Plattfußbeschwerden durch ein nervales Kompressionssyndrom im Tarsaltunnel verursacht werden. Es ergab sich dabei die Schwierigkeit, daß keine einzige Arbeit vorliegt, die den Tarsaltunnel funktionell-anatomisch definiert. In einer älteren französischen Veröffentlichung von Maisonnet (1950) wurden die Faszienverhältnisse im Tarsaltunnel in etwa richtig dargestellt, allerdings ohne Kenntnis der klinischen Problematik des erst 1962 von Lam und Keck definierten Tarsaltunnelsyndroms. Anhand von 10 anatomischen Präparaten (8 Normalfüße, 2 Plattfüße) versuchten wir deshalb, den Tarsaltunnel anatomisch in seiner Quer- und Längsausdehnung darzustellen. Die Präparate wurden zuerst geröntgt und dann computertomographiert. Als Schnittebene wurde dabei eine Ebene parallel zum Ligamentum laciniatum gewählt, die Schnitte liegen also jeweils im 45°-Winkel zur Frontal- und Horizontalebene des Körpers. Anschließend wurden fünf der Präparate – den CT-Schnitten entsprechend – in Scheiben geschnitten, die restlichen fünf an der medialen Seite des Fußes präpariert. Die Anschnitte des Tarsaltunnels im Querschnittpräparat zeigen, wie in Abb. 2 dargestellt, folgendes Ergebnis: Der Taluskopf kippt beim Plattfuß nach medial-plantar; dadurch wird das Ligamentum laciniatum, das für die Einengung des Nervus tibialis und seiner Äste verantwortlich gemacht wird, weit nach medial gespannt. Durch diese mediale Ausspannung des Ligamentum laciniatum ist der Tarsaltunnel des Plattfußes nicht enger als derjenige des Normalfußes.

Die Präparation der medialen Seite des Fußes zeigte bisher nicht bekannte Einzelheiten des Tarsaltunnels. Aus Abb. 3 sind die Faszienverhältnisse des Normalfußes *nach* Entfernung des Ligamentum laciniatum ersichtlich: Die Nervi plantares verlaufen etwas unterhalb des Sustentaculum tali, nur auf einer Strecke von ca. 2 cm, in zwei getrennten bindegewebigen Röhren. Wir glauben hiermit das anatomische Substrat dafür gefunden zu haben, daß beim Tarsaltunnelsyndrom, elektrodiagnostisch nachweisbar, die beiden Plantarnerven isoliert geschädigt sein können,

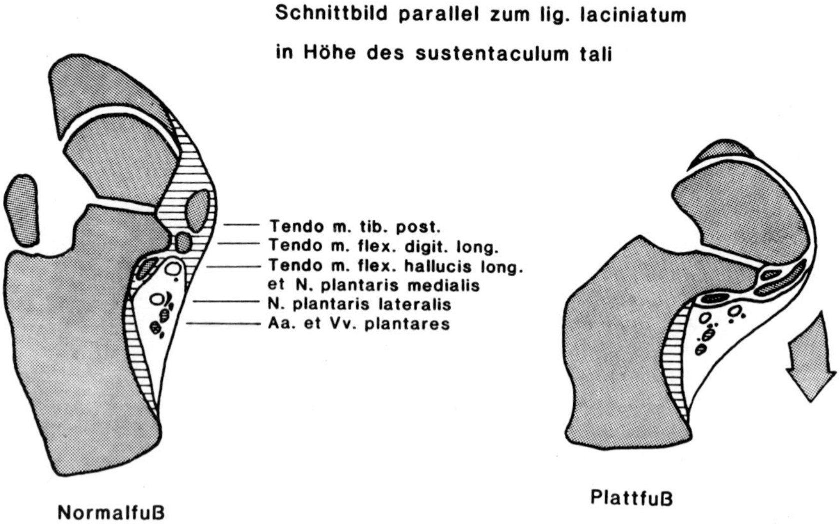

Abb. 2. Schema des Tarsaltunnelquerschnittes beim Normalfuß und Plattfuß. Der Tarsaltunnel des Plattfußes ist im Vergleich nicht enger

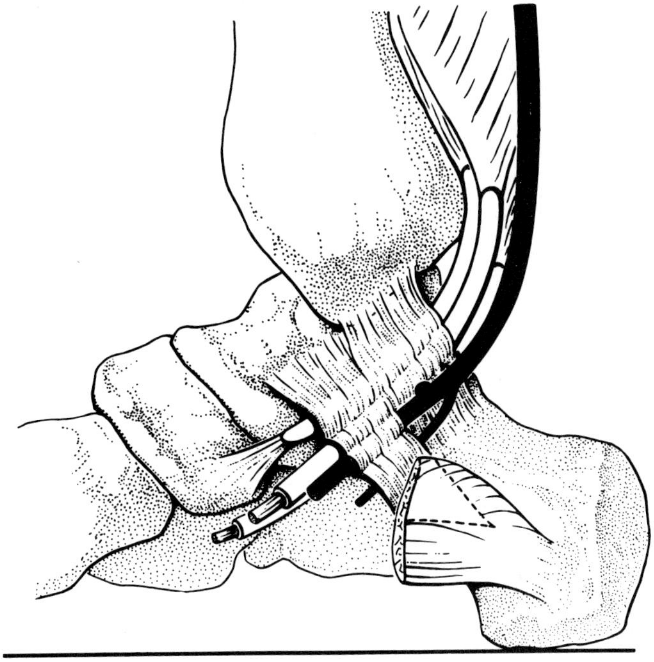

Abb. 3. Darstellung des Tarsaltunnels am Normalfuß nach Entfernung des Ligamentum laciniatum. Die schwarz gezeichneten Nervi plantares können distal des Sustentaculum tali durch zwei getrennte bindegewebige Röhren zusätzlich eingeengt werden. (Das proximale Ende des Sustentaculum tali ist durch einen halbmondförmigen schwarzen Punkt markiert.)

wie Edwards (1969) und Kaplan (1981) berichten. Beim Plattfuß ändern sich – siehe Abb. 4 – die Lagebeziehungen der Sehnen und Nerven des Tarsaltunnels geringgradig: Die Sehnen des M. tibialis posterior und des M. flexorum digitorum longus luxieren minimal vom Sustentaculum tali weg nach cranial, die Nervi plantares verlaufen nicht medial, sondern plantar des Sustentaculum tali in die Fußsohle. Es konnte kein Hinweis dafür gefunden werden, daß dadurch eine vermehrte Einengung oder Ablenkung des Nerven verursacht wird.

Zusammenfassend kann somit gesagt werden, daß der Tarsaltunnel des Plattfußes im Vergleich zum Normalfuß im Querschnitt nicht enger ist; die Verläufe der Nervi plantares sind verändert, allerdings ergab sich kein Hinweis, daß sie dadurch vermehrt osteogen oder fibrös eingeengt sind.

Im klinischen Teil unserer Untersuchung wurden zusammen mit Bauer (1967) 141 Patienten mit doppelseitigen, ausgeprägten, *nicht* traumatisch erworbenen Plattfüßen nach Kriterien eines Tarsaltunnelsyndroms untersucht. Der jüngste Patient war 12 Jahre, der älteste 76 Jahre alt. Entsprechend der Tabelle 1 wurde die Anamnese erhoben und nach objektiv klinischen Befunden gesucht. Bei allen Patienten wurde ein venöser Kompressionstest durchgeführt, wie er bei Komar et al. (1966) beschrieben ist. In der Auswertung zeigte sich, daß 119 der 141 Patienten keinerlei Beschwerden hatten, oder daß die Beschwerden eindeutig so waren, daß sie nicht in das Bild eines Tarsaltunnelsyndroms paßten. Bei 22 Patienten fanden sich

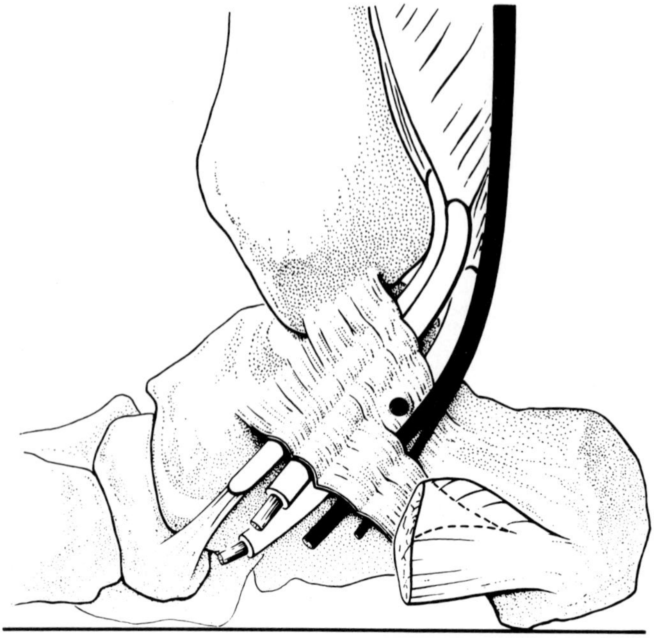

Abb. 4. Darstellung des Tarsaltunnels am Plattfuß. Trotz Absenkung des Längsgewölbes ist die Lage des N. tibialis und seiner Äste nicht wesentlich verändert

Tabelle 1. Diagnose des Tarsaltunnelsyndroms

Anamnese:		Fußschmerz, neurologische Symptome
Objektive klinische Befunde		Druckschmerz, Tinel-Zeichen am Tarsaltunnel sensible Ausfälle, dermatomentsprechend Trophik: Nagel- und Hautstörungen Motorik: Störung der Zehenspreizung
Venöser Kompressionstest:		Schmerzverstärkung
Elektrodiagnostik:	NLG:	Verzögerung der motorischen distalen Latenz
	EMG:	Fibrillationen
Ninhydrintest		
Computertomographie		

Tabelle 2. Die Elektrodiagnostik des Tarsaltunnelsyndroms

Nervenleitgeschwindigkeit		
Motorische NLG	Distale Latenz verzögert	Goodgold, Johnson, Lam u. a.
Sensible orthodrome NLG	Verzögert	Saeed
Elektromyographie		
Spontanaktivität	Fibrillationen	Ludin, Mann
Potentialbeurteilung	Amplitude erniedrigt Potentialdauer verlängert	Kaplan

in der Anamnese und in subjektiv bewertbaren Punkten der klinischen Untersuchung verdächtige oder unklare Befunde. Diese 22 Patienten wurden eingehender untersucht, wobei wir bis auf einen Fall auf eine Elektrodiagnostik verzichteten, da die elektromyographische und neurographische Untersuchung beim Tarsaltunnelsyndrom im Gegensatz zum KTS an der Hand umstritten ist. Mehrfach wird von Autoren, so z.B. Mosimann (1969), Bauer (1972) und Wanivenhaus et al. (1984) darauf aufmerksam gemacht, daß der Nachweis eines Tarsaltunnelsyndroms ein klinischer ist, und daß negative Befunde der Nervenleitgeschwindigkeit und der Elektromyographie keinen Einfluß auf Operationsindikationen haben. Zudem bestehen unterschiedliche Meinungen zur Wertigkeit der verschiedenen elektrodiagnostischen Methoden, wie Tabelle 2 zeigt. Bei unseren Patienten führten wir den Ninhydrin-Test nach Meyer et al. (1965) durch. Das Ergebnis war allerdings ebenfalls enttäuschend: Wir konnten bei keinem unserer Patienten eine dermatomentsprechende Schweißsekretionsminderung bzw. Seitendifferenz finden. Des weiteren führten wir bei kooperativen Patienten insgesamt 20 Computertomographien des Tarsaltunnels entsprechend unseren anatomischen Vorarbeiten durch; der Tarsaltunnel wurde im Computertomogramm vermessen und planimetriert, wobei – wie in den anatomischen Vorstudien – der Querschnitt des Tarsaltunnels beim Plattfuß gegenüber dem Normalfuß nicht signifikant vermindert ist. In Einzelfällen ist er sogar vermehrt. In Abb. 5 ist ein typisches Beispiel dieser Computertomogramme zu sehen: Bedingt durch die Taluskippung nach medial wird der Tarsaltunnel weit aufgespannt, die beiden gut sichtbaren Nervi plantares liegen ungehindert zwischen dem Sustentaculum tali und dem Gefäßbündel im Tarsaltunnel.

In der Gesamtauswertung fanden wir unter unseren 141 Patienten nur einen sicher pathologischen Fall. Dabei handelte es sich um eine 70jährige Frau, die eine sichere Hypästhesie im Bereich der Nervi plantares hatte. Eine hierbei durchgeführte Elektrodiagnostik zeigte eine Verlänerung der distalen Latenzzeit am betroffenen

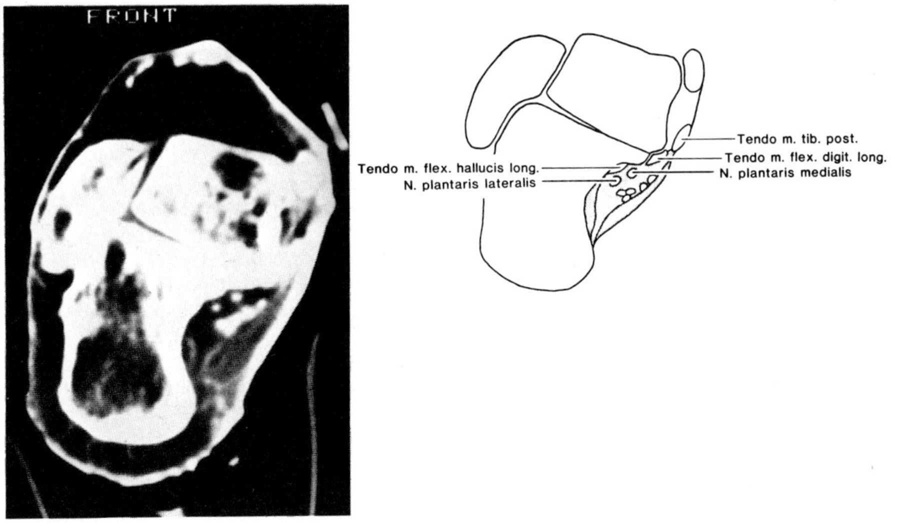

Abb. 5. Computertomogramm des Tarsaltunnels beim Plattfuß. Die Nervi plantares verlaufen ungehindert im Tarsaltunnel

Fuß auf 7,2 msec. im Vergleich zur Gegenseite von 5,8 msec. Allerdings hatte die Patientin andere Risikofaktoren für das Entstehen eines Tarsaltunnelsyndroms: Sie litt zugleich unter einem gesicherten und operativ bestätigten Karpaltunnelsyndrom und Sulcus-ulnaris-Syndrom, zudem bestand eine Mikroangiopathie aufgrund einer Hyperlipidämie Typ IV, einer Hyperurikämie und einer arteriellen Hypertonie. Die Patientin wurde operiert, intraoperativ konnte entsprechend des vorher durchgeführten CTs keine wesentliche Einengung der Nervi plantares festgestellt werden, die Patientin war postoperativ beschwerdegebessert, jedoch nicht beschwerdefrei. Der Plattfuß der Patientin war relativ gering ausgeprägt, so daß wir in diesem Fall insgesamt davon ausgehen müssen, daß hier nur das zufällige Zusammentreffen eines Pes plano-valgus und eines Tarsaltunnelsyndroms vorliegt.

Die gemeinsame Wertung unserer anatomischen, computertomographischen und klinischen Untersuchung konnte unsere Arbeitshypothese, wonach Plattfußbeschwerden beim nicht traumatisch erworbenen Plattfuß durch die Irritation des Nervus tibialis und seiner Äste im Tarsaltunnel verursacht werden, nicht bestätigen. Der Tarsaltunnel des Plattfußes ist im Vergleich zum Normalfuß nicht enger. Die Nervi plantares ziehen nicht medial, sondern plantar des Sustentaculum tali zur Fußsohle, sind jedoch nicht vermehrt osteogen oder fibrös komprimiert.

Bei 141 Patienten mit doppelseitigen ausgeprägten, *nicht* traumatisch erworbenen Plattfüßen wurde nur ein einziges Tarsaltunnelsyndrom gefunden, das aber auf andere Ursachen zurückgeführt werden konnte.

Aufgrund unserer Untersuchungen sind wir der Meinung, daß auch der Umkehrschluß unserer Hauptaussage erlaubt ist: *Der nicht traumatisch erworbene Plattfuß scheidet als Ursache eines Tarsaltunnelsyndrom aus.*

Literatur

Bauer H (1967) Untersuchungen über das Tarsaltunnelsyndrom als mögliche Ursache von Beschwerden beim erworbenen Plattfuß. Inauguraldissertation München

Bauer H (1972) Das Tarsaltunnelsyndrom. Wehrmed Monatsschr 8:232–236

Edwards WG, Lincoln CR, Bassett FH, Goldner JL (1969) The Tarsal Tunnel Syndrome. Diagnosis and Treatment. JAMA 207:716–720

Kaplan PE, Kernahan WT (1981) Tarsal Tunnel Syndrome. J Bone Joint Surg [Am] 63:96–99

Keck CH (1962) The Tarsal Tunnel Syndrome. J Bone Joint Surg [Am] 44:180–182

Komar J, Banky B (1966) Beiderseitiges Tarsaltunnelsyndrom. MMW 108:1115

Lam SJS (1962) A Tarsal Tunnel Syndrome. Lancet II:1354–1355

Maisonnet J, Condane R (1950) Anatomie clinique et operatoire. Doin, Paris

Menon J, Dorfman HB, Renbaum J, Friedler S (1980) Tarsal tunnel syndrome secondary to neurilemona of the medial plantar nerve: a case report and review of the literature. J Bone Joint Surg [Am] 62:301–303

Meyer A, Brüchle H, Schäfer P (1965) Der Ninhydrintest. Chir Prax 9:111

Mosimann W (1969) Das Tarsaltunnelsyndrom. Klinik und Ergebnisse der operativen Therapie. Schweiz Arch Neurol Neurochir Psychiatr 105:19–54

Serre H, Simon L, Claustre J, Avila de Azevedo M (1965) Le syndrome des Canal tarsien. Rev Rhum Mal Osteoartic 32:96

Wanivenhaus A, Widhalm R, Parzer R (1984) Das Tarsaltunnelsyndrom – ein Impingementsyndrom? Orthop Prax 9:725–727

Schultergürtelsyndrom nach Yoga-Übungen

L. Burger, U. Mielke und K. Schimrigk

Einleitung

Unter dem Begriff des Schultergürtelsyndroms werden nach Lord (1955) Hyperabduktions- und Kostoklavikularsyndrom zusammengefaßt. Symptome sind arterielle und venöse Durchblutungsstörungen sowie neurale Kompressionserscheinungen bei Dorsal- und Abwärtsbewegungen der Schulter und bei Hyperabduktion. Eine 20jährige Patientin führte stundenlange Yoga-Übungen über mehr als 4 Jahre durch. Diese Übungen müssen als Ursache der Erkrankung im Sinne einer funktionellen Enge angenommen werden.

Im folgenden berichten wir über den klinischen Verlauf und die erhobenen Befunde.

Kasuistik

Die Patientin kam in unsere Behandlung, nachdem sie in ihrem Beruf als Malerlehrling und künftige Bühnenbildnerin erheblich durch das Zittern beim Malen und anderen feinmotorischen Tätigkeiten behindert war. Sie klagte über ziehende Schmerzen im Bereich des linken Unterarmes. Anamnestisch bestanden bereits 2 Jahre vor der stationären Aufnahme Muskelatrophien, wobei die Yoga-Übungen zu dem damaligen Zeitpunkt bereits 4 Jahre durchgeführt worden waren. Erst die Aufnahme einer beruflichen Tätigkeit führte zur ärztlichen Untersuchung.

Klinisch lag eine deutliche Atrophie des Thenars, Hypothenars und der Musculi interossei rechts deutlicher als links vor. Bei der Untersuchung fand sich ein regelrechter Gefäßstatus, keine Blutdruckdifferenzen, keine Stenosegeräusche im Bereich der Supraklavikulargruben. Bei Abduktion der Schultern war eine Abschwächung der Radialispulse zu palpieren. Der neurologische Befund war bis auf die beschriebenen Atrophien und eine diskrete Abschwächung des Trizepssehnenreflexes unauffällig. Trotz der deutlichen Atrophien fand sich nur eine mäßige Kraftreduktion. Röntgen-Thoraxuntersuchungen sowie Aufnahmen der oberen Thoraxapertur und der Halswirbelsäule waren unauffällig, Exostosen oder eine Halsrippe nicht nachweisbar. Die motorische und sensible Nervenleitgeschwindigkeit des N. ulnaris und N. radialis lagen im Normbereich. Die Latenzen der somatosensorisch evozierten Potentiale des N. medianus waren nicht verlängert. Im EMG fanden sich spärliche Fibrillationen und eine deutliche Reduktion motorischer Einheiten bei maximaler Aktivität. Die Veränderungen waren am stärksten ausgeprägt im Thenar, Hypothenar und den Musculi interossei, diskret auch im M. triceps brachii. Zum Ausschluß

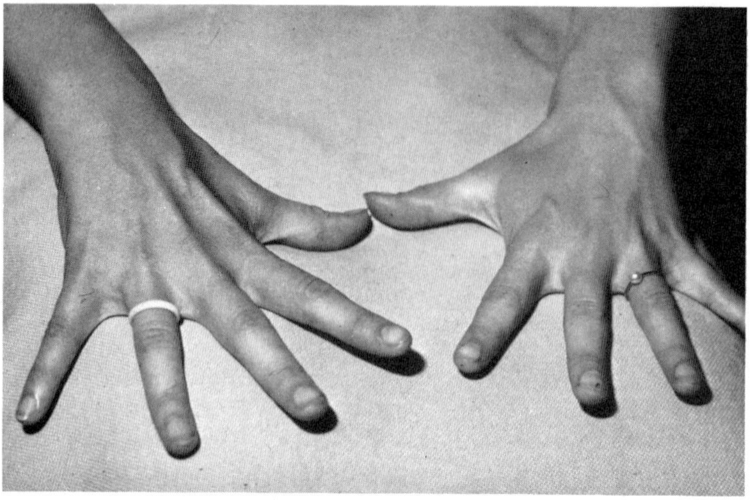

Abb. 1. Ausgeprägte Atrophien des Spatium interosseum I und II rechts sowie Hypothenar. Links diskrete Atrophie Interosseum IV

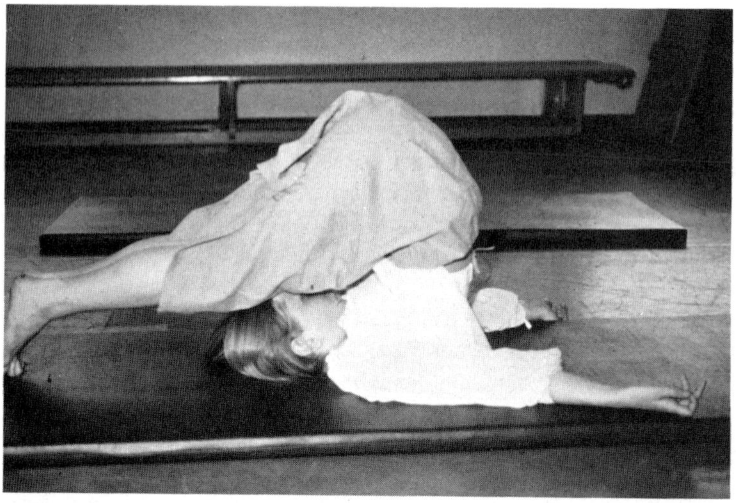

Abb. 2. Typische Yogastellung, in der die Patientin stundenlang verharrte

einer Wurzelläsion wurde eine Myelographie durchgeführt. Diese ergab einen unauffälligen Befund. Mittels Brachialisangiographie konnte eine gefäßbedingte Enge ausgeschlossen werden. Eine diagnostische Klärung brachte erst die Demonstration der Yoga-Übungen, wie sie stundenlang von der Patientin täglich durchgeführt wurden.

Unspezifische Warnsymptome wie Kribbelparästhesien und Muskelzuckungen wurden von der Patientin stolz toleriert.

Diskussion

Nach Mayfield (1959) ist die Diagnose eines Schultergürtelsyndroms immer eine Ausschlußdiagnose. Bei unserer Patientin lassen sowohl die Anamnese als auch die typische Stellung, die die Symptomatik auslöste, ein Schultergürtelsyndrom annehmen. Hierbei kommt es, bedingt durch die stundenlangen Yoga-Übungen, zu einer funktionellen Enge des Gefäßnervenstranges. Bereits bei Gesunden ist mit einer Abschwächung der arteriellen Pulse bei entsprechenden Positionen in der Hälfte der Fälle zu rechnen. Die prädisponierende Haltung ist die anterolaterale Abduktion oder Hyperabduktion, z.B. beim Schlafen mit über den Kopf gefalteten Händen. Die klinischen Ausfallserscheinungen sind jedoch auf die Dauer der Abduktion oder Hyperabduktion begrenzt. In wenigen Fällen kommt es jedoch zu bleibenden Kompressionssyndromen, es entsteht durch die Einklemmung des Gefäßnervenbündels eine arterielle, venöse oder neurale Kompression. Unsere Untersuchungen an dem aufgezeigten Fall konnten ein typisches Auslösen der Symptomatik bei Durchführung der Übung zeigen. Nach Beendigung der Übung sistierten die Beschwerden. Die Muskelatrophien bestehen jedoch jetzt über 4 Jahre unverändert.

Frankel und Hirata konnten 1971 an zwei Wettkampfschwimmern eine entsprechende Symptomatik zeigen. Die beiden Sportler, einer bei der Vorbereitung zur Olympiade 1968, hatten entsprechende Symptome beim Kraulschwimmen. Die Beschwerden sistierten in Ruhe. 1972 beschrieben Strauer und Rastan einen Kanadierboot-Kanuten, der die gleichen Beschwerden beim Paddeln verspürte. Nach Beendigung der Paddelübungen verschwanden die Symptome. Die Differentialdiagnose umfaßt neben myatrophischer Lateralsklerose und Syringomyelie insbesondere die Formen der progressiven spinalen Muskelatrophie. Hierbei muß differentialdiagnostisch insbesondere die bisher überwiegend in Japan beobachtete Sonderform der Erkrankung, die juvenile distale und segmentale Muskelatrophie der oberen Extremitäten, erwähnt werden. Eine radikuläre Atrophie war mit Hilfe der Myelographie und Darstellung der regelrechten Wurzeltaschen weitgehend unwahrscheinlich.

Aufgrund der Anamnese, der Ausschlußdiagnostik sowie der Durchführung der entsprechenden Stellung, die die Beschwerden auslöste, nehmen wir an, daß bei der Patientin ein Schultergürtelsyndrom auf dem Boden einer funktionellen Enge des Gefäßnervenbündels, bedingt durch die abnorme stundenlange Stellung bei Yoga-Übungen, vorliegt. Eine genaue Differenzierung der einzelnen Schultergürtelsyndrome erscheint nicht möglich. Das Sistieren der subjektiven Beschwerden bei weiter vorhandenen Muskelatrophien könnte unsere Hypothese stützen.

Literatur

Frankel SA, Hirata J (1971) The scalenus auticus syndrome and competitive swimming, report of two cases. JAMA 215:1796–1798

Lord JW jr (1955) Diagnostic and surgical aspects of the shoulder girdle syndromes. NY Med J 55:2021–2028

Mayfield FH, Newquist RE (1959) The shoulder-hand syndrome. Ohio State Med J 55:1373–1375

Strauer BE, Rastan H (1972) Das Hyperabduktionssyndrom. Dtsch Med Wochenschr 97:1335–1338

Das Kompressions-Syndrom des N. peronaeus im Bereich des Fibulaköpfchens*

CHR. WULLE und A. WILHELM

Ein Engpaß-Syndrom kann überall dort entstehen, wo ein Nerv zwischen Knochen und einer straffen ligamentären Struktur in einem osteofibrösen Kanal verläuft.

1973 führten Gloobe und Chain anatomische Untersuchungen an 60 Beinen durch, wobei sie immer einen fibrösen Arcus 1–2 cm distal des Fibulaköpfchens an dessen tibialer Seite fanden, der sich zwischen der Muskelfaszie der Mm. soleus und fibularis longus ausspannt. Dieser Arcus war unterschiedlich dick und gelegentlich wesentlich straffer gespannt als üblich. Der N. peronaeus communis verläuft unter diesem Arcus. Es wird die Möglichkeit dargelegt, daß unter einem besonders dicken und straffen Arcus eine Kompression auftritt und diese durch eine plötzliche und abrupte Bewegung verstärkt wird.

Als Ursache der Fibularis-Irritation, die bis zur Parese gehen kann, sind drei Gruppen aufzuführen:
1. Tumore
2. Traumen und Entzündungen
3. Lagerungsbedingte Druckschädigung

1. Unter den *Tumoren* rangieren die Ganglien an erster Stelle, aber auch Knochensporne, Exostosen, Neurinome, degenerative Veränderungen und bindegewebige Strikturen sind beschrieben (Stack et al., Barber et al., Fettweis, Wulle). Coker und Kent fanden 2mal einen zystisch veränderten Meniskus.

2. *Traumen* bilden den größten Ursachen-Komplex für die Fibularis-Parese (Nobel, Mandsley, Kopell u. Thompson), zumal hier auch wohl die Fälle einzuordnen sind, bei denen „keine sichere Ursache gefunden“ werden konnte (Sidey).

Schon Kopell et al. gaben als Ursache der Fibularisneuropathie Zug und Kompression des Nerven durch den Arcus gegen den Knochen an, wie sie bei einem Supinations- und Plantarflexionstrauma des Fußes entstehen. Ein intraneurales Hämatom, wie es 2mal von Nobel beschrieben wurde, belegt diesen Verletzungsmechanismus.

Fraktur des Fibulaköpfchens und Luxation des Kniegelenkes verursachen eine direkte Läsion, ebenso wie die lokalisierte offene Verletzung oder Entzündung. Spinner gibt an, daß bei Verrenkungstraumen des Kniegelenkes in 25–35% der Fälle Nervenprobleme auftreten, die von der Neuropraxie bis zur Neurotmesis gehen können.

3. So wie der N. fibularis in seinem Verlauf in dem engen Kanal durch *Druck von innen* geschädigt werden kann, so ist auch eine Irritation des Nerven durch *Druck von außen* möglich, z.B. durch einen zu engen Verband, einen Gips oder Schienenlagerung. Meist wird man nach Erkennen der Parese diese Ursache sofort beseitigen und mit Physiotherapie beginnen, so daß eine spontane Regeneration er-

---

* Herrn Prof. Dr. med. Dr. jur. W. Wachsmuth zum 85. Geburtstag gewidmet

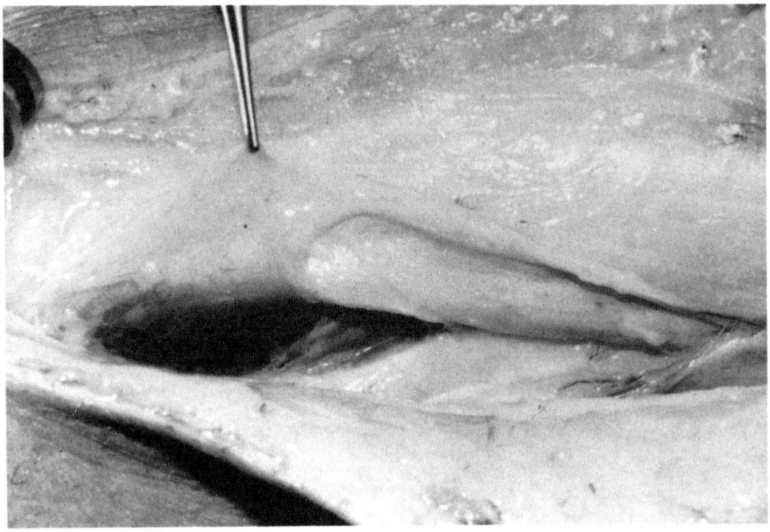

Abb. 1.–3. Neurolyse bei Fibularisparese nach Druckschädigung

Abb. 1. Darstellung des Arcus zwischen dem M. soleus und M. fibularis longus

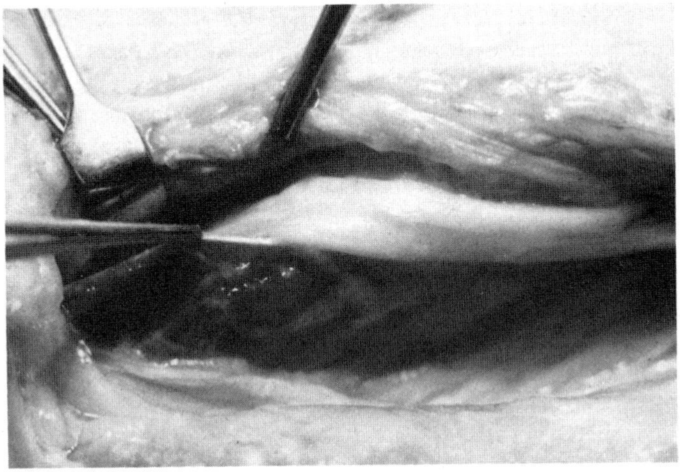

Abb. 2. Die sehnige Ursprungsportion des M. soleus wird vom N. fibularis überquert. Simulation der Anspannung des Muskels

folgen kann. Ist die Druckschädigung aber zu intensiv oder wird sie zu spät erkannt, bleibt die Parese des Nerven trotz konservativer Therapie über eine relativ lange Zeit mit dem typischen Beschwerde- und Gangbild bestehen. Es wurde dann bisher zur Verbesserung des Gehvermögens eine Fibularis-Schiene verordnet und später evtl. eine funktionsverbessernde Operation durchgeführt.

Die Symptomatik der Fibularisparese besteht in Parästhesien unterschiedlichen Ausmaßes an der lateralen Wade und am Fußrücken, Schwäche bis Unfähigkeit der

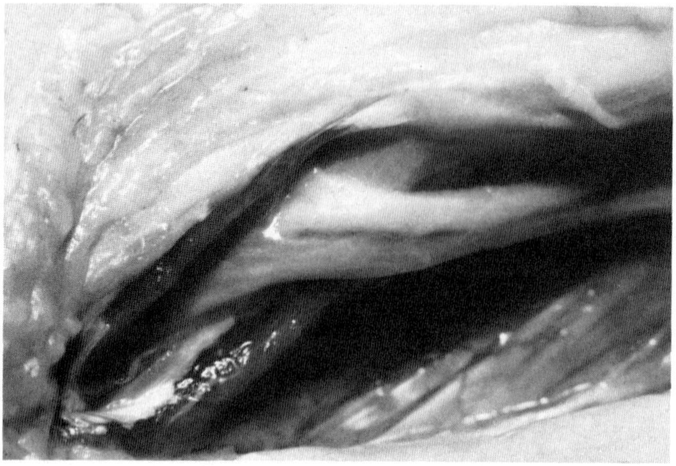

Abb. 3. Situs nach Resektion der sehnigen Ursprungsportionen des M. fibularis longus und des M. soleus

Fußhebung sowie Schmerzzuständen vom Fibulaköpfchen nach distal im ganzen Nervenverlauf unterschiedlichen Ausmaßes, wobei diese auch nach proximal ausstrahlen können.

Burke beschrieb 1973 ein sicheres Zeichen der Fibularisschwäche: Der Fuß kann bei leicht gebeugtem Knie nicht sicher in Varus- oder Valgusstellung gebracht werden, sondern diese Bewegung wird plump und ungeschickt ausgeführt.

Therapeutisch wird die Freilegung des N. fibularis mit Resektion des Arcus zwischen den Mm. soleus und fibularis longus und der sehnigen Ursprungsportion des M. fibularis longus durchgeführt (Abb. 1–3), ggf. mit Resektion eines Tumors und – nur in äußerst seltenen Fällen – mit mikroskopischer interfaszikulärer Neurolyse.

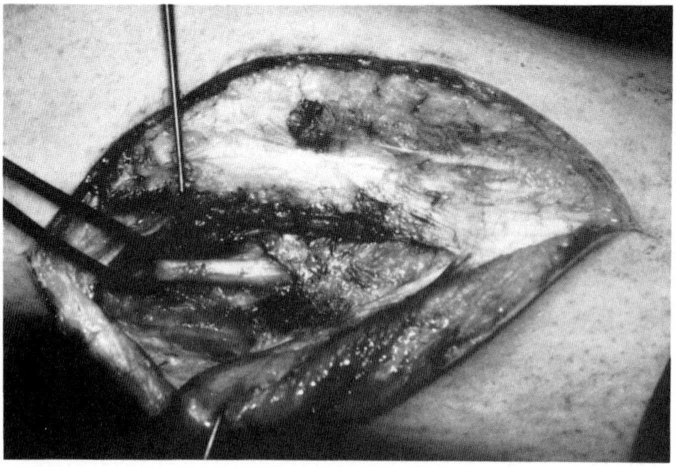

Abb. 4–6. Neurolyse bei Fibularisparese nach Unterschenkel-Quetschung

Abb. 4. Die Unterschenkelfaszie ist gespalten, der N. fibularis proximal und das Narbengewebe distal dargestellt

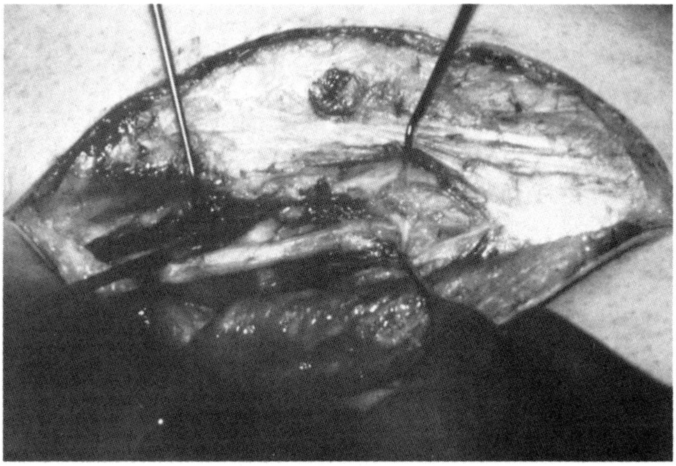

Abb. 5. Situs nach Teilresektion der narbig veränderten sehnigen Ursprungsportion des M. fibularis longus

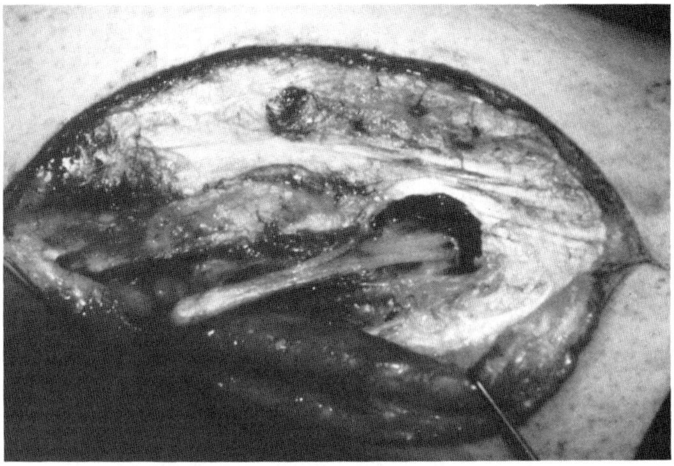

Abb. 6. Nach Vervollständigung der Weichteilresektion erkennt man einen auch im Aufteilungsgebiet deutlich druckgeschädigten Nerven

Sowohl in der Literatur als auch in unserem Krankengut (mit 5 Tumorpatienten und 11 Verletzungsfällen) stellten sich gute Regenerationsergebnisse des Nerven bei Tumoren und einer gewissen Anzahl der traumatisch bedingten Fibularisparesen ein.

Dadurch ermutigt, wandten wir dieses Verfahren seit 1971 auch bei exogen bedingten Druckschäden des Nerven an (Abb. 4–7). Selbstverständlich sollte man bei jedem Patienten durch tägliche Überprüfung der Lagerung, von Verband, Schiene und Gips dem Entstehen einer Fibularisparese vorbeugen. Trotz sorgfältigster Pflege lassen sich jedoch insbesondere bei polytraumatisierten Patienten Fibularisparesen nicht immer vermeiden. Wird eine solche lagerungsbedingte Fibularisparese er-

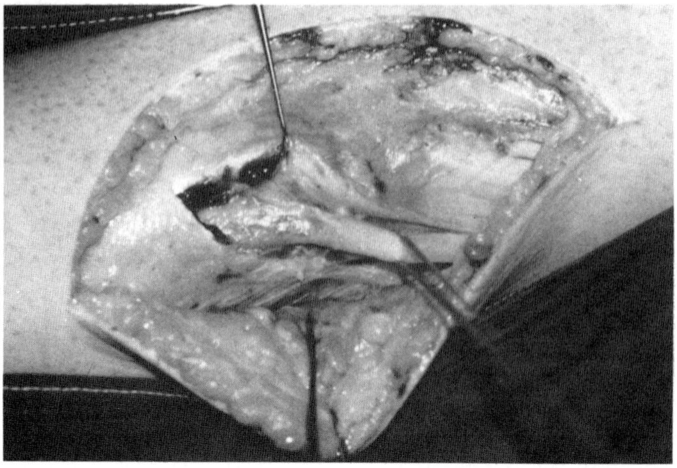

Abb. 7. Neurolyse bei Fibularisparese nach Kniegelenksempyem: Druckschädigung und erhebliche Vernarbung des Nervengleitlagers

kannt, bleibt die erste Behandlungsmaßnahme natürlich die Korrektur der Lagerung, des Verbandes, der Schiene oder des Gipses mit sofort einsetzender Physiotherapie und evtl. Vitamin-B-Medikation.

In diesem Zusammenhang muß zur Diskussion gestellt werden, ob nicht durch nachfolgende Elektrotherapie – bei Belassen des Arcus und der sehnigen Ursprungsportion – statt der gewünschten Besserung eine Behinderung der Nervenregeneration eintritt. Bei Betrachtung der anatomisch-topographischen und funktionellen Verhältnisse in diesem Bereich ist die Möglichkeit einer zusätzlichen Kompression des Nerven durch die elektrisch induzierten Kontraktionen des M. fibularis longus nämlich absolut gegeben.

Lassen sich aber innerhalb von 4–6 Wochen keine eindeutigen Zeichen einer Restitution erkennen, sollte u. E. die Indikation zur operativen Dekompression gestellt werden. Zu diesem Eingriff wird man sich um so leichter entschließen, wenn äußerliche Druckzeichen nachweisbar sind, woraus nach unseren Beobachtungen immer auf eine höhergradige Druckschädigung geschlossen werden kann.

Vor allem unter Berücksichtigung des Patientengutes der Chirurgischen Klinik der Städtischen Krankenanstalten Aschaffenburg können wir über 14 Fälle berichten, bei denen von 1971 bis Mai 1984 die Fibularis-Lösung aufgrund einer Druckschädigung ausgeführt wurde.

9 Patienten waren männlich und 3 weiblich; das Alter lag zwischen 16 und 73 Jahren. Die Zeit zwischen dem Auftreten der Druckparese und der Operation betrug 1–6 Monate, die Zeit zwischen der Operation und der Nachuntersuchung 1 Monat bis 10 Jahre.

Die Prognose wird nicht nur vom Alter und dem Allgemeinzustand des Patienten (z. B. Diabetes) beeinflußt, auch die Schwere der Erkrankung oder des Unfalles spielt eine Rolle, wie z. B. bei einem Patienten, der nach einem schweren Schädel-Hirn-Trauma drei Monate bewußtlos war. Vor allem aber kommt dem Ausmaß des Druckes und seiner Entwicklungsdauer eine große Bedeutung zu sowie der Zeit, die zwischen dem Bemerken der Symptomatik und der operativen Lösung vergeht.

Ein Belassen der Narbe beim Abwarten, bis eine eventuelle Spontanregeneration nachweisbar wird, bedeutet ein Belassen des Druckes. Leider liegen Untersuchungen, inwieweit eine Narbe nach einem Druckulkus in Höhe des Fibulaköpfchens selbst zu einer Schädigung führen kann, nicht vor. Wer die Kraft einer sich kontrahierenden Narbe kennt, wird eine Druckerhöhung mit Ausbildung der Narbe aber nicht abstreiten.

Wir bewerten nach folgendem Schema:

Tabelle 1. Fibularis-Druckparesen

	Bewertung
Sehr gut	– Keine Schmerzen – Kräftige Streckung gegen Widerstand – Barfußgang ohne Auffälligkeiten
Gut	– Keine Schmerzen – Barfußgang ohne wesentliche Auffälligkeiten
Befriedigend	– Keine Schmerzen – Fußsohle u./o. Zehen können eben vom Fußboden abgehoben werden – Noch keine Fibularisschiene
Mangelhaft	– Muskel spannt tastbar an ohne Gelenkaktion
Schlecht	– Kein Bewegungsausmaß

Leider konnten wir das EMG nicht berücksichtigen. Der Befund einer vollständigen Fibularisparese ist klinisch präoperativ sicher zu erheben. Postoperativ konnten wir diese Untersuchung bei 7 Patienten veranlassen, ohne daß ein Befund einging.

Über *Schmerzen* aufgrund der Druckschädigung klagte nach der Operation kein Patient mehr.

Tabelle 2. Fibularis-Druckparese (n = 14)

Nr.	Muskelaktivität				Kraft	Beurteilung
	Fibul.	Tib. ant.	EHL	EDC		
1.		20°			Fast stgl.	Gut
2.		Spannt etwas an			∅	Mangelhaft
3.	+	+	+	+	Fast stgl.	Gut
4.		Besserung	=	=	Vermindert	Befriedigend
5.		10°	+	+	Seitengl.	Sehr gut
6.	+	+	+	+	Seitengl.	Sehr gut
7.	+	+	+	+	Seitengl.	Sehr gut
8.	+	+	+	+	Seitengl.	Sehr gut
9.		Schwäche	10°		Vermindert	Mangelhaft
10.		minimal			Vermindert	Schlecht
11.		20°			Vermindert	Befriedigend
12.	+	+	+	+	Fast stgl.	Gut
13.	+	+	+	+	Vermindert	Befriedigend
14.	+	+	+	+	Fast stgl.	Gut

Nur 5 Patienten gaben eine normale *Sensibilität* an, während 3 Patienten Kribbeln oder eingeschlafenes Gefühl nur gelegentlich beschrieben und in unterschiedlicher Ausdehnung an der Wade, am Fußrücken oder im Zehenbereich.

Ständige *Parästhesien* an der Wade, am Fußrücken und an den Zehen wurden von 4 Patienten geklagt, eine sichere Hypästhesie von 2 Patienten.

Die wiedererlangte *Kraft* war nur bei 4 Patienten seitengleich, fast seitengleich bei 4 Patienten und deutlich vermindert bei 5. Bei nur einem Patient blieb die Kraftprüfung negativ.

Die Ergebnisse der Muskelregeneration sind in Tabelle 2 dargestellt. Die Beurteilung erfolgte unter gleichzeitiger Berücksichtigung des Gangbildes (Tabelle 3).

Tabelle 3. Fibularis-Druckparesen (n = 14)

Sehr gut und gut	8
Befriedigend	3
Mangelhaft	2
Schlecht	1

Bei nur 3 Patienten war eine Bewegung im Sprunggelenk und den Zehengelenken nicht nachweisbar. Bei zweien war bei der Intention zur Bewegung eine Muskelanspannung zu notieren. Diese Patienten wurden als mangelhaft bewertet, der letzte als schlecht. Dies sind gleichzeitig die beiden Patienten, bei denen ein insulinpflichtiger Diabetes vorlag sowie der Patient, der aufgrund des Unfalles drei Monate bewußtlos war. Zusätzlich war bei diesem Patienten der Abstand zwischen dem Auftreten der Drucksymptomatik und der Operation mit 6 Monaten am größten.

Andererseits wurde bei den Patienten mit einem sehr guten Ergebnis die Operation nach 4 bzw. 5 Wochen ausgeführt; einmal nach 2 Monaten, hierbei handelte es sich jedoch um einen 10jährigen Jungen.

Zusammenfassend glauben wir, aus diesen Ergebnissen folgende Schlüsse ziehen zu können:

Die einmal aufgetretene lagerungsbedingte Fibularis-Parese wird zuerst durch Entfernung des verursachenden Druckes behandelt mit zusätzlicher Physiotherapie sowie ggf. lokalen Maßnahmen bei zusätzlicher Hautschädigung durch Druck. Sollte eine Spontanregeneration innerhalb von 4–6 Wochen nicht nachweisbar sein, ist die operative Druckentlastung durch Neurolyse und Resektion des Arcus zwischen den Mm. soleus und fibularis longus sowie der sehnigen Ursprungsportion des M. fibularis longus dringend zu empfehlen; dies vor allem auch dann, wenn äußere Zeichen des Druckes nachweisbar sind. Durch den operativen Eingriff kann zudem eine Regeneration, die noch nicht nachweisbar war, jedoch begonnen hatte, sicher beschleunigt werden. Andererseits verhindert ein Hinausschieben des Operationszeitpunktes eine Verzögerung des möglichen Regenerationsbeginnes und damit eine Verschlechterung der Prognose.

Einem Patienten mit einer Fibularis-Parese, die sich nicht spontan zurückbildet, helfen wir durch eine Neurolyse bereits dann, wenn das Tragen einer Fibularisschiene nicht erforderlich wird, um ein ausreichend gutes Gangbild zu erzielen – wie bei 11 von 14 Patienten.

Wenn unter 14 Patienten das erzielte Ergebnis aufgrund der Bewertung der behobenen Schmerzen, der Sensibilität und Kraft sowie der Muskelaktivität und des Gangbildes nur 3mal als mangelhaft und schlecht zu bewerten ist, spricht dies positiv für ein aktives therapeutisches Vorgehen bei der lagerungsbedingten Druckparese.

Literatur

Barber KW, Bianco AJ, Soule EH, McCarthy (1962) Benign extraneural soft tissue tumors of the extremities causing compression of nerves. J Bone Joint [Am] 44:98

Burke TD (1973) A simple physical sign of lateral popliteal nerve entrapment. Med J Aust 1:494

Coker TP, Kent M (1967) Peroneal-nerve irritation associated with cystic lateral meniscus of the knee. J Bone Joint [Am] 49:362

Fettweis E (1968) Ursache vermeintlicher Ischialgien: nicht traumatische Striktur des Nervus peronaeus. Dtsch Med Wochenschr 93:1393–1394

Gloobe H, Chain D (1973) Fibular fibrous arch – anatomical considerations in fibular tunnel syndrome. Acta Anat (Basel) 85:84

Kopell HP, Thompson WAL (1960) Peripheral entrapment neuropathies of the lower extremity. N Engl J Med 262:56

Mandsley RH (1967) Fibular tunnel syndrome. J Bone Joint Surg [Br] 49:384

Nobel W (1967) Peroneal palsy due to hematoma in the common peroneal nerve sheath after distal torsional fractures and inversion ankle sprains. J Bone Joint Surg [Am] 48:1484

Omer GE, Sinner M (1980) Management of peripheral nerve problems. W.B. Saunders Company, Philadelphia, London, Toronto

Sidey JD (1969) Weak ankles. A study of common peroneal entrapment neuropathy. Br Med J III:623

Stack RE, Bianco AJ, McCarty CS (1966) Compression of the common peroneal nerve by ganglion cysts. J Bone Joint Surg [Am] 47:773

Wulle Chr (1975) Zum Kompressionssyndrom des N. fibularis. Chirurg 46:395–397

Wulle Chr (1975) Operative Behandlung lagerungsbedingter Druckschäden des N. fibularis. MMW 117:1551–1554

Zum Einfluß der Elektrostimulation auf das Sprossungsverhalten regenerierender peripherer Nerven

W. A. Nix

Die Kontinuitätsunterbrechung eines peripheren Nervens hat neben der Wallerschen Degeneration der Axone, die Denervation und Atrophie des abhängenden Muskels zur Folge. Im Rahmen wiederherstellender Maßnahmen können am Nerven chirurgische und am Muskel konservativ eingesetzt werden. Der Atrophie des denervierten Muskels wird dabei große Beachtung geschenkt, durch elektrische Reizung glaubt man, sie verlangsamen zu können. Klinische Studien, die einen solchen Effekt sicher belegen, stehen aus.

Sinnvolle konservative Maßnahmen verlangen nach einem besseren Verständnis der Vorgänge, die Nerv und Muskel untereinander in Wechselwirkung treten lassen. Der wichtigste Anstoß in diese Richtung ging von Buller und Eccles 1960 [2] aus, die im Kreuzreinnervationsversuch an der Katze den prägenden Einfluß des Motoneurons auf die Kontraktionseigenschaften des Muskels hervorheben konnten. Durch Reinnervation des normalerweise sich schnell kontrahierenden Extensor hallucis longus der Katze mit dem Motoneuron des sich langsam kontrahierenden M. soleus, verlangsamte sich der so innervierte Muskel. Am kreuzreinnervierten M. soleus stellte sich eine Beschleunigung ein. Als Mediator dieser Veränderungen sahen die Autoren eine chemisch zu definierende trophische Substanz, die im Axoplasmastrom zur Endplatte herangeführt wird, dort auf den Muskel übergeht und sein kontraktiles Verhalten beeinflußt. Dem gegenüber postulierte Vrbová, daß das Verkürzungsverhalten des Muskels primär über das vom Motoneuron ausgehende Erregungsmuster gesteuert wird. Durch Superposition eines langsamen tonischen Erregungsmusters über eine elektrische Reizung des N. peroneus ließ sich der zunächst schnell kontrahierende Extensor digitorum longus des Kaninchens in einen langsam kontrahierenden Muskel überführen [12]. Spätere Arbeiten zeigten, daß mit der Änderung des kontraktilen Verhaltens auch tiefgreifende biochemische Veränderungen verbunden sind [11]. Unter der Vorstellung, daß geeignete Reizmuster am Muskel Einfluß nehmen können, wurde überprüft, inwieweit durch elektrische Stimulation das Sprossungsverhalten peripherer Nerven beeinflußt werden kann.

Im Tierversuch am Kaninchen wurde hierzu folgender Versuch unternommen (Abb. 1). Der M. soleus wurde durch eine Quetschungsläsion am versorgenden Nerven denerviert. Oberhalb der Axonotmesis wurde eine Nervenelektrode implantiert, eine Muskelelektrode über dem Motorpunkt des Muskels. Mit Hilfe dauerimplantierter Elektroden sollte es möglich sein, die funktionelle Reinnervation des M. soleus in vivo zu verfolgen. Nähere Einzelheiten in bezug auf das experimentelle Vorgehen sind an anderer Stelle dargelegt [9]. Während des Regenerationszeitraumes des Nerven wurden in wöchentlichen Abständen Messungen durchgeführt. Nach Reizung des Nerven über die implantierte Elektrode konnte über einen Dehnungsmeßstreifen die isometrische Kraftentfaltung am M. soleus gemessen werden, ebenso über die Muskelelektrode des Muskelaktionspotential. 3 Gruppen wurden im

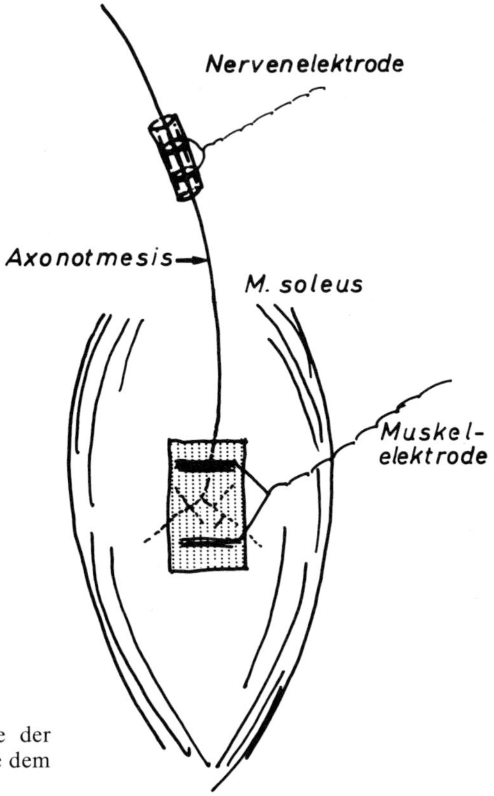

Abb. 1. Schematisierter Situs mit Angabe der Lage von Nerv- und Muskelelektrode sowie dem Ort der Nervenquetschung

Versuch miteinander verglichen. Eine Gruppe diente zur Kontrolle des spontanen Reinnervationsverhaltens. In der zweiten Gruppe wurde über die Nervenelektrode der regenerierende Nerv für 24 h täglich mit 4 Hz gereizt, in der dritten Gruppe der denervierte M. soleus ebenfalls für 24 h mit 4 Hz.

Vergleicht man die Ergebnisse der drei Gruppen miteinander, so resultiert aus der Elektrostimulation in der Nerven- [9] und Muskel- [10] gereizten Gruppe ein Regenerationsvorteil gegenüber der Kontrollgruppe. Während eine Woche nach Denervation sowohl die Kraftwerte der Einzelzuckung und der tetanischen Kraft als auch die des Muskelaktionspotentials etwa 40% des Ausgangswertes betragen, ändert sich die Situation in der zweiten Woche. Bei nahezu unveränderten Werten der Kontrollgruppe lagen die Werte der gereizten Gruppe um 30% höher, um in der dritten Woche bereits wieder die Ausgangswerte zu erreichen. Diese Werte wurden in der Kontrollgruppe erst nach 4–5 Wochen erreicht.

Als Ergebnis läßt sich somit festhalten, daß unter niederfrequenter kontinuierlicher elektrischer Reizung von Muskel und Nerv eine schnellere Reinnervation erfolgt als ohne Reizung. Zunächst scheint es erstaunlich, daß gleich welche Reizung am Nerven oder am Muskel, das selbe Ergebnis erzielt wird. In Anbetracht der Größe der Muskelelektrode muß jedoch bedacht werden, daß bei Reizung des Muskels die aussprossenden Nervenfasern im Einzugsbereich des Reizfeldes der Elektrode liegen und somit direkt ebenfalls eine Reizung erfahren. Daß sich die elektrische

Reizung der Muskulatur positiv auf die Nervenaussprossung auswirken kann, wurde bereits früher berichtet [8]. Bekannt ist, daß das terminale Aussprossungsverhalten von Nerven durch geeignete elektrische Reizung zugunsten einer kollateralen zu beeinflussen ist [5]. Inwieweit dieser Änderung funktionelle Bedeutung zukommt, ist nicht bekannt. Eine vermehrte Proteinsynthese als auch eine Normalisierung der Nachhyperpolarisation nach Nervenverletzung und elektrischer Reizung werden berichtet [3, 7]. Ein negativer Einfluß der elektrischen Reizung auf die Nervenregeneration wird ebenfalls mitgeteilt, wobei die Technik der Nervennaht möglicherweise nicht unwesentlich zum negativen Ergebnis beigetragen hat [1]. Über das Signal, welches den Nerven dazu auffordert, nach einer Läsion auszusprossen, ist noch wenig bekannt. Ein humoraler Faktor, der nerve growth factor, wird hierfür vermutet. In jüngster Zeit ist es gelungen, eine Substanz aus dem denervierten Muskel zu gewinnen, welche das Nervenwachstum anregt [4]. Von daher ist zu überlegen, inwieweit dem denervierten Muskel aufgezwungene Aktivität evtl. die Freisetzung eines solchen Faktors beeinflußt. Diese Überlegungen stehen in Analogie zu den Beobachtungen, die aufzeigten, daß frequente elektrische Reizung denervierter Muskulatur die Ausbreitung von Azetylcholinrezeptoren über die Endplattenregion hinaus verhindern können [6]. Unter den niederfrequenten Reizbedingungen der vorliegenden Studie ließ sich kein hindernder Effekt auf die Nervenaussprossung feststellen.

In in vivo Tierversuchen unter definierten Reizbedingungen ist ein positiver Effekt der elektrischen Stimulation auf das funktionelle Reinnervationsverhalten festzustellen. Diese Ergebnisse lassen sich nicht vorbehaltlos auf die klinische Situation übertragen. In Anbetracht der leichteren Stimulierbarkeit von Nerven im Gegensatz zur denervierten Muskulatur erscheint es in weiteren tierexperimentellen Studien sinnvoll, diesen Aspekt stärker aufzugreifen.

Literatur

1. Blümcke S, Knoche H (1962) Einfluß der elektrischen Reizung auf die Regeneration peripherer Nerven. Dtsch Z Nervenheilk 1983:383–398
2. Buller A, Eccles J, Eccles R (1960) Differentiation of fast and slow muscles in the cat hind limb. J Physiol (Lond) 150:339–416
3. Czéh G, Gallego R, Kudo N, Kuno M (1978) Evidence for the maintenance of motoneurone properties by muscle activity. J Physiol (Lond) 281:239–252
4. Henderson CE, Huchet M, Changeux JP (1983) Denervation increases a neurite-promoting activity in extracts of skeletal muscle. Nature 302:609–611
5. Ironton R, Brown M, Holland R (1978) Stimuli to intramuscular nerve growth. Brain Res 156:351–354
6. Lomo T, Westgaard R (1975) Further studies on the control of ACh sensitivity by muscle activity in the rat. J Physiol (Lond) 252:603–626
7. Lux H, Schubert P, Kreutzberg G, Globus A (1970) Excitation and axonal flow: Autoradiographic study on motoneurons intracellularly injected with a 3H-Amino acid. Exp Brain Res 10:197–204
8. Nix W (1982) The effect of low frequency electrical stimulation on the denervated extensor digitorum longus of the rabbit. Acta Neurol Scand 66:521–528
9. Nix WA, Hopf HC (1983) Electrical stimulation of regenerating nerve and its effect on motor recovery. Brain Res 272:21–25

10. Nix W, Maintenance of muscle integrity. In: Dimitrijevic M (ed) Recent Achievements in Restorative Neurology. Karger, Basel (im Druck)
11. Pette D, Smith M, Staudte H, Vrbová G (1973) Effects of long term electrical stimulation on some contractile and metabolic characteristics of fast rabbit muscle. Pflugers Arch 338:273–278
12. Salmons S, Vrbová G (1969) The influence of activity on some contractile characteristics of mammalian fast and slow muscle. J Physiol (Lond) 201:535–549

Die operative Dekompression des Kubitaltunnelsyndroms und der Ulnaris-Spätparese ohne Ulnaris-Verlagerung – Ergebnisse bei 139 Patienten

H. Assmus

Die noch allgemein gebräuchliche und sicherlich effektive Methode der Volar-Verlagerung des N. ulnaris ist mit einigen Problemen behaftet. Bei dem zumeist empfohlenen submuskulären Vorgehen müssen die Flexoren abgetrennt, der Nerv über eine längere Strecke von seiner Gefäßversorgung befreit, der sensible Gelenkast geopfert und schließlich das Gelenk für mindestens 14 Tage im Gips ruhiggestellt werden. Postoperative Schmerzzustände und operative Fehler, die auf ungenügender distaler Mobilisierung des Nerven beruhen und mit einem Kinking des Nerven (Broudy et al. 1978) einhergehen, haben oft eine längere Morbidität und gelegentlich auch Sekundär-Eingriffe zur Folge.

Zur Vermeidung dieser Nachteile haben Osborne (1957) und Feindel u. Stratford (1958) eine vereinfachte Methode ohne Verlagerung des Nerven angegeben. Die Autoren hatten nämlich beobachtet, daß es sich nicht um eine Schädigung des Nerven im Sulcus, sondern um eine etwas weiter distal gelegene Kompression im Kubitalkanal handelt (Abb. 1). Intraoperative Studien zeigten, daß sich bei Beu-

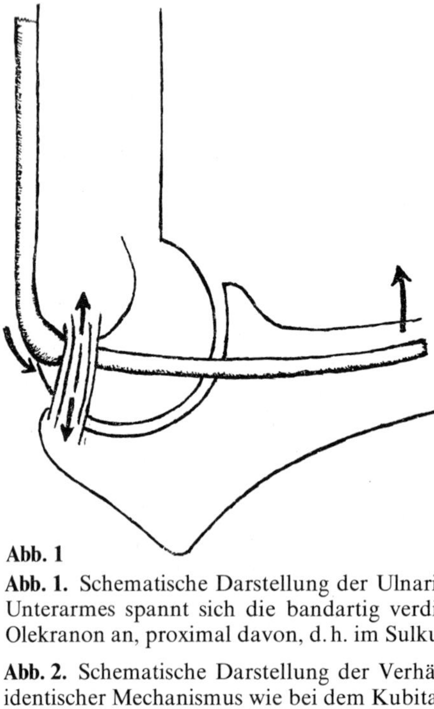

Abb. 1

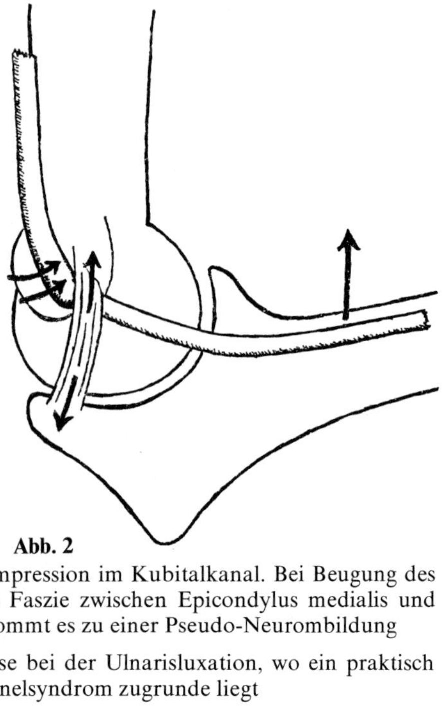

Abb. 2

Abb. 1. Schematische Darstellung der Ulnariskompression im Kubitalkanal. Bei Beugung des Unterarmes spannt sich die bandartig verdickte Faszie zwischen Epicondylus medialis und Olekranon an, proximal davon, d.h. im Sulkus, kommt es zu einer Pseudo-Neurombildung

Abb. 2. Schematische Darstellung der Verhältnisse bei der Ulnarisluxation, wo ein praktisch identischer Mechanismus wie bei dem Kubitaltunnelsyndrom zugrunde liegt

Tabelle 1. Motorische Nervenleitgeschwindigkeit des N. ulnaris im Bereich des Ellenbogengelenks in Abhängigkeit vom Grad der Muskelatrophie

Schwere Atrophie (Stad. III) n = 54	23,4 (S.D. 10,7) m/sec
Leichte Atrophie (Stad. II) n = 33	33,9 (S.D. 7,4) m/sec
Keine Atrophie (Stad. I) n = 24	38,4 (S.D. 8,7) m/sec

gung des Gelenkes die Faszie zwischen den Flexorenköpfen anspannt und eine Kompression auf den Nerven ausübt, der an dieser Stelle meist abgeflacht ist. Der Effekt wird noch verstärkt durch ein Tiefertreten des medialen Trizepskopfes. Experimentelle Druckmessungen bestätigten diese klinische Beobachtung (Pechan u. Julis 1975). Ein ähnlicher Kompressionsmechanismus liegt der Ulnarisluxation zugrunde. Auch hier kommt der bandartigen Faszie die entscheidende Bedeutung zu (Abb. 2).

Eine Reihe von Autoren berichteten in der Folgezeit über gute Ergebnisse mit dieser Methode (Miller u. Hummel 1980; Thomsen 1977; Vanderpool et al. 1968; Wilson u. Krout 1973). Wir konnten erstmals 1980 über elektroneurographische Verlaufsbeobachtungen bei 28 Patienten berichten. Detaillierte Angaben über 108 Fälle wurden anderweitig publiziert (Assmus 1984). Es handelte sich hierbei um 33 Fälle mit und 62 Fälle ohne Gelenkveränderungen sowie 3 Patienten mit Ulnarisluxationen. Alle Patienten wiesen elektroneurographisch eine umschriebene Leitungsverzögerung im Bereich des Ellenbogengelenkes auf. Hierbei zeigte sich eine gute Korrelation zwischen Leitungsverzögerung und Schweregrad der Atrophie (Tabelle 1).

Mittlerweile überblicken wir 139 operierte Patienten. Die Eingriffe erfolgten weit überwiegend in Lokalanästhesie und Oberarmblutsperre und wurden ambulant durchgeführt. Über eine bogige Inzision wird der Nervus ulnaris im Sulkus so-

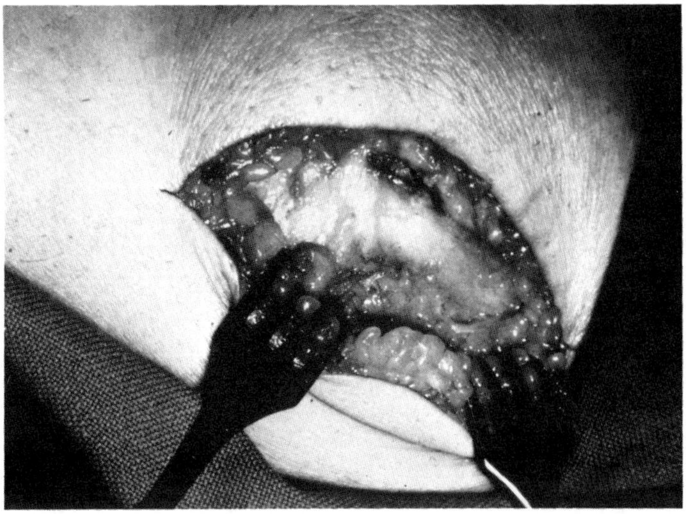

Abb. 3. Intraoperativer Befund: Nervus ulnaris (links) und die Faszie zwischen den Flexorenköpfen (rechts) sind dargestellt

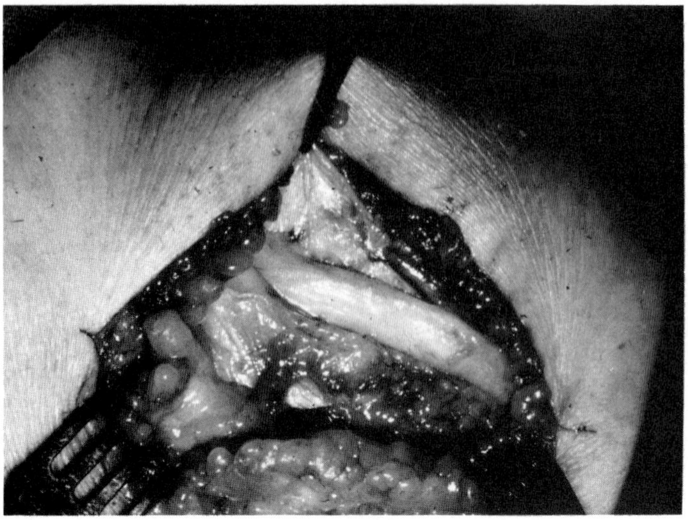

Abb. 4. Die Faszie ist durchtrennt und wird mit einer Pinzette nach unten weggehalten

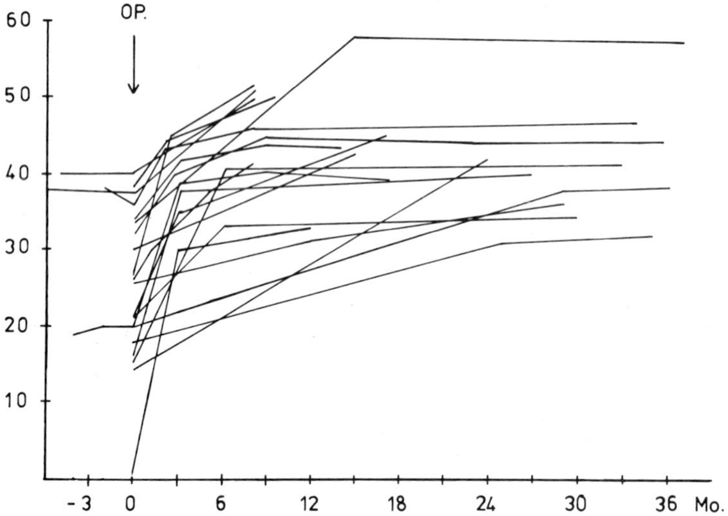

Abb. 5. Postoperative Verlaufsuntersuchungen der Nervenleitgeschwindigkeit des Nervus ulnaris im Bereich des Ellenbogengelenkes

wie die meist bandartig verdickte Faszie zwischen den Flexorenköpfen bzw. Epicondylus medialis und Olekranon dargestellt und bis zur Muskulatur reseziert (Abb. 3 u. 4). Auf eine postoperative Ruhigstellung im Gips wurde immer verzichtet, die durchschnittliche Arbeitsunfähigkeit betrug 3 Wochen, längere Arbeitsunfähigkeit war meist durch die bereits präoperativ bestehende fortgeschrittene Parese bedingt.

Elektroneurographisch ließ sich postoperativ eine rasche Besserung der Nervenleitgeschwindigkeit feststellen (Abb. 5). Vergleicht man die NLG-Werte nach Volar-Verlagerung des Nerven (Assmus et al. 1974) mit denjenigen nach einfacher De-

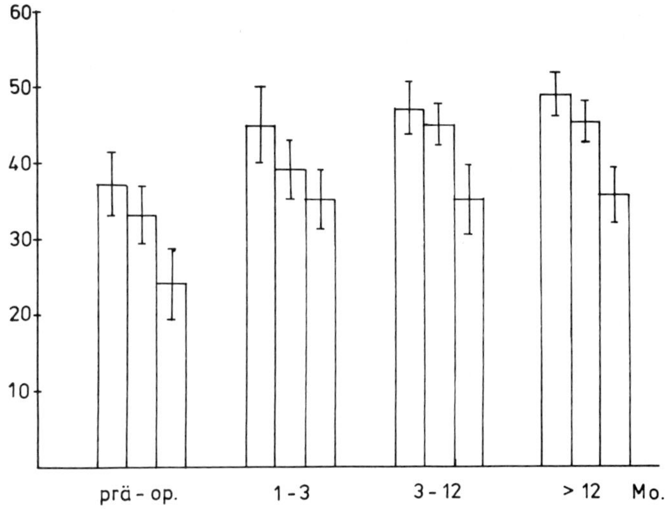

Abb. 6. Prä- u. postoperative Werte der motorischen Nervenleitgeschwindigkeit. In der *ersten Säule* sind die leichten Fälle ohne Atrophien, in der *zweiten* diejenigen mit leichten Atrophien, in der *3. Säule* diejenigen mit hochgradiger Atrophie dargestellt

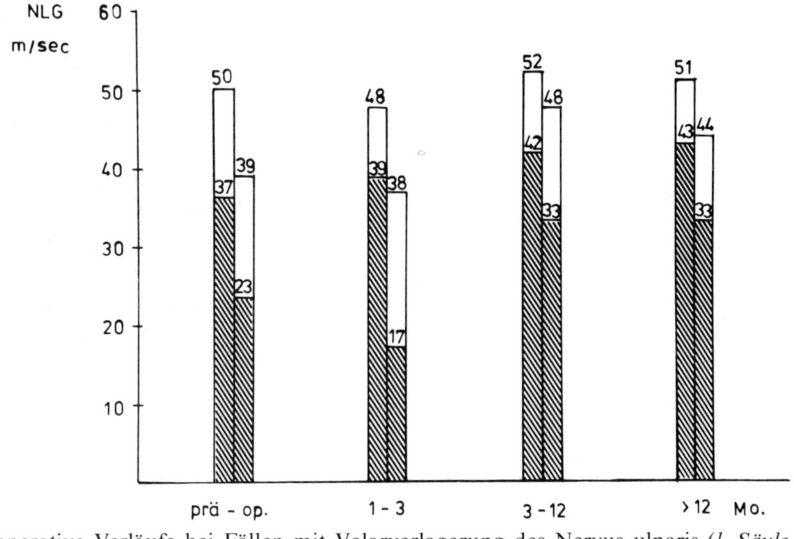

Abb. 7. Postoperative Verläufe bei Fällen mit Volarverlagerung des Nervus ulnaris (*1. Säule* Fälle mit leichten, *2. Säule* mit fortgeschrittenen Atrophien). Die Fälle mit schweren Paresen zeigen zunächst postoperativ eine Verschlechterung der NLG-Werte (Assmus et al. 1974)

kompression, schneidet die letztere Methode deutlich besser ab. Eine früher beobachtete postoperative Verschlechterung der Werte blieb jetzt aus (Abb. 6 u. 7).

Die klinischen Ergebnisse sind in Tabelle 2 dargestellt. 47% der Fälle konnten geheilt werden, bei 48% war zumindest eine deutliche Besserung zu verzeichnen (hier sind auch einige Fälle mit zu kurzer Katamnese enthalten). Der Behandlungserfolg ist somit besser als nach der Verlagerungsoperation (Assmus 1984). In drei

Tabelle 2. Klinische Ergebnisse nach einfacher Dekompression (n = 139) in Abhängigkeit vom Paresegrad

	Geheilt	Gebessert	Ungebessert	Keine NU
Schwere Atrophie (Stad. III)	16	44	4	6
Leichte Atrophie (Stad. II)	23	10	1	4
Keine Atrophie (Stad. I)	20	6	1	4
Gesamt	59 (47%)	60 (48%)	6 (5%)	

nicht gebesserten Fällen wurde später eine operative Revision mit Volar-Verlagerung des Nerven durchgeführt. Drei Nerven waren wegen einer ausgeprägten Kubitus-Valgus-Deformität primär verlagert worden. Da die Heilungsergebnisse wesentlich von dem Schweregrad und der Dauer der präoperativen Atrophie abhängen (Assmus 1984), ist eine möglichst frühzeitige operative Behandlung anzustreben. Ein gewisses Problem stellen die Fälle dar, die als einfache Druckparesen imponieren. Unter diesen gibt es immer wieder Fälle, die eine spontane Rückbildung der Parese vermissen lassen. Man muß annehmen, daß es sich hierbei um subklinische Fälle von Kubitaltunnelsyndrom (Neary et al. 1975) handelt, die durch eine geringfügige äußere Druckeinwirkung dekompensiert sind. Die Indikationsstellung zur operativen Behandlung dieser scheinbaren Druckparesen wird erleichtert durch den elektroneurographischen Nachweis einer umschriebenen Leitungsverzögerung des Nerven im Bereich des Ellenbogengelenkes um mindestens 10 m/sec. gegenüber dem Unterarm und eine fehlende Besserungstendenz der NLG-Werte im Verlauf von Kontrolluntersuchungen (Eisen u. Danon 1974).

Zusammenfassend ist festzustellen, daß ein prinzipieller Unterschied in der Pathogenese von Kubitaltunnelsyndrom, Ulnaris-Spätparese und Ulnarisluxation nicht besteht. In der Mehrzahl der Fälle ist die mit geringer Morbidität behaftete einfache Dekompression die Methode der Wahl. Nur in wenigen Fällen, bei denen eine postoperative Besserung der elektroneurographischen Parameter ausbleibt, ist eine sekundäre Volar-Verlagerung in Erwägung zu ziehen. Die primäre Volar-Verlagerung kann nur in den Fällen mit ausgeprägter Kubitus-Valgus-Deformität des Ellbogengelenkes empfohlen werden.

Literatur

Apfelberg DB, Larson SJ (1973) Dynamic anatomy of the ulnar nerve at the elbow. Plast Reconstr Surg 51:76–81

Assmus H (1978) Elektroneurographie peripherer Nervenläsionen. Thieme Copythek, Stuttgart

Assmus H (1981) New aspects of pathogenesis and therapy of the cubital tunnel syndrome. Adv Neurosurg 9:391–395

Assmus H, Die operative Behandlung des Kubitaltunnelsyndroms u. der Ulnarisspätparese durch einfache Dekompression. Bericht über 108 Fälle. Neurochirurgia (Stuttg) (im Druck)

Assmus H, Klug N, Kontopoulos B, Penzholz H (1974) Das Sulcus-ulnaris-Syndrom. Elektroneurographische Untersuchungen und Behandlungsergebnisse. J Neurol 208:109–122

Broudy AS, Leffert RD, Smith RJ (1978) Technical problems with ulnar nerve transposition at the elbow. Findings and results of reoperation. J Hand Surg 3:85–89

Eisen A, Danon J (1974) The mild cubital tunnel syndrome. Its natural history and indication for surgical intervention. Neurology (Minneap) 24:608–613

Feindel W, Statford J (1958) The role of the cubital tunnel in tardy ulnar palsy. Can J Surg 1:287–300

Kojima T, Kurihara K, Nagano T (1979) A study on operative findings and pathogenetic factors in ulnar neuropathy at the elbow. Handchirurgie 11:99–104

Miller RG, Hummel EE (1980) The cubital tunnel syndrome: Treatment with simple decompression. Ann Neurol 7:567–569

Mumenthaler M (1961) Die Ulnarisparesen. Thieme, Stuttgart

Neary D, Ochoa J, Gilliatt RW (1975) Sub-clinical entrapment neuropathy in man. J Neurol Sci 24:283–298

Osborne GV (1957) The surgical treatment of tardy ulnar neuritis. J Bone Joint Surg [Br] 39:782

Pechan J, Julis J (1975) The pressure measurement in the ulnar nerve. A contribution to the pathophysiology of the cubital tunnel syndrome. J Biomech 8:75–79

Thomsen PB (1977) Compression neuritis of the ulnar nerve treated with simple decompression. Acta Orthop Scand 48:164–167

Vanderpool DW, Chalmers J, Lamb DW, Whiston TB (1968) Peripheral compression lesions of the ulnar nerve. J Bone Joint Surg [Br] 50:792–803

Wilson DH, Krout R (1973) Surgery of ulnar neuropathy at the elbow. Sixteen cases treated by decompression without transposition. J Neurosurg 38:780–785

Zur Pathologie und Therapie des Engpaß-Syndroms unter besonderer Berücksichtigung der interfaszikulären Neurolyse – Eine tierexperimentelle Studie

A. K. Martini und H. Solz

Mit der Bezeichnung Engpaß-Syndrom werden die Symptome zusammengefaßt, die durch eine Dauerkompression eines peripheren Nerven in einer bestimmten Körperregion, verursacht durch Einengung des Raumes, in dem sich der Nerv befindet, hervorgerufen werden. Die Störung der Nervenfunktion beim Engpaß-Syndrom ist sicher nicht allein durch den mechanischen Druck auf das Axon bedingt, sondern auch auf die Drosselung der Blutzufuhr zurückzuführen (Tillmann 1979). Die pathologischen Veränderungen beschränken sich nicht auf die kurze Kompressionsstrecke, sondern es kommt im proximalen Teil des Nerven zu einer venösen Stauung mit retrograden de- und regenerativen Veränderungen, im distalen Teil läuft die Wallersche Degeneration ab. Nach Fullerton (1963) und Sunderland (1976) stellt die Hypoxie bei Obstruktion des venösen Abflusses als Ergebnis der zunehmenden Kompression eine Anfangsläsion dar. In diesem Stadium sind die pathologischen Veränderungen und klinischen Symptome noch reversibel. Bleibt die Kompression erhalten, so leidet die kapillare Durchflutung mehr, und die Anoxie führt zur Schädigung des kapillaren Endotheliums. Hierdurch kommt es zum Austritt von Protein und zur Ödembildung, wobei nach Lundborg (1970) die Kapillaren im Epineurium zuerst beschädigt werden. Die Schwellung beschränkt sich zunächst auf das Hüllgewebe, ist aber bald interfaszikulär feststellbar. Schließlich kommt es zur Proliferation von Fibroblasten und zur Bildung einer interfaszikulären Narbe. Die Folgen sind die Unterbrechung des Axoplasmaflusses und die Schädigung der Myelinscheide, die sich in einer Störung bzw. Unterbrechung der elektrischen Leitfähigkeit in diesem Bereich bemerkbar macht (Richter 1980). In dieser Phase bleibt der Erfolg nach einer einfachen Dekompression beschränkt. Der Rückgang des Funktionsausfalles, insbesondere der Muskelatrophie wird selten beobachtet (Beringer, Kendall, Backhouse, Cseuz, Nigst). Aus diesem Grunde fordern viele Autoren (Brown 1972; Curtis u. Evermann 1973 sowie Samii 1975 etc.) die interfaszikuläre Neurolyse (IFN) für die Patienten mit konstant vorhandener Sensibilitätsstörung oder mit Muskelatrophie. Sie gingen dabei von der Vorstellung aus, daß die Axonen sich besser regenerieren können, wenn das narbige, strangulierende Epineurium entfernt wird (Babcock 1970; Sunderland 1968; Mumenthaler 1968). Der Wert der IFN wird in der Literatur unterschiedlich beurteilt:

Im Handbuch der Neurochirurgie, erschienen 1974, wird die Effektivität der IFN in Zweifel gestellt, Röttgen schreibt darüber: „Heute gilt als sicher, daß die Methode praktisch wertlos ist. Sie bot bei starker Vernarbung der interfaszikulären Räume unüberwindliche Schwierigkeiten und hat mehr geschadet als genutzt.“ Die klinischen Resultate nach der IFN werden aber überwiegend positiv beurteilt:

Curtis, Samii, Gassmann und Reill konnten die Ergebnisse beim Karpaltunnelsyndrom verbunden mit Muskelatrophie und/oder Sensibilitätsstörungen verbessern. Buschbaum und Mitarbeiter (1981) fanden keinen signifikanten Unterschied zwischen der Operation mit oder ohne Neurolyse. Wir haben in unserem Hause einen Rezidivfall nach zwei vorhergegangenen Neurolysen operativ behandelt. Die 52jährige Patientin zeigte Berührungsempfindlichkeit im Bereich der Operationsnarbe und Sensibilitätsverlust im Medianusgebiet. Bei der operativen Revision fanden wir den Nerven in einer derben Narbenplatte verbacken, die Identifikation der Faszikel war nicht möglich. Es stellt sich nun die Frage, ob die interfaszikuläre Neurolysetechnik für diesen Mißerfolg verantwortlich zu machen ist.

Material und Methode

Um die Gewebsreaktion nach erfolgter interfaszikulärer Neurolyse zu untersuchen, haben wir folgenden Versuch unternommen:

Verwendet wurde der Nervus ischiadicus der Ratte. Wir haben diesen gewählt, da er ein leicht erreichbarer und ein gemischter multifaszikulärer Nerv ist. Wir haben den direkten Druck auf den Nerv zur Erzeugung einer Kompressionsneuropathie gewählt und verwendeten hierfür die Acland-Mikrogefäßklemme. Eine auf einen kleinen Bezirk begrenzte Blutstauung haben wir dadurch erzeugt, indem wir zwei Metallclips in einem Abstand von 1 cm am Nerven angebracht haben. Unser Ziel ist, die morphologischen Veränderungen nach der IFN genau zu beurteilen und diese mit denen nach der einfachen Epineurektomie zu vergleichen. Wir haben beide Operationsmethoden sowohl am gesunden als auch an dem zuvor komprimierten Nerven in folgender Anordnung verwendet: 9mal haben wir das Epineurium zirkulär und bei weiteren 13 Nerven zusätzlich die inneren Schichten um die Faszikelgruppe (IFN) auf einer Strecke von 15 mm entfernt. Bei 3 Tieren haben wir 3 Wochen nach der Einklemmung 6mal die IFN und bei weiteren 2 Tieren 4mal die Epineurolyse vorgenommen. 10 Nerven dienten uns zur Kontrolle (s. Tabelle 1). Die Präparation erfolgte unter Verwendung des Operationsmikroskopes, jedoch ohne Rücksichtnahme auf die ernährenden Gefäße. Die Tiere wurden nach 3 bzw. 6 Wo-

Tabelle 1. Aufstellung der durchgeführten Operationsverfahren

Einklemmung:	– Hämoclip	8 mal
	– Acland	8 mal
Epineurolyse:	– Gesund	9 mal
	– Nach Einklemmung	4 mal
Endoneurolyse:	– Gesund	13 mal
	– Nach Einklemmung	6 mal
Einfache Dekompression: (Klammerentfernung)	–	6 mal
Angiographie:	–	13 mal
Kontrolle:	–	10 mal
N: 58 Nerven		

chen getötet und die Präparate zur histologischen Untersuchung entnommen. Von jeder Gruppe haben wir zuvor von einigen Tieren eine Angiographie mittels Tusche durchgeführt (insgesamt 14 Arteriographien). Die Präparate wurden foto-optisch und histologisch untersucht. Wir haben die histologischen Schnitte zur Abschätzung der Zellreaktion und Kollagenproduktion mit HE, Van Gieson, Masson-Goldner und Elastika nach Unne gefärbt. Die Veränderungen der Axonen und der Myelinscheide konnten wir nach Versilberung und Färbung nach Klüver-Barrera beobachten.

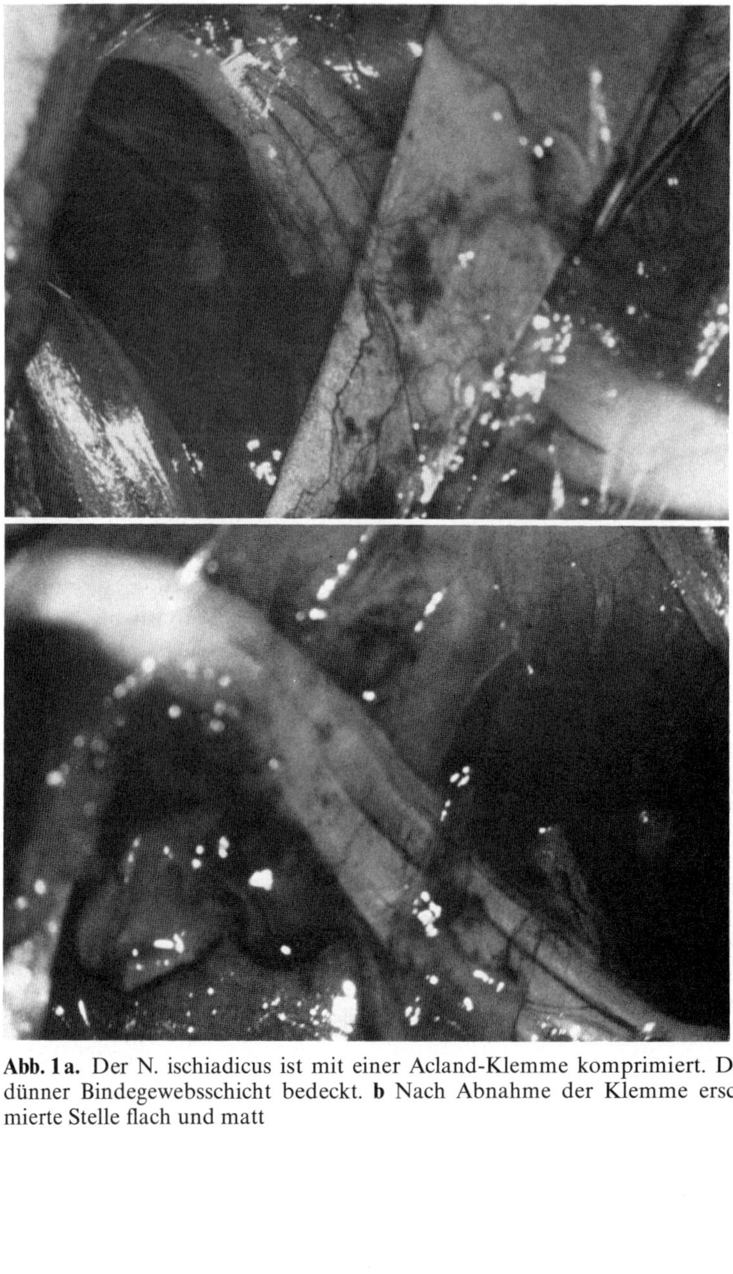

a

b

Abb. 1a. Der N. ischiadicus ist mit einer Acland-Klemme komprimiert. Die Klemme ist mit dünner Bindegewebsschicht bedeckt. **b** Nach Abnahme der Klemme erscheint die komprimierte Stelle flach und matt

Ergebnisse

Nach den Einklemmungen des Ischiadicus kam es zu einer passageren Lähmung der operierten Extremität, die sich jedoch langsam gebessert hatte. Der gesamte Bewegungsablauf der Hinterpfoten wirkte weiterhin verlangsamt und schwer. Klinisch war kein wesentlicher Unterschied bezüglich der Motilität nach Acland-Klemmen oder Hämoclips zu beobachten. Leichte trophische Störungen traten bei 6 Tieren auf.

3 Wochen nach der Operation waren die Klemmen oft von einer feinen, stark vaskulierten Bindegewebsschicht überdeckt, die zur benachbarten Region übergriff und wie ein Schleier das Operationsgebiet überdeckte. Nach Entfernung der Acland-Klemme stellte sich der komprimierte Nervenabschnitt abgeflacht, matt und minderdurchblutet dar (Abb. 1). Ähnlich zeigte sich der Befund unterhalb des Metallclips, während der Abschnitt zwischen den zwei Clipsen geschwollen und hyperämisiert war. Das Epineurium in dem komprimierten Bereich zeigte sich dicker und derber als normal. Die Neurolyse gestaltete sich in diesen Fällen im Vergleich zu der beim normalen Nerven insofern schwieriger, als das Epineurium mit den Faszikeln verklebt war und sich nicht so leicht abziehen ließ. 3 Wochen nach der Neurolyse von gesunden Nerven war der operierte Nerventeil leicht verdickt, von derber Konsistenz und von dunkler Färbung infolge vermehrter Blutgefäßversorgung. In wenigen Fällen fanden sich Verklebungen mit dem benachbarten Gewebe.

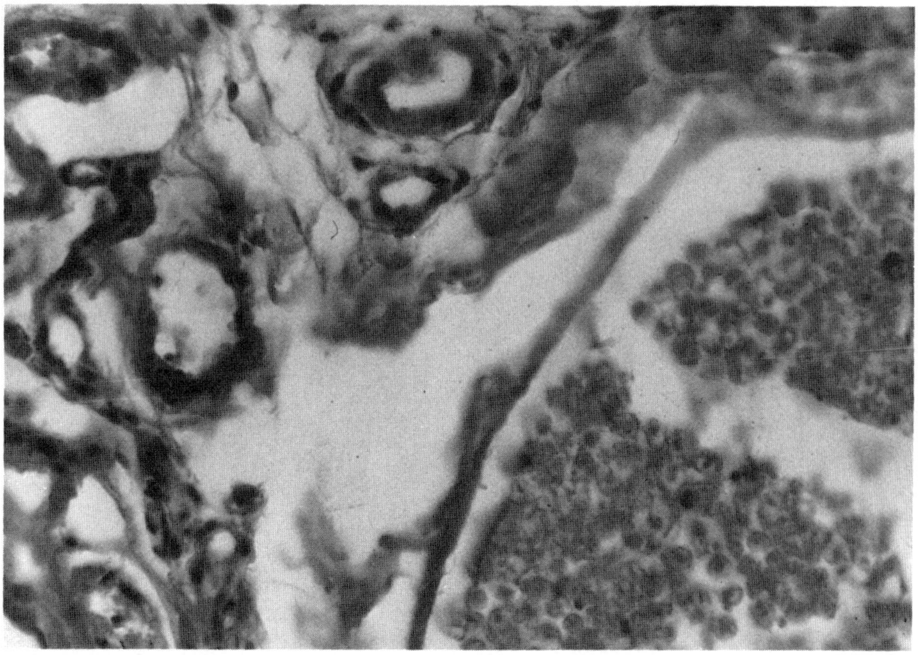

Abb. 2. 3 Wochen nach Einklemmung: Fibrosierung des Epineuriums. Neu eingesprossene Blutgefäße und Hypertrophie der Kapillarenwand, interfaszikuläres Ödem und Degeneration der Nervenfasern (HE CR ×300)

Histologischer Befund

Die komprimierten Nerven zeigen eine deutliche Abnahme der Anzahl der Nervenfasern gegenüber den gesunden Nerven, wobei das durch die Nervendegeneration entstandene „Vakuum" durch Bindegewebsproliferation und Gefäßeinsprossung ausgefüllt wurde. Auch im Bereich des Epineuriums findet sich eine deutliche reaktive Gefäßeinsprossung. Die älteren Gefäße reagieren auf den mechanischen Druck mit einer Mediaproliferation (Abb. 2). Das Epineurium hat insgesamt an Masse zugenommen und zeigt eine bündelartige Anordnung der Kollagenfasern sowie eine Zellinfiltration, die Axonen sind deutlich atrophiert.

Nach der INF weist der vorher für 3 Wochen komprimierte Nerv eine deutliche Zunahme des Axoplasmas und eine bessere Färbung der Myelinscheide auf. Eine totale Erholung konnte von uns nach 6 Wochen nicht beobachtet werden. Im Vergleich zu dem gesunden Nerven waren interfaszikuläre Ödemzeichen und eine Kollagenvermehrung im Epineurium die weiteren Hauptmerkmale. Die Blutgefäßversorgung hat sich weitgehend normalisiert, vor allem die intraneuralen Gefäße zeigen keine Veränderung (Abb. 3). Die zuvor für 3 Wochen komprimierten Nerven, bei denen lediglich eine Epineurolyse vorgenommen wurde, zeigen nach 4 Wochen ein diskretes Einwachsen von neoformierten Achsenzylindern als Zeichen einer Regenerationstendenz (Abb. 4). Das Epineurium stellt sich als Regenerat mit kurzen Kollagenfasern und relativer Gefäß- und Zellarmut dar.

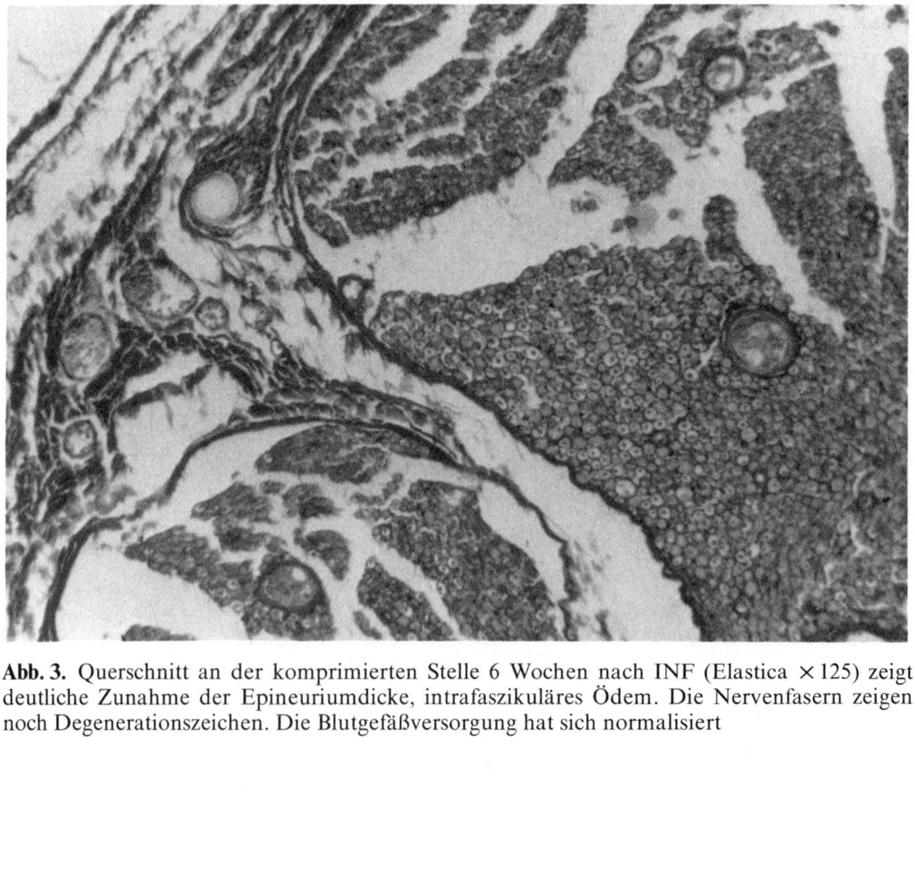

Abb. 3. Querschnitt an der komprimierten Stelle 6 Wochen nach INF (Elastica ×125) zeigt deutliche Zunahme der Epineuriumdicke, intrafaszikuläres Ödem. Die Nervenfasern zeigen noch Degenerationszeichen. Die Blutgefäßversorgung hat sich normalisiert

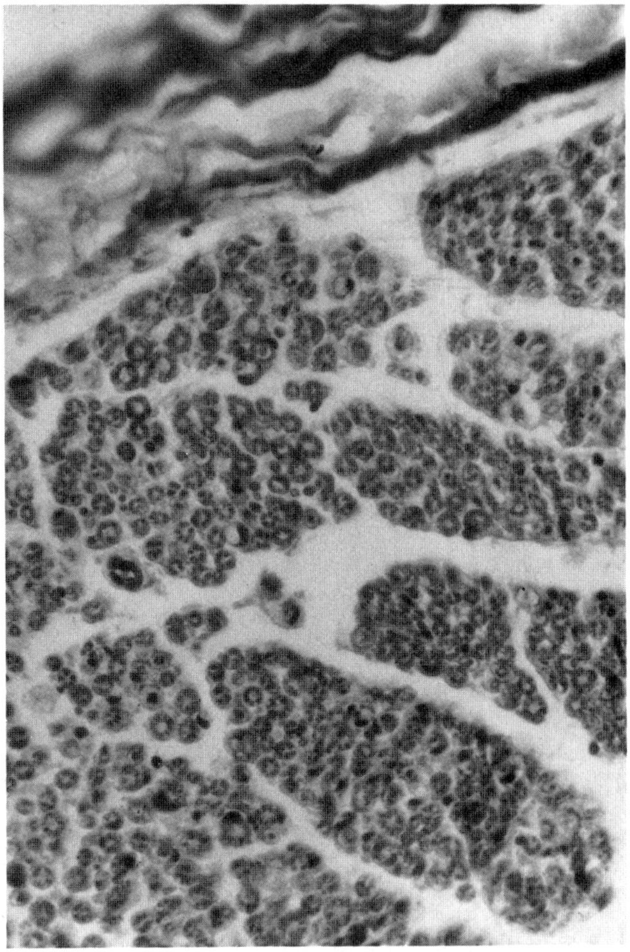

Abb. 4. Nach der Epineurolyse gute Erholung der zuvor komprimierten Stelle. Das Epineuriumregenerat zeigt normale Struktur. (Masson-Goldner CR ×300)

Auch nach der IFN gesunder Nerven fand sich eine Fibroblastenproliferation und eine vermehrte Kollagenproduktion sowohl in der äußeren Hülle als auch in den Septen. Ödembildung und eine Schädigung der Axonen sowie der Myelinscheide konnten ebenfalls registriert werden.

Unsere Ergebnisse können so zusammengefaßt werden:

1. Nach 3wöchiger Kompression kommt es beim gesunden Nerven zu narbigen Veränderungen des Epineuriums, zur Schädigung der Nervenfasern und zur Veränderung der Blutversorgung.
2. Die Folgen einer interfaszikulären Neurolyse bei gesunden Nerven sind: epineurale Narbenbildung, Ödem und trophische Störungen der Nervenfasern.
3. Die Schäden nach einer interfaszikulären Neurolyse sind erheblicher als die nach einer einfachen Epineurolyse.

4. Die epineuralen Gefäße regenerieren nach der IFN rasch und die endoneuralen Gefäße bleiben weitgehend ungestört. Hierfür geben die Befunde von Rydevik die Erklärung, wo nach einer inneren Neurolyse keine oder lediglich eine minimale Störung der Barrierefunktion des Epineuriums und der endoneuralen Gefäße eintritt.
5. Nach der IFN eines fibrosierten Nerven kommt es nach 3 Wochen zu einer gewissen aber nicht vollständigen Erholung. Die Operation stellt andererseits ein erhebliches Trauma dar, das weitere Vernarbung induzieren kann.

In unserem Experiment bleibt natürlich die Frage offen, wie sich das Epineuriumregenerat zu einem späteren Zeitpunkt verhält, und ob die Erholung der Nervenfasern im Laufe der Zeit fortschreitet. Wir möchten jedoch unterstreichen, daß die Indikation einer interfaszikulären Neurolyse bei einem Nervenkompressions-Syndrom genau überlegt sein sollte. Sie ist sicherlich kein Routineeingriff und sollte nur fortgeschrittenen Stadien mit erheblicher Fibrosierung des Nerven vorbehalten sein.

Zusammenfassung

In dieser Studie werden die pathogenetischen Faktoren und die operativen Möglichkeiten zur Behandlung des Engpaß-Syndroms untersucht. Tierexperimentell werden Kompressionen an 28 Nervi ischiadici der Ratte vorgenommen. 160 Operationen und 14 Arteriographien werden durchgeführt. Sowohl die direkte mechanische Druckwirkung als auch die resultierende Blutstauung werden als Ursache auf ihre Wirkung analysiert. Verschiedene operative Behandlungen zur Dekompression des komprimierten peripheren Nerven werden angewandt (einfache Dekompression, Epineurolyse und Endoneurolyse). Folgende Ergebnisse werden erzielt:

1. Nach der Kompression eines gesunden Nerven kommt es zu narbigen Veränderungen des Epineuriums, zur Schädigung der Nervenfasern und zu Veränderungen der Blutgefäßversorgung.
2. Die interfaszikuläre Neurolyse führt zu einer epineuralen Vernarbung sowie zu trophischen Störungen der Nervenfasern.
3. Die morphologischen Veränderungen nach einer Epineurolyse sind geringer als nach einer Endoneurolyse.
4. Die vollständige Erholung eines fibrosierten Nerven konnte nach der interfaszikulären Neurolyse nicht beobachtet werden.

Aus diesen Gründen soll die interfaszikuläre Neurolyse auf die Fälle mit massiver Fibrose des Nerven beschränkt bleiben. Sie darf nicht in ausgedehnter Form und auf keinen Fall routinemäßig vorgenommen werden.

Literatur

Babcock KW (1970) Nerve Diasassociation; A New Method for the Surgical Relief of Certain Painful or Paralytic Affections of Nerve Trunks. Ann Surg 46:686–693

Backhouse KM (1969) Carpal-Tunnel Syndrome. Lancet I:1150–1151
Beringer U (1972) Das Karpaltunnelsyndrom, Analyse von 231 Fällen mit Hinweisen auf die operativen Behandlungsergebnisse. Schweiz Med Wochenschr 102:52–58
Brown BA (1972) Internal Neurolysis in Traumatic Peripheral Nerve Lesions in Continuity. Surg Clin North Am 52:1167–1175
Buschbaum L, Mitzkat U, Neff G (1981) Karpaltunnelsyndrom: Diagnostik, intraoperative Befunde, Nachuntersuchungsergebnisse. Orthop Praxis 71:569–573
Cseuz KA, Thomas JE (1966) Longterm Results of Operation for Carpal-Tunnel Syndrome. Proc Mayo Clinic 41:232–241
Curtis RM, Eversman WW (1973) Internal Neurolyses as an Adjunct to the Treatment of the Carpal-Tunnel Syndrome. J Bone Joint Surg [Am] 55:733–740
Fullerton PM (1963) The Effect of Ischaemia on Nerve Conduction in the Carpal Tunnel Syndrome. J Neurol Neurosurg Psychiatry 26:385–397
Gassmann N, Segmüller G, Stanisic M (1977) Das Karpaltunnelsyndrom. Indikation, Technik und Resultate nach epineuraler und interfaszikulärer Neurolyse. Handchirurgie 9:137–142
Kendall D (1960) Aetiology, Diagnosis and Treatment of Paraesthesiae in the Hands. Br Med J 2:1633–1640
Lundborg G (1970) Ischemic Nerve Injury. Experimental Studies on Intraneural Microvascular Pathophysiology and Nerve Function in Limb Subjected to Temporary Circulatory Arrest. Scand J Plast Reconstr Surg [Suppl] 6:1–113
Mumenthaler M (1968) Verletzungen und Regeneration peripherer Nerven. Z Unfallmed Berufskr 61:235–255
Nigst H (1981) Nervenkompressionssyndrome an den oberen Gliedmaßen. In: Nigst H, Buck-Gramcko D, Millesi H (Hrsg) Handchirurgie, Band I. Thieme, Stuttgart New York, S 17
Reill P (1979) Epineurale und interfaszikuläre Neurolyse bei der Behandlung des Karpaltunnelsyndroms. Z Orthop 117:551
Richter HP, Klein HJ (1980) Diagnostik und Therapie der Nervenkompressionssyndrome. Schriftenreihe Unfallmed. Tag. Landesverb. Berufsgen. 41:101–106
Röttgen P, Wüllenweber R (1974) Die Neurolyse. In: Olivecrona H, Tönnis W (Hrsg) Handbuch der Neurochirurgie, Band 7, Teil 3. Springer, Berlin
Rydevik B, Lundborg G, Nordborg C (1976) Intraneural Tissue Reactions Induced by Internal Neurolyses. Scand J Plast Reconstr Surg 10:3–8
Samii M (1976) Intraneurale Neurolyse des Nervus medianus beim Karpaltunnelsyndrom. Handchirurgie 8:117–119
Sunderland S (1968) Nerves and Nerve Injuries. Churchill Livingstone, Edinburgh London, p 559–562
Sunderland S (1976) The Nerve Lesion in the Carpal Tunnel Syndrome. J Neurol Neurosurg Psychiatry 39:615–626
Tillmann B (1979) Morphologie und funktionelle Anatomie der Nervenbahnen im Schultergürtel- und Armbereich. Z Orthop 117:36–46

Zur Therapie des Rezidivs beim Medianus-Kompressions-Syndrom*

CHR. WULLE

Wenn wir vom Rezidiv des Medianus-Kompressions-Syndroms (MKS) sprechen, müssen wir zuerst eine Definition des Rezidivs vornehmen. Nach einer Karpaltunnelspaltung kommen Patienten mit unterschiedlichen Beschwerden wieder zum Arzt: Es handelt sich nicht um ein Rezidiv, wenn der Patient über Beschwerden im Narbenbereich klagt, die im Rahmen der Stabilisierung der palmaren Karpalregion gelegentlich auftreten und bis zu Schmerzen in der Basis des Daumen- und Kleinfingerballens gehen können; oder wenn er über eine deutliche Kraftminderung klagt, die erst durch intensives Training wieder gebessert werden kann; oder wenn es sich gar um Beschwerden im Narbenbereich handelt, die auf einen winzigen Punkt zu isolieren sind im Sinne von Neurombeschwerden, die durch die Durchtrennung winziger Hautnerven oder einer Taleisnik-Anastomose verursacht werden können.

Auch Schmerzen anderer Ursachen müssen präoperativ abgeklärt werden, z. B.:

- die Arthrose am Daumensattelgelenk oder Navikulo-Trapez-Gelenk;
- karpale Instabilität;
- Brachialgie bei Kopfbewegungen durch Diskusprotrusion der HWS.

Bei all diesen Beschwerden handelt es sich nicht um ein Rezidiv.

Unter dem Begriff des Rezidivs eines Medianus-Kompressions-Syndroms finden sich drei unterschiedliche Ausgangssituationen, die in Korrelation zu den Beschwerden stehen:

1. Das Retinaculum flexorum wurde nur unvollständig gespalten; die Beschwerden haben sich postoperativ nur teilweise oder gar nicht zurückgebildet; im Gegenteil trat sogar eine Verschlechterung vor allem der Sensibilität auf.

2. Nach vollständiger Spaltung des Karpaldaches und Beschwerdebesserung bzw. Rückbildung trat eine neue Ursache für das Medianus-Kompressions-Syndrom auf, die die alte Symptomatik erneut eventuell verstärkt hervorrief (distale Radius-Fraktur, chronisch proliferante Synovitis).

3. Nach vollständiger Spaltung des Karpaldaches verursachte die starke Fibrosierung das echte Rezidiv: Bei vollständiger oder teilweiser Rückbildung der Beschwerden kam es zum langsamen Wiederauftreten derselben kurz nach dem Eingriff oder nach Wochen bis Jahren.

Nur bei Punkt 3 handelt es sich um das echte Rezidiv. Bei Punkt 2 kann von einem Neuauftreten gesprochen werden, während Punkt 1 eine unvollständige Primärbehandlung darstellt.

Es gilt aber, auch noch weitere Punkte auszuschalten, wie z. B.:

eine Zweitkompression, z. B. in Höhe des
- Pronator teres oder des

---
* Herrn Dr. Erler zum 85. Geburtstag gewidmet

- Lazertus fibrosus (wie z. B. nach medikamentöser Parainjektion in der Ellenbeuge) oder das
- Skalenus-Syndrom

sowie Zusatzdiagnosen, die eine entsprechende Symptomatik verursachen können, wie z. B. die
- myatrophe Lateralsklerose
- Syringomyelie
- Polyneuropathie oder das
- Thoracic outlet-Syndrom.

Besonders bei der sorgfältigen Abklärung dieser Beschwerden ist die neurologische Untersuchung mit EMG und NLG hilfreich bei der Indikation zur Revisionsoperation. Bei Zunahme der distalen Latenz im Vergleich zur präoperativen Untersuchung wird die Indikation leichter zu stellen sein. Gerade bei der anfangs beschriebenen Symptomatik mit Beschwerden im Narben- und Daumen- sowie im Kleinfingerballenbereich weist das EMG meist eine Besserung nach.

Die Indikation zur Reoperation wird also gestellt werden, wenn der Patient keine Besserung postoperativ angibt oder wenn er nach anfänglicher Besserung oder Rückbildung der Schmerzen und Sensibilitätsstörungen das erneute Auftreten oder gar die Verstärkung derselben angibt mit Hyp- bis Anästhesien sowie ggf. Verschlechterung der Motorik, und wenn zusätzlich eine zunehmende Verschlechterung des EMG und der NLG nachweisbar ist.

Für jeden Operateur, der eine Rezidiv-Operation auszuführen hat, stellt sich primär die Frage, wieweit er den N. medianus durch dünnes und gut durchblutetes Gewebe decken können wird.

Diese Frage ist unerheblich, wenn eine unzureichende Ligamentspaltung vorlag und die vollständige Durchtrennung desselben genügend Raum schafft und nur noch die äußere Lösung des Nerven erforderlich wird. Bei diesem Patienten

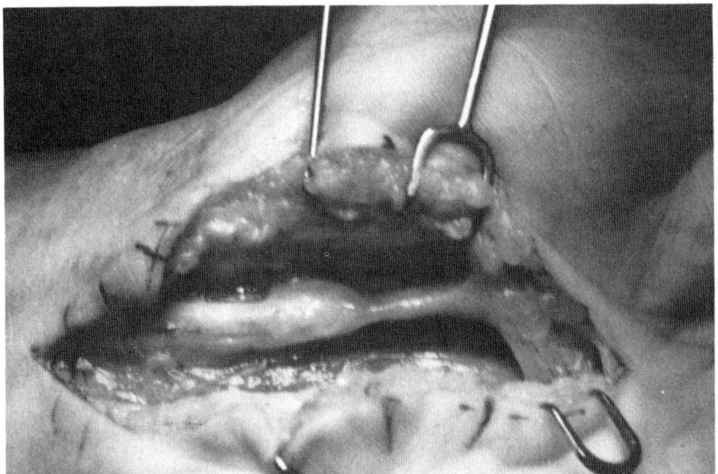

Abb. 1. Kompressionszone des N. medianus nach KTS bei distal erhaltenem Ligament

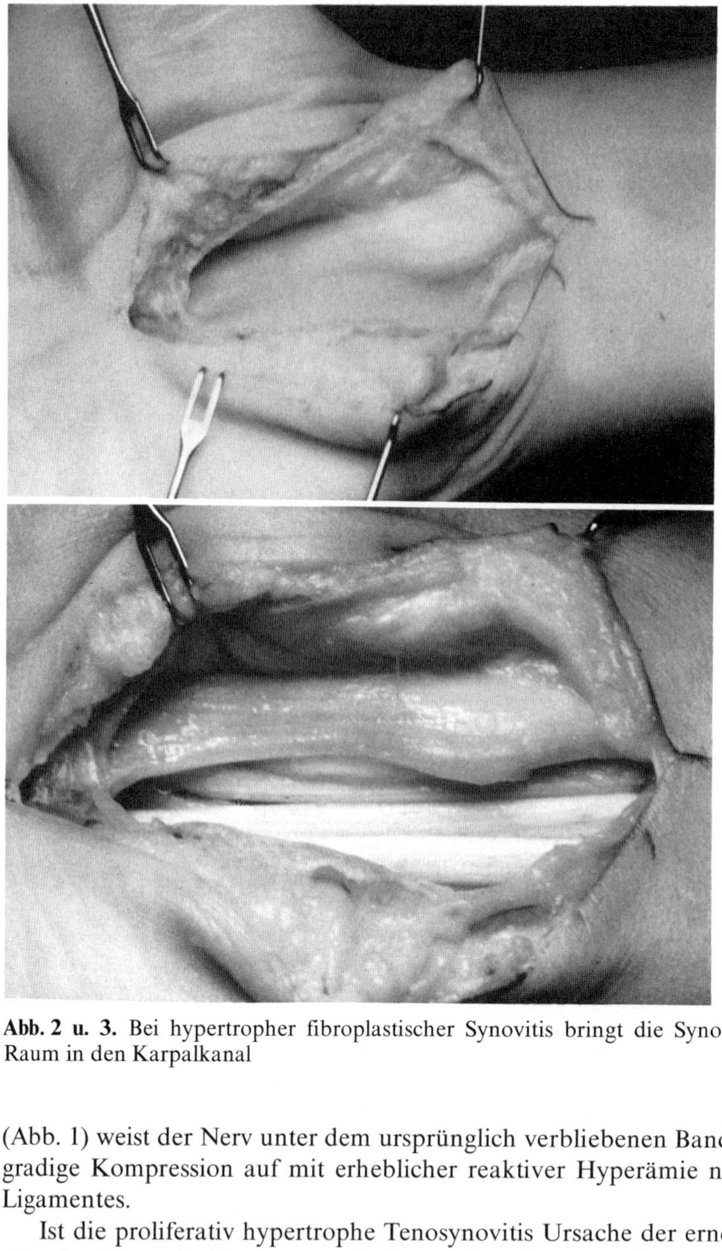

2

3

Abb. 2 u. 3. Bei hypertropher fibroplastischer Synovitis bringt die Synovektomie genügend Raum in den Karpalkanal

(Abb. 1) weist der Nerv unter dem ursprünglich verbliebenen Bandanteil eine hochgradige Kompression auf mit erheblicher reaktiver Hyperämie nach Spaltung des Ligamentes.

Ist die proliferativ hypertrophe Tenosynovitis Ursache der erneuten Symptomatik, oder führte ein Trauma zum Auftreten derselben, so bringt nach erneuter Freilegung des Nerven die Synovektomie sicher genug Raum im Karpalkanal (Abb. 2 und 3). Um möglichst narbenfreies Gewebe über dem Nerven zu haben, sollte die Spaltung des Karpalkanales stets – dies gilt jedoch für jeden derartigen Eingriff – soweit wie möglich ulnar ausgeführt werden.

Die schwierigste Situation ist gegeben, wenn eine vermehrte Fibrosierung zum echten Rezidiv des Medianus-Kompressions-Syndroms führte. Nach der sorgfälti-

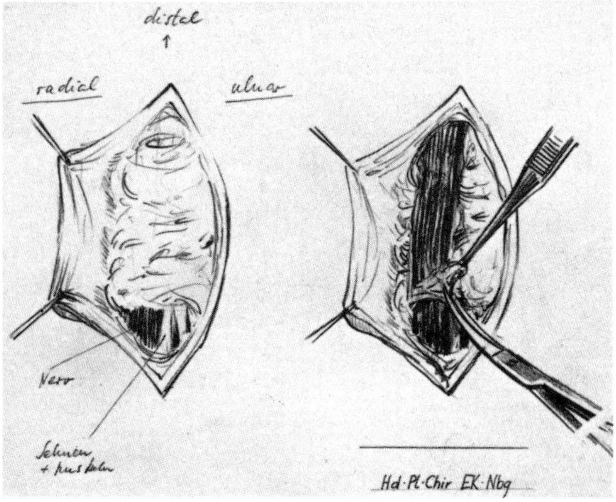

a b

Abb. 4 a, b. Schema der Synoviallappenplastik: **a** nach Karpaltunnel-Spaltung. **b** nach der Neurolyse

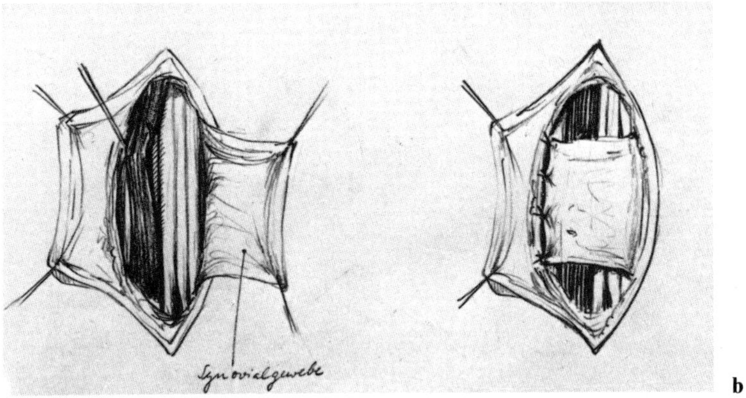

a b

Abb. 5 a, b. Schema der Synoviallappenplastik: **a** Präparation des Synoviallappens. **b** Fixierung des Synoviallappens radial am Karpalkanal palmar des Nerven

gen äußeren Lösung des Nerven aus dem Narbengewebe ist dies die äußerst seltene Indikation zur mikroskopischen interfaszikulären Neurolyse.

Nach Lösung des Nerven, ob interfaszikulär oder nicht, sollte er in jedem Fall durch dünnes, gut durchblutetes Gewebe gedeckt werden. Hier bietet sich Synovialgewebe an (Abb. 4 und 5). Der Synoviallappen wird so breit wie möglich in proximal-distaler Richtung ulnar gestielt präpariert. Er kann danach palmar und radial des Nerven fixiert werden. Wesentlich ist dabei, daß bei passiver Streckung und Beugung der Finger durch die Bewegung der Beugesehnen keine Strangbildungen im Synovialgewebe auftreten (Wulle 1980). Dieser Eingriff ist gut ausführbar bei dem normalen, zarten Synovialgewebe (Abb. 6). Leicht fibrotisch verändertes Gewebe kann hierzu jedoch auch benutzt werden (Abb. 7 und 8). Ist das Sehnengleit-

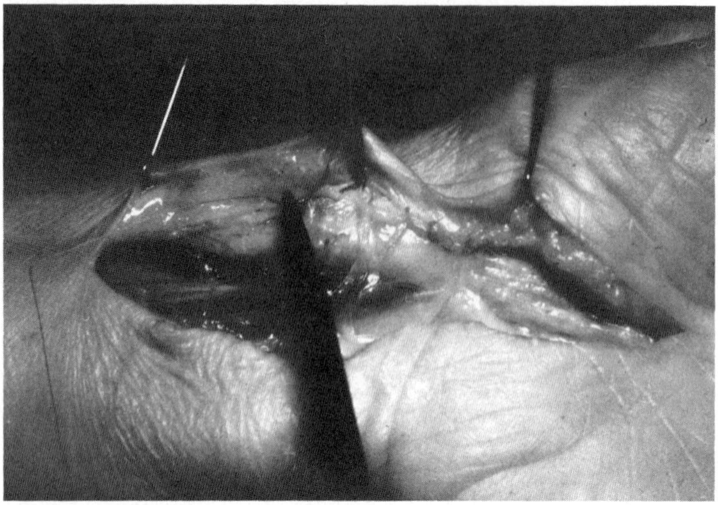

Abb. 6. Synoviallappen-Plastik bei zartem Synovialgewebe

Tabelle 1. Rezidiv-MKS

5/1979 – 4/1984	n = 12
männl. : weibl.	3 : 9
rechts : links	5 : 7
Alter	37 – 83 J.
Zeit zwischen 1. + 2. Op	3 Mo – 6,4 J.
Zeit zwischen 2. Op + letzter NU	1 Mo – 4,9 J.

gewebe proliferativ hyperplastisch verändert, wie z. B. bei der rheumatischen Erkrankung oder auch mit ganglionartigen Verdickungen, eignet es sich hierzu nicht.

Wir überblicken Rezidiv-Operationen bei 12 auswärts voroperierten Patienten in der Zeit vom Mai 1979 bis April 1984 (Tabelle 1).

Bei der Symptomatik nach der Erstoperation war im Vergleich zum typischen Beschwerdebild des MKS auffallend, daß dreimal keine *Nachtschmerzen* mehr angegeben wurden, siebenmal jedoch eine deutliche Verstärkung.

Die *Sensibilität* war immer wesentlich verschlechtert bis zur echten Taubheit: „Nähen und Stricken ist nicht mehr möglich, ich lasse alles fallen."

Auch die *Kraft* war herabgesetzt.

EMG und NLG vor der Erstoperation waren bis auf einen Patienten nicht vorhanden, bzw. nicht zu erhalten. Nach der Erstoperation war immer eine Verschlechterung der Werte nachgewiesen und beschrieben.

Als Ursache fand sich bei diesen Patienten einmal eine Neuerkrankung (distale Radius-Fraktur), achtmal ein erhaltenes oder teilerhaltenes Retinaculum flexorum, wobei dreimal zusätzlich eine Fibrose der Synovialis gegeben war und dreimal die ausgedehnte Fibrosierung als alleinige Ursache.

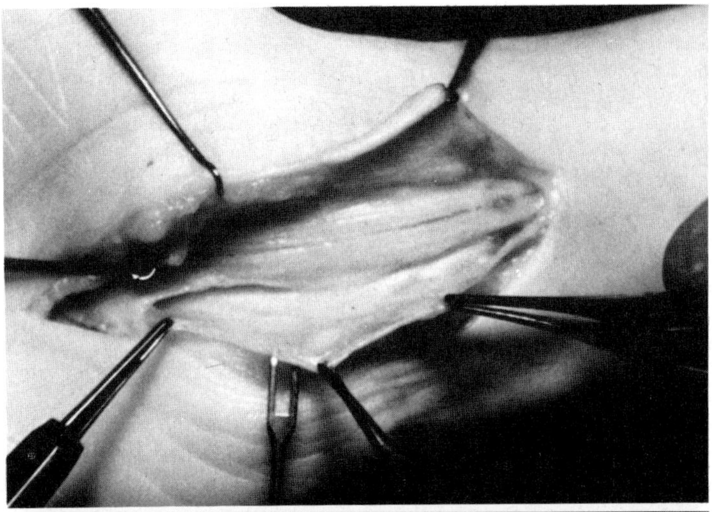

7

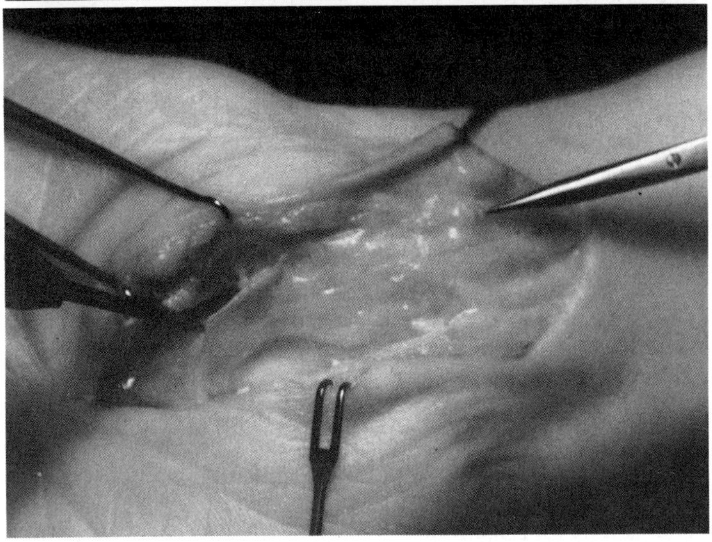

8

Abb. 7 u. 8. Synoviallappen-Plastik bei leicht fibrotischem Synovialgewebe

Wir führten viermal die einfache Karpaltunnelspaltung mit Neurolyse aus, zweimal die Karpaltunnelspaltung und Synovektomie sowie sechsmal die Synoviallappenplastik.

Leider konnten nur bei sieben Patienten EMG und NLG kontrolliert werden, aus unterschiedlichen Gründen. Bis auf einen Patienten zeigt sie immer, auch bei der kurzen Nachuntersuchungsspanne, eine deutliche Besserung (Tabelle 2). Goth fand in einer Nachuntersuchung primärer Karpaltunnelspaltungen, daß der endgültige Wert der distalen Latenz erst nach 18 Monaten erreicht ist.

Von den zwölf Patienten klagten neun vor der Rezidiv-Operation über verstärkte *Schmerzen*. Alle Patienten gaben postoperativ Schmerzfreiheit an in bezug auf

Tabelle 2.
Rezidiv-MKS n = 12
Motor. dist. Latenz NU = 7

dL vor Rez. Op	NU post op. in Monaten	dL post. op.
Nicht meßbar	5	9,1 msec.
7,5 msec.	8	4,0 msec.
7,8 msec.	5	5,0 msec.
10,4 msec.	3	6,9 msec.
Nicht meßbar	5	Nicht meßbar
9,9 msec.	4	5,1 msec.
7,2 msec.	5	4,2 msec.

den typischen Medianus-Druckschmerz. Allerdings wurden Schmerzen bei Arthrosen und karpaler Instabilität geklagt. Ein dritter Patient war nicht in der Lage, zwischen Parästhesien und Schmerzen zu differenzieren. Eine vor der Rezidiv-Operation bestehende Hyperalgesie bestand nicht mehr (die Fingernägel konnten jetzt beschwerdefrei geschnitten werden).

Bei drei von zwölf Patienten bestanden noch *Restparästhesien.* Ein nur gelegentliches Bitzeln gaben vier Patienten an.

Drei Patienten behaupteten ein praktisch unverändertes *Gefühl* im Vergleich zur präoperativen Situation, nämlich völlige Taubheit. Die Untersuchung ergab jedoch eine jetzt sicher vorhandene Schutzsensibilität ohne Fingerverschmächtigung:
- Bei einem Patienten handelte es sich um den 83jährigen, bei dem auch postoperativ die distale Latenz nicht meßbar war; jedoch Rückbildung der Hyperalgesie.
- Beim zweiten Patienten konnte eine deutliche Besserung nachgewiesen werden einschließlich der distalen Latenz. Dieser kämpft um die Anerkennung einer Plexus-Läsion nach subaxillärer Leitungsanästhesie, die bereits vor der ersten Karpaltunnelspaltung ausgeführt worden war;
- und beim dritten, einem Ausländer, der 20% Rente mit in die Heimat nehmen wollte, ergab die Sensibilitätsprüfung eine seitengleiche Schweißsekretion und Zweipunkt-Diskriminierung.

Alle anderen Patienten, d. h. neun, zeigen eine deutliche Besserung der Sensibilität: Nähen, Stricken, Knüpfen, Auflesen von Nadeln von glatter Oberfläche ist jetzt möglich.

Zusammenfassende Beurteilung der Ergebnisse der Rezidiv-Operation

Die durch Nervendruck bedingten Schmerzen bildeten sich bei allen Patienten zurück. Noch geklagte Beschwerden konnten als anderweitig verursacht differenziert werden.

Bei neun Patienten besserte sich die Sensibilität wesentlich bis zur einwandfreien funktionellen Einsatzmöglichkeit, wenn auch bei sieben restliche Parästhesien verblieben. Bei den drei männlichen Patienten, die keine Änderung der Sensibilität angaben, konnte bei der Untersuchung eine Besserung nachgewiesen werden, bei einem bis zur Seitengleichheit des Gefühls. Aber auch hier bestanden Restparästhesien.

Die Kraft besserte sich bei entsprechendem Training. Die distale Latenz zeigte, soweit untersucht, bis auf einen Patienten (83 Jahre) immer eine deutliche Besserung. Eine vollständige Normalisierung der Sensibilität, also auch das vollständige Fortbleiben der Parästhesien gaben nur zwei Patienten an; beides Patienten, bei denen primär das Ligament nicht vollständig durchtrennt war.

Bei der Beurteilung der Nachuntersuchungsergebnisse ist ebenso wie bei der Indikationsstellung zur Reoperation eine genaue Abklärung des Umfeldes des Patienten erforderlich.

Prognose: Im Fall der primär unvollständigen Durchtrennung des Karpaldaches kommt es zu einer raschen und weitgehenden Besserung der Beschwerdesymptomatik. Auch die Prognose der Reoperation bei Neuerkrankungen gilt als gut, während sie bei der Narbenfibrose nur in Spätfällen als verhältnismäßig günstig, bei früh einsetzender Fibrose eher als ungünstig zu bezeichnen ist (Büchler et al. 1983).

Literatur

Büchler U, Goth D, Haußmann P, Lanz U, Martini AK, Wulle Chr (1983) Karpaltunnelsyndrom: Bericht über 56 Nachoperationen. Handchirurgie [Suppl] 15:3–12

Goth D (1983) Persönliche Mitteilung

Wulle Chr (1980) Die Synoviallappenplastik beim Rezidiv eines Medianus-Kompressions-Syndroms. Plast Chir 4:266–271

Die Stellung der Chemonukleolyse in der Differentialtherapie von Bandscheibenvorfällen: Indikation und Kontraindikation

K.-A. Bushe

Dieses Thema ist in den letzten Monaten, gemessen an dem Umfang und der Häufigkeit der Eingriffe mit dieser neuen Therapie, überproportional abgehandelt worden, im Hinblick auf den kurzen Zeitraum der Erfahrung fast schon erschöpfend. Ich erinnere hier an die Referate und Diskussionen bei der Jahrestagung der Deutschen Gesellschaft für Neurochirurgie im Juni 1984 und an die Jahrestagung der Deutschen Gesellschaft für Orthopädie und Traumatologie im September 1984 in Nürnberg, an zahlreiche örtliche und regionale Veranstaltungen der Anwender und Veröffentlichungen im Deutschen Ärzteblatt und in anderen medizinischen Zeitschriften.

Viele dieser Referate und Veröffentlichungen führen in der Überschrift oder im Titel den Hinweis „Chemonukleolyse eine *Alternative* zur operativen Behandlung des Bandscheibenvorfalles".

Auch heute werden wir einen Vortrag hören mit dieser „Alternative", hinter die jedoch noch ein Fragezeichen gesetzt ist. – In der Laien- und Boulevardpresse wurden diese Aussagen – wenn nicht sogar dorthin lanciert – aufgegriffen und entsprechend kolportiert: „Nukleolyse macht die Operation überflüssig." „Enzymspritze contra Operation." „Keine Operation bei Bandscheibenvorfällen", usw. usw.

Sind diese Aussagen tatsächlich zutreffend? Alternativ heißt doch, daß beide Methoden gegeneinander austauschbar sind, oder anders formuliert heißt alternativ die Notwendigkeit, sich zwischen zwei sich ausschließenden Möglichkeiten zu entscheiden. Ich kann zwar bei jeder durch Bandscheibenvorfall aufgetretenen Ischialgie, für die ich bei entsprechender Indikation die Chemonukleolyse anwenden will, den Patienten auch der Operation zuführen, kann jedoch nicht für jede bandscheibenbedingte Nervenwurzelkompression, für die eine Operation indiziert ist, gleichermaßen eine Nukleolyse vorsehen. Sie ist aus meiner Sicht also keine Alternative zur Operation, sondern wie Exner und Pia in ihrem Editorial im Ärzteblatt richtig formulieren, eine *Erweiterung* der Therapie der Bandscheibenerkrankungen, die bei den entsprechenden Patienten die Indikation zur offenen Operation einschränkt. Ich gehe damit auf die Frage der *Indikation* und *Gegenindikation* ein, wobei ich mich scheue, vor diesem Expertengremium alles das zu wiederholen, was vielfach gedruckt vorliegt und auch auf den vorhin genannten Tagungen ausführlich vorgetragen wurde. Sie erlauben daher, daß ich darauf nur kursorisch eingehe, um anschließend noch ein paar kritische Überlegungen anzustellen.

Bei der Chemonukleolyse handelt es sich, wie bekannt, um eine auf chemischem Wege herbeigeführte Herabsetzung des intradiskalen Druckes durch Injektion eines proteolytischen Enzyms in den Nucleus pulposus der erkrankten Bandscheibe. Durch Spaltung von Wasserstoff-Brückenverbindungen wird Wasser in dem turgorreichen Gewebe freigesetzt und anschließend resorbiert. Die intradiskale Drucksenkung resultiert letztendlich in einer Dekompression der betroffenen Nervenwurzel, wobei die Einzelheiten dieses Vorgangs noch nicht bis ins letzte geklärt sind. Als Präparate gelten das aus der Papaia-Frucht extrahierte hochgereinigte Chymopapain, wobei uns heute zwei Präparate, und zwar Diskase der Firma Travenol und Chymodactin der Firma Woelm-Pharma, zur Verfügung stehen. Wegen der unspezifischen, die anatomischen Grenzen des Faserrings nicht respektierenden Wirkung wurde das in anderen Veröffentlichungen propagierte Präparat „Kollagenase" zwischenzeitlich aus dem Verkehr gezogen, wobei möglicherweise eine Dosisreduzierung die unerwünschten Nebenwirkungen doch zurücktreten lassen könnte. Wir werden heute darüber noch von den Herren Schulitz und Lenz aus Düsseldorf hören.

Die Erfolgsquote bei der Chemonukleolyse ist abhängig, wie bei der operativen Therapie, von der strengen Indikationsstellung. Grundsätzliches Ziel der Therapie sind wie bei der offenen operativen Behandlung radikuläre Kompressionssyndrome mit nachgewiesener bandscheibenbedingter Verursachung. Im einzelnen sollen die Patienten nach folgenden Kriterien ausgewählt werden: Nicht jünger als 20 und nicht älter als 50 Jahre.

Die Beinschmerzkomponente sollte gegenüber der Lumbalgie dominieren und durch früher als bei 50 Grad positives Laseguesches Zeichen zu provozieren sein.

Es wird eine typisch segmentale Schmerzstraße gefordert, einhergehend mit diskreten oder partiellen neurologischen Ausfällen im Sinne von segmentabhängigen Sensibilitätsstörungen, Muskelschwächen und Reflexdifferenzen.

Kontrastradiologisch bzw. computertomographisch muß ein typischer „weicher" Bandscheibenvorfall, genannt auch Protrusion, bulging disc, immer passend zur klinischen Symptomatik, nachgewiesen sein.

Die konservativen Behandlungsmöglichkeiten müssen ausgeschöpft sein, wobei von einer Therapieresistenz erst nach einer wenigstens 2wöchigen stationären bzw. dreimonatigen ambulanten erfolglosen Behandlung gesprochen werden sollte.

Es bestehen folgende Kontraindikationen:

Zusätzliche oder rein knöcherne bzw. narbige Einengungen des Spinalkanals, insbesondere die zentrale lumbale Stenose und die Stenose des lateralen Recessus.

Eine vorausgegangene Operation im Lumbalbereich bzw. eine vorausgegangene Chemonukleolyse.

Schwere oder akute und rasch fortschreitende neurologische Ausfallerscheinungen, insbesondere das Cauda-equina-Kompressionssyndrom.

Verdacht auf Sequestrierung der Bandscheiben, insbesondere Durchbruch des Sequesters durch das hintere Längsband.

Gravidität, allgemeine Allergieneigung, insbesondere Allergie gegenüber der Wirksubstanz.

Auf die Kontraindikationen komme ich später noch einmal zu sprechen.

Nur wenige Anmerkungen zur Technik und Durchführung

Die Chemonukleolyse soll niemals ambulant, sondern nur in Krankenhäusern durchgeführt werden und nur von solchen Ärzten, die normalerweise solche Patienten behandeln und die durch Ausbildung und Erfahrung qualifiziert sind, Laminektomien, Dissektomien und andere Wirbelsäulenoperationen durchzuführen, und die eine anerkannte Spezialausbildung in der Chemonukleolyse erhalten haben. Auch das Pflegepersonal muß in jeder Hinsicht hierzu qualifiziert sein, die Patienten zu überwachen und zu versorgen, die sich einer Chemonukleolyse unterzogen haben, einschließlich der Intervention bei Anaphylaxie und anderen potentiellen Komplikationen.

Hinsichtlich der Lagerung hat sich die Linksseitenlage durchgesetzt. Nur vereinzelt wird die Injektion in Bauchlage des Patienten durchgeführt. Die Nadelführung erfolgt von dem bekannten lateralen Zugang her. Der posterolaterale Zugang wird kaum angewandt und der Zugang von streng dorsal, der posteriore Zugang, wird noch von wenigen amerikanischen Autoren gewählt, und zwar dann, wenn die Punktion des Wirbelzwischenraumes zwischen LWK 5 und dem Kreuzbein von der lateralen Position aus nicht gelingt. Verfechter dieser Maßnahme ist der Orthopäde Carl Sutton aus Montreal. Ich meine, daß man diesen Zugang wegen der vielfältigen Schädigungsmöglichkeiten keinesfalls empfehlen darf.

Zur Diskussion steht weiterhin die Frage, ob Diskographie, ja oder nein, oder ob der intradiskale Druckvolumentest ausreicht. Ohne in eine tiefergehende Diskussion jetzt eintreten zu wollen, meine ich, daß die exakte Nadellage und die durch die Diskographie nachweisbaren, entsprechenden pathologischen Veränderungen durch Aufnahmen zu dokumentieren sind. Wir werden auch bei dieser neuen Methode der Chemonukleolyse sicher nicht von Schadenersatz-Ansprüchen verschont bleiben. Unsere kanadischen Kollegen, die diese Methode schon viele Jahre anwenden, können diese Dokumentation nur dringend empfehlen. Die Inaktivierung des Enzyms durch das Kontrastmittel ist bei entsprechender Wartezeit zu vernachlässigen.

Brock, Mayer und Görge schreiben in ihrer letzten Veröffentlichung im Deutschen Ärzteblatt, daß die Chemonukleolyse grundsätzlich in Vollnarkose oder Lokalanästhesie durchgeführt werden könnte, wobei sie der Lokalanästhesie den Vorzug geben wegen des geringeren Risikos und der Kürze des Eingriffs.

Ein weiterer Vorteil der Lokalanästhesie liegt m. E. in der Tatsache, daß man bei einer evtl. Fehlpunktion mit Wurzelirritation dieses sofort bemerkt und damit durch Zurückziehen der Nadel einen Spätschaden vermeiden kann. Die Vollnarkose hat den Nachteil, daß die gefürchteten anaphylaktischen Reaktionen erst mit Verzögerung erkannt werden und damit wertvolle Zeit für Gegenmaßnahmen, die sofort einzusetzen haben, verloren geht.

Bei Eintreten einer anaphylaktischen Schockreaktion besteht ja sowieso die Forderung, sofort alle Anästhetika abzusetzen und die Patienten mit 100%igem Sauerstoff zu versorgen, wobei die Verwendung von Halothan zur Anästhesie und dem notwendigen Einsatz von Epinephrin bei einem anaphylaktischen Schock das Arrhythmierisiko deutlich erhöhen würde, abgesehen davon, daß alle anästhetischen Medikamente latente myokardiale Depressoren sind. Wir kennen inzwischen viele Kriterien, die wegen der gefürchteten Reaktion zum Ausschluß einer Chemonukleolyse führen. Die Erhebung der Vorgeschichte muß daher äußerst sorgfältig erfolgen. Viele Allergiequellen sind bekannt und mit dem intrakutanen Allergietest läßt sich schon eine Reihe von potentiellen Allergieträgern ausschließen.

Damit sind aber nicht alle Unsicherheiten beseitigt. Wir wissen zwar noch, daß das weibliche Geschlecht doppelt so häufig wie Männer eine anaphylaktische Reaktion zeigt, und daß besonders Frauen mit einer erhöhten Blutsenkungsgeschwindigkeit höchst gefährdet sind. Sie sollten daher ebenfalls von diesem therapeutischen Vorgehen ausgeschlossen werden.

Trotz der strengen Selektion müssen wir mit solchen unvorhergesehenen schwerwiegenden Reaktionen rechnen, wobei ich die Zeichen der Anaphylaxie noch einmal kurz wiederholen möchte:
Kardiovaskulär: Hypotension, Tachykardie, supra- und ventrikuläre Dysrhythmien.
Respirationstrakt: Husten, Keuchen und Röcheln durch Bronchospasmus, Rasselgeräusche über der Lunge, freies Lungenödem.
Haut: Piloarrektion, lokalisiertes oder generalisiertes urtikarielles Exanthem.

Im Oktober 1982 fand in Chicago ein Symposium zwischen Immunologen und Anästhesisten über die Ätiologie und Therapie des anaphylaktischen Schocks statt. Dabei wurden alle Verläufe von Patienten diskutiert, die bis dahin anaphylaktische Reaktionen auf Chymopapain erlitten hatten, und wir erfahren daraus, daß die Reaktionen doch durchweg schwerwiegend waren, und daß von vornherein ganz gezielte und gut vorbereitete Gegenmaßnahmen einkalkuliert werden müssen. Es ist weiter bekannt geworden, daß in dieser veröffentlichten Studie des Symposiums alle Zwischenfälle analysiert wurden und daß trotz der üblichen Gegenmaßnahmen 2 Patienten gestorben sind. Ich glaube daher, daß man bei der Information unserer praktizierenden Kollegen draußen über diese Methode und bei der Aufklärung unserer Patienten dieses nicht verharmlosen sollte. Man kann natürlich einwenden, daß die Gefährdung in unseren Bereichen nicht so groß ist wie in Nordamerika, da Fleischzartmacher, die sensibilisierend wirken könnten, bei uns viel seltener benutzt werden. Aber was an Kosmetika, Zahnpasten und Getränken mit Papaia-Verschnitt bei uns verbraucht wird, wissen wir gar nicht so recht. Wer kann daher eine sichere Prognose über die Verträglichkeit stellen? Diese Frage muß sich jeder stellen, der diesen Eingriff vornimmt, ob er dieses prozentual wohl geringe, aber doch unvorhersehbare Risiko den Patienten zumuten kann. Dies gilt natürlich auch für die Leiter und Chefs von Kliniken, die im Rahmen des Delegationsgefüges letztverantwortlich sind. Man wird in diesem Zusammenhang einwenden können, daß nach den letzten Erkenntnissen die Mortalitätsrate – abhängig vom anaphylaktischen Schock durch Chymopapain – mit 0,15% sehr nahe an der Letalitätsrate liegt, die mit 0,3% bei der offenen lumbalen Bandscheibenoperation ausgewiesen ist. Ich persönlich glaube, daß die Argumentation mit einer gewissen Letalität und Morbidität der offenen Operation als die Indikation für die Injektionstherapie nicht stichhaltig ist. Es gibt auch Gegenstatistiken, die anderes aussagen wie die von Roberts aus Hartford, Connecticut. Ich bezweifle, daß es angängig ist, eine Sammelstatistik von offenen Bandscheibenoperationen jedweder Art und Ursache aus allen Altersgruppen zu vergleichen mit der Chemonukleolyse. Die Chemonukleolyse wird ja an einem schon vorher ausgewählten Patientengut, das vom Alter her nach oben und unten begrenzt ist, wo Fettleibige ausgeschlossen sind etc., durchgeführt. Ich wage zu sagen, wenn diese Patienten operiert würden, daß die Ergebnisse auch nicht schlechter sein würden als bei der Chemonukleolyse. Es erschreckt natürlich, wenn man die Vergleichszahlen einer belgischen Veröffentlichung sieht, an der 2 orthopädische und 1 neurochirurgische Abteilung beteiligt sind, die bei 2163 Patienten mit Chemonukleolyse 50 Komplikationen, das sind 2,3%, sahen, und damit verglichen 613 Patienten mit der offenen Operation und mit 71 Komplikationen, das sind

11,6%. Dabei sind besonders schwerwiegende Komplikationen während der Operation wie auch in der postoperativen Phase festgestellt worden. Die wesentlichen sind 2 Fälle mit Herzversagen, wobei einer irreversibel war, 4 akute Abdomen, die 2mal eine Laparotomie erforderten, eine Septikämie, 5 Embolien, ein allergischer Schock, 4 Fälle von Phlebitis, eine Meningitis, eine tiefe Infektion, 5 Fälle von Diszitis und 2 Liquorfisteln.

Um so mehr glaube ich, in diesem Zusammenhang sagen zu müssen, daß andere Gründe als die Operationsmethode Anlaß zu diesen Komplikationen waren. Diese Arbeit ist in den Acta orthopaedica belgica, S. 1149, 1983 veröffentlicht.

Trotz dieser Veröffentlichung mit den negativen Ergebnissen muß man meines Erachtens davon ausgehen, daß heute die modernen Operationsmethoden unter dem Mikroskop und mit verbesserter Beleuchtung oder Vergrößerung durch Lupe Gewebs-, Struktur- und Statik-schonend in der Hand des Erfahrenen weitgehend risikolos ist. Nicht jeder Bandscheibenvorfall ist für den Anfänger geeignet. Jede Bandscheibenoperation ist anders als die vorangegangene, sie ist keine Routineoperation.

Zurück zur Chemonukleolyse

Es ist zu fragen, ob die Fehlergebnisse, die annähernd bei 30% liegen (manche haben auch bessere Ergebnisse), verbessert werden können. Für die Fehlergebnisse sind im wesentlichen vorher nicht erkannte Sequestrierungen verantwortlich. Die bisherigen konventionellen Untersuchungsmethoden, worunter wir auch schon das CT rechnen, können nicht immer diese Differenzierung, die für die Indikation wichtig ist, aufdecken. Vielleicht gibt uns eine gewisse Hilfe das postmyelographische CT, das eindeutiger als bisher bei unklaren Situationen eine Sequestrierung aufdekken kann, so daß diese Patienten von der Chemonukleolyse von vornherein ausgeschlossen werden können. Es wird ja teilweise propagiert, daß man die Chemonukleolyse zunächst als erstes Verfahren anwenden kann, um dann beim Nichterfolg die offene Behandlung nachzuziehen. Das ist sicher ein Weg. Ich meine aber, daß man dieses Vorgehen auch unter sozio-ökonomischen Gesichtspunkten betrachten sollte. Das Abwarten des Ergebnisses der Chemonukleolyse beansprucht mehrere Wochen. Beim Versagen der Methode kommt dann die Operation, die zusätzlich weiteren Krankenhausaufenthalt und längere Arbeitsunfähigkeit bedingt. Abgesehen von den Kosten der Chemonukleolyse, die ja nicht billig ist, kommen dann noch die längeren Krankenhauskosten, der Verdienstausfall und v.a. hinzu. Im Rahmen der notwendigen Sparmaßnahmen wäre es sicher gerechtfertigt, wenn wir durch eine exaktere Diagnose und Indikationsstellung damit die Krankheitszeit verkürzen könnten.

Es gibt auch Patienten, die trotz erfolgreicher Chemonukleolyse ihre Beschwerden beibehalten und bei denen wir im CT große Vakuolen im Bereich der betroffenen Bandscheibe erkennen können. Solche Patienten, die ich nachoperiert habe, hatten einen zurückgesunkenen Faserring mit flatterndem Ligament. Ich nehme an, daß bei axialer Belastung durch Kompression der Luft durch Vorwölbung des Faserringes die entsprechende Wurzel komprimiert wurde. Nach Ausräumung des

Restmaterials im Zwischenwirbelraum sind diese Patienten dann beschwerdefrei geworden.

Zusammenfassend ist festzustellen, daß die bisherigen Frühergebnisse für einen dekompressiven Effekt der Chemonukleolyse sprechen. Die klinische Anwendung des Verfahrens sollte beschränkt bleiben und weiterhin sehr vorsichtig vorgenommen werden. Es zeigen sich bestimmte Richtlinien für die Indikation und Kontraindikation ab. Ob die Chemonukleolyse die Operation in den indizierten Fällen verdrängen oder gar ersetzen wird, läßt sich bei den bisher bei uns bekannten kurzen Verläufen noch nicht übersehen. Die Langzeitverläufe sind abzuwarten. Von einer Propagierung des Verfahrens in der Öffentlichkeit sowie von einer ungezielten Anwendung ist abzuraten, allein wegen der doch differenzierten Injektionstechnik, welche besondere Erfahrung und technische Einrichtungen erfordert. Lassen Sie uns in der nächsten Zukunft die Ergebnisse zunächst unter sachlichen und wissenschaftlichen Aspekten kritisch prüfen, um dann in unserem Kreise darüber zu diskutieren, ehe wir mit weiteren Empfehlungen in die Öffentlichkeit gehen.

Es ist festzuhalten, daß die Chemonukleolyse eine Erweiterung der therapeutischen Möglichkeiten bei Bandscheibenerkrankungen darstellt.

Histologische Veränderungen nach Chemonukleolyse mit Chymopapain

H.-M. Mayer, M. Brock und W. Roggendorf

Einleitung

Durch die Einführung der Chemunukleolyse mit Chymopapain wurde das therapeutische Spektrum der Behandlung lumbaler Bandscheibenvorfälle in den letzten Jahren wesentlich erweitert. Intradiskal appliziertes Chymopapain führt, durch seine selektive Wirkung auf den Nukleus pulposus der Bandscheibe, zu biochemischen, morphologischen und schließlich biomechanischen Veränderungen, die letztendlich in einer Dekompression der Nervenwurzel resultieren [1, 4].

Die Morphologie der mit Chymopapain behandelten Bandscheibe ist, vor allem tierexperimentell, untersucht worden [2, 8]. Mittlerweile liegen erste Erfahrungen über lichtmikroskopische und ultrastrukturelle Veränderungen an menschlichem Bandscheibengewebe vor, welches operativ nach erfolgloser Chemonukleolyse gewonnen wurde [5]. Vom 1. 3. 83 bis zum 1. 10. 84 wurden an der Neurochirurgischen Klinik des Universitätsklinikums Steglitz der Freien Universität Berlin 68 Patienten nach vorheriger, erfolgloser Chemonukleolyse mit Chymopapain, einer „offenen" Bandscheibenoperation (interlaminäre Fensterung oder Hemilaminektomie) unterzogen. Die Pathomorphologie des bei 56 Patienten untersuchten Bandscheibengewebes wird in der vorliegenden Arbeit beschrieben. Die Ergebnisse werden mit einer Gruppe von 10 primär operierten Patienten verglichen, bei denen zuvor keine Chemonukleolyse durchgeführt worden war.

Methoden

Patientengut

Zwischen dem 1. 3. 83 und dem 1. 10. 84 wurden insgesamt 420 Patienten einer Chemonukleolyse mit Chymopapain (Discase: Fa. Travenol, München/Chymodiactin: Fa. Woelm, Eschwege) unterzogen. Bei 68 Patienten kam es zu keiner Besserung oder zu einer Verschlechterung der klinischen Symptomatik im Anschluß an den Eingriff. Diese Patienten wurden „offen" operiert. Es handelte sich um 43 männliche und 25 weibliche Patienten im Alter zwischen 20 und 62 Jahren (Durchschnittsalter: 49,3 Jahre). Das Zeitintervall zwischen Chemonukleolyse und Operation betrug 2 bis 277 Tage. Als Kontrollgruppe dienten 10 Patienten (8 männlich/2 weiblich/Alter: 35–63 Jahre/Durchschnittsalter: 45,2 Jahre), die aufgrund bestehender Kontraindikationen zur Chemonukleolyse primär einer „offenen" Operation unterzogen wurden.

Histologie

Zur histologischen Untersuchung wurde das bei 56 Patienten während der Operation aus dem Zwischenwirbelraum gewonnene oder sequestrierte Bandscheibengewebe herangezogen. In Einzelfällen wurde zusätzlich Deckplattenmaterial, Knochen, hinteres Längsband oder epidurales Fettgewebe untersucht. Das Material wurde routinemäßig zur lichtmikroskopischen Beurteilung aufgearbeitet. Bei einem Teil des Operationsgutes wurden zusätzlich rasterelektronenmikroskopische Untersuchungen vorgenommen. Das zur Lichtmikroskopie bestimmte Gewebe wurde unmittelbar nach der Entnahme in 10% Formalinlösung immersionsfixiert. Nach Einbettung in Paraffin wurden 5 µm-Schnitte angefertigt, entwässert und mit folgenden Standardfärbungen gefärbt: Hämatoxilin & Eosin (H.E.), Elastica-van-Gieson (E.v.G.), Perjodsäure-Schiff (PAS), Alzianblau PAS, Toluidin-Blau und Nissl-Färbung. Zur Rasterelektronenmikroskopie erfolgte die Fixation in Karnofsky-Lösung (Formalin 10% und Glutaraldehyd 4,5% in Kakodylat-Puffer 1 : 1). Nach Dehydrierung und Goldkontrastierung erfolgte die Untersuchung mittels Cambridge Scientific Stereoscan (Cambr. Scient. Instrum. Ltd., Royston, Hertfordshire, England) oder JEOL-JSM-35 Scanning EM (Japan Electron Optics Lab., Nakagamicho, Akishima City, Tokyo, Japan) [5].

Ergebnisse

Histologie – Kontrollgruppe

Bandscheibengewebe von Patienten, die keiner Chemonukleolyse unterzogen waren, zeigte die beim lumbalen Bandscheibenvorfall bekannten degenerativen Veränderungen (Tabelle 1). Lichtmikroskopisch finden sich vermehrt locker angeordnete Kollagenfasern im Nucleus pulposus. Die Grundsubstanz ist relativ homogen, zeigt jedoch Veränderungen, die von einem stark basophilen Hof (H.E.) umgeben sind (Abb. 1 und 2). Vereinzelt beobachtet man reaktive Knorpelzellproliferationen mit Bildung von Riesenchondronen. Gelegentlich kommt es zu einer stärkeren Bindegewebsproliferation mit kleineren lympho-histiozytären Infiltraten. Als Ausdruck des hohen Gehalts an sauren Mukopolysacchariden (vorwiegend Chondroitinsulfat) beobachtet man in der Umgebung der Knorpelzellaggregationen die typische Metachromasie (Nissl/Toluidin-Blau).

Tabelle 1. Histologie der degenerierten Bandscheibe

- Vermehrt locker angeordnete Kollagenfasern
- Mikrozysten
- Homogene Grundsubstanz
- Lockere Aggregationen von Knorpelzellen mit stark basophilem Hof
- Metachromasie perichondral
- Knorpelzellproliferation (z.T. Riesenchondrone)
- Gelegentlich BG-Proliferation mit lympho-histiozytären Zellen

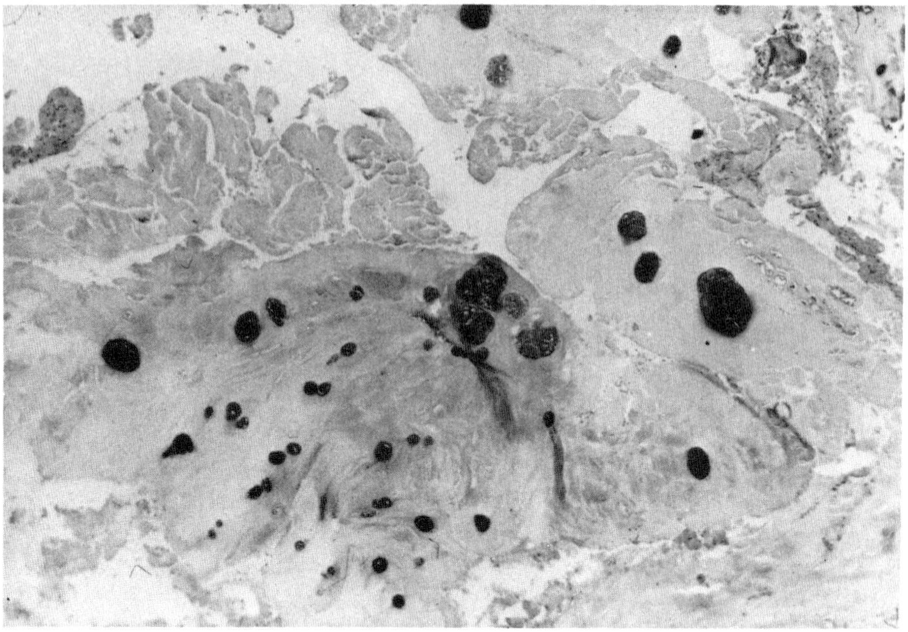

Abb. 1. Unbehandeltes Bandscheibengewebe mit degenerativen Veränderungen. Vermehrt kollagenfaserhaltiges Knorpelgewebe mit Knorpelzellproliferation. Die Chondrozyten zeigen eine stark basophile Reaktion in der Umgebung des Zellkörpers. (H & E)

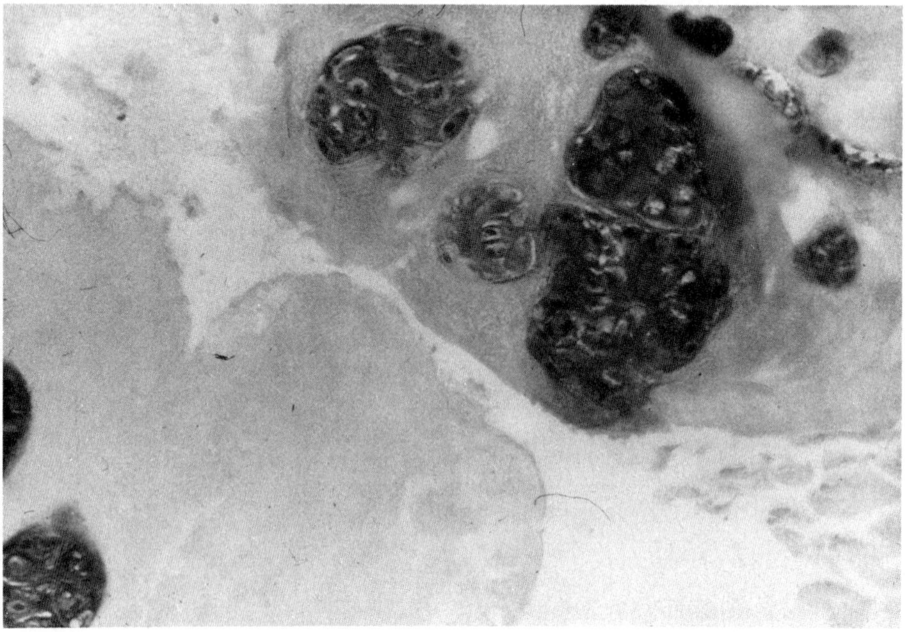

Abb. 2. Unbehandeltes Bandscheibengewebe. Riesenchondrone (H & E)

Histologie – Chymopapain-Gruppe

Zusätzlich zu den beschriebenen degenerativen Veränderungen (Tabelle 1), weist das Bandscheibengewebe der mit Chymopapain behandelten Patienten typische morphologische Merkmale auf (Tabelle 2). Diese beschränken sich nahezu ausschließlich auf die Knorpelgrundsubstanz, welche vor allem in der Umgebung der Knorpelzellen ihre charakteristischen, basophilen Färbeeigenschaften verliert. Dadurch kommt es zu einer Demaskierung der vermehrt vorhandenen Kollagenfasern mit relativ ausgeprägter eosinophiler Reaktion der Matrix, die im Vergleich zum unbehandelten Bandscheibengewebe einer stärkeren mikrozystischen Degeneration

Tabelle 2. Ergebnisse. Histologie der degenerierten, mit Chymopapain behandelten Bandscheibe

– Degenerative Veränderungen
±
– Verlust der Basophilie der Grundsubstanz
– Demaskierung der Kollagenfasern
– Eosinophile Reaktion der Grundsubstanz
– Größere mikrozystische Areale
– PAS-Positivität perichondral
– vereinzelt Knorpelzellnekrosen
– Verlust der Metachromasie
– Fibroblastenproliferation

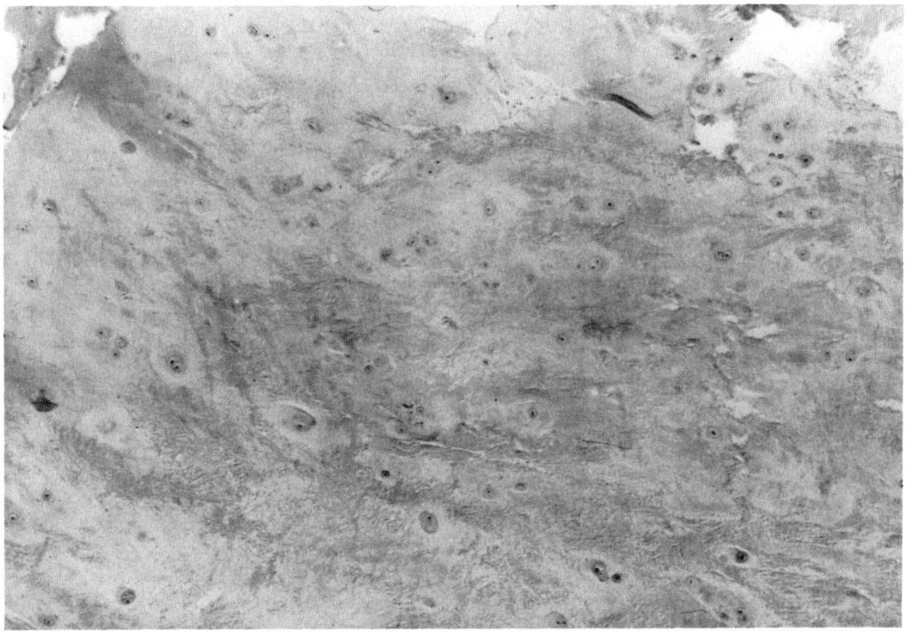

Abb. 3. Bandscheibengewebe eines mit Chymopapain behandelten Patienten. Verlust der Basophilie. Homogene Grundsubstanz. Knorpelzellen erhalten

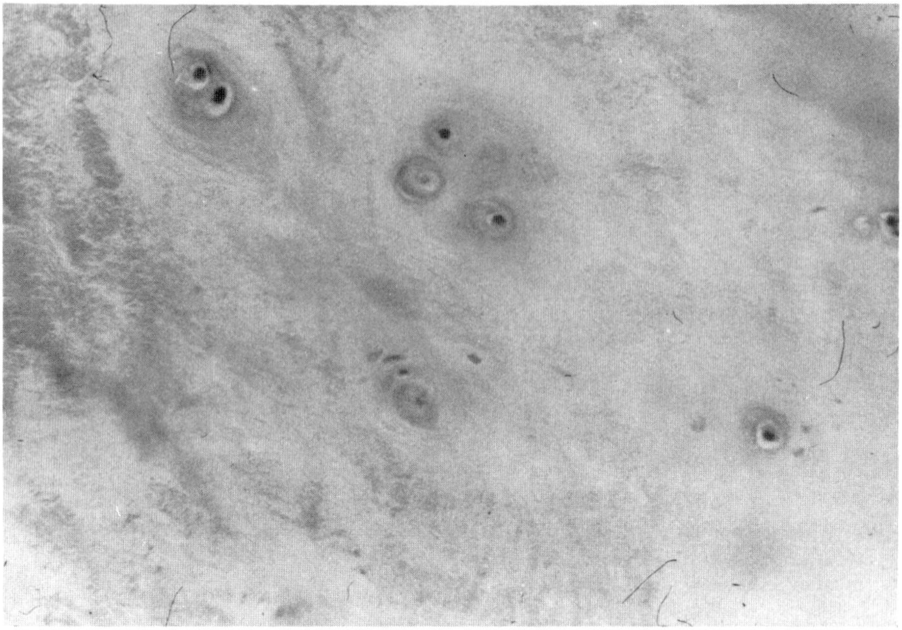

Abb. 4. Bandscheibengewebe eines mit Chymopapain behandelten Patienten. Schwache Eosinophilie der Matrix in der Umgebung der erhaltenen Knorpelzellen

unterliegt (Abb. 3 und 4). Die Metachromasie der Matrix in unmittelbarer Umgebung der Knorpelzellen ist stark abgeschwächt. An ihre Stelle tritt eine ausgeprägte PAS-Positivität. Die Anzahl der in die Grundsubstanz eingebetteten Knorpelzellen ist nur mäßig herabgesetzt. Vereinzelt werden Knorpelzellnekrosen beobachtet. In Fällen, bei denen die Chemonukleolyse länger als 3 Monate zurücklag, liegt eine Fibroblastenproliferation im Sinne einer bindegewebigen Organisation vor. Auf die Chemonukleolyse zurückzuführende, histologische Veränderungen im Anulus fibrosus, den knorpeligen Deckplatten, am Knochen, hinterem Längsband oder epiduralem Fettgewebe lagen in unserem Untersuchungsgut nicht vor. Bei insgesamt 6 der 56 untersuchten Bandscheiben konnte eine Einwirkung von Chymopapain histologisch nicht nachgewiesen werden. In diesen Fällen zeigte die Grundsubstanz nach wie vor, vor allem in der Umgebung der Knorpelzellen, eine stark basophile Reaktion.

Rasterelektronenmikroskopie

Die rasterelektronenmikroskopischen Aufnahmen bestätigen die Wirkung des Chymopapains auf die Grundsubstanz des Bandscheibenknorpels. Das unbehandelte Bandscheibengewebe zeigt das in Grundsubstanz eingebettete Kollagenfaserwerk mit den, durch degenerative Vorgänge entstandenen, Gewebsdefekten (Mikrozysten) (Abb. 5). Nach Chymopapainbehandlung sind die Kollagenfasern weitestgehend demaskiert. Nur noch gelegentlich finden sich Spuren von Grundsubstanz (Abb. 6).

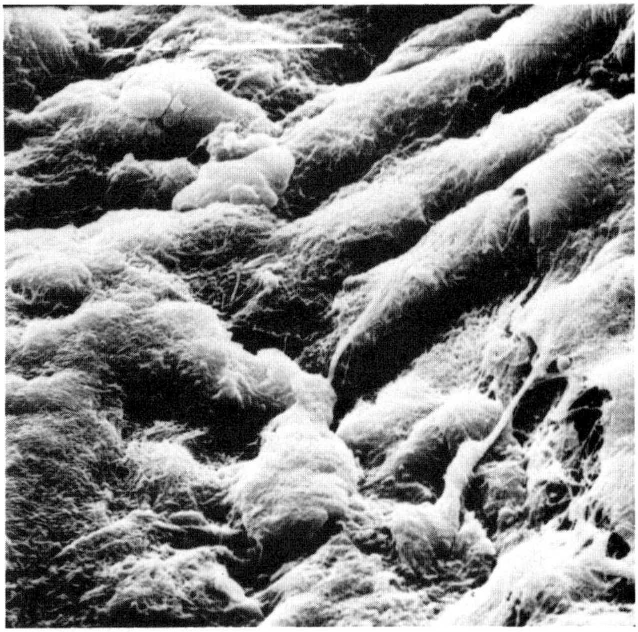

Abb. 5. Rasterelektronenmikroskopische Aufnahme von unbehandeltem Bandscheibengewebe. In Grundsubstanz eingebettete Kollagenfasern

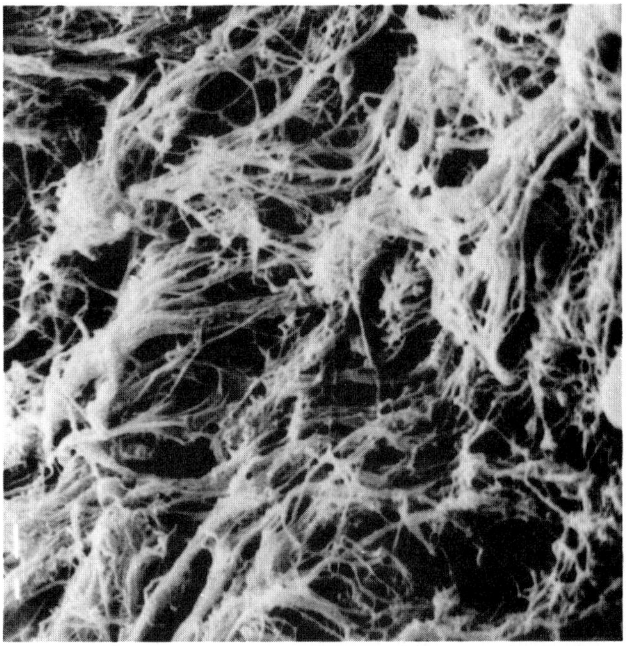

Abb. 6. Raster-EM Aufnahme von Chymopapain-behandeltem Bandscheibengewebe. Nackte, demaskierte Kollagenfasern

Diskussion

Die Ursachen für ein Versagen der Chemonukleolyse mit Chymopapain sind mannigfaltig. Die Mehrzahl der nachoperierten Patienten zeigte subligamentäre oder frei sequestrierte Bandscheibenvorfälle in Kombination mit degenerativen, osteochondrotischen Veränderungen [3, 4]. Diese Ergebnisse zeigen unter anderem die Grenzen moderner diagnostischer Möglichkeiten zum Ausschluß von Kontraindikationen zur Chemonukleolyse. Eine insuffiziente Enzymwirkung spielt dabei eine untergeordnete Rolle [5]. Die vorliegende Arbeit zeigt, daß lediglich bei 6 von 56 untersuchten Bandscheiben histologisch keine, oder eine inkomplette Enzymeinwirkung nachweisbar war. In den übrigen Fällen sind ausnahmslos die histologischen Kriterien der Chymopapainwirkung erfüllt. Die Digestion der Grundsubstanz geht mit dem Verlust bestimmter färberischer Eigenschaften (Verlust der Basophilie und Metachromasie) einher. Diese Beobachtungen wurden bereits bei den ersten experimentellen Untersuchungen nach intravenöser Injektion von Chymopapain am Knorpel des Kaninchenohres gemacht [6, 7]. Die Knorpelzellen sind nach Chymopapaineinwirkung z.T. intakt. Nach den Ergebnissen aktueller tierexperimenteller Studien wird vermutet, daß die verbleibenden Knorpelzellen in der Lage sind, nach einer gewissen Regenerationszeit erneut Grundsubstanz im Zwischenwirbelraum zu synthetisieren [1]. Makroskopische und histologische Veränderungen an den Strukturen in der Nachbarschaft des Nukleus pulposus wurden in unserem Untersuchungsgut nicht beobachtet. Im Tierexperiment werden solche Veränderungen bei hohen Enzymkonzentrationen beschrieben [2].

Die histologischen und ultrastrukturellen Ergebnisse zeigen die substratspezifische Chymopapainwirkung auf die Knorpelgrundsubstanz im Nukleus pulposus der degenerierten Bandscheibe. Verlust der Färbbarkeit bedeutet Veränderung der biochemischen Zusammensetzung und Wasserbindungsfähigkeit der Knorpelmatrix und damit Volumenverlust. Diese Veränderungen führen vermutlich zu einer Dekompression der Nervenwurzel infolge Konsistenzverminderung und Schrumpfung des Nukleus. Die Gefahr einer enzymspezifischen Schädigung der Nachbarstrukturen besteht bei regelrechter Durchführung der Chemonukleolyse mit Chymopapain nicht. Unsere Ergebnisse bestätigen die Wirksamkeit der Chemonukleolyse mit Chymopapain und liefern dafür eine morphologische Erklärung.

Literatur

1. Bradford DS, Cooper KM, Oegema TR (1983) Chymopapain, Chemonucleolysis and Nucleus Pulposus Regeneration. J Bone Joint Surg [Am] 65:1220–1231
2. Garvin PJ, Jenning RB (1973) Long-term effects of chymopapain on intervertebral disc of dogs. Clin Orthop 92:281–295
3. Görge HH, Mayer HM, Brock M, Operative Befunde nach Anwendung von Chymopapain (In Vorbereitung)
4. McCulloch JA (1981) Chemonucleolysis for relief of sciatica due to a herniated intervertebral disc. Can Med Assoc J 124:879–882

5. Roggendorf W, Brock M, Görge HH, Curio G (1984) Morphological alterations of the degenerated lumbar disc following chemonucleolysis with chymopapain. J Neurosurg 60:518–522
6. Sheldon H, Robinson RA (1960) Studies on cartilage. II. Electron microscope observations on rabbit ear cartilage following the administration of papain. J Biophys Biochem Cytol 8:151–153
7. Spicer SS, Bryant JH (1957) Cartilage changes in papain-treated rabbits. Am J Pathol 33:1237–1245
8. Sussman BJ (1971) Experimental intervertebral discolysis. A critique of collagenase and chymopapain applications. Clin Orthop 80:181–190

Chemonukleolyse: Eine Alternative zur operativen Behandlung des lumbalen Bandscheibenvorfalls?

K. DEI-ANANG, D. VOTH und D. KNORRE

Einleitung

Bis zum 45. Lebensjahr sind die häufigsten Ursachen für eine körperliche Aktivitätseinschränkung Lumbalgien und Lumboischialgien [6]. Insgesamt ist der Rückenschmerz außer den grippalen Infekten die häufigste Ursache der Arbeitsunfähigkeit. Nach dem 45. Lebensjahr wird der Rückenschmerz als manifeste Erkrankung in der Häufigkeit nur noch von kardiovaskulären Erkrankungen und der Arthritis übertroffen [8].

Methode und Patientengut

An der neurochirurgischen Universitäts-Klinik Mainz wurden von Januar 1983 bis Ende September 1984 46 Patienten mit Bandscheibenbeschwerden mit der Methode der Chemonukleolyse behandelt. Von dieser Zahl wurden 21 Patienten mit Kollagenase behandelt, die anderen 25 mit Chymopapain. Als Randbemerkung soll zum Vergleich an dieser Stelle festgehalten werden, daß zu gleicher Zeit 616 Patienten operativ behandelt wurden (Tabelle 1).

Als spezifischer Wirkungsmechanismus der Enzyme ist allgemein bekannt [4], daß das Chymopapain die langen Mukopolysaccharidketten, d.h. den Nucleus pulposus, zu hydrolisieren vermag, im Gegensatz zur Kollagenase, die über diese Wirkung hinaus auch Teile der Kollagenfasern des Anulus fibrosus zerlegt.

Die Indikationsstellung bei unseren Patienten, die enzymatisch behandelt werden, erfolgt unter folgenden Parametern:

1. Lumboischialgie mit einer erfolglosen konservativen Behandlungsdauer von mindestens 6 Wochen, hiervon Patienten mit eindeutigen Parästhesien in nachprüfba-

Tabelle 1. Vergleich der offenen chirurgischen Bandscheibenoperation zur enzymatischen Behandlung (Kollagenase und Chymopapain)

Jan. 1983 – Sept. 1984	n
Offene chirurgische Eingriffe	616
CNL	46
Kollagenase	(21)
Chymopapain	(25)
Gesamtzahl	662

ren Dermatomen oder mit einem positiven Lasègueschen Dehnungszeichen von weniger als 50 ° sowie Reflexunterschieden und Kraftminderungen mit Hinweisen auf leichte Paresen,
2. es muß ein klinisches Korrelat zum Myelogramm bzw. CT oder NMR bestehen,
3. Patienten mit Kontraindikationen zur offenen chirurgischen Operation, insbesondere kardio-vaskulär erkrankte Patienten, bei denen internistisch keine Narkosefähigkeit besteht, und
4. lumbale Bandscheibenvorfälle ab L_3 abwärts.

Im Gegensatz hierzu sind die Kontraindikationen:
1. Restliche Bandscheiben oberhalb des Segmentes L_3/L_4,
2. freie perforierte Bandscheiben bzw. Sequestrierung,
3. schwere neurologische Ausfälle mit schwersten Paresen bis Plegien, Blasen-/Mastdarmentleerungsstörungen,
4. signifikante Osteochondrosen,
5. nachweisbare Schwangerschaft sowie
6. vorausgegangene Chemonukleolyse.

Diese Eingriffe werden sämtlich in Lokalanästhesie vorgenommen mit anästhesiologischem „stand-by".

Anästhesie bei der Chemonukleolyse:
Prämedikation am Vorabend 40 mg Triamcinolon i. m. Prämedikation am Operationstag 30 mg Pentazocin i. m. und 5–10 mg Diazepam i. m.

Intraoperativ nach Bedarf Pentazocin i. v. zusätzlich. Die Patienten werden alle postoperativ in Intervallen von 2, 4, 6 und 12 Wochen sowie 6 und 12 Monaten nachuntersucht, nach der 12. Woche und nach 12 Monaten werden CT-Kontrollen durchgeführt.

Ergebnisse

An Komplikationen möchten wir herausheben:

1. In einem Fall klinische Zeichen der Spondylodiszitis mit lokalen Schmerzen, Erhöhung der BSG und Temperaturanstieg. Die Röntgendiagnostik nach Ablauf von 4 Wochen zeigte in dem nukleolysierten Bereich knöcherne Veränderungen. Die Patientin ist nach entsprechender Therapie mit Bettruhe in einer Gipsschale für 6 Wochen und antibiotischer Therapie zwischenzeitlich vollkommen beschwerdefrei.

2. Anaphylaktische Reaktion in einem Fall mit gutem Ausgang (Chymopapain). Hier kam es während der Injektion zum Kreislaufzusammenbruch und kurzzeitigem Bewußtseinsverlust. Der Eingriff mußte sofort beendet werden, etwa die Hälfte der erforderlichen Dosis war bereits injiziert worden; der Patient erholte sich jedoch relativ rasch nach den sofortigen anästhesiologischen Maßnahmen. Eine Intubation war nicht erforderlich [2].

3. Insgesamt wurden 7 von 46 Patienten operiert, dies macht einen Prozentsatz von ca. 15 aus, davon waren 2 Patienten mit absoluter OP-Indikation wegen akut aufgetretener Fußheberparese post injectionem, ein Befund, der vor dem Eingriff nicht vorhanden war (Tabelle 2).

Tabelle 2. Verlauf post injectionem

Op nach CNL	7 (15%)
Keine Beschwerden post-CNL bzw. Besserung	38 (83%)
Unverändert (CT unauffällig)	1 (2%)

Eine Patientin klagt über rezidivierende Beschwerden. Wiederholte CT-Untersuchungen ergeben keine Hinweise für ein pathologisches Korrelat.

Die restlichen Patienten befinden sich sonst in gutem Zustand und heben insbesondere hervor, daß der Eingriff eine deutliche Besserung bzw. Heilung erbracht hat.

Erfahrung mit Kollagenase und Chymopapain

Bei der Kollagenase hatten wir einen Fall der Spondylodiszitis, diese kann nicht ohne weiteres auf das Enzym zurückgeführt werden, die Ursache hierfür könnte auch iatrogen bedingt sein. 6 Patienten von 21 mußten operiert werden, davon 2 mit absoluter Operationsindikation wegen einer schweren Fußheberparese, die in den ersten Tagen nach der Injektion auftrat. Die restlichen 4 Patienten wurden in 3 Fällen wegen starken, anhaltenden ischialgiformen Schmerzen operiert; in einem Fall in der 3., in den zwei restlichen Fällen in der 12. Woche. Die 4. Patientin wurde ohne unsere Kenntnis in einer auswärtigen Klinik operiert. Dem OP-Bericht war zu entnehmen, daß ein Prolaps nicht gefunden wurde. Generell bestanden in der postoperativen Phase starke Schmerzen, mit einem Maximum am 3. Tag und einer Dauer von ca. 5–7 Tagen, starke und stärkste Analgetika waren erforderlich.

In bezug auf das Chymopapain hatten wir eine anaphylaktische Reaktion während der Injektion, die mit entsprechenden Maßnahmen abgefangen werden konnte. Bis jetzt wurde eine Patientin post injectionem operiert in dieser Gruppe. Hier war das neurologische Bild trotz Chemonukleolyse unverändert geblieben. Die Operation zeigte jedoch saubere Verhältnisse, der Nucleus pulposus war im Zwischenwirbelraum nicht nachweisbar. Knöcherne Osteophyten wurden abgetragen, postoperativ berichtet die Patientin von einer geringen Besserung. 4 Wochen nach der Injektion klagte ein Patient weiterhin über unveränderte Schmerzen. Er wurde engmaschig neurologisch kontrolliert. Post injectionem besteht eine relativ kürzere Phase mit lumbalen Schmerzen. In vielen Fällen wird eine bedeutende Minderung der prae injectionem bekannten Schmerzen bereits Stunden bzw. in den ersten Tagen nach dem Eingriff angegeben.

Diskussion

Operation oder Nukleolyse

Ein genauer numerischer Vergleich zwischen der Nukleoysebehandlung und der offenen chirurgischen Intervention ist bei der geringen Zahl von 46 Patienten leider nicht möglich. Wir glauben nach unseren bisherigen Erfahrungen, daß, bei einer präzisen Auswahl der Patienten, mit dieser Methode die Möglichkeit besteht, einen schmerzhaften Zustand, der ca. 60% aller Menschen zwischen dem 25. und 69. Lebensjahr phasenweise immobilisiert und arbeitsunfähig macht [3], ohne Narkose und Operationsbelastung zu behandeln.

Wenn man die Indikation zur Chemonukleolyse kritisch prüft, wird man Pia und Exner [7] bestätigen können, daß diese Methode die offene chirurgische Bandscheibenoperation nicht ersetzen kann, sondern eine zusätzliche Erweiterung der therapeutischen Möglichkeiten bei der Bandscheibenerkrankung hergibt. Ein Mißbrauch der Indikationskriterien kann die Erfolgsquote herabsetzen und dadurch diese Methode rasch in Mißkredit bringen.

Zusammenfassung

46 Patienten mit lumbalen Bandscheibenbeschwerden haben sich bisher in der neurochirurgischen Universitäts-Klinik Mainz behandeln lassen, davon 21 mit Kollagenase und 25 mit Chymopapain. 7 Patienten (15%) wurden bisher nachoperiert; außer einem Fall mit Spondylodiszitis und einem mit anaphylaktischer Reaktion wurden sonst keine größeren Komplikationen beobachtet [1]. Starke Schmerzen wurden beobachtet bei der Behandlung mit Kollagenase, die trotz Reduktion der Dosis von 600 I. E. auf 400 I. E. unverändert blieben in ihrer Intensität. Die Auswahl der Patienten [5] und eine exakte Indikationsstellung sind am wichtigsten bei dieser Art der Bandscheibenbehandlung. Der Therapieerfolg ist direkt davon abhängig.

Literatur

1. Artigas J, Brock M, Mayer HM (1984) Complications following Chemonucleolysis with Collagenase. J Neurosurg 61:679–685
2. Benoist M, Deburg A, Heripret G, Busson J, Rigot J, Cauchoix J (1982) Treatment of Lumbar Disc Herniation by Chymopapain Chemunucleolysis. Spine 7:613–617
3. Hult L (1954) Cervical, dorsal, and lumbar spinal syndromes. Acta Ortho Scand [Suppl] 17
4. McCulloch JA, Macnab I (1983) In: Sciatica and Chymopapain. Williams & Wilkins, Baltimore London, p 99–102
5. McCulloch JA, Macnab I (1983) In: Sciatica and Chymopapain. Williams & Wilkins, Baltimore London, p 103–127
6. National Center for Health Statistics (1973) Limitation of Activity due to chronic condition, United States 1969–1970. Series 10, Number 80
7. Pia HW, Exner G (1984) Editorialbericht „Chemonucleolyse". Heft 41, 2968–2969
8. Rowe ML (1969) Low back pain in industry. A position paper. J Occup Med 11:161

Erfahrungen mit der Chemonukleolyse

M. H. Hackenbroch, H. Bruns und H. Laturnus

Dieser Bericht enthält unsere persönlichen Erfahrungen mit der intradiskalen Gabe von Chymopapain beim lumbalen Bandscheibenvorfall an der Orthopädischen Universitätsklinik Köln seit 01. 01. 1984.

Krankengut

Während der letzten 10 Monate haben wir die Chemonukleolyse an 142 Patienten durchgeführt. Verwendet wurden annähernd gleich oft die Präparate Discase und Chymodiactin. 102 Patienten dieses Kollektivs konnten länger als 3 Monate beobachtet werden, darunter 64 Männer und 38 Frauen; ausschließlich dieses Teilkollektiv ist Gegenstand der nachfolgenden Auswertung.

Bei 88 Patienten wurde nur eine Etage behandelt, bei 14 Patienten 2 Etagen in einer Sitzung. Am häufigsten war mit 64 Nukleolysen das Segment L_4/L_5 betroffen, gefolgt von L_5/S_1 mit 48 Nukleolysen und L_3/L_4 mit 4 Nukleolysen.

Indikation

Zur Chemonukleolyse kamen nur Patienten mit eindeutig radikulärer Symptomatik, die klinisch als Lumbalgie und Ischialgie imponierte. Die diskogene Ursache mußte in jedem Fall entweder computertomographisch oder myelographisch nachgewiesen worden sein. Der Ort der diskalen Läsion mußte mit der Höhe und Seite des neurologischen Befundes in Einklang stehen.

Voraussetzung war weiterhin, daß zuvor für mindestens 6 Wochen adäquat konservativ behandelt worden war und Therapieresistenz bestand. Patienten mit frischen Lähmungserscheinungen und Kaudasyndrom waren ausgeschlossen worden, desgleichen Patienten mit älteren Paresen, sofern sie stärker als Grad 1 waren.

Kontraindikationen

Als Kontraindikationen wurden angesehen: Nicht-radikuläre Symptomatiken, akute Paresen, alte Paresen oberhalb von Grad 1 sowie nicht-diskogene Ursachen. Eine knöcherne Stenose in Verbindung mit eindeutiger Protrusion oder Prolaps einer Bandscheibe wurde im allgemeinen nicht als Kontraindikation angesehen. Entsprechend den Empfehlungen in der Literatur haben wir Patienten mit Kontrastmittelabfluß bei der vorgeschalteten Diskographie ausgeschlossen unter der Vorstellung, daß ein Verweilen des Enzyms am Wirkungsort bei Durchlässigkeit des Komplexes Faserring/hinteres Längsband nicht gewährleistet ist.

Technik

Zur Vorbereitung wurden routinemäßig H_1- und H_2-Blocker gegeben. War eine Allergie gegen ein beliebiges Antigen bekannt, wurde unmittelbar vor der Instillation des Enzyms Prednisolon in einer Dosis von 250 mg injiziert.

Der Eingriff erfolgte entweder in Allgemeinanästhesie oder örtlicher Betäubung. Es wurde regelmäßig die Links-Seitlagerung in Verbindung mit der 2-Nadel-Technik angewandt. Grundsätzlich führten wir eine Diskographie unter dem Röntgen-Bildverstärker unter Benutzung von Solutrast-250 M unmittelbar vor der Enzymgabe durch, da erfahrungsgemäß weder die Myelographie noch die Computertomographie die zuverlässige Erfassung freier Bandscheibensequester als Hinweis auf eine Faserringruptur gewährleisten. 10 Minuten nach der Diskographie wurden bei gleicher Nadellage 2,4 ml der rekonstituierten Chymopapain-Lösung entsprechend 5000 Einheiten injiziert, und zwar verteilt über einen Zeitraum von 10 Minuten.

Überwachung

Von Anästhesist und Operateur wurde sorgfältig auf allergische Reaktionen während und unmittelbar nach der Diskographie und Chemonukleolyse geachtet. Nach Beendigung der Narkose wurde zusätzlich nach eventuellen neurologischen Ausfallserscheinungen gefahndet. Alle mit der Pflege Betrauten wurden entsprechend instruiert und wußten, daß auch noch nach Tagen allergische Symptome und neurologische Veränderungen auftreten konnten.

Nachbehandlung

Während der ersten 2 Tage nach der Chemonukleolyse wurde Bettruhe eingehalten. Danach erhielten die Patienten eine stabilisierende krankengymnastische Behandlung der Rumpfmuskulatur, und es erfolgte eine Unterweisung im Schutztraining für die Lendenwirbelsäule. Ein Teil der Patienten erhielt ein leichtes, gegen die Hyperlordosierung der Lendenwirbelsäule gerichtetes Mieder. Die stationäre Behandlungsphase dauerte im Mittel 10 Tage.

Ergebnisse

Bei 10 von 152 Patienten fanden wir diskographisch einen Kontrastmittelaustritt in Richtung des Spinalkanals. In diesen Fällen wurde entsprechend den Grundsätzen unserer Indikationsstellung von der anschließenden Chemonukleolyse abgesehen. Während 7 der 10 Patienten operiert wurden, wurden die restlichen 3 beschwerdefrei oder so weitgehend gebessert, daß keine Behandlungsbedürftigkeit mehr bestand – sie waren allein durch die Diskographie „geheilt".

Bei den 102 verbliebenen Patienten ermittelten wir sowohl zum Zeitpunkt der Entlassung aus stationärer Behandlung als auch nach wenigstens 3monatigem Intervall, wie sie selbst das Behandlungsergebnis einschätzten. Dabei wurden 3 verschiedene Erfolgsqualitäten unterschieden:

Gut (Schmerz- und/oder Funktionsminderung sind nicht vorhanden oder wegen Geringfügigkeit nicht störend).

Befriedigend (Schmerz und/oder Funktionsminderung sind gegenüber dem Ausgangsbefund wesentlich gebessert, aber wenigstens zeitweise noch störend).

Schlecht (gegenüber dem Vorzustand ist keine wesentliche Besserung eingetreten).

Bei der Entlassung stuften sich 52 von 102 Patienten mit „gut" ein, 38 mit „befriedigend" und 12 mit „schlecht" (Tabelle 1). Von letzteren wurden anschließend 4 operiert. Vergleicht man die Entwicklung der Symptome Lumbalgie und Ischialgie

Tabelle 1. Ergebnisse nach Chemonukleolyse aus Patientensicht (n = 102)

		Entlassung	NU > 3 Mon.
Lumbalgie:	gut	43	51
	befriedigend	17	31
	schlecht	42	20
Ischialgie:	gut	55	72
	befriedigend	36	21
	schlecht	11	9
L + I.:	gut	52	62
	befriedigend	38	24
	schlecht	12 (4 Op)	16 (9 Op)

Tabelle 2. Entwicklung der subjektiven Ergebnisse zwischen Entlassungstag und bei der Nachuntersuchung wenigstens 3 Monate später (n = 102)

	Entlassung		NU
gut	52	4 befriedigend	
		47 gut	62
		1 schlecht	
befried.	38	13 gut	
		19 befriedigend	24
		6 schlecht	
schlecht	12	2 gut	
		9 schlecht	16
		1 befriedigend	

getrennt, so zeigt sich, daß ein Fortbestehen der Ischialgie bei der Entlassung nur noch 11mal, eine Lumbalgie jedoch noch 42mal beklagt wurde.

Wenigstens 3 Monate nach der Nukleolyse lautete das Gesamturteil 62mal „gut" und 24mal „befriedigend", was einer Besserungsrate von 86 Patienten oder 84,3% entspricht (Tabelle 1). Bis zum Ende des 3. Monats mußten 5 weitere, also insgesamt 9 Patienten, die ihr Ergebnis als schlecht beurteilt hatten, operiert werden; dadurch stieg der Gesamtanteil der nachträglich operierten Patienten auf 8,8% an.

Von besonderem Interesse schien uns die Weiterentwicklung der subjektiven Ergebnisse in jedem einzelnen Fall nach der Entlassung aus stationärer Behandlung zu sein. Die Individualverläufe sind in Tabelle 2 zusammengestellt. Danach verschlechterten sich 5 der 52 primär guten Ergebnisse und 6 der 38 primär befriedigenden Ergebnisse, während 3 der 12 primär schlechten und 13 der 38 primär nur befriedigenden Ergebnisse sich noch verbesserten. Daraus folgt, daß während der ersten 3 Monate nach Chemonukleolyse die Zahl der guten, aber auch der schlechten Ergebnisse zunahm.

Komplikationen

Wir sahen insgesamt 3mal allergische Exantheme. Betroffen waren ausschließlich Patienten mit unauffälliger Allergie-Anamnese. Darunter fand sich nur eine einzige Hautreaktion nach 20 Minuten, die wir auf das Chymopapain beziehen müssen; 2 weitere – eine nach 4 und eine nach 7 Tagen – könnten ebensogut als Folge anderweitiger Medikationen, wie z. B. Antiphlogistica, angesehen werden. Einen anaphylaktischen Schock haben wir nicht beobachtet. Somit beträgt die Rate allergischer Komplikationen in unserem Krankengut zwischen 1 und 2,9%.

Eine Spondylodiszitis haben wir nicht gesehen. Desgleichen erlebten wir keine akute Verschlechterung des neurologischen Befundes.

Diskussion

Aus unseren Ergebnissen folgt in Übereinstimmung mit der Literatur, daß der Erfolg einer Nukleolyse erst nach etwa 3 Monaten beurteilt werden kann. Es bestätigt sich auch, daß Ischialgien rascher und vollständiger als Lumbalgien beseitigt werden können. Besonders hervorzuheben ist, daß aus der Qualität des Frühresultats, wie es bei der Entlassung aus stationärer Behandlung vorliegt, nicht ohne weiteres auf das spätere Ergebnis geschlossen werden kann, weil sowohl Verbesserungen als auch Verschlechterungen möglich sind.

Wenn nach unseren Beobachtungen in insgesamt 84,3% ab dem 3. Monat wenigstens eine wesentliche Besserung und in 60,8% sogar völlige oder weitestgehende Beschwerdefreiheit erreicht werden konnte, so deckt sich dies mit den Mitteilungen anderer Autoren, die Erfolgsraten zwischen 70% (McCulloch 1983) und 80% (Brown 1984) festgestellt haben (Tabelle 3). Da die Bewertungskriterien aber nicht immer eindeutig erkennbar waren, sind die Ergebnisse nicht ohne weiteres miteinander

Tabelle 3. Ergebnisse, Komplikationen und Operationsraten nach Chemonukleolyse mit Chymopapain in der neueren Literatur

	n	gut	Allergie	Diszitis	Op
Mc Culloch et al. 1983	7 000	70%	3%	> 1%	2,7%
Sutton 1983	373	77%	1,3%	0,3%	?
Brown 1984	13 700	80%	1,5%	?	16,4%
Orth. Köln 1984	102	62%	< 2,9%	0	8,8%

vergleichbar. Im Interesse einer objektiven Bewertung wäre es wünschenswert, wenn für alle Nachuntersucher verbindliche Beurteilungskriterien erarbeitet werden könnten; diese sollten nach unserer Meinung sowohl objektive Parameter wie neurologisch- und orthopädisch-klinische Befunddetails als auch den subjektiven Parameter der Selbsteinschätzung durch den behandelten Patienten enthalten.

Bezüglich der Komplikationen aus dem allergischen Formenkreis schwanken die Werte in der Literatur zwischen 1,3% (Sutton 1983) und 3% (McCulloch 1983). Unsere eigenen Erfahrungen stehen mit unter 2,9% harmloser Hautmanifestationen damit in guter Übereinstimmung. Es darf jedoch unterstellt werden, daß diesbezüglich eine nicht unbeträchtliche Dunkelziffer besteht.

Mit einer Spondylodiszitis nach Nukleolyse ist nach anderen Autoren mit unter 1% zu rechnen (McCulloch 1983; Sutton 1983). Wir haben sie nicht gesehen. Wer die Schwierigkeiten der Diagnostik kennt, wird allerdings auch diese Zahlenangaben relativieren.

Unsere Operationsrate nach Chemonukleolyse bewegt sich mit 8,8% während der ersten 3 Folgemonate im Rahmen der von anderen Autoren mitgeteilten Werte zwischen 2,7% (McCulloch 1983) und 16,4% (Brown 1984). Wir erwarten jedoch, daß mit zunehmender Beobachtungszeit noch häufiger Operationen durchgeführt werden müssen.

Wie die 3 „Spontanheilungen" zu erklären sind, die wir im Anschluß an 10 Diskographien ohne nachfolgende Chemonukleolyse gesehen haben, kann nicht eindeutig beantwortet werden. Obwohl ein Plazebo-Effekt nicht grundsätzlich ausgeschlossen werden kann, könnte die wiederholte maximale Kyphosierung der Lendenwirbelsäule unter Betäubung die maßgebliche Rolle gespielt haben in Analogie zu den früher häufig durchgeführten manuellen Redressionen in Narkose. Andererseits hatte bereits 1951 A. N. Witt auf die Möglichkeit der Heilung durch die Diskographie selbst hingewiesen.

Zusammenfassung

Unsere Erfahrungen mit der Chemonukleolyse unter Verwendung von Chymopapain an 102 Patienten mit therapieresistenter Lumboischialgie unter Ausschluß jener, die bei der vorgeschalteten Diskographie einen Kontrastmittelaustritt zeigten, haben uns folgendes gelehrt:

1. An insgesamt 84,3% konnte aus der Sicht der Patienten nach 3 Monaten oder später wenigstens eine wesentliche Besserung festgestellt werden, in 60,8% sogar völlige oder nahezu vollständige Schmerzfreiheit und Wiederherstellung der Funktionen.
2. Die Ergebnisse der Chemonukleolyse können nicht vor Ablauf von ca. 3 Monaten beurteilt werden. Die Ischialgie hat eine bessere Prognose als die Lumbalgie.
3. Leichte allergische Reaktionen wurden in maximal 2,9% gesehen, ein anaphylaktischer Schock trat nicht auf. Wir beobachteten auch keine Spondylodiszitis. Die Dunkelziffer bezüglich allergischer und entzündlicher Komplikationen dürfte jedoch beträchtlich sein.
4. Wegen persistierender Lumboischialgie nach Chemonukleolyse mußten innerhalb von 3 Monaten 8,8% unserer Patienten doch noch operiert werden.
5. Die festgestellten Ergebnisse, Komplikations- und Operationsraten stehen in Übereinstimmung mit den Angaben in der neueren Literatur.
6. Bei richtiger Indikation und guter Technik ist die Chemonukleolyse mit Chymopapain nach unseren bisherigen Erfahrungen eine wichtige therapeutische Bereicherung. Sie sollte jedoch nur durchgeführt werden von Ärzten, die eingehende persönliche Erfahrungen mit der Diagnostik, konservativen und operativen Therapie des Bandscheibenleidens besitzen.

Literatur

Brown MD (1984) Intradiscal Therapy. Chymopapain or Collagenase. Year Book Medical Publishers, London Chicago

McCulloch JA, Macnab I (1983) Sciatica and Chymopapain. Williams & Wilkins, Baltimore London

Sutton JC (1983) Chemonucleolyse. In: Cauthen JC (ed) Lumbar Spine Surgery. Indications, Techniques, Failures and Alternatives. Williams & Wilkins, Baltimore London

Witt AN (1951) Praktische Erfahrungen mit der Nucleographie. Z Orthop 80:57

Behandlungsergebnisse der intradiskalen Therapie mit Kollagenase bei lumbalen Bandscheibenvorfällen

G. Lenz und K.-P. Schulitz

Der Begriff Chemonukleolyse bezeichnet die nichtoperative, enzymatische Beseitigung von Nucleus-pulposus-Material. Lyman Smith (1969) prägte diesen Begriff im Zusammenhang mit der intradiskalen Injektion von Chymopapain bei lumbalen Bandscheibenvorfällen. Nach der offiziellen Nomenklatur der American Academy of Orthopedic Surgeons wird dieser Begriff seit 1980 generell für die intradiskale Injektion von Enzymen bei lumbalen Bandscheibenvorfällen vorgeschlagen. Erste Erfahrungen wurden mit der Protease Chymopapain gesammelt, die bereits 1963 klinische Anwendung fand. Mittlerweile sind mit diesem Medikament, einem Extrakt der Papaya-Frucht, etwa 70 000 Patienten behandelt worden.

Die Food and Drug Administration (FDA) hat dieses Enzym im November 1982 für die kommerzielle Anwendung freigegeben. Angriffspunkt des Chymopapain sind die sauren Mukopolysaccharide der Grundsubstanz. Der hohe Kollagengehalt der Bandscheibe (Tabelle 1) bietet andererseits aber auch die Möglichkeit, eine Substanzreduktion von vorgefallenen Anteilen des Gallertkernes über den enzymatischen Abbau des kollagenen Gewebes herbeizuführen.

Erste experimentelle Untersuchungen zur Frage der Chemonukleolyse stammen von Sussman (1968) wie auch von Sussman und Mann (1969). Sie benutzten eine Kollagenase der Worthington Biochemical Laboratories und konnten eine verläßliche Lyse des Gallertkernes feststellen ohne nennenswerte lokale oder systemische Nebenwirkungen. Aufgrund der überzeugenden Ergebnisse empfahlen die Autoren das Enzym für die klinische Behandlung von Bandscheibenvorfällen.

Kollagenase wurde bereits zum damaligen Zeitpunkt kommerziell als Dispersionsmittel für die Aufbereitung von Gewebskulturen und auch als Reinigungssalbe bei Verbrennungen eingesetzt. Als Garvin im Jahre 1974 tierexperimentelle Untersuchungen zur Frage der Chemonukleolyse mit Kollagenase durchführte, kam er zu gegensätzlichen Ergebnissen. Die von ihm benutzte Kollagenase, ebenfalls von Worthington Biochemical Corporation, war ungereinigt und enthielt neben einer Peptidase noch eine trypsinähnliche Protease. Bei den intradiskalen Anwendungen

Tabelle 1. Zusammensetzung des Bandscheibengewebes nach den Angaben verschiedener Autoren

1	Wasser
2	Kollagen → anulus: Kolagen Typ I (50%) → nukleus: Kollagen Typ II (30%)
3	Grundsubstanz: Proteoglykane, Mukopolysaccharide
4	Bindegewebszellen (~ 20 Vol.%)

Tabelle 2. Sicherheitsspielraum zwischen der effektiven nukleolytischen Dosis (END) und beginnenden Nebenwirkungen im Tierexperiment

Toxikologie: (Bromley u. Mitarb. 1980)				
Effektive nukleolytische Dosis (END): 315 E				
Sicherheitsspielraum:				
Intradiskal:		8fache	END	(bis 2500 E)
Intravenös:		12fache	END	(bis 4000 E)
Intraperitoneal:		12fache	END	(bis 3950 E)
Paraspinal:		10fache	END	(bis 3150 E)
Epidural:	Hunde:	ca. 15fache	END	(bis 5000 E)
	Affen:	ca. 13fache	END	(bis 4100 E)
Intrathekal:	Hunde:	ca. 1fache	END	(bis 215 E)
	Affen:	ca. 2fache	END	(bis 630 E)

kam es dosisabhängig zu Abbauerscheinungen des Anulus fibrosus und der Wirbelsäulenlängsbänder. Bei der intrathekalen Injektion schließlich traten diffuse Hämorrhagien, durch Ruptur der Kapillargefäßwände verursacht, auf. Diese Kollagenase kam für die Chemonukleolyse niemals zum klinischen Einsatz.

Bereits fünf Jahre später begann die klinische Anwendung von Nukleolysin, einer Kollagenase der Advance Biofacture Corporation (ABC) im Staat New York.

Es handelt sich um ein chromatographisch hochgereinigtes Enzym, extrahiert aus Kulturen des Clostridium histolyticum, das keine unerwünschten proteolytischen Eigenschaften aufweist.

Die grundlegenden experimentellen Untersuchungen wurden 1980 von Bromley et al. veröffentlicht. Die intradiskale Injektion an Hunden und Affen führte zu einer verläßlichen Resorption des Nucleus pulposus. Die effektive nukleolytische Wirkdosis wurde auf 315 Einheiten festgelegt. Bei den Untersuchungen kam es nach der Injektion der eineinhalbfachen effektiven nukleolytischen Wirkdosis zu Abbauerscheinungen des inneren Anteiles des Anulus fibrosus. Aber auch bei höheren Dosierungen waren ausnahmslos nur die internen Abschnitte des Anulus angegriffen (Tabelle 2).

Toxische Nebenwirkungen in Form von subarachnoidalen Hämorrhagien traten nach intrathekaler Applikation beim Affen auf, allerdings erst nach Injektion der zweifachen effektiven nukleolytischen Dosis. Bei Hunden liegt aber nur eine geringe Toleranz gegenüber der intrathekalen Injektion des Enzyms vor. Degenerationen der Vorderhornzellen neben Demyelinisierungserscheinungen unterschiedlichen Ausmaßes traten bereits nach der intrathekalen Injektion von 215 Einheiten, also weniger als der effektiven nukleolytischen Dosis auf.

Nachdem diese Ergebnisse der Food and Drug Administration (FDA) vorgelegt worden waren, wurde ABC die Erlaubnis erteilt, mit der Phase 1 der klinischen Prüfungen zu beginnen (Tabelle 3).

Gomez (1979, 1981), Sussman et al. (1981) neben Bromley und Gomez (1983) berichteten über die Ergebnisse mit einer Erfolgsrate von über 80%. Im Rahmen der Phase-1-Untersuchungen war von besonderer Bedeutung, daß keine unerwünschten

Tabelle 3. Zulassungsverfahren für neue Medikamente in den Vereinigten Staaten unter der Aufsicht der Food and Drug Administration (FDA) am Beispiel von Nukleolysin

Phase 1:	(1980) Erste klinische Anwendungen am Menschen, um Wirkung, mögliche Nebenwirkungen und Risikofaktoren des Medikamentes festzustellen (Gomez 1979; Sussman, Bromley und Gomez 1981; Bromley u. Gomez 1983). Bevor die FDA klinische Prüfungen eines Medikamentes (Phase 1) erlaubt, muß der Hersteller zunächst eine Medikamentennummer bei der FDA beantragen. Diese erhält der Hersteller aber erst dann, wenn nach tierexperimentellen Untersuchungen die Pharmakologie des Medikamentes, seine Wirksamkeit, Nebenwirkungen, die Toxizität und Dosierungsrichtlinien bezüglich des Sicherheitsspielraumes vorliegen (Mandl et al. 1953, 1958; Sussman 1968, 1969; Stern u. Coulson 1976; Bromley et al. 1980; Gomez 1981).
Phase 2:	(1980 – 1981) Kontrollierte klinische Untersuchungen (randomisierte Doppel-Blind-Studie). (Bromley et al. 1984).
Phase 3:	(seit 1982) Offene klinische Anwendung an einer möglichst großen Anzahl von Patienten durch authorisierte Prüfer. Das Präparat ist kommerziell noch nicht erhältlich. Über jeden Patienten muß eine ausführliche Dokumentation des Gesamtverlaufes für den Hersteller und die FDA geführt werden (Bromley, Gomez, Brown 1983; Lenz et al. 1984).
Phase 4:	Das Präparat ist für die kommerzielle Anwendung freigegeben. Nebenwirkungen müssen dem Hersteller und der FDA mitgeteilt werden.

Nebenwirkungen auftraten, daß insbesondere auch keinerlei allergische oder anaphylaktische Reaktionen beobachtet werden konnten.

Als Komplikationen traten bei zwei Patienten vorübergehend verstärkte Fußheberparesen auf, die sich ohne invasive Therapie vollständig zurückbildeten. Im Rahmen der folgenden Doppel-Blind-Studie wurden vom Juni 1980 bis November 1981 30 Patienten behandelt. Die Erfolgsrate der Plazebogruppe betrug 33% gegenüber 80% der Kollagenasegruppe ($p < 0.005$). Toxische Nebenwirkungen oder anaphylaktische Reaktionen waren nicht aufgetreten (Bromley et al. 1984).

Nachdem die Resultate dieser Studie von der FDA kontrolliert worden waren, erhielt Advance Biofactures Corporation im Dezember 1981 die Erlaubnis, Nukleolysin in einer offenen klinischen Studie, entsprechend der Phase III des Zulassungsverfahrens, anzuwenden.

Im September 1982 hatten wir dann die Gelegenheit, Nukleolysin erstmals auch in Europa zu injizieren. Inzwischen sind zusammen mit anderen Zentren in Deutschland und der Schweiz allein in Europa 400 Patienten mit Kollagenase behandelt worden. Über die ersten Erfahrungen berichteten wir 1983 auf der Neuroorthopädietagung in Erlangen (Lenz et al. 1984).

Zusammen mit den Fällen der USA sind insgesamt etwa 1000 Patienten mit Nukleolysin behandelt worden.

Alle bisher vorliegenden Ergebnisberichte weisen Erfolgsraten um 80% auf. Die Operationsfrequenz liegt ebenfalls einheitlich zwischen 10 und 15%.

Anfang 1984 hat die FDA die Nukleolysinstudie in den USA und Europa gestoppt. Auslösend waren Hinweise von Artigas, Brock und Mayer (1984) der Neurochirurgischen Universitätsklinik Berlin über schwerwiegende Nebenwirkungen nach Nukleolysininstillation. Die Beobachtungen beziehen sich auf insgesamt 11 mit

Nukleolysin behandelte Fälle. Bei acht Patienten (72,7%) war eine operative Revision erforderlich. Intraoperativ fanden sich ausnahmslos schwerste gewebliche Veränderungen, sowohl des injizierten Zwischenwirbelabschnittes als auch der Strukturen des Wirbelkanales, speziell des hinteren Längsbandes und des epiduralen Fettgewebes. Schwerste Knochennekrosen waren radiologisch bei drei Patienten nachweisbar.

Daraufhin wurde die gesamte Dokumentation einschließlich umfangreicher histologischer Unterlagen von etwa 100 nach Nukleolysininstillation operierten Patienten der FDA zugeschickt. Da sich in keinem anderen Prüfzentrum ähnliche Veränderungen fanden, wie sie von Brock et al. beschrieben worden sind, hat die FDA die klinische Studie der Phase III im August 1984 in den USA und Europa wieder freigegeben. Da bisher nur vereinzelt Ergebnisberichte mit relativ kleinen Zahlen vorliegen, soll im Rahmen dieser Arbeit über die eigenen Erfahrungen mit der Kollagenase Nukleolysin berichtet werden.

Tabelle 4. Indikation und Ausschluß der Nukleolysintherapie

Indikationskriterien:
- radikuläre Ischialgien mit/ohne Kreuzsschmerz als Folge eines Bandscheibenvorfalls
- Abschnitte $L_3/L_4-L_5/S_1$
- nachweisbare klinische und neurologische Zeichen der radikulären Ischialgie
  - Lumbalspasmus
  - Druckschmerz über dem betreffenden Zwischenwirbelabschnitt
  - positives Laseguesches Zeichen unter 60 Grad (und/oder positiver kontralateraler Lasègue)
  - Sensibilitätsstörungen in dem betreffenden Dermatom
  - abgeschwächte oder fehlende Reflexe (PSR, TPR, ASR)
  - leichte motorische Ausfälle
  - myelographisch oder computertomographisch nachgewiesener Bandscheibenvorfall
- persistierende Symptomatik seit mindestens 60 Tagen
- erfolglose konservative Therapie innerhalb dieser Phase einschließlich einer 2wöchigen Bettruhe
- Alter 18 – 65 Jahre

Ausschlußkriterien:
- Bandscheibenvorfälle kranial von L_3
- Kreuzschmerzen ohne radikuläre Beteiligung
- vorausgegangene lumbale Bandscheibenoperation
- hochgradige neurologische Ausfälle:
  - vollständiger Fallfuß
  - Paraparese
  - Blasen-/Mastdarmstörungen
- myelographisch oder computertomographisch fehlender Nachweis eines Bandscheibenvorfalles oder Diskrepanz mit klinischer Symptomatik
- fortgeschrittene osteochondrotische und spondylotische Veränderungen
- Spondylolyse und/oder Spondylolisthese
- knöcherne Engen (zentrale oder laterale Stenosen)
- Schwangerschaft
- Entzündungen, Tumoren

Indikation

Der Anwendungsbereich ist auf lumbale Bandscheibenvorfälle eingegrenzt (Tabelle 4). Da im Rahmen der Phase III die tatsächliche Effektivität des Medikamentes mit großen Behandlungszahlen belegt werden soll, ist darauf zu achten, nur Patienten auszuwählen, bei denen eine spontane Remission der radikulären Lumboischialgie nicht mehr zu erwarten ist. Pearce und Moll (1967), wie auch Fager und Freidberg (1980) haben belegt, daß 70% aller Patienten mit einer diskogenen Lumboischialgie nach 60 Tagen konservativer Behandlung, einschließlich einer zweiwöchigen Bettruhe, soweit beschwerdefrei waren, daß eine Behandlung nicht mehr erforderlich war.

Es war daher das Ziel, Patienten für die Chemonukleolyse auszuwählen, die eine persistierende, diskogene Lumboischialgie, trotz intensiver vorausgegangener Therapie, aufwiesen. Gefordert waren objektivierbare Zeichen der radikulären Ischialgie wie Sensibilitätsstörungen, Reflexveränderungen und leichte motorische Störungen neben einem Lasègueschen Zeichen unter 60 °. Der klinische Befund mußte mit der Myelographie und/oder Computertomographie übereinstimmen. Bandscheibenvorfälle kranial von L_3 wurden ausgeschlossen. Die Patienten durften lumbal noch nicht voroperiert sein und keine ausgeprägten Paresen aufweisen, die naturgemäß zu einer umgehenden operativen Revision zwingen.

Injektionstechnik

Wegen der potentiellen intrathekalen Neurotoxizität erfolgt die Injektion ausnahmslos über den lateralen Zugangsweg wie ihn zuerst Zaaijer (1951) und später Edholm et al. (1967) beschrieben haben (Abb. 1).

Die Patienten haben einen venösen Zugang und Monitorüberwachung. Die Injektion selbst erfolgt im Operationssaal in örtlicher Betäubung bei gleichzeitiger Bildwandlerkontrolle.

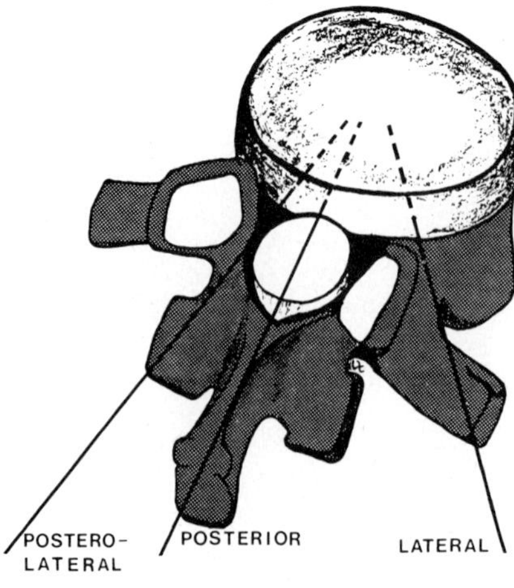

Abb. 1. Möglichkeiten der Injektionstherapie über unterschiedliche Zugänge. Die Enzyminjektion erfolgt über den lateralen Zugang, um die Kontaktmöglichkeiten mit den nervalen Strukturen so gering wie möglich zu halten

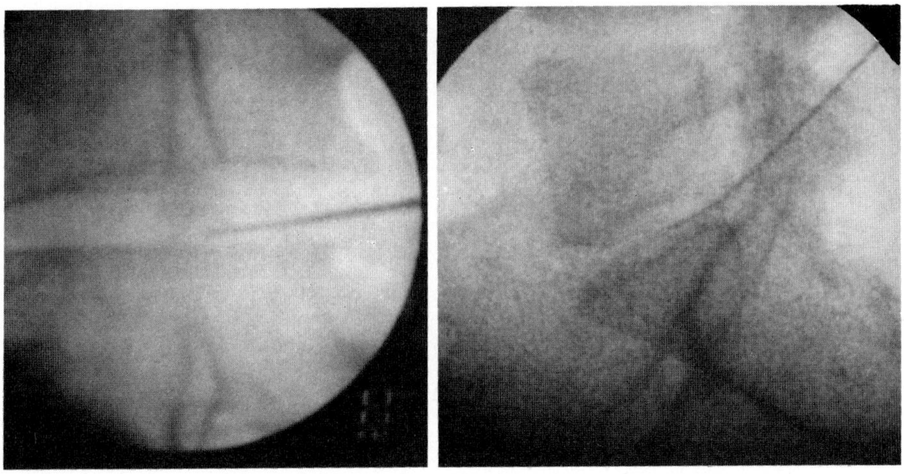

Abb. 2. Dokumentation der Nadellage im a.-p.-Strahlengang (links) und im seitlichen Strahlengang (rechts) von dem Bildschirm des Bildwandlers mit einer Sofortbildkamera

Die Instillation des Enzyms wird in der Zweinadeltechnik durchgeführt, indem zunächst eine relativ starre, 15 cm lange Spinalnadel lateral bis an den Anulus fibrosus herangeführt wird. Nach Entfernen des Troikar erfolgt die Punktion der Bandscheibe dann mit einer sehr flexiblen, 20 cm langen Nadel, deren Spitze zentral in den Nucleus pulposus eingeführt wird. Die Vorteile dieser Methode sind darin zu sehen, daß eine nur sehr kleine Punktionsöffnung im Anulus fibrosus entsteht, und die Kontaminationsmöglichkeiten für die Bandscheibe selbst geringer sind. Die ausgesprochene Flexibilität der langen Spinalnadel erlaubt zudem gewisse nachträgliche Korrekturen durch entsprechende Ausrichtung der Schliffebene der Nadelspitze. Gerade bei tiefer Einbettung des Zwischenwirbelabschnittes L_5/S_1 in den Bekkenring kann die fünfte Lendenbandscheibe nur zentral punktiert werden, wenn die Nadel „um die Kurve" verläuft. Zur Dokumentation haben wir die Nadellage mit einer Sofortbildkamera von den Bildwandlerschirmen abfotografiert (Abb. 2).

Die Injektion des Enzyms selbst erfolgte über eine Zeitdauer von 5–10 Minuten, um bei perforiertem Anulus fibrosus den epiduralen Abfluß so gering wie möglich zu halten. Nach Beendigung der Instillation wurden die Nadeln mit liegendem Troikar für weitere 10 Minuten in situ belassen.

Die Überwachung der Patienten erfolgt dann noch über einen Zeitraum von 15–30 Minuten, bevor sie zur Station zurückgebracht werden. Je nach klinischer Symptomatik dürfen die Patienten noch am Injektionstage aufstehen und kurzfristig umhergehen.

Ergebnisse

Die Nukleolysin-Injektion wurde in der Zeit vom September 1982 bis zum Dezember 1983 bei 143 Patienten an 147 Bandscheiben vorgenommen. Inzwischen haben

Tabelle 5

Alter:	(n = 143)
weiblich (n = 44):	38,8 J.
männlich (n = 99):	41,3 J.
Durchschnitt:	40,1 J.

Tabelle 6

Segmentverteilung: (n = 147)	
$L_{3/4}$	1 (0,7%)
$L_{4/5}$	58 (39,5%)
L_5/S_1	88 (59,8%)

alle Patienten die Jahreskontrolle hinter sich gebracht, zum Teil bereits auch die Zweijahreskontrollen mit klinischer und radiologischer Untersuchung.

Die Patienten waren zum Zeitpunkt der Injektion durchschnittlich 40 Jahre alt. Es handelte sich um 44 Frauen und 99 männliche Patienten (Tabelle 5). Die Anamnesedauer betrug 8,9 Monate.

Beschwerdeauslösend war in fast 60% der Zwischenwirbelabschnitt L_5/S_1, in 39,5% das Segment L_4/L_5 und nur in einem Falle erfolgte die Injektion in den Abschnitt L_3/L_4 (Tabelle 6). Bei 4 Patienten wurden die Zwischenwirbelabschnitte L_4/L_5 und L_5/S_1 gleichzeitig injiziert.

Die intradiskale Wirkdosis war unterschiedlich und betrug für 119 Bandscheiben jeweils 600 Einheiten, 26mal nur jeweils 400 Einheiten und bei 2 Patienten lediglich 300 Einheiten, gelöst in jeweils 1 ml Kochsalz.

Der klinische Verlauf nach der Injektion ist nicht einheitlich. Die Remission der klinischen Symptomatik verläuft eher protrahiert, wenn auch einige Patienten bereits in den ersten Tagen nach der Injektion beschwerdefrei wurden. In aller Regel lassen aber die Schmerzen innerhalb der ersten 2–6 Wochen entscheidend nach. Das gilt insbesondere für die Ischialgie, während die Kreuzschmerzen durchschnittlich etwas länger anhielten. In einigen Fällen trat die entscheidende Verbesserung erst 8–12 Wochen nach der Injektion ein. Zu diesem Zeitpunkt scheint dann aber das endgültige Ergebnis erzielt zu sein. Nach unseren Verläufen waren entscheidende Veränderungen jenseits der 12. Woche nach Chemonukleolyse die absolute Ausnahme.

Die Beurteilung der Ergebnisse erfolgte nach subjektiven und objektiven Kriterien (Tabelle 7). Ärztlicherseits wurde insbesondere die Funktion der Lendenwirbelsäule neben der neurologischen Symptomatik beurteilt. Seitens der Patienten erfolgte eine prozentuale Beurteilung des Ergebnisses. Aus der Zusammenschau dieser Parameter wurden schließlich vier Ergebnisgruppen gebildet (Tabelle 8).

77,6% aller Patienten gaben an, schmerzfrei zu sein und wurden auch auf Grund der unauffälligen Funktion als beschwerdefrei eingestuft. 9,8% waren entscheidend gebessert, so daß die Chemonukleolyse bei insgesamt 125 Patienten (87,4%) als erfolgreich bewertet werden konnte (Tabelle 9). 12,6% der Patienten waren unverändert (7,7%) oder sogar verschlechtert (4,9%).

Bei 28% der Patienten traten am 2.–3. postinjektionellen Tag erhebliche Kreuzschmerzen auf, die deutliche Belastungsabhängigkeit aufwiesen. Mit Analgetika und Antiphlogistika konnten diese Schmerzen meistens ausreichend beeinflußt werden. Teilweise war aber die enterale Gabe von Kortison über 3–5 Tage erforderlich. Bei 4 Patienten mußte eine epidurale Kortison-Injektion durchgeführt werden. Fazetteninfiltrationen erbrachten zu diesem Zeitpunkt bei dieser Art der Beschwerden

Tabelle 7. Die Beurteilung der Ergebnisse erfolgte nach objektiven und subjektiven Kriterien, die eine Zuordnung zu vier unterschiedlichen Ergebnisgruppen erbrachte (s. Tabelle 8)

Objektives Urteil:	1: Beschwerdefrei (80 – 100%)
Funktion Neurologie	2: Gebessert (50 – 80%)
	3: unverändert (< 50%)
Subjektives Urteil: Schmerz (0 – 100%)	4: verschlechtert

Tabelle 8. Ergebnisgruppen

1 Beschwerdefrei:
keine Schmerzen; unauffällige Funktion; keine neurologischen Besonderheiten;

2 Gebessert:
zeitweise geringe restliche Kreuz- und/oder Beinschmerzen; nur leichte Funktionseinschränkung der Lendenwirbelsäule; entscheidend gebesserter oder normalisierter neurologischer Befund, insbesondere ohne motorische Beeinträchtigung.

3 Unverändert:
persistierende Lumboischialgie und eingeschränkte Funktion ohne entscheidende Änderung im Vergleich zum Ausgangsbefund; neurologischer Befund unverändert; relative Operationsindikation;

4 Verschlechtert:
Schmerzen; Funktion und/oder neurologischer Befund im Vergleich zum Ausgangsbefund verschlechtert; absolute Operationsindikation.

Tabelle 9

Ergebnisse:	(n = 143) (NU: 16 Mon.)	
Beschwerdefrei:	111	77,6%
Gebessert:	14	9,8%
	125	87,4%
Unverändert:	11	7,7%
Verschlechtert:	7	4,9%
	18	12,6%

keine Schmerzlinderung. Die Beschwerden hielten unterschiedlich lange an, selten jedoch länger als 4–6 Tage.

Wegen dieser postinjektionellen Schmerzen wurde die injizierte Wirkdosis bei 26 Patienten auf 400 Einheiten bzw. in zwei Fällen auf 300 Einheiten reduziert.

Die kleinen Behandlungszahlen lassen noch keine verläßlichen Aussagen zu. Dennoch schien sowohl das Ausmaß wie auch die Rate der postinjektionellen Be-

Tabelle 10. Behandlungsergebnisse mit geringer Injektionsdosis (n = 28)

26 Bandscheiben – 400 E	
2 Bandscheiben – 300 E	
gut/sehr gut:	12 (42,3%)
gebessert:	12 (42,3%)
unverändert/schlechter:	4 (15,4%)
Operationen:	4 (15,4%)
Sequester:	3
Prolaps:	1

Tabelle 11. Von den injizierten Abschnitten wurde das Segment L_4/L_5 absolut und relativ gesehen am häufigsten revidiert

Operationen: 18 (12,5%)

	Injektionen	Operationen	%
$L_{3/4}$	1	0	0
$L_{4/5}$	58	11	18,9
L_5/S_1	88	7	7,9
Gesamt	147	18	12,5

n = 143 Patienten/147 Bandscheiben

Tabelle 12. Ursachen und Indikation zur operativen Revision nach Chemonukleolyse

Operationen:	18 (12,5%)
Schmerzen:	10
Schmerzen + Parese:	8

n = 143

Tabelle 13. Zeitliche und klinische Zusammenhänge zu den 18 operativen Revisionen

Operationen:	18 (12,5%)
< 3 Monate p.i.:	10
Schmerzen:	2
+ Paresen:	8
> 3 Monate p.i.:	8
Schmerzen:	5
Rezidiv:	3

n = 143

Tabelle 14. Intraoperative Befunde

Operationen:	18 (12,5%)
Sequester:	8
Prolaps:	8
Verwachsungen (vorop):	2

n = 143

schwerden nachzulassen, gleichzeitig waren aber auch die Ergebnisse vergleichsweise schlechter (Tabelle 10). Inwieweit sich diese Beobachtungen bestätigen, wird einer größeren Behandlungszahl mit reduzierten intradiskaler Wirkdosis überlassen bleiben.

Wegen persistierender Symptomatik mußten 18 Patienten (12,5%) operiert werden. Der Abschnitt L_4/L_5 war absolut und relativ gesehen am häufigsten betroffen (Tabelle 1). Die Indikation zur operativen Behandlung wurde in 10 Fällen ausschließlich wegen der Schmerzsymptomatik gestellt, bei 8 Patienten waren primär neu aufgetretene bzw. verstärkte motorische Schwächen Anlaß zur operativen Dekompression (Tabelle 12).

Von Interesse sind auch die zeitlichen Zusammenhänge. Alle Patienten, die Paresen aufwiesen, wurden innerhalb der ersten 3 Monate nach Injektion operiert (Tabelle 13). Nach dieser Zeit war der Eingriff allein auf Grund der Schmerzsymptomatik erforderlich. In dieser Gruppe befinden sich auch 3 von insgesamt 7 Patienten mit einem echten Rezidiv.

Intraoperativ war das auslösende Substrat in 8 Fällen (44%) ein freier Sequester. Diese Bandscheibenanteile waren weichlich-gelatinös verändert und wiesen auch histologisch Zeichen einer Ausdünnung der kollagenen Strukturen auf, so daß davon ausgegangen werden muß, daß Kontakt mit dem injizierten Enzym bestanden haben muß. Da bei diesen Patienten gleichzeitig auch die neurologische Symptomatik vorhanden war, ist zu vermuten, daß es unter der enzymatischen Therapie zu einer Sequesterabgliederung gekommen ist. In diesen Fällen fand sich in dem betroffenen Zwischenwirbelabschnitt kein restliches Nucleus pulposus-Material mehr (Tabelle 14).

In weiteren 44% der operierten Patienten war die Ursache in einem Prolaps der injizierten Etage zu sehen. 2 Patienten wiesen nach bereits vorausgegangener Voroperation peridurale Verwachsungen als Ursache der persistierenden Ischialgien auf. Die Injektion erfolgte in diesem Zusammenhang aus zwingenden internistischen Gründen, die zu diesem Zeitpunkt eine operative Revision nicht zuließen. Trotz Myelographie und Computertomographie konnte in beiden Fällen vor der Injektion nicht entschieden werden, ob ein echtes Prolapsrezidiv oder eine postoperative, peridurale Fibrose vorlag.

Unerwünschte Nebenwirkungen fanden sich intraoperativ nicht. Insbesondere waren keine Veränderungen nachweisbar, die ausschließlich enzymspezifisch gewesen wären oder nicht auch im Rahmen eines normalen Prolapsgeschehens auftreten könnten.

Die stationäre Verweildauer der behandelten Patienten betrug 7 Tage. Die Arbeitsunfähigkeit nach der Injektion belief sich auf durchschnittlich 7 Wochen.

Röntgenologische Veränderungen

Bei allen Patienten wurden in regelmäßigen Abständen, beginnend nach 3 Monaten, röntgenologische und computertomographische Kontrollen durchgeführt.

In aller Regel zeigte sich bereits bei den 3-Monatskontrollen eine deutliche Sinterung des injizierten Zwischenwirbelabschnittes zwischen 20–60% des Ausgangsbefundes (Abb. 3). Auch im Computertomogramm fanden sich spezifische Verände-

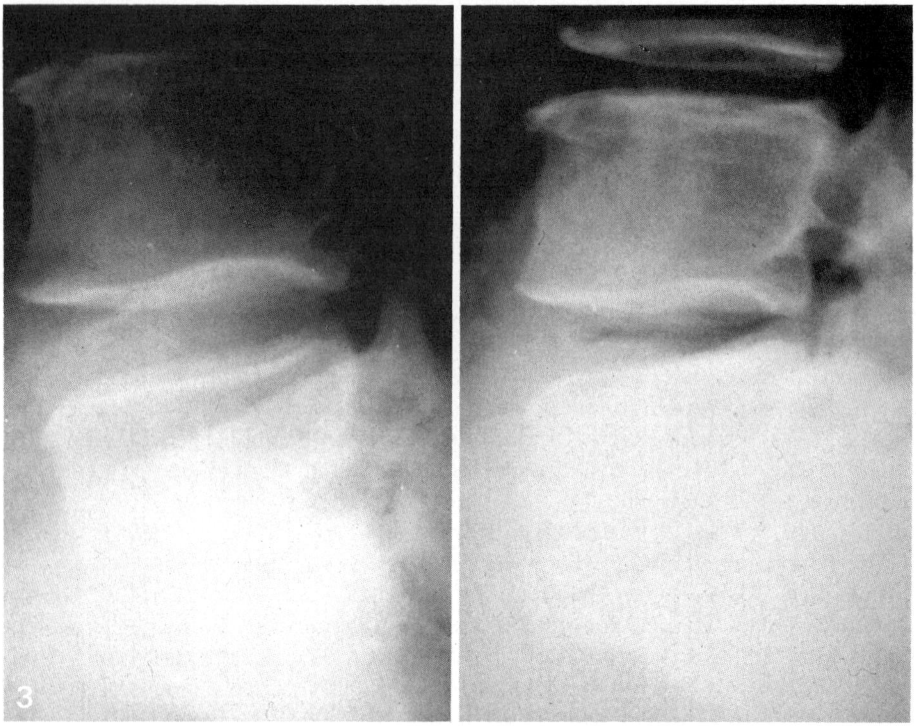

Abb. 3. Zwischenwirbelabschnitt L_4/L_5 vor der Injektion (*links*) und 3 Monate nach der Injektion (*rechts*). Das Ausmaß der Sinterung des Zwischenwirbelabschnittes war unterschiedlich und richtete sich im wesentlichen nach dem Ausgangsbefund. Das hier dargestellte Vakuumphänomen (*rechts*) war auf den Röntgenübersichtsaufnahmen die Ausnahme

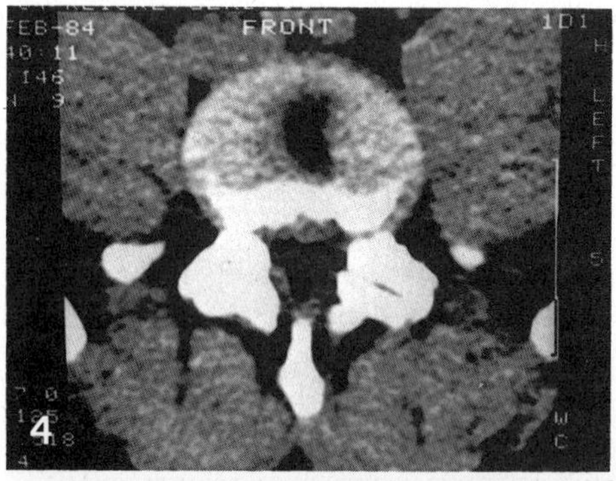

Abb. 4. In der überwiegenden Mehrzahl stellte sich in den Verlaufs-Computertomogrammen ein zentrales Vakuumphänomen als Ausdruck der abgelaufenen Nukleolyse dar

Abb. 5. Computertomogramm mit rechtsseitigem Prolaps L_5/S_1 vor der Injektion (*links*) und 3 Monate nach der Injektion (*rechts*). Die Konturen des Bandscheibenvorfalles sind erhalten. Es scheint jedoch eine deutliche Strukturauflockerung im Prolapsbereich vorzuliegen

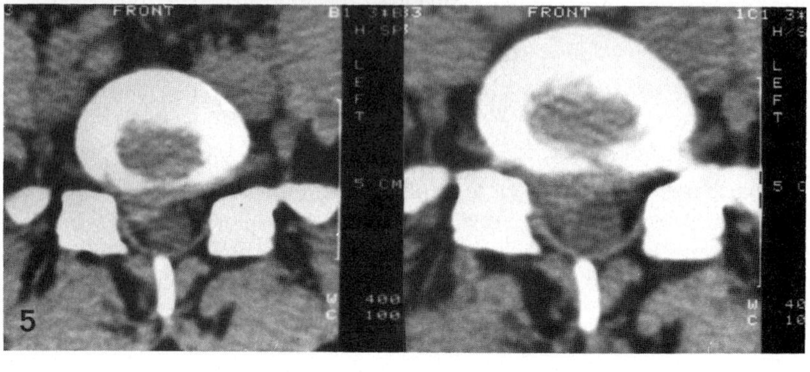

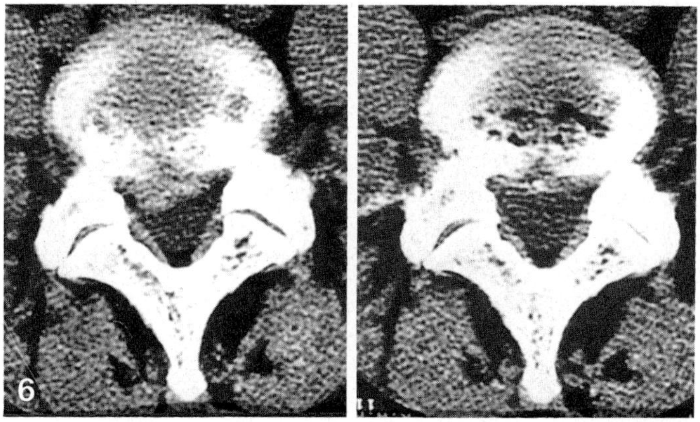

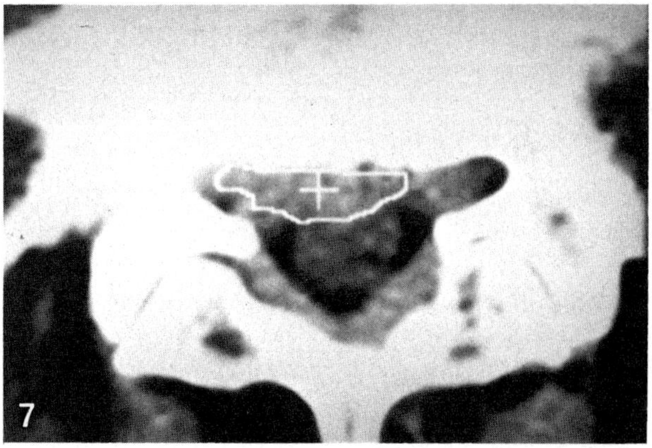

Abb. 6. Die computertomographischen Verlaufskontrollen zeigen in aller Regel erst nach 1 Jahr deutliche flächenmäßige Reduktionen des Bandscheibenvorfalles. Vollständige Remission wie in dem vorliegenden Beispiel 1 Jahr nach der Injektion (*rechts*) war aber eher die Ausnahme (die Aufnahmen wurden freundlicherweise von Mr. Coin zur Verfügung gestellt)

Abb. 7. Flächenhafte Dichtemessungen im Bereich des Prolaps zeigten beginnend 3 Monate nach der Injektion Verminderungen der Houndsfield-Einheiten um durchschnittlich 30–50%

rungen in Form eines zentralen Vakuumphänomens als Ausdruck der abgelaufenen Chemonukleolyse (Abb. 4). Auffallend war zudem, daß die Kontur der vorgefallenen Bandscheibenanteile 3 Monate nach der Injektion in aller Regel unverändert war (Abb. 5). Erst bei den Jahreskontrollen zeigte sich dann teilweise auch eine flächenmäßige Reduktion des Bandscheibenvorfalles (Abb. 6).

Da diese röntgenologischen Befunde der klinischen Remission der Ischialgie eindeutig widersprechen, haben wir flächenhafte Dichtemessungen bei den Kontrollen durchführen lassen, die regelmäßig eine geringere Dichte im Prolapsanteil ergaben, mit einer Verminderung der Houndsfield-Einheiten um durchschnittlich 30–50% (Abb. 7).

Weder mit den röntgenologischen noch mit den computertomographischen Verläufen ließen sich irgendwelche unerwünschten spezifischen Veränderungen nachweisen.

Komplikationen

Wie bereits beschrieben, sind die postinjektionellen Schmerzen bei etwa 30% der Patienten als enzymspezifische Nebenwirkungen anzusehen (Tabelle 15).

In 8,4% der Patienten waren nach der Injektion neu aufgetretene oder verstärkte muskuläre Schwächen nachweisbar. Die Paresen waren in 8 Fällen so ausgeprägt, daß eine operative Dekompression erforderlich wurde. Als Ursache fanden sich intraoperativ ausnahmslos freie Sequester.

Tabelle 15

Komplikationen:	(n = 143)
Kreuzschmerzen p.i.	40 (28%)
Paresen	12 (8,4%)
Operationen	18 (12,5%)

Tabelle 16

Rezidive:	7 (4,8%)
Operationen: 3	
Konservativ: 4	
n = 147	

Die leichteren Paresen der übrigen 4 Patienten waren vorübergehender Natur und bis zu den 3-Monatskontrollen nicht mehr nachweisbar. Auch klinisch erreichten diese Patienten gute und sehr gute Endergebnisse.

Echte Rezidive traten bei 7 Patienten (4,8%) auf (Tabelle 16). Nach einer einzigen periduralen Kortison-Injektion waren 4 Patienten wieder beschwerdefrei und sind es bisher auch geblieben. 3 Patienten mußten operiert werden. Es fanden sich gedeckte Bandscheibenvorfälle mit intradiskalen Sequestern.

Anderweitige Komplikationen sind in unserem Krankengut nicht vorhanden. Umfangreiche Laboruntersuchungen unmittelbar nach der Injektion und bei den Verlaufskontrollen ergaben in keinem Falle Hinweise für systemische oder örtliche Nebenwirkungen. Allergische oder sogar anaphylaktische Reaktionen sind bisher nicht aufgetreten.

Nachbehandlung

Die physikalische Behandlung nach Chemonukleolyse verläuft letztlich sowohl während der stationären als auch der nachfolgenden ambulanten Behandlung wie nach Diskotomie. Die Patienten erhalten in den ersten Tagen nach der Injektion Antiphlogistika, um den postinjektionellen Reizzustand möglichst gering zu halten und um auch die restliche Ischialgiesymptomatik zu beeinflussen. Begleitend werden insbesondere lokale Wärmeanwendungen als wohltuend empfunden. Das gilt in ganz besonderem Maße für diejenigen Patienten, die eine Verstärkung der Kreuzschmerzen nach der Injektion erfahren. Die Patienten werden im übrigen zunehmend mobilisiert unter Benutzung einer Extensionsbandage und sollen zumindest in den ersten 8 Tagen längeres Sitzen nach Möglichkeit umgehen. In den Ruhephasen sind die Patienten gehalten, Bettruhe in Stufenlagerung einzuhalten und intermittierende Rumpfextensionen durchzuführen. Restliche Beinschmerzen lassen sich besonders günstig mit absteigender Galvanisation, Prießnitz-Wickeln oder auch mit transkutaner Nervenstimulation beeinflussen.

Bereits während der stationären Behandlung werden je nach klinischer Symptomatik isometrische Aufschulungsübungen der Muskulatur begonnen, die die Patienten im Verlaufe der weiteren ambulanten Therapie intensiv fortsetzen sollen. Zusätzliche, flankierende physikalische Maßnahmen richten sich nach dem individuellen Verlauf. Bei einigen Patienten, die besonders über hartnäckige Kreuzschmerzen klagen, haben wir in der letzten Zeit vorübergehend ein leichtes Lendenkorsett verordnet.

Das Erreichen der Arbeitsfähigkeit richtet sich allein nach der klinischen Symptomatik.

Diskussion

Die hohe Erfolgsrate von über 80% bei einem streng ausgewählten, konsequent austherapierten Patientenkollektiv belegt die nukleolytische Wirkung der Kollagenase bei lumbalen Bandscheibenvorfällen. Die röntgenologisch nachweisbare Sinterung des Zwischenwirbelabschnittes und die computertomographischen Veränderungen in Form der Vakuumphänomene und der Dichteminderung sind zusätzlicher Beleg für die enzymatisch bedingten Strukturveränderungen des Bandscheibengewebes.

Daß computertomographisch die Kontur des Prolapses bei den kurzfristigen Kontrollen noch nachgewiesen werden kann, ist auch bekannt von den Verläufen nach Chymopapain-Injektion. Macnab et al. (1971) sowie Martins et al. (1978) belegten derartige Verläufe im Kontrollmyelogramm, während McCulloch (1983) und Heithoff (1983) auch bei den computertomographischen Untersuchungen darauf hinwiesen. Bradford et al. (1984) betonten deshalb, daß der Wirkungsmechanismus daher letztlich noch nicht geklärt sei.

Die von uns durchgeführten Dichtemessungen mit einer Verminderung der Houndsfield-Einheiten um 30–50% des Ausgangsbefundes und die radiologisch belegbare Sinterung des injizierten Zwischenwirbelabschnittes sprechen dafür, daß zumindest der intradiskale Druck als Folge der Chemonukleolyse drastisch reduziert ist, daß das Gewebe aber auch weicher und dünner wird, wie es bei Frühoperationen immer wieder zu sehen ist. Offensichtlich nimmt eine fibröse Umwandlung und Schrumpfung des Anulus fibrosus dann längere Zeit in Anspruch, bevor auch die Kontur des Prolapses flächenmäßig kleiner wird.

Unklar ist zunächst auch noch die Ursache der postinjektionellen Kreuzschmerzen bei etwa 30% der Patienten. Nach diskographischen Untersuchungen besteht zumindest in unserem Krankengut kein Zusammenhang damit, ob der Anulus fibrosus perforiert ist oder nicht (Lenz et al. 1985). Ähnliche Beschwerden treten auch nach Chymopapain-Injektion auf. Aus eigener Erfahrung fallen die postinjektionellen Schmerzen nach Chymopapain-Injektion allerdings nicht so stark aus. Smith (1964) vermutete als Ursache ein akutes Fazettensyndrom als Folge der teilweise doch sehr ausgeprägten Höhenminderung des injizierten Zwischenwirbelabschnittes. Wir haben daraufhin in einigen Fällen gezielte Fazetteninfiltrationen durchgeführt, ohne entscheidenden Erfolg. Unseres Erachtens scheinen diese Schmerzen eher Folge eines entzündlichen Reizzustandes des Anulus fibrosus oder auch der Dura mater zu sein. Entscheidende Linderung ließ sich jedenfalls regelmäßig mit einer periduralen Kortison-Injektion erzielen.

Wie die operativen Eingriffe gezeigt haben, ist in einem hohen Prozentsatz (44%) mit freien Sequestern als Ursache persistierender Schmerzen zu rechnen. Die klinischen Verläufe sind dadurch gekennzeichnet, daß in diesen Fällen entweder Paresen neu aufgetreten oder vorbestehende Muskelschwächen verstärkt wurden. Es ist daher zu vermuten, daß unter der Injektion Abgliederungen von Prolapsanteilen auftreten. Wenn sich auch die neurologische Symptomatik bei den Patienten postoperativ entscheidend verbesserte, so grenzen wir die Indikation letztlich dahingehend ein, daß Fälle, bei denen im Computertomogramm Bandscheibengewebe mehr als 4 mm kranial oder kaudal des Zwischenwirbelabschnittes noch nachweisbar ist, wegen der Gefahr der Sequestrierung von der Injektion ausgeschlossen werden. Dadurch müßte es möglich sein, nicht nur die Operationsrate, sondern auch die Zahl der Patienten mit motorischen Beeinträchtigungen nach der Injektion zu senken.

Die Bedeutung und Wertigkeit einer Therapie wird letztlich aber durch deren Nebenwirkungen bestimmt. Weltweit sind inzwischen etwa 1000 Patienten behandelt. Über gravierende, spezifische Nebenwirkungen liegen bisher nur die Berichte der Arbeitsgruppe Brock aus Berlin vor. Artigas u. Mitarb. (1984) berichteten erhebliche Knochennekrosen von Deck- und Bodenplatten in 3 Fällen. 8 von insgesamt 11 behandelten Patienten mußten wegen ausbleibenden Erfolges operiert werden entsprechend einer Revisionsrate von 73%. Intraoperativ fanden sich in allen 8 Fällen Zerstörungen des hinteren Längsbandes, des Anulus fibrosus, der Deck- und Bodenplatten und des epiduralen Fettgewebes.

Die Autoren begründen diese Veränderungen, die nach Chymopapain offensichtlich nicht gesehen werden, mit der unterschiedlich lange anhaltenden Aktivität, die sie für Chymopapain mit einigen Stunden und für Nukleolysin mit 14 Tagen beziffern.

Unseres Wissens ist die Aktivitätsdauer von Nukleolysin nach intradiskaler Injektion bisher nicht belegt. Chymopapain ist aber 14 Tage nach der Injektion noch aktiv, wie neuere Studien belegt haben (Bradford et al. 1984). Die vermeintliche unterschiedliche Aktivitätsdauer dürfte daher für die geschilderten Befunde nicht verantwortlich sein.

Auch die Vermutung der Autoren, daß Proben mit unterschiedlichen Enzymaktivitäten zur Anwendung gekommen sein könnten, ist nicht schlüssig. Mit derselben Enzymcharge wurden nicht nur in unserer Klinik, sondern auch in anderen Prüfzentren Patienten behandelt, ohne daß irgendwelche Auffälligkeiten beobachtet worden wären (Krämer 1984; Voth 1984).

Berichte über ähnliche Veränderungen nach Nukleolysin-Injektion, zudem noch in dieser Massierung, liegen bisher nicht vor. Wenn man sich aber insbesondere in den 3 Fällen mit erheblichen knöchernen Veränderungen an den Deck- und Bodenplatten die Entnahme intraoperativer Abstriche gewünscht hätte, so wären damit nicht alle Beobachtungen geklärt. Es ist zunächst nicht ersichtlich, wie die unterschiedlichen Beobachtungen zu erklären sind.

Nachdem die FDA die Unterlagen von etwa 100 operierten Patienten nach Nukleolysin-Injektion revidiert hat, wurde die Studie der Phase III in den USA und Europa ohne Abänderung des Protokolls wieder freigegeben.

Im weiteren Verlauf wird besonders darauf zu achten sein, ob und inwieweit sich die von Artigas et al. (1984) geschilderten Veränderungen wiederholen sollten.

Die Behandlungsergebnisse unseres Kollektivs sind bisher absolut zufriedenstellend und ermutigend, insbesondere auch deshalb, weil wir in keinem Falle unerwünschte spezifische Nebenwirkungen feststellen konnten. Dies gilt insbesondere für die Tatsache, daß bei allen bisher mit Nukleolysin behandelten Patienten keinerlei allergische oder anaphylaktische Erscheinungen beobachtet worden sind.

Literatur

American Academy of Orthopedic Surgeons (1980) A glossary on spinal terminology; Document 675-80, Chicago, Illinois

Artigas J, Brock M, Mayer HM (1984) Complications following chemonucleolysis with collagenase. J Neurosurg 61:679

Bradford DS, Oegema JR TR, Cooper KM, Wakano K, Chao EY (1984) Chympapain, chemonucleolysis and nuclear pulposus regeneration. Spine 9:135

Bromley JW, Gomez JG (1983) Lumbar intervertebral discolysis with collagenase. Spine 8:322

Bromley JW, Hirst JW, Osman M et al. (1980) Collagenase: an experimental study of intervertebral disc dissolution. Spine 5:126

Bromley JW, Varma AO, Santoro AJ et al. (1984) Double-blind evaluation of collagenase injections for herniated lumbar discs. Spine 9:486

Edholm P, Fernström J, Lindblom K (1967) Extradural lumbar disc puncture. Acta Radiol [Diagn] (Stockh) 6:322

Fager CA, Freidberg SR (1980) Analysis of failures and poor results of lumbar spine surgery. Spine 5:87

Garvin PJ (1974) Toxicity of collagenase: The relation to enzyme therapy of disc herniation. Clin Orthop 101:286

Gomez JG, Patino J, Fonnegra J (1979) Percutaneous discolysis with collagenase. Neurologia 3:355

Gomez JG, Patino R, Lopez P (1981) Lumbar discolysis with collagenase. Neurol Columb 5:658

Heithoff KB (1983) Radiographic imaging post-nucleolysis. Symposium on Chemonucleolysis. Albufeira, Portugal

Heithoff KB (1983) High resolution computer tomography and stenosis (evaluation of causes and cures of failed back syndromes). In: Post MJD (ed) Computer tomography of the spine. Williams and Wilkins, Baltimore

Krämer J (1984) Persönliche Mitteilung

Lenz G, Bromley JW, Gomez JG (1984) Die Discolyse lumbaler Bandscheibenvorfälle mit Collagenase. In: Hohmann D, Kügelgen B, Liebig K, Schirmer M (Hrsg) Neuroorthopädie Band 2 (1984) 510. Springer, Berlin Heidelberg New York Toyko

Lenz G, Schulitz KP, Roggenland G (1985) Die Chemonucleolyse lumbaler Bandscheibenvorfälle mit Kollagenase (Nucleolysin). In: Chemonucleolyse – Intradiscale Injektionstherapie beim lumbalen Bandscheibenvorfall. In: Krämer J, Schleberger R, Lenz G (Hrsg) Enke, Stuttgart

Macnab J, McCulloch JA, Weiner DS et al. (1971) Chemonucleolysis. Can J Surg 14:280

Martins AN, Ramirez A, Johnston J et al. (1978) Double-blind evaluation of chemonucleolysis for herniated lumbar discs. Late results. J Neurosurg 49:816

McCulloch JA (1983) Computed tomography before and after chemonucleolysis. In: Post MJD (ed) Computer tomography of the spine. Williams and Wilkins, Baltimore

Pearce J, Moll JM (1967) Conservative treatment and natural history of acute lumbar disc lesions. J Neurol Neurosurg Psychiatry 30:13
Smith L (1964) Enzyme dissolution of nucleus pulposus in humans. JAMA 18:137
Smith L (1969) Chemonucleolysis. Clin Orthop 67:72
Sussman BJ (1968) Intervertebral discolysis with collagenase. J Natl Med Assoc 60:1984
Sussman BJ, Mann M (1969) Experimental intervertebral discolysis with collagenase. J Neurosurg 31:628
Sussman BJ, Bromley JW, Gomez JG (1981) Injection of collagenase in the treatment of herniated lumbar discs. JAMA 245:730
Voth D (1984) Persönliche Mitteilung
Wiltse LL (1975) Chymopapain chemonucleolysis in lumbar disc disease. JAMA 233:1164
Zaaijer JH (1951) Extradural discography in disc lesion. Arch Chir Neerl 3:157

Erfahrungen mit der Diskolyse – Indikation, Patientenselektion, Prognose und Ergebnisse

P. KAISSER, W. GÖRDES, T. RESCH, R. REITHER
und H.-J. HELLER

Seit Oktober 1983 haben wir bei *92 Patienten* eine Diskolyse durchgeführt; wir verwendeten ausschließlich Chymopapain in Form von Discase. Der heutige Erfahrungsbericht umfaßt 59 Patienten, mit einem Nachuntersuchungszeitraum von 3 Monaten und länger.

Bezüglich der Injektionstechnik möchte ich zwei kurze Vorbemerkungen machen:

- Wir lagern unsere Patienten grundsätzlich auf der Seite der radikulären Ausstrahlung, also auf der Seite des Bandscheibenvorfalles – in der Vorstellung, daß hierdurch das injizierte Enzym der Schwerkraft folgend seinen Wirkungsort besser erreicht.
- Aus demselben Grund wählen wir eine leicht exzentrische Nadellage, die die Nadelspitze in unmittelbare Nachbarschaft zum Bandscheibenvorfall bringt (Abb. 1, siehe Nadel A).

Zu unseren Nachuntersuchungen bei N = 59 Patienten

Unsere Ergebnisse entsprechen den bislang in der Literatur veröffentlichten: Sehr gute und gute Ergebnisse sind nach 6 bzw. 12 Wochen bei 72 bzw. 74% zu finden.

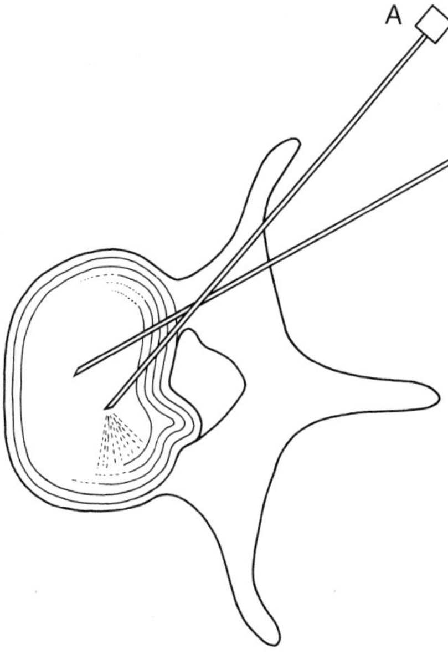

Abb. 1. Injektionstechnik mit exzentrischer Nadellage (Nadel A)

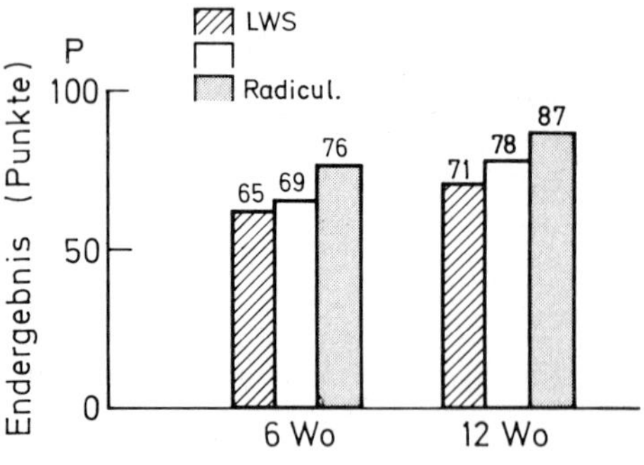

Abb. 2. Besserung nach Diskolyse bei LWS-Syndrom und radikulärer Symptomatik

Tabelle 1. Ergebnisse Diskolyse (n = 59)

	6 Wo	12 Wo
Sehr gut	5%	20%
Gut	67%	54%
Befriedigend	7%	7%
Unveränd./schlechter	21%	19%
Nachoperation	5%	15%

Bei 21 bzw. 19% war die Symptomatik nach dem Eingriff unverändert oder sogar verschlechtert.

Eine wesentliche Veränderung der Resultate von der 6. zur 12. Woche konnten wir im Gegensatz zu den Literaturangaben nicht beobachten, wenngleich sich die sehr guten zu Lasten der guten Ergebnisse noch geringgradig verbessern konnten (Tabelle 1 u. Abb. 2).

Die Auflistung der Verbesserung klinischer Symptome nach Diskolyse zeigte – konform mit den Literaturangaben – daß die radikuläre Symptomatik mit 93% besser beeinflußbar war als der LWS-Schmerz, der sich nur bei 74% der eingespritzten Patienten gebessert hatte. Tabelle 2 verdeutlicht dies: In einer speziellen Bewertungsskala von bestenfalls 100 Punkten wurden durchschnittlich 65 bzw. 71 Punkte von Patienten mit überwiegenden *Kreuzschmerzen* erreicht, während 76 bzw. 87 Punkte von Patienten erreicht wurden, bei denen die *radikuläre* Symptomatik im Vordergrund stand. (Das Gesamtklientel erreichte 69 bzw. 78 Punkte.) Obwohl der

Tabelle 2. Ergebnisse Diskolyse (12 Wo) (n = 59)

Symptom	Besserung
Ischialgie	93%
LWS-Schmerz	74%
Lasègue	88%
Motorische Funktion	100%
Parästhesie	83%

Tabelle 3. Analyse von 9 Nachoperationen (15%)

CT prä injekt.:	(7mal) „knotige" Oberfläche
Diskographie prä injekt:	(9mal) normale Degeneration
Kontroll-CT post injekt:	(8mal) Vorfall nicht verkleinert
intraoperativ:	(6mal) Sequestration
	(2mal) freier Sequester
	(6mal) Verwachsungen
	(0mal) Perforat. Lig. long. post.

Kreuzschmerz weniger beeinflußbar war als der radikuläre Schmerz, erscheint uns eine Diskolyse teilweise auch bei Patienten mit überwiegenden Kreuzschmerzen gerechtfertigt – vorausgesetzt, daß die Symptomatik ausschließlich einem Bandscheibenvorfall zuzuordnen ist.

Folgende Komplikationen haben wir gesehen:
- 3 leichte Hautreaktionen vom Spättyp (5,1%)
- eine einzige anaphylaktoide Reaktion mit gut beherrschbarer Blutdruckkrise ohne Herzstillstand (1,7%)

Wir mußten bislang 9 Patienten nachoperieren, dies entspricht 15%. Eine Zusammenstellung erfolgt in Tabelle 3. Hervorzuheben ist, daß in 7 von 9 Fällen die Oberfläche des Bandscheibenvorfalles computertomographisch als „knotig" einzustufen war – ein Beurteilungskriterium, auf welches ich später nochmals eingehen werde (Kurtz et al. 1984). Die vor Einspritzung durchgeführte Diskographie zeigte außer den zu erwartenden degenerativen Veränderungen keine Besonderheiten. Auffällig war jedoch, daß in 8 nach Diskolyse durchgeführten Kontroll-Computertomogrammen der Bandscheibenvorfall *nicht* verkleinert war. Intraoperativ fand sich 6mal ein sequestrierter Bandscheibenvorfall, davon in 2 Fällen eine *freie* Sequestration. Eine Perforation des Lig. longitudinale posterius haben wir nie beobachtet. Auffällig war jedoch die hohe Zahl von 6 Fällen mit Verwachsungen und Verklebungen der Nervenwurzel.

Ob diese Verklebungen als *Folge* der Diskolyse oder als *Mitursache* für den Mißerfolg der Diskolyse zu sehen sind, ist ungeklärt – wissen wir doch, daß derartige Verklebungen auch bei Primäroperationen ohne vorausgegangene Diskolyse gelegentlich gefunden werden.

In diesem Zusammenhang hat uns eine Frage besonders zu interessieren: Verschlechtert eine vorausgegangene Diskolyse die Prognose einer evtl. später notwendig werdenden Nachoperation? Hat eine Nachoperation noch dieselben Erfolgsaussichten wie sie eine Primäroperation gehabt hätte? Bis zur Klärung dieser Fragen muß weiterhin eine strenge Indikationsstellung und eine gute Patientenselektion zur Diskolyse gefordert werden.

Über den Versuch, prognostische Kriterien zur besseren Patientenselektion zu finden, haben wir bereits in Baden-Baden und Nürnberg berichtet. Unsere weiteren diesbezüglichen Untersuchungen sind leider nicht sehr ermutigend:

In einer Parallelstudie verglichen wir bei 50 „primär-nukleotomierten Patienten" präoperatives CT und intraoperativen Befund. Die computertomographische Struktur der Vorfälle wurde nach homogenen bzw. inhomogenen, die computerto-

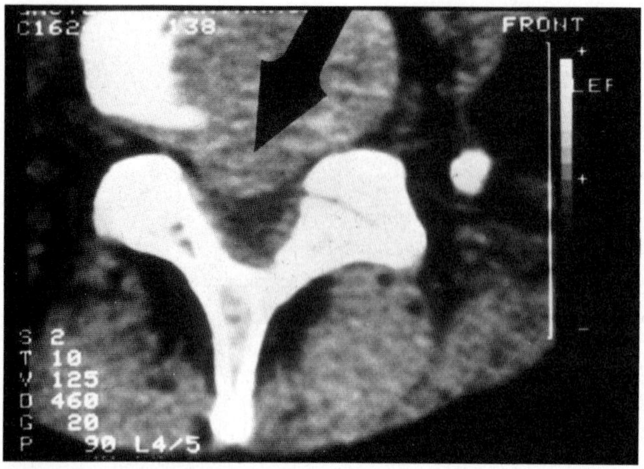

Abb. 3. Bandscheibenvorfall mit glatter Oberfläche und homogener Struktur

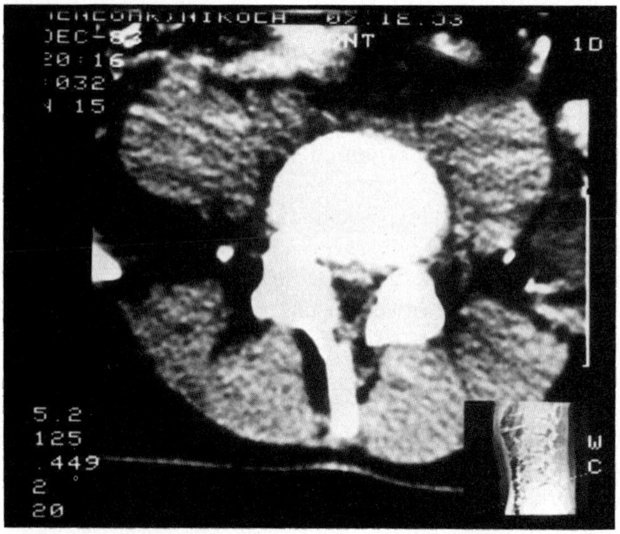

Abb. 4. Bandscheibenvorfall mit knotiger Oberfläche und inhomogener Struktur

mographische Oberfläche nach glatt bzw. knotig unterschieden (Kurtz et al. 1984). Als Beispiele siehe Abb. 3 und 4.

Folgende Tendenzen zeichneten sich ab:

- knotig/inhomogen repräsentierte häufig perforierte und sequestrierte Vorfälle.
- glatt/homogen stand eher für nicht perforierte und nicht sequestrierte Vorfälle.

Dabei war die Beurteilung der Oberfläche (knotig–glatt) aussagekräftiger als die der Struktur.

Zwei Punkte müssen hier kritisch angemerkt werden:

- Diese Beurteilungskriterien sind extrem subjektiv, was wir bei mehrfach wiederholten Auswertungen durch mehrere der Coautoren feststellen mußten.
- Die Fehlerquote bei dieser Methode beträgt nicht weniger als 35%.

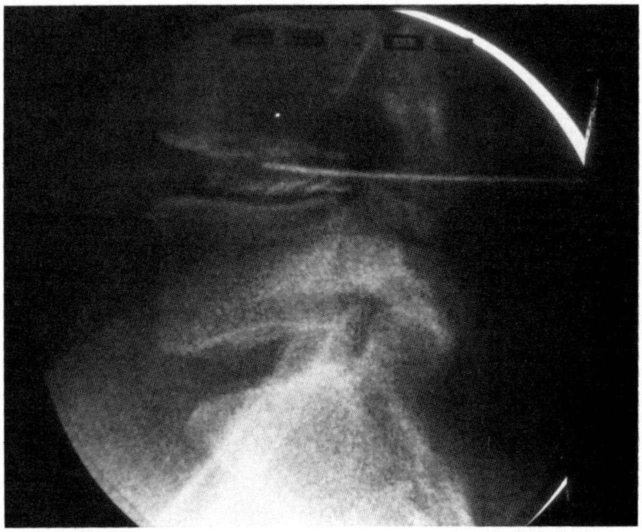

Abb. 5. Diskographie: Typische Degeneration einer Bandscheibe

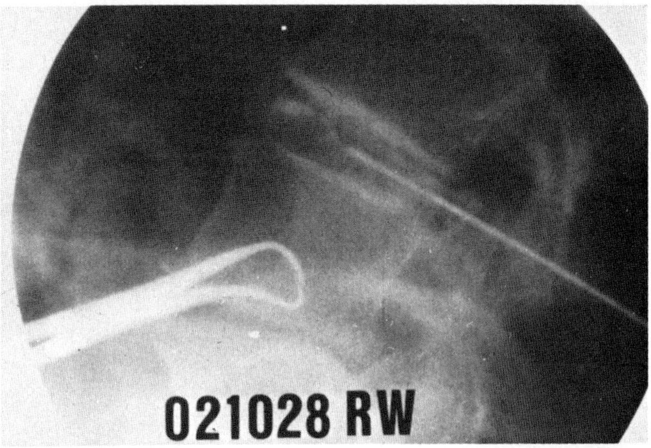

Abb. 6. Diskographie: Starke Degeneration mit Anfärbung eines in den Spinalkanal reichenden Sequesters, der noch im Verband mit dem Intervertebralraum steht; *kein* freier Sequester. Keine Darstellung des Längsbandes, obgleich der Bandscheibenvorfall nicht durch das Längsband perforiert war

Freie Sequester lassen sich am besten durch die sorgsame Analyse konsekutiver CT-Schnitte nachweisen: diese Sequester liegen fernab von der Bandscheibenebene weit im knöchernen Bereich des angrenzenden Wirbelkörpers; ihre Beschaffenheit ist häufig knotig/inhomogen. Ihre Erkennung ist prognostisch wichtig, weil diese Sequester durch Abwanderung für das eingespritzte Enzym nicht erreichbar sind und somit eine Kontraindikation zur Diskolyse darstellen.

Auch die Größenmessung der Bandscheibenvorfälle erwies sich als eine subjektive und kaum reproduzierbare Methode; häufig ließen sich derartige Messungen

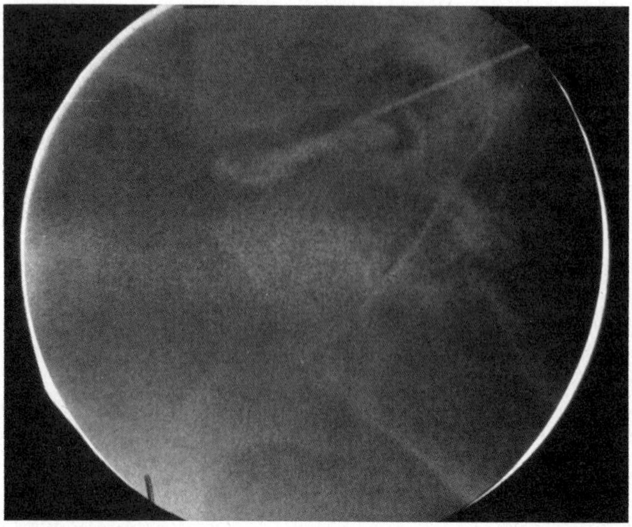

Abb. 7. Diskographie: Starke Degeneration; kein Sequester darstellbar, jedoch Anfärbung des hinteren Längsbandes, welches den Bandscheibenvorfall noch abzudecken scheint

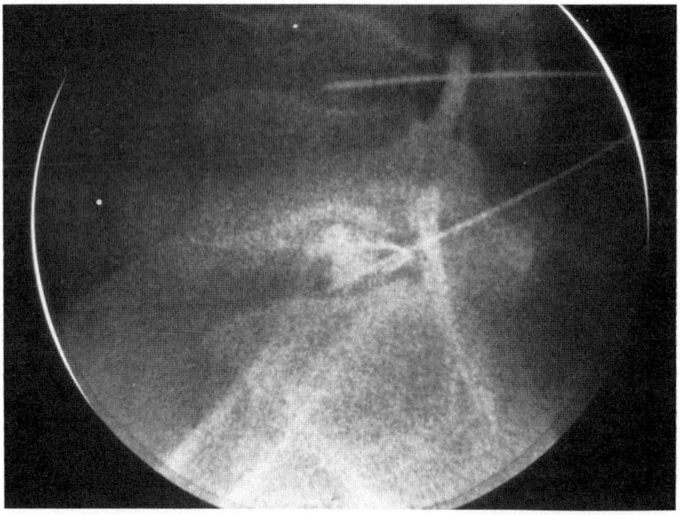

Abb. 8. Diskographie: Degenerative Veränderung der Bandscheibe LWK_5/SWK_1. Die Bandscheibe LWK_4/LWK_5 stellte sich nicht dar, da das Kontrastmittel sofort in den Spinalkanal abgelaufen ist. Eine Perforation des hinteren Längsbandes ist mit Sicherheit anzunehmen, eine Diskolyse wurde deshalb nicht durchgeführt

überhaupt nicht durchführen. Die Quotienten aus Vorfallbasis : Vorfalltiefe und aus Kanaltiefe : Vorfalltiefe werden aus diesem Grunde von uns nicht mehr bestimmt, obwohl wir anfänglich mittels dieser Quotienten breitbasig-flache Vorfälle als für die Diskolyse prognostisch günstig einstufen konnten.

Auch die Diskographie – und ähnliches gilt wohl auch für die intradiskale Druckmessung – hatte keine wesentliche prognostische Aussagekraft: Beide Metho-

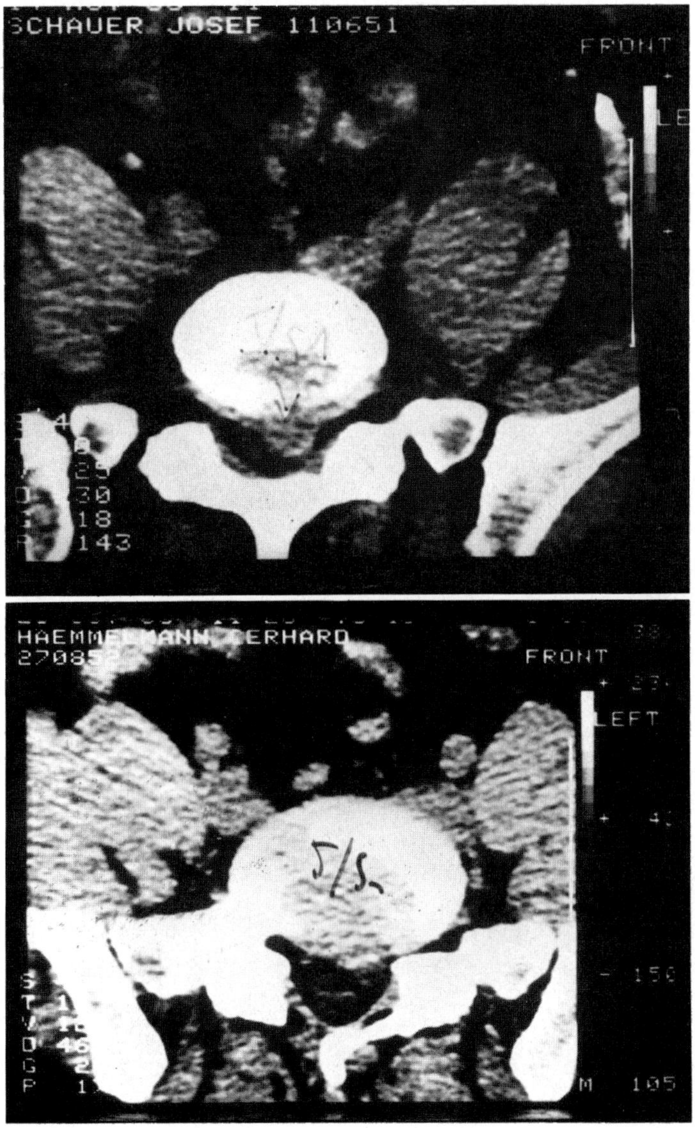

a

b

Abb. 9a, b. Bandscheibenvorfall im Computertomogramm *vor* Chymopapain-Injektion bei zwei Patienten

den informieren hauptsächlich über die Degeneration der Bandscheibe, die bei einem nachgewiesenen Vorfall wohl als selbstverständlich erwartet wird. Differenzierte Informationen über Sequestration, frei abgewanderte Sequester oder Perforation des Längsbandes ließen sich meist nicht erhalten (Abb. 5–7).

Wir führen trotzdem die Diskographie routinemäßig vor jeder Injektion durch: Der mutmaßliche Weg des einzuspritzenden Enzymes wird dadurch sichtbar gemacht. Bei 9 von 92 Patienten lief das Kontrastmittel in den Epiduralraum ab; zur

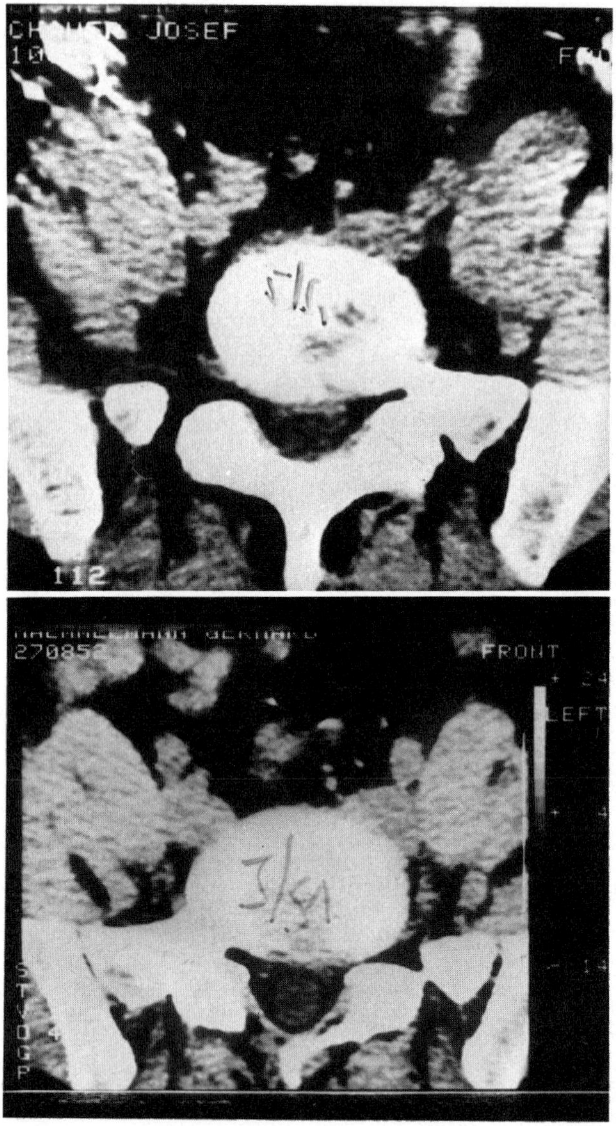

a

b

Abb. 10 a, b. Jeweils dasselbe Segment *nach* Injektion

Vermeidung eines potentiellen Kontaktes des Enzyms mit Dura oder Nervenwurzel wurde in diesen Fällen keine Diskolyse durchgeführt (Abb. 8).

Trotz aller Vorbehalte sehen wir Vorfälle mit glatter Oberfläche, homogener Struktur, sowie mit breitbasig-flacher Ausdehnung als günstig für die Diskolyse an, wenngleich eine statistisch signifikante Korrelation zu den Endergebnissen nicht gefunden werden konnte. Besonders augenfällig war die Korrelation zwischen Verkleinerung des Bandscheibenvorfalles im Kontroll-CT 6 Wochen nach Diskolyse und dem Ergebnis: Je kleiner der restlich verbliebene Vorfall war, um so besser das Endresultat, welches anhand der oben erwähnten Bewertungsskala gemessen wurde. Durchschnittlich 77 Punkte wurden bei unverändertem Vorfall erreicht, 84 Punkte bei verkleinertem und 95 Punkte bei vollständig verschwundenem Vorfall (Abb. 9a, b und 10a, b).

Hierbei ist Folgendes zu beachten:

- Insgesamt 54% aller Bandscheibenvorfälle waren durch die Diskolyse verschwunden oder kleiner geworden;
- in 73% hatte sich der Intervertebralraum post Diskolyse erheblich verschmälert.
- gute und sehr gute Ergebnisse waren häufig auch bei unverändertem BS-Vorfall oder IVR zu erheben.

In einer weiteren Parallelstudie haben wir die Ergebnisse nach Diskolyse mit denen nach herkömmlicher Fenestrotomie verglichen – wohl wissend, daß dieser Vergleich zweier unterschiedlich selektierter Patientengruppen statistisch eher fragwürdig ist. Die Bewertung erfolgte wiederum anhand der 100-Punkte-Skala: Es bestätigte sich dabei unser subjektiver Eindruck, daß nach 6 und nach 12 Wochen die operierten Patienten mit einer leicht höheren Punktezahl besser abschnitten als die diskolysierten Patienten. 69 bzw. 78 Punkte bei Diskolyse standen 88 bzw. 87 Punkten nach Nukleotomie gegenüber.

Da die Diskolyse ein bestechend einfaches Verfahren mit sehr zufriedenstellenden Erfolgen ist, muß vor einer Diskolyseeuphorie ausdrücklich gewarnt werden; zu viele Probleme sind bislang ungelöst:

- Wir benötigen dringend bessere Selektionskriterien.
- Die Frage der Ergebnisse der *Nach*operationen ist noch unbeantwortet.
- Wir haben noch keine Erfahrung bezüglich Spätfolgen wie Recessus-lateralis-Einengungen oder Segmentinstabilitäten.
- Eine 15- bis 20%ige Nachoperationsrate bedeutet für viele Patienten einen beträchtlichen Zeitverlust bis zur endgültigen Lösung ihres Bandscheibenproblemes.

Eine klare Diagnose, eine saubere Indikationsstellung und eine realistische Patientenaufklärung sind absolute Voraussetzung für jede Diskolysetherapie. Als Maxime muß gelten, daß nur derjenige Patient diskolysiert werden darf, bei dem – gäbe es die Diskolyse nicht – auch eine operative Entfernung eines Bandscheibenvorfalles durchgeführt werden würde.

Literatur

Braun WK (1981) Chemonucleolyse. Enke, Stuttgart

Brock M et al. (1984) Chemonucleolyse mit Chymopapain. Deutsches Ärzteblatt, Heft 41:2965

Brown MD (1983) Intradiscal Therapy. Year Book Medical Publishers, Inc., Chicago London

Hacotten H, Mattmann E (1982) Über die Chemonucleolyse als ergänzende Diskushernienbehandlung. Ther Umsch 39:22–29

Kaisser P, Keim HA (1982) Differentialdiagnose Bandscheibenvorfall–Spinalstenose. Orthop Praxis 2:155

Kaisser P, Keim HA, Gördes W (1984) Die Kombination von Bandscheibenvorfall und Spinalstenose. Orthop Praxis 12: (im Druck)

Kaisser P, Gördes W, Reither R, Heller H-J (1984) Erfahrungen mit der Diskolyse – Korrelation von klinischen und radiologischen Befunden. Vortrag Jahrestagung der Süddeutschen Orthopäden in Baden-Baden. Band 5 (im Druck)
Kaisser P, Reither R, Resch T, Heller H-J (1984) Erste Erfahrungen mit der Diskolyse mittels Chymopapain. Vortrag DGOT Nürnberg, Band 9 (im Druck)
Kurtz B, Petersen D, Walter E (1984) Hochauflösende CT der LWS. Rontgenpraxis 37:1–7
McCulloch JA, McNab J (1983) Sciatica and Chymopapain. Williams & Wilkins, Baltimore London
Pon A, Schlegel KF, Hassters J (1983) Nucleotomie – Injektionstherapie des Bandscheibenleidens. Deutsches Ärzteblatt Heft 44:25–30
Schindler G, Klott K (1984) CT der LWS nach Bandscheibenop. Rontgenpraxis 37:7–12

Ergebnisse der Behandlung von Bandscheibenvorfällen durch Chemonukleolyse mittels Chymopapain

U. Müller, J. Biscoping und G. Schwetlick

Seit L. Smith vor nunmehr 20 Jahren die erste Chemonukleolyse mit Papaya-Enzymen durchgeführt hat, sind nach Angaben der Hersteller der heute im Gebrauch befindlichen Chymopapain-Präparate bis zum Herbst 1984 mehr als 100 000 Chemonukleolysen mit dieser Substanz durchgeführt worden. Die Angaben über die Mißerfolgsrate dieses Verfahrens schwanken von 5% (Javid 1980) bis zu mehr als 40% (Schwetschenau 1976). Die meisten der in großer Zahl berichtenden Autoren geben jedoch übereinstimmend gute und sehr gute Behandlungsergebnisse bei 70–80% der Fälle, mäßige Ergebnisse bei ca. 10% der Patienten und Fehlschläge bei ebenfalls etwa 10% an.

Als Grund für Mißerfolge wird, bei sonst sorgfältiger Indikationsstellung, am häufigsten das unbemerkte Vorliegen eines sequestrierten Vorfalls angenommen (McCulloch 1980; Brown 1983). Als wichtige Gründe für die deutlich differierenden Angaben sind unterschiedliche Vorstellungen über Indikation, unterschiedliche methodische Vorgehensweisen und differierende Wertungskriterien der Behandlungsergebnisse anzusehen. Für die katamnestische Bewertung unserer Behandlungsfälle haben wir die Kriterien von McCulloch wie auch einige andere Autoren übernommen.

Wir können heute über 85 Chemonukleolysen bei 73 Patienten berichten, durchgeführt an der Orthopädischen Universitätsklinik Gießen, mit Nachbeobachtungszeiträumen von mindestens drei Monaten, maximal einem Jahr und vier Monaten, im Mittel 8,5 Monaten. In Anlehnung an verschiedene nordamerikanische Autoren (Sutton) wurden anfangs nicht selten Chemonukleolysen in mehreren Etagen beim Vorliegen von zusätzlichen degenerativen Veränderungen durchgeführt. Obwohl hiermit keine schlechten Erfahrungen gemacht wurden, beschränken wir uns heute auf die Chemonukleolyse der prolabierten Bandscheibe, die die entsprechende klinische Symptomatik verursacht. Das erfaßte Patientenkollektiv wich in Geschlechts-, Alters- und Etagenverteilung vom üblichen Bild des lumbalen Bandscheibenvorfalls nicht ab.

Durchgeführt wurde das Verfahren in der verbreiteten Linksseitenlage mit typischem lateralen Zugang (Abb. 1) mit vorheriger Durchführung der Diskographie in gleicher Sitzung (Abb. 2). Teilweise wurde durch die Druckvolumenmessung nach Görge u.a. durchgeführt. Wir haben Erfahrung mit diesem Injektionsverfahren sowohl in Intubationsnarkose als auch Lokalanästhesie gewinnen können. Seit sechs Monaten führen wir die Chemonukleolyse in Periduralanästhesie durch, wobei jedoch ein spezielles technisches Vorgehen und besondere Erfahrungen des Anästhesisten mit dieser Methode erforderlich sind. Hierdurch ist nicht nur die Früherkennung einer eventuellen, anaphylaktischen Reaktion wie bei der Lokalanästhesie besser gewährleistet, sondern es ist auch bei zunächst weiter liegendem Periduralkatheder eine einfache Behandlung der Postinjektionsschmerzen und der lumbalen

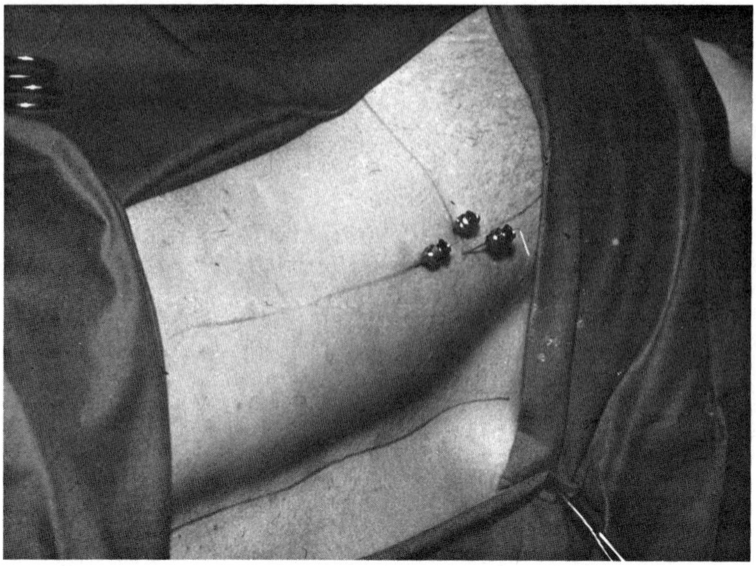

Abb. 1. Lage der Injektionsnadel zur dorsolateralen Punktion der drei unteren lumbalen Bandscheiben bei Linksseitenlage. Orientierungslinien sind Beckenkamm und Paraspinallinie rechts im Abstand von 9 cm

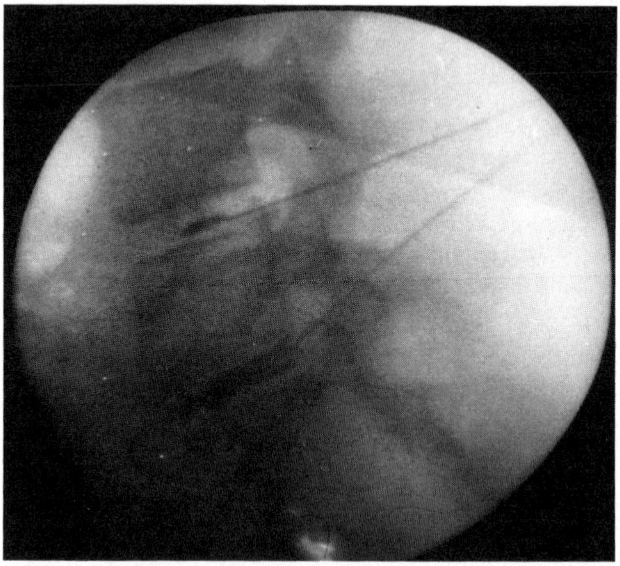

Abb. 2. Diskographie der unteren beiden Bandscheiben von dorsolateral. Bei L_4/L_5 unauffällige Darstellung, bei L_5/S_1 erhebliche Bandscheibendegeneration mit Prolaps

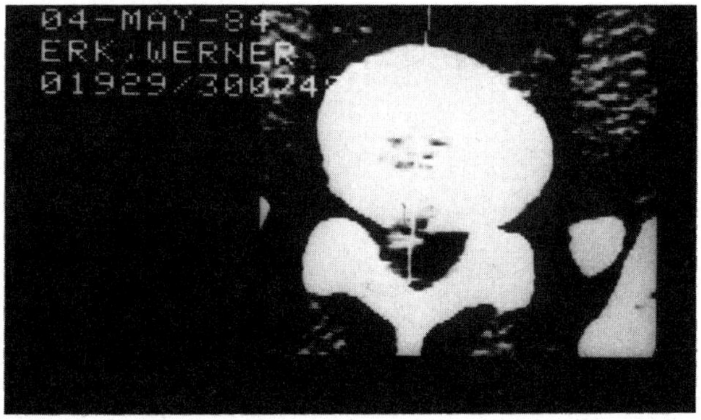

Abb. 3. Darstellung eines sequestrierten Bandscheibenvorfalles im CT einschließlich vertikaler Rekonstruktion. Es besteht Kontraindikation zur Chemonukleolyse

Muskelverspannungen möglich. Unterschiede in den längerfristigen Behandlungsergebnissen können zur Zeit noch nicht abgeschätzt werden.

Die Indikation zur Chemonukleolyse wurde nach strengen Maßstäben gestellt, nur Patienten, die sonst operiert worden wären mit vorheriger, erfolgloser, qualifizierter, konservativer Behandlung wurden der Injektionstherapie unterworfen. Das Zeichen nach Lasègue sollte deutlich positiv sein und sensible oder motorische Ausfälle, betreffend ein Wurzelsegment, sollten vorliegen wie auch eine Dominanz der Ischialgie über die Lumbalgie. Bei allen Patienten haben wir außerdem myelographisch und durch CT die Diagnose des Bandscheibenvorfalls und die Bestätigung der vermuteten Etage verlangt. Von den zahlreichen Kontraindikationen (Brown 1983) wurde dem Ausschluß sequestrierter Bandscheibenvorfälle besondere Bedeutung beigemessen (Abb. 3).

Ergebnisse

Von allen Patienten, die bis Oktober 1984 nach der Injektion mindestens drei Monate nachkontrolliert worden waren, fand sich bei 25 Patienten ein sehr gutes Ergebnis, bei 30 weiteren Patienten ein gutes. Insgesamt sind das 76% der behandelten

Tabelle 1. Ergebnisse der Chemonukleolyse mit Chymopapain aller Fälle mit Mindestnachbeobachtungsdauer von 3 Monaten, bewertet nach den Kriterien von McCulloch

Ergebnisse (3 Monate und länger)			
Sehr gut	25 Pat.	34%	76%
Gut	30 Pat.	42%	
Mäßig	10 Pat.	13%	
Schlecht (OP)	8 Pat.	11%	
	73 Pat.		

Tabelle 2. Ergebnisse der Chemonukleolyse bei Mindestnachbeobachtungszeitraum von 6 Monaten

Ergebnisse (>6 Monate)		
Sehr gut	17 Pat.	≙ 70%
Gut	26 Pat.	
Mäßig	9 Pat.	≙ 17%
Schlecht	8 Pat.	≙ 13%
	60 Pat.	

Patienten. Nur acht Patienten zeigten keine Symptombesserung, so daß sie gemäß den Indikationskriterien auch nachoperiert wurden (Tabelle 1). Bei getrennter Auswertung aller Patienten, bei denen die Injektion länger als sechs Monate zurücklag, fanden sich keine wesentlich abweichenden Ergebnisse (Tabelle 2). Bei fünf dieser acht Patienten fanden wir intraoperativ einen freien Sequester, bei zwei Patienten eine Segmentlockerung und ein Patient wurde auch nach Operation, wobei sich kein adäquater Befund darstellte, nicht beschwerdefrei, sondern erst nach dreimonatiger psychosomatischer Behandlung, die zur subjektiven und objektiven Symptomfreiheit führte. Rückblickend muß also für alle acht Patienten mit Therapiemißerfolg festgestellt werden, daß ein allerdings meist nicht vorherzusehender Indikationsfehler vorgelegen hatte. Auch bei diesen Patienten zeigte sich im übrigen die typische Verschmälerung des Bandscheibenraumes in der Kontrolle nach einer Woche (Abb. 6). Das Enzym hatte also auch hier durchaus seine Wirkung entfaltet. Auch bei Anwendung aller klinischen und röntgenologischen diagnostischen Sorgfalt wird jedoch insbesondere ein sequestrierter Bandscheibenvorfall nie in allen Fällen vorher auszuschließen sein.

Am eindrucksvollsten zeigt sich klinisch der Effekt der Chemonukleolyse in der Besserung des vorbestehenden postiven Zeichen nach Lasègue. Werden die Patien-

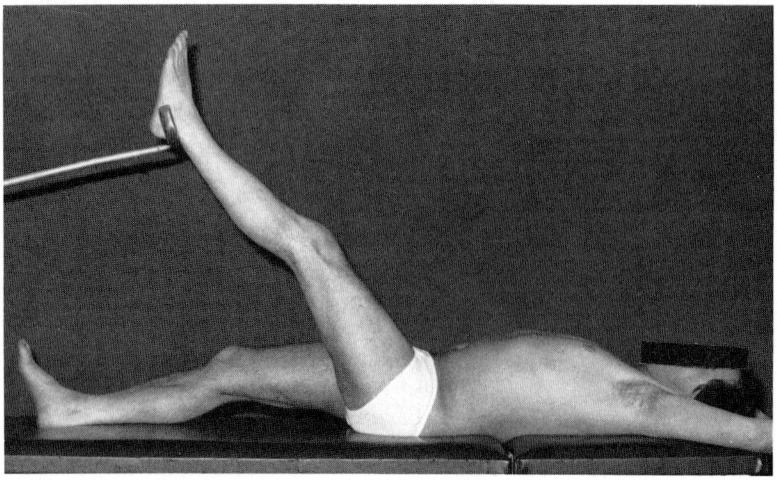

Abb. 4. Patient mit Zeichen nach Lasègue positiv bei 50 Grad einen Tag vor Chemonukleolyse

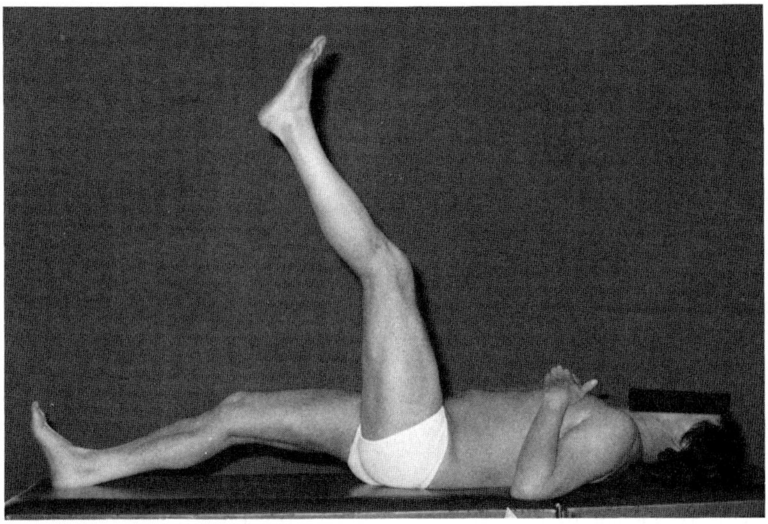

Abb. 5. Patient wie bei Abb. 4; Chemolyse liegt 4 Tage zurück. Aktive gestreckte Beinhebung nahezu frei

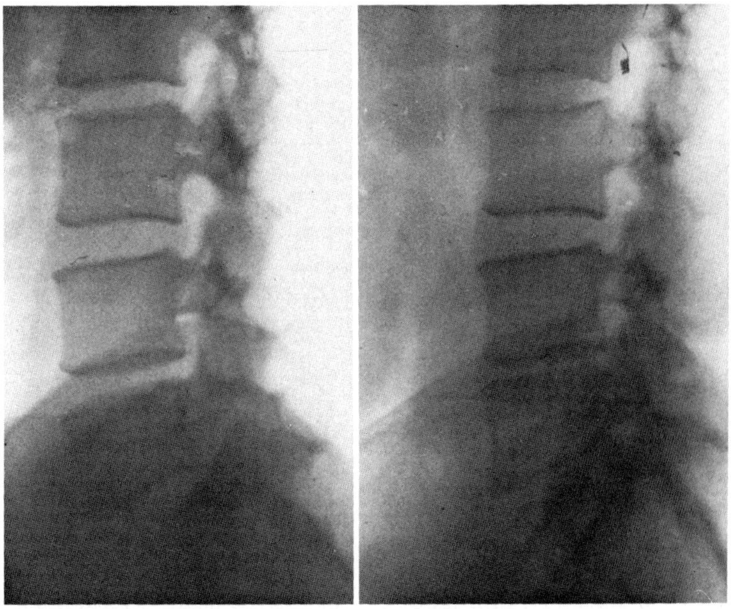

Abb. 6. Im Vergleich der prä- und postoperativen Röntgenbilder ist der Höhenverlust der Bandscheiben L_5/S_1 und L_4/L_5 schon eine Woche nach Injektion deutlich dokumentiert

ten mit absoluten Therapiemißerfolgen nicht berücksichtigt, so fanden wir drei Monate nach Injektion nur bei sechs unserer Patienten noch ein positives Lasèguesches Zeichen, aber auch in diesen wenigen Fällen mit deutlicher Besserung gegenüber dem Zustand vor der Injektion (Abb. 4 und 5).

Deutlich, aber nicht so eindrucksvoll ist die Besserung des Bewegungsumfanges der Wirbelsäule. 18 von den nicht nachoperierten Patienten behielten auch nach der Chemonukleolyse eine Bewegungseinschränkung mit Fingerbodenabstand von mehr als 20 cm, häufig als einziges Restsymptom. Die lumbale Schmerzsymptomatik wurde von den nicht nachoperierten Patienten auf einer Skala von null bis zehn mit 7,0 belegt. Drei Monate nach Injektion ergab sich eine durchschnittliche lumbale Schmerzbewertung von 1,7. Für die Ischialgie ergeben sich gemäß den Indikationskriterien beim gleichen Kollektiv präoperativ mit 8,4 deutlich höhere Werte und eine mit 1,5 etwas geringere Schmerzbewertung im Vergleich zur Lumbalgie nach der Injektion.

Vor der Injektion hatten 33 der nicht nachoperierten Patienten klinisch oder elektromyographisch nachweisbare, motorische, segmentale Ausfälle. Bei der Nachkontrolle hatten von diesen Patienten nur drei motorische Restsymptome. Segmentale Sensibilitätsstörungen hatten 34 der nicht nachoperierten Patienten. Fünf von ihnen behielten auch nach der Injektion Sensibilitätsstörungen korrespondierend einer Nervenwurzel.

Nebenwirkungen

Ernsthafte und insbesondere bleibende Nebenwirkungen sahen wir bei keinem Patienten. Eine Patientin hatte einen kurzfristigen Blutdruckabfall um 40 mm/Hg, eine andere 15 Minuten nach Injektion eine generalisierte Urticaria. Bei einer Patientin trat nach Injektion ein vorübergehendes sensibles inzwischen voll rückgebildetes S_1-Syndrom an der Injektionsseite auf. Ein weiterer Patient hatte eine mehrere Wochen andauernde inzwischen spontan rückgebildete Quadrizepsschwäche, deren Ursache wir nicht erklären können.

Zusammenfassung und Schlußfolgerung

Bei einem Kollektiv von 73 Patienten, die nach strengen Indikationskriterien andernfalls einer Operation des Bandscheibenvorfalls hätten unterzogen werden müssen, konnte durch das Verfahren der Chemonukleolyse mit Chemopapain in ¾ der Fälle ein gutes und sehr gutes Ergebnis erzielt werden. Nur acht Patienten mußten schließlich doch noch operiert werden. Für zufriedenstellende Ergebnisse der Chemonukleolyse erscheint die sorgfältige Beachtung der Indikationskriterien und Kontraindikationen dieses Verfahrens, insbesondere der Ausschluß sequestrierter Bandscheibenvorfälle, von besonderer Bedeutung. Wenn dies beachtet wird, ist die Chemonukleolyse ein wichtiges Verfahren zur Ergänzung unseres Therapiespektrums bei Bandscheibenerkrankungen.

Literatur

Brown MD (1983) Intradiscal Therapy. Year Book Medical Publishers, Inc., Chicago London
Cauthen JC (1983) Lumbar Spine Surgery. Williams and Wilkens, Baltimore London
Görge HH, Curio G, Brock M (1984) Dtsch Med Wochenschr 109:68
Javid MJ (1980) JAMA 243:2043
Javid MJ, Nordby EJ et al. (1983) JAMA 249:2489
McCulloch JA (1977) J Bone Joint Surg 59:45
McCulloch JA (1980) Clin Orthop 146:128
Schwetschenau PR et al. (1976) J Neurosurg 45:622
Smith L (1964) JAMA 187:137
Smith L (1983) pers. Mitteilung
Sutton J (1983) pers. Mitteilung

Ein Jahr Chemonukleolyse mit Chymopapain – Eine Zwischenbilanz

G. VON SALIS-SOGLIO und U. SCHMELZER

Seit Mai 1983 wird in der Klinik für Orthopädie der Medizinischen Hochschule Lübeck die Chemonukleolyse mit Chymopapain durchgeführt.

Bis Juli 1984 wurden 59 Patienten (65 Bandscheiben) behandelt, statistische Einzelheiten gehen aus Tabelle 1 hervor.

Alle 59 Patienten wurden im September 1984 nachuntersucht und befragt, die wesentlichen Resultate sollen referiert werden.

Das eigene Vorgehen soll zunächst stichwortartig skizziert werden:

- Nur unter stationären Bedingungen
- CT und/oder Myelographie
- Einverständnis zur Nukleotomie
- Im Operationssaal, mit Anästhesist
- Posterolaterale Punktion
- Diskographie (Fotodokumentation)
- 3000–5000 I. E. (1,5–2,5 ml) Chymopapain/Bandscheibe
- 1 Stunde Intensivüberwachung

Bezüglich der Weiterbehandlung hat sich bei uns ein Vorgehen bewährt, welches als Schwerpunkt die Stabilisierung des Achsenskeletts aufweist (Tabelle 2). Mit die-

Tabelle 1. Chemonukleolyse, Mai 1983 – Juli 1984

– 59 Patienten	48 ♂
	11 ♀
– 14 – 59 Jahre	(d = 40,6 Jahre)
– 65 behandelte Bandscheiben	
L_3/L_4	1
L_4/L_5	32
L_5/S_1	26
$L_4/L_5 + L_5/S_1$	6

Tabelle 2. Chemonukleolyse, Weiterbehandlung

- 24 Stunden Bettruhe
- Baycast-Korsett 6 – 8 Wochen
- Isometrie Rücken- und Bauchmuskulatur
- Nach 1 Woche Anschlußheilbehandlung
  - Isometrie
  - Wärme
  - Bewegungsbad
  - Psychotherapie
  - Gesundheitserziehung

ser sehr intensiven Weiterbehandlung hoffen wir, einer der wichtigsten Komplikationen der Chemonukleolyse, nämlich der Lockerung des behandelten Segmentes, erfolgreich begegnen zu können.

Bei einem der von uns behandelten Patienten kam es unmittelbar nach der Injektion des Chymopapain zu einer anaphylaktischen Reaktion, die aber durch Gabe von 1 g Kortison i.v. sofort beherrscht werden konnte, alle anderen Injektionen verliefen ohne jegliche Komplikationen.

Der subjektive Erfolg der Chemonukleolyse zeigte sich wie folgt:

schmerzfrei	32 Patienten (54,2%)
zufrieden, besser als vorher	10 Patienten (16,9%)
unzufrieden	17 Patienten (28,9%)

Auffällig waren bei den schmerzfreien Patienten rückblickend die relativ kurze Anamnese sowie das Fehlen nennenswerter ossärer Probleme (wie z.B. enger Spinalkanal).

25 dieser 32 Patienten wurden ohne Einschränkung nach durchschnittlich 9wöchiger Arbeitsunfähigkeit wieder arbeitsfähig, bei den übrigen 7 Patienten dieser Gruppe bedingten andere Erkrankungen die Fortdauer der Arbeitsunfähigkeit.

Mit zunehmend schlechtem Ergebnis konnten gehäuft einige Charakteristika konstatiert werden (Tabelle 3), welche nach unserer Auffassung bei der Indikationsstellung als ungünstige Faktoren gewertet werden müssen.

9 Patienten mußten durchschnittlich 3 Monate nach der Chemonukleolyse operiert werden, sie waren zu keinem Zeitpunkt nach der Injektion beschwerdefrei.

Bei den Operationen dominierten folgende Befunde:

– Enger Spinalkanal	5
– Freier Prolaps	3
– Ausgedehnte Protrusion	2
– Sequester	1
– Nur diskrete Protrusion	1

Rückblickend läßt sich somit gerade aus der Analyse der ungünstigen Verläufe die Wichtigkeit der sorgfältigen Indikationsstellung ableiten.

Es ist zwar verständlich, daß die technisch relativ leichte Handhabung der Chemonukleolyse vielfach dazu verleiten kann (auch auf Drängen der Patienten), diese Behandlung der operativen Intervention stets voranzustellen.

Auf der anderen Seite sollte man nach unserer Erfahrung aber besonders bei folgenden Situationen auf den Umweg der Chemonukleolyse verzichten:

- Eindeutige knöcherne Engesituation
- Dringender Verdacht auf freien Prolaps bzw. Sequester
- Stärkergradige motorische Ausfälle

Tabelle 3. Chemonukleolyse, ungünstige Faktoren

- lange Anamnese
- höheres Alter
- knöcherne Probleme
- Lumbalgie überwiegend
- nach CT Prolaps-Verdacht
- Psychosomatische Faktoren

Zusammenfassung

Es wird über die Erfahrungen bezüglich der Chemonukleolyse mit Chymopapain bei 59 behandelten Patienten (65 Bandscheiben berichtet).

Bei der Nachuntersuchung und Befragung dieser Patienten ergab sich eine Erfolgsquote von etwa 70%, Komplikationen in Form einer anaphylaktischen Reaktion traten in einem Falle auf.

Bei den ungünstigen Verläufen konnten gehäuft einige Charakteristika festgestellt werden, bei den 9 später operierten Patienten fanden sich überwiegend Befunde (enger Spinalkanal, freier Prolaps), welche rückblickend die Erfolglosigkeit der Chemonukleolyse erklären.

Trotz der relativ einfachen technischen Handhabung sollte die Indikation zur Chemonukleolyse stets ausreichend streng gestellt werden.

Sind anaphylaktoide Nebenwirkungen gegenüber Chymopapain komplement-vermittelt?

S. Döhring, S. Georg, A. Hartmann und V. Wahn

Die Chemonukleolyse mit Chymopapain ist als Alternative zur Bandscheiben-Operation anzusehen. Die Erfolgsraten liegen hierbei, je nach Literaturangaben, bei 70–80% (Schulitz 1984). Auch bei sachgemäßer technischer Anwendung ist die Behandlung jedoch mit einer Reihe von Nebenwirkungen verbunden. Von diesen Nebenwirkungen stellt die Anaphylaxie, die im Durchschnitt bei ca. 1% der Fälle beobachtet worden ist, ein wesentliches Problem im Rahmen der Behandlung dar. Die Anaphylaxie-Frequenz wird möglicherweise durch die Form der Narkose beeinflußt. Für die Entstehung der Anaphylaxie sind verschiedene Mechanismen denkbar. Die Abb. 1 versucht, diese zu verdeutlichen.

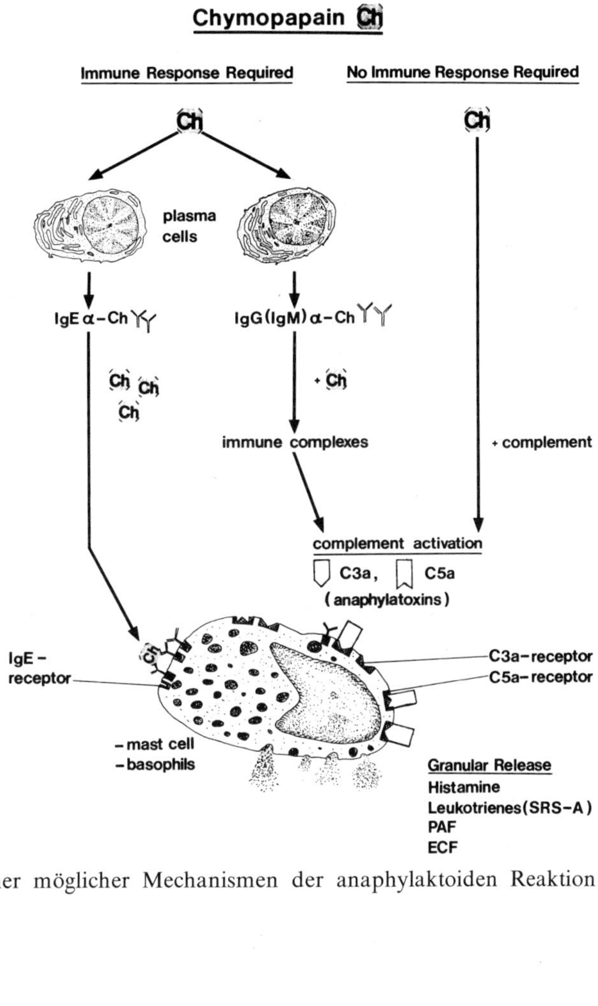

Abb. 1. Darstellung verschiedener möglicher Mechanismen der anaphylaktoiden Reaktion durch Chymopapain

Grundsätzlich muß unterschieden werden zwischen Reaktionen, die eine Sensibilisierung des Patienten voraussetzen, und solchen, bei denen das nicht der Fall ist. Der am häufigsten diskutierte Mechanismus ist auf der Abb. 1 links dargestellt.

Chymopapain, welches z. B. als Teil von Fleischzartmachern (Brock et al. 1984) in den Organismus gelangt, führt zur Bildung von spezifischen IgE-Antikörpern, die gegen Chymopapain gerichtet sind. Dieser spezifische IgE-Antikörper sensibilisiert basophile Granulozyten und Mastzellen, indem er sich mit seinem Fc-Fragment an die Oberfläche dieser Zellen anheftet.

Nach Exposition dieser so sensibilisierten Zellen gegenüber Chymopapain kommt es zum sogenannten „Bridging". Die Folge davon ist die Freisetzung einer Reihe in Granula gespeicherter Substanzen, die die klinischen Symptome der Anaphylaxie verursachen.

Die Mastzelle kann jedoch nicht nur auf diesem Wege zur Freisetzung solcher Substanzen induziert werden. Sie verfügt gleichzeitig über Rezeptoren für die Substanzen C3a und C5a, die auch als Anaphylatoxine bezeichnet werden. Beide Stoffe werden durch enzymatische Spaltung der Komplement-Komponenten C3 und C5 freigesetzt. Die Spaltung von C3 und C5 ist prinzipiell auf zwei Wegen denkbar:

Die Abbildung 1 zeigt in der Mitte den Reaktionsmechanismus für den Fall, daß ein nicht IgE-, aber Antikörper-abhängiger Mechanismus zugrundeliegt. Bildet der Patient Antikörper der IgG- oder IgM-Klasse, so können diese nach Reaktion mit Chymopapain das Komplement-System aktivieren. Dabei werden C3a und C5a freigesetzt und können mit den spezifischen Rezeptoren reagieren.

Daß dieser Mechanismus auch klinisch relevant ist, konnte vor kurzem durch Wahn et al. (1984) nachgewiesen werden.

Schließlich ist auch ein dritter Mechanismus denkbar, der zur Aktivierung der Mastzelle führt, ohne daß überhaupt Antikörper gebildet werden (Abb. 1 rechts).

Da Chymopapain eine enzymatisch aktive Protease ist, ist denkbar, daß durch direkte enzymatische Spaltung von C3 und C5 C3a und C5a freigesetzt werden. In diesem Fall könnte es zu anaphylaktischen Reaktionen kommen, ohne daß eine Sensibilisierung des Patienten erfolgt ist.

Aus diesem Grunde haben wir die Einflüsse von Chymopapain auf das Komplement-System untersucht. Die Ergebnisse unserer ersten in vitro-Versuche sollen hier vorgestellt werden.

Methodik

Normales Humanserum (gepoolt aus 30 gesunden Blutspendern) wurde für 30 Minuten entweder mit Puffer oder den beiden im Handel erhältlichen Chymopapain-Präparaten (Discase der Fa. Travenol und Chymodiactin der Fa. Smith-Laboratories) inkubiert. Danach wurden die verbliebene gesamt-hämolytische Aktivität der beiden Komplement-Aktivierungswege sowie die Aktivität der Komplement-Faktoren C1–C5 gemessen. Die Messung con CH50 und C1–C5 ist bei Wahn (1982) beschrieben. Die Messung der Global-Aktivität des alternativen Komplement-Weges erfolgte nach Platts-Mills und Ishizaka (1974). Ergänzt wurden diese funktionellen Tests durch immunchemische Untersuchungen mit Hilfe der Immun-Elektrophorese und der gekreuzten Immun-Elektrophorese (Wahn 1982)

Tabelle 1. Titration verschiedener Komplementfaktoren nach Inkubation mit zwei Chymopapain-Präparaten. Die Ergebnisse sind ausgedrückt in Prozent eines gepoolten Serumstandards

	Complementtitration (in % der Norm)						
	CH_{50} klass.	CH_{50} altern.	C_1	C_2	C_3	C_4	C_5
NHS	100	100	100	100	100	100	100
NHS + PBS	105	91,7	100	95	78	91,8	84
NHS + Chymodiatin unverdünnt	$\ll$12,5	$\ll$13,9	31,7	$\ll$10	$\ll$12,5	$\ll$6	$\ll$6,2
NHS + Discase unverdünnt	$\ll$12,5	$\ll$13,9	51,1	$\ll$12,5	$\ll$12,5	8,7	$\ll$6,2

Ergebnisse

Die Tabelle 1 gibt die verbliebene Komplement-Aktivität nach der beschriebenen Inkubation wieder. Normal-Serum diente dabei als Bezugswert. Man sieht einen geringfügigen Verlust an hämolytischer Aktivität allein durch die Inkubation mit Puffer.

Im Vergleich dazu kommt es nach Inkubation mit den beiden Chymopapain-Präparaten zu einem hochgradigen Verlust an hämolytischer Aktivität.

Um zu untersuchen, ob die Komplement-Faktoren unspezifisch abgebaut werden oder ob definierte Spaltprodukte entstehen, wurden Spaltprodukte von Faktor B (alternativer Komplementweg) und C3 gesucht. Die Abbildung 2 zeigt, daß nach

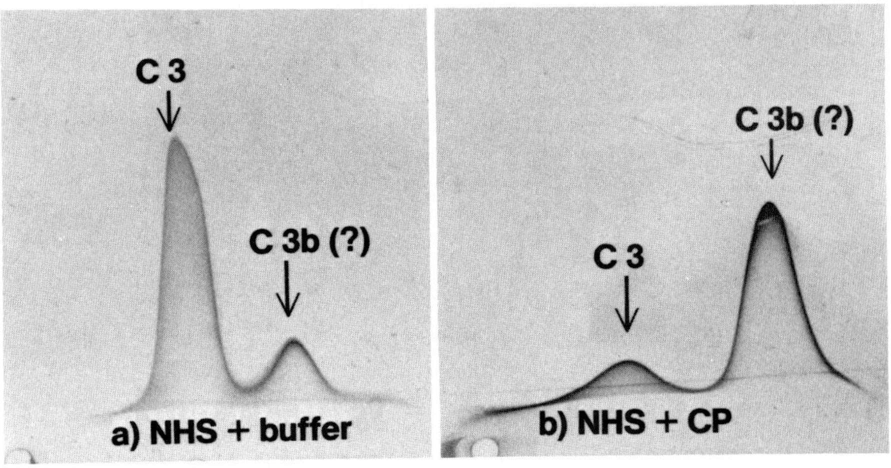

a b

Abb. 2a, b. Gekreuzte Immunelektrophorese: Nachweis der C3 Spaltung mit Hilfe der gekreuzten Immunelektrophorese, nach Inkubation von Normalserum (NHS) mit Chymopapain **b** NHS diente als Kontrolle **a**

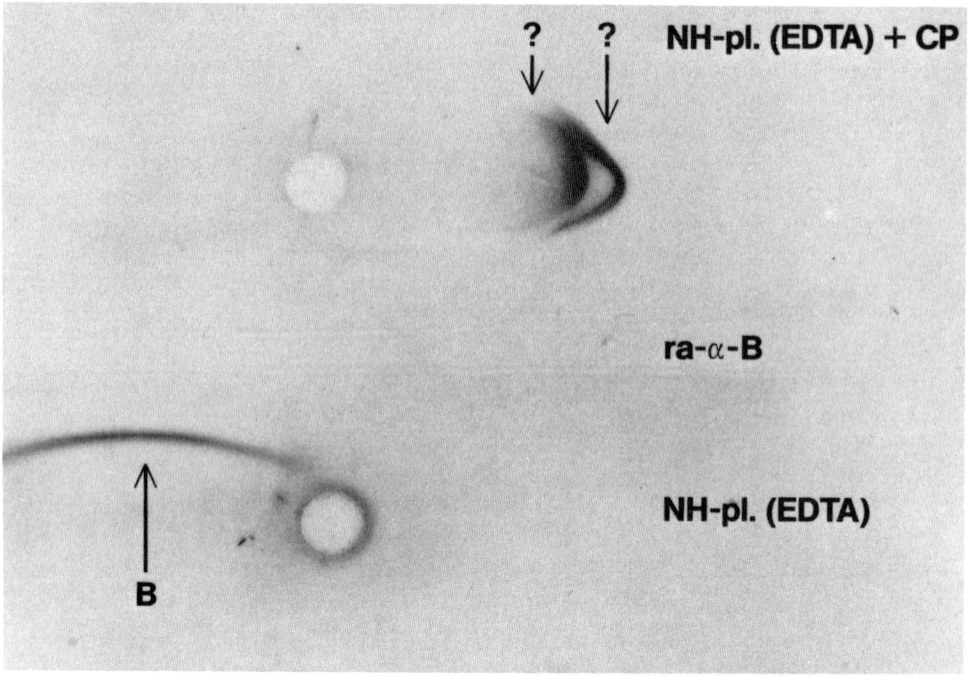

Abb. 3. Nachweis der Faktor B Spaltung mit Hilfe der Immunelektrophorese nach Inkubation von Normalhumanplasma (NH.-pl.) EDTA mit und ohne Chymopapain. In der mittleren Vertiefung befindet sich monospezifisches Kaninchen-Antiserum gegen Faktor B

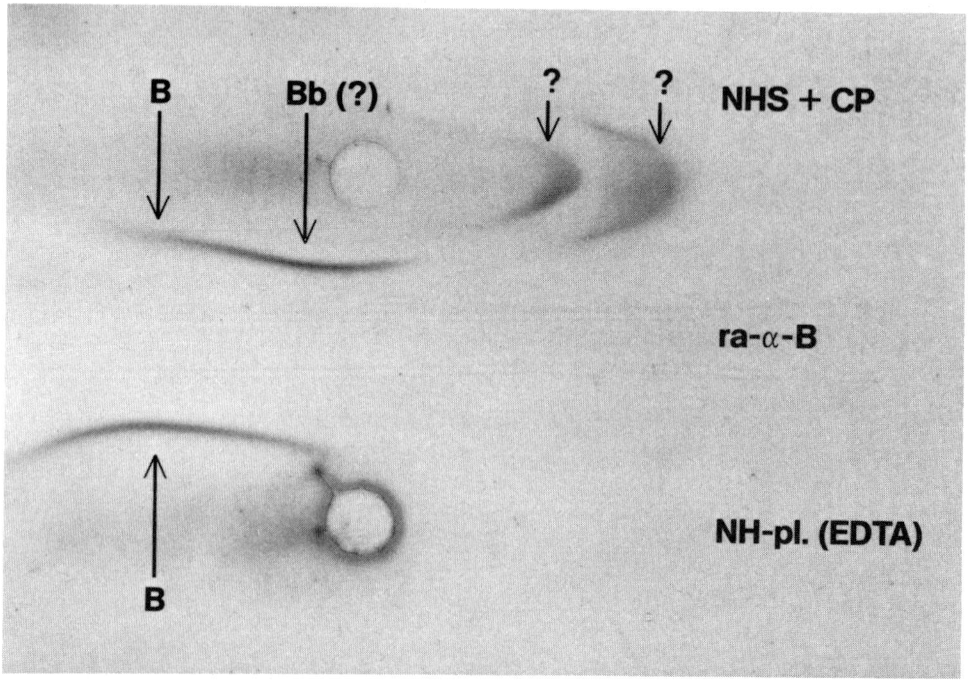

Abb. 4. Normalhumanserum (NHS) ohne EDTA

Inkubation von normalem Serum mit Chymopapain eine massive Spaltung des C3-Moleküls erfolgt. Das gleiche gilt für Faktor B (Abb. 3). Hierbei muß zunächst offen bleiben, ob die durch Chymopapain erzeugten Spaltprodukte den physiologischen entsprechen. Die Abbildung 4 zeigt, daß von Faktor B Präzipitat-Banden entstehen, die durch physiologische Aktivatoren nicht erzeugt werden können.

Werden die Untersuchungen mit Zusatz von EDTA durchgeführt, wird die Spaltung sowohl von C 3 als auch von Faktor B verstärkt.

Diskussion

In der vorliegenden Arbeit wurde gezeigt, daß Chymopapain in vitro zu einer proteolytischen Spaltung von Komplement-Faktoren führt, ohne daß Antikörper gegen Chymopapain dafür verantwortlich sind. Ob die dabei gebildeten Spaltprodukte als Anaphylatoxine agieren, erscheint möglich, ist aber durch unsere Untersuchung noch nicht nachgewiesen. Da wir Effekte am Komplement-System auch noch bei hohen Chymopapain-Verdünnungen nachweisen konnten (1 : 100), könnte den beschriebenen in vitro-Vorgängen auch in vivo Bedeutung zukommen.

Chymopapain, das in das Gefäßsystem gelangt, könnte zur Freisetzung biologisch aktiver Mediatoren führen, die eine Degranulation von basophilen Leukozyten und Mastzellen nach sich ziehen. Dies muß durch weitere Experimente nachgewiesen werden.

Wenn allerdings unsere Vorstellungen richtig sind, dann kann im Prinzip jeder Patient anaphylaktisch reagieren, unabhängig davon, ob er mit Chymopapain Kontakt gehabt hat oder nicht. Hauttests zum Nachweis einer möglichen Chymopapain-Allergie wären dann ungeeignet, Risikopatienten für Anaphylaxie zu identifizieren. Labortests, mit Hilfe derer solche Patienten erkannt werden könnten, wären dann nicht verfügbar.

Literatur

Brock M, Mayer H-M, Görge H-H (1984) Die Chemonukleolyse mit Chymopapain. Deutsches Ärzteblatt 41:2965

Platts-Mills TAE, Ishizaka K (1974) Activation of the alternative pathway of human complement by rabbit cells. J Immunol 113:348

Schulitz K-P (1984) Persönliche Mitteilung

Wahn V (1982) Intravenöse Gammaglobulintherapie – Messung von zirkulierenden Immunkomplexen und Komplementfaktoren. Thieme, Stuttgart New York

Wahn V, Good RA, Gupta S, Pahwa S, Day NK (1984) Evidence of persistent IgA/IgG circulation immune complexes associated with activation of the complement-system in serum of a patient with common variable immune deficiency. Anaphylactic reactions to intravenous gammaglobulin. Acta Pathol Microbiol Immunol Scand [C] [Suppl] 284, 92:49

Erfahrungen mit der Chemonukleolyse bei 120 Patienten

J. ZIERSKI und J. C. TONN

Einleitung

Vor 20 Jahren wurde die Chemonukleolyse mit Chymopapain zur Behandlung von Bandscheibenvorfällen eingesetzt (Smith 1964). Obwohl bis heute 60 000 Patienten weltweit mit dieser Methode behandelt wurden (Brock et al. 1984), herrscht bislang über die Bewertung der Ergebnisse noch keine Einigkeit. Insbesondere sind die Planung und Durchführung von Doppelblindstudien noch Gegenstand der Diskussion (Brown 1983; Jawid 1982; Massareo u. Jawid 1974; Schwetschenau et al. 1976; Scoville u. Silver 1975; Sugar 1983).

Nachdem in Deutschland erste Ergebnisse nicht ermutigend waren, dauerte es bis 1983, bis Chymopapain wieder in die Behandlung eingeführt wurde (Görge 1984).

In dieser Untersuchung wird über 120 Patienten berichtet, die von September 1983 bis September 1984 mit der Chemonukleolyse behandelt wurden. Benutzt wurde Chymodiactin[1]. Das Verhältnis der Patienten, bei denen eine Nukleolyse durchgeführt wurde zu denen, die operiert wurden, betrug innerhalb des Untersuchungszeitraumes 1:3.

Material und Methoden

Patienten

Die Auslese der Patienten für die Chemonukleolyse erfolgte nach den Kriterien von McCulloch und McNab (1983) (Tabelle 1). Die Studie war nicht randomisiert. Die Chemonukleolyse wurde als Alternative für diejenigen Patienten angeboten, die aufgrund einer nach konservativer Therapie resistenten Lumboischialgie zur operativen Behandlung aufgenommen wurden. Voraussetzung war, daß mindestens sechs Wochen eine intensive konservative Therapie durchgeführt worden war, nachdem die Lumboischialgie mit radikulärer Schmerzausstrahlung erstmals aufgetreten war. Bei rezidivierenden Lumboischialgien mußten mindestens drei Wochen einer konservativen Therapie erfolgt sein. War aufgrund des myelographischen Befundes ein sequestrierter Bandscheibenvorfall wahrscheinlich oder lag eine lumbale Stenose vor, so wurde keine Chemonukleolyse durchgeführt, sondern operiert. Ebenso wurde bei Patienten mit frisch aufgetretenen Lähmungen verfahren.

---

1 Gereinigtes Chymopapain, Firma Woelm, Eschwege, Deutschland

Tabelle 1. Auswahlkriterien für die Chemonukleolyse

Hauptkriterien
1. Lumboischialgie mit radikulärer Ausstrahlung
2. Erfolglose konservative Therapie über 6 Wochen
3. Neuroradiologischer Befund (Myelogramm, CT) in Übereinstimmung mit der Klinik

Zusatzkriterien
1. Positives Lasèguesches Zeichen
2. Lokalsyndrom
3. Neurologische Ausfälle

Ausschlußkriterien
1. Ausgeprägter myelographischer Befund mit Verdacht auf sequestrierten Bandscheibenvorfall
2. Ausgeprägte neurologische Ausfälle (akute Lähmung, Kauda-Syndrom)
3. Stenose des Spinalkanals
4. Vorausgegangener chirurgischer Eingriff an der Lendenwirbelsäule

Die Altersverteilung der Patienten, bei denen eine Chemonukleolyse durchgeführt wurde, reicht von 13 bis 62 Jahren, davon waren 41 Patienten weiblich und 79 männlich.

Röntgendiagnostik

Bei 116 Patienten wurde eine Myelographie durchgeführt, bei 39 ein CT und bei 5 Patienten eine Kernspintomographie. Bei allen Patienten wurde eine Diskographie mit ein bis zwei ml Iopamidol (Solutrast 250 M) durchgeführt, damit wurde die korrekte Lage der Nadel innerhalb der Bandscheibe verifiziert.

Durchführung der Chemonukleolyse

Die Bandscheiben der Höhen LWK_3/LWK_4 und LWK_4/LWK_5 wurden direkt punktiert, bei 36 von 44 Injektionen in die Bandscheibe LWK_5/SWK_1 wurde die „Doppelnadeltechnik" angewandt; nur in einem Fall konnte die geplante Höhe nicht punktiert werden.

Die Punktion wurde in Seitenlage nach der von Brown und McCulloch beschriebenen Methode durchgeführt. Bei keiner der Punktionen wurde der Subarachnoidalraum oder eine Nervenwurzel verletzt.

115 Chemonukleolysen wurden in Allgemeinnarkose durchgeführt, 5 in Lokalanästhesie. Die Patienten wurden mit H 1-Blocker (Tavegil) – 15 mg, H 2-Blocker (Tagamet) – 250 mg und 250 mg Hydrokortison intravenös prämediziert.

Eine Volumen-Druckmessung innerhalb der Bandscheibe wurde nach Gabe von 1 ml Kontrastmittel und 1 ml Chymopapain durchgeführt (Abb. 1).

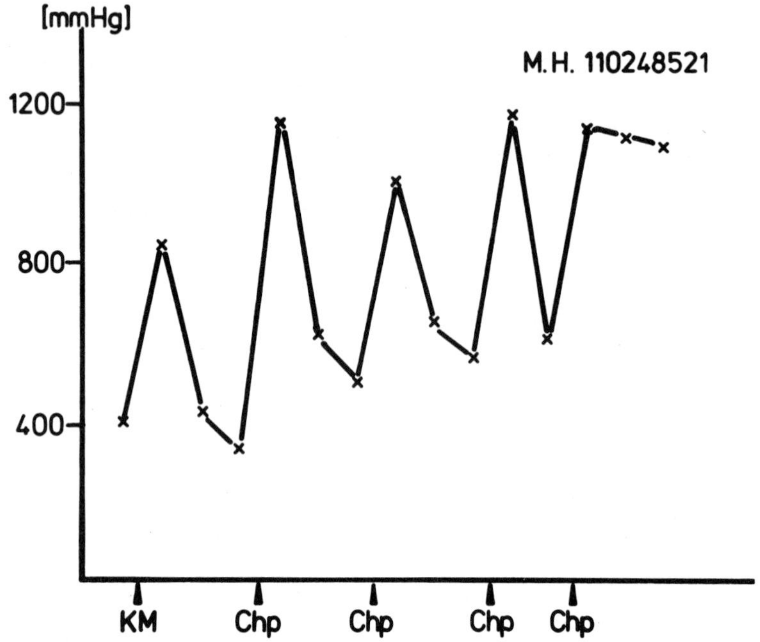

Abb. 1. Intradiskaler Volumen-Druck-Versuch. Wiederholte Injektionen von 1 ml Kontrastmittel (*KM*) und Chymopapain (*CHP*). Zeitabstand zwischen den Meßpunkten zwei Minuten. Rapider Abfall des intradiskalen Druckes spricht für eine stark degenerierte Bandscheibe

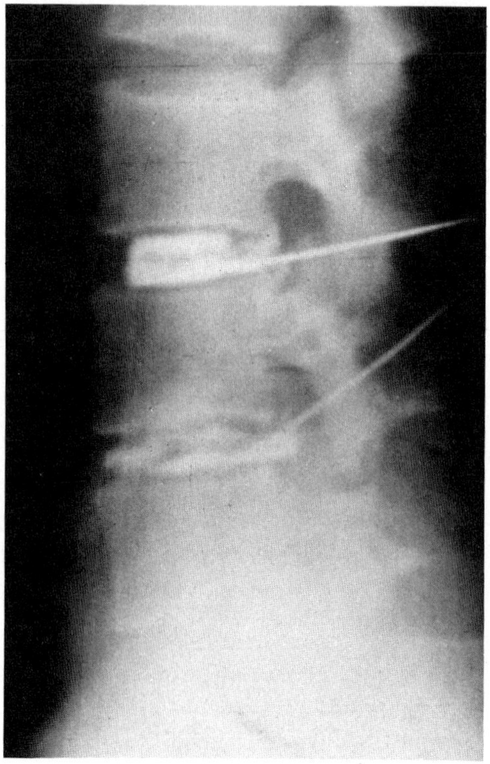

Abb. 2. Diskographie in zwei Höhen, normale Bandscheibe LWK_3/LWK_4, Bandscheibenprolaps LWK_4/LWK_5

Chymodiactin wurde in einer Dosierung zwischen 4000 und 8000 U appliziert, dies entspricht 2 bis 4 ml pro Bandscheibe. Dabei wurden 44 Injektionen in Höhe LWK_5/SWK_1 durchgeführt, 55 Injektionen in Höhe LWK_4/LWK_5 und 4 in Höhe LWK_3/LWK_4. 17 Patienten wurden in zwei Höhen behandelt (Abb. 2).

Nach dem Eingriff wurden die Patienten genauso behandelt wie diejenigen, die mit mikrochirurgischer Technik operiert wurden. Die Behandlung bestand aus strikter Bettruhe für die ersten drei postoperativen Tage, gefolgt von einer zunehmenden Mobilisierung und krankengymnastischer Übungsbehandlung während der folgenden drei Wochen. Nachuntersuchungen in der Poliklinik wurden ein Monat, drei Monate, sechs Monate und ein Jahr nach dem Eingriff durchgeführt. Nur zwei Patienten wurden mit diesem Schema der Nachuntersuchung nicht erfaßt. Das Ergebnis wurde nach der Einteilung von O'Connell (1971), modifiziert von Macnab et al. (1971) in die drei Kategorien „sehr gut“, „gut“ und „Mißerfolg“ eingestuft. Die Klassifikation „mäßig“ wurde nicht benutzt.

Die Gruppen untereinander wurden mit dem Chi-Quadrat-Test verglichen ($p=0{,}05$).

Ergebnisse

Die Ergebnisse von 107 Patienten, bei denen ein Nachuntersuchungszeitraum von drei bis zwölf Monaten überblickt werden kann, sind in Tabelle 2 zusammengefaßt. 45% der Patienten wiesen ein sehr gutes Ergebnis auf, 15% wurden als gut klassifi-

Tabelle 2. Gesamtergebnis (Nachbeobachtungszeitraum 3 – 12 Monate)

Ergebnis	n	%
Sehr gut	48	45
Gut	16	15
Schlecht	41	38
Nicht erfaßt	2	2
Gesamt	107	100

Tabelle 3. Intraoperative Befunde bei Mißerfolg der Nukleolyse

Befund	Anzahl
Perforierter Vorfall	27
Protrusion	3
Epidurale Varikosis	2
Lumbale Stenose	3
Unspezifische Entzündung	2
Gesamt	37

Tabelle 4. Mißerfolge der Chemonukleolyse (n = 30[a])

Großer Defekt im Myelogramm	13
„Minimalbefund" im Myelogramm	17
Freier Sequester im Spinalkanal	15
Nicht perforierter Sequester	12
Protrusion	3
Abfluß des Kontrastmittels in den Epiduralraum	7

[a] 7 Fälle mit falscher Indikation nicht berücksichtigt = „echte" Mißerfolge 30/107 = 28%

ziert. Dies entspricht 60% erfolgreicher Chemonukleolysen. Von 41 Patienten, die als Mißerfolg eingestuft wurden, wurden 37 innerhalb eines Zeitraumes von 7 Tagen bis einem Jahr nach der Nukleolyse operiert. Die intraoperativen Befunde sind in Tabelle 3 dargestellt. Davon hatten 27 Patienten einen perforierten Bandscheibenvorfall, 7 Patienten wiesen eine Stenose des Recessus lateralis, eine epidurale Varikosis oder eine unspezifische Entzündung ohne Zeichen eines Bandscheibenvorfalls auf.

Die Ergebnisse von 30 Patienten, bei denen ein „echter" Mißerfolg der Chemonukleolyse vorlag und die operiert worden sind, sind in Tabelle 4 zusammengefaßt. Bei der Operation wurden im Epiduralraum keinerlei Veränderungen gefunden, die mit der Gabe von Chymodiactin in Verbindung gebracht werden konnten. Adhäsion und periradikuläre Narben wiesen keinerlei Unterschiede zu den Befunden auf, die bei Patienten ohne Nukleolyse intraoperativ erhoben werden konnten. Das Bandscheibengewebe dieser Patienten wies eine eigentümliche zähe fibrotische Konsistenz auf. Zwischen dem Defekt in der Myelographie und dem Mißerfolg der Nukleolyse konnte keine signifikante Beziehung hergestellt werden. Retrospektiv zeigten 7 von 30 Patienten im Diskogramm bei der Nukleolyse eine Perforation des Ligamentum longitudinale posterior. Wir betrachten jetzt diesen diskographischen Befund als Kontraindikation für Nukleolyse.

Von den 30 „echten" Mißerfolgen gelten postoperativ 22 Patienten nach einem Beobachtungszeitraum zwischen einer Woche und 7 Monaten als geheilt, 7 als gebessert, 1 Patient verschlechterte sich sechs Wochen nach dekompressiver Laminektomie und entwickelte eine Fußheberparese.

Beziehung zwischen Alter der Patienten, Dauer der Anamnese und Höhe der durchgeführten Nukleolyse auf das Ergebnis

Zwischen der Höhe der durchgeführten Nukleolyse und dem Ergebnis nach dem Eingriff besteht keinerlei Beziehung (Tabelle 5). Die Injektion in zwei Höhen ließ kein anderes Ergebnis erkennen als die Nukleolyse nur einer Bandscheibe, im Laufe der Untersuchung verließen wir jedoch die Chemonukleolyse in zwei Höhen. Die Länge der Anamnese hatte ebenfalls keinerlei Einfluß auf das Endergebnis.

Obgleich ein Einfluß des Alters der Patienten auf das Ergebnis der Nukleolyse immer wieder diskutiert wird, so konnten wir zwischen den Gruppen der unter 40

Tabelle 5. Beziehung zwischen Höhe der Nukleolyse und dem Erfolg

	L_5/S_1	L_4/L_5	L_3/L_4	2 Höhen	Gesamt
Sehr gut, gut	23	28	3	10	64
Mißerfolg	13	22	1	5	41
Nicht erfaßt	–	–	–	2	2
Gesamt	36	50	4	17	107

und über 40jährigen Patienten keinerlei Unterschiede feststellen. Im Vergleich der Patienten, die unter und über 30 Jahre alt sind, scheinen sich jedoch bessere Ergebnisse bei den jüngeren Patienten abzuzeichnen; wegen kleiner Fallzahlen ließ sich dieser Trend statistisch nicht absichern.

Aus dem Volumen-Druck-Test ließen sich keinerlei prognostische Vorhersagen ableiten. Weder der initiale Druckanstieg noch der intradiskale Druckabfall zwei Minuten nach Injektion wiesen eine Beziehung zu dem Endergebnis auf. Es wurden verschiedenartige Druckverläufe beobachtet, möglicherweise als Ausdruck unterschiedlicher Degeneration der Bandscheiben. Zwischen einem positiven Druckvolumentest (rapider Druckabfall) oder einem negativen (konstanter oder ansteigender Druck) und der Größe des Defektes im Myelogramm ließ sich keinerlei Korrelation herstellen. Der Austritt des Kontrastmittels in den Epiduralraum war in allen Fällen mit einem fehlenden Druckanstieg verbunden.

Beziehung zwischen neurologischen Ausfällen, neuroradiologischen Befunden und Ergebnissen nach dem Eingriff

54 Patienten der Gruppe, bei denen die Chemonukleolyse erfolgreich durchgeführt wurde, hatten vor dem Eingriff leichte motorische oder sensible Ausfälle. 47% zeigten eine Besserung während des Beobachtungszeitraumes von drei Monaten bis einem Jahr.

In der Gruppe der Mißerfolge trat eine objektivierbare neurologische Verschlechterung bei drei von 37 Patienten auf. Bezüglich der neuroradiologischen Befunde gab es zwischen den Gruppen keinerlei Unterschiede. Bei einer Röntgenkontrolle der Lendenwirbelsäule drei Monate nach der Injektion fand sich eine Höhenminderung des entsprechenden Zwischenwirbelraumes bei 80% der Fälle (Abb. 3).

Eine anaphylaktische Reaktion, die mit Sicherheit auf die Applikation von Chymodiactin zurückgeführt werden könnte, wurde bei einem Patienten gesehen. Bei einem Patienten trat ein Blutdruckabfall von 120 mm Hg auf 90 mm Hg (systolisch) 30 Sekunden nach der Injektion auf. Der Blutdruck stabilisierte sich innerhalb von wenigen Minuten ohne weitere Behandlung.

Ein zweiter Patient wies ein flüchtiges Exanthem der oberen Thoraxhälfte nach Ausleitung aus der Allgemeinnarkose auf. Dieses verschwand jedoch innerhalb von 15 Minuten. Zeichen einer anaphylaktischen Reaktion wurden nicht beobachtet. Die BSG-Kontrolle am 4. Tag nach der Behandlung wies in 116 der 120 ausgewerteten Fälle keinen Unterschied zur Kontrollgruppe auf. In vier Fällen war ein leichter

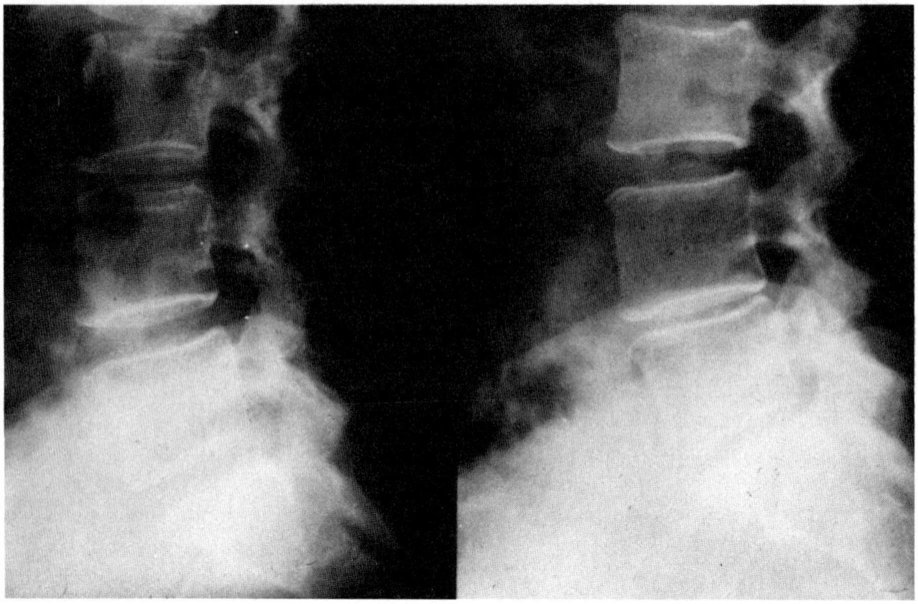

Abb. 3. Minderung der Höhe des intervertebralen Spaltes LWK_4/LWK_5 drei Monate nach Nukleolyse

BSG-Anstieg mit verstärkten Lumbalgien verbunden. Dieses bildete sich innerhalb von 7 Tagen ohne weitere Medikation zurück. Das Blutbild war in allen Fällen unauffällig. Bei den 107 Patienten, die in einem Zeitraum von drei Monaten bis einem Jahr nachuntersucht wurden, war kein Hinweis für eine aseptische Diszitis zu finden.

Histologie

Bandscheibengewebe von Patienten, die ohne Chemonukleolyse operiert wurden, wurde in vitro mit therapeutischen Mengen von Chymodiactin versetzt und von 1 bis 4 Stunden bei 37° inkubiert. Es wurden HE-, PAS-, Alzian-Blaufärbungen durchgeführt und lichtmikroskopisch untersucht. Als Kontrolle dienten Proben, die mit physiologischer Kochsalzlösung behandelt wurden.

Die nach der kurzen Behandlung mit Chymopapain erhobenen histologischen Befunde waren in allen Fällen charakteristisch. Es zeigte sich ein Schwund der Grundsubstanz bei erhaltenen Kollagenfibrillen. Die Chondrozyten blieben intakt. Im Gegensatz zu den unbehandelten Kontrollen waren die Chondrozyten bei den mit Chymodiactin behandelten Proben von einem großen Hohlraum umgeben (Abbildung 4a und 4b). Die genauen Untersuchungsergebnisse werden an anderer Stelle publiziert (Schulz u. Zierski 1984).

Der histologische Befund bei Patienten, die nach Chemonukleolyse operiert wurden, wies die gleichen Veränderungen auf. In zwei Fällen wurde eine akute ent-

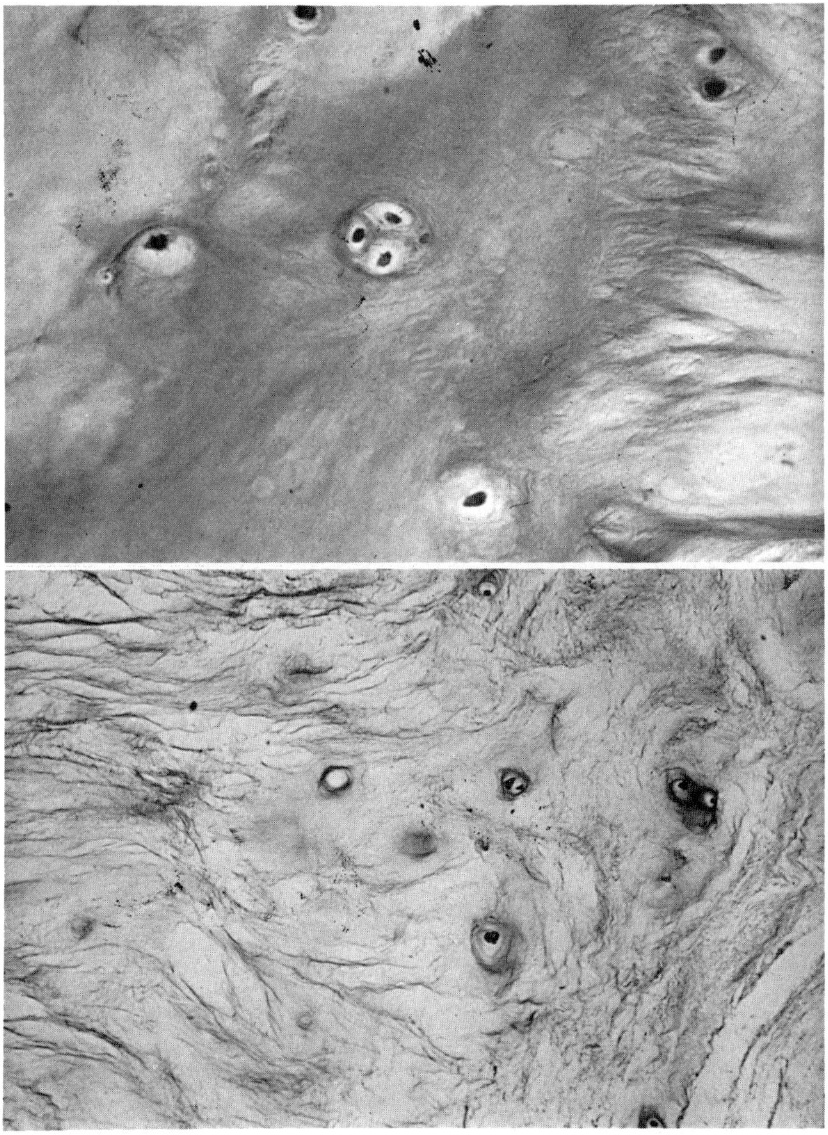

a

b

Abb. 4 a, b. Nucleus pulposus vor und nach Immersion in 4000 E. Chymodiactin in vitro für 30 Minuten bei 37 Grad Celsius. PAS-Färbung für saure Mukopolysaccharide. **a** Ohne Chymodiactin: Chondrozyten eingebettet in der Matrix der Grundsubstanz. **b** Nach Anwendung von Chymodiactin: Auflösung der Grundsubstanz, die Kollagen-Fasern werden deutlich sichtbar

zündliche Reaktion mit fokalen Leukozytenansammlungen gefunden, obgleich die Patienten weder klinisch noch laborchemisch Zeichen einer Entzündung aufwiesen.

Insgesamt wiesen die Bandscheiben nach Chemonukleolyse das gleiche histologische Bild auf, wie es von schwer degenerierten Bandscheiben mit dem Verlust von Grundsubstanz des Nucleus pulposus bekannt ist (Roggendorf 1984).

Kernspintomographie

Die Kernspintomographie wurde bei vier Patienten vor und sieben Tage nach Nukleolyse durchgeführt, bei einem Patienten fünf Monate nach der Injektion. Unsere Erfahrung mit der Kernspintomographie zur Beurteilung pathologischer Bandscheibenveränderungen ist noch sehr begrenzt. Immerhin erlaubt die Kernspintomographie exakt, den Nucleus pulposus umgeben von dem Anulus fibrosus zu beurteilen. Wegen des hohen Zeitaufwandes für die Untersuchung wurden nur sagittale Schnitte durchgeführt. Zur genaueren Diagnostik wären transversale Schnitte jedoch von höherem Informationsgehalt. Degenerative Veränderungen sowie Veränderungen des Bandscheibenvolumens lassen sich einfach erkennen (Abb. 5).

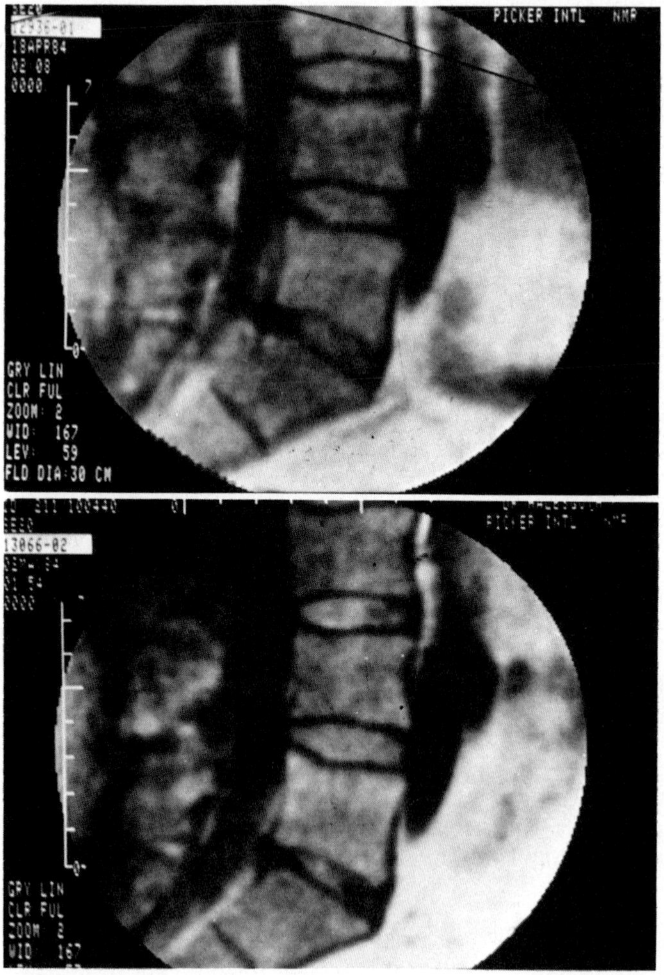

a

b

Abb. 5. Kernspintomographie vor und nach Chemonukleolyse. *Oben:* degenerierter Nucleus pulposus LWK_5/SWK_1. *Unten:* 7 Tage nach Chemonukleolyse. Minderung der Signaldichte, angedeutete Minderung der Bandscheibenhöhe. Die subligamentäre Vorwölbung bleibt unverändert

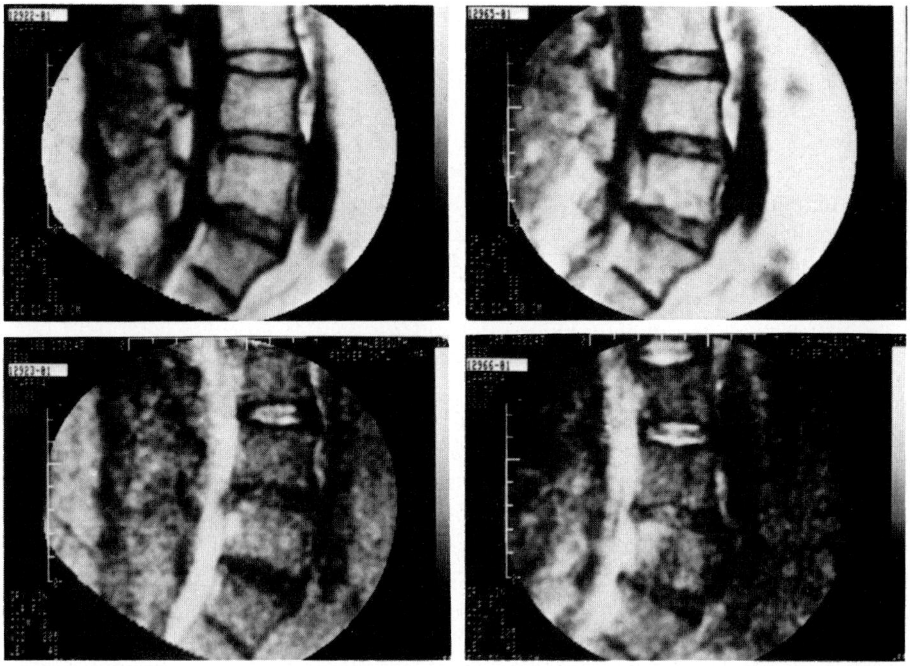

Abb. 6. Kernspintomographie. *Links:* Bandscheibenvorfall LWK_4/LWK_5 mit Degeneration in Höhe LWK_5/SWK_1. Normaler Nucleus pulposus LWK_3/LWK_4. *Rechts:* Kernspintomographie 7 Tage nach Nukleolyse LWK_4/LWK_5. Minderung der Signaldichte, die Grenze zwischen dem Nucleus pulposus und dem Anulus sind verwischt. Die subligamentäre dorsale Kompression bleibt unverändert. Einjährige Katamnese – Patient beschwerdefrei

Eine leichte Abnahme der Signalintensität mit verwaschenen Grenzen zwischen dem Nucleus pulposus und dem Anulus fibrosus wurde bei drei Patienten eine Woche nach der Injektion beobachtet (Abb. 6). Ein Patient wies keine Veränderungen auf. Bei dem Patienten, der fünf Monate nach der Nukleolyse im Kernspintomogramm untersucht wurde, konnte ein kleiner Sequester in Höhe LWK_5/SWK_1 nachgewiesen werden. Dieser wurde jedoch noch durch para-sagittale Schnitte rechts und links erfaßt, die Signalintensität der injizierten Bandscheibe wies keinen Unterschied zu den anderen Höhen auf.

Die Abnahme der Signalintensität stellt unserer Meinung nach die veränderte Wasserbindungsfähigkeit des Nucleus pulposus nach Behandlung mit Chymopapain dar. Dabei erweist sich die Kernspintomographie als die derzeit beste Methode, degenerative Bandscheibenveränderungen und den Effekt der Nukleolyse in vivo zu dokumentieren. Allerdings ist diese Technik zeitaufwendig und zu kostenintensiv, um als Routineuntersuchung eingesetzt zu werden.

Diskussion

Die vorliegende Untersuchung stellt im Vergleich zu anderen (McCulloch 1980; Sutton 1983) eine relativ kleine Serie dar. Von Vorteil ist jedoch, daß die Injektionen, die Operation und die Nachuntersuchungen von einem einzigen Neurochirurgen durchgeführt wurden. Unsere Ergebnisse sind nach einem Beobachtungszeitraum von drei Monaten bis einem Jahr schlechter als die der anderen kumulativen Serien (Übersicht bei Brown 1983). Die Studien sind jedoch schwierig zu vergleichen wegen unterschiedlicher Patientenauswahl und verschiedener Beurteilungskriterien. Brock und Mitarbeiter (1984) haben unter Verwendung der gleichen Selektionskriterien wie wir die gleichen Ergebnisse gefunden. Von den ersten 100 unter 220 Patienten wurden 24 in einem Zeitraum zwischen 2 Tagen und siebeneinhalb Monaten nach der Injektion operiert. 61 Patienten konnten über sechs Monate beobachtet werden, von 15 Patienten waren keine Angaben vorhanden. Von den 61 Patienten wiesen 57 ein sehr gutes oder gutes Ergebnis auf, das entspricht einer Mißerfolgsquote von 28%.

Die Angaben über eine erfolgreiche Nukleolyse schwanken zwischen 50 und 88% (MacNab 1971; Schödinger u. Ford 1971; Wiltse 1975; Javid 1980; Onofrio 1975; McCulloch 1980; Parkinson u. Shields 1973). Die Ergebnisse bei einem längeren Nachbeobachtungszeitraum scheinen nicht schlechter zu sein (Parkinson 1984). Eine Zunahme der Besserungsrate ist jedoch auch nach Bandscheibenoperationen zu verzeichnen, wenn der Nachbeobachtungszeitraum über mehrere Jahre ausgedehnt wird. Zusätzlich beeinflussen soziale Faktoren das Ergebnis bei allen Formen der Behandlung des Bandscheibenvorfalls (Oldenkott 1977).

Es scheint, daß der unterschiedliche Behandlungserfolg mit Chymopapain nicht von der Enzymaktivität sondern von der Auswahl der Patienten abhängt. Unsere Ergebnisse zeigen, daß ein sequestrierter Bandscheibenvorfall der häufigste Grund für einen Mißerfolg war. Trotz moderner diagnostischer Techniken ist eine sichere Diagnose des sequestrierten Bandscheibenvorfalls nicht immer möglich.

In der Vergangenheit war der Haupteinwand gegen die Chemonukleolyse das Auftreten von schweren Komplikationen wie Überempfindlichkeitsreaktionen, Diszitis, Arachnitis, neurologischen Ausfällen und Todesfällen (Brown 1969; Sussman 1975). Schwere neurologische Ausfälle waren fast ausnahmslos durch fehlerhafte Injektionstechnik hervorgerufen worden.

Der hohe Anteil erfolgreicher Nukleolysen bei Patienten unter 30 Jahren könnte erklärt werden durch den Reichtum an Mukopolysaccariden im jugendlichen Bandscheibengewebe. Allerdings ist die Inzidenz eines Bandscheibenvorfalls im Jugendalter sehr niedrig (Schröter u. Entzian 1977). Patienten unter 18 Jahren stellen nur 1% des Krankengutes, Kinder unter 16 Jahren nur 0,1% (Webb 1954). Wir hatten ein hervorragendes Ergebnis bei einem 13jährigen Mädchen mit großem Vorfall in der Höhe LWK_5/S_1.

Gegenstand unserer Untersuchung sollte es sein, die Ursache der Mißerfolge der Chemonukleolyse zu klären. Die Länge der Anamnese mit Lumbalgien/Lumboischialgien, das Vorliegen oder Fehlen von leichten neurologischen Ausfällen, neuroradiologische Befunde sowie der Volumen-Druck-Test (Brock 1984) erlaubten jedoch keine Vorhersage des Ergebnisses. Obwohl eine Volumenabnahme der Bandscheiben innerhalb weniger Tage oder Wochen nachgewiesen werden kann, können nach mehreren Monaten pathologische Befunde im Myelogramm bzw. im CT nachgewiesen werden (McCulloch 1983). Wenn auch durch die Injektion der unmittelbare Druck auf die Nervenwurzel beseitigt wird, bleibt dennoch die Ursache der chronisch-mechanischen Wurzelreizung bestehen.

Die Chemonukleolyse mit Chymodiactin scheint bei Einhaltung einfacher technischer Grundregeln ein sicheres Vorgehen zu sein. Die Sicherheit kann unter Umständen zusätzlich durch eine vorherige Sensitivitätstestung gesteigert werden. Diese wurde vor kurzem eingeführt (McCulloch, zitiert nach Brock 1984). Bei Verdacht auf einen sequestrierten Bandscheibenvorfall sollte in jedem Falle operiert werden. Ebenso sollten ältere Patienten, bei denen ein Bandscheibenvorfall häufig mit einer Spondylarthrose, einer Hypertrophie der Gelenkfortsätze oder einem engen Spinalkanal verbunden ist, der Operation zugeführt werden. Dabei kann eine adäquate Dekompression durch zusätzliche Foraminotomie erreicht werden.

In Anbetracht der Tatsache, daß von 120 Patienten, die operiert werden sollten, 60% durch Chemonukleolyse gebessert wurden, sollte diese Methode trotz der oben gemachten Einschränkungen zum Behandlungsregime von Kliniken werden, die Bandscheibenvorfälle operativ behandeln. Es ist jedoch unsere Überzeugung, daß Patienten, bei denen der Verdacht auf einen sequestrierten Bandscheibenvorfall besteht, in jedem Fall operiert werden sollen und die Chemonukleolyse für diese nicht in Frage kommt.

Danksagung: Die Autoren danken Herrn Prof. A. Schulz (Institut für Pathologie der Justus-Liebig-Universität Gießen) und Dr. Z. Rap (Zentrum für Neurochirurgie der JLU Gießen) für die Auswertung der histologischen Präparate. Herrn K. Buss und Herrn H. Anderl sei für ihre Hilfe bei der Durchführung der Druckvolumenteste gedankt, ebenso gilt unser Dank den Herrn Dr. A. Halbsguth und Dr. B. Lochner, Frankfurt, für die Durchführung der Kernspintomographien.

Chymodiactin wurde freundlicherweise von der Firma Woelm, Eschwege, BRD, zur Verfügung gestellt.

Literatur

Brock M et al. (1984) Dtsch Ärztebl 45:2965–2971
Brown JE (1969) Clin Orthop 67:94–99
Brown MD (1983) Intradiscal Therapy. Yearbook Medical Publishers, Chicago London
Görge H et al. (1984) Dtsch Med Wochenschr 109:68–72
Javid MJ (1980) JAMA 243:2043–2048
Javid MJ (1982) Neurosurgery 13:211–213
MacNab I et al. (1971) Can J Surg 14:280–289
Massareo TA (1977) J Neurosurg 46:696–697
McCulloch JA (1980) Clin Orthop 146:128
McCulloch JA (1983) Computer Tomography of the Spine. In: Post MJD (ed) Williams and Wilkins, Baltimore
McCulloch JA et al. (1983) Sciatica and Chymopapain. Williams and Wilkins, Baltimore
O'Connell IEA (1971) J Bone Joint Surg [Br] 33:8–30
Oldenkott P (1977) Adv Neurosurg 4:28–31
Onofrio B (1975) J Neurosurg 42:384–388
Parkinson D (1983) J Neurosurg 59:990–993
Parkinson D, Shields C (1973) J Neurosurg 39:203–208
Roggendorf W, Brock M et al. (1984) J Neurosurg 60:518–522
Schoedinger GR 3rd, Ford LT Jr (1971) South Med J 64:333–336
Schröter I, Entzian W (1977) Adv Neurosurg 4:12–13

Schulz A, Zierski J (1984) Unpublished data
Schwetschenau PR et al. (1976) J Neurosurg 45:622–627
Scoville WB et al. (1975) J Neurosurg 42:487
Smith L (1964) JAMA 187:137–140
Sugar O (1983) Surg Neurol 20:440–442
Sussman B (1975) J Neurosurg 42:389–396
Sutton JC (1983) Lumbar spine surgery. In: Cauthen JC (ed) William and Wilkins, Baltimore, p 161–176
Watts C et al. (1975) J Neurosurg 42:374–383
Webb JM et al. (1954) JAMA 154:1153–1154
Wiltse LL et al. (1975) JAMA 231:474

Klinische und neuroradiologische Untersuchungen und Befunde nach der Chemonukleolyse mit Chymopapain

H. J. KLEIN, M. CONZEN, S. BIEN und G. ANTONIADIS

Von September 1983 bis August 1984 wurden in der Neurochirurgischen Abteilung der Universität Ulm am Bezirkskrankenhaus Günzburg und in der Neurochirurgischen Abteilung des Krankenhauses Sarepta in Bielefeld 186 Patienten einer Chemonukleolyse mit Chymopapain unterzogen. Es handelte sich um 84 Männer und um 102 Frauen; das Durchschnittsalter betrug 41,6 Jahre.

In 26 Fällen erfolgte die Nukleolyse auf zwei Höhen, ansonsten monosegmental. Dabei war der Bandscheibenraum L_4/L_5 mit 106 monosegmentalen und bei 24 bisegmentalen Punktionen am häufigsten betroffen. Die Indikation zur Nukleolyse umfaßte solche Patienten, die computertomographische und/oder myelographische Zeichen für einen subligamentären, also nicht sequestrierten und einen auf die Höhe des Bandscheibenraumes beschränkten, also nicht dislozierten, Bandscheibenvorfall aufwiesen. Dabei sollten die radikulären Schmerzen deutlich die vertebragenen Beschwerden überwiegen. Radikuläre sensible Ausfälle und leichte Paresen (4/5) stellten ebenfalls eine Indikation zur Nukleolyse dar. Patienten mit degenerativen Veränderungen der Lendenwirbelsäule, die mit ossären Veränderungen wie enger Recessus lateralis, spinalen Stenosen und hypertrophen Gelenken einhergingen, wurden von einer Nukleolyse ausgeschlossen. Mit allen Patienten wurde vor der Punktion darüber gesprochen, daß mit einem Erfolg der Nukleolyse in ca. 70–75% zu rechnen sei und daß bei Nichtgelingen eine offene mikrochirurgische Operation erforderlich werden würde.

Methodik

Alle Patienten wurden in einer Linksseitenlage punktiert, davon über 70% in einer Intubationsnarkose. Die Einstichstelle entsprach den aus der Literatur hinlänglich bekannten Empfehlungen und lag ca. 8 cm rechts paravertebral und in der Höhe des Beckenkammes. Die Punktion erfolgte im Winkel von 45 ° zur Körperachse unter Bildwandlerkontrolle und photographischer Dokumentation der im Zwischenwirbelraum liegenden Nadel. Je Segment wurde eine Menge von 2 bis 2,5 ml Chymopapainlösung über einen Zeitraum von maximal einer Minute instilliert und die Nadel dann sofort entfernt. Bei insgesamt zwei Patienten konnte nach mehreren Punktionsversuchen die angestrebte Höhe – jeweils L_5/S_1 – nicht erreicht werden. Diese Patienten wurden einer offenen Operation unterzogen.

Nach erfolgter Nukleolyse wird der Patient in flacher Rückenlage auf der Wachstation einige Stunden überwacht. Fast alle Patienten geben nach der Injektion krampfartige Rückenschmerzen an, so daß an den ersten Tagen die Indikation zur Gabe von Schmerzmitteln großzügig gestellt wird. Bei allen Patienten wird am ersten postoperativen Tag morgens ein Gehversuch unternommen. Die meisten Patienten geben dann eine Linderung der Kreuzschmerzen an.

Ergebnisse

Insgesamt fanden sich bei 6 von 186 Patienten Nebenwirkungen, die auf die Chemonukleolyse zurückgeführt wurden. Bei einem Patienten trat sofort nach Punktion und Chymopapaininstillation ein anaphylaktischer Schock auf, der eine kurzfristige intensivmedizinische Behandlung mit Beatmung nach sofortiger Gabe von Adrenalin und Prednisolon notwendig machte. Der Verlauf war komplikationslos. Bei zwei Patienten traten nach ca. einer Woche flüchtige Hautausschläge auf und bei drei Patienten kam es zu kurzfristigen und völlig reversiblen Miktionsstörungen.

Innerhalb der ersten sechs Wochen mußten von 186 Patienten 24 nachoperiert werden, nach 6 Monaten waren 35 Patienten nachoperiert (s. Tabelle 1).

Tabelle 1. Klinische Ergebnisse nach Chemonukleolyse anhand von Nachuntersuchungen nach 6 Wochen und 6 Monaten

Nachuntersuchung nach 6 Wochen		
(112 von 186 Patienten erfaßt)	gut und sehr gut:	88/112 (77%)
	mäßig	1/112
	operationsbedürftig	1/112
	nachoperiert	24/112 (21%)
Nachuntersuchung nach 6 Monaten		
(158 von 186 Patienten erfaßt)	gut und sehr gut:	112/158 (71%)
	mäßig	8/158
	schlecht, operationsbedürftig	3/158
	nachoperiert	35/158 (22%)

Bei den nachoperierten Patienten (35) konnte bei sechs Patienten keine befriedigende Erklärung für das Versagen der Nukleolyse gefunden werden. In über der Hälfte aller nachoperierten Patienten wurde für die Beschwerdepersistenz eine zusätzliche ossäre Kompression durch einen engen Recessus lateralis verantwortlich gemacht. Die Operation wurde in allen Fällen wegen der Nichtbesserung der radikulären Schmerzen durchgeführt. Eine reine Kreuzschmerzsymptomatik wurde nicht als Indikation für eine offene Revision angesehen. In keinem Fall kam es durch die Nukleolyse zu einer Verschlechterung von zuvor vorhandenen Paresen oder Sensibilitätsstörungen bzw. zu einem Neuauftreten solcher, zuvor nicht vorhandener, Symptome. Auffallend war, daß von den nachoperierten Patienten nur 23 von 35 (66%) eine Besserung der Symptomatik angaben, während wir bei Patienten mit lumbalem Bandscheibenvorfall, die primär mikrochirurgisch operiert werden, eine Besserung in 91% aller Fälle registrieren können.

Neuroradiologische Veränderungen

Bis auf einen Patienten fand sich bei allen übrigen eine deutliche Reduktion des Zwischenwirbelraumes der mit Chymopapain behandelten Bandscheibe. Diese Reduktion war noch nach 6 Monaten zu beobachten und konnte sowohl in den seitlichen Röntgenaufnahmen als auch in der sagittalen Rekonstruktion des axialen Computertomogramms (2 mm Schichten) gut dokumentiert werden. In den Zwischenwirbelräumen wurden ferner die Dichteverhältnisse über eine bestimmte Strecke (PV-Analyse Siemens System Somatom 2 N) untersucht. Dabei fand sich bereits einige Tage nach der Chemonukleolyse eine kleine zentrale Zone hypodenser Werte, die dann über die Zeit größer wurde. Nach sechs Monaten war die Strecke, bzw. bei der planimetrischen Auswertung das Areal, der homogenen Hypodensität dann am größten, wenn der Zwischenwirbelabstand noch 4 mm und mehr betrug. In den Fällen mit noch stärkerer Zwischenwirbelraumverkleinerung konnten keine Areale bzw. Strecken mehr festgelegt werden, die ausschließlich aus Nucleus pulposus bestanden. In diesen Fällen war nach sechs Monaten gegenüber den Voruntersuchungen nach wenigen Tagen und nach sechs Wochen wieder ein Dichteanstieg zu registrieren oder aber die Dichtewerte waren sehr inhomogen. Befunde anderer Autoren, daß Bandscheibenvorfälle nach Nukleolyse noch viele Wochen im Computertomogramm nachweisbar und dann nach vier bis sechs Monaten nicht mehr zu finden sind, konnte bei zehn Patienten mit erfolgreicher Nukleolyse bestätigt werden.

Die initiale Dichteminderung nach Chemonukleolyse der Bandscheibe spricht nach unserer Auffassung mehr für einen Verlust der basophilen Grundsubstanz des Nucleus pulposus (Görge et al.) als für eine Reduktion des Wasserbindungsvermögens der Tertiärstruktur der Bandscheibe, da reduzierte Wassereinlagerung im Computertomogramm eher Werte erhöhter Dichte widerspiegeln müßte.

Zusammengefaßt bietet die Chemonukleolyse eine gute Möglichkeit, bei geeigneten Patienten ohne Operation eine bandscheibenbedingte radikuläre Kompression zu beseitigen. Die Problematik besteht in der Gefahr, anatomische Veränderungen wie freisequestrierte Bandscheibenvorfälle oder osteochondrotische Veränderungen zu übersehen, die regelmäßig zu einem Versagen der Methode führen. Auf der anderen Seite hat die Chemonukleolyse den Vorzug, daß nach ihrem Mißlingen der Patient trotzdem so operiert werden kann, als wäre noch nie ein Eingriff an einer seiner Bandscheiben erfolgt. Konsequenterweise sollte man dann jedoch eine Operationsmethode wählen, die, ähnlich der Chemonukleolyse, ein Minimum an Traumatisierung beinhaltet und durch ihr mikrochirurgisches monosegmentales Vorgehen einen weitgehend risikoarmen Eingriff gewährleistet.

Literatur

Brown MD (1983) Intradiscal therapy – Chymopapain or collagenase. Year Book Medical Publishers Inc, Chicago London
McCulloch JA (1980) Clin Orthop 146:128–135
McCulloch JA, MacNab J (1983) Sciatica and Chymopapain. Williams and Wilkins, Baltimore London
Görge HH, Curio G, Brock M (1984) Dtsch Med Wochenschr 109:68–72
Hacohen H, Mattmann E (1982) Ther Umsch 391:22–29
Javid M (1980) JAMA, 2043–2048
Javid M (1983) JAMA 249:2489–2494
Parkinson D (1983) J Neurosurg 59:6

Physiologie, Technik, Aussagefähigkeit und Fehlermöglichkeiten der somatosensorisch evozierten Potentiale

J. JÖRG, K. BEYKIRCH, H. GERHARD und H. JANSEN

Die Registrierung von somatosensibel bzw. somatosensorisch evozierten Potentialen (SEP) erlaubt es, Leitung und Verarbeitung sensibler Sinnesreize im peripheren und zentralen afferenten System objektiv zu messen. Dabei ist eine topische Zuordnung einer Läsion im sensiblen System zum einen dadurch möglich, daß sich nach Elektrostimulation eines Nerven nicht nur über dem kortikalen Primärfeld oder den peripheren Nerven bzw. Plexus, sondern auch spinal und vom Hirnstamm eine typische Folge von SEP-Komponenten erhalten läßt. Abgesehen von dieser multilokulären Ableitungstechnik läßt sich die Läsion auch durch die Reizung mehrerer Nervenstämme oder Hautsegmente neurophysiologisch eingrenzen.

Die SEP-Untersuchungen haben ihren Wert in der Diagnostik nervaler, radikulärer, spinaler oder kortikaler Prozesse, da aus der Art und dem Ort der SEP-Veränderungen auf die Funktionsfähigkeit des geprüften peripheren Organs, auf das erfaßte afferente Leitungssystem oder auf eine adäquate bzw. gestörte Reizverarbeitung der kortikalen Neurone geschlossen werden kann. Die SEP-Diagnostik erlaubt aber nicht nur eine Identifizierung klinisch manifester Läsionen im afferenten System mit bevorzugtem Betroffensein des Hinterstrangsystems, sondern auch den Nachweis latenter sensibler Störungen und ihre Lokalisation („Etagendiagnostik"). Zu einer sensiblen Funktions- und Lokalisationsdiagnostik eignen sich die SEP-Untersuchungen aber nur dann, wenn berücksichtigt wird, daß für die SEP-Entstehung im Rückenmark die Fasern der Tiefensensibilität und der Berührungswahrnehmung (epikritische Sensibilität) am wichtigsten sind, welche bekanntlich im Gegensatz zu den Neuriten der protopathischen Sensibilität ohne Umschaltung im Hinterhorn ungekreuzt bis hinauf zum Nucleus gracilis und Nucleus cuneatus im distalen Teil der Medulla oblongata verlaufen.

Technik und Auswertung

Die Wahl des zu stimulierenden Nervenstammes bzw. Hautareals soll von dem klinischen Bild abhängig gemacht werden, die Stimulation erfolgt immer beidseitig im Seitenvergleich. In der Mehrzahl ist eine Stimulation des N. medianus am Handgelenk und eine N. tibialis-Stimulation am Malleolus medialis mit Oberflächenelektroden bei proximal liegender Kathode ausreichend. Zur spinalen Diagnostik bietet sich neben einer gleichzeitigen N. tibialis-Stimulation auch die Dermatomreizung an.

Die Nervenstammreizung führt zu einer kräftigen aber nicht schmerzhaften Muskelzuckung; die Reizstärke entspricht dabei der Summe der motorischen und sensiblen Schwelle, wobei die sensible Schwelle bei etwa 4 mA liegt. Bei bewußtlosen Patienten oder Patienten in Narkose wird die doppelte motorische Schwelle verwandt. Die Hautreizung erfolgt mit der 3fachen, maximal 4fachen sensiblen Schwelle. Die Reizfrequenz beträgt für die Nervenstamm- bzw. Hautreizung bei Scalp-Ableitung 2–3 Hz, bei Ableitung vom Hirnstamm, Rückenmark, Plexus oder peripheren Nerven 3–5 Hz. Eine Vorbehandlung mit Diazepam 10 mg oder 1,5 g Chloralhydrat ist nur für die Ableitung der spinalen SEP über der BWS oder unteren LWS notwendig.

Die Ableiteorte sind für die N. medianus- oder N. ulnaris-Reizung am Sulcus axillaris, Erbschen Punkt, HWK_6, HWK_2, am Mastoid und in Höhe der Postzentralregion C/P. Für die Stimulation der Nervenstämme oder Dermatome an den unteren Extremitäten können zusätzlich zur Scalp-Ableitung (C/P_z–F_z) auch Ableitorte bei LWK_1 und begrenzt auch HWK_2 verwandt werden, wobei für LWK_1 eine Verschaltung gegen den Beckenkamm am günstigsten erscheint.

Die Analysezeiten nehmen mit Zunahme der Strecke zwischen Reiz- und Ableiteort von 20–100 ms zu, um eine genaue Spitzenidentifizierung zu ermöglichen. Für die Scalp-Ableiteorte werden 32–128 Potentiale aufsummiert, vom Rückenmark und Lumbosakralmark können bis zu 4096 Stimulationen nötig werden. Bei Hautsegment-Stimulationen sind 256 Einzelpotentiale aufzusummieren.

Die Bestimmung der Spitzenlatenzen und Amplituden erfolgt am Bildschirm und auf dem ausgeschriebenen Papierstreifen, wobei eine Spitze erst dann ausgewertet werden darf, wenn sie mindestens zweimal sicher reproduzierbar ist.

Die Anwendung der SEP-Kurven hat zu berücksichtigen, daß man bei der *Pathophysiologie der Impulsleitungen* Veränderungen durch demyelinisierte Axone und Impulsleitungsstörungen bei Axondegenerationen unterscheidet. Demyelinisation führt bei hochgradiger Ausprägung zum Leitungsblock, geringere Veränderungen haben eine Verzögerung, Dispersion oder Amplitudenminderung des kranial der Läsion abgeleiteten SEP zur Folge. Die SEP-Latenzzunahme erklärt sich also durch die verlangsamte Leitgeschwindigkeit in den demyelinisierten Axonen, die Amplitudenreduktion kommt durch einen Ausfall eines großen Teils der jeweiligen Leitungsbahnen zustande. Bei Axondegenerationen ohne primäre Demyelinisation ist die Impulsleitung zunächst durch eine progrediente Amplitudenreduktion gestört, die Leitgeschwindigkeit bleibt aber unverändert.

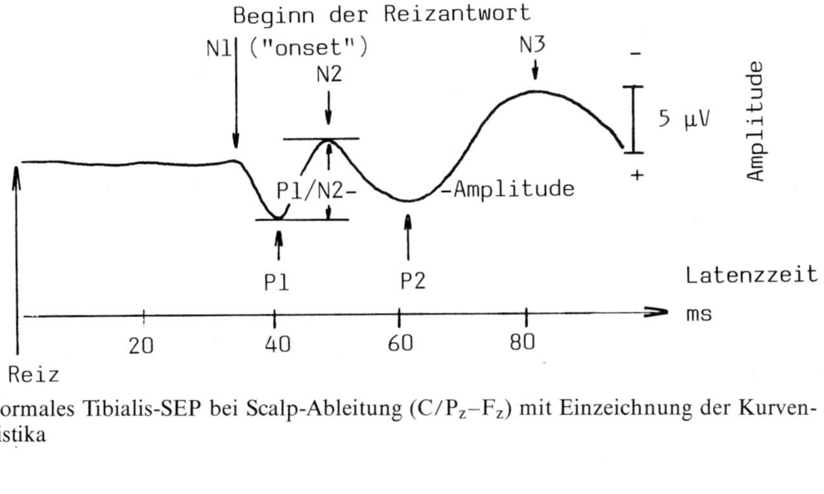

Abb. 1. Normales Tibialis-SEP bei Scalp-Ableitung (C/P_Z–F_Z) mit Einzeichnung der Kurvencharakteristika

Pathologische Kriterien der SEP-Befunde sind der SEP-Verlust, die absolute N_1- bzw. P_1-Latenzverzögerung, Spitze/Spitze-Differenzen für eine erfaßte Leitungsstrecke, die Rechts/Links-Differenz und Amplitudenasymmetrien im Seitenvergleich für N_1/P_1 bzw. P_0/N_1 um mehr als 50%. Bei der Heranziehung eigener Normalwerte ist zu berücksichtigen, daß die Körpergröße insbesondere bei Stimulation an den unteren Extremitäten die SEP-Latenzen wesentlich beeinflußt; so nimmt z. B. nach N. tibialis-Stimulation und Scalp-Ableitung die P_1-Latenzzeit/cm KG um 0,16 ms/1 cm zu bzw. ab (s. Abb. 1).

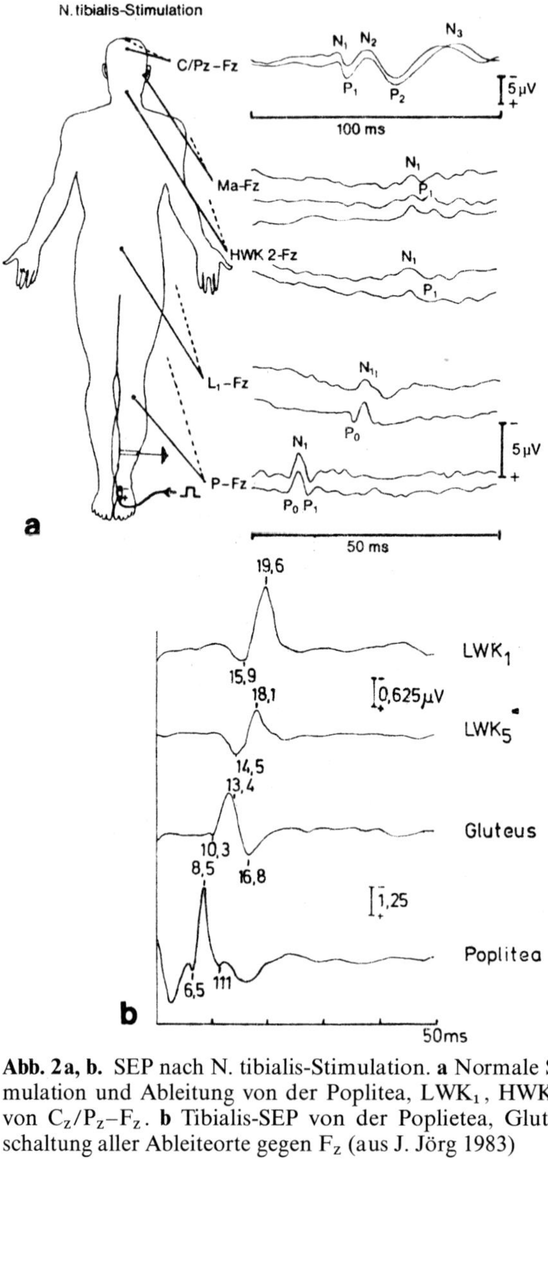

Abb. 2a, b. SEP nach N. tibialis-Stimulation. **a** Normale SEP nach rechtsseitiger N. tibialis-Stimulation und Ableitung von der Poplitea, LWK_1, HWK_2, dem kontralateralen Mastoid und von C_Z/P_Z-F_Z. **b** Tibialis-SEP von der Poplietea, Gluteal-Region, LWK_5 und LWK_1. Verschaltung aller Ableiteorte gegen F_Z (aus J. Jörg 1983)

Aussagefähigkeiten normaler SEP-Kurven

Grundlage der klinischen Diagnostik sind die ermittelten SEP-Mittelwerte der gereizten Nervenstamm- oder Hautdermatome. Die Reizleitungen über den erfaßten Generatoren wie auch die Reizverarbeitung über den zugehörigen kortikalen Arealen können durch Bestimmung von Latenzen, Amplituden und Formen der bioelektrischen Primärantwort (P_0, N_1 und P_1) beurteilt werden. Aus der Medianus- und Tibialis-SEP-Darstellung (Abb. 2a u. b) ist die wachsende N_1-Latenzzeit für die erfaßte Verlaufstrecke zu ersehen.

Für alle Ableiteorte ist die Amplitude des Primärkomplexes von N_1/P_1 bzw. P_0/N_1 am höchsten und für die klinische Diagnostik am aussagekräftigsten.

Die Höhe des Lebensalters führt zu einer leichten, bei Normalpersonen zwischen dem 15. und 70. Lebensjahr aber noch zu keiner signifikanten Latenzzunahme für die einzelnen Ableitepunkte. Die Altersabhängigkeit spielt in der Diagnostik keine Rolle, wenn die Befundung im Rechts/Links-Vergleich erfolgt.

Die *spinale Leitgeschwindigkeit* läßt sich bei der Verwendung mehrerer Ableiteorte bestimmen, z.B. für die Ableitestrecke HWK_6 bis HWK_2, wobei für diese Ableitestrecke keine Synapsenzeit einzubeziehen ist. Für den Orthopäden spielt als weitere Ableitungsstrecke die Leitgeschwindigkeit zwischen LWK_1 und HWK_2 nach N. tibialis-Stimulation eine noch wichtigere Rolle. Für diese Strecke errechneten Jones und Small (1978) eine spinale Leitungszeit von 60–65 m/s. Desmedt und Cheron (1980) fanden eine zervikale Leitungszeit von 58 m/s. Unsere eigenen Werte liegen für die transit time to cortex nach N. medianus-Stimulation bei 6,8 ± 0,7 ms. Die spinale Leitgeschwindigkeit erbringt bei einer direkten Ableitung von LWK_1 und HWK_2 63,8 ± 11,3 m/s. Bestimmt man aber die spinale Leitgeschwindigkeit indirekt durch Subtraktion der Zeit zwischen HWK_2 und Scalp nach Medianus-Stimulation von der Zeit zwischen LWK_1 und Scalp nach N. tibialis-Stimulation, so erhält man eine spinale LG von 54,8 ± 10,5 m/s (Tabelle 1).

Tabelle 1. Ergebnisse der Medianus- und Tibialis-SEP, der zentralen Leitungszeit zwischen HWK_2 und Scalp und der errechneten spinalen Leitgeschwindigkeit zwischen LWK_1 und HWK_2 von 15 Normalpersonen (Durchschnittsalter 34 Jahre)

Ableitung		Mittlere Latenz ± Standardabweichung (ms)	Seitendifferenz der Latenz ± Standardabweichung (ms)
1. N. med. Cortex-SEP ($C/P_3 - F_3//C/P_4 - F_4$)	N 1	19,2 ± 1,2	0,5 ± 0,4
2. N. tib. Cortex-SEP ($C/P_Z - F_Z$)	P 1	39,9 ± 2,5	1,0 ± 0,7
Zentrale Leitzeit Interpeaklatenzen			
I. HWK_2 – Scalp	$N_1 - N_1$	7,6 ± 0,9	0,7 ± 0,6
II. LWK_1 – Scalp	$N_1 - P_1$	16,9 ± 1,7	1,1 ± 0,9
Spinale Leitzeit	II – I	9,3 ± 1,4	1,1 ± 0,8
Spinale Leitgeschwindigkeit		54,8 ± 10,5 m/sec	6,2 ± 4,5 m/sec

Krankheitsunabhängige Beeinflussungen der einzelnen SEP-Komponenten sind neben exogenen Einflüssen (Medikamente, Temperatur) und den individuellen Parametern Körpergröße wie Lebensalter insbesondere methodische Veränderungen.

Aussagefähigkeit und Fehlermöglichkeiten der SEP in der klinischen Diagnostik

Veränderungen der SEP bis hin zum Potentialverlust zeigen je nach Erkrankungsart und Erkrankungsort ein typisches, nie aber ein spezifisches SEP-Muster. Auch wäre es ein Fehler, die Art der SEP-Veränderung als neurophysiologisches Substrat einer spezifischen sensiblen Empfindungsstörung anzusehen. Die SEP-Befunde erlauben keine Korrelation zwischen der Art der Sensibilitätsstörung und den jeweiligen SEP-Veränderungen, wenngleich bei epikritischen Sensibilitätsstörungen die häufigsten SEP-Veränderungen sowohl im Sinne von Latenzverzögerungen als auch SEP-Potentialverlusten nachweisbar sind (Abb. 3).

Aussagefähigkeit und Fehlermöglichkeiten der SEP lassen sich bei der Darstellung von Fallbeispielen mit Erkrankungen am peripheren Nervensystem oder auch in Höhe des Rückenmarkes oder Cerebrums am günstigsten darstellen.

Erkrankungen im Bereich des peripheren Nervensystems: In der Routinediagnostik reicht in der Mehrzahl der peripheren Nervenerkrankungen, insbesondere der Kompressionssyndrome und der Polyneuropathie-Diagnostik, die sensible und motorische Neurographie aus; die SEP-Diagnostik ist hier klinisch ohne wesentlichen zusätzlichen Wert.

Bei Plexus brachialis-Paresen kommt es in der Mehrzahl der Fälle durch die infraganglionäre Läsion zu einem erniedrigten und verzögerten SEP vom Erbschen

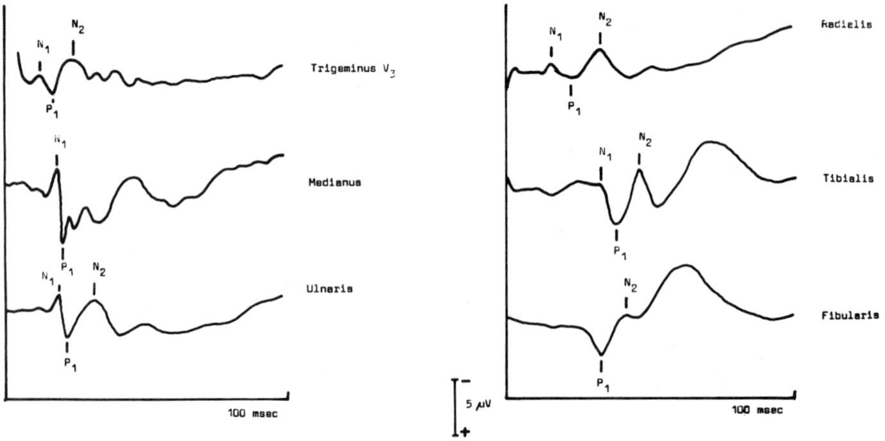

Abb. 3. Normalkurven der entsprechenden Scalp-Ableiteorte nach Stimulation des 3. Astes des N. trigeminus, N. medianus, N. ulnaris, N. radialis, N. tibialis und N. fibularis. Die Ableiteorte liegen in Höhe des Handgelenkes, im Bereich des Malleolus medialis bzw. für den Fibularis proximal des Fibulakopfes

Punkt, wobei je nach der Schwere des klinischen Bildes und dem Grad der zusätzlichen Wurzelschädigung auch das spinale HWS-SEP amplitudenreduziert und/oder desynchronisiert bzw. überhaupt nicht mehr nachweisbar sein kann.

Bei Plexus lumbosacralis-Affektionen ist nach N. tibialis-Stimulation das Nervenaktionspotential (NAP) über der Poplitea und in Höhe der Glutealfalte zunächst normal, über LWK_1 aber pathologisch im Sinne einer Amplitudenreduktion oder Potentialsplitterung bzw. Potentialverlust verändert.

Wurzelsyndrome haben nur selten eine nachweisbare Impulsleitungsstörung zwischen Erb und HWK_6 bzw. LWK_5 und LWK_1, häufiger aber ein pathologisches Segment-SEP. Je nach Fragestellung kann zur radikulären Läsionserfassung aber durch Stimulation des N. cutaneus antebrachii lateralis bzw. N. radialis oder für den Lumbosakralbereich des N. suralis oder N. peronaeus eine Verbesserung der Diagnostik erfolgen.

Encephalomyelitis disseminata: Die Demyelinisierung führt bei der MS zu einer absoluten N_1/P_1-Latenzverzögerung der Scalp-SEP oder auch einer signifikanten Rechts/Links-Differenz der kortikalen Primärantworten. Weitere typische MS-Befunde sind verlängerte Nacken-Scalp-Zeiten, verlängerte spinale Leitgeschwindigkeiten nach Tibialis-Stimulation und Subtration der zentralen Leitungszeit des Medianus-SEP oder ein disseminiertes Muster in der Dermatomdiagnostik. Die Leitungszeitbestimmung zwischen N_{14} und N_{20} ist deshalb aussagekräftiger als die alleinige Latenzzeitbestimmung des Scalp-SEP nach Medianus-Stimulation, weil mit der Interpeak-Bestimmung die peripher neurogene Leitgeschwindigkeit unberücksichtigt bleibt. Berücksichtigt man die Aussagekraft der Medianus- und Tibialis-SEP bei Scalp-Ableitung isoliert, so sind für die 3 MS-Klassen (möglich, wahrscheinlich und sichere MS) die Tibialis-SEP-Untersuchungen sehr viel aussagekräftiger als die Medianus-SEP-Befunde (Tabelle 2). Die größere spinale Leitungsstrecke erklärt die häufigeren pathologischen Tibialis-SEP-Befunde, wenngleich die spinale Leitgeschwindigkeitsverzögerung im Rahmen der MS nahezu immer auch mit einem pathologischen Scalp-SEP-Befund einhergeht. Unsere eigenen Untersuchungsergebnisse für die Tibialis- und Medianus-SEP lassen eine Überlegenheit für die Tibialis-SEP gegenüber den VEP-Untersuchungen erkennen; der besondere Wert der Liquoruntersuchung bleibt dabei unberücksichtigt (s. Tabelle 3).

Tabelle 2. P_1-Latenzzeit des Tibialis-SEP im Vergleich bei möglicher, wahrscheinlicher und sicherer MS

MS-Klasse	Pat.-zahl	Medianus-SEP			Tibialis-SEP			Tib.- und/oder Med.-SEP	
		Normal	Pathol.	%	Normal	Pathol.	%	pathol.	%
Möglich	20	16	4	20	11	9	45	10	50
Wahrsch.	31	19	12	39	9	22	71	22	71
Sicher	23	11	12	52	8	15	65	17	74
Summe	74	46	28	38	28	46	62	49	66

Tabelle 3. Latenzzeiten des Tibialis-SEP, VEP, Medianus-SEP und die Ergebnisse des Liquorbefundes bei MS-Patienten. Aus dem pathologischen Prozentanteil läßt sich auf die Wertigkeit der einzelnen Untersuchungsmethoden schließen

		Anzahl MS-Patienten				Pathol. Anteil %
		Möglich	Wahrsch.	Sicher	Summe, ganze MS	
Gesamtpatientenzahl nach obigen Kriterien		16	21	20	57	
a) Tib.-SEP, rechts	Normal	13	9	6	28	
	Pathol.	3	12	14	29	51
b) Tib.-SEP, links	Normal	12	11	11	34	
	Pathol.	4	10	9	23	40
c) Tib.-SEP[1]	Normal	10	8	6	24	
	Pathol.	6	13	14	33	58
d) VEP[1]	Normal	14	11	3	28	
	Pathol.	2	10	17	29	51
e) Med.-SEP[1]	Normal	12	14	8	34	
	Pathol.	4	7	12	23	40
f) „EVOP-Baterie"[2]	Normal	8	3	2	13	
(Tib-, Med-SEP, VEP)	Pathol.	8	18	18	44	77
g) Liquor	Normal	2	6	0	8	
mind. 1 Parameter	Pathol.	14	15	20	49	86

Rückenmarkserkrankungen: Spinale Raumforderungen führen häufiger zu SEP-Verlusten oder deutlichen Amplitudenreduktionen und nur selten zu MS-ähnlichen ausgeprägten Latenzverzögerungen (Tabelle 4). Aus einer isolierten Amplitudenreduktion ohne Latenzverzögerung oder mit nur geringer Leitungsstörung kann wohl im Einzelfall eine spinale Raumforderung vermutet, nicht aber sicher darauf geschlossen werden. Wegen der oft schlechten spinalen SEP insbesondere über der unteren LWS und der gesamten BWS ist die Dermatom-Diagnostik zur spinalen Lokalisation des Krankheitsprozesses besonders wertvoll. Dabei zeigt sich als Zeichen eines elektrosensiblen Querschnitt-Segmentes bei raumfordernden spinalen Prozessen von einer bestimmten Segmenthöhe an ein Potentialverlust oder eine ausgeprägte Potentialreduktion.

Wie Tabelle 4 zeigt, ist bei der Aufteilung der spinalen Raumforderungen in die zervikale Myelopathie, zentrale Halsmarkschädigungen und sonstige raumfordernde Prozesse in keinem Falle ein typisches SEP-Muster nach N. tibialis-Stimulation zu erhalten. Bemerkenswert sind auch die bei der MS sehr viel häufiger nachweisbaren Potentialverluste im Vergleich zu den Patienten mit spinalen Raumforderungen. Die Ergebnisse von psychogenen Querschnittssyndromen und Patienten mit einer amyotrophen Lateralsklerose entsprechen denen der Normalpopulation (s. Tabelle 4).

Die zervikale Myelopathie kann klinisch lediglich das Bild einer Paraspastik liefern und dann auch oft normale SEP-Befunde nach Medianus- und Tibialis-Stimulation aufweisen. Im Gegensatz zur Dermatom-SEP-Diagnostik haben die Nerven-

Tabelle 4. P_1-Latenzzeiten nach N. tibialis-Stimulation von Normalpersonen, psychogenen Sensibilitätsstörungen, ALS, MS und spinalen Raumforderungen

Einteilung		Pl-Latenzzeit					U-Test[a]
		Fallzahl re + li Seiten			Median (ms)		
		re + li gesamt	normal	pathol	re	li	
Normalpersonen		54			41	41	
Psychogen		22	22	0	39,5	41	p = 0,387
ALS		12	12	0	40,5	40,5	
MS	Möglich	50	41	9	43	42,5	
MS	Wahrscheinl.	70	32	38	50	48,5	
MS	Sicher	64	30	34	50	48	
Gesamte MS		184	103	81	48	47	p = 0,496
Gesamte Spin. Raumfordg.		60	36	24	46	47	
Spinale Raumfdg.	CM	29	20	9	45	47,5	
Spinale Raumfdg.	Zentrale Halsmark-Erkrankg.	12	6	6	45,5	46	
Spinale Raumfdg.	Sonstige	19	10	9	48	44	

[a] U-Test auf Unterschied zwischen den Latenzzeiten bei „Psychogenen“ und ALS sowie bei allen MS- und spin. Raumforderungs-Fällen

stamm-SEP der oberen Extremitäten für die zervikale Myelopathie-Diagnostik enttäuscht, da die SEP nach Medianus- oder Ulnaris-Stimulation auch bei Ableitung von den einzelnen Etagen HWK_2, HWK_6 und Kortex keine wesentliche Latenzverzögerung aufweisen, wenn nicht auch klinisch ausgeprägte Sensibilitätsstörungen und schlaffe Paresen im Bereich der oberen Extremitäten nachweisbar sind.

Auf das SEP-Monitoring zur Funktionsüberwachung der afferenten Leitung im Rückenmark unter Operationsbedingungen wird in den folgenden Beiträgen eingegangen. Für den Orthopäden sind die fortlaufenden SEP-Ableitungen bei Skolioseaufrichtungs-Operationen von besonderem Wert, da sie eine Überdehnung des Rückenmarkes verhindern helfen, indem sie bei ersten Funktionsschäden des Rückenmarkes bereits zu Amplitudenreduktionen der Scalp-SEP führen und so schon unter der Narkose zu entsprechenden Operationskorrekturen führen können. Die SEP-Untersuchungen sollen nach einschlägigen Literaturmitteilungen den früher durchgeführten Aufwachtest überflüssig machen. Eigene Untersuchungen am Rückenmark des Kaninchens zeigen dabei, daß die Blutdrucksenkung und Narkosevertiefung zu leichten SEP-Amplitudenreduktionen führen können, die eigentliche Rückenmarkskompression aber zu einer unmittelbaren und nicht zu verkennenden SEP-Latenzverzögerung führt.

Fehlermöglichkeiten der SEP-Untersuchung

Die SEP-Untersuchungen werden durch die stürmische Entwicklung der letzten Jahre zweifellos von der Mehrzahl der Autoren überschätzt, da aus der Art der SEP-Veränderungen die Lokalisations- bzw. Funktionsdiagnostik so weit getrieben wird, daß manche Autoren bereits eine „neurophysiologische Diagnose" glauben stellen zu können. Ein weiterer Fehler wird gemacht, wenn aus den SEP-Veränderungen auf bestimmte Sensibilitätsstörungen geschlossen wird.

Fehlinterpretationen können am ehesten dadurch vermieden werden, daß die SEP-Untersuchungen ebenso wie EMG- oder NLG-Untersuchungen als Hilfsmethode angesehen und immer dem klinischen Befund untergeordnet werden. Dabei ist auf eine exakte Methodik zu achten und die Reproduzierbarkeit der erhobenen Befunde zu sichern.

Literatur

Desmedt JE (ed) (1980) Clinical uses of cerebral brainstem and spinal somatosensory evoked potentials. Karger, Basel, p 27–50

Courjon J, Mauguiere F, Revol M (eds) (1982) Clinical applications of evoked Potentials in neurology. Advances in neurology, vol 32. Raven Press, New York

Jörg J (1983) Praktische SEP-Diagnostik. Enke, Stuttgart

Stöhr M, Dichgans J, Diener HC, Buettner UW (1982) Evozierte Potentiale. Springer, Heidelber Berlin New York

Spinal Cord Monitoring – Intraoperative Überwachung der Rückenmarksfunktionen mit evozierten Potentialen

J. SCHRAMM

Das Konzept des Neuromonitorings wurde im Tiermodell erstmals von Brodkey und Croft benützt (Croft et al. 1972). Bald darauf wurde diese Technik von dem im gleichen Hause arbeitenden Orthopäden für die Überwachung der Rückenmarksfunktionen bei Skolioseoperationen eingesetzt (Nash et al. 1974). Fast zeitgleich fand eine ähnliche Entwicklung in Japan statt (Tamaki et al. 1977; Shimoji et al. 1971; Kurokawa 1972). Inzwischen liegen Erfahrungen über die Anwendung in der Orthopädie und in der Neurochirurgie vor (Allen et al. 1981; Worth et al. 1982; Homma u. Tamaki 1984; Schramm u. Jones 1985).

Die Grundidee des Rückenmarkmonitorings ist es, zu verhindern, daß eine intraoperativ eingetretene Läsion irreversibel wird. Das Monitoring kann nicht verhindern, daß diese Läsion eintritt, denn die beim Monitoren festgestellten Potentialveränderungen setzen ja den Eintritt der Läsion voraus. Die durch solche Potentialveränderungen eingeleiteten Gegenmaßnahmen oder Behandlungsschritte sollen dann verhindern, daß die Läsion manifest bleibt. Für das Konzept Rückenmarkmonitoring lassen sich Idealvoraussetzungen beschreiben:

1. Die angewendeten Stimuli sollten auf den interessierenden Bahnsystemen nach zentral geleitet werden.
2. Jede Beeinträchtigung dieser Bahnen sollte auch von einer Potentialveränderung begleitet werden.
3. Jede Potentialveränderung sollte mit einer Veränderung der Bahnsysteme korrelieren.

Diese idealen Voraussetzungen sind in praxi, wie so oft in der Biologie, nicht erfüllt.

So kann die somatosensorische Stimulation nur die sensorischen Bahnen, aber nicht die Pyramidenbahnen betreffen. Von daher ist es selbstverständlich, daß auch bei der Methode des Rückenmarkmonitorings falsch-positive und falsch-negative Resultate eintreten (Schramm u. Jones 1985).

Eigene Erfahrungen: In 70 Fällen haben wir intraoperative Ableitungen durchgeführt. In 21 Fällen wurden spinale raumfordernde Prozesse intraoperativ überwacht, in 34 Fällen wurden die Effekte verschiedener Narkoseformen untersucht (Thurner et al. 1985). In 15 Fällen wurden intraoperative Untersuchungen der afferenten Bahnen durchgeführt. Es fanden sich 4 intramedulläre, 11 intradurale und 6 extradurale Raumforderungen: 8 Meningeome, 2 Syringomyelien, 2 Metastasen, 3mal ein thorakaler Bandscheibenvorfall, je 1mal ein Neurinom, Dermoid und Angiom, sowie 3 andere Prozesse. Diese Prozesse waren 5mal im zervikalen Bereich, 7mal im zerviko-thorakalen Übergangsbereich, 7mal im mittleren Thorakalbereich und 2mal im Lumbalbereich lokalisiert. Als Reizort diente bei den meisten Patienten der N. peroneus, häufig bilateral (n = 12), bei 11 Patienten wurde auch die Cauda equina stimuliert, häufig im Wechsel mit Peroneusstimulation. Eine direkte Rückenmarksstimulation wurde 2mal angewendet. Bei zervikal gelegenen Prozessen haben wir uns auch mit Medianusreizungen begnügen können. Die Reizfrequenz betrug 5,1 bis 5,3 Hz, als Reizstärke Werte um 15 mA, die eine deutliche motorische Antwort erzielten. Als Ableiteorte wählten wir immer die Skalpelektrode über dem kontralateralen Kortex (modifiziertes 10–20-System: C_z; $C_{3.4'}$-F_{pz}) und meist gleichzeitig auch eine epidurale oder epimedulläre Ableiteelektrode, die unmittelbar oberhalb der Läsion plaziert wurde und erst während der Laminektomie eingeführt worden war. Keiner unserer Patienten hat sich postoperativ verschlechtert. In keinem Fall kam es intraoperativ zu einem signifikanten Potentialverlust, der länger als für ein oder zwei Ableitungen angehalten hätte.

Diskussion: In Abb. 1 wird ein Überblick über die denkbaren Reiz- und Ableiteorte gegeben. In Japan wird überwiegend mit spinaler Stimulation und spinaler Ableitung gearbeitet (Tamaki et al. 1984), in den Vereinigten Staaten häufig noch mit kortikaler Ableitung. Ausschließlich spinales Arbeiten erlaubt wesentlich höhere Reizfrequenzen und damit schnellere und häufigere Aussagen über den Zustand des Rückenmarks. In den Vereinigten Staaten wird häufig noch mit kortikaler Ableitetechnik gearbeitet, da die Einführung von Ableiteelektroden in den Spinalkanal als zu invasiv angesehen wird. Es gibt jedoch Hinweise dafür, daß die kortikalen Ableitungen nicht so empfindlich sind wie die spinalen Ableitungen.

Die ersten klinischen Ergebnisse zeigten, daß bei intraoperativer Ableitung evozierter Potentiale häufige „spontane" Schwankungen zu beobachten waren, die sich beim näheren Hinsehen durch technische, pharmakologische und anästhesiologische Phänome erklären ließen. Ein Teil dieser Schwankungen war auch biologisch

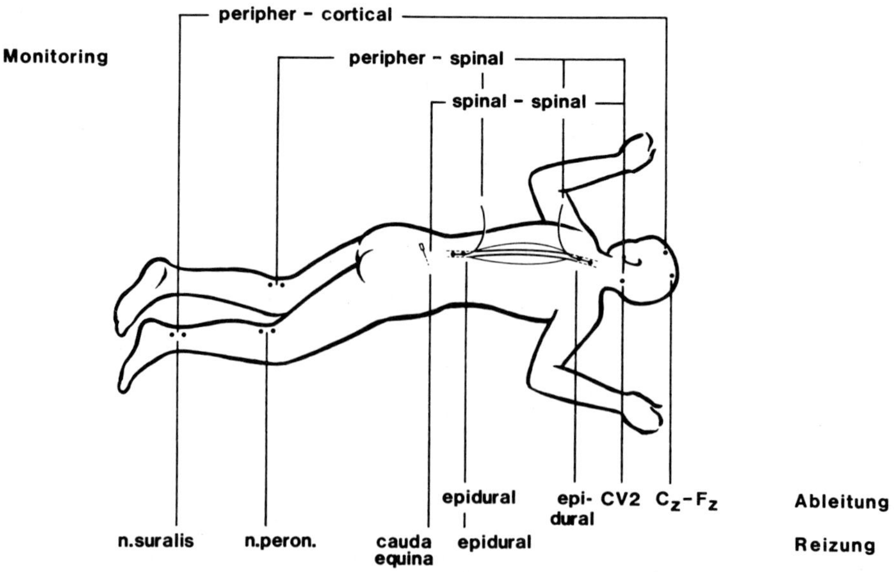

Abb. 1. Schema gebräuchlicher Ableite- und Reizorte beim intraoperativen Monitoring der Rückenmarksfunktionen

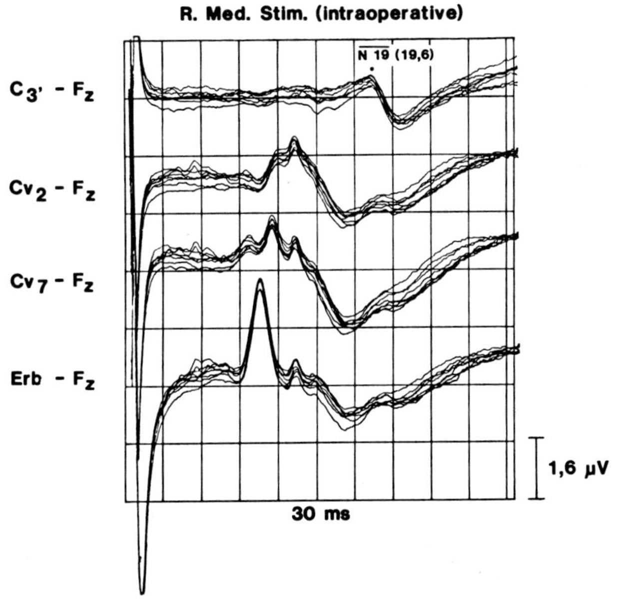

Abb. 2. Kortikale und subkortikale SEP bei wiederholter intraoperativer Ableitung. 8 übereinander geschriebene Ableitungen von jeweils 30 ms Analysedauer nach 300 Einzelreizen. Stimulation des N. medianus am Handgelenk, Ableiteorte über dem kontralateralen Skalp und über dem Nacken. Patient ohne Rückenmarkspathologie und ohne Rückenmarksmanipulation mit sehr stabilen Ableitungen

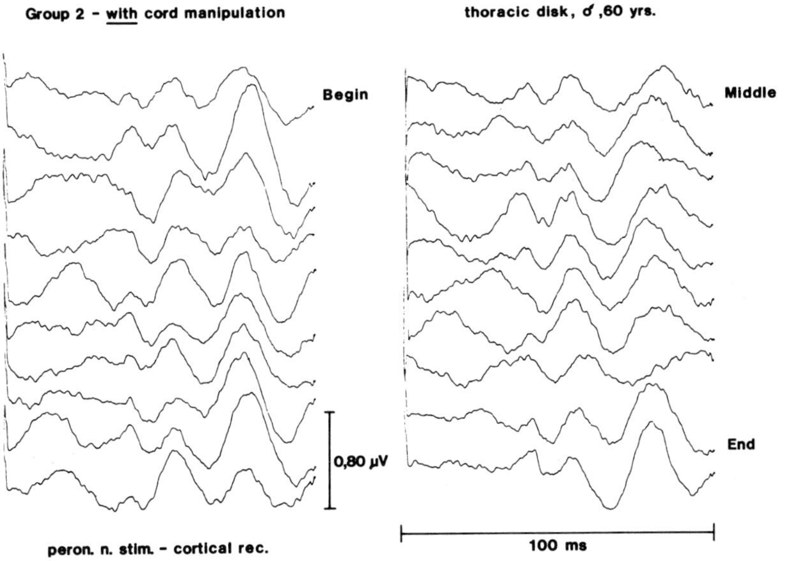

Abb. 3. Intraoperatives Monitoring eines thorakalen Bandscheibenvorfalles. Beidseitige N. peroneus-Stimulation und kortikale Ableitung (C_z–F_{pz}). Bei Vorliegen eines raumfordernden Prozesses und Manipulation des Duraschlauches deutliche Schwankungen im Verlauf der Ableitung

bedingt oder durch das elektrophysiologisch ungünstige Milieu des Operationssaales als unabdingbar zu akzeptieren. Auch das Vorliegen einer Rückenmarkspathologie und die Manipulation des Rückenmarks beeinflußt die Variabilität der Ableitung. So finden sich sehr geringe Variabilitäten bei Patienten ohne Rückenmarkspathologie (Abb. 2), während die kortikalen Potentiale, die über ein manipuliertes Rückenmarkssegment hinweg erhalten werden, häufig wesentlich unruhiger erscheinen (Abb. 3) (Schramm et al.. 1985). Diese Variabilität beeinträchtigt die Beurteilbarkeit und die frühzeitige Erkennung von signifikanten Potentialveränderungen. Eine Aufstellung aller Faktoren, die nach unserer eigenen Erfahrung die evozierten Potentiale intraoperativ sehr ungünstig beeinflussen können, finden sich in der Tabelle 1. Als Hilfe bei der Unterscheidung signifikanter von unbedeutenden Potentialveränderungen lassen sich folgende Kriterien auffassen. Die Amplitudenreduktion müsse über 50% der Ausgangsamplitude betragen (Tamaki et al.. 1984; Brown u. Nash in Schramm u. Jones 1985). Die Latenzerhöhungen sollten mehr als 10% betragen. Wichtig ist, daß diese Veränderungen nicht nur kurzfristig in ein oder zwei Ableitungen aufzufinden sein müßten, sondern länger zu beobachten sein sollten. In diesem Zusammenhang wurde auch von der 15 Minuten-Regel gesprochen (Brown u. Nash).

Von wesentlicher Bedeutung bei dem Rückenmarkmonitoring ist die Narkoseführung. In der Literatur werden unterschiedliche Narkoseschemata angegeben. Einige Leitsätze lassen sich aus diesen Angaben herauskristallisieren: Halogenierte Narkosegase sind zu vermeiden, statt großer Bolusdosen empfiehlt sich die Verwendung von mehreren kleinen Dosen oder die kontinuierliche Gabe solcher Pharmaka, die einen Einfluß auf evozierte Potentiale haben, wie z. B. Barbiturate. Der Narkotikaeinfluß auf kortikale und subkortikale Potentiale ist sehr unterschiedlich. Wird z. B. die Monitoringtechnik mit spinaler Ableitung angewendet, ist die Narkosetechnik wesentlich weniger bedeutsam, da subkortikale Potentiale zwar auch, aber nicht so stark von halogenierten Narkosegasen beeinflußt werden. Kortikale Potentiale hingegen werden z. B. von Enflurane in ihrer Latenz erhöht und in ihrer Amplitude unterdrückt. Wir selber arbeiteten mit einer kombinierten Fentanyl-Lachgas-Narkose mit Flunitrazepam als Prämedikation und zur Einleitung bei weitgehender Vermeidung von Enflurane (Thurner et al. 1985).

Tabelle 1. Faktoren, die die intraoperative Ableitung evozierter Potentiale negativ beeinflussen können

Intraoperative EP-Beeinflussung (Eigene Erfahrungen)
Narkosegase
Blutdruckschwankung
Spateldruck
Bipolare Koagulation
Ultraschallsauger
Wechselstromartefakte
Elektrodenlockerung
Kalte Spülflüssigkeit
Wasserstoffspülung
Ultraschallinstrumentenreinigung

Eine Aussage über den Wert der Methodik kann man weder anhand unserer kleinen Fallzahl, noch anhand der größeren Fallzahlen wie sie auf dem Second International Symposium on Spinal Cord Monitoring berichtet wurden, ermitteln (Schramm u. Jones 1985). Die statistischen Anforderungen an eine solche Aussage sind erheblich. Soll eine Behandlungsmethode oder ein Interventionsmodus (wie das Monitoring) bezüglich ihrer Effizienz statistisch geprüft werden und soll dabei eine angenommene Komplikationsrate von 2% auf 1% gesenkt werden (z.B. die Inzidenz einer Paraparese), müssen bestimmte Voraussetzungen erfüllt sein. Bei einer bi-nominalen Verteilung und einem Signifikanzniveau von 0.05 werden 1300 Fälle benötigt, um eine Aussage zu erlauben, die statistisch relevant ist.

Die Technik des Rückenmarkmonitorings befindet sich zweifellos erst in der Entwicklung. Es ist keine unkomplizierte Technik und es wird viel Zeit benötigt, bis sie einwandfrei und reproduzierbar angewendet werden kann. Es bedarf dazu der guten Zusammenarbeit zwischen dem Anästhesisten und Chirurgen, gleichzeitig aber auch zwischen dem Chirurgen und dem Monitorenden. Als Minimalvoraussetzung auf seiten des Chirurgen muß die Bereitschaft gegeben sein, Ableiteinstrumentarium im Operationssaal zu dulden und Zeit zu geben für den Aufbau und die Durchführung der Ableitung. Von seiten der Anästhesie muß Bereitschaft vorhanden sein, die Narkose so zu führen, daß nützliche Ableitungen durch die Medikation und Narkotika nicht beeinträchtigt werden. Wenn dann in mehreren Kliniken über mehrere Jahre Erfahrungen gesammelt worden sind, kann man vielleicht ein Urteil abgeben über die Technik des Rückenmarkmonitoring, deren derzeitiger Entwicklungsstand ein abschließendes Urteil noch nicht zuläßt.

Für die Zukunft sind Ergebnisse zu erwarten, durch den Einsatz von Stimulationstechniken motorischer Bahnen (Levy et al.. 1984) und der Einbeziehung etwas komplizierterer Parameter in die Analyse wie z.B. der Doppelstimulation oder der Frequenzanalyse, die vielleicht weitergehende Aussagen gestatten als die bisher geübte Beurteilung simpler Parameter wie Amplitude und Latenz. Eine solche zukünftige Anwendung komplizierterer Auswerteparameter ist jedoch nur denkbar mit noch besserer Vervollkommnung der Averager-Technik, insbesondere der anwenderfreundlichen Software.

Literatur

Allen A, Starr A, Nudleman K (1981) Assessment of sensory function in the operating room utilizing cerebral evoked potentials: A study of fifty-six surgically anesthetized patients. Clin Neurosurg 28:457–481

Croft TJ, Brodkey JS, Nulsen FE (1972) Reversible Spinal Cord Trauma: A Model for Electrical Monitoring of Spinal Cord Function. J. Neurosurg 36:402–406

Homma S, Tamaki T (eds) (1984) Fundamentals and Clinical Application of Spinal Cord Monitoring. Tokyo Saikon Publishing Co

Kurokawa T (1972) Spinal Cord Action Potentials Evoked by Epidural Stimulation of Cord: A report of human and animal record. Jp J Electroencephalogr Electromyogr Clin Neurophys 1:64

Levy WJ, York DH, McCaffrey M, Tanzer F (1984) Motor Evoked Potentials from Transcranial Stimulation of the Motor Cortex in Humans. Neurosurgery 15:287–302

Nash CL Jr, Schatzinger L, Lorig R (1974) Intraoperative Monitoring of Spinal Cord Function during Scoliosis Spine Surgery. J Bone Joint Surg [Am] 56:1765

Schramm J, Jones SJ (eds) (1985) Spinal Cord Monitoring. Proceedings of Second International Symposium on Spinal Cord Monitoring. Springer, Berlin Heidelberg New York Tokyo (im Druck)

Schramm J, Romstöck J, Thurner F, Fahlbusch R (1985) Variance of Latencies and Amplitudes in SEP Monitoring During Operation with and without Cord Manipulation. In: Schramm J, Jones SJ (eds) Spinal Cord Monitoring, Proceedings of the Second International Symposium on Spinal Cord Monitoring. Springer, Berlin Heidelberg New York Tokyo (im Druck)

Shimoji K, Kano T, Higashi H (1971) Epidural recording of spinal electrogram in man. Electroencephalogr Clin Neurophysiol 30:236

Tamaki T, Kobayashi H, Yamane T, Egashira T, Tsuji H, Inoue S (1977) Clinical application of evoked spinal cord action potential. Seikeigeka 28:681

Tamaki T, Noguchi T, Takano H, Tsuji H, Nakagawa T, Imai K, Inoue S (1984) Spinal Cord Monitoring as a Clinical Utilization of the Spinal Evoked Potential. Clin Orthop 184:58–64

Thurner F, Schramm J, Romstöck J, Fahlbusch R (1985) Effects of Fentanyl and Enflurane on Cortical an Subcortical SEP During General Anesthesia in Man. In: Schramm J, Jones SJ (eds) Spinal Cord Monitoring. Proceedings of the Second International Symposium on Spinal Cord Monitoring. Springer, Berlin Heidelberg New York Tokyo (im Druck)

Worth R, Markand ON, DeRosa GP, Warren CW (1982) Intraoperative somatosensory evoked response monitoring during spinal cord surgery. In: Courjon J, Maguière, Revol M (eds) Clinical Applications of Evoked Potentials in Neurology. Raven Press, New York, p 367–373

Somatosensorisch evozierte Potentiale bei rückenmarknahen Eingriffen

S. Breitner und K. A. Matzen

Der Einsatz somatosensorischer Potentiale (SEP) als Methode zur Erkennung intraoperativer funktioneller Rückenmarksschädigungen gewinnt zunehmend an Bedeutung. Hauptvorteil dieser nichtinvasiven Methode gegenüber dem wohlbekannten „wake up Test" ist, daß zu jedem gewünschten Zeitpunkt der Operation beliebig oft Aussagen zum aktuellen Neurostatus gemacht werden können. Da die eigentlichen Hintergründe dieser neurophysiologischen Phänomene zur Zeit noch ungeklärt sind, gibt es bislang noch kein vereinheitlichtes Meßverfahren und auch keine allgemeingültige Interpretation der gefundenen Meßergebnisse.

Es ist deshalb erforderlich, kurz die von uns angewandte Methode und die technische Ausstattung zu beschreiben: Wir verwenden ein Zweikanal-EMG-Gerät mit integriertem Averager und angeschlossenem Direktschreiber zur kortikalen Ableitung somatosensorischer Potentiale. Da wir in der Mittellinie (C_z, gegen frontale Referenz) ableiten, können jeweils nacheinander die linke und rechte Körperseite durch Stimulation des N. tib. post. hinter dem Innenknöchel unter Verwendung nur eines Kanals untersucht werden.

Stimuliert wird mit einem Rechteckimpuls von 0,5 ms Dauer, einer Frequenz von 3 Hz und einer Spannung von 150–250 Volt. Die Meßeinheit hat eine Bandbreite von 32–1600 Hz, ausgerechnet und interpretiert wird das gefundene Potential nach mindestens 150 sweeps. Die erste Untersuchung erfolgt noch vor Narkoseeinleitung und Lagerung und dient als Ausgangsmessung für alle folgenden Messungen (Abb. 1). Diese werden durchschnittlich alle 15 Minuten wiederholt und während kritischer OP-Phasen kontinuierlich durchgeführt. Soweit möglich wird grundsätzlich eine Neuroleptnarkose verwandt, unter Gabe von Fentanyl, Pancuronium, DHB sowie Lachgas.

Die Lagerung des Patienten ist je nach Eingriff unterschiedlich und bleibt bei unserer Meßmethode ohne Einfluß auf die Potentiale.

In einem Zeitraum von weniger als 2 Jahren wurden an unserer Klinik bei 119 Patienten 124 intraoperative Untersuchungen durchgeführt. 5 Patienten wurden in 2 Sitzungen operiert und jeweils Messungen durchgeführt. Es handelte sich um insgesamt 38 Skolioseoperationen (Harrington und VDS), 2 Patienten mit ventralen Korrekturen posttraumatischer Kyphosen, 35 instabile Frakturen und Luxationen der Wirbelsäule und 49 andere Wirbelsäulenoperationen. Das Alter der Patienten betrug 8–80 Jahre, im Durchschnitt 32,2 Jahre. Bei 35 Patienten waren präoperativ neurologische Auffälligkeiten zu verzeichnen und zwar bei 26 geringfügigere, meist radikuläre und einseitige Symptomatik, bei 9 Patienten mit präoperativ erheblicher Ausfallsymptomatik fand sich erwartungsgemäß entweder gar kein oder kein verwertbares Potential, sie werden deshalb nicht bei den Ergebnissen berücksichtigt. In einem Fall einer BWK-Metastase kam es postoperativ zur deutlichen Verschlechterung des neurologischen Status, in insgesamt 3 Fällen kam es zur Verbesserung oder

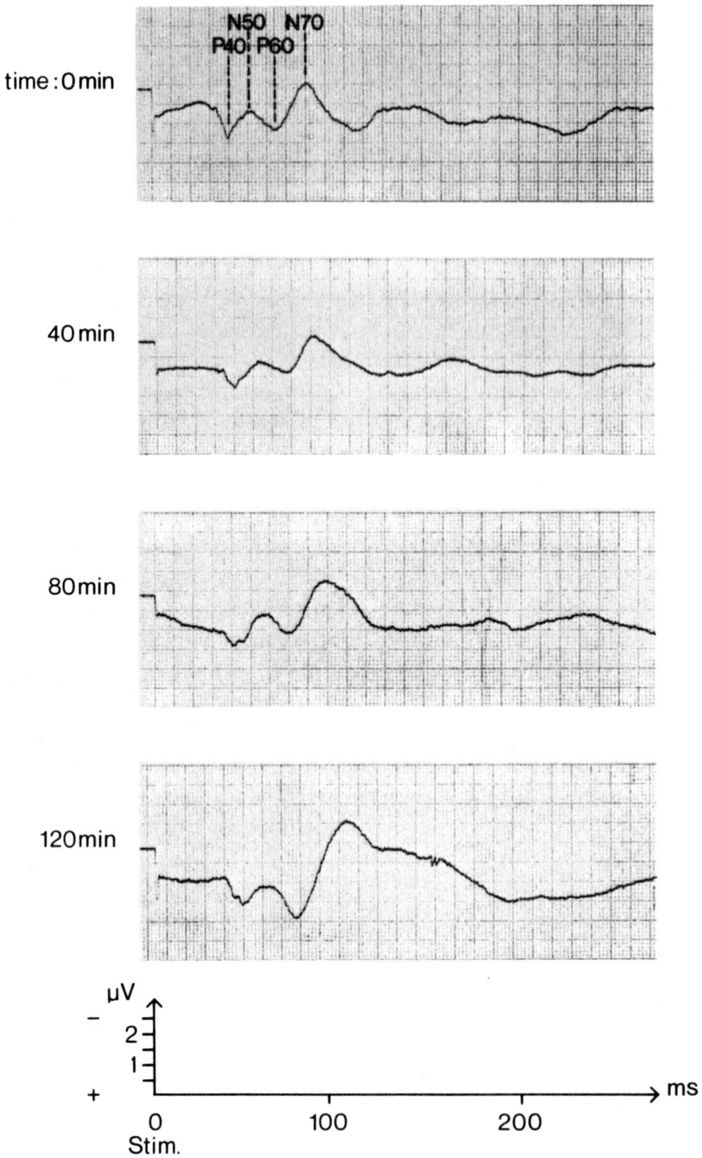

Abb. 1. Voll aussagefähiges SEP mit Bezeichnung der peaks in Abhängigkeit vom Zeitverlauf „Normalkurve"

zum Verschwinden der präoperativ vorhandenen neurologischen Symptome, bei allen anderen trat keine Veränderung der neurologischen Situation auf.

Bei 84 Untersuchungen fand sich eine konstante P_{40}, N_{50}, P_{60}, N_{70}-Formation als Ausdruck intakter neurologischer Verhältnisse. Bei den restlichen 27 Patienten fand sich bei 21 eine annähernd konstante P_{40}, N_{50}-Formation, jedoch mit z. T. erheblichen Veränderungen bei P_{60} und N_{70} (Abb. 2). Da es in keinem dieser Fälle zu

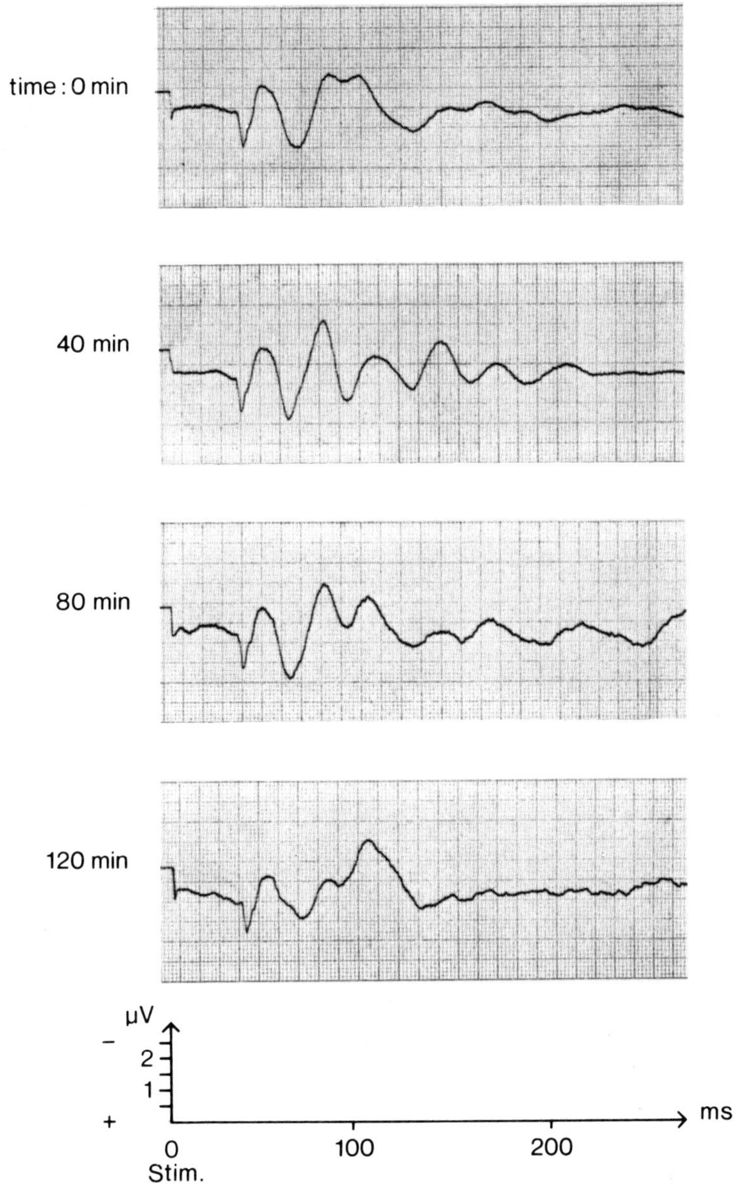

Abb. 2. Konstanter P_{40}-N_{50}; inkonstanter P_{60}-N_{70}-Komplex; Aussage möglich

neurologischen Auffälligkeiten im Vergleich zu präoperativ kam, meinen wir, daß diese Veränderungen kein Indikator drohender funktioneller Rückenmarkschädigung sind. Bei den restlichen 6 Untersuchungen dieser Gruppe fanden sich Veränderungen im Gesamterscheinungsbild der Potentiale, die keine Rückschlüsse auf den Neurostatus mehr zuließen. Die Ursache dieser Veränderungen ist zur Zeit noch weitgehend unklar, es scheinen Einflüsse von seiten der Narkose, erhebliche

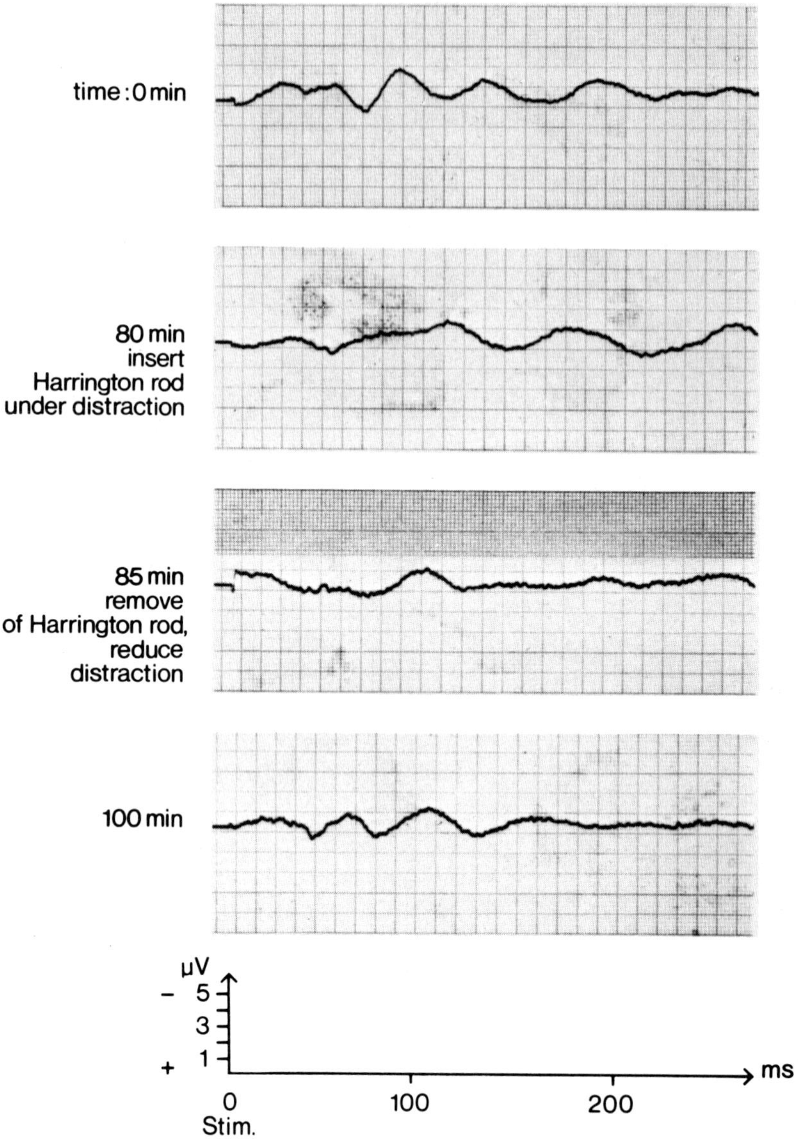

Abb. 3. Signifikante SEP-Änderung bei Harrington-OP (Skoliose) mit Wiedergewinnung nach Stabentfernung

Blutdruck- und Temperaturschwankungen, neurologische Verhältnisse (nicht im Rückenmarkbereich) sowie auch Störungen von außen (Störströme) in unterschiedlichem Ausmaß verantwortlich zu sein. In 4 Fällen war eine Ableitung aus teilweise ungeklärten technischen Gründen nicht möglich.

Bei allen verwertbaren Untersuchungen fanden sich über den OP-Verlauf kontinuierlich zunehmende Latenzen von 1 bis zu 6 ms. Weiter beobachteten wir in Einzelfällen Variationen der Amplitude bis zu 50%, die ohne Einfluß auf den neurologi-

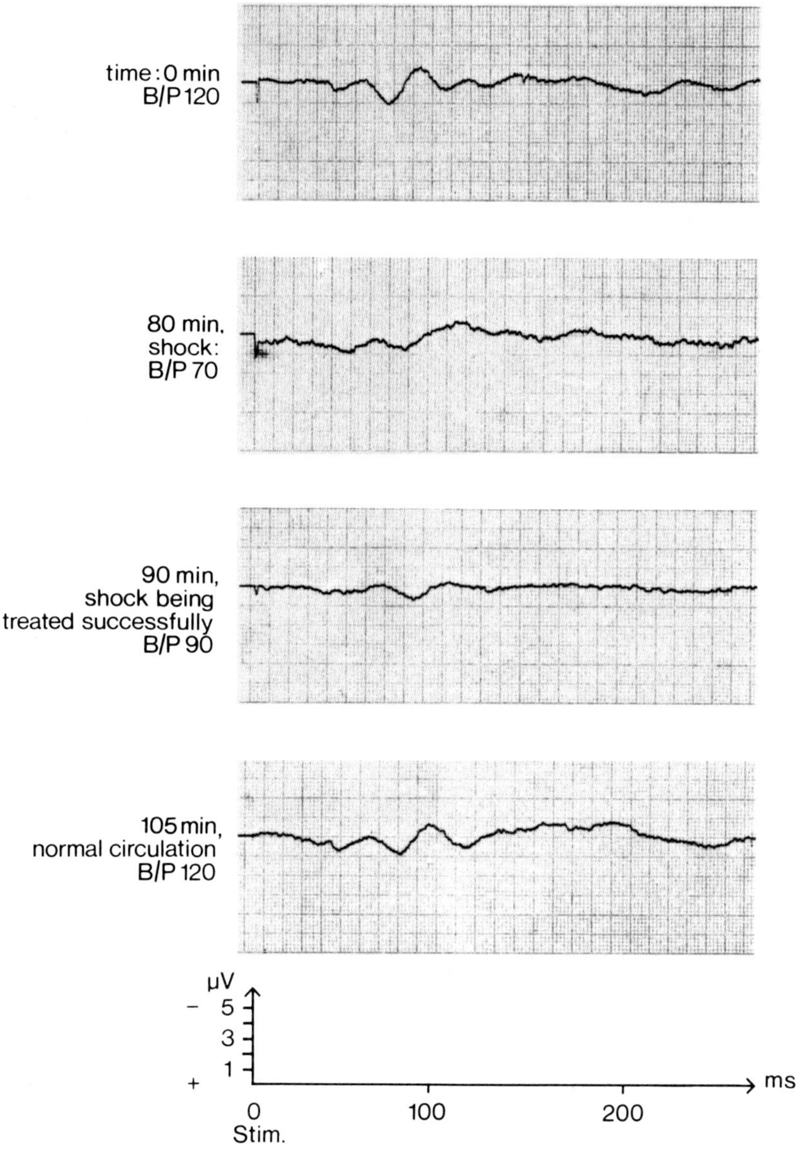

Abb. 4. SEP-Veränderungen beim reversiblen, hämodynamischen Schock

schen Status blieben. Von 2 Fällen sicher neurologisch bedingter Veränderungen möchte ich einen vorstellen:

Bei einer Skolioseoperation kam es unmittelbar nach Implantation des Harrington-Instrumentariums zum fast vollständigen Verschwinden der Potentiale. Nach Reduktion der Distraktion kehrten die Potentiale innerhalb von wenigen Minuten wieder zur Ausgangsform zurück, die Patientin erlitt keinen neurologischen Ausfall (Abb. 3). In einem anderen Fall verschwanden die Potentiale vollständig und schlagartig während der Ausräumung einer tumorös infiltrierten Wirbelkörperhinterkante und waren bis OP-Ende auch weiterhin nicht mehr nachweisbar. Der Patient erlitt eine annähernd komplette Querschnittssymptomatik, die sich innerhalb der nächsten Woche langsam wieder zurückbildete.

In je einem Fall beobachteten wir erhebliche Kurvenveränderungen beim Auftreten eines hämodynamischen Schocks, einer Azidose (pH 7,2) und eines erheblichen Abfalles der Körpertemperatur (31,4 °), wobei diese Veränderungen jedoch nach entsprechender Gegenregulation wieder rückläufig waren (Abb. 4).

Die Analyse unserer Ergebnisse zeigte, daß die absoluten Amplitudenhöhen und die absoluten Latenzwerte ungenaue Parameter sind, im Hinblick auf die P_{60}, N_{70}-Komponente. Es erscheint uns deshalb zum jetzigen Zeitpunkt zu früh, absolute Zahlen als Kriterium drohender Rückenmarkschädigung anzugeben. Kontinuierlich zunehmende Latenzen beobachteten wir in etwa der Hälfte der Fälle, sie dürften überwiegend narkosebedingt sein und sind deshalb für die Beurteilung nur dann von Bedeutung, wenn es zu abrupten reproduzierbaren Veränderungen kommt.

Das sicherste Kriterium der Beurteilung ist nach unserer Auffassung der stabile, scharfgipfelige P_{40}-N_{50}-Komplex, den wir bei allen Untersuchungen ohne schwerwiegende neurologische Ausfallsymptomatik und ohne Kreislauf- bzw. Stoffwechselentgleisungen vorfanden. Offensichtlich ist der in Thalamusnähe generierte P_{40}-N_{50}-Komplex weniger von externen Einflüssen abhängig als die N_{70}-Komponente, die ihren Ursprung wahrscheinlich im primären, sensiblen Beinfeld hat.

Die Tatsache, daß in den letzten 8 Monaten dieser Serie ausschließlich zuverlässige und aussagekräftige Potentiale gefunden wurden, zeigt, daß mit zunehmender Routine eine Steigerung der Zuverlässigkeit durchaus noch möglich ist. Zum jetzigen Zeitpunkt schließen wir Patienten mit erheblichen neurologischen Ausfällen grundsätzlich von der intraoperativen Untersuchung aus. Im Zweifelsfalle wird präoperativ am Krankenbett eine Voruntersuchung durchgeführt. Weiter zeigte sich, daß bei Patienten mit liegendem Halo sowie bei Patienten mit Herzschrittmachern die Methode nicht anwendbar ist.

Die Diskussion der Frage, welche der bekannten Ableittechniken und technischen Ausstattungen die günstigste ist, ist noch im Gange und soll an dieser Stelle nicht weiter erörtert werden. Da sich bisher kein einheitliches Meßverfahren durchsetzen konnte, ist ein Vergleich der Ergebnisse schwierig und die Angabe exakter Richtlinien zur Interpretation gefundener Potentiale unter Berücksichtigung der Amplituden und Latenzen zur Zeit noch nicht möglich. Einigkeit bei allen Untersuchern besteht jedoch darüber, daß die Verwendung der SEP zur Überwachung des intraoperativen Neurostatus geeignet ist.

Der transthorakale Zugang zur Brustwirbelsäule bei Rückenmarksläsionen verschiedener Genese – Intraoperative Kontrolle mittels spinaler somatosensorisch evozierter Potentiale

E. VALENCAK, A. WITZMANN, F. REISECKER und F. MEZNIK

Einleitung

Bei Erkrankungen der Brustwirbelkörper (BWK) ist es für das weitere Schicksal der Patienten von großer Bedeutung, während der Operation eine zusätzliche Rückenmarksläsion zu vermeiden.

Folgende Vorteile des transthorakalen Zugangs sind zu erwähnen:

1. Die Läsion liegt vor dem Rückenmark (RM), welches selbst instrumentell nicht tangiert wird.
2. Die segmentalen Gefäße der Aorta und Kava können optimal kontrolliert werden und werden aorten- bzw. kava-nahe ligiert, um über distal davon verlaufende Kollateralen weiterhin eine gute Gefäßversorgung zu ermöglichen.
3. Das Achsenskelett kann unter direkter Sichtkontrolle des Rückenmarks rekonstruiert werden.

Da auch beim transthorakalen Zugang chirurgische, das RM gefährdende Manöver erfolgen können, der Aufwachtest andererseits den Patienten belastet, haben wir uns zur intraoperativen Kontrolle der RM-Funktion mittels spinal evozierter somatosensorischer Potentiale entschlossen.

Methode

A. *Der vordere Zugang zur BWS und zum thorakolumbalen Übergang* (Valencak 1979).

1. Die Segmente D_1–D_3 werden durch eine partielle mediane Sternotomie erreicht, welche rechts im 4. ICR in eine anteriore extrapleurale Thorakotomie ausläuft. Die kraniale Inzision beginnt im unteren Drittel und am Vorderrand des M. sternocleidomastoideus.
2. Zur Erreichung der Segmente D_4–D_{10} wird eine posterolaterale Thorakotomie durchgeführt.
3. Um D_{11}–L_1 zu erreichen, ist ein 2. Höhleneingriff notwendig.

Die Inzision des Thorax erfolgt im 11. Rippenbett und die Inzision des Diaphragma unter Berücksichtigung der Phrenikusinnervation. Die thorakale Inzision wird unter Rücksichtnahme der Innervation der lateralen muskulären Bauchwand schräg abwärts laufend, meist nur geringfügig verlängert. Das Peritoneum wird nicht eröffnet, sondern ein extraperitonealer Zugang gewählt. Die Frage, ob eine rechts- oder linksseitige Thorakotomie gemacht werden soll, beantwortet am besten die computertomographische Myelographie (CTM). Die Rekonstruktion der WBK geschieht beim Trauma mit autologen kortikospongiösen Spänen aus dem Beckenkamm und Verplattung. Bei malignen Prozessen der WBK werden die WBK mittels Knochenzement rekonstruiert und ebenfalls mittels Verplattung an den benachbarten WBK fixiert. Wir haben bis jetzt bis zu 4 nebeneinander befindliche WBK rekonstruiert. Der Patient wird im Fall der Rekonstruktion mit Knochenzement am 4.–5. postoperativen Tag mobilisiert.

B. *Die intraoperative Kontrolle mit Hilfe spinal evozierter somatosensorischer Potentiale* wird wie folgt durchgeführt:

Nach der transthorakalen Freilegung des RM wird eine bipolare Elektrode zunächst supraläsionell epidural bis zu 4–5 Segmente höher ventral und dorsal vorgeschoben und die evozierten Potentiale registriert. Anschließend wird infraläsionell in analoger Weise vorgegangen und das bei infraläsioneller Stimulation evozierte Potentialmuster registriert. Auf diese Weise wird geprüft, ob eine neuronale Leitfähigkeit besteht. Für die Ableitung wird ein DISA 1500 EMG-System mit 2 Averagern (15 G 07), 2 Verstärkern (15 C 01) und Stimulatoreinheit (15 E 25) verwendet. Es werden bipolare Rechteckimpulse verwendet. Die Reizstärke bewegt sich bei konstanter Stromstärke zwischen 1,5 und 2 Volt. Frequenz 3/Sekunde. Durchschnittlich werden 256 Stimuli gemittelt. Fallweise sind auch 512 Durchgänge notwendig. Abgeleitet wird mit Nadelelektroden (Fa. Siemens) von der sensiblen Handarea gegen je eine Referenz am Mastoid beidseits (Kortikogramm) und vom Dornfortsatz C_7 gegen eine frontale Referenz (Spinogramm).

C. Bei 10 Patienten wurde eine *„therapeutische Stimulation"* durchgeführt. Dabei wurde vor dem Thorakotomieverschluß eine epidurale bipolare Elektrode ventrolateral infraläsionell implantiert und extrapleural herausgeleitet. Der Patient wurde dann anschließend halbstündlich über den Gesamttag stimuliert und dazwischen einstündige Pausen eingelegt. Die Stimulation erfolgte mit dem Neurostimucord der Fa. Cordis (Modell 910 A).

Ergebnisse

Die Tabelle 1 zeigt unser Patientengut mit der Segmenthöhe der traumatischen Rückenmarksläsionen.

Tabelle 2 gibt über die Segmenthöhe und die Anzahl operierter primärer und sekundärer Wirbelkörpertumore Auskunft.

In der Tabelle 3 ist die Histologie und Geschlechtsverteilung der operierten Wirbelkörpertumore ersichtlich. Weitaus am häufigsten waren Mamma-Karzinommetastasen, gefolgt von Wirbelkörpermyelomen und Metastasen von Schilddrüsenkarzinomen.

Eine Übersicht über die durchschnittliche Gehfähigkeit in Monaten der Patienten mit häufigen histologischen Befunden gibt Tabelle 4.

Tabelle 1. Segmenthöhe der traumatischen Rückenmarksläsion (n = 66)

$C_7/D_1/D_2$	3
D_1/D_2	3
D_2/D_3	4
D_3/D_4	2
D_4/D_5	9
D_6/D_7	3
D_7/D_8	6
D_8/D_9	2
D_9/D_{10}	3
D_{10}/D_{11}	5
D_{12}/L_1	19
L_2	6
L_3	1

Tabelle 2. Segmenthöhe und Anzahl operierter primärer und sekundärer Wirbelkörpertumoren (n = 118)

D_1	4	D_{10}	8
D_2	3	D_{11}	7
D_3	3	D_{12}	16
D_4	2	L_1	13
D_5	6	L_2	14
D_6	9	L_3	10
D_8	7	L_4	7
D_9	7	L_5	2

Tabelle 3. Histologie und Geschlechtsverteilung primärer und sekundärer Tumore der Wirbelsäule (n = 118)

Geschlecht:	*Alter:* 14 a – 73 a
Männlich: 47	Über 60 Jahre: 22
Weiblich: 71	Über 70 Jahre: 3

Mamma-Karzinom	36
Schilddrüsen-Karzinom	13
Bronchus-Karzinom	8
Myelom	14
Sarkom	5
Hypernephrom	6
Phäochromozytom	1
Peripheres Bronchus-Karzinom mit Einbruch in die WBS	2
Kolon-Karzinom	5
Uterus-Karzinom	4
Chordom	1
Neurinom	7
Morbus Hodgkin	6
Magen-Karzinom	4
Pankreas-Karzinom	3
Osteoblastoma benignum	1
Spondylitis tuberculosa	2

Die postoperativen Mortalitätsursachen werden in Tabelle 5 aufgeschlüsselt, die Komplikationen gehen aus Tabelle 6 hervor.

Die Abbildungen 1 und 2 zeigen evozierte Potentialmuster, wie sie bei infra- und supraläsioneller intraoperativer Stimulation registriert werden.

Tabelle 7 zeigt, daß prinzipiell bei einer positiven Reizantwort bei infraläsioneller Stimulation mit einer Erholung des Rückenmarks gerechnet werden kann. Jedoch läßt sich das Ausmaß dieser Rückbildung bis jetzt aufgrund der spinalen so-

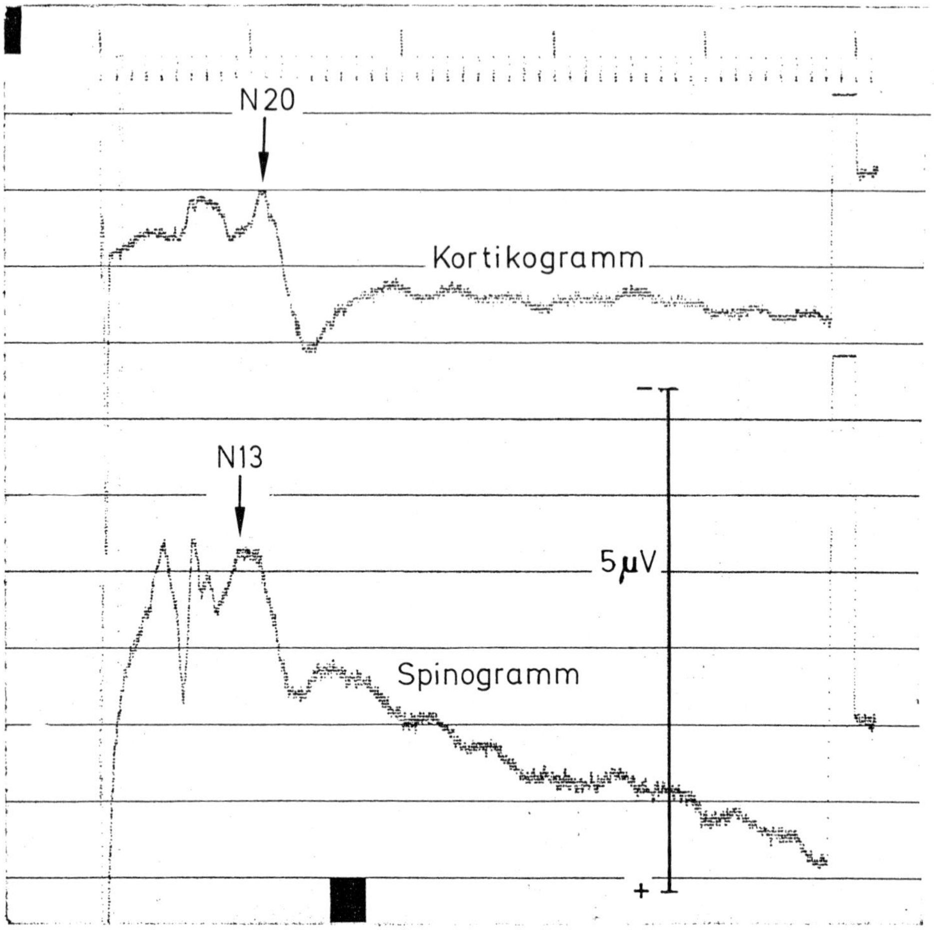

Abb. 1. Kompressionsfraktur des Wirbelkörpers D_{12}. Supraläsionelle intraoperative epidurale Stimulation des RM in Höhe D_6. Es zeigt sich eine hochamplitudige Reizantwort mit kurzer Latenz sowohl über der sensiblen Handarea als auch über dem Dornfortsatz von C_7. Klinisch bot der Patient zur Zeit der Operation einen kompletten sensomotorischen Querschnitt

Tabelle 4. Durchschnittliche postoperative Gehfähigkeit in Monaten

Plasmozyten	38,7
Mamma-Karzinom	15,7
Bronchus-Karzinom	3,8

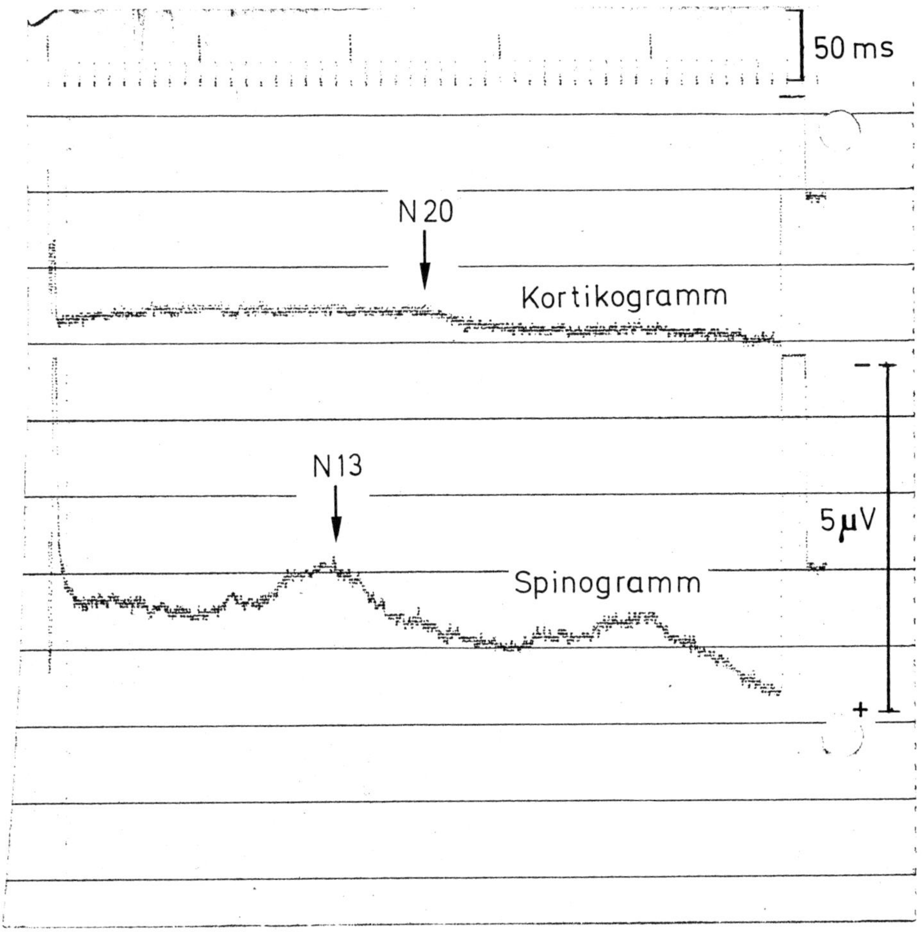

Abb. 2. Kompressionsfraktur des Wirbelkörpers D_{12}. Infraläsionelle intraoperative epidurale Stimulation des RM in Höhe L_2. Im Kortikogramm massive Latenzzunahme und hochgradige Amplitudendepression von N_{20}, jedoch nachweisbare Reizantwort. Im Spinogramm Deformierung und Verbreiterung der Reizantwortpotentiale, ebenfalls deutliche Latenzzunahme gegenüber der supraläsionell evozierten Reizantwort. Klinisch kompletter Querschnitt im Niveau TH_{12}

Tabelle 5. Postoperative Mortalität (n = 8), operierte Patienten (n = 189)

Vaskulär	3 (1 TH_7, 2 TH_{11})
Intraoperativer Schock (Hypovolämie)	1
Pulmonalembolie	1
Retroperitoneal infiziertes Hämatom	1
Pyozyaneus-Meningitis	1
Mediastinitis	1

Tabelle 6. Komplikationen und Fehler (n = 5)

Chylothorax	1
Intraoperativer Herzstillstand	1
Postoperativer Schock mit passagerem Inkompletten Querschnitt	1
Kontinuitätstrennung des Rückenmarks präoperativ nicht erkannt	1
Inkomplette Resektion der Wirbelkörperhinterwand der Gegenseite bei Trauma	1

Tabelle 7. Korrelation: Intraoperative spinale evozierte Potentiale – postoperative Gehfähigkeit und Motorik beim Rückenmarkstrauma (n = 26)

Postoperative Motorik	Intraoperative spinale evozierte Potentiale		
	Positiv	Negativ	Nicht beurteilbar
Gehfähigkeit	14	0	3
Keine Änderung	1	4	1
Für Patienten nutzlose Motorik	0	0	3

matosensorisch evozierten Potentiale nicht präzise voraussagen und reicht von sehr guter Gehfähigkeit bis zur Entwicklung einer geringfügigen Motorik, die für den Patienten vom Standpunkt der Rehabilitation keinen wesentlichen Fortschritt bringt.

Die „therapeutische Stimulation" hat bei den 10 Patienten zu folgenden Ergebnissen geführt:

Auch bei 8–10 Monate alten hohen thorakalen und kompletten Querschnitten kam es nach transthorakalem Zugang und Dekompression des Rückenmarks zu einem Absteigen des sensiblen Niveaus bis zu 6 Segmenten, so daß sich eine günstige Schutzsensibilität entwickelte. Dekubitalulzera heilten ab (ein begleitender Sympathektomieeffekt ist zweifellos zu diskutieren). Während der Stimulation kam es zum Auftreten einer objektivierbaren gebesserten peripheren Durchblutung (Hauttemperaturmessung, subkutanes Xenondepot). Neurotrope Ulzera heilten ab. Bei einem Patienten mit komplettem thorakalen Querschnitt seit 1 Jahr kam es zum Auftreten einer geringfügigen Flexorenaktivität im Hüftgelenksbereich beidseits.

Diskussion

Der ventrale transthorakale Zugang zum Brustmark hat den Vorteil, daß der Spinalkanal erreicht werden kann, ohne das RM selbst instrumentell zu tangieren. Es können ¾ der Zirkumferenz des RM direkt eingesehen werden. Der Zugang gestattet auch die Dura zu eröffnen und mit dem OP-Mikroskop die Rückenmarksverletzung selbst zu revidieren. Die Rekonstruktion der WBK erfolgt unter direkter Sicht des RM, ebenso die Osteosynthese. Die röntgendiagnostische Methode, die am besten geeignet ist, eine Hilfe für die Indikationsstellung zu einem solchen Eingriff zu gewähren, ist die Computertomographie, kombiniert mit einer Myelographie (Hammer u. Valencak 1982). Dieses Verfahren gestattet auch die Seite der Thorakotomie zu bestimmen. Das Problem der RM-Durchblutung verdient zweifellos Beachtung. Segmentarterien sollten nur dann ligiert werden, wenn dies unumgänglich ist. Die Ligatur soll aortennahe erfolgen, um eine ausreichende Kollateralisation zu erhalten (Lazorthes et al. 1958). Die Röntgenverfahren der spinalen Angiographie sind Djindjian et al. (1970) zu verdanken. Wir selbst haben die spinale Angiographie nicht routinemäßig angewandt, sondern gezielt bei bestimmten Differentialdiagnosen. So operierten wir einen Patienten mit der seltenen Form einer Aortenisthmusstenose der unteren thorakalen Aorta, bei welchem es zu einem akuten Querschnittsbild gekommen war. Andere Indikationen zur spinalen Angiographie stellten seltenere Sarkome im Brustwirbelsäulen- und thorakolumbalen Übergangsbereich dar.

Die Anwendung der intraoperativen spinal evozierten somatosensorischen Potentiale scheint uns für die Zukunft sehr vielversprechend zu sein. Der Aufwachtest ist sicherlich ein geeignetes Mittel, intraoperativ die Rückenmarksfunktion zu überprüfen, ist jedoch für den Patienten belastend und kann wahrscheinlich durch die evozierten Potentiale in naher Zukunft ersetzt werden. So zeigten Edgar et al. (1984), daß bei über 410 Eingriffen an der Wirbelsäule (meist dorsale Fusionen mittels Harrington-Instrumentarium) die Treffsicherheit der evozierten Potentiale bei über 97% liegt. Unsere eigenen Untersuchungen konnten zeigen, daß bei Vorhandensein einer Reizantwort nach infraläsioneller Stimulation mit einer Re-Innervationstendenz und Erholung des Rückenmarks zu rechnen ist. Dies gilt auch dann, wenn das infraläsionell evozierte Potentialmuster eine ausgeprägte Amplitudendepression und Latenzverzögerung im Vergleich zur supraläsionell evozierten Reizantwort zeigt. Es ist jedoch bis zum gegenwärtigen Zeitpunkt nicht möglich, bei Vorhandensein einer infraläsionell evozierten Reizantwort, Rückschlüsse auf das Ausmaß der Rehabilitation des Patienten zu ziehen. So zeigen sich bei unseren Patienten bei fast identisch infraläsionell evozierten Reizantworten Rückbildungstendenzen, die von minimalen, für den Patienten nutzlosen motorischen Aktivitäten bis zu vollständiger Gehfähigkeit reichen. Ferner zeigt sich auch bei unseren Patienten, daß die elektrophysiologische Aktivität der Hinterstränge erstaunlich unabhängig von der Tätigkeit der Pyramidenbahn erfolgt. Dies ist in Übereinstimmung mit den Befunden von Rexed et al. (1952), Owen et al. (1979) und Eccles (1960). Die prinzipiell gute Prognose bei nachweisbarer intraoperativer Reizantwort nach infraläsioneller Stimulation stimmt auch gut mit den Befunden von Ziganow und Rowett (1980) und Bricolo et al. (1976) überein. Die von uns an 10 Patienten durchgeführte therapeutische Stimulation läßt aufgrund der geringen Fallzahl noch keine eindeutige Stellungnahme bezüglich funktionsverbessernder Wirkung zu.

Literatur

Bricolo A, Ore GD, da Pian R, Faccioli F (1976) Local cooling in spinal cord injury. Surg Neurol 6:101–106

Djindjian R (1970) L'angiographie de la moelle épinière. Masson et Cie, Paris

Eccles JC (1960) Types of neurons in and around the intermediate nucleus of the lumbosacral cord. J Physiol (Lond) 154:89–114

Edgar M, Jones S, Carter L, Morley T, Ransford A, Webb P (1984) Experience of epidural spinal cord monitoring in 410 cases. In: Schramm J (ed) 2nd International Symposium on spinal cord monitoring. Erlangen (Abstracts) p 10

Hammer B, Valencak E (1982) Der Wert der Computertomographie mit intrathekaler Kontrastverstärkung (CT-Myelographie) beim Wirbelsäulentrauma. Wien Med Wochenschr 11:249–255

Lazorthes G, Paulhes H, Bastide G, Chaucholle A, Zadeh O (1958) La vascularisation arterielle de la moelle. Neurochir (Paris) 4:3–19

Owen MP, Brown HH, Spetzler RF (1979) Excision of intramedullary arteriovenous malformation using intraoperative spinal cord monitoring. Surg Neurol 12:271–276

Rexed B, Ström G (1952) Afferent nervous connection in the lateral cervical nucleus. Acta Physiol Scand 25:219–229

Valencak E (1979) Der vordere operative Zugang zur Brust- und Lendenwirbelsäule. Acta Chir Austriaca 11:121–128

Ziganow S, Rowed DW (1980) The cortical somatosensory evoked potential in acute spinal cord injuries. In: Symposium International. Applications cliniques des potentiels évoqués en neurologie. Lyon, p 98

SEP nach elektrischer Stimulation des N. femoralis in der Differentialdiagnose spinaler Erkrankungen

D. BUDDENBERG, K. LOWITZSCH, G. KRÄMER, G. LÜTH, S. BAYKUSCHEV und H. CH. HOPF

Einleitung

In der Diagnostik spinaler Erkrankungen haben sich sensibel evozierte Potentiale nach Reizung des N. tibialis am Fußgelenk oder in der Kniekehle (Stöhr et al. 1982; Lowitzsch et al. 1983) und nach segmentaler Stimulation bewährt (Jörg et al. 1982).

Zusätzliche Informationen sind oft von den nach Reizung des N. femoralis in der Leistenbeuge evozierten Potentialen zu erhalten, wenn die Ableitung der lumbosakralen Reizantwort nicht gelingt, Amplitude und Konfiguration der Tibialis-SEP keine sichere Aussage zulassen, oder wenn höhere lumbale Wurzeln bzw. Plexusanteile betroffen sind.

Methodik

Zur Ermittlung der normalen kortikalen Antworten nach elektrischer Stimulation des N. femoralis in der Leistenbeuge wurden 19 Nerven bei 6 männlichen und 6 weiblichen Probanden untersucht, die keine neurologischen Ausfälle aufwiesen. Die Altersstreubreite lag zwischen 18 und 73 Jahren.

Als Reizelektroden wurden Oberflächen- oder Nadelelektroden verwendet. Die Nähe zum Nerven in der Leistenbeuge wurde durch die Höhe der motorischen Schwelle kontrolliert. Die Reizintensität betrug 50 bis 100 V; bei jedem Reiz gaben die Versuchspersonen außerdem Sensationen im Hautareal des N. femoralis an.

Die Ableitung erfolgte in der bei Beinnervenstimulation üblichen Technik mit einer differenten Elektrode 2 cm hinter dem 10-20-Punkt Cz und einer mittfrontalen Referenz. Die Analysezeit betrug 100 ms bei im Mittel 200 Durchgängen.

Wir beobachteten eine Folge von je drei positiven bzw. negativen Gipfeln; die Form ähnelte der nach Stimulation des N. medianus am Handgelenk. Wie bei diesen war nicht selten eine W-Form von P_1 zu erkennen.

Die Latenz der N_1-Antwort lag im Mittel bei 20,15 ms; die zur Rumpflänge in Relation gesetzten Werte entsprechen einer Leitgeschwindigkeit von etwa 40 bis 50 m/s. Für die Amplituden N_1/P_1 fanden wir Mittelwerte von 1,8 µV; die Seitendifferenz der N_1-Latenz ergab im Mittel 0,6 ms, der N_1/P_1-Amplitude 0,56 µV (Tabelle 1, Abb. 1).

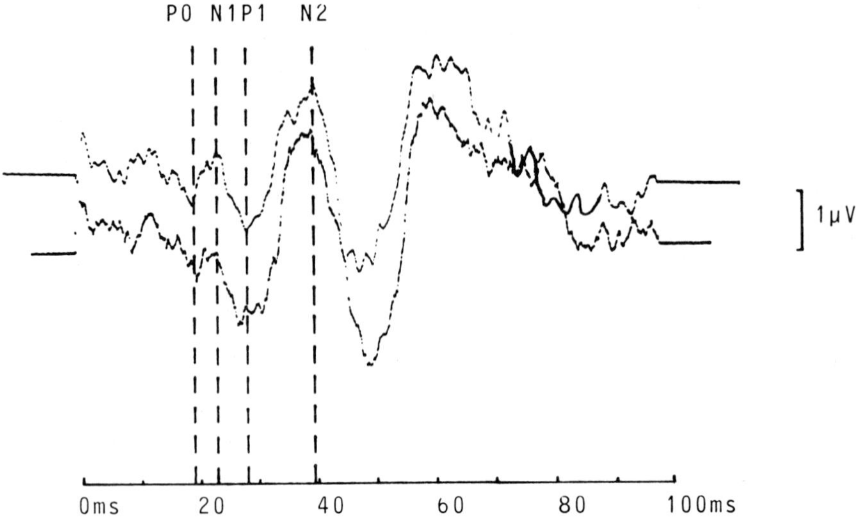

Abb. 1. Normales Femoralis-SEP. Elektrische Stimulation in der Leistenbeuge. Ableitung von der Kopfhaut (C_z')

Tabelle 1. Normalwerte der Femoralis-SEP (Mittlere Latenzen und Standardabweichungen bei 12 Probanden)

	N_1	P_1	N_2	Ampl. N_1/P_1 (µV)
Mittelwert	20,15	28,0	36,6	1,82
Standardabweichung	2,84	2,97	4,65	1,12
n=	16	19	19	18

Klinische Anwendung

In der klinischen Routine haben sich nach unserer Erfahrung die Femoralis-SEP vor allem in Ergänzung zu den Tibialis-SEP bewährt, wenn eine Läsion hoher lumbaler Wurzeln, des Beinplexus oder der Kauda zur Diskussion stand. Auch bei Lumbal- und Thorakalmarkläsionen erbringen sie zusätzliche, manchmal entscheidende Informationen. Die folgenden exemplarischen Fälle mögen die Anwendung erläutern.

Fall 1: Ein 54jähriger Patient klagte seit etwa einem Jahr über zunehmende Schmerzen jeweils nach 50 bis 100 m Gehstrecke, die in den rechten, zum Untersuchungszeitpunkt auch den linken Oberschenkel ausstrahlten. Ein auswärtiges CT zeigte einen eingeengten lumbalen Spinalkanal. Die Untersuchung der SEP erbrachte regelrechte Medianus- und Tibialis-Antworten, während die Femoralis-SEP links hochgradig, rechts gering amplitudenreduziert waren (Abb. 2). Der klinische Verdacht auf eine periphere Läsion wie bei einer lumbalen Stenose konnte hier unterstützt werden.

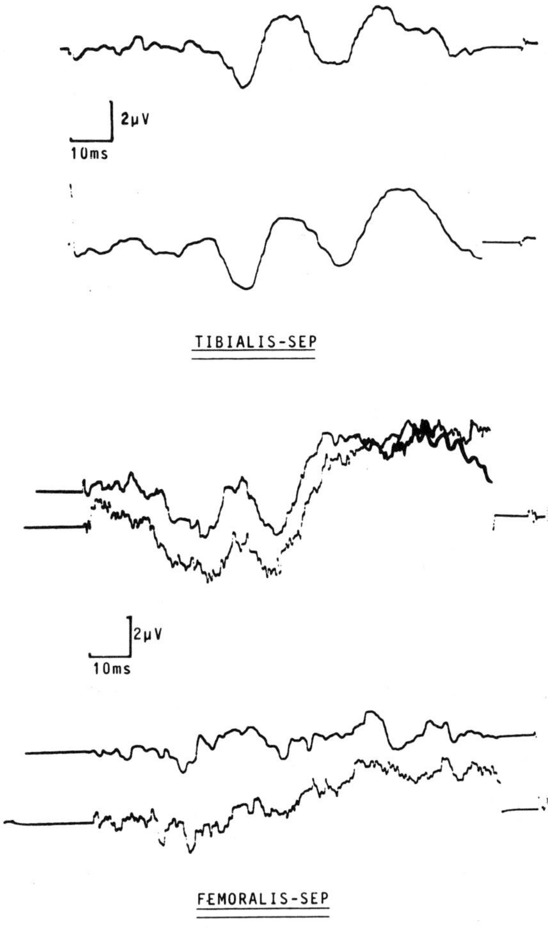

Abb. 2. Tibialis- (A) und Femoralis-SEP (B) bei einem Fall mit Lumbalstenose (Fall 1). Obere Kurve bzw. Kurvenpaar: Stimulation rechts. Untere Kurve bzw. Kurvenpaar: Stimulation links

Fall 2: Bei dem 36jährigen Patienten ergab sich der Verdacht, daß eine vor sechs Monaten erstmalig diagnostizierte Spondylitis tuberculosa der BWS Ursache einer seit vier Jahren bestehenden Gangstörung sei. Klinisch-neurologisch faßbar war nur eine Reflexsteigerung an den unteren Extremitäten; weitere Hinweise auf eine Thorakalmarkläsion wurden gesucht. Bei normalen Medianus-Antworten zeigten die Tibialis-SEP bds. reproduzierbar eine Latenz von 45 ms bei niedriger Amplitude und somit einen nicht sicher pathologischen Befund. Die Scalpableitung nach Femoralisstimulation ließ jedoch eine verlängerte N_1-Latenz von 28,8 ms bei verplumpter Konfiguration erkennen, so daß eine Thorakalmarkläsion anzunehmen war (Abb. 3a und b).

Fall 3: Bei der 39jährigen Patientin bestand seit ca. zehn Jahren eine ataktische Gangstörung. Erst die eingehende neurologische Diagnostik (Neurologische Klinik Ludwigshafen) erbrachte den Verdacht auf das Vorliegen einer Thorakalmarkläsion. Die NMR-Untersuchung zeigte eine Raumforderung bei Th_4 (Abb. 4a, b). Präope-

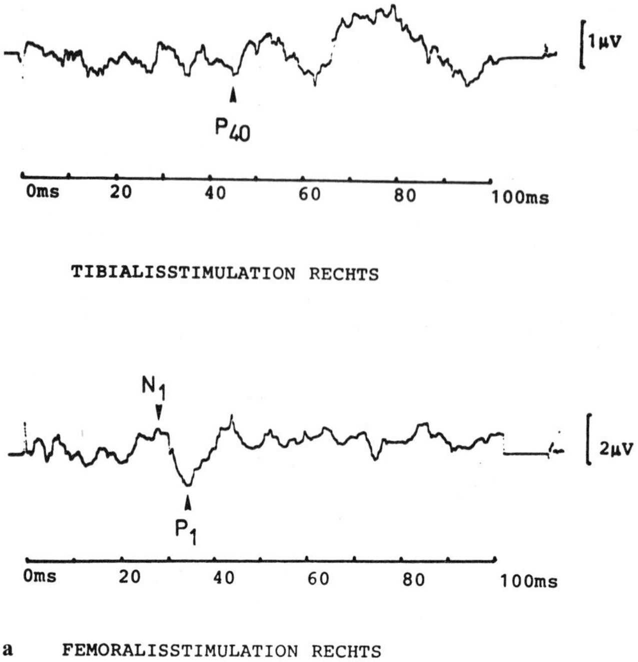

a

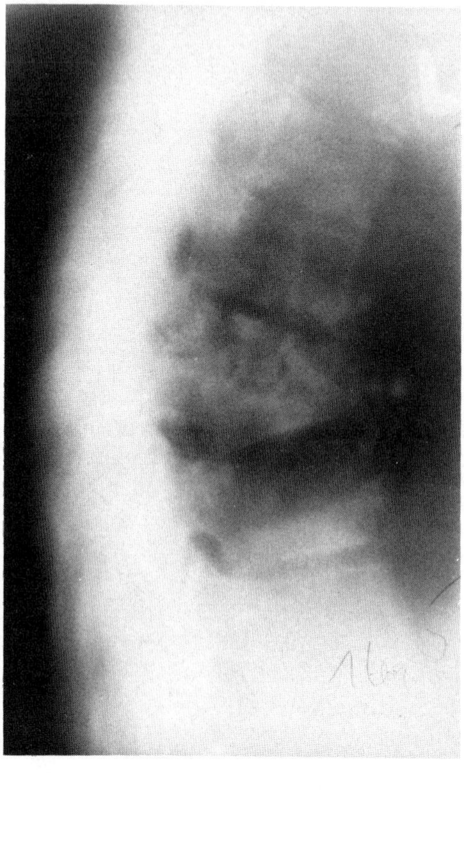

b

Abb. 3a. Tibialis- und Femoralis-SEP bei einem Patienten mit tuberkulöser Spondylitis. P_{40} rechts: 45 ms N_1 rechts: 28,8 ms. **b** Tomogramm des 7. BWK mit tuberkulöser Spondylitis (Fall 2)

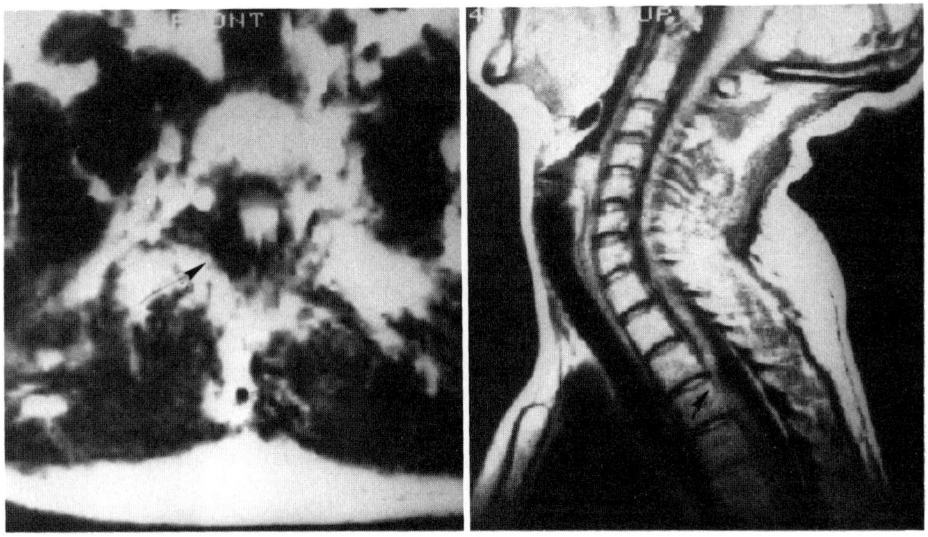

a b

Abb. 4 a, b. Arachnoidalzyste bei Th_4 (Fall 3) NMR-Tomographie, axial **a** und sagittal **b**

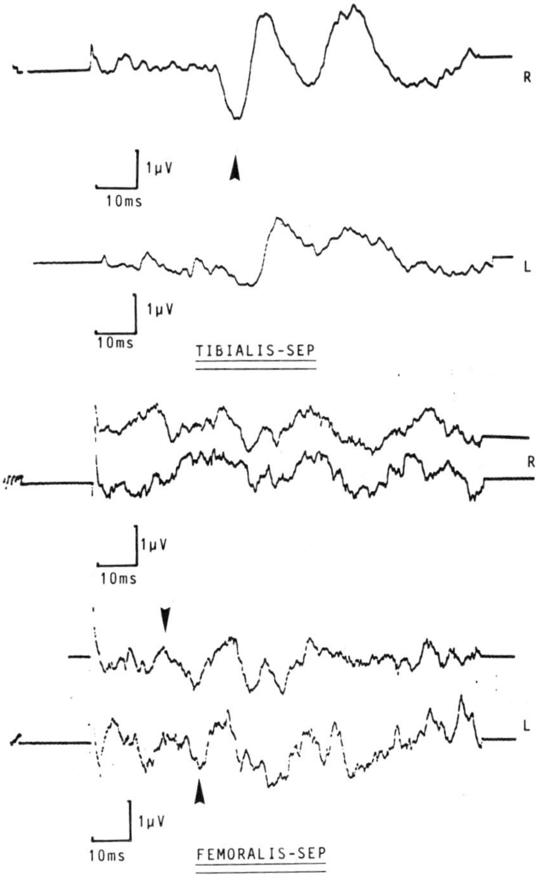

Abb. 4c. Tibialis- und Femoralis-SEP bei einer Patientin mit thorakaler Arachnoidalzyste (Fall 3). A: Tibialis-SEP; B: Femoralis-SEP. ▼: N_1 ▲: P_1. Obere Kurve bzw. Kurvenpaar: Stimulation rechts. Untere Kurve bzw. Kurvenpaar: Stimulation links

rativ leiteten wir die SEP ab, die bei Tibialisstimulation keinen sicher pathologischen Befund, nach Femoralis-Reizung, jedoch einen Ausfall des N_1/P_1-Komplexes rechts entsprechend der Lage des Tumors zeigte (Abb. 4c). Die Operation in der Mainzer Neurochirurgischen Klinik ließ eine ausgedehnte Arachnoidalzyste mit Brustmarkkompression erkennen. Die Befundkonstellation erklärt sich aus der Lage der Geschwulst, die rechts dorsolateral das Mark komprimiert und damit vor allem außen liegende Hinterstrangfasern geschädigt haben dürfte.

Diskussion

Die Untersuchung sensibel evozierter Potentiale nach Beinnervenstimulation läßt bei pathologischen Befunden nicht selten Zweifel über die lokalisatorische Zuordnung der Befunde bestehen. Die Untersuchung der spinalen Reizantwort (Tsuji et al. 1984) bereitet in der klinischen Routinediagnostik vor allem bei Patienten mit para- oder tetraspastischen Syndromen oft erhebliche Schwierigkeiten. Die direkte Stimulation der Kauda (Jörg et al. 1980) oder des Lumbosakralmarks (Ertekin et al.) dürfte in der Routinediagnostik ebenfalls auf Schwierigkeiten stoßen. Eine einfache Untersuchung mit proximalem Reizpunkt zum Ausschluß einer peripheren Leitungsstörung ist dagegen durch die Femoralis-SEP möglich. Weiterhin ergibt sich ein elektrophysiologischer Zugang zu höheren lumbalen Segmentebenen, um bei radikulären, Plexus- und Kaudaläsionen ergänzende Informationen zu erhalten. Bei lumbaler Stenose ergeben die Beinnerven-SEP diagnostische Hinweise (Vogel 1984), die bei entsprechender radikulärer Schmerzausstrahlung sinnvoll durch die Femoralis-SEP zu ergänzen sind. Auch periphere Läsionen des N. femoralis können so erfaßt werden; hier wird von anderer Seite die Stimulation des N. saphenus empfohlen (Synek u. Cowan 1983), die nach unserer Erfahrung aber technisch schwieriger ist. Gegenüber der Segmentstimulation (Jörg 1977) in dieser Region bietet die Femoralis-SEP den Vorteil einer etwas schärferen Darstellung des Primärkomplexes und geringerer Latenzvariabilität.

Zusammenfassung

Untersucht wurden die von der Kopfhaut ableitbaren Antwortpotentiale nach elektrischer Stimulation des N. femoralis in der Leistenbeuge bei 12 Probanden. Die Ergebnisse werden im einzelnen dargestellt und die diagnostische Wertigkeit anhand exemplarischer Fälle aufgezeigt. Femoralis-SEP stellen eine einfach anzuwendende und brauchbare Ergänzung der Tibialis-SEP in der Diagnostik spinaler Erkrankungen dar.

Literatur

Ertekin C, Sarika Y, Ückardesler L (1984) Somatosensory cerebral potentials evoked by stimulation of the lumbosacral spinal cord in normal subjects and in patients with conus medullaris and cauda equina lesions. EEG Clin Neurophysiol 59:57–66

Jörg J (1977) Die elektrosensible Diagnostik in der Neurologie. Springer, Berlin Heidelberg New York

Jörg J, Hielscher H, Podemski R (1980) Die Cauda equina-Neurographie. Schweiz Arch Neurol Neurochir Psychiatr 126:17–25

Jörg J, Düllberg W, Koeppen S (1982) Diagnostic value of segmental SEPs in cases with chronic progressive para- or tetraspastic syndromes. In: Courjon J, Maguière F, Revol M (eds) Advances in Neurology, vol 32: Clinical applications of evoked potentials in neurology. Raven, New York p 347–358

Lowitzsch K, Maurer K, Hopf HCh (1983) Evozierte Potentiale in der klinischen Diagnostik. Thieme, Stuttgart New York

Stöhr M, Dichgans J, Diener HC, Büttner UW (1982) Evozierte Potentiale. Springer, Berlin Heidelberg New York

Synek VM, Cowan JC (1983) Saphenus nerve evoked potentials and the assessment of intraabdominal lesions of the femoral nerve. Muscle Nerve 6:453–456

Vogel P (1984) Die Stenose des lumbalen Spinalkanals. Akt Neurol 11:1–6

Walker N, Schreiber A (1984) Diagnostik und Therapie des engen lumbalen Spinalkanals. In: Hohmann D, Kügelgen B, Liebig K, Schirmer M (Hrsg) Neuroorthopädie 2. Springer, Berlin Heidelberg New York Tokyo

Reversible Veränderungen der Hirnstamm-Potentiale nach manipulativer Atlastherapie bei zerviko-enzephalen Syndromen – Erste Ergebnisse

A. Arlen, B. Gehr und H. Godefroy

Einleitung

Schon die Bezeichnung „zerviko-enzephales Syndrom" sagt aus, daß in diesem Krankheitsbild zwei Gruppen von Symptomen zu unterscheiden sind: einerseits die „peripheren" Symptome radikulärer Topographie, wie Nackenschmerzen und -steifigkeit, C_2-Neuralgie usw., und andererseits die „zentralen", enzephalen Symptome. Damit ist eine Symptomatik gemeint, die offensichtlich supraspinalen Strukturen zuzuordnen ist, für die aber der Nachweis eines faßbaren Korrelats fehlt. Sie umfaßt die für das zerviko-enzephale Syndrom – sowohl die posttraumatische als auch die nicht-traumatische Form – typischen, oft als „psychogen" angesehenen Beschwerden wie Schlaflosigkeit, Konzentrations- und Antriebsschwäche, Unsicherheits- und Schwindelgefühle, Benommenheit, abnorme Ermüdbarkeit, Reizbarkeit usw.

Bei der klinischen und röntgenologischen Untersuchung von Patienten mit zerviko-enzephalem Syndrom läßt sich zumindest für die peripheren Symptome eine somatische Entsprechung finden:

– Klinisch stellt man im Zervikalbereich Verspannungen der Muskulatur, Bewegungseinschränkungen, Druckschmerzpunkte, Hauthyperalgesiezonen usw. fest.

– In der röntgenologischen Funktionsanalyse lassen sich an der HWS sehr oft statische Abweichungen, vor allem aber Gelenkblockierungen nachweisen; es kann sich dabei um teilweise oder vollständige, um Flexions- oder Extensionsblockierungen handeln (Arlen 1978, 1979). Besonders typisch für das zerviko-enzephale Syndrom sind Blockierungen der Kopfgelenke (Gutmann 1976; Gutmann u. Biedermann 1984; Hülse 1983; Wolff 1978, 1983), sowie Blockierungen der Extensionsbewegung (Arlen 1983).

Die diesen Befunden entsprechende Therapie, d.h. Lösen der Blockierungen und Wiederherstellung der normalen arthro-muskulären Funktion, führt oft innert kurzer Zeit zur Besserung der peripheren, aber auch der zentralen Symptome. Diese Tatsache, so erfreulich sie auch für den Patienten ist, stellt doch in bezug auf die Ätiopathogenese des Syndroms ein Problem dar.

Daß durch Deblockierung zervikaler Wirbelgelenke Nackenschmerzen eliminiert werden können, ist plausibel; daß aber dadurch auch enzephale Symptome zum Verschwinden gebracht werden, ist sehr viel weniger einsehbar, und doch liegen dafür unzählige Fallbeispiele vor. Es fragt sich also, ob und wie enzephale Symptome mit einer arthro-muskulären Funktionsstörung der HWS zusammenhängen können, und an welche nervösen Strukturen sie gegebenenfalls gebunden sind.

Um diese Frage zu beantworten, liegt es nahe, die frühen akustisch evozierten Potentiale (FAEP) heranzuziehen, da bestimmte Besonderheiten der enzephalen

Symptomatik an eine Beteiligung des Hirnstamms denken lassen. Entsprechende Untersuchungen sind denn auch bereits andernorts bei posttraumatischen zerviko-enzephalen Syndromen durchgeführt worden, u.a. von Chiappa (1983). Es ergaben sich jedoch in Einzelfällen keine spezifischen pathologischen Abweichungen.

Auch wir selbst konnten bei der Untersuchung von Patienten mit zerviko-enzephalem Syndrom keine signifikanten Abweichungen der FAEP nachweisen. Wir haben deshalb das Vorgehen zur Prüfung der FAEP folgendermaßen erweitert:

– Nebst der üblichen Ableitung in halbliegender Stellung des Patienten werden die FAEP auch in *Extensionsstellung* der HWS abgeleitet, aus der Überlegung heraus, daß die Extension häufig zerviko-enzephale Symptome auslöst oder verschlimmert und die ohnehin schon vorhandene arthromuskuläre Dysfunktion der HWS verstärkt.

– Die Untersuchung der FAEP wird jeweils nach manipulativer Behandlung der HWS wiederholt, um festzustellen, ob sich allfällige pathologische Abweichungen der Potentiale nach Deblockierung der Gelenke zurückbilden.

Dieses Vorgehen bei der Prüfung der FAEP stellt den Versuch dar, Aufschluß über den Funktionszustand des Hirnstamms zu gewinnen, indem man eine *Teilfunktion,* in diesem Falle die der Hörbahn, untersucht und ihr Verhalten bei Änderung der klinischen Symptomatik analysiert.

Methodik

Die Potentialkurven wurden durch monaurale alternierende Klick-Stimulation evoziert, die Anzahl der Stimuli betrug 2048, die Frequenz 20 Hz und die Lautstärke 80 dB HL. Es wurde jeweils zuerst das rechte, dann das linke Ohr gereizt und unmittelbar danach, zur Prüfung der Reproduzierbarkeit, beide Durchgänge unter den gleichen Reizbedingungen wiederholt. Die beiden Durchgänge je einer Seite wurden addiert, die Potentialkurven in der vorliegenden Arbeit entsprechen somit den gemittelten Reizantworten auf 4096 Stimuli.

Tabelle 1. Normalwerte des Labors für die Latenzen der Peaks I, III und V; zusammenfassende Tabelle; Erläuterungen im Text; RO = rechtes Ohr, LO = linkes Ohr

	Normwerte des Labors		
	Peak I	Peak III	Peak V
a) Absolute Latenzen (ms)			
Normalpos. (n = 31)	1,49 ± 0,12	3,68 ± 0,15	5,49 ± 0,20
b) Latenz-Differenzen RO – LO (ms)			
Normalpos. (n = 31)	0,10 ± 0,11	0,10 ± 0,07	0,12 ± 0,09
c) Latenz-Differenzen zw. 2 Durchgängen in Normalpos. (ms)			
Normalpos. (n = 31)	0,05 ± 0,06	0,03 ± 0,05	0,04 ± 0,07
d) Latenz-Differenzen zw. Normalpos. u. Extension (ms)			
Normalpos./Extension (n = 4)	0,08 ± 0,06	0,07 ± 0,06	0,05 ± 0,06

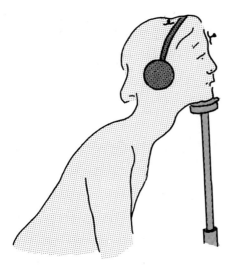

Abb. 1. Ableitung der FAEP in Extensionsstellung der HWS

Die Normalwerte für unser Labor wurden an 31 gesunden Versuchspersonen, 12 Männern und 19 Frauen zwischen 19 und 73 Jahren, erstellt (Tabelle 1a + b). Dabei wurden die Potentiale in der üblichen halbliegenden Stellung des Patienten abgeleitet. Sodann wurde an 4 dieser Probanden getestet, ob die *Extensionsstellung* der HWS beim *Normalen* irgendwelche Änderungen der Potentiale bewirkt. Hierzu wurde nach der Ableitung in liegender Stellung (im Folgenden als „Normalposition" bezeichnet) unter ansonsten gleichen Bedingungen in Extensionsstellung der HWS abgeleitet. Der Proband befand sich dabei in Sitzhaltung und stützte den Kopf auf einen Kinnhalter, so daß die HWS maximal retroflektiert wurde (Abb. 1).

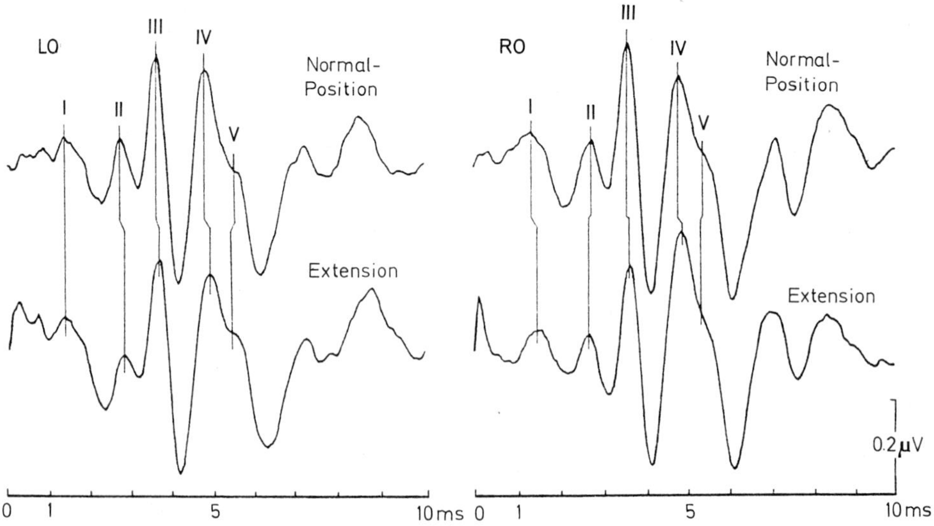

Abb. 2. FAEP bei einer gesunden Versuchsperson, 41 Jahre, weiblich; *obere Kurven:* in Normalposition der HWS abgeleitet; *untere Kurven:* in Extensionsstellung abgeleitet; *RO* = rechtes Ohr, *LO* = linkes Ohr

Es erwies sich, daß die Schwankungen der Latenzen in Extensionsstellung annähernd gleich sind wie die Latenzunterschiede bei 2 aufeinanderfolgenden Untersuchungsdurchgängen in Normalposition, daß also die Extension beim Normalen keine signifikanten Potentialänderungen hervorruft (Tabelle 1c+d). Die Potentialkurven einer der 4 Versuchspersonen dieser Gruppe, einer 41jährigen Frau, sind in Abb. 2 dargestellt.

Kasuistik

Fall 1: I.F., ♂, 43 Jahre; rezidivierendes zerviko-enzephales Syndrom seit 5 Jahren; Nackenschmerzen, Hinterhauptskopfschmerz, beidseits nach frontal bis in die Augen ausstrahlend; Schwindelgefühl bei Extension; der Patient fühlt sich ständig „wie benommen und nicht klar im Kopf", ist mutlos, bedrückt und abnorm ermüdbar und hat Angstzustände; verschiedene Therapieversuche mit Analgetika und Psychopharmaka haben keine Besserung gebracht.

Manualmedizinischer Befund: Zeichen eines Irritationszustandes in den oberen Bewegungssegmenten der HWS, mit Bewegungshemmung und schmerzhafter Verspannung der Nackenmuskulatur, vor allem in ihrer Ansätzen am Okziput; beidseits derbe Verspannungen und Druckschmerzhaftigkeit der Mm. Scaleni, starke Tonisierung und Druckdolenz der Trapezius-Oberränder; hyperalgetische Zeichen in den Dermatomen $C_2/C_3/C_4$.

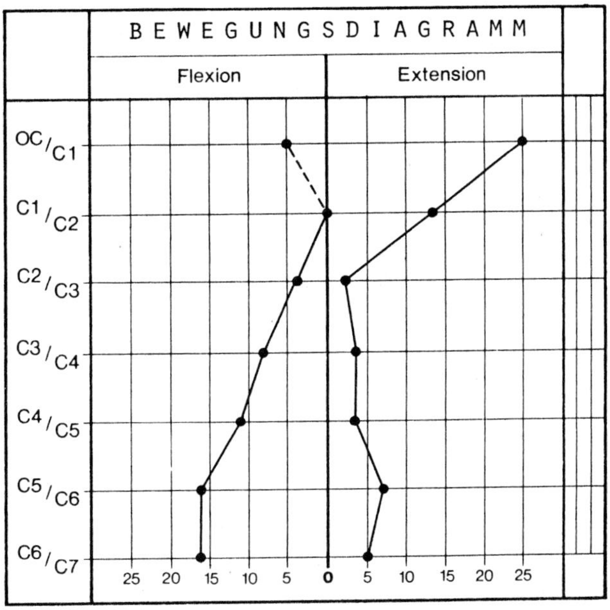

Abb. 3. Fall 1, zerviko-enzephales Syndrom; Bewegungsdiagramm der HWS mit Blockierungen auf mehreren Höhenniveaus

Röntgenaufnahme der HWS a-p und seitlich: mittelgradige Spondylose der HWK_3 bis HWK_6 ohne Verschmälerung der Bandscheibenräume; keine statischen Auffälligkeiten.

Röntgenologische Funktionsanalyse der HWS: erhebliche Störung der Dynamik im oberen und mittleren HWS-Bereich mit Blockierung der Flexion bei C_1/C_2 und der Extension bei C_2/C_3, C_3/C_4 und C_4/C_5 (Abb. 3).

Untersuchung der FAEP

Ableitung in Normalposition, rechtes bzw. linkes Ohr: Die Kurven sind von annähernd normaler Konfiguration, die Latenzzeiten entsprechen der für unser Labor ermittelten Norm (Abb. 4; obere Kurven).

Ableitung in Extensionsstellung: hier tritt eine erhebliche Rechts-Links-Differenz in Erscheinung (Abb. 4, untere Kurven). Während die Reizung des linken Ohres keine wesentlichen Abweichungen gegenüber der Reizung in Normalposition ergibt, zeigt die Potentialkurve des rechten Ohres eine teilweise Verwischung der Potentialgipfel, sowie eine deutliche Latenzverzögerung. Die Werte für die Latenzen (Tabelle 2a) bewegen sich jenseits der in unserem Labor definierten Normgrenzen (Mittelwert ± 2,5 Standardabweichungen). Die Differenz der Latenzen zwischen rechtem und linkem Ohr ist abnorm hoch (Tabelle 2b). Ferner überschreiten die Latenz-Unterschiede zwischen Normalposition und Extension bei weitem die Schwankungsbreite der Werte in der Gruppe der 4 gesunden Probanden, bei denen Normalposition und Extension verglichen wurden (Tabelle 2c). Was die Interpeak-Latenzen betrifft, so läßt sich keine deutliche Tendenz ablesen.

Bei diesem Patienten hat somit die *Extensionsstellung* der HWS eine *einseitige* Störung der FAEP mit pathologischen Latenzwerten erzeugt.

Es wurde nun eine manipulative Atlasbehandlung durchgeführt. Daraufhin trat eine Besserung des Nacken- und Hinterhauptkopfschmerzes ein, und sofort nach

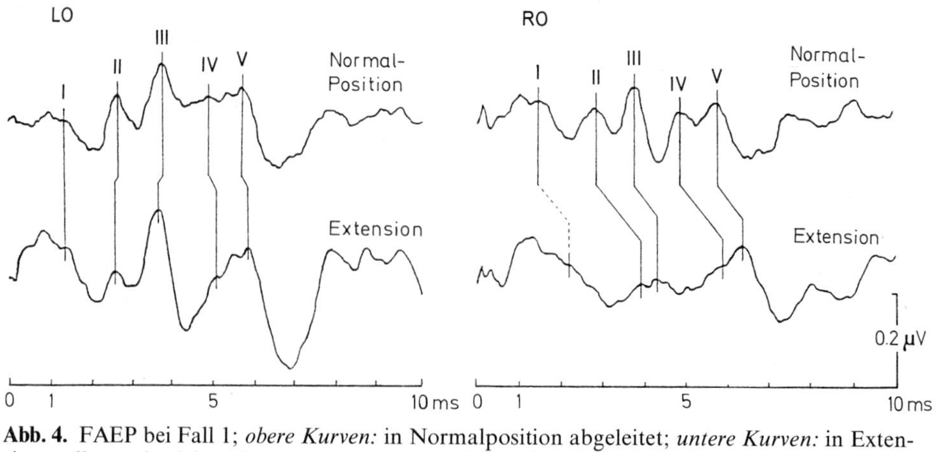

Abb. 4. FAEP bei Fall 1; *obere Kurven:* in Normalposition abgeleitet; *untere Kurven:* in Extensionsstellung abgeleitet; Latenzverzögerung rechts und pathologische Rechts-Links-Differenz bei Extension; *RO* = rechtes Ohr, *LO* = linkes Ohr

Tabelle 2. Fall 1; vergleichende Tabelle der Latenzen in Normalposition und Extension vor und nach Behandlung; Erläuterungen im Text; bei den in Klammern stehenden Werten Peak-Identifikation nicht eindeutig möglich; RO = rechtes Ohr, LO = linkes Ohr

		Vor Behandlung			Nach Behandlung		
		Peak I	Peak III	Peak V	Peak I	Peak III	Peak V
a) Absolute Latenzen (ms)							
Normalpos.	RO	1,40	3,68	5,68	1,40	3,72	5,68
	LO	1,36	3,68	5,68	1,52	3,76	5,72
Extension	RO	(2,12)	4,24	6,28	1,20	3,80	5,68
	LO	1,36	3,64	5,80	1,52	3,68	5,88
b) Latenz-Differenzen RO – LO (ms)							
Normalpos.		0,04	0,12	0	0,12	0,04	0,04
Extension		(0,76)	0,60	0,48	0,32	0,12	0,20
c) Latenz-Differenzen zw. Normalpos. u. Extension (ms)							
	RO	(0,72)	0,56	0,60	0,20	0,08	0
	LO	0	0,12	0,12	0	0,08	0,16

der Behandlung verschwand auch das von dem Patienten als besonders unangenehm empfundene Gefühl ständiger Benommenheit. Bei der manualmedizinischen Funktionsprüfung der HWS war eine Abnahme der muskulären Verspannungen und freiere Beweglichkeit festzustellen.

Unmittelbar nach der Atlastherapie wurden nochmals die FAEP geprüft. Dabei ergaben sich in Normalposition bei Reizung des rechten wie des linken Ohres annähernd die gleichen Potentialkurven wie vor der Atlastherapie, hingegen löste nun die Extensionsstellung keine Veränderung der Konfiguration und keine Latenzverzögerung bei Reizung des rechten Ohres mehr aus (Abb. 5 und Tabelle 2).

Fall 2: P. L., ♀, 17 Jahre; die Patientin ist Judokämpferin, und ihre HWS wurde bereits verschiedentlich forciert; zerviko-enzephales Syndrom mit Schwindelbeschwerden, vor allem morgens und bei Extensionsbewegungen der HWS; Kopf- und Nackenschmerzen, abnorme Ermüdbarkeit und Leistungsabfall in den Kämpfen mit Verlangsamung der Reaktionsfähigkeit; abnorme Reizbarkeit, Schlafstörungen.

Klinische Befunde: paravertebrale Druckschmerzpunkte beidseits in Höhe von C_2 und C_3, starke Druckdolenz des linken Atlasquerfortsatzes; die Beweglichkeit der HWS ist erhalten, sie scheint sogar sehr gut zu sein, und es ist keine eindeutige Blockierung tastbar. Die Extension löst ein undefinierbares Übelsein aus.

Röntgenaufnahme der HWS a-p und seitlich: keine morphologischen Veränderungen; Aufrichtung der Lordose mit angedeutetem kyphotischem Knick bei C_4/C_5. Es besteht eine Stellungsasymmetrie des Atlas im Sinne einer Linkslateralität.

Röntgenologische Funktionsanalyse der HWS: gute Gesamtmobilität, aber Blokkierung der Extension auf C_1/C_2 und C_2/C_3, bei kompensatorischer Hypermobilität der Extension auf C_0/C_1 (Abb. 6).

Eine erste Prüfung der FAEP bei Normalposition und Extension, unter gleichen Reizbedingungen wie beim vorhergehenden Fall, zeigt bei Normalposition normale

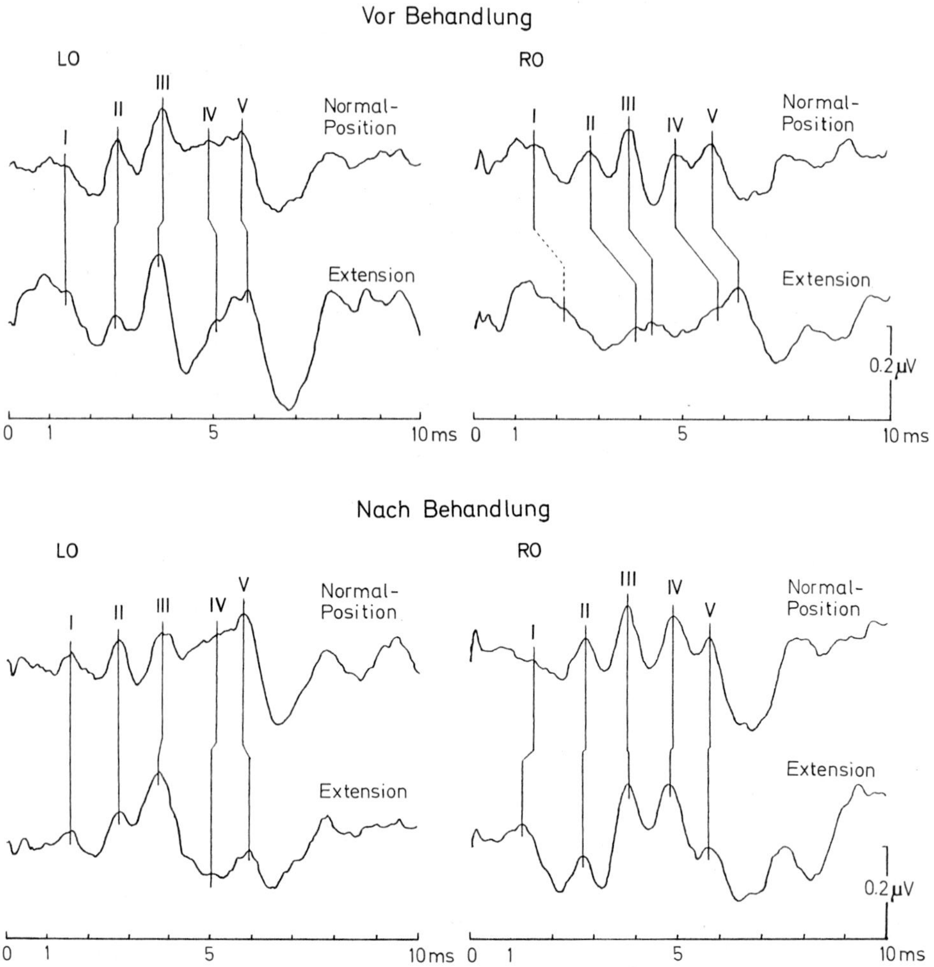

Abb. 5. Fall 1; Vergleich der FAEP vor und nach Atlastherapie; Verschwinden der vor Behandlung bei Extension aufgetretenen Latenzverzögerung rechts; *RO* = rechtes Ohr, *LO* = linkes Ohr

Potentialkurven, sowohl in bezug auf Konfiguration und Amplitude als auch auf Latenzen. Bei Extensionsstellung aber tritt rechts eine erhebliche, links eine etwas geringere Latenzverzögerung auf, ohne signifikante Veränderung der Konfiguration (Abb. 7, obere Kurvenpaare; Tabelle 3a–c).

Nach einer ersten Atlastherapie werden die FAEP erneut kontrolliert. Die Potentialkurven in Normalposition sind völlig identisch mit denjenigen vor der Behandlung. Bei Extension besteht immer noch eine Latenzverzögerung beidseits, doch ist sie geringer als vor der Behandlung. So beträgt beispielsweise jetzt die Latenzverzögerung für Peak I rechts nur noch 0,20 ms und für Peak V rechts 0,24 ms, gegenüber 0,56 ms für Peak I und V vor der Behandlung. Klinisch hat sich der Zustand der Patientin gebessert, doch ist sie noch nicht beschwerdefrei.

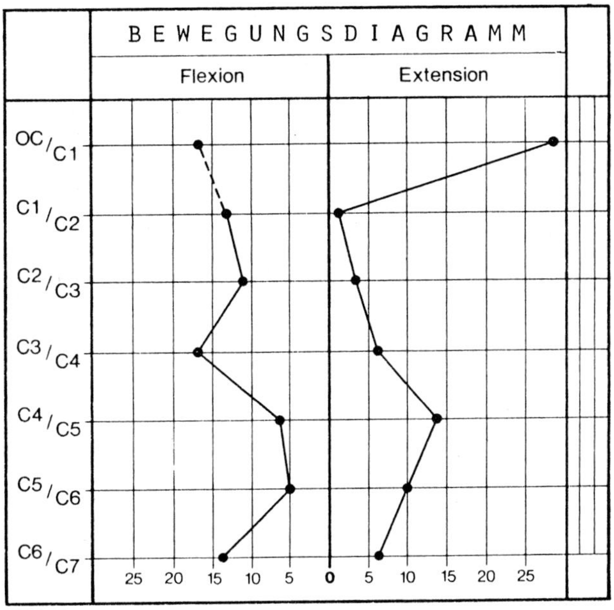

Abb. 6. Fall 2, zerviko-enzephales Syndrom; Bewegungsdiagramm

Tabelle 3. Fall 2; vergleichende Tabelle der Latenzen in Normalposition und Extension vor und nach Behandlung; Erläuterungen im Text; RO = rechtes Ohr, LO = linkes Ohr

		Vor Behandlung			Nach Behandlung		
		Peak I	Peak III	Peak IV/V	Peak I	Peak III	Peak IV/V
a) Absolute Latenzen (ms)							
Normalpos.	RO	1,48	3,60	5,24	1,52	3,64	5,32
	LO	1,44	3,56	5,20	1,52	3,64	5,16
Extension	RO	2,04	3,96	5,80	1,44	3,60	5,36
	LO	1,64	3,80	5,56	1,48	3,64	5,16
b) Latenz-Differenzen RO – LO (ms)							
Normalpos.		0,04	0,04	0,04	0	0	0,16
Extension		0,40	0,16	0,24	0,04	0,04	0,20
c) Latenz-Differenzen zw. Normalpos. u. Extension (ms)							
	RO	0,56	0,36	0,56	–0,08	–0,04	0,04
	LO	0,20	0,24	0,36	0,04	0	0

11 Tage später erfolgt eine weitere Prüfung der FAEP; wieder ergibt die Ableitung in Normalposition vollkommen reproduzierbare Potentialkurven, und wieder zeigt sich bei Extension eine Latenzverzögerung, die derjenigen nach der ersten Behandlung entspricht (0,24 ms für Peak I und V rechts). Eine teilweise Normalisierung der FAEP scheint also seit der ersten Behandlung erhalten geblieben zu sein. Bemerkenswert ist dabei, daß die nach der ersten Behandlung noch bestehende,

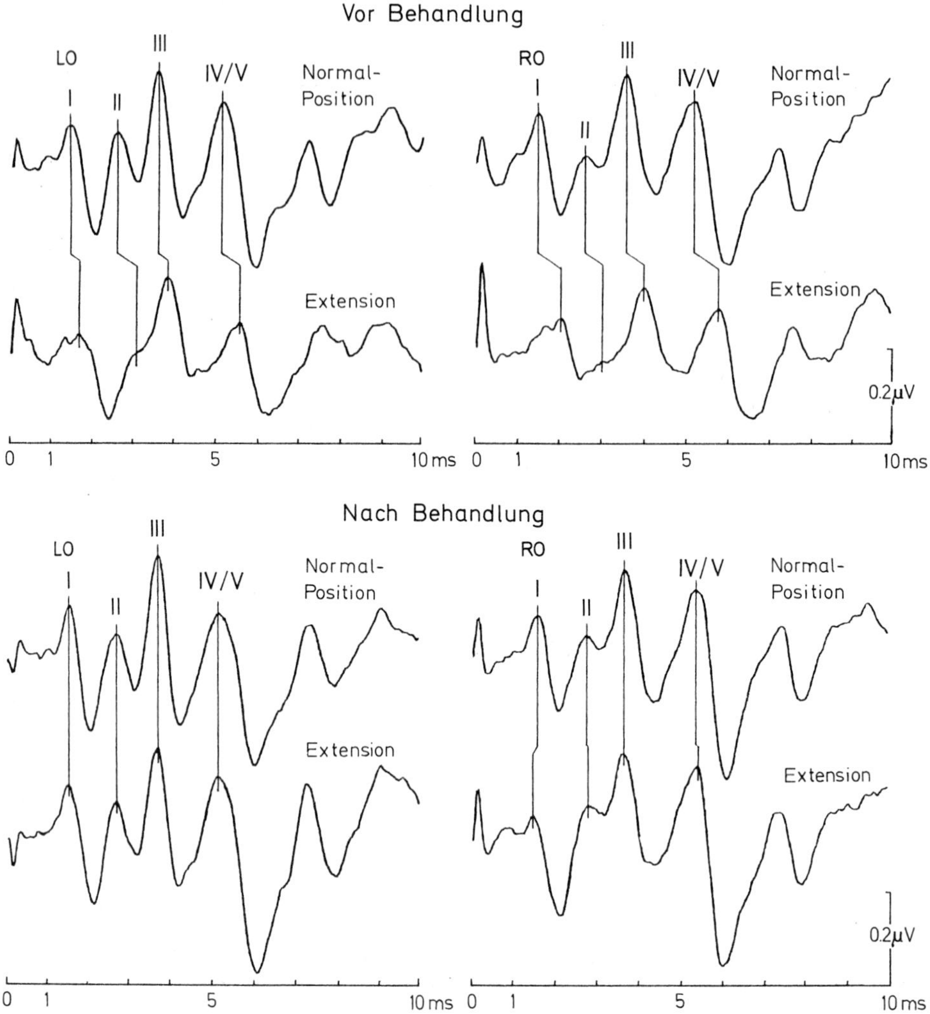

Abb. 7. Fall 2; Vergleich der FAEP vor und nach Atlastherapie; Verschwinden der bei Extension aufgetretenen beidseitigen Latenzverzögerung; *RO* = rechtes Ohr, *LO* = linkes Ohr

durch Extension ausgelöste Störung nach einigen Tagen noch in gleicher Weise objektivierbar ist, während bei Normalposition die Potentiale in beiden Untersuchungen normal bleiben.

Es wird nun eine zweite Atlastherapie durchgeführt, sofort danach werden nochmals die FAEP kontrolliert; und nun ergeben sich sowohl bei Normalposition als auch bei Extension beidseits vollständig normale Potentialkurven (Abb. 7, untere Kurvenpaare; Tabelle 3a–c). Klinisch ist die Patientin nunmehr beschwerdefrei.

Zusammenfassung der Ergebnisse

Die Untersuchung der FAEP in diesen beiden Fällen hat folgende Resultate ergeben:

- Bei beiden Patienten beherrscht eine enzephale Symptomatik das klinische Bild.
- Die röntgenologische Funktionsanalyse der HWS zeigt sowohl im 1. als auch im 2. Fall eine arthro-muskuläre Funktionsstörung der oberen HWS in Form von Gelenkblockierungen, wobei in beiden Fällen vor allem die Extensionsbewegung gehemmt ist.
- Beide Male ergibt die Untersuchung der FAEP in Normalposition keine pathologischen Abweichungen, hingegen erscheint bei Extensionsstellung in beiden Fällen eine Latenzverzögerung und bei Fall 1 zusätzlich eine Rechts-Links-Differenz sowie eine Störung des Kurvenverlaufs rechts. Bei gesunden Versuchspersonen ohne zerviko-enzephale Symptomatik löst die Extension keine Veränderung der FAEP aus.
- Die Lösung der blockierten Gelenke durch manipulative Atlastherapie führt in beiden Fällen zu einer Normalisierung der Latenzen in den FAEP; in Fall 1 verschwindet die Rechts-Links-Differenz und die Störung des Kurvenverlaufs bei Reizung des rechten Ohres.
- Nach Deblockierung der Gelenke und Wiederherstellung der normalen arthromuskulären Funktion kommt es, parallel zur Normalisierung der FAEP, zu einer Besserung sowohl der peripheren zervikalen als auch der enzephalen Symptomatik.

Diskussion

Aufgrund dieser Ergebnisse scheint es möglich, bei Patienten mit Gelenkblockierungen der oberen HWS durch Extensionsstellung eine *reversible Funktionsstörung im Bereich des Hirnstamms* auszulösen, die mit der Deblockierung dieser Gelenke wieder verschwindet.

Es ist bezeichnend, daß diese Störung im Funktionszustand des Hirnstamms nicht in Normal-, sondern erst in Extensionsstellung der HWS hervortritt, in einer Stellung also, welche die auf Grund der Blockierung schon vorhandene arthro-muskuläre Dysfunktion der HWS noch verstärkt. Es ist auch allgemein bekannt, daß die Extension ein auslösender oder verschlimmernder Faktor enzephaler Symptomatik ist.

Welche Bedeutung einer reversiblen Leistungsminderung des Hirnstamms bei zerviko-enzephalen Syndromen zukommt, ist anhand dieser ersten Ergebnisse aus zwei Fällen nicht sicher zu beantworten; es ist hierzu die Bestätigung an einer größeren Gruppe von Patienten erforderlich. Es läßt sich jedoch die Hypothese aufstellen, daß die Funktionsstörung der zentralen Hörbahn eine allgemeinere Funktionsstörung des Hirnstamms anzeigt, welche auch die für enzephale Symptomatik zuständigen Strukturen betrifft. Ferner scheint die Leistungsminderung der Hörbahn mit der arthro-muskulären Dysfunktion der oberen HWS in einem Zusammenhang zu stehen; dafür spricht der *gleichzeitige Rückgang der enzephalen Symptome und der Veränderung in den FAEP nach Lösen der Gelenkblockierungen.*

Es stellt sich also die Frage nach den möglichen Mechanismen, die bei Blockierungen der oberen HWS eine enzephale Symptomatik entstehen lassen könnten.

Wir haben an anderer Stelle mit Hilfe der röntgenologischen Funktionsdiagnostik der HWS gezeigt, daß klinische Symptome beim Zerviko-Enzephalsyndrom um so wahrscheinlicher auftreten, je mehr Blockierungen in der oberen HWS bestehen und je vollständiger sie sind (Arlen 1979). Es scheint, daß enzephale Symptome erst bei einer *Summation* arthrogener nozizeptiver Afferenzen und bei Überschreitung einer bestimmten Afferenz-Schwelle auftreten. Die Ergebnisse der FAEP in den beiden hier beschriebenen Fällen weisen in die gleiche Richtung: die Störung der Hirnstamm-Funktion scheint ebenfalls die Folge einer nozizeptiven Afferenz-Summierung mit Überschreiten einer kritischen Schwelle zu sein, denn sie wird nachweisbar, wenn die Gelenke aus der Normal- in eine Extremstellung gebracht, die Kapseln also maximal gespannt werden, und sie verschwindet wieder bei Rückkehr zur Normalposition.

Als Verbindungsweg von der Nozizeption im Wirbelgelenk zu einer Störung in den Funktionen des Hirnstamms kommen folgende Möglichkeiten in Betracht:

a) *Direkte Verbindungen,* d.h. Verschaltung nozizeptiver arthrogener Afferenzen aus dem Kopfgelenk- und oberen HWS-Bereich mit Bahnen, die zu Kernstrukturen des Hirnstamms ziehen (Wolff 1978; Hülse 1983). Für die vestibulären Kerngebiete konnten solche Verbindungen u.a. von Fredrickson et al. (1966) elektrophysiologisch nachgewiesen werden.

b) *Eine über das vertebro-basiläre System sich ausbreitende, neuro-vaskuläre Störung* (schematische Darstellung Abb. 8)
Das arterielle vertebro-basiläre System erhält seine vasomotorische Versorgung über den sympathischen periarteriellen Plexus, wobei die intrakranielle Verlaufsstrecke zur Hauptsache durch Fasern aus den Spinalnerven C_1 und C_2 innerviert ist (Lazorthes 1961). Der perivaskuläre Plexus setzt sich über die A. basilaris fort und folgt ihren Verzweigungen bis ins arterioläre System. Lazorthes et al. (1976) konnten an der A. basilaris eine unterscheidbare, rechts- und linksseitige Innervation bis zur Abzweigungsstelle der A. cerebri post. verfolgen.

Diese anatomischen Voraussetzungen lassen es denkbar erscheinen, daß eine fortgeleitete Irritation der perivaskulären adrenergen Fasern des vertebro-basilären Systems zu selektiven hämodynamischen Störungen der betreffenden Versorgungsareale, d.h. also auch des Hirnstamms, führen und so die zentrale Symptomatik auslösen könnte. Zahlreiche Autoren, u.a. Decher (1969) vertreten denn auch die Auffassung, in der Pathogenese der enzephalen Symptome spiele eine Reizung des Halssympathikus die dominante Rolle. Umstritten ist jedoch der *Ursprung und Ausgangspunkt* dieser Sympathikus-Irritation. Hierzu können möglicherweise die Ergebnisse der FAEP in den beiden hier gezeigten Fällen – Funktionsstörung im Hirnstamm bei pathologischer Afferenzvermehrung aus den Gelenken der oberen HWS – etwas aussagen. Es könnte sich bei der Sympathikus-Irritation um die Folge eines blockierungsbedingten nozizeptiven Reizes handeln, der über die spinale Verschaltung mit der vegetativen Efferenz in den Segmenten C_1 und C_2 auf den sympathi-

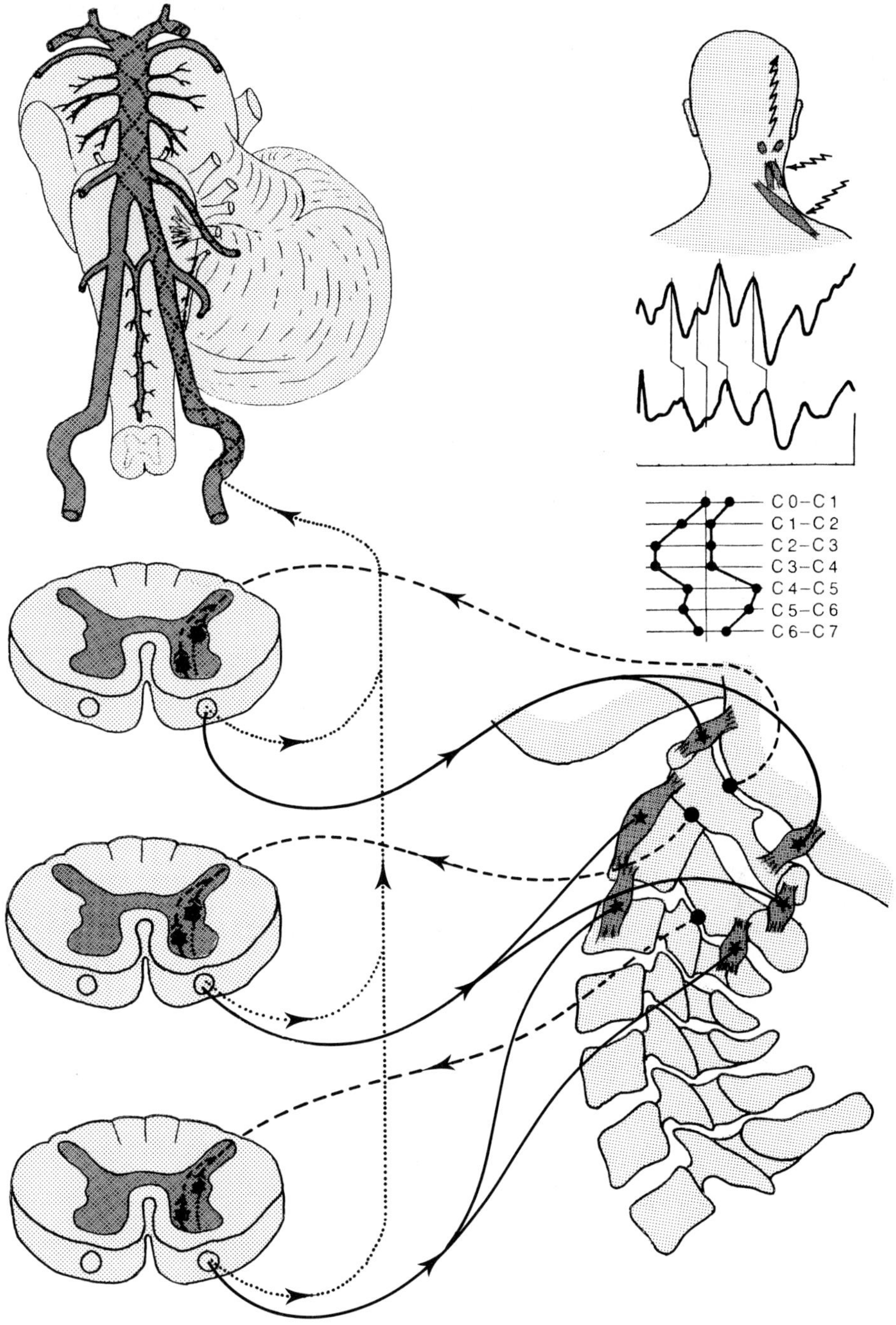

Abb. 8. Schema zur Hypothese über Hirnstamm-Funktionsstörungen durch arthro-vaskulären Reflexmechanismus; Erläuterungen im Text

schen periarteriellen Vertebralplexus übertritt und zentralwärts fortgeleitet wird, im Sinne eines pathologischen arthro-vaskulären Reflexgeschehens (Arlen 1979).

Literatur

Arlen A (1978) Meßverfahren zur Erfassung von Statik und Dynamik der Halswirbelsäule in der sagittalen Ebene. Man Med 16/2:25–35

Arlen A (1979) Biometrische Röntgen-Funktionsdiagnostik der Halswirbelsäule; ihr Aussagewert im zerviko-brachialen und zerviko-zephalen Syndrom. In: Schriftenreihe Manuelle Medizin, Bd 5. Fischer, Heidelberg

Arlen A (1983) Röntgenologisch objektivierbare Funktionsdefizite der Kopfgelenke beim posttraumatischen Zerviko-Zephalsyndrom. In: Hohmann D, Kügelgen B, Liebig K, Schirmer M (Hrsg) Neuro-Orthopädie 1, Halswirbelsäulenerkrankungen mit Beteiligung des Nervensystems. Springer, Berlin Heidelberg New York Tokyo

Chiappa KH (1983) Evoked Potentials in Clinical Medicine. Raven Press, New York

Decher H (1969) Die zervikalen Syndrome in der Hals-Nasen-Ohren-Heilkunde. Thieme, Stuttgart

Fredrickson JM, Schwarz D, Kornhuber HH (1966) Convergence and Interaction of Vestibular and Deep Somatic Afferents upon Neurons in the Vestibular Nuclei of the Cat. Acta Otolaryngol (Stockh) 61:168–188

Gutmann G (1976) Die Schleuderverletzung der Halswirbelsäule. Man Med 14/2:17–28

Gutmann G, Biedermann H (1984) Funktionelle Pathologie und Klinik der Wirbelsäule. Bd 1/Teil 2. Die Halswirbelsäule. In: Gutmann G (Hrsg) Allgemeine funktionelle Pathologie und klinische Syndrome. Fischer, Stuttgart New York

Hülse M (1983) Die zervikalen Gleichgewichtsstörungen. Springer, Berlin Heidelberg New York Tokyo

Lazorthes G (1961) Vascularisation et circulation cérébrales. Masson & Cie Editeurs, Paris

Lazorthes G, Gouazé A, Salamon G (1976) Vascularisation et circulation de l'encéphale. Tome 1. Masson, Paris

Wolff HD (1978) Neurophysiologische Aspekte der Manuellen Medizin. In: Schriftenreihe Manuelle Medizin, Bd 5. Fischer, Heidelberg

Wolff HD (1983) Manualmedizinische Erfahrungen bei Weichteilverletzungen der Halswirbelsäule. In: Hohmann D, Kügelgen B, Liebig K, Schirmer M (Hrsg) Neuro-Orthopädie 1, Halswirbelsäulenerkrankungen mit Beteiligung des Nervensystems. Springer, Berlin Heidelberg New York Tokyo

Zur Pathophysiologie der zervikalen Myelopathie

B. Kügelgen, K. Liebig, A. Hillemacher und G.-H. Galle

Seit 1975 haben wir in Zusammenarbeit mit der Erlanger Orthopädischen Universitätsklinik und der Erlanger Neurochirurgischen Universitätsklinik Patienten mit zervikaler Myelopathie untersucht. Diesem Krankheitsbild wurde an vielen Kliniken etwa ab 1970 mit wachsendem Interesse nachgegangen (Übersicht bei Grote et al. 1979). Trotz rasch zunehmender Literaturfülle muß das Krankheitsbild in seiner Pathophysiologie bis heute als unverständlich bezeichnet werden. Hierfür ist einmal die nach wie vor bestehende Vielfalt von Syndromen, die unter dem Begriff „zervikale Myelopathie" subsumiert werden, anzuschuldigen. Zusätzlich ungünstig wirken sich insuffiziente Untersuchungstechniken aus. Die früher weitverbreitete Annahme, daß die chronische zervikale Myelopathie zumal des älteren Menschen eine *vaskuläre* Myelopathie sei, also analog der zerebrovaskulären Insuffizienz eine spinovaskuläre Insuffizienz darstellte, wurde zunehmend verlassen. Statt dessen wurde die Bedeutung des *mechanischen* Faktors erkannt. Aber auch hierbei gab es 2 Schulen: Während einerseits die pathogenetische Bedeutung eines konstitutionell engen Spinalkanals betont wurde, auf dessen Boden zusätzliche degenerative Veränderungen der Halswirbelsäule schließlich zu einer Kompression des Rückenmarkes führen sollen, wurde auf der anderen Seite herausgestellt, daß nicht die Enge als solche, sondern das pathologische Bewegungsmuster das Krankheitsbild verursachen würde. Dieses pathologische Bewegungsmuster soll dazu führen, daß statt der überwiegenden Rollbewegung der einzelnen Wirbelkörper beim Vor- und besonders beim Rückwärtsneigen des Kopfes es vielmehr zu einem Wirbelgleiten kommen soll mit einer treppenförmigen Verformung, die auf das Rückenmark Druck ausübe.

Wir haben daher Videoaufnahmen von Halswirbelsäulendurchleuchtungen bei Patienten durchgeführt, die entweder eigene Patienten der Universitäts-Nervenklinik waren oder die wir konsiliarisch für die Neurochirurgische Universitätsklinik oder die Orthopädische Universitätsklinik Erlangen untersucht haben.

I. Die zervikale Myelopathie – Krankheitsbild

„Zervikale Myelopathie" wird als Begriff nicht einheitlich verwendet. Es ist keinesfalls korrekt, „zervikale Myelopathie" für ein Krankheitsbild festzuschreiben, bei dem es durch degenerative Veränderungen der Halswirbelsäule zu einer Rückenmarksschädigung im Halsbereich kommt. Dies geschieht allerdings im Schrifttum, zumal im neurochirurgischen Schrifttum, sehr häufig. Zusätzlich verwirrend wirkt sich aus, wenn Verlaufseigentümlichkeiten zu pathogenetischen Aussagen verleiten. „Akute zervikale Myelopathie" ist nicht identisch mit einer durch Bandscheiben-

Protrusion und -Prolaps verursachten zervikalen Rückenmarksschädigung, und „chronische zervikale Myelopathie" nicht identisch mit spondylarthrotisch verursachter Halsmarkläsion.

„Zervikale Myelopathie" bezeichnet ein Syndrom, nämlich eine Rückenmarksbeeinträchtigung im Halsbereich. Einem Syndrom „zervikale Myelopathie" können vielfältige Ursachen zugrunde liegen. Beispielhaft seien die spinale Form einer Encephalomyelitis disseminata, ein Tumor im Bereich der zervikalen Wirbelsäule, eine Strahlenmyelopathie, auch ein sogenanntes Schleudertrauma der Halswirbelsäule angeführt.

II. Die zervikale Myelopathie infolge Bandscheibenerkrankung

1. Der akute mediane zervikale Bandscheibenvorfall

Dieses Krankheitsbild ist die am klarsten abgegrenzte Ursache des Syndroms „zervikale Myelopathie". Die Krankengeschichte ist kurz, das heißt allenfalls mehrere Stunden bis wenige Tage, die Entwicklung kann, braucht aber nicht notwendigerweise schlagartig zu verlaufen. Betroffen sind überwiegend jüngere Patienten, die deutliche Beschwerden beklagen und erhebliche neurologische Ausfälle im Befund erkennen lassen, meist sowohl von seiten des Rückenmarkes als auch der abgehenden Wurzeln. Einmal haben wir dieses Syndrom bei einem jungen Patienten diagnostiziert, der wohl wegen einer Bandscheibenerkrankung einer Wirbelsäulen-Distraktion unterzogen worden war und der wegen einer akuten aufsteigenden Polyneuritis eingewiesen wurde. – Tatsächlich sind differentialdiagnostisch die akute, idiopathische Polyneuritis sowie akute Myelitiden abzugrenzen, dies ist durch neurologischen Befund und Liquordiagnostik sowie Myelographie aber sicher möglich. – Sämtliche Fälle von akuten medialen zervikalen Bandscheibenvorfällen, die wir untersuchen konnten, zeigten günstige Ergebnisse. Es wurde frühzeitig operiert, der neurologische Befund erbrachte präoperativ Ausfälle im Sinne eines Querschnittssyndroms, sämtliche Fälle zeigten mindestens eine erhebliche Besserung. (Die traumatisch bedingten akuten zervikalen Myelopathien sind anders zu beurteilen. Selbst bei gleicher klinischer Ausgangsposition sind hier ganz unterschiedliche postoperative Verläufe zu beobachten.)

Wir kennen allerdings mittlerweile mehrere Patienten mit nachgewiesenem akuten zervikalen medialen Bandscheibenvorfall, die sich trotz Zuratens nicht operieren ließen. Bei sämtlichen Patienten bestand ein inkomplettes Querschnittsyndrom. Unter konservativer Therapie mit Entlastung der HWS durch überwiegende Bettruhe sowie externe Fixierung mittels Halskrawatte zeigten alle Patienten auch ohne Operation eine deutliche Rückbildung der Symptome innerhalb weniger Wochen. Gleiches berichtet auch Schliack (1983).

Hieraus ergibt sich, daß das Krankheitsbild zwar gut definiert ist und auch gut zu diagnostizieren ist, die Operation auch wohl hilfreich und indiziert ist, jedoch eine Abgrenzung von den Fällen, bei denen eine Operation zu raten ist, zu den anderen Fällen, bei denen der Versuch einer konservativen Therapie gerechtfertigt ist, noch nicht möglich ist. Als Regeln gelten, daß bei stärker ausgeprägtem neurologischen Defizit infolge Querschnittsyndroms die Operationsindikation zwingender zu stellen ist. Dies ist jedoch nicht als methodisch exakt belegt anzusehen.

2. Die chronische zervikale Myelopathie infolge Bandscheibenerkrankung

Die Diagnose und Unterteilung dieses Syndroms ist weitaus schwieriger. Es sei zunächst noch einmal klargestellt, daß hierunter wirbelsäulenbedingte Läsionen des Halsmarkes gemeint sind. Für die Diagnose einer solchen vertebragenen Myelopathie haben wir 4 Kriterien gefordert (s. Tabelle 1).

Tabelle 1. Kriterien zur Diagnose einer (vertebragenen) chronischen zervikalen Myelopathie

I.	Hinweise aus Anamnese und Beschwerdebild
II.	Auf das Halsmark weisender neurologischer Befund
III.	Positive Hinweise im Myelogramm
IV.	Ausschluß anderer Erkrankungen

a) Positive Hinweise aus Anamnese und Beschwerdebild

Die sogenannte chronische zervikale Myelopathie infolge degenerativer Wirbelsäulenveränderungen kann sich durchaus unterschiedlich schnell entwickeln. Die meisten unserer Patienten berichteten bei der Erstuntersuchung über eine Erkrankungsdauer von mehreren Monaten bis zu 2 Jahren, jedoch sind auch weitaus längere Krankheitsverläufe zu beobachten. Die durchschnittliche Anamnesendauer bei unseren Patienten betrug 2 Jahre und 2 Monate (Kügelgen et al. 1980). Die Patienten sind überwiegend männlichen Geschlechts und im mittleren bis höheren Lebensalter (s. Tabelle 2).

Ein schubweiser Verlauf, insbesondere wenn Remissionen zu beobachten sind, oder gar deutliche Hirnnervenstörungen, etwa in Form von Schluckstörungen, sind ungewöhnlich für eine solche vertebragene zervikale Myelopathie. Sie dürfen keinesfalls zwanglos auf ein Hirnstammsyndrom infolge zunehmender Ummauerung der Arteria vertebralis bezogen werden. Gerade derartige Hirnnervenstörungen weisen nachdrücklich in eine andere differentialdiagnostische Richtung, am ehesten ist dann eine Enzephalomyelitis disseminata und eine amyotrophische Lateralsklerose auszuschließen. Die bei unseren Patienten gefundenen Beschwerden zeigt Tabelle 3.

Tabelle 2. Geschlechtsverteilung (n = 112)

Männer 81%
Frauen 19%

Tabelle 3. Beschwerden

Miktionsstörungen	27%
Gehstörungen	77%
Armschwäche	46%
Diffuse Schmerzen und Mißempfindungen	68%
Radikuläre Armschmerzen	39%
Lhermittesches Zeichen	5%

b) Auf das Halsmark weisender neurologischer Befund

Diese Forderung scheint auf den ersten Blick banal. Dennoch verleitet einerseits die Vielfalt der Rückenmarksfunktionen dazu, bei dem mitunter recht bunten klinischen Bild infolge einer Halsmarkschädigung einen multilokulären Krankheitsprozeß anzunehmen, zum zweiten werden insbesondere Hirnnervenstörungen gar nicht so selten auf eine Mangelversorgung im Versorgungsbereich der Arteria vertebralis und Arteria basilaris bezogen und damit etwas voreilig ebenfalls einer Erkrankung der Halswirbelsäule zugeordnet, und zum dritten muß nach manchen Befunden, die beweisen, daß die Erkrankung über einen Halsmarkprozeß hinausgeht, durch apparative Diagnostik gesucht werden. Dies gilt für zwei häufige Differentialdiagnosen, die Enzephalomyelitis disseminata, hier kann die Neuritis nervi optici oft nur durch die pathologischen visuell evozierten Potentiale erfaßt werden, sowie für die amyotrophische Lateralsklerose, wenn nämlich die Schädigung des 2. motorischen Neurons im Beinbereich nur durch die Elektromyographie nachgewiesen werden kann.

Bei der klinischen Untersuchung fanden wir bei unseren Patienten folgende neurologische Symptome (s. Tabelle 4):

Tabelle 4. Neurologische Symptome

Paraspastik	21%
Tetraspastik	66%
Zentrale Paresen	
Nur an den Armen	9%
Nur an den Beinen	21%
An den Armen und Beinen	18%
Radikuläre Paresen am Arm	18%
Sensibilitätsstörungen	
Uncharakteristisch	39%
Lagesinn (nie allein)	9%
Radikulär	23%
Querschnittsähnlich	16%
Dissoziiert	4%
Keine	27%

Gerade daß wir in 27% keine sicheren Sensibilitätsstörungen finden konnten, ist bemerkenswert und zeigt, wie sehr die Differentialdiagnose der amyotrophischen Lateralsklerose beachtet werden muß.

c) Positive Hinweise im Myelogramm

Typische Befunde bei der zervikalen Myelographie sind die Eindellungen der Kontrastmittelsäule, wie sie zumal in Funktionsstellungen erkennbar sind. In Retroflexion des Kopfes kann auch ein Stop des Kontrastmittels erkennbar werden. Dieser Stop ist bei Inklination des Kopfes in der Regel wieder aufgehoben, lediglich bei weit fortgeschrittenen Fällen liegt ein kompletter Stop der Kontrastmittelsäule vor, der auch bei Inklination nicht überwindbar ist. Die Bedeutung der Funktionsaufnahme nicht nur im Myelogramm, sondern auch bei den Übersichtsröntgenaufnahmen wurde von Distelmaier (1977), die Bedeutung der Funktionsaufnahmen beim Queckenstedtschen Versuch und bei der Myelographie besonders von Eickhoff und Voigt (1973) herausgestellt.

d) Ausschluß andersartiger Erkrankungen

Wir haben lernen müssen, daß es pathognomonische Befunde für die sogenannte chronische zervikale Myelopathie bei Bandscheibenerkrankungen nicht gibt. Hochgradige und auf die spondylarthrotisch bedingte zervikale Myelopathie hinweisende Veränderungen im Myelogramm haben wir auch bei 3 Patienten gesehen, bei denen wir später eine amyotrophische Lateralsklerose diagnostizieren mußten. Gleiches kennen wir von Patienten mit einer Encephalomyelitis disseminata, bei denen der anläßlich der hohen Myelographie gewonnene Liquor beweisende Veränderungen im Sinne eines chronisch entzündlichen Prozesses aufwies und die scheinbar so typischen und eindrucksvollen myelographischen Veränderungen im Zervikalbereich an diagnostischem Gewicht minderte. Mehrfach wurde schon darauf hingewiesen, daß die Differentialdiagnose der amyotrophischen Lateralsklerose sehr schwierig sein kann, einmal weil bei der zervikalen Myelopathie infolge Bandscheibenerkrankungen Sensibilitätsstörungen fehlen können, zum anderen weil die amyotrophische Lateralsklerose mit einer Spastik beginnen kann. Ein die chronische zervikale Myelopathie ausschließender Befund ist der elektromyographische Nachweis von Spontanaktivität im Bereich der Beine. An den Armen kann allerdings, wie wir bei einigen Patienten mit gesicherter zervikaler Myelopathie beobachten konnten, durchaus in einem Muskel, über den sogar ein gesteigerter Reflex läuft, Spontanaktivität nachgewiesen werden. Dies ist ein etwas ungewöhnlicher Befund!

Der Ausschluß andersartiger Erkrankungen sollte aber nicht nur klinisch und durch Verlaufskriterien, sondern durch obligate Zusatzdiagnostik erfolgen. Hierzu gehört eine kraniale Computertomographie sowie eine Röntgenuntersuchung des zerviko-okzipitalen Übergangs. Weiterhin ist der bei der hohen Myelographie gewonnene Liquor einer Elektrophorese zuzuführen. Lediglich die Zellzahl und quantitativ das Eiweiß zu bestimmen, ist unzureichend. Bei entsprechendem Verdacht aufgrund anamnestischer Hinweise und des klinischen Befundes ist auch eine funikuläre Spinalerkrankung durch die Bestimmung des B-12-Spiegels sowie die elektromyographische Untersuchung der Beinmuskeln indiziert.

Der Operateur erwartet vom Nervenarzt nicht nur eine differentialdiagnostische Abgrenzung und Sicherung der Diagnose, sondern auch eine klinische Höhendiagnostik. Dies ist einigermaßen sicher möglich, wenn zusätzlich ein radikuläres Syndrom besteht. Ansonsten aber kann eine exakte Angabe über den erkrankten Bereich der Halswirbelsäule mit klinischen Mitteln unmöglich werden. Dann ist man auf apparative Hilfsmethoden angewiesen. Die einfachen elektrodiagnostischen Untersuchungen und der klinische Befund helfen dann nicht mehr (Huffmann 1977), man wird dann zunehmend auf die differenziertere elektrophysiologische Diagnostik mit Bestimmung der kortikalen Reizantwortpotentiale (somatosensorisch evozierte Potentiale) (Baust et al 1972; Jörg 1974, 1976, 1977) angewiesen sein. Die sicherste Methode zur Höhenlokalisation ist aber die Diskographie (Ciba u. Kühner

1976). Diese Untersuchung ermöglicht neben der exakten Bestimmung der erkrankten Etage auch die Unterscheidung zwischen diskogener und spondylarthrotischer zervikaler Myelopathie. Wie bereits Hamel et al. (1980) mitteilten, kann nämlich auch eine diskogene zervikale Myelopathie, also eine zervikale Myelopathie infolge eines sogenannten weichen medianen zervikalen Bandscheibenvorfalls oder einer Bandscheibenprotrusion, ohne ein akutes vertebrales Syndrom verlaufen, d.h. ohne Nackenschmerzen und ohne eine Fixierung der Halswirbelsäule. Auch die Entwicklung der neurologischen Störungen braucht bei diesem Krankheitsbild keinesfalls akut oder subakut zu sein, sondern kann sich allmählich über viele Monate erstrekken. Von der Verlaufsdynamik her ist also eine Differenzierung zwischen einer diskogenen zervikalen Myelopathie und einer spondylarthrotischen zervikalen Myelopathie nicht mit Sicherheit möglich. Auch wir fanden bei mindestens 19 unserer Patienten mittels Diskographie heraus, daß sie trotz einer mehrmonatigen Anamnese und ohne deutliches vertebrales Syndrom an einer diskogenen zervikalen Myelographie litten. Diese Unterscheidung zwischen diskogener und spondylarthrotischer zervikaler Myelopathie ist von großer Bedeutung, da nach diskogen bedingten zervikalen Myelopathien durch die Operation deutliche Besserungen möglich sind, offenbar abhängig vom Zeitpunkt der Operation (Kügelgen et al. 1980). Bei den spondylarthrotischen zervikalen Myelopathien hat die Operation nur einen Stillstand der neurologischen Störungen erbracht, so daß hier nur bei nachweisbarer und anhaltender Verschlechterung zu operieren wäre. Lediglich die Beschwerden besserten sich auch bei diesen Patienten (Liebig et al. 1980).

Leider ist nun die Diskographie keine Untersuchungsmethode, der wir alle Patienten, die uns mit der Frage einer zervikalen Myelopathie zugewiesen wurden, zuleiten können. An der Erlanger Orthopädischen Universitätsklinik wird die Diskographie ausschließlich präoperativ durchgeführt, wenn also die Operationsindikation bereits entschieden ist. Damit entfällt diese Untersuchung als Kriterium zur Operationsindikation. Unser Versuch, retrospektiv Eigenschaften der Patienten, die an einer diskographisch nachgewiesenen diskogenen zervikalen Myelopathie litten, zu analysieren und sie anhand anderer Kriterien vom Patienten mit einer spondylarthrotisch bedingten zervikalen Myelopathie zu trennen, erbrachte aber lediglich, daß einige der Patienten jünger waren, die einen sogenannten weichen Prolaps erlitten hatten; eine obere Altersgrenze ließ sich aber nicht angeben, es waren auch Patienten in höherem Lebensalter betroffen. Deutliche Unterschiede in der klinischen Symptomatik ließen sich ebenfalls nicht eruieren. Es scheint also höchstens erlaubt, bei einer jungen Frau eine spondylarthrotisch bedingte chronische zervikale Myelopathie für weniger wahrscheinlich zu halten als eine diskogene chronische zervikale Myelopathie.

Bei der spondylarthrotischen zervikalen Myelopathie ist die nachweisbare und anhaltende Verschlechterung des neurologischen Bildes für die Operationsindikation von entscheidender Bedeutung. Es muß aber zugestanden werden, daß dies nicht unproblematisch ist. So genau sich die Kraftentfaltung, Sensibilität und Reflexbefund erheben und beschreiben lassen, so schwierig sind Bewegungsstörungen wie eine Spastik zu erfassen. In einer viel zitierten Arbeit versuchte Nurick (1976), den neurologischen Befund in einer Bewertungsziffer zu erfassen. Dies erscheint nicht sinnvoll, da einmal die einzelnen Symptome den Patienten unterschiedlich stark behindern und sie zum anderen auch eine unterschiedliche Dynamik zeigen.

Diese Bewertungsziffer täuscht eine Pseudo-Genauigkeit vor. Den Verlauf anhand von sozialen Fertigkeiten wie Arbeitsfähigkeit oder -unfähigkeit abschätzen zu wollen, ist noch unzuverlässiger, da vielfältige, nicht erfaßte Einflüsse hier miteingehen. Dies kann durch eine noch so große Zahl von Fällen nicht ausgeglichen werden (Gonzàlez-Feria und Peraita-Peraita berichten über 521 Fälle von chronischer spondylotischer Myelopathie aus 22 Kliniken in Spanien und Portugal 1975). Es bleibt alleine die genaue klinische Untersuchung und zunächst die verbale Beschreibung des Befundes. Es gibt Bemühungen, Bewegungsstörungen mit technischen Mitteln sowie audiovisuellen Medien zu erfassen. Die von der Arbeitsgruppe um Brussatis, Mainz, durchgeführten Untersuchungen zur quantitativen Erfassung der Spastik sind wohl noch nicht für die klinische Routine geeignet (Bodem et al. 1981). Die ausschließlich klinische Untersuchung vieler Patienten, zumal über längere Zeiträume, ist auch für erfahrene Untersucher nicht leicht. Wenn dazu dann aber noch die Untersucher wechseln, wie sich das in einer Klinikambulanz nur selten vermeiden lassen wird, so ist eine sichere Abschätzung des Verlaufs bei diesen Patienten mit ihren Bewegungsstörungen noch weiter erschwert. Es kommt noch hinzu, daß die Symptome nicht nur von der Dynamik des zugrundeliegenden Krankheitsprozesses bestimmt werden, sondern auch durch therapeutische Maßnahmen wie Krankengymnastik oder möglicherweise sogar noch medikamentöse antispastische Behandlungen verändert werden. Daher haben wir bei einzelnen Kranken kurze *Videoaufnahmen* der Koordinationsstörungen, also der Diadochokinese und des Gangbildes, durchgeführt und konnten lernen, daß dies eine ganz wertvolle Hilfe zur Verlaufsbeobachtung darstellt.

3. Pathophysiologie der vertebragenen zervikalen Myelopathie

So anerkannt und übersichtlich die Pathophysiologie des akuten zervikalen Bandscheibenvorfalls mit einem Querschnittssyndrom ist, so umstritten sind nach wie vor die Verhältnisse bei der chronischen zervikalen Myelopathie infolge degenerativer Wirbelsäulenveränderungen. Bereits 1911 haben Bailey und Casamajor auf osteoarthritische Veränderungen der Wirbelsäule als Ursache von Rückenmarkskompressionen hingewiesen. In Frankreich war es vornehmlich Barre (1925), der auf radikuläre und pyramidale Halswirbelsäulensyndrome infolge degenerativer Halswirbelsäulenerkrankungen aufmerksam macht.

1952 publizierten Brain et al. erstmals 38 systematisch untersuchte Fälle von Rückenmarksschädigung bei zervikaler Spondylosis. 6 Fälle konnten sie auch pathologisch anatomisch untersuchen. Es fanden sich Abplattungen und Eindellungen äußerlich am Rückenmark sowie Erweichungen auf den Rückenmarksquerschnitten. (Übersicht über die Wandlungen im pathophysiologischen Verständnis bei Kuhlendahl u. Felten 1956.) Gerade von neurologischer Seite ist aber über Jahrzehnte hinaus in Analogie zur zerebro-vaskulären Insuffizienz der Gefäßfaktor bei der Myelopathie des höheren Lebensalters sehr herausgestellt worden. Die letzten bedeutenden Übersichten publizierten Jellinger (1966, 1972) und Neumayer („Die vasculäre Myelopathie“ 1967). Allerdings räumt Neumayer bereits ein, daß es sich zwar um eine gefäßbedingte Schädigung der grauen und weißen Substanz des Rükkenmarkes handelt, daß aber die kausale Genese bzw. die Ätiologie komplex und multifaktoriell sei. Typisches Kennzeichen sei, daß die klinische Symptomatik der von ihm als vaskuläre Myelopathie des höheren Lebensalters bezeichneten Krankheit charakterisiert sei durch eine Imitation von Systemerkrankungen, gelegentlich träten auch Querschnittsbilder auf. Es handele sich um eine in formalgenetischer Hinsicht gefäßabhängige Schädigung des Rückenmarkparenchyms. Eine topische Zuordnung zu bestimmten Gefäßen sei nicht vorhanden, vielmehr sei die Ausbreitung der Gewebsveränderungen diffus. Neumayer räumt ein, daß noch zahlreiche Probleme offen seien und weitere klinische, pathologische, aber auch anatomische und physiologische Untersuchungen erforderlich seien. Es ist verständlich, daß derartig unpräzise Meinungen der wissenschaftlichen Überprüfung nicht standhielten und zunehmend kritisiert wurden. Mittlerweile erscheint die Annahme einer vaskulären Myelopathie infolge einer ausgebreiteten Arteriosklerose der das zervikale Rückenmark versorgenden Gefäße in Analogie zur zerebrovaskulären Insuffizienz überholt, einmal weil sich derartige Veränderungen ausgedehnt in diesen Gefäßen so gut wie nie nachweisen lassen (Jellinger 1966), zum anderen weil beim Verschluß einzelner Arterien ganz typische, gut durch die klinische Symptomatik diagnostizierbare Syndrome zu beobachten sind (Art. spinalis anterior-Syndrom, Art. radicularia magna-Syndrom), wie sie bei der spondylarthrotisch bedingten zervikalen Myelopathie eben nicht auftreten. Zumal von neurochirurgischer Seite, in Deutschland besonders von Kuhlendahl (1954, 1956a, 1956b, 1964, 1966, 1969a, 1969b, 1980) wurde die Bedeutung der abnormen konstitutionellen Enge des Zervikalkanals herausgestellt. Kuhlendahl hält diese konstitutionelle Enge für die wichtigste und unerläßliche Voraussetzung zur Entwicklung einer chronischen vertebragenen zervikalen Myelopathie. Zwar glaubt auch Kuhlendahl, daß chronische Beeinträchtigungen der Zirkulation ohne weiteres anzunehmen sind, aber eben nur bei einem zu engen Wirbelkanal und im Bereich von Bandscheiben-Protrusionen (1969a). Kuhlendahl behauptete dann, bei der chronischen zervikalen Myelopathie infolge degenerativer Wirbelsäulenerkrankungen regelmäßig einen zu engen sagittalen Rückenmarkskanal-Durchmesser von 11 bis höchstens 15 mm gefunden zu haben gegenüber einer Norm, die er mit 16 bis 21 mm festsetzte. Für den Spinalkanal jedoch eine absolute Weite angeben zu wollen, scheint etwas schwer einsichtig. Meßtechnische und konstitutionelle Faktoren werden dabei nicht berücksichtigt. Die Weite des Spinalkanals zu messen, in dem man sie in Beziehung zur Größe des Wirbelkörpers setzt, scheint eher einsehbar. In gemeinsamen Untersuchungen mit Hillemacher (1978) konnten wir zeigen, daß dem engen Spinalkanal eine gewisse Bedeutung beizumessen ist insofern, als bei diesen Patienten häufiger eine vertebragene zervikale Myelopathie vorkommt. Im Einzelfall läßt sich jedoch hieraus keine diagnostische Hilfe ableiten, allenfalls statistische Wahrscheinlichkeiten können angegeben werden. Es zeigte sich hierbei, daß der von Ritter et al. (1977) angegebene Quotient vom Durchmesser des Spinalkanals zum Durchmesser des Wirbelkörpers von 1,0 zu hoch liegt, der Quotient von 0,8 besitzt eine bessere Trennschärfe. Die Bedeutung des sogenannten konstitutionell engen Spinalkanals als obligate Voraussetzung zu einer chronischen zervikalen Myelopathie im höheren Lebensalter infolge degenerativer Halswirbelsäulenerkrankungen ist aber nach wie vor umstritten. Die oft zitierte Arbeit von Kessler (1975) über den angeborenen engen zervikalen Spinalkanal enthält klinische und Laborbefunde über 6 Patienten, von denen nur bei zweien ein eindeutig pathologischer neurologischer Befund beschrieben wird. Diese

Untersuchung kann keinesfalls als schlüssiger Beweis für einen Kausalzusammenhang zwischen einem angeborenen engen zervikalen Spinalkanal und einer zervikalen Myelopathie angesehen werden. Auch die einfachen Zahlenverhältnisse sprechen dagegen: ein enger zervikaler Spinalkanal wird viel häufiger beobachtet, ohne daß es zu neurologischen Ausfällen kommt, als daß sich eine zervikale Myelopathie entwickelt. Darüber hinaus gehen Weite des Spinalkanals und neurologische Störungen keinesfalls parallel. Martin (1977) publiziert sogar 21 Fälle mit spondylarthrotischer zervikaler Myelopathie, von denen 8 einen ungewöhnlich weiten Spinalkanal aufwiesen.

Bei der *3. Hypothese zur Pathophysiologie* wird der Schwerpunkt nicht so sehr auf den vaskulären Faktor oder die konstitutionell bedingte Enge des zervikalen Spinalkanals gelegt, sondern mehr die Veränderungen der Bewegungen im Bereich der Halswirbelsäule betont. Dieser Frage, ob nämlich mit zunehmendem Alter eine Abänderung des Bewegungsmusters auftritt dergestalt, daß parallel mit der Höhenminderung des Bandscheibenraumes und parallel mit den gleichzeitig ablaufenden arthrotischen Veränderungen an den Wirbelgogengelenken und der Transformation der Wirbelbogenwinkel eine Ersatzbewegung eintritt, die die physiologischen Kippbewegungen der einzelnen Wirbel in den Bewegungssegmenten einengen und die unphysiologischen Transversalverschiebungen der einzelnen Wirbel gegeneinander verstärken, sind besonders Seidel und Saternus (1972) nachgegangen. Sie fanden zunächst, daß die Rückenmarksbreite nicht mit steigendem Alter zunimmt, daß aber durch knöcherne Einengungen und verstärkte Protrusion der Ligamenta flava bei der Dorsalflexion bei älteren Individuen sowohl für die Normalhaltung wie für Ante- und Dorsalflexion eine mit zunehmendem Alter ungünstigere Relation zwischen Rückenmark und Spinalkanalbreite resultiert. Das Ausmaß der Halswirbelsäulenbewegung kann für eine stärkere Gefährdung des Rückenmarkes bei Halswirbelsäulenbewegungen im Alter nicht verantwortlich gemacht werden, weil gerade bei Jugendlichen dieses Ausmaß am größten ist. Die *Abänderung des Bewegungsmusters* könnte eine Erklärung für die Einengung des Spinalkanals bei Dorsalflexion besonders in den unteren Bewegungssegmenten geben, denn hier spielen sich bei der Dorsalflexion der altersveränderten Wirbelsäule die größten Bewegungsausschläge ab. Die Einengung des Rückenmarkskanals infolge des veränderten Bewegungsmusters spielt sich also in den Segmenten ab, die am stärksten von degenerativen Veränderungen befallen sind, also an der ohnehin engsten Stelle. Seidel und Saternus (1972) fanden nun aber, daß gerade bei hochgradigen Umbauveränderungen und bei engen Raumverhältnissen der Wirbelsäule nie morphologische Veränderungen am Rückenmark zu finden waren, was sie auf eine Stabilisierung der HWS durch die hochgradigen knöchernen Abstützvorgänge zurückführten, die die gesamte Beweglichkeit herabsetzt und somit einen mechanischen Schutz des Rückenmarks vor bewegungsinduzierten Druckschäden darstellt. Kritisch anzumerken ist an den sehr sorgfältigen Untersuchungen von Seidel und Saternus, daß sie nicht in vivo, sondern an Leichen durchgeführt wurden und nicht physiologische Belastungen überprüften, sondern Halswirbelsäulenverletzungen, bei denen der physiologische Schutz durch den Muskelzug (Kummer 1980) aufgehoben ist. Der Frage der abnormen Beweglichkeit bzw. abnormen Haltung ist auch Engel (1982) nachgegangen. Sie fand jedoch keine statistisch signifikante Beziehung zwischen dem Lordosegrad der HWS und dem Auftreten einer chronischen zervikalen Myelopathie. Schon seit langem wird auf die Bedeutung der *Bewegungsanalyse* von manualtherapeutischer Seite hingewiesen, jedoch wird hier der größte Wert auf den Nachweis der Blockierungen gelegt. Allerdings sind selbst bei den 3 einfachen Aufnahmen, nämlich in extremer Ante-, extremer Retroflexion und Normalhaltung die Positionen nicht eindeutig definiert, insbesondere nicht die sogenannte Mittelhaltung (Diskussion hierzu bei Gutmann 1982). Andererseits werden exzessive Analysen von HWS-Röntgenbildern verlangt: Arlen (1979) fordert die regelmäßige Untersuchung auf 73 Kriterien, dies soll von einer geübten Hilfsperson in 30 Minuten bei jedem Patienten durchgeführt werden können.

Der wichtigste Mangel, den schon Bakke (1931) beklagt, ist, daß die Bewegungen der HWS durch einzelne Röntgenaufnahmen immer nur schlaglichtartig erhellt werden, aber keine kontinuierliche Betrachtung möglich ist. Gutmann (1981) erwähnt zwar die Möglichkeit, HWS-Durchleuchtungen mit einem Videorecorder aufzuzeichnen, jedoch sei damit eine objektive Dokumentation noch nicht erreicht, der subjektive Eindruck des Betrachters sei schwer reproduzierbar. Beim Nachforschen ergibt sich aber dann, daß mit einer insuffizienten Technik gearbeitet wurde und nicht der Versuch unternommen wurde, über eine Multispot-Einrichtung von dem Videoband Röntgenbilder anzufertigen (Gutmann 1983b). Einen anderen technischen Weg versuchte Sollmann (1961) mit einer technisch sehr aufwendigen Filmeinrichtung, mit der er röntgenkinematographische Untersuchungen der Wirbelsäule durchführte. Um die Filmfrequenz (12 Bilder pro sec.) an die Vorführfrequenz (24 Bilder pro sec.) anzupassen, wurde jedes einzelne Bild doppelt kopiert, so daß eine natürliche Vorführfrequenz von 24 Bildern in der Sekunde erreicht wurde. Wegen der Eingewöhnungszeit für den Betrachter wurde der 35 mm-Filmstreifen zu einem Endlosband geklebt, so daß längere Betrachtungszeiten möglich waren. Geradezu enthusiastisch berichtet der Autor über die erweiterte Information, die er an 24 Beispielen kasuistisch darlegt. Eine wissenschaftliche Auswertung hat nicht stattgefunden. In neueren Untersuchungen wurde dieser Weg wieder verlassen, und es wurden durch Superpositionen von Röntgenbildern Bewegungsdiagramme erstellt, die das Ausmaß der Kopfbewegungen veranschaulichen sollen (unter anderem Penning 1976). Der hohe technische Aufwand und die unzureichende wissenschaftliche Auswertung der gefundenen Ergebnisse führten dazu, daß die Kinematographie zunehmend für überflüssig gehalten wurde bei der Bewertung der Funktion der Halswirbelsäule (Zeitler u. Markuske 1962). Erst Woesner und Mitts (1972) in Los Angeles sind bei der zervikalen Spondylose der abnormen Beweglichkeit nachgegangen, und zwar unter der Frage der Operationsmethode, nämlich ventrale Fusion nach Cloward oder Laminektomie. Sie verglichen die konventionelle Röntgenuntersuchung mit einem Verfahren, das sie *Cineröntgenographie* nannten. In einer Reihe von Fällen sei eine abnorme Beweglichkeit in der Cineröntgenographie nachgewiesen worden, die bei den konventionellen Röntgenuntersuchungen mit den Standardaufnahmen in Normalposition, Inklination und Retroflexion nicht erkennbar gewesen sei. Die Cineröntgenographie sei deswegen eine wertvolle zusätzliche Untersuchungstechnik und ihr regelmäßiger Einsatz zur Untersuchung der Halswirbelsäulenbeweglichkeit sei gerechtfertigt. Weitere wissenschaftliche Berichte finden sich jedoch im Schrifttum nicht.

Kritisch anzumerken ist bei nahezu allen Untersuchungen über Morphologie und Bewegungsanalyse der Halswirbelsäule, daß sie nur geringe oder zum Teil gar keine Angaben über klinische und sonstige apparative Symptome enthalten. Da die Diagnose der spondylarthrotischen zervikalen Myelopathie eine Ausschlußdiagnose ist, andererseits aber selbst ausgedehnte spondylarthrotische Veränderungen sehr verbreitet sind, sind Fehldiagnosen durchaus möglich. Gerade deswegen wäre es für sämtliche wissenschaftliche Untersuchungen wichtig, anhand ausführlicher klinischer Symptome und detaillierter Angaben über apparative Zusatzdiagnostik überprüfen zu können, mit welcher Wahrscheinlichkeit die Diagnose zutreffend war.

Wir haben gemeinsam bei allen Patienten, die uns 1981 mit der Frage der spondylarthrotischen zervikalen Myelopathie vorgestellt wurden, Videoaufnahmen von der Halswirbelsäulendurchleuchtung durchgeführt. Ziel unserer Untersuchung war es zunächst einmal zu überprüfen, ob die Videotechnik überhaupt für derartige Untersuchungen geeignet ist und ob sie befriedigende Bilder liefern kann, so daß sie bei Untersuchungen dieser Art eingesetzt werden kann und damit die schwerfällige, teuere und offenbar ungeeignete Filmtechnik ersetzen kann. Hierin nämlich sehen wir die Voraussetzung zum routinemäßigen Einsatz der Videoanalyse. Nur dann kann diese Untersuchung bei allen Patienten durchgeführt werden, also prä- und postoperativ sowie bei weiteren Verlaufskontrollen, aber auch bei klinisch Gesunden, und zwar sowohl bei jugendlichen wie bei älteren Probanden. Weiterhin wollten wir untersuchen, ob durch die Videoaufnahmen zusätzliche Informationen im Vergleich zur einfachen Röntgenaufnahme und zur Myelographie gewonnen werden können, insbesondere ob sich zwischen Bewegungsanalyse und Klinik eine Korrelation finden läßt und ob eventuell sogar Aussagen zur Pathophysiologie durch die Videoaufnahmen möglich sind. Dies wäre von eminenter Bedeutung, da vom pathophysiologischen Verständnis abhängt, *ob* im Einzelfall operiert wird (*Indikation*), *wann* im Einzelfall operiert wird, z.B. beim Prolaps „so früh wie möglich“, bei der spondylarthrotisch bedingten zervikalen Myelopathie „nur bei erkennbarem Progreß“ (*OP-Zeitpunkt*) sowie die *OP-Methode* (von dorsal mit Hemilaminektomie, was Kuhlendahl bis 1969 verfochten hat, oder, was heute sehr verbreitet ist, von ventral nach der Methode von Cloward und ihren Modifikationen, vergleichende Gegenüberstellung bei Kazner u. Kollmannsberger 1978).

III. Methodik

Wir haben von Januar bis einschließlich Dezember 1981 alle Patienten, bei denen der Verdacht auf eine zervikale Myelopathie bestand und die uns deswegen vorgestellt wurden, Videoaufnahmen der Halswirbelsäulendurchleuchtungen angefertigt. Von 22 Untersuchungen konnten 20 ausgewertet werden, bei 2 Patienten, die zunächst nur ambulant waren und die nicht mehr zu Nachuntersuchungen erschienen sind, konnte die Diagnose nicht mit hinreichender Sicherheit gestellt werden. 10 Patienten untersuchten wir postoperativ, bei 3 Patienten konnten wir zweimal eine Videoanalyse durchführen (Patient Nr. 3, 7, 11), bei einem Patienten sogar prä- und postoperativ (Patient Nr. 7). Sämtliche Patienten wurden ausführlich klinisch und apparativ diagnostiziert, die operierten Patienten sogar mit Diskographie, bei 18 Patienten wurden andersartige Erkrankungen ausgeschlossen, bei Patient 8 wurde eine Enzephalomyelitis disseminata diagnostiziert, die eindrucksvollen Myelographiebefunde konnten also nicht als Hinweise auf eine zervikale Myelopathie gewertet werden, bei Patient 11 bestand eine Spondylolisthesis.

Die Patienten wurden in der Röntgenabteilung der Neurochirurgischen Universitätsklinik Erlangen in einer Durchleuchtungseinrichtung mit Videokette (Fa. Siemens) untersucht. Von einem Röntgen-Monitor wurde am 75 Ohm-Ausgang das Signal videomäßig abgegriffen und auf 1″-Sirecord-Recorder aufgezeichnet. Voruntersuchungen mit einer Aufzeichnung des Monitorbildes über eine Kamera erbrachten einen erheblichen Qualitätsverlust, der nicht akzeptabel war. Auch das Aufzeichnen auf einem Konsumrecorder erbrachte keine zufriedenstellenden Bilder. Dagegen erbrachte die Aufzeichnung auf einem speziellen Röntgenrecorder mit 1249 Zeilen (Sirecord XH), der also die doppelte Anzahl von Zeilen hat und über die Videobandbreite von 10 MegaHz gegenüber 5 MegaHz unseres normalen 1″-Sirecord-Recorders verfügt, keinen erkennbaren Informationsgewinn, wenn der Betrachterabstand vom Monitor nur ausreichend weit genug gewählt wurde.

Die Patienten bekamen Gewichte in die Hände und wurden aufgefordert, die Schultern zu entspannen. Auf diese Weise konnte selbst bei adipösen Männern auch die untere HWS regelmäßig gut miterfaßt werden. Es wurde nicht an den Armen gezogen, da so meist ein reflektorischer Schulter*hoch*stand bewirkt wurde. Die Patienten wurden aufgefordert, den Kopf langsam maximal zu beugen und dann maximal in den Nacken zu legen.

Die Auswertung erfolgte durch Wiedergabe auf einem professionellen Videomonitor (Fa. Sony, Trinitron-Röhre). Die Bewegungen wurden in Normalgeschwindigkeit, Zeitraffer und Zeitlupe betrachtet und im Standbild ausgemessen. Es wurde die Gesamtbeweglichkeit der HWS gemessen, in dem der Winkel von der hinteren Oberkante des 7. HWK bis zur unteren hinteren Kante des 2. HWK bei den Extrembewegungen ausgemessen wurde, gemessen am Lot auf die Hinterkante des gesamten 7. HWK. Ein neuerliches Abfotografieren des Videosignals im Standbild auf Röntgenfilm, indem dieses Videosignal an die Videokette des Computer-Tomographen Siretom 2000 gehängt und in den Multispot eingegeben wurde, erbrachte keine deutliche Verbesserung. Vielmehr war das rasche Einstellen am Videomonitor nach Helligkeit und Kontrast wegen der unterschiedlichen Belichtung durch die Blendenautomatik von erheblicher Erleichterung.

Neben der Gesamtbeweglichkeit wurde das Ausmaß der Dissoziation bewertet nach 4 Schweregraden (0 = fehlend, 1 = leicht, 2 = erheblich, 3 = extrem). Dies wurde unter der Vorstellung durchgeführt, daß eine degenerativ veränderte Wirbelsäule einigermaßen gleichmäßig versteift, und da gerade die Hypermobilität in einem einzelnen Segment bei sonst weitgehend versteifter Wirbelsäule auf einem pathologisch veränderten Bewegungsmuster beruht. Weiterhin wurde das Wirbelgleiten erfaßt, wiederum in 4 Schweregraden von 0–3, sowie die Zahl der Segmente, die vom Wirbelgleiten betroffen sind. Gerade das Wirbelgleiten ist der Ausdruck des Übergangs von der Rollbewegung einzelner Wirbelkörper gegeneinander zur Transversalbewegung.

IV. Ergebnisse

1. Technisch

Unsere Untersuchungen erbringen eindeutig den Beweis, daß die Videotechnik für die kontinuierliche Registrierung der Halswirbelsäulenbewegungen geeignet ist. Damit ist die 1931 erstmals von Bakke erhobene Forderung endlich als erfüllt anzusehen. Immer wieder unternommene sehr aufwendige Versuche mit der viel zu trägen Filmtechnik können damit endgültig aufgegeben werden. Der spezielle hochauflösende Röntgen-Videorecorder mit 1249 Zeilen ist sogar entbehrlich, auch ein Fotografieren von Standbildern über eine Multispotanalge, vergleichbar dem Vorgehen z. B. bei der Computertomographie, ist nicht zwingend erforderlich. Andererseits können technische Minimalforderungen nicht unterschritten werden: ein Videorecorder der Konsumklasse (Video 2000, VHS, β-System) erreicht keine zufriedenstellende Auflösung. Auch muß das Videosignal von der Videokette der Röntgenanlage abgegriffen werden; wenn mit einer Kamera von einem Monitor der Röntgenkette das Bild aufgezeichnet wird, treten derartige Verluste im Videosignal auf, daß eine Auswertung dieser Aufzeichnung nur noch begrenzt möglich ist. Besonderer Wert ist auf einen erstklassigen Video-Monitor bei der Auswertung zu legen, herkömmliche Fernsehgeräte sind nicht geeignet. Neben dem von uns verwendeten 1″- Videoband-Recorder ist zweifelsfrei der komfortablere semiprofessionelle ¾″-U-matic-Recorder mit der Videokassette geeignet. Problematisch ist lediglich noch die Archivierung der Aufnahmen, da die meisten dieser Videorecorder kein hierfür geeignetes Bandzählwerk haben. Am günstigsten ist eine auf die zweite Tonspur aufgetragene Zeitmessung.

2. Klinisch (Tabelle 5)

9 unserer Patienten zeigen bandscheibenbedingte, 9 spondylarthrotisch bedingte Veränderungen an der Halswirbelsäule, bei einem Patienten wird nach den heute üblichen Kriterien die Diagnose Enzephalomyelitis disseminata mit Sicherheit gestellt, ein Patient leidet an einer Spondylolisthesis.

Vergleicht man die Ausschläge in der gesamten HWS-Bewegung, so ergeben sich die größten Unterschiede bei der spondylarthrotisch bedingten zervikalen Myelopathie. Einige Patienten haben eine extrem geringe Gesamtbeweglichkeit (Patient 4, 9, 15), ein Patient hat eine extrem gute Beweglichkeit der Halswirbelsäule. Bei dem Patienten mit diskogenen Veränderungen ist die Streuung geringer, auch hier zeigt ein Patient eine ungewöhnlich gute Beweglichkeit der Halswirbelsäule, eine deutliche Differenz im Mittelwert der übrigen 8 im Vergleich zu der Gruppe der spondylarthrotisch bedingten zervikalen Myelopathie findet sich nicht (s. Tabelle 6 und Abb. 1). Die Halswirbelsäulenbewegung der beiden Patienten mit der Encephalomyelitis disseminata und der Spondilolysthesis sind gleich, sie entsprechen etwa dem Mittelwert der beiden anderen Gruppen. Ein eindeutiger Unterschied zwischen den 3 Gruppen im Mittelwert ist nicht erkennbar. Bei einem Patienten mit einem zervikalen Bandscheibenvorfall wird die Gesamtbeweglichkeit durch die Operation von 32° auf 25° reduziert.

Tabelle 5. Ergebnisse der Videoanalyse der HWS-Durchleuchtungen bei Verdacht auf zervikale Myelopathie

Pat. Nr.	Diagnose	VIDEOANALYSE				
		Operiert	Beweglichkeit	Dissoziation	Wirbelgleiten	
					Ausmaß	Zahl d. Segmente
1	Akuter zervikaler Bandscheibenvorfall mit Querschnitt	ja	24°	0	0	0
2	Spondylarthrotisch bedingte zervikale Myelopathie	ja	25°	2	3	3
3	Spondylarthrotisch bedingte zervikale Myelopathie	ja	20°	2	2	3
3 a	Spondylarthrotisch bedingte zervikale Myelopathie	ja	20°	2	2	3
4	Spondylarthrotisch bedingte zervikale Myelopathie	ja	15°	0	2	2
5	Rezidiv. lat. Bandscheibenvorfall mit Wurzelsyndrom	ja	24°	0	1	1
6	Spondylarthrotisch bedingte zervikale Myelopathie	nein	29°	0	0	0
7	Chron. zervikaler Bandscheibenvorfall mit Querschnitt	prä OP	32°	0	1	1
7 a	Chron. zervikaler Bandscheibenvorfall mit Querschnitt	post OP	25°	2	2	2
8	Encephalomyelitis disseminata	nein	27°	2	2	2
9	Spondylarthrotisch bedingte zervikale Myelopathie	nein	12°	0	0	0
10	V. a. chron. zerv. Bandscheibenvorfall mit Querschnitt	nein	51°	0	0	0
11	Spondylolisthesis	ja	27°	2	2	3
11 a	Spondylolisthesis	ja	30°	2	2	3
12	V. a. spondylarthrotisch bedingte zervikale Myelopathie	nein	27°	2	0	0
13	Spondylarthrotisch bedingte zervikale Myelopathie	ja	36°	0	2	3
14	Akuter lateraler Bandscheibenvorfall mit Wurzelsyndrom	nein	29°	0	0	0
15	Spondylarthrotisch bedingte zervikale Myelopathie	ja	13°	2	2	2
16	Rezidiv. lateraler zervik. Bandscheibenvorfall	nein	25°	0	1	3
17	Chron. zervikaler Bandscheibenvorfall mit Querschnitt	nein	23°	2	1	2
18	Spondylarthrotisch bedingte zervikale Myelopathie	nein	62°	0	0	0
19	Rezid. lateraler zervik. Bandscheibenvorfall	nein	20°	1	1	2
20	Chron. zerv. Bandscheibenvorfall mit Querschnitt	nein	29°	2	2	2

Tabelle 6. Aufschlüsselung der Ergebnisse nach Diagnosen

Patient	Beweglichkeit	Dissoziation	Wirbelgleiten	
			Ausmaß	Zahl der Segmente
Diskogen				
1	24°	0	0	0
5	24°	0	1	1
7	32°	0	1	1
10	51°	0	0	0
14	29°	0	0	0
16	25°	0	1	2
17	23°	2	1	2
19	20°	1	1	2
20	29°	2	2	2
Spondylarthrotisch				
2	25°	2	3	3
3	20°	2	2	3
4	15°	0	2	2
6	29°	0	0	0
9	12°	0	0	0
12	27°	2	0	0
13	36°	0	2	3
15	13°	2	2	2
18	62°	0	0	0
Encephalomyelitis disseminata				
8	27°	2	2	2
Spondylolisthesis				
11	27°	2	2	2
Vergleich präoperativ – postoperativ				
7	32°	0	1	1
7a	25°	2	2	2

Eine Dissoziation und damit den Verdacht auf ein abnormes Bewegungsmuster finden wir immerhin bei 3 Patienten der Gruppe „diskogen“, 2 davon immerhin mit der Bewertungsziffer 2 (= ziemlich ausgeprägt). Eine solche Dissoziation findet sich in der Gruppe „spondylarthrotisch“ bei 4 Patienten, sämtlich mit der Bewertungsziffer 2. Eine Dissoziation haben aber auch die beiden anderen Patienten, ebenfalls mit der Bewertungsziffer 2, die an einer Encephalomyelitis disseminata und an einer Spondylolisthesis leiden. Der Patient, den wir prä- und postoperativ untersucht haben, hat vor der Operation keine Dissoziation (0), nach der Operation in den der Fusion benachbarten Segmenten eine Dissoziation von der Bewertungszahl 2.

Ein Wirbelgleiten findet sich bei 5 Patienten in der spondylarthrotischen Gruppe, hierbei sind immer 2 oder sogar 3 Segmente befallen, 4mal von der Bewertungsziffer 2 („ziemlich stark“) und 1mal von der Bewertungsziffer 3 (= sehr ausgeprägt). Aber auch bei der diskogenen Gruppe findet sich bei 6 Patienten ein Wirbelgleiten, 5mal von der Bewertungsziffer 1 (= leicht), 1mal von der Bewertungsziffer 2 (= ziemlich stark), betroffen sind zweimal ein Segment, dreimal 2 Segmente und ein-

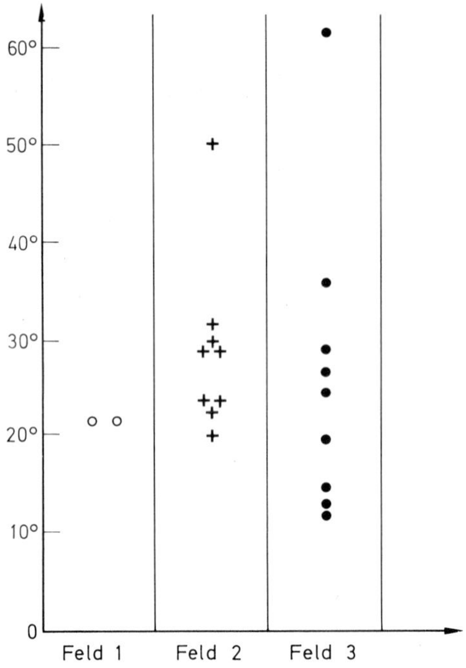

Abb. 1. Verteilung der Gesamtbeweglichkeit der HWS nach Diagnosen (gemessen von der hinteren Oberkante des 7. HWK zur hinteren Unterkante des 2. HWK in Bewegungsgrad). *Feld 1:* Spondylolisthesis, Encephalomyelitis disseminata. *Feld 2:* diskogen. *Feld 3:* spondylarthrotisch

mal sogar 3 Segmente. Die beiden Patienten mit den anderen Diagnosen zeigen folgendes Wirbelgleiten: bei der Encephalomyelitis disseminata findet sich in 2 Segmenten ein ziemlich starkes Wirbelgleiten, auch bei der Spondylolisthesis findet sich in 2 Segmenten ein ziemlich starkes Wirbelgleiten. Bei dem operierten Patienten wird aus einem leichten Wirbelgleiten in einem Segment ein ziemlich starkes Wirbelgleiten in 2 Segmenten. Das zunächst befallene Segment ist durch die Fusion fixiert, das ziemlich starke Wirbelgleiten befällt die beiden Nachbarsegmente.

V. Diskussion

Die Pathogenese der zervikalen Myelopathie infolge zervikalen Bandscheibenvorfalls ist unstrittig.

Zur Erklärung der sogenannten chronischen zervikalen Myelopathie bei Spondylarthrose sind 3 pathogenetische Hypothesen aufgestellt worden:

a) vaskulär
b) enger konstitutioneller Spinalkanal
c) Kneifzangenmechanismus (pathologisches Bewegungsmuster)

Keiner dieser 3 Erklärungsversuche überzeugt für sich allein. Die vaskuläre These ist bereits als alleiniger pathogenetischer Faktor aufgegeben worden. Möglich ist, daß vaskuläre Faktoren ein Zwischenglied in einer pathogenetischen Kette zu diesem Krankheitsbild darstellen. Der konstitutionell enge Spinalkanal sowie der spondylarthrotisch bedingte enge zervikale Spinalkanal reichen als *alleinige Voraussetzungen*

Tabelle 7. Hypothesen zur Beurteilung von HWS-Videoanalysen

1. Es ist bei einer starren Halswirbelsäule nicht möglich, daß eine spondylarthrotisch bedingte zervikale Myelopathie entsteht.
2. Es ist bei einer extrem beweglichen Halswirbelsäule nicht möglich, daß eine spondylarthrotisch bedingte zervikale Myelopathie entsteht.
3. Bei Patienten mit einer spondylarthrotisch bedingten zervikalen Myelopahtie findet sich
   a) ein ausgeprägtes Wirbelgleiten (in mm) in mindestens einem Segment;
   b) zusätzlich findet sich Wirbelgleiten
      I) in auffallend vielen Segmenten *oder*
      II) bei einer im ganzen nicht harmonischen Halswirbelsäulenbeweglichkeit.
4. Bei einer durch Bandscheibenvorfall bedingten zervikalen Myelopathie wird das erkrankte Segment blockiert und ist unbeweglich, ein Wirbelgleiten liegt in einem solchermaßen erkrankten Segment *nie* vor.
5. Bei Verlaufsuntersuchungen gehen Veränderungen der HWS-Beweglichkeit mit der klinischen Symptomatik parallel.

Anmerkung: Liquorbefund, Myelogramm, Diskogramm (nur bei operierten Patienten) gehen in die *klinische Diagnose* ein und können daher nicht mit der klinischen Diagnose korreliert werden.

zungen sicher nicht aus, um das Krankheitsbild der chronischen zervikalen Myelopathie bei Spondylarthrose erzeugen zu können. Im Gegenteil werden beide Formen des engen zervikalen Spinalkanals viel häufiger beobachtet, ohne daß es zu Beschwerden oder gar klinischen Symptomen kommt. Umgekehrt ist das Auftreten des Krankheitsbildes der chronischen zervikalen Myelopathie sicher auch möglich bei konstitutionell normal weitem Spinalkanal. Gleiches gilt für den sogenannten Kneifzangenmechanismus: diese auf eine abnorme Verschieblichkeit der Halswirbelkörper gegeneinander zurückgeführte intermittierende Kompression des Rükkenmarkes läßt sich auf normalen Röntgenaufnahmen fast gar nicht, auf Funktionsaufnahmen nur begrenzt nachweisen, da es sich nicht um eine stetige Bewegung handelt. Versuche, die Durchleuchtungen der Halswirbelsäulen-Bewegungen zu filmen, scheitern an dem hohen technischen Aufwand und der Schwerfälligkeit der Filmtechnik.

Mit der Videotechnik lassen sich beide Mängel in idealer Weise ausgleichen. Unsere Untersuchungen erbringen eindeutig den Beweis, daß die Videotechnik zur kontinuierlichen Registrierung der Halswirbelsäulen-Bewegung und damit einer genauen Analyse ohne Einschränkung geeignet ist. Technische Minimalforderungen dürfen allerdings nicht unterschritten werden. Damit kann die Forderung von Bakke aus dem Jahre 1931, die immer wieder, besonders aber von manualtherapeutischer Seite, als wichtige Voraussetzung zum Verständnis von biomechanisch bedingten Krankheitsbildern der Halswirbelsäule wiederholt worden ist, als erfüllt angesehen werden.

Unseren Untersuchungen liegen 5 Hypothesen zugrunde (s. Tabelle 7). Die erste Hypothese geht davon aus, daß einfache degenerative Veränderungen der Halswirbelsäule mit zunehmender Versteifung als Bedingung nicht ausreichen, eine chronische zervikale Myelopathie bei Spondylarthrose zu erzeugen. Die degenerativen Veränderungen mit zunehmender Versteifung stellen vielmehr offensichtlich den Normalfall dar. Dementsprechend führt die Fusion nach Cloward zu einem Stillstand der Erkrankung, wie wir früher schon gezeigt haben. Nun zeigt aber gerade Patient 9 eine extrem geringe Beweglichkeit, keine Dissoziation und kein Wirbelgleiten. Patient 6 und Patient 18 haben zwar eine mittlere bzw. sehr gute Beweglichkeit der HWS, jedoch zeigen sie weder eine Dissoziation noch ein Wirbelgleiten, also keine Hinweise auf eine pathologisch veränderte HWS-Bewegung. Hypothese 1 erscheint damit widerlegt.

Die zweite Hypothese geht von der Beobachtung aus, daß die chronische zervikale Myelopathie bei Spondylarthrose eine Erkrankung des höheren Lebensalters ist. Bei Kindern und Jugendlichen finden sich die größten Bewegungsausschläge der Halswirbelsäule, ohne daß es zu Rückenmarksbeeinträchtigungen kommt.

Nun zeigt aber gerade Patient 18 eine extrem gute Beweglichkeit der gesamten HWS, und zwar bei einem offensichtlich ungestörten Bewegungsablauf, es findet sich überhaupt keine Dissoziation und kein Wirbelgleiten. Die Hypothese 2 kann ebenfalls nicht aufrechterhalten werden, es ist offensichtlich möglich, bei ungestörtem Bewegungsmuster und extrem beweglicher Halswirbelsäule an einer chronischen zervikalen Myelopathie bei Spondylarthrose zu erkranken.

Die Hypothese 3 zielt besonders auf die pathologische Veränderung des Bewegungsmusters. Ausgeprägtes Wirbelgleiten oder Wirbelgleiten in mehreren Segmenten oder Wirbelgleiten bei nicht harmonischer Wirbelsäulenbeweglichkeit findet sich in der spondylarthrotischen Gruppe mehr als in der diskogenen Gruppe, dies kann aber auch auf die unterschiedliche Altersverteilung zurückzuführen sein, die Patienten der diskogenen Gruppe sind jünger. Eindeutig zeigen 3 unserer 9 Patienten der spondylarthrotischen Gruppe überhaupt kein Wirbelgleiten, auch nicht in einem einzigen Segment, zusätzlich eine harmonische Halswirbelsäulenbeweglichkeit, wobei einer der Patienten einen extrem niedrigen Wert (12 °), ein weiterer mit 62 ° einen extrem hohen Wert erreichte, und der 3. Patient mit 29 ° in der Nähe des Mittelwertes lag. Andererseits finden sich gerade bei den beiden Patienten mit anderen Erkrankungen sowie bei dem operierten Patienten deutliche Hinweise auf eine pathologische Veränderung des Bewegungsmusters, eine ziemlich starke Dissoziation, ein ziemlich starkes Wirbelgleiten in 2 Segmenten. Trotz dieser Befunde besserten sich klinisch der Patient, der an einer Spondylolisthesis litt, ebenso der Patient, der wegen eines zervikalen Bandscheibenvorfalles operiert wurde, obwohl sich das Bewegungsmuster deutlich ungünstig entwickelte. Eine unharmonische Halswirbelsäulenbeweglichkeit mit Wirbelgleiten kann bei einer chronischen zervikalen Myelopathie bei Spondylarthrose auftreten, jedoch kann es auch vollständig fehlen. Es tritt sicherlich auch bei klinisch gesunden älteren Patienten auf. Gerade durch die Operation wird das Bewegungsmuster ungünstig beeinflußt, postoperativ treten Befunde auf, die mit einer stärkeren Beeinträchtigung des Rückenmarkes rechnen lassen. Der klinische Verlauf widerspricht dieser Annahme.

Auch die Hypothese 4 gilt wohl nur für akute zervikale Myelopathien infolge Bandscheibenvorfall. Bei unseren Patienten (diskogene Gruppe) fand sich immerhin bei 6 von 9 ein Wirbelgleiten, davon in 3 Fällen in 2, in einem Fall in 3 Segmenten. Dies entspricht auch der klinisch Beobachtung, daß chronische zervikale Myelopathien infolge Bandscheibenvorfall oder Bandscheibenvorwölbung ohne vertebrales Syndrom, d.h. ohne Fixierung der Halswirbelsäule, verlaufen.

In 3 Fällen haben wir Verlaufsbeobachtungen durchführen können, 2 davon in zeitlich zu kurzem Abstand, weder klinischer Befund noch Videoanalyse hatten sich deutlich verändert (Patient 3 und 11). Bei Patient 7 ergab die präoperative und postoperative Untersuchung eine deutliche Verschlechterung des Bewegungsmusters, dem stand eine Verbesserung der Beschwerden und des klinischen Befundes entgegen.

Unsere Untersuchungen zeigen, daß *keine* Korrelation zwischen pathologischem Bewegungsmuster und klinischer Symptomatik besteht. Gerade bei den operierten Patienten, bei einem sogar im Vergleich zum präoperativen Befund, tritt in den Segmenten, die der Fusion benachbart sind, regelmäßig ein deutliches Wirbelgleiten auf, das zu einer intermittierenden Kompression des Rückenmarkes führen müßte. Keiner der operierten Patienten zeigt eine harmonische Bewegung der Halswirbelsäule. Typische Veränderungen für eine chronische zervikale Myelopathie bei Spondylose zeigt Patient 17, der neben einem konstitutionell engen Spinalkanal eine nur geringe Wirbelsäulenbeweglichkeit, eine deutliche Dissoziation sowie ein leichtes Wirbelgleiten in 2 Segmenten aufweist. Die Diskographie ergibt aber einen chronischen zervikalen Bandscheibenvorfall mit einem Querschnittssyndrom. Ähnliches gilt für den Patienten 8, der ebenfalls scheinbar typische Veränderungen für eine chronische zervikale Myelopathie bei Spondylarthrose aufweist, aber mit Sicherheit an einer Enzephalomyelitis disseminata leidet.

Unsere Untersuchungen legen den Schluß nahe, daß die Pathogenese der chronischen zervikalen Myelopathie bei Spondylarthrose völlig neu zu bedenken ist. Bereits frühere Untersuchungen (mit Hillemacher, 1978) haben den nur vagen Einfluß des engen Spinalkanals nahegelegt, diese hier vorgelegten Untersuchungen zeigen, daß auch das pathologisch veränderte Bewegungsmuster alleine nicht ausreicht, dieses Krankheitsbild hervorzurufen. Die experimentellen Untersuchungen zur Annahme des Kneifzangenmechanismus sind an Leichen durchgeführt worden, damit sind sie nur begrenzt auf diese Fragestellung übertragbar. Zudem entsprechen die Belastungen des Rückenmarkes bei der chronischen zervikalen Myelopathie bei Spondylarthrose nicht den diesen Untersuchungen zugrundeliegenden Unfallmechanismen (extreme Ventral- und Dorsalflexion).

Wenn auch die hier vorgelegten Ergebnisse keine Lösung des Problemes darstellen, so lassen sich zumindest folgende Forderungen für künftige Untersuchungen aufstellen:

Sowohl die Weite des Spinalkanals wie auch die Videoanalyse der HWS-Beweglichkeit ist regelmäßig als Befund zu erheben. Sie sind einer exakten klinischen Diagnose zuzuordnen. Hierbei ist zwischen diskogener zervikaler Myelopathie und chronischer zervikaler Myelopathie ohne Bandscheibenvorfall bei Spondylarthrose streng zu unterscheiden. Eine 3. Gruppe zum Vergleich beinhaltet Patienten mit andersartigen Diagnosen (Encephalomyelitis disseminata, amyotrophische Lateralsklerose, funikuläre Spinalerkrankung). Die Diagnose muß nach den oben dargestellten Kriterien mit hinreichender Sicherheit gestellt werden können. Die Untersuchungen sind regelmäßig zu wiederholen, um auch Verlaufsveränderungen in Korrelation zum klinischen Befund erkennen zu können. Auffallend ist noch, daß vorwiegend ältere übergewichtige Männer befallen werden. Eine Registrierung von Körpergewicht, Körpergröße und nach Möglichkeit auch noch beruflicher Tätigkeit könnte dieses Phänomen aufhellen.

Nur durch solche systematischen Untersuchungen wird sich der unbefriedigende Kenntnisstand über dieses Krankheitsbild bessern lassen. Es ist zu vermuten, daß eine Kombination mehrerer Ursachen zusammenkommen muß, um dieses Krankheitsbild auszulösen. Erst mit dem Verständnis der Pathogenese läßt sich die Therapie verbessern: Operations-Indikation, Operationszeitpunkt und Operationsmethode können dann genauer bestimmt werden, schließlich sind auch prophylaktische Maßnahmen zu erhoffen. Mit der Videotechnik ist die entscheidende technische Voraussetzung, nämlich die kontinuierliche Registrierung der Halswirbelsäulenbewegung, gelungen.

Literatur

Arlen A (1979) Biometrische Röntgen- Funktionsdiagnostik der Halswirbelsäule. Fischer, Heidelberg

Arlen A (1983) Röntgenologisch objektivierbare Funktionsdefizite der Kopfgelenke beim posttraumatischen Zerviko-Zephalsyndrom. In: Hohmann D, Kügelgen B, Liebig K, Schirmer M (Hrsg) Neuroorthopädie I. Springer, Berlin Heidelberg New York

Bailey P, Casamajor L (1911) Osteoarthritis of the Spine as a Cause of Compression of the Spinal Cord and its Roots. J Nerv Dis 38:588

Bakke SN (1931) Röntgenologische Beobachtungen über die Bewegungen der Wirbelsäule. Acta Radiol (Stockh) [Suppl] 13

Barré JA, Lieou YCh (1925) Trouble radiculaires et pyramidaux par arthrite cervicale ou tumeur de cette region. Revue Neurol (Paris) 32:663

Bodem F, Brussatis F, Blümlein H, Steeger D, Wunderlich T (1981) Technik der Ganganalyse: die medizinischen Methoden für die Bewegungsdiagnostik orthopädischer Patienten. Vortrag gehalten auf der 22. Fortbildungstagung des Berufsverbandes Fachärzte für Orthopädie e.V. vom 14. bis 18. November 1981 in Mainz

Breig A, Turnbull I, Hassler O (1966) Effects of Mechanical Stresses on the Spinal Cord in Cervical Spondylosis. J Neurosurg 25:45–56

Engel P: HWS-Fehlhaltungen und chronische zervikale Myelopathie. Dissertation, Erlangen (in Vorbereitung)

Frykholm R (1969) Die zervikalen Bandscheibenschäden. In: Olivecrona H, Tönnis W (Hrsg) Handbuch der Neurochirurgie Bd I. Springer, Berlin Heidelberg New York

González-Feria L, Peraita-Peraita P (1975) Cervical Spondylotic Myelopathy: a Cooperative Study. Clin Neurol Neurosurg 78:19–33

Gutmann G (1981) Funktionelle Pathologie und Klinik der Halswirbelsäule; 1. Die Halswirbelsäule: die funktionsanalytische Diagnostik der Halswirbelsäule und der Kopfgelenke. Fischer, Stuttgart New York

Gutmann G (1983a) Die orthoptische Neutralhaltung der Halswirbelsäule als reproduzierbares Objekt der Röntgendiagnostik. Funktionsanalytische Kriterien, ihr Stellenwert für Haltung und Klinik. In: Hohmann D, Kügelgen B, Liebig K, Schirmer M (Hrsg) Neuroorthopädie 1. Springer, Berlin Heidelberg New York

Gutmann G (1983b) Schriftliche Mitteilung

Hamel E, Frowein RA, Karimi-Nejad A (1980) Classification and Prognosis of Cervical Myelopathy. In: Grote W, Brock M, Clar H-E, Klinger M, Nau H-E (Hrsg) Surgery of Cervical Myelopathy. Springer, Berlin Heidelberg New York

Hillemacher A, Kügelgen B (1978) Zum Wert der seitlichen HWS-Aufnahme bei der Diagnose der chronisch-zervikalen Myelopathie. Fortschr Röntgenstr 129:44–46

Huffmann G (1977) Höhenlokalisation zervikaler Bandscheibenschäden mit neurologischen und elektrodiagnostischen Befunden. Med Klin 72:1987–1990

Jellinger K (1966) Zur Orthologie und Pathologie der Rückenmarksdurchblutung. Springer, Wien New York

Jellinger E (1967) Die vasculäre Myelopathie. Springer, Wien New York

Jellinger K (1972) Durchblutungsstörungen des Rückenmarkes. Nervenarzt 43:549–556

Jörg J (1974) Die zervikale Myelopathie als differentialdiagnostische Erwägung bei Gehstörungen im mittleren und höheren Lebensalter. Nervenarzt 45:341–353

Jörg J (1976) Die Beurteilung traumatischer Schäden an Rückenmark und Wirbelsäule. Med Welt 27:603–610

Jörg J (1977) Die elektrosensible Diagnostik in der Neurologie. Springer, Berlin Heidelberg New York

Kessler JT (1975) Congenital Narrowing of the Cervical Spinal Canal. Acta Neurol Neurosurg Psychiatry 38:1218–1224

Kügelgen B (1983) Die zervikale Myelopathie – Krankheitsbild und Operationsindikation. In: Hohmann D, Kügelgen B, Liebig K, Schirmer M (Hrsg) Neuroorthopädie 1. Springer, Berlin Heidelberg New York

Kügelgen B, Liebig K, Huk W (1980) Neurological Approach to Differential Diagnosis and Indication for Surgery in Chronic Cervical Myelopathy. In: Grote W, Brock M, Clar H-E, Klinger M, Nau H-E (Hrsg) Surgery of Cervical Myelopathy. Springer, Berlin Heidelberg New York

Kuhlendahl H (1953) Monoradikuläre Kompression und osteogene Konstriktion cervikaler Nervenwurzeln. Langenbecks Arch Chir 267:438

Kuhlendahl H (1966) Schleudertrauma der Halswirbelsäule. Langenbecks Arch Chir 316:470

Kuhlendahl H (1969 a) Pathogenese der sog. zervikalen Myelopathie. MMW 111:1137–1140

Kuhlendahl H (1969 b) The Dorsal Approach to the Cervical Spine. Proc German Society of Neurosurgery, vol 2, p 328–332, Giessen

Kuhlendahl H (1980) Cervical Myelopathy. In: Grote W, Brock M, Clar H-E, Klinger M, Nau H-E (Hrsg) Surgery of Cervical Myelopathy. Springer, Berlin Heidelberg New York

Kuhlendahl H, Felten H (1956) Die chronische Rückenmarksschädigung spinalen Ursprungs. Langenbecks Arch Chir Dtsch Z Chir 283:96–128

Kuhlendahl H, Kunert W (1964) Der Aussagewert des Röntgenbildes der Halswirbelsäule. In: Junghans H (Hrsg) Wirbelsäule in Forschung und Praxis, Bd 28. Hippokrates, Stuttgart

Kummer B (1981) Morphologie und Biomechanik der Halswirbelsäule. Orthop 119:554–558

Lang J (1982) Funktionelle Anatomie der Halswirbelsäule und des benachbarten Nervensystems. In: Hohmann D, Kügelgen B, Liebig K, Schirmer M (Hrsg) Neuroorthopädie I. Springer, Berlin Heidelberg New York

Martin G (1977) Cervical Spondylotic Myelopathy in Wide Canals. NZ Med J 85:475–476

Penning L (1976) Radiologische Analyse der normalen Bewegungsmechanik der HWS. Schweiz Rdsch Med Praxis 65:1053–1058

Reid JD (1960) Effects of Flexion – Extension Movements of the Head and Spine upon the Spinal Cord and Nerve Roots. J Neurol Neurosurg Psychiatry 23:214–221

Ritter G, Rittmeyer K, Hopf HCh (1977) Konstitutionelle Enge des zervikalen Spinalkanals. Dtsch Med Wochenschr 100:358–361

Schliack H (1982) Neurologische Diagnose und Differentialdiagnose bei Nacken- und Armschmerzen. In: Hohmann D, Kügelgen B, Liebig K, Schirmer M (Hrsg) Neuroorthopädie I. Springer, Berlin Heidelberg New York

Schneider H (1971) Experimentelle Rückenmarksschäden mit besonderer Berücksichtigung von Frühveränderungen und Mikrozirkulationsstörungen im Spinalgrau. Habilitationsschrift FU Berlin

Seidel K, Saternus K-S (1972) Myelographisch-anatomische Untersuchungen an Halswirbelsäulenpräparaten Unfallverletzter. Arch Orthop Unfall Chir 72:10–20

Sollmann AH (1961) Röntgenkinematographie der Halswirbelsäule. Dtsch Med Wochenschr 86:1811–1815

Woesner ME, Mitts MG (1972) The Evaluation of Cervical Spine Motion Below C_2: a Comparison of Cineroentgenographic and Conventional Roentgenographic Methods. Amer J Roentgen 115:148–154

Zeitler E, Markuske H (1962) Röntgenologische Bewegungsanalysen der Halswirbelsäulen bei gesunden Kindern und Jugendlichen. Fortschr Röntgenstr 96:87–93

Das post-traumatische zerviko-okzipitale Syndrom unter besonderer Berücksichtigung von Begutachtungsproblemen

P. ZENNER *

Einleitung

Noch immer werden die möglichen Folgen von Schleuderverletzungen der HWS kontrovers diskutiert. Von der einen Seite wird behauptet, daß die Folgen immer in begrenzter Zeit abklingen. Wenn dies nicht der Fall ist und z.B. Kopfschmerzen persistieren, werden unfallunabhängige degenerative Veränderungen der HWS oder eine „psychogene Überlagerung" und „Rentenbegehren" als ursächlich angenommen (Erdmann 1973; Farbman 1973; Hodge 1971; Marx 1977; Scherzer 1975).

Die andere Seite weist auf die Möglichkeit sehr unterschiedlicher traumatischer Läsionen, insbesondere des kompliziert aufgebauten Kopfgelenkbereiches hin und stützt sich auf die Beobachtung der unterschiedlichsten Verläufe und länger andauernder Beschwerden auch bei Patienten, bei denen ein „Entschädigungsbegehren" oder eine anders begründete „neurotische Fehlhaltung" ausgeschlossen werden kann (Giebel 1966; MacNab 1964; Struppler 1980; Wiesner u. Mumenthaler 1975).

Ein weiterer Gegenstand der Diskussion ist das von Gay und Abbott (1953) beobachtete pseudoneurasthenische Syndrom, aufgrund dessen sie im Schleudertrauma eine „spezielle Verletzung der Persönlichkeit" des Betroffenen vermuteten. MacNab (1964) stellte die kritische Frage, weshalb nur beim Heck-Auffahrunfall die Entwicklung einer „Nackenneurose" häufig zu beobachten sei, nicht jedoch bei Frontal- oder Seit-zu-Seit-Kollisionen.

Inhalt

Ziel der vorliegenden Arbeit ist es, anhand einer Durchsicht von Gutachten wegen der Folgen von HWS-Schleuderverletzungen, Befragung der Verletzten durch einen Fragebogen und durch klinische Nachuntersuchung zu klären, ob es typische Verläufe, einen post-traumatischen Beschwerdekomplex und diesem zuzuordnende manuelle Untersuchungsbefunde gibt, so daß die Glaubwürdigkeit des einzelnen Verletzten in Zukunft besser bewertet werden kann. Es wurde eine Analyse der publizierten experimentellen und pathologischen Untersuchungen zur Schleuderverletzung versucht. Zielvorstellung war es, herauszufinden, bei welchem Pathomechanismus bleibende Schäden und langdauernde ungünstige Verläufe zu erwarten sind, außerdem die Möglichkeiten und Grenzen der experimentellen Arbeiten be-

---

* Für diesen Beitrag wurde Herrn P. Zenner der Neuroorthopädie-Preis 1984 verliehen.

züglich ihrer Übertragbarkeit auf die Verhältnisse des auf der Straße verletzten Autofahrers auszuloten.

Die Begutachtung

Ausgewertet wurden 100 Gutachtenfälle aus den Jahren 1975 bis 1980, es waren 49 Frauen und 51 Männer mit einem Durchschnittsalter von 42 Jahren zum Unfallzeitpunkt, welche in einem PKW einen Heck-Auffahrunfall erlitten hatten. Auslesekriterium war das Fehlen röntgenologisch sichtbarer knöcherner und discaler Verletzungen der HWS, es handelte sich also um reine Weichteilverletzungen: 11mal traten leichte Prellungen auf, in 8 Fällen kam es z. B. zu einer Beule am Kopf. Über Benommenheit nach dem Unfall wurde 21mal geklagt, 17mal trat Übelkeit auf, 9mal Erbrechen. Nur 5 Patienten gaben kurzzeitige Bewußtlosigkeit an im Bereich von Sekunden bis Minuten.

Insgesamt waren 104 Gutachten erstellt worden, und zwar 15 neurochirurgische (Prof. Dr. F. Loew, Universitätsklinik Homburg/Saar), 39 chirurgische (Chefarzt Dr. W. Arens, Berufsgenossenschaftliche Unfallklinik Ludwigshafen/Oggersheim), 38 orthopädische (Prof. Dr. H. Mittelmeier, Universitätsklinik Homburg/Saar) und 12 manualmedizinische (Dr. H. D. Wolff, Trier, Lehrbeauftragter für manuelle Medizin an der Universität des Saarlandes).

Die mittlere Zeitdauer vom Unfall bis zur Begutachtung betrug 2,5 Jahre. 83mal fand sich die „klassische Auffahrsituation“, z. B. als wartender Linksabbieger oder an der roten Ampel stehend, 10 weitere Unfälle ereigneten sich in Fahrt, bei den übrigen 7 war eine Zuordnung nicht sicher möglich.

Die 4 Doppelbegutachtungen wurden zu einem Gesamtgutachten vereinigt, die Anzahl der einzelnen Kriterien gibt damit gleichzeitig die Prozentzahl an.

Die nachfolgende Übersicht zeigt die einzelnen Klagen und Befunde, welche das „post-traumatische zerviko-okzipitale Syndrom“ in der Begutachtung widerspiegeln:

Klagen

80% Nackenbeschwerden
79% Kopfschmerzen
47% Schwindelgefühl
22% sensible Störungen
21% Parästhesien
14% Brachialgien

(10mal „Verschwommensehen“, 6mal „Hörminderung, Rauschen“, je 5mal „Konzentrationsstörungen“, „überstarkes Schwitzen“, „Schlafstörungen“, 2mal „Merkschwäche“, 2mal „Kloß im Hals“).

Befunde

70% „eingeschränkte Beweglichkeit des Kopfes“
62% „paravertebraler Hartspann“

50% Streckhaltung HWS (röntgenologisch) verschiedener Grade
31% Druckdolenz der HWS-Dornfortsätze (23mal C_2)
27% Druckdolenz der HWS-„Querfortsätze“ (19mal Atlasquerfortsatz)
18% „Druckdolenz Nervus okzipitalis major“
16% Blockierung eines HWS-Segmentes
13% „Subokzipitale“ Druckdolenz
11% Syndrom des M. levator scapulae
(je 10% Myogelosen, Plexusdruckschmerz, klinische Hypermobilität).

Röntgenveränderungen der HWS (98 Fälle)

18 Fälle „keine“ Veränderungen
24 Fälle „leicht“, „gering“, „beginnend“, „minimal“, „unwesentlich“, „unter der Altersnorm“
31 Fälle „mäßige“, „mittelschwere“, „der Altersnorm entsprechende Veränderungen“
25 Fälle „schwere“, „deutliche“, „erhebliche“, „ausgeprägte“ und „fortgeschrittene“ Veränderungen

Die Kopfgelenke wurden von 21 Fällen 14mal als „unauffällig“ befundet, 7mal waren die Gelenkflächen der Etage C_1/C_2 arthrotisch verändert oder in Fehlstellung.

Eine Einschätzung der Glaubwürdigkeit der Patienten und ihrer psychischen Situation gaben 24 Gutachter: 16mal lautete das Urteil „glaubhaft, sachlich, ohne Übertreibung“, in 8 Fällen wurde beurteilt „neurotische Fehlhaltung, demonstratives Verhalten, Aggravationstendenz usw.“

Ergebnisse und Interpretation der Gutachtenauswertung

Die praktisch-klinische Erhebung der Befunde an der HWS ist nicht vergleichbar und wenig präzise: oft werden Begriffe wie „Verspannung der paravertebralen Muskulatur“, „subokzipitale Druckdolenz“, „Druckempfindlichkeit des Nervus okzipitalis major“ genannt, ohne daß eine Zuordnung zu den getasteten muskulären Strukturen vorgenommen wird. (Auch der zuletzt genannte Befund dürfte in Wahrheit auf einem muskulären Befund beruhen!)

Nur ganz selten wurde eine Untersuchung am liegenden Patienten vorgenommen.

Die von Hinz (1978) vorgeschlagene Untersuchung der Rotation in Ante- und Retroflektion fand sich in den chirurgischen, neurochirurgischen und orthopädischen Gutachten nur in einem einzigen Fall.

Häufig nahmen die Beschreibungen der Röntgenaufnahmen mehr Raum ein als Beschwerdeschilderung und klinische Befunderhebung.

Es fand sich kein beweisbarer Zusammenhang zwischen Schwindel und Kopfschmerzen einerseits und „degenerativen Veränderungen“ der HWS andererseits.

Insbesondere wiesen rund die Hälfte der Patienten mit Schwindelbeschwerden keinerlei Arthrose der Unkovertebral-„Gelenke“ auf. Von 16 Patienten, die mäßige und schwere Arthrosen eines oder mehrerer Unkovertebral-„Gelenke“ aufwiesen – 7mal aus Schrägaufnahmen ersichtlich, 9mal aus den Ap-Aufnahmen indirekt angenommen –, gaben 10 an, unter Schwindelgefühl zu leiden.

Eine grobe Prüfung der Koordination wurde nur bei 20 Patienten vorgenommen.

Parästhesien, Brachialgien und Sensibilitätsstörungen, die als radikuläre Reizerscheinungen gedeutet werden können, lassen keine Korrelation zum Alter erkennen:

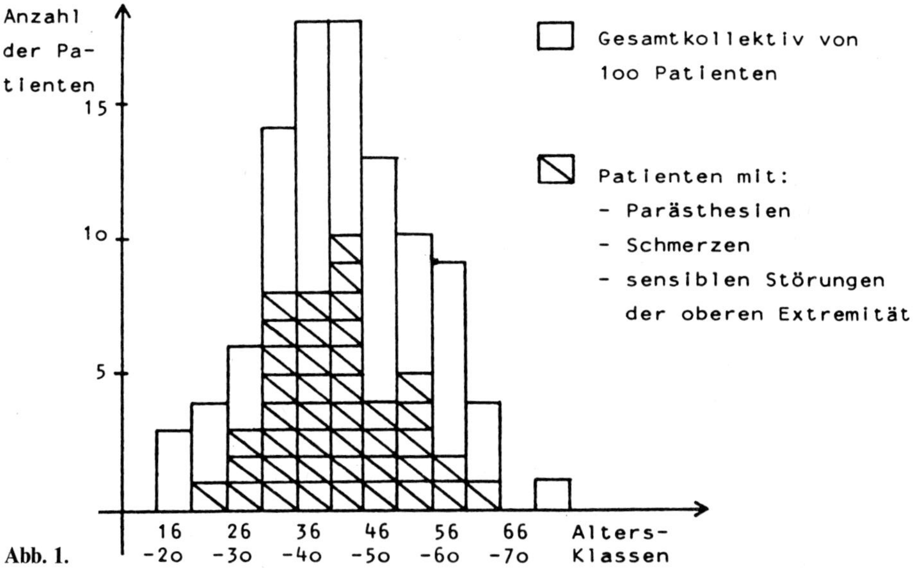

Abb. 1.

Ergebnisse der Fragebogenaktion und der Nachuntersuchung

Von 100 im September 1981 verschickten Fragebogen erreichten 15 wegen Unzustellbarkeit ihren Adressaten nicht. 38 Fragebogen wurden ausgefüllt zurückgeschickt und kamen in die Auswertung. Bedenkt man den mit 7 DIN-A-4-Seiten großen Umfang des Fragebogens, dann ist diese Rücklaufquote von rund 44% schon überraschend.

Mit einer Nachuntersuchung waren 35 Patienten prinzipiell einverstanden. Bis Juli 1982 konnten jedoch nur 18 Patienten nachuntersucht werden, da in vielen Fällen eine mehrstündige Anreise nötig gewesen wäre und darüber hinaus keinerlei finanzielle Entschädigung gewährt werden konnte.

Die Unfälle lagen zum Befragungszeitpunkt im Schnitt 5,5 Jahre zurück, das Durchschnittsalter zum Unfallzeitpunkt lag bei rund 45 Jahren. Bei den nachuntersuchten Patienten lagen die Unfälle im Mittel 5 Jahre und 1 Monat zurück, das

Durchschnittsalter lag bei 47,6 Jahren. (Die Erhöhung des Altersdurchschnittes rührt unter anderem auch daher, daß von den 15 nicht zustellbaren Fragebogen 14 Patienten betroffen waren, deren Alter unter 42 Jahren lag.)

Die Ergebnisse des Fragebogens und der Nachuntersuchung können nicht ohne weiteres generalisiert werden, da bei der gewählten retrospektiven Studie zwangsläufig Selektionsprozesse in der Art ablaufen, daß vor allem Patienten mit noch vorhandenen Beschwerden in die Wertung gelangen.

Diese erneute Bestandsaufnahme konturiert dennoch charakteristische Züge des Leidenszustandes der verunfallten Patienten.

Fragebogenaktion

Klagen der Patienten auf die Frage

„Welche körperlichen Beschwerden haben Sie heute immer noch?“ (Gesamtheit 38 Patienten)

35 Nackenschmerzen
34 Bewegungseinschränkung des Kopfes
32 rezidivierende Kopfschmerzen
28 Bewegungseinschränkung der Schulter
28 Empfindlichkeit bei Wetterumschlag
20 Schwere in den Armen
19 Schwere auf den Schultern
19 Bewegungseinschränkung des Armes
19 „Taubheit“ in Händen und Armen
19 „morgens wie zerschlagen“
17 Lärmempfindlichkeit
16 Drehschwindel („Karussell“)
16 nächtliche Schmerzen in Hand/Arm
16 Schwäche in den Armen
15 verschwommenes Sehen
13 Kribbeln in Hand/Arm
13 Rauschen im Ohr
11 unsicheres Gehen

Zur Schmerzlokalisation der Kopfschmerzen gaben 16 von 35 Patienten die typische Ausstrahlung im Sinne des „Helmabstreifens“ an, weitere 8 Patienten gaben diese Ausstrahlung einseitig an. Die übrigen Patienten beschrieben die Schmerzen als rein okzipital.

Fragen nach „Vitalstörungen“

(Gesamtheit 38 Patienten)

35 Schwierigkeiten, ein- oder durchzuschlafen
30 durch Kopfschmerzen früher wach
30 öfter nervös/gespannt/ängstlich
28 Schlafstörung durch Schmerzen
25 tagsüber niedergeschlagen/erschöpft
25 weniger Initiative in Beruf/Freizeit

23 Angst- und Alpträume vermehrt
22 frühere Schlafhaltung unbequem
22 körperliche/seelische Schwere
20 bedrückt/beengt
18 von Freunden zurückgezogen
17 mit Kopfschmerzen zu normaler Zeit wach
16 Konzentrationsschwäche
13 Versagensgefühl
12 schlaflos (ohne Schmerzen)
11 Suizidgedanken

22 Patienten bejahten die Frage nach einer „auffälligen Wesensänderung nach dem Unfall", bemerkt durch sich selbst oder die Umgebung:

Fast alle bezeichneten sich als „empfindlicher", „unkonzentrierter" und „reizbarer". (Die Prädikate „aggressiver" und „unbeherrschter" wurden nur 6- bzw. 5mal angekreuzt, dies möglicherweise auch wegen der sozialen Unerwünschtheit dieser Merkmale).

Ergebnisse der Fragebogenuntersuchung

Charakteristisch für die befragten Patienten sind ihre Kopf-Nackenschmerzen und schmerzreaktive psychische Beeinträchtigungen. Rund 5,5 Jahre nach dem Unfall gaben 35 von 38 Patienten an, immer noch unter rezidivierenden Kopfschmerzen zu leiden. Symptomatisch war die Schmerzprovokation bei körperlicher Anstrengung und das Überwiegen von Kopfschmerzen nach dem Erwachen im Bett und frühmorgens. 28 Patienten klagten über Schlafstörung und früheres Erwachen durch Kopf- und Nackenschmerzen, 22 Patienten empfinden ihre frühere Schlafhaltung nicht mehr als bequem. 8 Patienten können nicht mehr wie früher auf dem Bauch schlafen.

26 Patienten nehmen aus diesem Grund immer noch Schmerzmittel ein, davon 12 noch täglich.

Kennzeichnende weitere Symptome sind Schlafstörung, Nervosität, Erschöpfungsgefühl und Antriebsverminderung. Etwa 30% der Patienten geben Suizidgedanken an, etwa 60% registrierten selbst oder durch ihre Umgebung eine auffällige Wesensänderung, die als erhöhte Empfindlichkeit, Unkonzentriertheit und vermehrte Reizbarkeit beschrieben werden kann.

Ergebnisse der Nachuntersuchung

Klinische Untersuchung

Die manuelle Nachuntersuchung an der HWS, Schultern, Armen und Thorax wurde nach der Technik des „Ärzteseminars Hamm für manuelle Medizin" vorgenommen. Insbesondere wurde am sitzenden und liegenden Patienten nach subokzipitalen

Druckdolenzen der tiefen kleinen Kopfgelenksmuskeln, druckempfindlichen Gelenkkapseln, segmental eingeschränkter Beweglichkeit getastet.

Bei 2 Patienten, die beschwerdefrei waren, ließ sich kein pathologischer Befund tasten.

Die übrigen 16 Patienten litten noch unter rezidivierenden, okzipital betonten Kopfschmerzen, die in ihrer Häufigkeit schwankten, die Variation reichte von ca. 1mal monatlich bis zu mehreren Kopfschmerzattacken pro Woche.

Die typischen Befunde
(Gesamtheit 16 Patienten mit rezidivierenden Kopfschmerzen)
16 Druckdolenz der Muskelansätze der Etage Okziput-Atlas
12 Levatortendinose am Skapulaansatz
11 druckempfindliche Atlasquerfortsätze im Seitenvergleich
11 druckempfindliche Dornfortsätze der oberen BWS (D_2, D_3, D_4)
9 Druckempfindlichkeit der Gelenkkapsel C_2/C_3 (8mal einseitig)
8 „joint-play-Verlust“ im Gelenk Okziput/C_1
8 Federungsempfindlichkeit des Acromio-Clavicular-Gelenkes
7 Druckempfindlichkeit von Rippenwirbelgelenken (3. Rippe)
6 Druckempfindlichkeit von Sterno-Clavicular-Gelenken

Psychologische Testung (Freiburger Persönlichkeitsinventar – FPI)

Valide psychometrische Untersuchungen bei Schleuderverletzungen existieren bis heute nicht, was Wörz in einer persönlichen Mitteilung 1980 bestätigte. Aus diesem Grunde wurde das FPI den nachuntersuchten Patienten vorgelegt, obwohl es keinen Rückschluß auf die Vorpersönlichkeit zuläßt, sondern das aktuelle Beschwerdebild wiedergibt.

Da 2 Patienten den Fragebogen des FPI ablehnten, kamen 16 Testbögen in die Auswertung. Von diesen wiederum mußten 3 Probanden wegen zu niedriger Werte in der Skala „Offenheit“ aus der Wertung herausgenommen werden, da in diesen Fällen keine ehrliche Angabe und deshalb auch keine sicheren Auskünfte mehr anzunehmen waren.

Die beiden beschwerdefreien Patienten wiesen normale Profile mit durchschnittlichen Werten in allen Skalen auf.

Von 11 wertbaren Persönlichkeitsprofilen derjenigen nachuntersuchten Probanden, welche noch über Kopfschmerzen klagten, waren 5 normal, 6 Profile wiesen sehr hohe Skalenwerte für „Nervosität“ und „Depressivität“ auf, was für das subjektive Empfinden der Patienten eine gesteigerte Nervosität, psychosomatische Störbarkeit und depressive Stimmungslage bedeutet.

Die gerade von Nicht-Psychiatern immer wieder vorgebrachte generalisierende Behauptung, das Schleudertrauma hätte eine „reaktionsbereite“ pathologische Persönlichkeit in einer Belastungssituation getroffen, sofern die Beschwerden eben nicht in einem erwarteten Zeitraum sich verlieren, wie es ganz akzentuiert etwa in „The Whiplash Neurosis“ von Hodge (1971) formuliert wurde, scheint in der Realität offensichtlich doch nur für einen Teil der Verunfallten zutreffend zu sein. Überdies ließe sich das im allgemeinen beobachtete pseudoneurasthenische Psychosyndrom auch zwanglos als schmerzbedingt interpretieren, wie es Wörz (1977) mit seinem Begriff „algogenes Psychosyndrom“ zusammengefaßt hat.

Diskussion des Unfallmechanismus

Die Vorstellungen über den Unfallmechanismus der Schleuderverletzung orientieren sich an den bahnbrechenden Katapult-Schleuderexperimenten von Hinz (1970), welche auch von Erdmann (1973) als gängige neuere Hypothese in seinem Standardwerk zur Begutachtung zugrunde gelegt wurden. Das Schlüsselwort lautet hierbei „Scherung“, der Kopf soll sich samt Hals en bloc nach hinten bewegen, durch die gegenläufigen Scherkräfte des beschleunigten Rumpfes und des der Trägheitskraft unterliegenden Halses wird eine Traumatisierung desjenigen Bandscheibensegmentes der HWS verursacht, welches die stärksten intervertebralen Verschleißerscheinungen aufweist.

Die Abb. 2 aus Erdmann verdeutlicht schematisch diesen Vorgang, danach ist die Anordnung des von Hinz benutzten Katapult-Schlittens abgebildet (Abb. 3).

Hinz (1970) führte seine Auffahrversuche mit „Auto-Seriensitzen“ durch, seine experimentellen Bedingungen beschrieb er jedoch so:

„Die Rückenlehnen waren durch zusätzliche rückwärtige Verstrebungen auf dem Katapultschlitten fixiert, so daß sie aus ihrer Verankerung nicht ausbrechen konnten.“ Bezüglich der simulierten Unfallsituation äußerte er: „Hier sei einschränkend zu sagen, daß die von uns gewählten Impulsgrößen Verhältnisse simulierten, wie sie nur bei schweren Unfällen in Frage kommen.“ (Die gewählten Beschleunigungen lagen etwa bei dem 20fachen der Erdbeschleunigung g oder noch höher).

Durch die gewählte Versuchsanordnung mit abgestützter Rückenlehne, hohen Impulsgrößen und fehlendem Energieverzehr z.B. in Knautschzonen, lassen sich

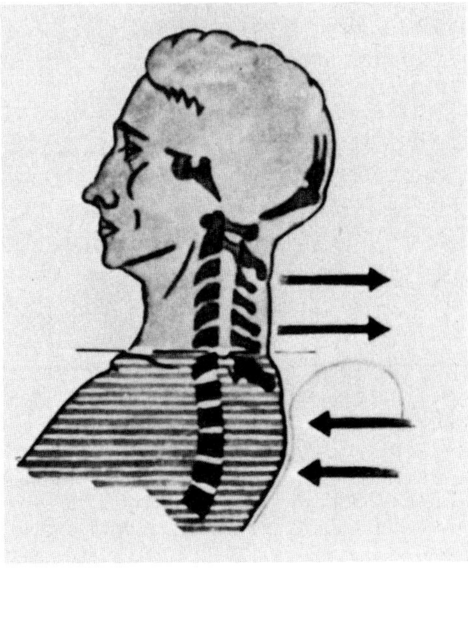

Abb. 2. Scherender Verformungsimpuls durch Auffahrunfall

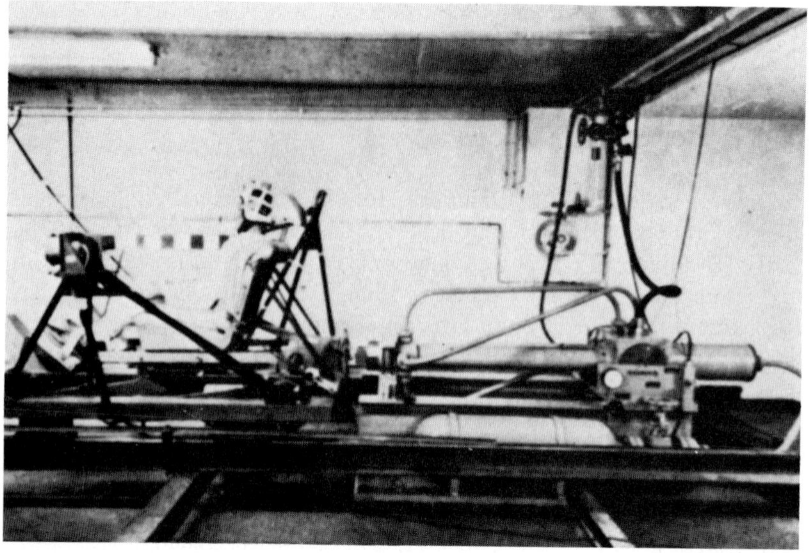

Abb. 3. Katapultanlage auf dem Versuchsgelände des Max-Planck-Institutes für Arbeitsphysiologie in Dortmund

diese experimentellen Ergebnisse für nur einen Teil der realen Verkehrsunfälle als zutreffend übertragen.

Die gerade bei den leichteren Unfällen in der Primärphase des Aufpralls auftretenden geringen Scherkräfte reichen vermutlich nicht aus, um die von Hinz beschriebenen Verletzungen zu erzeugen. Viel wichtiger erscheint die auf die primäre Scherung folgende Phase der Reklination der HWS mit Retroflektion des Kopfes zu werden.

Aufgrund eigener, den Experimenten von Hinz ähnlichen Untersuchungen konnte Burow (1974) diese Bildfolge durch kinematographische Aufnahmen mit einer Kamera mit hoher Bildfrequenz bestätigen.

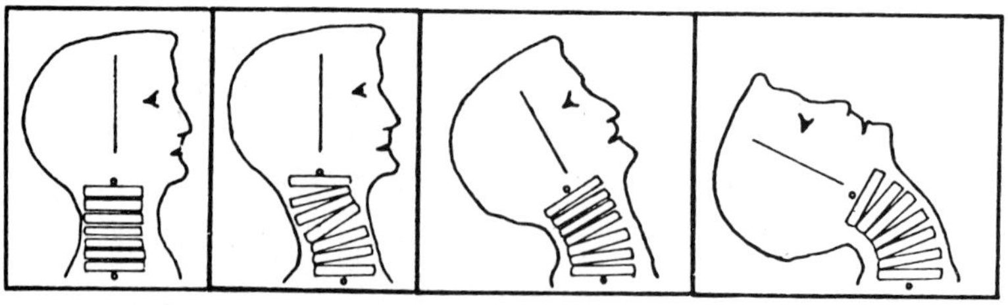

a b c d

Abb. 4a–d. Phasen der Retroflektion (aus: Fabricius 1969, zit. nach Burow 1974): **a** Stellung vor dem Stoß, **b** der Körper des Insassen ist nach vorne beschleunigt, der Kopf jedoch noch unbewegt, **c** der Kopf dreht sich nach hinten, der obere Teil der HWS ist wieder entlastet. **d** Die Drehbewegung des Kopfes wird durch weitere Extension des Halses verzögert. Der Insasse hat nun die Geschwindigkeit des Fahrzeugs. Der Kopf wird wieder nach vorne geschleudert

Schließt man die Lage des Kopfschwerpunktes G und des Kopfdrehpunktes O in den Okziputkondylen mit in die Betrachtung ein, dann gelingt es, einen wesentlichen Unterschied zwischen dem beim Heckaufprall bzw. dem Frontalaufprall ablaufenden kinetischen Geschehen zu erkennen:

Der Kopfschwerpunkt liegt etwa im Bereich der Sella, *beim Heck-Auffahrunfall* setzt sich die Beschleunigung des Rumpfes über die kinetische Kette des Halses nach oben hin fort und führt zu einer Retroflektion in den Kopfgelenken. Es baut sich ein reklinierendes Kopfdrehmoment auf, das am Endpunkt der Bewegungsbahn, wenn die Dornfortsätze der HWS sich aufeinander gepreßt haben, bestehen bleibt und zu einem hebelndem Aufklappen in den Kopfgelenken führt. Außerdem überlagert sich eine Rotationsbewegung um die Longitudinalachse für den Fall, daß im Moment des Anschubes der Kopfschwerpunkt etwas seitlich neben der Medianebene liegt.

Ganz anders jedoch beim *Frontalaufprall:* Sofern der Insasse angegurtet ist, wird die Anteflektionsbewegung des Kopfes durch das Kinn, welches sich auf den Thorax preßt, und die Anspannung der Nackenmuskulatur begrenzt. Das anfänglich auftretende, in die Anteflektion rotatorisch wirkende Drehmoment ist gering und geht am Ende der Bewegungsbahn gegen Null, wenn sich der Kopfschwerpunkt in der gleichen horizontalen Ebene wie der Kopfdrehpunkt wiederfindet. Auch eine vorhandene seitliche Rotation des Kopfes würde sich selbständig zur Neutralstellung zurückbewegen.

Der wesentliche Unterschied zwischen Frontal- und Heckaufprall scheint nun darin zu liegen, daß es bei letzterem durch Extension und Rotation des Kopfes zu einem hebelndem Aufklappen im Atlanto-Okzipital-Gelenk kommen kann.

Normalerweise befinden sich die Okziput-Kondylen in den Atlaspfannen, auch bei aktiver Bewegung des Kopfes können sie diese nicht verlassen. Bei aktiver Rotation bilden Okziput und Atlas eine funktionelle Einheit. Diese wird durch die Extensionskräfte durchbrochen, so daß eine unphysiologische Rotationsbewegung im oberen Kopfgelenk die Folge sein kann. Ohnehin nimmt der Kopfgelenkbereich ge-

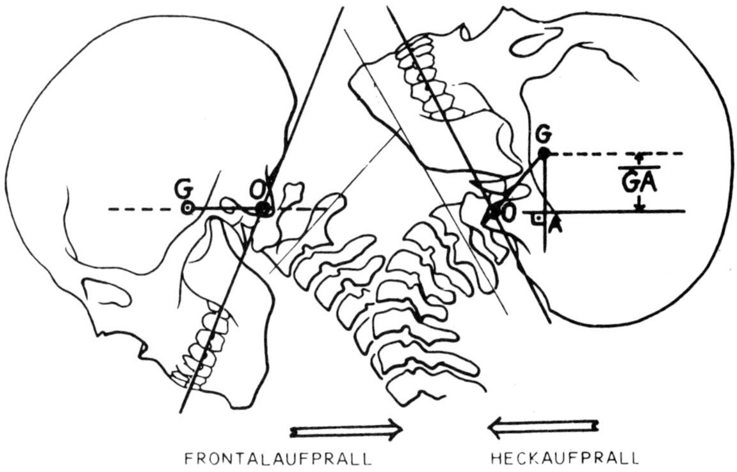

Abb. 5. (modifizierte Abbildung aus Kapandji 1979)

genüber der übrigen HWS eine Sonderstellung ein: es sind keine Bandscheiben vorhanden, den Gelenken wurde die Tragelast des Kopfes zusätzlich zu ihrer mechanischen Funktion aufgebürdet. Es liegen neurophysiologische und muskuläre Besonderheiten vor, die dem Kopfgelenkbereich die Qualität eines „Sinnesorgans" (Hassenstein 1970) zuschreiben (Hülse 1983; Thoden 1975; Wolff 1983). Nach dem Gesagten ist es naheliegend, die nach Schleuderverletzungen beobachteten chronischen Schmerzsyndrome und Schwindelsensationen im Zusammenhang mit Dysfunktionen der Kopfgelenke zu sehen. Diese könnte z. B. für das Atlanto-Okzipital-Gelenk durch eine unfallabhängige unphysiologische Rotationsbewegung ausgelöst werden.

Biometrische Röntgen-Funktionsanalyse

An dem nachfolgend geschilderten exemplarischem Fall kann gezeigt werden, daß sich die vermuteten Dysfunktionen der Kopfgelenke auch röntgenologisch nachweisen lassen, wenn die von Arlen (1979) vorgeschlagene Methode benutzt werden kann. (Die für eine solche biometrische Auswertung benötigten Aufnahmen der HWS in Extension, Neutralstellung und Flektion waren bei den nachkontrollierten Gutachten nur in Einzelfällen angefertigt worden. Meistens waren die Aufnahmen auch auf die mittlere HWS zentriert, so daß die für die Etage Okziput/C_1 wichtige Stellung des Kopfes nicht ausgemessen werden konnte.)

Der knapp 57jährige Patient erlitt im Februar 1977 einen Auffahrunfall, er wurde 2 Jahre später im März 1979 begutachtet und klagte über Kopf- und Nackenschmerzen. Die Röntgen-Beurteilung im Gutachten lautet: „Mäßige Arthrose C_3/C_4/C_5/C_6. Kopfgelenke ohne Befund. HWS-Funktionsaufnahme ohne Befund."

Betrachtet man das Arlen-Diagramm, dann hat der Gutachter für die eigentliche HWS unterhalb von C_3 die Situation richtig beschrieben: ein ventraler Öffnungs-

BIOMETRISCHE RÖNTGENFUNKTIONSDIAGNOSTIK DER HWS nach Dr. A. ARLEN

	STATIQUE						DYNAMIQUE			
	Angles de base			Angles inter-vert.			Mobilité inter-vertébrale			
	Flex.	Norm.	Ext.	Flex.	Norm.	Ext.	Norm. Flex.	Norm. Ext.	Flex Ext	F %
OC	76	111	151							
C1	92	127	166	+16	+16	+15	0	1	1	
C2	75	109	145	−17	−18	−21	1	3	4	
C3	73	106	136	−2	−3	−9	1	6	7	
C4	75	102	125	+2	−4	−11	6	7	13	
C5	74	95	108	−1	−7	−17	6	10	16	
C6	80	92	96	+6	−3	−12	9	9	18	
C7	90	90	90	+10	−2	−6	12	4	16	
				C 2/6	−17		35	40	75	

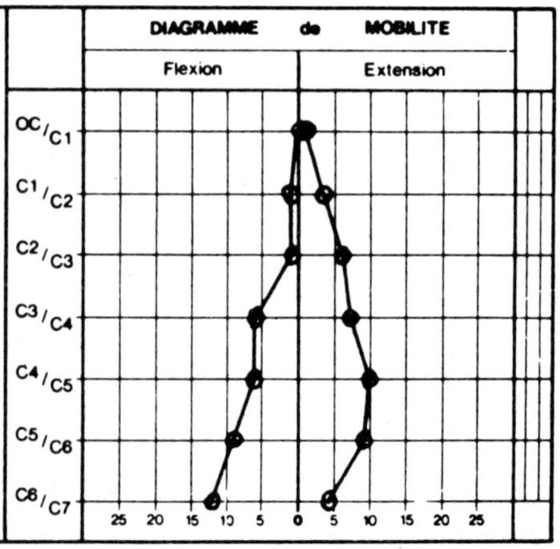

winkel von $-17°$ zeigt die Lordose an, die HWS hat normale Bewegungsausschläge, ein altersgemäßes, harmonisches Bild. Die Kopfgelenke zeigen zwar morphologisch keine Auffälligkeiten, jedoch ist die Beweglichkeit im Atlanto-Okzipitalgelenk fast 0, C_1/C_2 und C_2/C_3 sind in Flektion blockiert, die Extension ist ganz gering.

Zusammenfassung

Es wurden die Unfallfolgen von 100 Heck-Auffahrunfällen anhand der in Gutachten festgelegten Klagen und Befunde untersucht. Es handelte sich um Schleuderverletzungen ohne knöcherne oder discale Läsionen, wie sie im Schleudertrauma Grad I nach Erdmann (1973) definiert sind. Die Verletzten klagten bei der Begutachtung in einem hohen Prozentsatz über Nackenbeschwerden, Kopfschmerzen und Schwindelgefühl, die in rund der Hälfte der Fälle sich nicht durch degenerative Veränderungen der HWS erklären ließen. Die Erhebung der klinischen Befunde wurde sehr verschieden gehandhabt.

Die Auswertung einer Fragebogenuntersuchung rund 5 Jahre nach dem Unfall brachte als Ergebnis, daß der Großteil der nachbefragten Patienten immer noch über typische okzipitale Kopfschmerzen, Nackenschmerzen und Beschwerden in den Armen – Brachialgien und Parästhesien – klagte. Oft wurden Elemente eines pseudoneurasthenischen Syndroms genannt, dessen Genese dann verständlich wird, wenn eine schmerzbedingte chronische Schlafstörung angenommen wird. Bei der manuellen Nachuntersuchung von Patienten, die noch unter rezidivierenden Kopfschmerzen litten, wurden Befunde erhoben, die vereinbar sind mit bisherigen empirischen, theoretischen und experimentellen Arbeiten über die Bedeutung der Kopfgelenke als zusätzlichem „Sinnesorgan" (Hassenstein 1970). Die Analyse des Unfallmechanismus beim Heck-Auffahrunfall legt es nahe, eine unphysiologische Rotation in den Atlanto-Okzipital-Gelenken als pathogenetisch verantwortlich anzusehen, wenn nach einem Schleudertrauma durch manuelle Untersuchung oder Röntgenfunktionsanalyse (Arlen 1979) Dysfunktionen der oberen Kopfgelenke objektiviert werden können.

Seit den Arbeiten von Hülse (1978) über die zervikale, durch Rezeptorirritation hervorgerufene Gleichgewichtsstörung ist die Existenz eines zervikalen Nystagmus, der aus den oberen Gelenketagen und C_2/C_3 stammt, gesichert. Er war auch in 2 Gutachtenfällen, welche leider als einzige elektronystagmographisch untersucht worden waren, nachweisbar gewesen, so daß bei dieser retrospektiven Studie von diesem objektiven Kriterium nicht häufiger Gebrauch gemacht werden konnte. Die zukünftige wissenschaftliche Entwicklung und Diskussion wird entscheiden, ob sich weitere Hinweise für die These finden lassen, daß die für die Chronifizierung der Beschwerden verantwortliche „Verletzung" der HWS im Kopfgelenkbereich und der gestörten Funktion des „Rezeptorenfeldes im Nacken" zu suchen ist.

Literatur

Arlen A (1979) Biometrische Röntgenfunktionsdiagnostik der HWS. Schriftenreihe Manuelle Medizin, Band 5. Fischer, Heidelberg

Burow K (1974) Zur Verletzungsmechanik der Halswirbelsäule. Dissertation FB Verkehrswesen der TU Berlin

Erdmann H (1973) Die Schleuderverletzung der Halswirbelsäule. Die Wirbelsäule in Forschung und Praxis 56. Hippokrates, Stuttgart

Farbman AA (1973) Neck sprain. Associated factors. JAMA 223:1010–1015

Gay JR, Abbott KH (1953) Common whiplash injuries of the neck. JAMA 152:1698–1704

Giebel MG (1966) Schleudertrauma der HWS. Langenbecks Arch Chir 316:457–461

Hassenstein B (1970) Biologische Kybernetik. Quelle & Meyer, Heidelberg

Hinz P (1970) Die Verletzung der Halswirbelsäule durch Schleuderung und durch Abknikkung. Die Wirbelsäule in Forschung und Praxis, Bd 47. Hippokrates, Stuttgart

Hinz P (1978) Die körperliche Untersuchung der Wirbelsäule im Rahmen der Begutachtung. Heft 36 der Schriftenreihe Unfallmed. Tagung der LV der gewerbl. BGn. hrsgg. v. Hauptverband der gewerbl. BG e. V. Bonn, S 273–280

Hodge JR (1971) The Whiplash Neurosis. Psychosomatics 12:245–249

Hülse M (1983) Die zervikalen Gleichgewichtsstörungen (Habilitationsschrift Universität Mannheim-Heidelberg 1978). Springer, Berlin Heidelberg New York

Kapandji IA (1979) Physiologie articulaire. Fascicule III. Tronc et Rachis Maloine, Paris

MacNab I (1964) Acceleration injuries of the cervical spine. J Bone Joint Surg [Am] 46:1797–1799

Marx HH (Hrsg) (1977) Medizinische Begutachtung – Grundlagen und Praxis. 3. Aufl. Thieme, Stuttgart

Scherzer EB (1975) Gutachtliche Beurteilung von Kopfschmerzen nach Unfällen. MMW 117:1961–1964

Struppler A, Thoden U, Thomalske G (1980) Kopfschmerzen nach Unfällen – nicht traumabedingt? Ärztl Praxis 32:1720–1722

Thoden U, Golsong R, Wirbitzky J (1975) Cervical influence on single units of vestibular and reticular nuclei in cats. Eur J Physiol 101:355

Wiesner H, Mumenthaler M (1975) Schleuderverletzung der Halswirbelsäule. Eine katamnestische Studie. Arch Orthop Unfall Chir 81:13–36

Wörz R (1977) Psychiatrische Aspekte des Schmerzes und der Schmerztherapie. Therapiewoche 27:1790–1801

Wolff H-D (1983) Neurophysiologische Aspekte der Manuellen Medizin. 2. Aufl. Springer, Berlin Heidelberg New York

Sachverzeichnis

Neuroorthopädie 1

Halswirbelsäulenerkrankungen mit Beteiligung des Nervensystems

Herausgeber: **D. Hohmann, B. Kügelgen, K. Liebig, M. Schirmer**

1983. 133 Abbildungen. XII, 329 Seiten. Gebunden DM 120,–; Subskriptionspreis (bei Abnahme aller Bände) Gebunden DM 96,–. ISBN 3-540-12145-5

Neuroorthopädie 2

Lendenwirbelsäulenerkrankungen mit Beteiligung des Nervensystems

Herausgeber: **D. Hohmann, B. Kügelgen, K. Liebig, M. Schirmer**

1984. 293 Abbildungen. XX, 588 Seiten. Gebunden DM 120,–; Subskriptionspreis (bei Abnahme aller Bände) Gebunden DM 96,–. ISBN 3-540-12219-2

Erstmals aus der Sicht aller beteiligten Fachgebiete werden in **Neuroorthopädie 1** die Erkrankungen der Halswirbelsäule, in **Neuroorthopädie 2** die Störungen der Lendenwirbelsäule und des beteiligten Nervensystems behandelt.

Anatomische und radiologische Besonderheiten der Region werden ebenso berücksichtigt wie die klinische Diagnostik, die unter fachlich verschiedenen Gesichtspunkten diskutiert wird. Einen großen Raum nimmt die Beschreibung therapeutischer Verfahren ein, die von der Manualtherapie über die operativen Verfahren und die Chemonukleolyse bis zur Traumatologie und Rehabilitation reichen.

Springer-Verlag Berlin Heidelberg New York Tokyo